临床超声心动图学

Textbook of Clinical Echocardiography

注　意

临床超声心动图学

Textbook of Clinical Echocardiography

（第4版）

原　　著　Catherine M. Otto

主　　译　汪　芳　郑春华

主　　审　智　光

北京大学医学出版社

LINCHUANG CHAOSHENG XINDONGTUXUE

图书在版编目（CIP）数据

临床超声心动图学：第4版/（美）奥托（Otto, C. M.）编著；汪芳、郑春华译.
—北京：北京大学医学出版社，2011. 12
书名原文：Textbook of Clinical Echocardiography，4th Edition
ISBN 978-7-5659-0295-6

Ⅰ. ①临… Ⅱ. ①奥… ②汪… ③郑… Ⅲ. ①超声心动图 Ⅳ. ①R540.4

中国版本图书馆CIP数据核字（2011）第226724号

北京市版权局著作权合同登记号：图字：01-2011-6369

Textbook of Clinical Echocardiography, 4th Edition
Catherine M. Otto
ISBN-13：978-1-4160-5559-4
ISBN-10：1-4160-5559-2

Elsevier(Singapore) Pte Ltd.
3 Killiney Road, #08-01 Winsland House I, Singapore 239519
Tel: (65)6349-0200, Fax: (65)6733-1817

First Published 2012
2012年初版

临床超声心动图学（第4版）

主　　译： 汪　芳　郑春华
出版发行： 北京大学医学出版社（电话：010-82802230）
地　　址：（100191）北京市海淀区学院路38号　北京大学医学部院内
网　　址： http://www.pumpress.com.cn
E-mail： booksale@bjmu.edu.cn
印　　刷： 北京圣彩虹制版印刷技术有限公司
经　　销： 新华书店
责任编辑： 畅晓燕　　**责任校对：** 金彤文　　**责任印制：** 张京生
开　　本： 889mm×1194mm　1/16　　**印张：** 32.5　　**字数：** 989千字
版　　次： 2012年1月第1版　2012年1月第1次印刷
书　　号： ISBN 978-7-5659-0295-6
定　　价： 392.00元

序　言

随着电子计算机和声学理论研究的深入与进展，超声心动图技术飞速发展，成为临床心血管疾病中最重要的诊断方法之一。该技术已广泛应用于临床，成为不可替代的常规检测项目，并逐步发展成为各种介入、手术、急症及监护的重要监测手段。为了适应临床对超声心动图诊断要求的不断提高，更好地服务于临床，尽快掌握超声心动图技术已成为我国心血管病医生的当务之急。值此机会，非常高兴地推荐以卫生部北京医院心内科副主任及超声心动图室主任汪芳医师和北京大学人民医院心脏中心的郑春华医师为核心，带领临床一线工作并且熟练掌握超声心动图技术的心内外科医生为骨干的团队，翻译由奥托教授担任主编的《临床超声心动图学》（*Textbook of Clinical Cardiography*）第4版。

该书主译之一汪芳医师1987年毕业于湖南医科大学临床医学系，博士，主任医师，教授，硕士生导师，从事心血管临床工作多年，曾在丹麦哥本哈根国立医院电生理及导管室和新加坡国家心脏中心研修电生理及超声诊断技术，并且在阜外心血管病医院接受过5年期临床博士培训。在此基础上致力于超声心动图在临床应用的研究，勇于开拓、积极热情，对于超声心动图学的基本理论、操作规范、诊断技巧和最新进展及其在心内科的应用有着深刻的了解和体会。另一位主译郑春华医师1998年毕业于上海医科大学，获儿科心血管博士学位，主任医师，先后在上海医科大学儿科医院心脏中心、北京安贞医院小儿心脏中心、清华大学第一附属医院心脏中心及北京大学人民医院心脏中心工作。2006年9月至2007年10月曾在美国华盛顿大学心脏中心进修。长期致力于小儿先天性心脏病、各种心肌炎及心律失常的诊断和治疗及临床研究工作，临床经验丰富，擅长超声心动图诊断先天性心脏病、胎儿先心病及成人心脏病，熟悉先天性心脏病的心导管造影及介入治疗，积极参与了全国先天性心脏病筛查及治疗的爱心工程。在此两位医师通力合作，将给自己在临床工作中带来巨大帮助的工具书之一《临床超声心动图学》组织翻译并出版，以与广大有志于学习和应用超声心动图学的医生共享。

凯瑟琳·奥托（Catherine M. Otto）是美国华盛顿大学（位于西雅图）心脏中心的心内科教授，国际公认的著名超声心动图专家。她的研究领域包括瓣膜心脏病、成人先天性心脏病及超声心动图，目前为心脏中心超声心动图培训项目的负责人，主编了四部超声心动图临床教程。其中《临床超声心动图学》一书，在国际上非常畅销，言简意赅、条理清楚、图文并茂，既突出了临床与基础的衔接，又强调了理论与实践的有机结合，并附有病例演示及分析，是一本理论性与实践性较强的专业书籍。该教程于1995年第一次出版，并先后于2000年、2004年、2009年再版，得到了读者广泛的认可和称赞。最新版《临床超声心动图学》仍从临床实际出发，将超声心动图与心血管病基础、临床心脏病学紧密结合，通过全面充实、增补和修订，尤其是补充了大量全新内容和精彩图像，充分反映了当前该领域的现状和进展。

该书定会受到广大超声医学工作者与心内科工作者的欢迎，是一本很好的工具书，也将成为有关临床工作者、进修医师、医学院校教学及继续教育和培训的一本不可多得的教材和参考书。此书的出版必将会对超声心动图技术及心血管疾病的发展起到积极的推动作用，对心血管临床和相关影像医学的发展作出一定贡献。

杨浣宜

2011年9月12日

译者前言

随着计算机软件技术和声学理论研究的发展，超声心动图技术有很大进步。特别是近年来由于多普勒成像、实时及全容积三维超声、腔内超声和声学造影等检查的广泛应用，不仅能探测心脏结构形态，而且可以直观、形象地显示心内血流动力学改变，拓宽了检查的范围，在心血管疾病诊断、手术和介入治疗的监护方面具有重要价值。超声心动图操作的简单、方便及直观，使越来越多的心内科临床医生可以掌握这项技术。例如，在心内科监护室值夜班的医生遇到病人的病情突变时，可应用床旁超声心动图机及时为病人做检查，指导临床抢救诊疗。在美国心脏内科医师的专科培训中，要求在超声心动图室轮转 6 个月，并掌握基本的超声心动图操作。目前中国医师协会也在积极酝酿对心内科医师开展超声心动图规范化培训工作。

凯瑟琳·奥托是美国华盛顿大学心脏中心的心内科教授、超声心动图专家。她学识渊博，享誉世界。译者曾有幸于 2007 年在华盛顿大学心脏中心研修，参加内科的病例讨论、讲座及研究，亲身感受了她清晰的诊断思路、渊博的专业学识及丰富的临床经验。她主编的第 4 版《临床超声心动图学》共 18 章，简要介绍了超声心动图物理学基础、操作技术和获得良好检查效果的注意要点；详细介绍了经胸超声心动图、经食管超声心动图、心腔内超声心动图、多普勒超声等基础内容；系统阐述了一些新技术和特殊检查的应用，包括组织多普勒、三维超声、应变成像、同步化评价、声学造影、负荷超声、术中超声和血管成像，并着重评价心脏收缩功能和舒张功能；最后对各种疾病的超声表现做了详尽论述，并阐述了超声心动图在其他众多临床疾病中的应用。本书内容广泛，包含了许多超声心动图技术临床应用的最新进展，对心内科的专科培训医生、住院医生、研究生、超声科医生等，是一本很有价值的超声心动图专著。

我们组织了在北京各大医院经验丰富的专家翻译此著作，努力做到忠实原著，全部应用原著图片，部分专家还注明了自己医院的经验，以供读者参考。我们在翻译的过程中可能会存在一些失误，望诸位同仁在阅读过程中批评指正，不胜感激。

汪芳　郑春华
2011 年 10 月 4 日于北京

原著前言

超声心动图学是临床心脏病学不可分割的一部分，它在一系列心血管疾病的初步诊断、临床治疗和决策制订方面都有重要的应用。该技术不但适用于在超声心动图室进行检查，现亦广泛应用于其他临床场所，如冠心病监护室、重症监护室、手术室、急诊室、导管介入室以及电生理室，其目的在于诊断和监测治疗干预的效果。超声心动图技术的应用范围在不断扩展，利用该技术能够以相对较低的成本和最小的风险获得详细而精确的解剖和生理信息。

本书主要涉及常见的临床超声心动图，旨在供超声心动图的初学者以及有兴趣扩展更新该领域知识的人们阅读。该书主要用途是供心脏病学临床医师在超声心动图室轮转时使用，对于在普通内科、放射科、麻醉科、急诊内科的住院医师和主治医师以及心脏超声专业的学生来说，本书同样具有使用价值。该书为临床实践的医师提供了简洁、实用的最新资料。有关额外的临床病例、数据采集实用技巧和自我评估问卷，由 Schwaegler 和 Otto 合著的《超声心动图综述指南》(*Echocardiography Review Guide*)（Elsevier/Saunders 2007）提供了相关信息。另外，如果想要获知超声心动图数据对临床医学的进一步影响，读者可参考另一本更为翔实的参考书——《临床超声心动图实践》(*The Practice of Clinical Echocardiography*）第 3 版［CM Otto (ed)，2007]，也是由 Elsevier/Saunders 出版。在与这本书配套的 DVD 中，每一章节都含有配以动态图像的病例，并且附有互动的多项选择题。

这本书围绕超声心动图的临床诊断方法展开。对超声物理学、经胸和经食管正常超声心动图成像、心腔内血流模式、超声心动图适应证、左心室收缩和舒张功能的评估，在相关章节提供了有关基本原理的框架式描述。有关超声心动图新技术的章节介绍了三维超声心动图、心肌力学、对比超声心动图和心腔内超声心动图的概念。这些超声新技术的临床应用情况，在接下来相应的章节中得到进一步体现。其中有些技术，例如心腔内和血管内超声心动图，现已由心脏科医师常规应用于介入操作中。如果内科医生和超声技师要在其临床实践中运用这些新技术，可以参考《临床超声心动图实践》的相关章节以及其他推荐阅读材料。

这个基本原理框架是以章节内容为基础的，这些章节内容按照疾病（如心肌病或瓣膜狭窄）分类，并与临床实践中超声心动图的典型适应证相对应。在每一章节，都回顾了该疾病类型超声心动图评估的基本原理，并且对超声心动图检查方法和鉴别诊断进行了详细论述，强调了局限性和需考虑的技术因素，同时提出了替代诊断方法。示意图被用来阐明基本概念；超声心动图图像和多普勒数据显示了每一疾病过程中出现的典型和非典型改变。经胸和经食管成像、多普勒数据和其他新成像方法的应用贯穿全书，反映了它们在临床实践中的应用。此外，对定量评价超声心动图方法的研究多采用表格形式进行总结。

在每章的末尾均附有推荐阅读的资料，这些参考资料可供那些有兴趣进一步了解某一特定内容的读者阅读参考。其他相关文章可以在《超声心动图临床实践》(*The Clinical Practice of Echocardiography*）中找到。在线的医学参考数据库是获得更多最新期刊和关于某一特定课题的所有期刊文章的最好方法。

从我对临床医师及超声技师的教学经验来看，这本书的一个明显特色是书后的超声检查部分。该部分对每个章节的重要概念进行了总结，并且提供了日常临床超声心动图实践中定量计算的应用实例。超声检查中的信息通过列表、表格和图形的形式得以清晰编排。我希望当需要一个综述或者在超声心动图室的日常实践中，超声检查部分能够成为一个快捷的参考和应用指南。

在第 4 版中，该书的所有章节都被重新修订，以反映该领域的最新进展，推荐阅读部分也已经更新，并且大部分图像被最新的病例所代替，这些病例可以更清楚地说明疾病过程。第一章关于超声物理学的部分被扩充，以便提供超声心动图认证考试中所需要的基本知识。其他章节的许多部分也被广泛修改，包括舒张功能不全、超声心动图新技术、心肌病和成人先天性心脏病。经食管超声心动图的应用明确贯穿于各个章节。更新的超声心动图指南也被尽可能地涵盖在每一章节中。第 4 版还增加了新的一章——“术中经食管超声心动图”，介绍了该技术在手术中的临床应用，强调了超声心动图对于手术或者经皮介入治疗患者的综合评估方面所拥有的一些独特价值。这一章节涵盖了超声心动图对于进行二尖瓣修复术、急性和慢性主动脉疾病患者的评估细节，以及心腔内仪器（如左心室辅助装置）的管理情况。

必须强调的是，这本教科书只是学习超声心动图的一个起点或参考纲要。超声心动图的基本培训应包括在临床实践中实时采集和分析超声心动图和多普勒数据的能力。进一步的培训还需要能独立进行负荷和经食管超声检查。此外，超声心动图技术仍然在持续发展中，因此一项新技术（如三维超声心动图）将会更加实用并得到广泛应用，所以超声心动图工作者需要不断更新知识。很显然，一本教科书不可能取代在对不同疾病患者进行检查时所获得的临床经验，图像也不能取代实时数据的采集和回顾分析。清晰明确的超声心动图培训指南已经出版，详见第 5 章，旨在明确超声心动图技术中应具备的临床能力。虽然这本书不是超声心动图相关培训和实践经验的替代品，但是我希望它能够增加那些刚刚涉足该领域的读者的学习经验，并且为那些当前的致力于超声心动图检查和分析的人做一个总结。每位有临床适应证的患者都应得到有助于准确诊断的超声心动图检查；我们每个人都应该为此目标坚持不懈地努力奋斗！

Catherine M. Otto

译者名单

主　　译　汪　芳　郑春华

主　　审　智　光

译　　者　（按姓氏拼音排序）

房　芳　北京安贞医院超声科
耿　斌　北京安贞医院小儿心脏中心
侯海军　武警总医院南楼特诊科
孔令云　北京大学人民医院心脏中心
李　靖　卫生部北京医院心内科
李明洲　卫生部北京医院心内科
李卫虹　北京大学第三医院心内科
齐　欣　卫生部北京医院心内科
孙　琳　北京安贞医院心超室
唐秀杰　清华大学第一附属医院心脏中心
汪　芳　卫生部北京医院心内科
王春燕　清华大学第一附属医院心脏中心
王海燕　卫生部北京医院心内科
王廉一　清华大学第一附属医院心脏中心
谢道银　北京大学第三医院心内科
许闻桥　卫生部北京医院心内科
尹东梅　卫生部北京医院心内科
张瑞生　卫生部北京医院心内科
郑春华　北京大学人民医院心脏中心
智　光　解放军总医院心内科
钟　优　卫生部北京医院心内科
朱天刚　北京大学人民医院心脏中心

目　录

缩略语（用于图、表和方程中的缩写）

2D = 二维
3D = 三维
A-Long = 心尖长轴
A-mode = 振幅型（振幅 *vs*. 深度）
A = 心室舒张晚期心房收缩充盈速度
A′= 舒张期组织多普勒心房收缩速度
A2C = 心尖两腔
A4C = 心尖四腔
AcT = 加速时间
AF = 心房颤动
AMVL = 二尖瓣前叶
ant = 前
Ao = 主动脉的或主动脉
AR = 主动脉瓣反流
AS = 主动脉瓣狭窄
ASD = 房间隔缺损
ATVL = 三尖瓣前叶
AV = 房室的
AVA = 主动脉瓣口面积
AVR = 主动脉瓣置换
BAV = 二叶式主动脉瓣
BP = 血压
BSA = 体表面积
c = 声音在组织中的传播速度
CAD = 冠状动脉疾病
cath = 心导管
C_m = 组织比热
cm/s = 厘米 / 秒
cm = 厘米
CMR = 心脏磁共振成像
CO = 心输出量
cos = 余弦
CS = 冠状窦
CSA = 横截面积
CT = 计算机断层成像
CW = 连续波
Cx = 冠状动脉回旋支
D = 直径
DA = 降主动脉
dB = 分贝
dP/dt = 压力随时间变化的速率
dT/dt = 温度随时间增高的速率
dyne· s· cm^{-5} = 阻力单位
E = 心室舒张早期峰值速度
E′= 心室舒张早期组织多普勒速度
ECG = 心电图
ccho = 超声心动图
ED = 舒张末期
EDD = 舒张末期内径
EDV = 舒张末期容积
EF = 射血分数
endo = 心内膜
epi = 心外膜
EPSS = *E* 峰间隔分离
EROA = 有效反流口面积
ES = 收缩末期
ESD = 收缩末期内径
ESV = 收缩末期容积
ETT = 运动平板试验
Δf = 频移
f = 频率
FL = 假腔

F_n = 近场
F_o = 共振频率
F_s = 散射频率
FSV = 前向每搏量
F_T = 发射频率
HCM = 肥厚型心肌病
HOCM = 肥厚梗阻性心肌病
HPRF = 高脉冲重复频率
HR = 心率
HV = 肝静脉
Hz = 赫兹（每秒转数）
I = 超声暴露强度
IAS = 房间隔
ID = 指示剂稀释度
inf = 下
IV = 静脉内
IVC = 下腔静脉
IVCT = 等容收缩时间
IVRT = 等容舒张时间
kHz = 千赫兹
l = 长度
LA = 左心房
LAA = 左心耳
LAD = 冠状动脉左前降支
LAE = 左心房扩大
lat = 侧面
LCC = 左冠瓣
LMCA = 冠状动脉左主干
LPA = 左肺动脉
LSPV = 左上肺静脉
L-TGA = 纠正型大动脉转位
LV = 左心室
LV-EDP = 左心室舒张末期压力
LVH = 左心室肥厚
LVID = 左心室内径
LVOT = 左心室流出道
M-mode = M 型显示（深度 *vs*. 时间）
MAC = 二尖瓣环钙化
MI = 心肌梗死
MR = 二尖瓣反流
MS = 二尖瓣狭窄
MV = 二尖瓣
MVA = 二尖瓣口面积
MVL = 二尖瓣瓣叶
MVR = 二尖瓣置换术
n = 个体数
NBTE = 非细菌性血栓性心内膜炎
NCC = 无冠瓣
ΔP = 压力阶差
P = 压力
PA = 肺动脉
PAP = 肺动脉压
PCI = 经皮冠状动脉介入
PDA = 动脉导管未闭或后降支动脉（根据上下文）
PE = 心包积液
PEP = 射血前期
PET = 正电子发射断层显像
PISA = 近端等速表面积
PLAX = 胸骨旁长轴
PM = 乳头肌
PMVL = 二尖瓣后叶
post = 心室后壁（或下侧壁）
PR = 肺动脉瓣反流
PRF = 脉冲重复频率
PRFR = 峰值快速充盈率
PS = 肺动脉瓣狭窄
PSAX = 胸骨旁短轴
PV = 肺静脉
PVC = 室性期前收缩
PVR = 肺血管阻力
PWT = 后壁厚度
Q = 容积流率
Q_P = 肺循环容积流率
Q_S = 体循环容积流率
r = 相关系数
R = 心室半径
R_{FR} = 瞬时反流率
RA = 右心房
RAE = 右心房扩大
RAO = 右前斜位
RAP = 右心房压
RCA = 右冠状动脉
RCC = 右冠瓣
R_e = 雷诺数

RF = 反流分数
RJ = 反流束
R_o = 微泡半径
ROA = 反流口面积
RPA = 右肺动脉
RSPV = 右上肺静脉
RSV = 反流搏出量
RV = 右心室
RVE = 右心室扩大
RVH = 右心室肥厚
RVOT = 右心室流出道
s = 秒
SAM = 收缩期前向运动
SC = 剑下
SEE = 估计标准误
SPPA = 空间峰值脉冲平均
SPTA = 空间峰值时间平均
SSN = 胸骨上窝
ST = 间隔厚度
STJ = 窦管交界
STVL = 三尖瓣隔瓣
SV = 每搏量或取样容积（根据上下文）
SVC = 上腔静脉
T½ = 压力减半时间
TD = 热稀释法
TEE = 经食管超声心动图
TGA = 大动脉转位
TGC = 时间增益补偿
Th = 壁厚度
TL = 真腔
TN = 真阴性
TOF = 法洛四联症
TP = 真阳性
TPV = 速度达峰时间
TR = 三尖瓣反流
TS = 三尖瓣狭窄
TSV = 总每搏量
TTE = 经胸超声心动图
TV = 三尖瓣
v = 速度
V = 容积或速度（根据上下文）
VAS = 心室心房间隔
Veg = 赘生物
V_{max} = 最大速度
VSD = 室间隔缺损
VTI = 速度 - 时间积分
WPW = Wolff-Parkinson-White 综合征
Z = 声阻抗

符号	希腊名	用于
α	alpha	频率
γ	gamma	黏度系数
Δ	Delta	差异
θ	theta	角度
λ	lambda	波长
μ	mu	微
π	pi	数学常数（约 3.14）
ρ	rho	组织密度
σ	sigma	壁应力
τ	tau	心室松弛时间常数

测量单位

变量	单位	定义
振幅	分贝（dB）	分贝 = 描述声波振幅（“响度”）的对数标尺
角度	度	度 =（π/180）拉德 例如：截角
面积	cm^2	平方厘米。 二维测量值（如收缩末面积）或计算值（如连续方程法测量瓣口面积）
频率（*f*）	Hz kHz MHz	赫兹（每秒转数） 千赫兹 = 1000 Hz 兆赫兹 = 1 000 000 Hz
长度	cm mm	厘米（1/100 m） 毫米（1/1000 m 或 1/10 cm）
质量	g	克。例如：左心室质量
压力	mmHg	毫米汞柱 1 mmHg = 1333.2 $dyne/cm^2$， dyne 测量力（单位 cm · g · s^{-2}）
阻力	dyne· s· cm^{-5}	测量血管阻力
时间	s ms μs	秒 毫秒（1/1000s） 微秒
超声强度	W/cm^2 mW/cm^2	瓦特（W）= 焦耳 / 秒 焦耳 = m^2· kg· s^{-2}（能量单位）

变量	单位	定义
速度（*v*）	m/s cm/s	米 / 秒 厘米 / 秒
速度 - 时间积分（VTI）	cm	多普勒速度曲线（cm/s）对时间（s）的积分，以 cm 为单位
容积	cm^3 mL L	立方厘米 毫升，1mL = 1cm^3 升（L）= 1000 mL
容积流率（*Q*）	 L/min mL/s	跨瓣或心输出量中的容积流率 L/min = 升 / 分 mL/s = 毫升 / 秒
室壁应力	$dyne/cm^2$ $kdyn/cm^2$ kPa	圆周室壁张力的单位 千 dyn/cm^2 千帕斯卡 1 kPa = 10 $kdyn/cm^2$

主要公式

超声物理学

频率	f = 次 / 秒 = Hz
波长	$\lambda = c/f = 1.54/f$ (MHz)
多普勒方程	$v = c \times \Delta f / [2F_T(\cos\theta)]$
伯努利方程	$\Delta P = 4V^2$

左心室成像

每搏量	SV = EDV – ESV
射血分数	EF(%) = (SV/EDV) × 100%
室壁张力	σ = PR/2Th

多普勒心室功能

每搏量	SV = CSA × VTI
压力上升速率	dP/dt = 32 mmHg/ MR CW 从 1 m/s 升至 3m/s 的时间（秒）

肺动脉压和阻力

肺动脉收缩压	$PAP_{收缩} = 4(V_{TR})^2 + RAP$
肺动脉压（存在 PS 时）	$PAP_{收缩} = [4(V_{TR})^2 + RAP] - \Delta P_{RV-PA}$
肺血管阻力	$PVR \cong 10(V_{TR})/VTI_{RVOT}$

主动脉瓣狭窄

最大压力阶差（平均压差射血期的积分）	$\Delta P_{max} = 4(V_{max})^2$
连续方程瓣口面积	$AVA(cm^2) = [\pi (LVOT_D/2)^2 \times VTI_{LVOT}]/VTI_{AS-Jet}$
简化的连续方程	$AVA(cm^2) = [\pi(LVOT_D/2)^2 \times V_{LVOT}]/V_{AS-Jet}$
速度比	速度比 = V_{LVOT}/V_{AS-Jet}

二尖瓣狭窄

压力减半时间瓣口面积	$MVA_{多普勒} = 220/T½$

主动脉瓣反流

总每搏量	$TSV = SV_{LVOT} = CSA_{LVOT} \times VTI_{LVOT}$
前向每搏量	$FSV = SV_{MA} = CSA_{MA} \times VTI_{MA}$
反流量	RV = TSV – FSV
反流口面积	$ROA = RSV/VTI_{AR}$

二尖瓣反流

总每搏量或 2D LV 每搏量	$TSV = SV_{MA} = CSA_{MA} \times VTI_{MA}$
前向每搏量	$FSV = SV_{LVOT} = CSA_{LVOT} \times VTI_{LVOT}$

反流量 $RV = TSV - FSV$

反流口面积 $ROA = RSV/VTI_{AR}$

PISA 法

反流流率 $R_{FR} = 2\pi r^2 \times V_{aliasing}$

瓣口面积（最大） $ROA_{max} = R_{FR}/V_{MR}$

反流量 $RV = ROA \times VTI_{MR}$

主动脉扩张

预计窦直径

儿童（< 18 岁）：预计窦直径 = 1.02 +（0.98 BSA）

成人（18 ~ 40 岁）：预计窦直径 = 0.97 +（1.12 BSA）

成人（> 40 岁）：预计窦直径 = 1.92 +（0.74 BSA）

比值 = 测量的最大直径 / 预计最大直径

肺循环（Q_P）与体循环（Q_S）分流比值

$Q_P : Q_S = [CSA_{PA} \times VTI_{PA}] / [CSA_{LVOT} \times VTI_{LVOT}]$

1 超声心动图成像原理和多普勒分析的原则

了解超声成像和多普勒超声心动图的基本原理对采集超声数据和正确理解超声信息是至关重要的。尽管目前的超声仪器能够即刻显示清晰与细致的实时图像，以至于我们误以为直接“看见”了心脏和血流，但实际上，我们看到的图像和血流信号是超声波通过患者身体反射和背向散射回来的信息经复杂的分析而产生的。了解这种技术的优势，更为重要的是它的局限性，对于临床上做出正确的诊断和治疗非常关键。一方面，超声心动图可协助临床上对各种情况做出决策，并有较高的精确性；而另一方面，如果将超声伪像误以为解剖异常，患者有可能接受不必要的、昂贵的以及潜在危险的诊断性试验或治疗性干预。

在本章中，我们将简要（必要时简化）地概述心脏超声成像和血流分析的基本原理。读者可参阅本章后面所附“推荐阅读”，以获得对此更详尽的信息。随着操作经验的增加，有关图像的处理细节、伪像的形成及多普勒的物理知识将显得越发重要；有些读者可能会选择在读完本书其他章节和操作过一些超声心动图检查后，再回过头来重读本章。

超声波

声波是一种机械振动，其穿过任何物理介质均

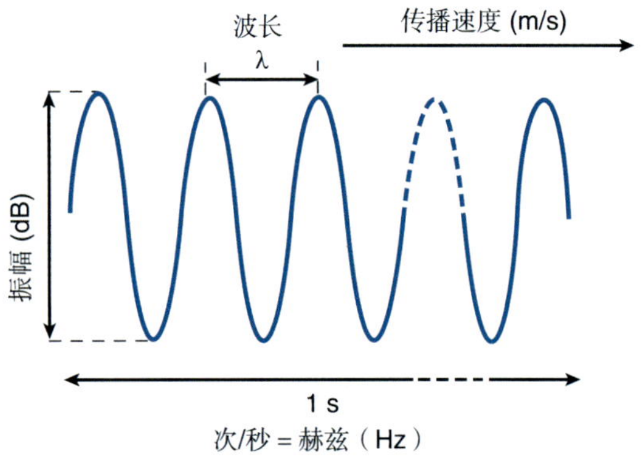

图1-1 超声波的原理图。

引起相应的折射和压缩（图 1-1）。与其他波一样，声波用下列术语进行描述（表 1-1）：

- 频率——次 / 秒，或赫兹（Hz）
- 传播速度
- 波长——毫米（mm）
- 振幅——分贝（dB）

频率（*f*）是超声波在 1 秒间期的振动次数，测量单位为赫兹，简称为 Hz，也就是每秒的圈数。1000 次 / 秒的频率是 1 千赫兹（kHz），1 百万次 / 秒的频率是 1 兆赫兹（MHz）。人类可听见的声波振动频率在 20Hz 到 20kHz 之间。振动频率在 20kHz 以上的声波称为超声波。医疗诊断超声所用的探头频率在 1 ~ 20MHz 之间。

声波穿越体内的速度，也就是*传播速度*（*c*），依其传播的介质而异。例如，骨质的传播速度（约 3000m/s）比肺组织的（约 700m/s）要快很多。然而，在软组织中的传播速度，包括心肌、瓣膜、血管以及血液等中的速度，基本是一致的，大约为 1540m/s。

*波长*是超声波峰与峰之间的距离。波长可以通过传播速度（*c*，米 / 秒）除以频率（*f*，赫兹）获得。

$$\lambda = c/f \tag{1-1}$$

因为声波在心脏的传播速度是个常数，为 1540m/s，探头频率应用 MHz 来计算的话，米（m）除以 1000 转换为毫米（mm），故对任一已知频率的探头，其波长可计算为：

$$\lambda(\mathrm{mm}) = 1.54/f$$

如图 1-2 所示。例如，探头频率 5MHz 发射的波长可以如下计算：

λ = 1540 米 / 秒 /5 000 000 次 / 秒 =0.000308 米
=0.308 毫米

或者

表 1-1 超声波

	定义	示例	临床应用
频率（*f*）	每秒超声波的振动次数 *f* = 次数 / 秒 = 赫兹	探头频率以兆赫兹（1 000 000 次 / 秒）测量。 多普勒信号频率以千赫兹（1000 次 / 秒）测量。	不同的探头频率有特定的临床应用，因为传播频率影响超声波的组织穿透度、影像的分辨率以及多普勒的信号。
传播速度（*c*）	超声波穿过组织的速度	在软组织中的平均传播速度大约为 1540m/s。	在不同软组织中（血液、心肌、肝、脂肪等）的传播速度基本是相似的，但在肺组织中很慢，在骨组织中很快。
波长（λ）	波长是超声波峰与峰之间的距离： λ = *c* / *f* = 1.54 / *f*（MHz）	探头频率高则波长短，频率低则波长长。	波长越短（频率越高），影像分辨率越大（~ 1mm）。波长越长（频率越低），组织穿透深度越大。
振幅（dB）	声波的高度或者响度，以分贝衡量	分贝应用对数尺度，80dB 代表振幅增加 10 000 倍，40dB 提示振幅增加 100 倍。	应用灰阶可以显示影像和多普勒的广泛振幅范围。

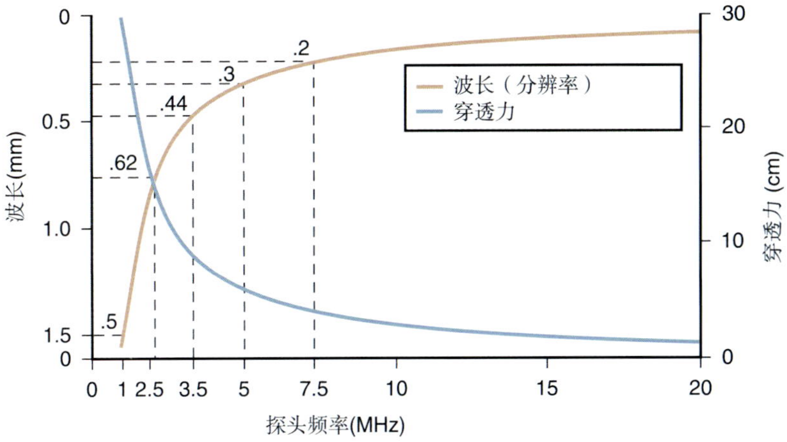

图1-2 在软组织中，探头频率（水平轴）对比波长及超声波组织穿透深度。反向描绘波长以显示分辨率随着探头频率的增加而穿透深度减少。特定探头频率（1、2.5、3.5、5和7.5MHz）的波长图中有标注。

$$\lambda = 1.54/\text{秒} = 0.308\ \text{毫米}$$

至少有两个理由说明波长在超声诊断应用中的重要性：

- 图像的分辨率不会超过 1 ~ 2 个波长（通常大约为 1mm）。
- 超声波透射入身体的深度与波长直接相关；较短的波长与较长波长相比，穿透的深度短。

因此，在图像分辨率（较短的波长或较高的频率）与穿透深度（较长的波长或较低的频率）之间需要平衡。

超声波的声压或者*振幅*提示超声波信号的能量。功率是每单位时间的能量，强度（I）是每单位面积的功率。

$$\text{强度}（I）= \text{功率}^2 \qquad (1\text{-}2)$$

该关系显示，如果超声波功率双倍增加，强度将会四倍增加。超声波振幅的描述与一个应用分贝刻度的参考值相关，其代替了能量压强的直接测量。对于我们大家来说，分贝是一个标准的衡量声音响度的参数。分贝（dB）是由测量到的振幅（A_2）与参考振幅（A_1）之间的比值经对数换算得到的：

$$\text{dB} = 20\log(A_2/A_1) \qquad (1\text{-}3)$$

因此，1000 与 1 的比值即为：

$$20 \times \log(1000) = 20 \times 3 = 60\ \text{dB}$$

100 与 1 的比值应为：

$$20 \times \log(100) = 20 \times 2 = 40\ \text{dB}$$

以及 2 与 1 的比值应为：

$$20 \times \log(2) = 20 \times 0.3 = 6\ \text{dB}$$

要记住一个简单的原则，即 6dB 的变化代表信号振幅的加倍或者减半，或者 40dB 的变化代表振幅变化为 100 倍（图 1-3）。如果声束强度代替振幅，那么公式中的常数 20 就要换为 10，因此 3dB 的变化就代表加倍，20dB 的变化意味着振幅的变化为 100 倍。上述任何分贝刻度均可评价发出或者接收的超声波，或者描述衰减效应。使用分贝刻度的优点是很大范围的振幅变化可用较小的数值范围表示，低振幅（弱）信号可与很高振幅（强）信号同时显示。在超声心动图中，振幅通常在 1 ~ 120dB 的范围。分贝刻度是超声心动图图像及频谱多普勒显示的标准制式，尽管也有其他的振幅刻度选择。

超声波与组织的相互作用

超声波在体内传播产生的超声图像及多普勒数据依赖于组织特性，称之为*声学阻抗*（表 1-2）。声学阻抗（Z）依赖于组织密度（ρ）及在该组织中的传播速度（c）：

$$Z = \rho c \qquad (1\text{-}4)$$

尽管不同组织间的传播速度不同（如骨组织的传播速度是血液的两倍），组织密度是诊断性超声波声学阻抗的首要决定因素。与很高密度的骨组织相比，肺组织的密度则很低。软组织如血液和心肌在声学阻抗方面有着较小的差距。声学阻抗决定超声波在组织中的传播，不同的声学阻抗将会影响超

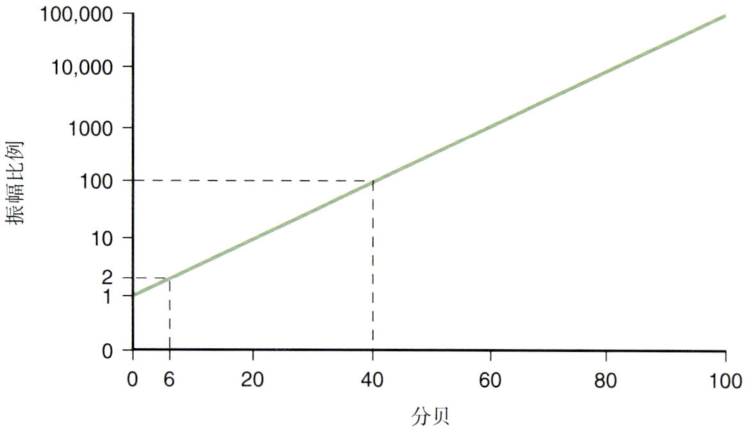

图1-3 分贝刻度（横轴）与振幅比例（纵轴）的对数关系。注意：信号振幅的加倍或者减半对应着6dB的改变；振幅100倍的变化对应40dB的改变。

表 1-2 超声波与组织的相互作用

	定义	示例	临床应用
声学阻抗（Z）	组织的特性决定于组织密度（ρ）和传播速度（*c*）：$Z = \rho \times c$	肺组织密度低、传播速度慢，骨组织则为高密度和高传播速度。软组织在组织密度和声阻抗方面差别较小	超声波在不同声阻抗的组织界面之间反射（如血液与心肌）
反射	光滑组织界面返回到探头的超声波信号	用于产生二维心脏影像	当超声束垂直于组织界面的时候反射最强
散射	超声波于较小组织结构上（如血细胞）在多个方向的放射	多普勒分析基于运动红细胞的散射造成超声波频率的变化	散射信号的振幅小于折射信号振幅 100 ～ 1000 倍
折射	由于声阻抗的不同使直行的超声波偏转	应用于探头设计以使超声束聚焦	组织的折射导致双影伪像
衰减	由于组织对超声波能量的吸收导致信号强度的丢失	衰减依赖于频率，越高的频率（低穿透）有着越大的衰减	低频探头可用于经胸检查的心尖图像或者较壮的患者
分辨率	超声图像上两个反射体可分辨的最小距离	分辨率有三个方面：沿着声束长度（轴），图像侧方（方位轴），以及纵向平面	轴向分辨率最为精确（约 1mm），所以影像测量最好沿着声束的长轴测量

声波在组织界面的反射。

超声波与身体器官和组织的相互作用可用下列术语描述（图 1-4）：

- 反射
- 散射
- 折射
- 衰减

反射

超声显像的基础是穿过组织的超声信号的反射。超声的反射发生于组织边缘或不同界面之间，反射的多少取决于：（1）界面两侧组织的声阻抗的差别；（2）反射的角度。光滑的组织边界侧向直径大于超声波长，就像是镜面，或“镜样”反射体。

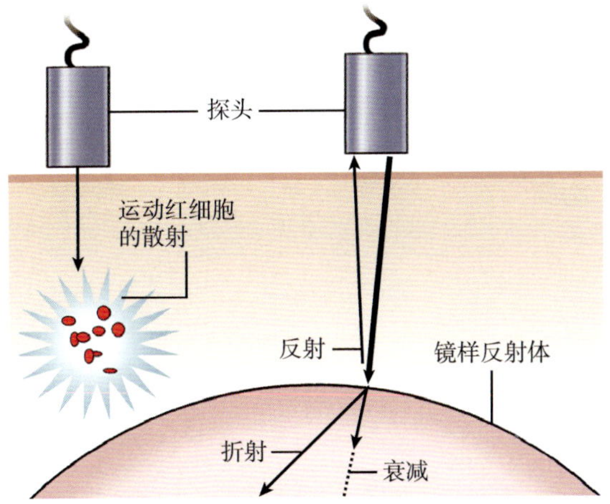

图1-4 超声波与身体组织间相互作用的示意图。多普勒分析基于运动红细胞的全方向散射，造成探头接收超声波频率的变化。二维图像基于组织界面（镜面反射体）的超声波反射。衰减限制了超声波穿透的深度。折射——超声波方向的改变，造成伪像。

对于某个特定界面，超声波反射的数量是固定的，但探头接收到反射回声的多少却因角度而不同，因为入射和反射角度是相等的（就象光线从镜子反射回来那样）。因此，接收到最理想的超声反射应该在与界面垂直角度（90°）时。记住这个事实对得到诊断性的超声图像是至关重要的。此外也要考虑到在二维图像和三维图像上的超声“回声失落”效应，当超声束与组织界面之间平行时，探头所接收到的反射回来的超声很少或没有。

散射

超声波束照射在较小的结构，如红细胞悬液，因为细胞的直径（约 4μm）小于超声波信号的波长，将发生超声信号的散射而不是反射。散射波与反射波不同的是，散射的超声能量可能向所有方向放射，仅有小部分散射信号能到达接收的探头，且散射信号的振幅为 100 ~ 1000 倍（40 ~ 60dB），比镜面反射体反射回来的信号振幅要小。超声波遇到流动的红细胞而产生散射是多普勒超声心动图的基础。

散射的程度取决于：

- 粒子体积（红细胞）
- 粒子数量（血细胞比容）
- 超声探头频率
- 血细胞及血浆的浓缩能力

尽管实验性的研究表明血细胞比容的变化会有反向散射的不同，但临床范围内的改变对于多普勒信号影响很小。同样，红细胞体积及血细胞和血浆的浓缩能力也不会有显著的改变。因此，散射的首要决定因素是探头频率。

当来自于组织交界面反向散射的信号干扰小于声波波长时，散射也可发生于组织内，譬如心肌。组织散射产生了斑点模式，通过追踪帧与帧之间斑点的变化可以用来测量组织的运动，具体将在第 4 章中进行讨论。

折射

超声波在穿过不同声阻抗的介质时可发生折射——由直行方向产生偏转。超声波束的折射类似于光束在穿过曲面镜（如眼镜镜片）的折射。利用折射效应我们可以使用声学“透镜”使声束聚焦而增强成像图像的质量。但折射也可能以非计划的方式发生在图像形成过程中，而造成伪像，最常见为“双影”伪像。

衰减

衰减是超声波与组织相互作用时信号强度的丢失。当超声进入体内后，信号的强度将随着超声能量被吸收转化成热能、反射以及散射而逐渐发生衰减。衰减程度与多个因素相关，包含如下：

- 组织的衰减系数
- 探头频率
- 离探头的距离
- 超声波的强度（或功率）

各组织的衰减系数（α）与超声波强度从一个点（I_1）到第二个点（I_2）的减少（以 dB 计算）再除以距离（l）相关，如同公式描述：

$$I_2 = I_1 \cdot e^{-2\alpha l} \quad (1\text{-}5)$$

同软组织相比，空气具有非常高的声阻抗（1000 倍），所以在探头与要检查的心脏结构之间有一点点空气将导致明显的信号衰减。在经胸检查时，可用水溶性的耦合剂在探头与皮肤之间形成无空气的接触；而在经食管检查时，保持探头与食管壁之间的紧密接触也可避免。对于肺气体充盈的患者，可通过仔细调整患者体位和使用“声窗”使声束到达心脏结构而避免肺气干扰。其他胸腔内的气体（如纵隔气胸、心脏术后残留气体）可因衰减而影响超声透射，导致较差的图像质量。

探头的功率输出同总的衰减直接相关。然而，增加功率输出将会造成热效应及机械生物效应，这将在后面的“生物效应及安全性”中进一步讨论。

总的衰减也依赖于频率，例如较低的超声频率比较高的超声频率穿透进入身体的深度要深。足够成像的穿透深度一般限制在大约 200 个波长范围内。粗略估算一下，1MHz 探头大致穿透深度为 30cm，5MHz 探头为 6cm，20 MHz 探头为 1.5cm，尽管最先进的诊断仪器可以超越这些推断的限制深度而获得诊断图像。因此，正如分辨率那样，衰减影响特定临床情况下特定探头频率的选择。例如，检查一个较壮的成年患者，从心尖四腔切面观察较深的结构常常需要一个频率较低的探头。而从经食管超声途径，检查同一结构则可用较高频率的探头（分辨率更佳）获得图像。在显示图像的时候，可以通过调整各深度不同增益设置以将衰减减到最小，仪器上通常称之为时间增益（或者深度增益）补偿。

探头

压电晶体

超声探头使用压电晶体进行发射和接收超声波（图 1-5）。压电晶体使用的材料（如石英或者钛化陶制品）具有在接通电流时，在垂直于晶体表面产生带电极的微粒从而使晶体发生膨胀的特性。当交替改变电流时，晶体将相应地交替产生压缩和膨胀，这样就产生了超声波。探头发射的频率由压电晶体的特性和厚度决定。

相反，当超声波碰击压电晶体时将产生电流。因此，这种晶体既可充当“接收器”，也可充当“发射器”。基本上，超声探头发射短阵超声波，然后转换成“接收模式”等待从心腔声界面反射回来的超声信号。这样在时间和空间上的循环往复就产生超声图像。图像的形成是基于超声的发射和反射回来信号之间的时间延迟。较深的结构比较浅的结构发射和接收所花的时间更长，因此可根据超声波在血液中的传播速度，以及发射超声波群和反射回来信号之间的时间间隔来精确计算所到达的深度。

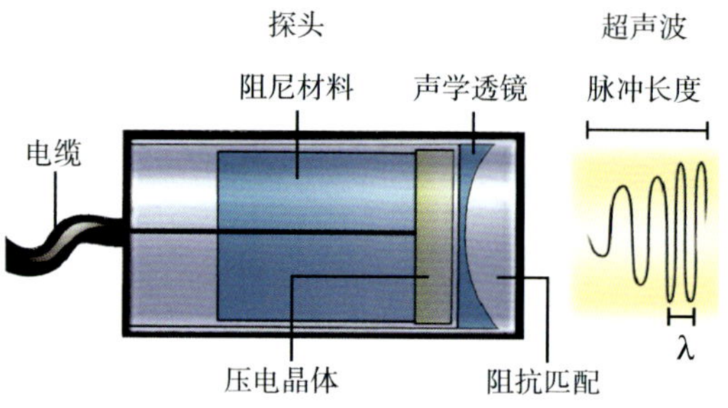

图 1-5 超声探头的示意图。伴随着电流通过电缆输进 / 输出设备，压电晶体进行发射和接收超声信号。阻尼材料可通过短脉冲长度（提高分辨率）。压电晶体、声学透镜或者电子聚焦（相控阵探头）的形状可用来修正声束的几何形态。探头表面的材料提供与皮肤相配的声阻抗。二维图像的超声波脉冲是短的（1 ~ 6ms），典型的为两个波长构成（λ）。“回响”——脉冲频率及振幅的减少——取决于阻尼并决定频带宽度（信号频率的范围）。

压电晶体产生的超声波群或者脉冲是非常短暂的（通常为 1 ~ 6μs），因为短的脉冲将增加轴向（沿声束方向）分辨率。使用阻尼材料控制晶体的回响时间，从而控制脉冲长度。由于相同周期，较高频率所需时间较短，因此脉冲长度也由频率所决定。

脉冲内所包含的频率范围称为*频率频带宽度*。具较大频带宽度的仪器能产生窄的脉冲波，从而将获得较好的轴向分辨率。探头的频带宽度也影响接收频率的范围，频带宽度越大，探测远处结构的分辨率越好。探头所标明的频率代表脉冲的中央频率。

探头的类型

最简单的超声探头是由单个压电晶体构成的（表 1-3）。脉冲交替发射和接收的间期，允许沿单条取样线反复采样，采样频率仅受从深处反射回来超声波所需的时间延迟的限制。应用探头于单一线上简单发射 - 接收模式的范例是 A 型（振幅 *vs.* 深度）或者需要高取样率记录心脏的 M 型（深度 *vs.* 时间）。

二维或三维心脏超声图像的形成采用探头超声晶体阵列的组合以提供断层或容积方面的信号数据。电子可以控制探头阵列中的每个要素，既可指引声束直接穿过目标区域，也可聚焦超声束的发射和接收信号。超声心动图像应用*扇形扫描*模式，即超声信号发自单一位置（扇形的顶），形成扇形图像。扇形扫描特别适用于心脏检查，因为它允许以较快的帧频观察心脏运动，并允许较小的探头尺寸（口径或“足迹”）以适应超声心动图的狭窄声窗。三维超声探头应用了更为复杂的晶体阵列以产生图像数据的容积信息，而不是断层信息。

大多数探头可提供同步的图像及多普勒分析，例如二维图像及叠加的彩色多普勒显示。定量的多普勒速度数据常通过图像冻结或者只有间断的图像更新来记录，因为此时超声晶体可被用来优化多普勒信号。尽管连续频谱多普勒可通过综合探头的两部分要素获得，但当需要获得精确的高速血流记录时，推荐使用专用的配有两个晶体的非成像探头（一个连续不停地反射而另一个不停地接收）。最终的探头成像取决于探头的频率（高频探头体积较小）和声束聚焦，以及临床意图——譬如经胸检查对比经食管超声图像。

声束形状和聚焦

未经聚焦的超声束形状就像从一个手电筒发出的光一样，短距离的柱状束后发散入广阔的光锥（图 1-6）。然而，即使应用目前的聚焦探头，超声束有着三维的形态从而影响测量的精确度并可导致图像伪像。超声束的形状和大小由许多因素决定，包含：

- 探头频率
- 离探头的距离
- 口径大小及形状

表 1-3 超声探头

	定义	示例	临床应用
类型	探头的特性及构型 大多数心脏使用相控阵压电晶体	经胸（成人及小儿） 非成像连续波多普勒 三维超声心动图 经食管超声心动图 心内型	每一探头类型均被优化以针对特定的临床应用 对于一个完整的检查可能需要多个探头
发射频率	探头发射的中央频率	探头频率介于经胸的 2.5MHz 到经血管成像的 20MHz	高频探头提供更佳的分辨率但是穿透力较低 在低频探头上多普勒信号优于成像
功率输出	探头发射的超声波能量总和	发射功率增加将提高反射超声波信号的振幅	过高的功率可导致生物效应，通过机械和热指数衡量
频带宽度	超声脉冲频率的范围	探头设计决定了频带宽度	较宽的频带宽度可改善探头以远结构的轴向分辨率
脉冲长度	发射的超声波信号长度	对比低频信号，高频信号可通过短波脉冲发射	短波脉冲改善轴向分辨率
脉冲重复频率（PRF）	单位时间内（秒）发射 - 接收的脉冲波数量	图像（或多普勒）深度增加时 PRF 减低，因信号传递需要的时间较长	PRF 影响图像的分辨率和帧频（特别是彩色多普勒）
聚焦深度	在离探头特定的距离时，声束形状和聚焦常用于优化图像的分辨率	离探头近的结构聚焦深度短，图像效果最好，而远处的结构需要较长的聚焦深度	探头聚焦区域的长度和位置主要取决于探头的设计，但是在检查过程中可以调节
口径	探头的表面，也就是超声波发射和接收的地方	小而非成像的连续波多普勒探头有着最佳的超声束位置和成角	大的口径允许更为聚焦的声束 小的口径则改善经胸超声成像中的成角问题

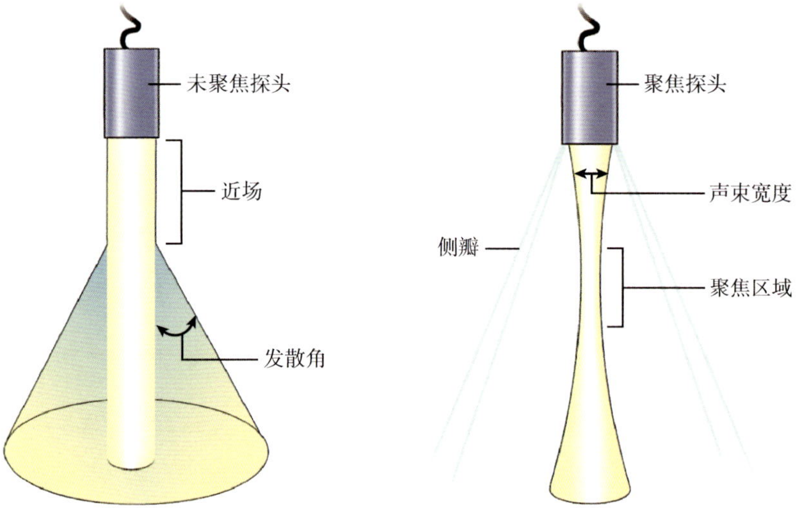

图1-6 声束几何形态示意图，未聚焦（左）和聚焦（右）。近场的长度和远场发散角度取决于探头频率和口径。聚焦探头的聚焦区域可以调节，但是声束宽度取决于深度。不管聚焦还是未聚焦的探头均有侧瓣（及相控阵的探头栅瓣）效应，就像中央束一样，呈三维形态。

❐ 光束聚焦

探头表面的形状和尺寸及光束聚焦可以通过探头的设计调整，但是频率和深度效应却是超声物理学所固有的。未经聚焦的超声束，光束初始段是柱状的（近场 F_n），其长度由探头表面的直径 D 和波长 λ 所决定：

$$F_n = D^2/4\lambda \qquad (1\text{-}6)$$

对于一个频率 3.5MHz、5mm 直径口径的探头来说，相当于近场的长度为 1.4cm。在此区域以远，声束将向各个方向发散（远场），其发散角度 θ 由以下公式决定：

$$\sin\theta = 1.22\lambda/D \qquad (1\text{-}7)$$

这个公式提示，对于一个 3.5MHz 的探头来说，在近场以远的 6° 散射角达到 20cm 深度时将产生大约 4.4cm 的声束宽度。应用 10mm 直径的口径时，F_n 将为 5.7cm，声束宽度在 20cm 深度时大约为 2.5cm（图 1-7）。

原始的声束形状和聚焦深度（声束最窄处）可采用使压电晶体表面变凹或者附加声透镜得以改变，这样可使产生的声束在探测绝大部分心脏结构所需的深度范围内达到最佳的效果，但是同样在聚焦区以远会产生声束的发散。有些探头能在检测过程中改变聚焦区域。尽管使用聚焦技术，每个探头

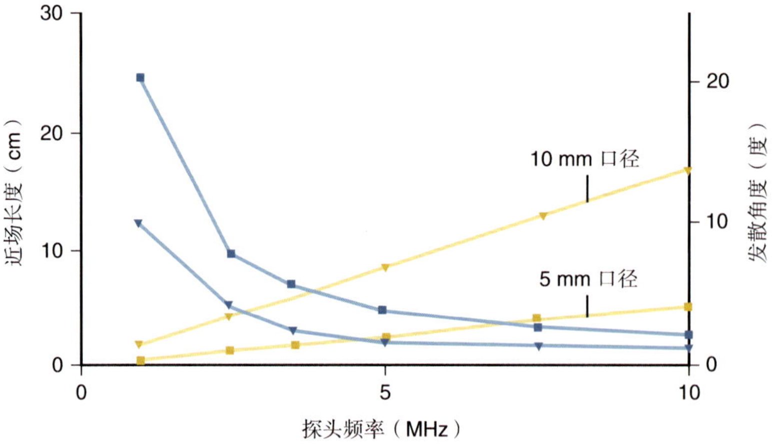

图1-7 未聚焦5mm（方形）及10mm（三角形）探头口径时探头频率（横轴）对比近场长度（黄线）及发散角度（蓝线）的关系示意图。应用公式1-6及1-7 计算结果获得上述曲线。

产生的超声束都有侧向和高度区域，这要依探头的口径、频率和聚焦而定。相控阵探头的声束形状也取决于探头压电晶体的的大小、分布和排序。

除主要的超声束以外，单晶体探头的侧向能量发散将形成距中央束角度为 θ 的*侧瓣*，这时 $\sin\theta = m\lambda/D$，m 为系列侧瓣的数目（如 1、2、3 等）（图 1-8）。这些侧瓣的反射或者背向散射的信号可能被探头接收，产生影像或者血流上的伪像。使用相控阵探头时，因超声波波前的相长干扰，还可产生距中央束角度更大的附加额外声束，称之为*栅瓣*（图 1-9）。侧瓣和栅瓣都影响探头侧向和高度的分辨率。

分辨率

图像的分辨率可发生在三维方向的每个方向：（1）*轴向分辨率*是指沿超声束路径的分辨率；（2）*侧向分辨率*即在二维图像横向上相邻两点的分辨率；（3）*纵向分辨率*即断面层“切片”的厚度（图 1-10）。

在这三个分辨率中，轴向分辨率是最精确的，所以在超声束与被观察结构之间垂直方向进行的定量测量最为准确。轴向分辨率取决于探头的频率、频带宽度和脉冲长度，不依赖于深度（表 1-4）。在传统应用超声的两个镜面反射体之间最小可分辨的

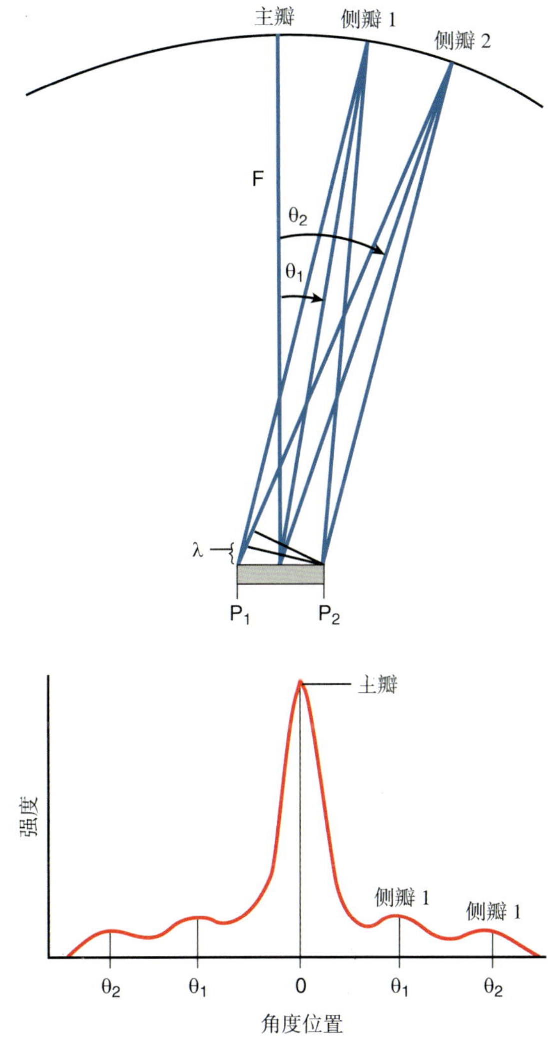

图 1-8 *上图*：图示侧瓣形成的位置。侧瓣发生在超声脉冲穿过晶体表面每一边缘恰恰一个波长距离的位置。注意从晶体左缘 P_1 到侧瓣 1 的距离比右缘 P_2 到侧瓣 1 的距离正好长了一个波长的距离。*下图*：随弧形聚焦长度的变化形成声束强度曲线。（From Geiser EA: Echocardioagraphy: Physics and instrumentation. In Skorton DJ, Schelbert AR, Wolf GL, Brundage BH (eds): Marcus Cardiac Imaging, 2nd ed. Philadelphia: WB Saunders, 1996, p 280. Used with permission.）

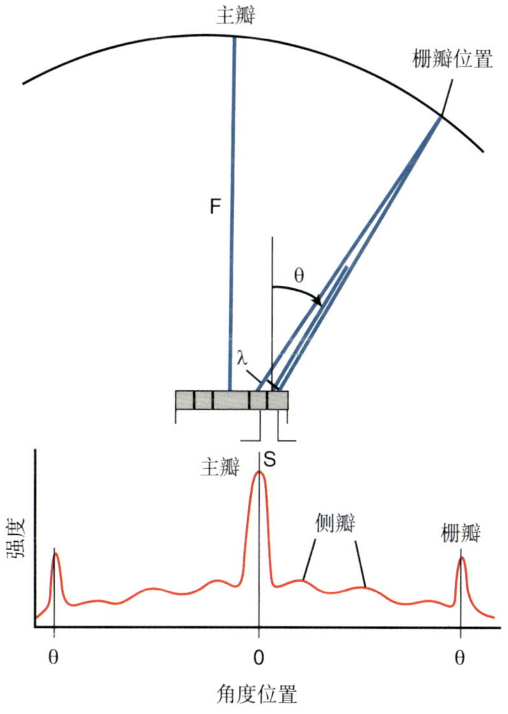

图 1-9 *上图*：图示相控阵探头栅瓣的位置。栅瓣的位置取决于探头内独立晶体中心的空间排列。在任何点，只要两个晶体经过的距离差别一个波长，就会形成栅瓣。栅瓣形成时的 θ 角依赖于晶体的波长 λ 和晶体间的空间排列 S。*下图*：聚焦长度 F 形成的声束强度曲线。（From Geiser EA: Echocardioagraphy:Physics and instrumentation. In Skorton DJ, Schelbert AR, Wolf GL, Brundage BH (eds): Marcus Cardiac Imaging, 2nd ed. Philadelphia: WB Saunders, 1996, p 283. Used with permission.）

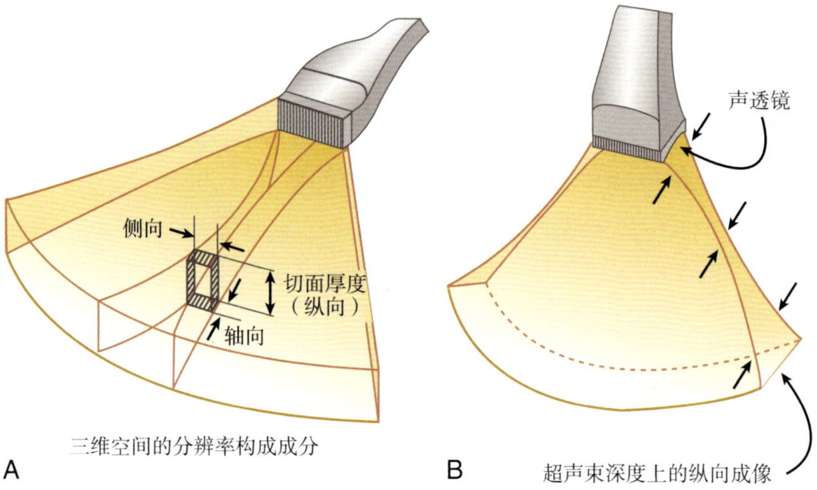

图 1-10 *左图*：相控阵探头超声波光束在三个维度即轴向、侧向及纵向切面的厚度。轴向分辨率是沿着声束的方向，不依赖于深度；侧向分辨率及纵向分辨率很大程度上依赖于深度。侧向分辨率取决于发射和接收的聚焦电子；纵向分辨率取决于探头元素的高度。在聚焦的位置，轴向要优于侧向及纵向分辨率。*右图*：声学透镜穿过探头阵列产生切面厚度方向上的聚焦区域，以示纵向分辨率。（Redrawn from Bushberg JT，Seibert JA，Leidholdt EM，Boone JM: The Essential Physics of Medical Imaging. Philadelphia: LippincottWilliams & Wilkins，2002，Fig. 6–21.）

表 1-4　超声图像分辨率的决定因素

轴向分辨率
探头频率
探头频带宽度
脉冲长度
侧向分辨率
探头频率
在每一深度的声束宽度（焦距）*
探头的口径（宽度）
频带宽度
侧瓣与栅瓣水平
纵向分辨率
探头频率
纵向平面的声束宽度
* 非常重要。

距离是复杂的，典型情况下是传递波长的两倍。探头频率越高（波长越短），轴向分辨率越好。例如，3.5MHz 探头的轴向分辨率大约为 1mm，而 7.5MHz 的则为 0.5mm。频带宽度增加，也能通过较短的波长从而改善分辨率，因此，可避免从两个相邻反射体反射回来的超声信号的重叠。

侧向分辨率随着从探头的镜面反射体的深度而变化，最主要取决于每个深度的声束宽度。在聚焦区域较窄的声束宽度处，侧向分辨率能达到轴向分辨率，一个点状的目标将在二维图像上呈现点状图像。而在较深些的范围内（远场），声束宽度将增加，因此一个点状目标在反射回来的信号中将随声束的宽度而增宽。在较深些的范围内，侧向分辨率消失，将在远场出现图像的“模糊”现象。如果仔细观察二维图像，还可发现沿超声束同一目标的回声信号进行性变宽（图 1-11）。当声束变宽现象未被认识时，可能出现图像的错误解释。例如，在切面成像中从强镜像反射体出现的声束宽度伪像可显现为线状异常结构。其他影响侧向分辨率的因素有探头频率、口径、频带宽度、侧瓣及栅瓣水平。

在二维图像更难认出纵向平面的分辨率，但是

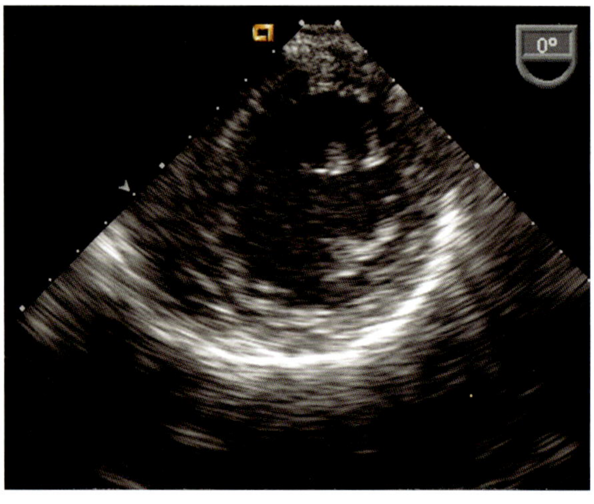

图1-11　经食管二维超声心动图观察舒张末期左心室。即使有着非常好的图像质量，正如这个示例，声束宽度的效果可以通过对比靠近探头及较远处的心内膜反射回的长度获得。注意当心外膜和心内膜平行于超声束时相对的“回声失落”效应。

它在超声心动图检查中同样重要。二维图像上断层平面的厚度变化取决于探头的设计和聚焦，二者在任一深度都将在纵向平面影响声束宽度。一般来说，心脏超声图像的“厚度”在不同深度和特定探头中大约为 3 ~ 10mm，从实际效果来讲（包括反射和背向散射的信号），超声仪器产生的断面成像都是基于这个整体的厚度。由于声束在纵向平面具有厚度，邻近成像平面的强回声将显示在图像中，看起来好像在成像平面“里面”。即使距离成像平面较远的强回声反射也可因为纵向平面的侧瓣而重叠显现在声像图上。举例来说，在心尖观察钙化的主动脉瓣时,其可显现在左心房（LA）内,看起来像“团块”；靠近主动脉腔的钙化斑块在腔里像线性回声，看起来像有撕裂的夹层残片那样。上述超声成像原理也适用于三维超声心动图。

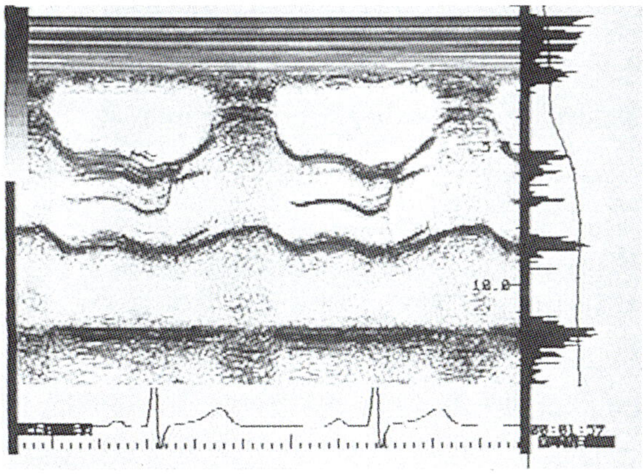

图1-12 A型（右缘）和M型记录主动脉根部（Ao）、左心房（LA）和主动脉瓣的运动。在A型记录上，可以很清楚地显示主动脉根部前后壁（中间为瓣叶的关闭）和左心房后壁。M型的快速取样率能看到主动脉瓣叶的运动。图像右侧的那条曲线代表时间增益补偿，叠合在A型超声信号上。

超声仪器和成像方式

M型超声

从超声发展的历史角度来看，心脏超声首先起自单个压电晶体探头在示波器上显示回声振幅（A 型）及深度信号。A 型模式仍有可能显示在二维图像屏幕上以帮助检查者最佳调控仪器。重复发送 - 接收脉冲循环允许快速更新振幅 - 深度的信息，因此快速移动的物体，如主动脉瓣或二尖瓣瓣叶,可以通过它们的时间特性和运动模式被识别（图 1-12）。

随着水平轴上时相的变化，沿超声束上的每个振幅信号转化成相对应的灰阶，以 50 ~ 100mm/s 的速度，通过“滚动”或者“摆动”的方式在录像监视器屏幕上清楚显示出来，即形成了 M 型超声记录。二维图像可指导 M 型超声束，以保证 M 型取样线在适当的角度范围内。

由于 M 型超声仅有单个取样线，从探头发出和接收的脉冲的来回反复频率 [称为脉冲重复频率（pulse repetition frequency，PRF）] 仅受到超声束到达最大深度并返回探头的时间的限制，即使 20cm 深度也只需要 0.26ms 的时间（假设声束传播的速度为 1540m/s），脉冲频率可高达 3850 次 / 秒。实际应用中，使用的取样率大约为 1800 次 / 秒。如此之高的取样率在精确检查正常心内结构的快速运动方面，如瓣膜的开放和关闭，是非常有价值的。此外，连续不断运动的结构如心内膜，在 M 型超声记录时可更加精确地显示其相对于时间以及深度的运动信息。其他 M 型超声最佳显示快速心内运动的例子包括在检查主动脉反流患者时，二尖瓣前叶高频颤动以及瓣叶有赘生物时的快速来回运动。

二维超声心动图

图像的产生

二维超声心动图的图像是通过超声束电子扫描断层切面获得的信号经处理形成的。对于每条扫描线，短波（或短阵）以 ·频率（PRF）发出，该频率由超声波到达图像最大深度来回所需的时间决定。脉冲重复周期为脉冲到脉冲的总时间，包括超声波信号的长度以及信号间期。

因每一扫描线都需要一定的时间（取决于扫描深度），所以获得一帧完整图像所需的时间与扫描线的数量及图像深度直接相关。因此，图像深的时候 PRF 低，图像浅的时候 PRF 高。另外，在扫描线密度与图像帧频（每秒的图像数量）之间需进行权衡。超声心动图需要应用很高的帧频（≥ 30 帧 / 秒）才能精确显示心脏结构的运动。达到这个帧频需要每帧图像花 33ms 的时间，或者说在显示 20cm 深度的结构时，每个二维图像需 128 条扫描线。

每条扫描线反射回来的超声信号都被压电晶体所接收，并产生小的电子信号：（1）振幅与入射角度和声阻抗成比例；（2）时间与距探头的距离成比例。这些信号经复杂的处理才最后形成显示在荧光屏上的图像。典型的图像处理过程包括信号的放大、时间 - 增益补偿（time-gain compensation，TGC）、滤过（以降低噪音）、压缩和整流。包络探测使扫描线上的每个信号均产生一个亮点，然后经模 - 数扫描转换，原始极坐标数据必须符合矩阵且能恰当插补缺失的矩阵信息。图像再经进一步“后处理”以增强断层解剖的视觉效果，并在荧光屏上“实时”（几乎与资料采集同步显现）显示。

标准超声成像是基于从组织界面反射回来的基波频率形成的，而另一种*组织谐波成像*（tissue harmonic imaging，THI）则是基于超声信号经组织传播中产生的谐波频率能量形成的。这种谐波频率是从超声与组织之间的非线性效应产生的。形成谐波成像有两个重要的因素：首先，谐波的强度是随声波传播深度而增加；其次，较强的基波产生较强的谐波。因此谐波成像降低了近场效应和侧瓣伪像，并增加了心内膜的分辨，对于那些基波频率成像很差的患者特别有用（图 1-13）。THI 提高了左心室心内膜的显示度，从而实现边缘的追踪以测量射血分数，并减少测量的多变性，最终可观察到压力负荷超声心动图下更多心肌节段的运动。然而，尽管 THI 可以提高侧向分辨率大约 20% ~ 50%，但是其可减低轴向分辨率约 40% ~ 100%。因此，瓣膜和其他水平方向的物体在应用谐波成像时，显得比基波成像稍厚些，因此，当诊断瓣膜畸形或者测量室腔或血管尺寸时需要警惕。

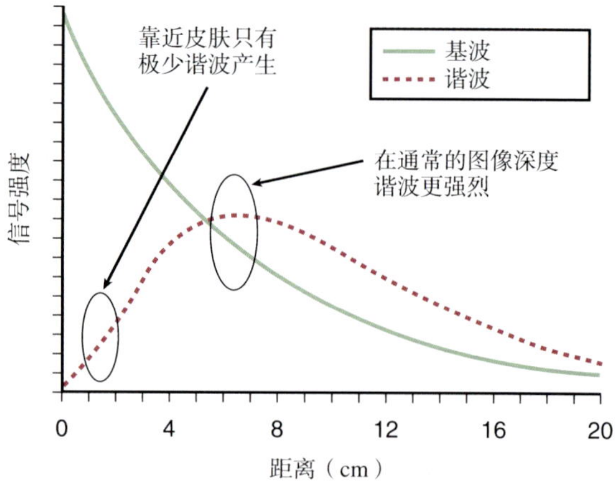

图 1-13 图像深度和基波、谐波频率强度的关系示意图。在超声波传递过程中，基波频率的强度开始衰减，而谐波频率的强度则开始增加。在心脏结构通常的图像距离，谐波频率的强度是最大化的。在本图中，谐波频率的强度被夸大了，谐波频率信号强度要远低于基波频率信号强度。（From Thomas JD，Rubin DN: Tissue harmonic imaging: Why does it work? J Am Soc Echocardiogr 11:803–808，1998.）

仪器设置

在图像形成过程中的许多条件是专为仪器和特殊探头而设置的，操作者不能随意改变。然而，对于每一特定的患者和超声心动图检查来说，最佳的图像质量取决于选择特定的探头以及仔细调节设备。绝大部分超声仪器上有下列标准图像控制键：

- *输出功率*：这个控制键调节探头发射脉冲群的总体能量，因此产生较高的反射信号振幅（见“生物效应和安全性”）。
- *增益*：与输出功率相反，增益键调节接收到的信号振幅，与音响系统的音量控制键相似。
- *时间增益补偿*（TGC）：一组增益补偿键，用于沿超声束方向上不同增益的调节，以补偿衰减影像。近场的增益可调低（因为反射信号较强），随后到中场逐渐增加增益（呈“坡形”或者“斜形”），最后到远场调更高些的增益（由于反射信号较弱）。图 1-12 的 TGC 曲线显示在图像的右侧。在有些超声仪器上，在 TGC 曲线以外的近场和远场增益是分别调节的。
- *深度*：深度键调节图像上显示的深度，将影响 PRF 和图像的帧频，同时也可在屏幕上最大范围地显示感兴趣区域。标准的深度应调节到能显示整个切面（从探头开始至深处），同时将“分辨率”或者“放大”聚焦在感兴趣区域的特定深度范围内。
- *动态范围 / 压缩*：反射信号的振幅范围（以 dB 为单位）远超过超声系统的显示能力，因此信号被压缩成为一系列由白到黑的值，也就是灰阶。图像不同层次的灰阶数——也叫动态范围，可被调节以使图像的明暗区域有明显的对比，或者在最亮和最暗的区域有不同梯度的灰阶水平变化。标准的灰阶刻度变化是使用振幅值的色彩强度。

其他常用的仪器控制键包括前处理键和后处理键，用于改变已采集图像的外观。要注意图像的质量和分辨率取决于扫描线的密度（以及如表 1-4 所列的其他因素）。若想增加扫描线的密度(或者帧频，或者密度与帧频两者)，可通过减小深度，或者将标准的 60° 宽的扇型图像变窄来实现。

图像伪像

图像伪像包括：(1) 多余的超声信号：是由于看到实际上并不存在的"结构"(至少在该位置)显现；(2) 未能观察到实际存在的结构；以及 (3) 某结构的超声图像与实际结构在大小和（或）形态上有差异。可以明确地说，正确认识伪像对于每个人学习操作超声心动图和理解每份超声心动图资料都非常重要（表 1-5）。

最常见的图像"伪像"是由于超声波穿透能力较差造成图像质量欠佳，其与患者的身体状况有关，使探头与心脏结构之间有高衰减的组织（如肺或骨骼）或者较远的距离（如脂肪组织）。但从严格意义上讲，图像质量欠佳并不是一种真正的"伪像"，这种图像的低信噪比导致很难进行精确诊断，更不能进行定量测量。在许多超声穿透不理想的患者，图像质量常常可通过使用 THI 来加以改善。有些患者可能需要经食管超声成像才能进行精确诊断。

当一个结构有明显的声阻抗差异 (如人工瓣膜、钙化) 时，将阻挡该点以远的超声波穿透，从而出现声影（图 1-14）。图像上的声影表现为该点结构因为没有信号能够穿透，出现该结构反射信号的消失。声影的形态（就像光影）投射在超声束途中，因此靠近探头的小结构将在其远方产生一个大的影子。当出现声影时，需要换一个声窗进行该结构的检查，有些患者换个不同的经胸观察平面就足以解决了，而另一些患者（如有人工二尖瓣时）则需要经食管超声成像才能避免声影的干扰。

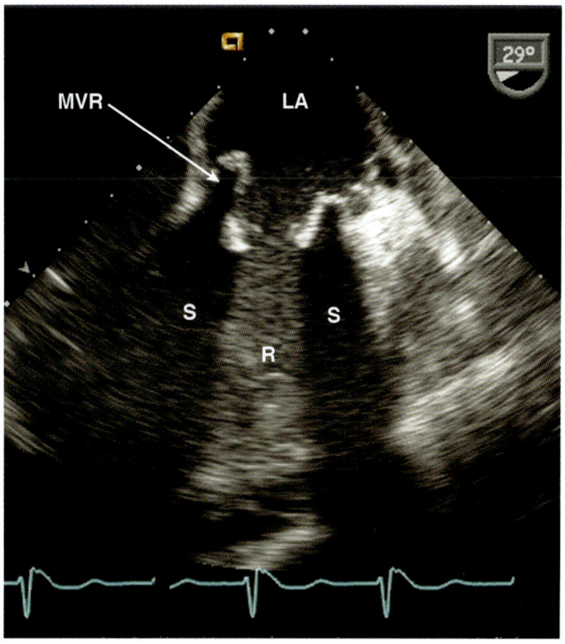

图1-14 声影及混响的图例。经食管探查左心房及左心室，提示因二尖瓣组织环产生的声影（S）和来自瓣膜的混响（R）使左心室更模糊。

表 1-5 超声图像伪像

伪像	机制	举例
图像质量欠佳	超声对组织的穿透力差	身体状况（肥胖、肺部疾病） 心脏手术后
声影	强镜面反射体使所有入射超声束发生反射	人工瓣膜 钙化
混响	两个平行的强反射体间来回反射	人工瓣膜
声束宽度	在声束范围内（包括侧瓣）的结构重叠在单个断面图像上	主动脉瓣"在"左心房 粥样斑块"在"主动脉腔内
侧向分辨率	某目标点的宽度随深度变化	钙化团块或者人工瓣膜显示过宽
折射	沿扫描线上从直线路径发生偏转	在短轴平面见到两个主动脉瓣或者左心室像
距离模糊	上次脉冲的回波在下一个周期才到达探头	第二个、更深些的心脏图像
电子处理	依不同仪器而异	多变

混响（图 1-15）是从两个强镜面反射体产生的多个线性高振幅超声信号，导致超声信号在到达探头之前进行来回不断的反射而形成。在图像上，混响表现为从某一结构延伸到远场的相对平行、不规则的致密线。与声影相似，明显的混响将影响远场结构的检测。在少数戏剧性情况下，混响可能显现为异常结构。例如，在胸骨旁长轴平面，在主动脉根部产生的线性回声，可能是其前方结构产生的混响（如肋骨）而并非代表夹层残片。

*声束宽度伪像*的说法是用于两种不同来源的图像伪像。首先，记住在超声束形成的三维体积内所有结构均是用单个断层剖面成像显示的。在声束的聚焦区，三维体积很小，且断层“切片”很窄；而在远场区域，尽管声束边缘的信号强度开始减弱，较宽声束边缘出现的强反射体仍将重叠在声束中心区的结构上。此外，强反射体产生的声束侧瓣将显示在断面图像上相当于主声束的地方。这种类型的声束宽度伪像可在心尖四腔切面时在左心房中央“显现”一个钙化的主动脉瓣图像（图 1-16）。

第二种类型的声束宽度伪像是在不同成像深度时产生不同侧向分辨率的后果。一个目标点看起来像一条线一样，其长度取决于在该点深度时的声束特点和反射信号的幅度。例如，人工瓣膜的瓣架钢丝由于其很差的侧向分辨率而看起来比实际的瓣架钢丝长得多。有时，声束宽度伪像可被误认为异常结构，如瓣膜的赘生物、心腔内肿物或者一个主动脉夹层残片。

超声的*折射伪像*是声束在穿透目标区域前的近场组织时产生的两个相邻并排的双影像。这种伪像常常见于胸骨旁短轴主动脉瓣水平或者左心室平面时，可见到第二个瓣膜或第二个左心室重叠在实际的瓣膜或左心室上。对于这种现象的解释是，发射的超声束经过靠近探头的组织时由于折射使其从直线的路径中发生偏转。当这种折射声束被心内膜反射回到探头时，这个信号被认为是从发射脉冲扫描线上发出的（图 1-17），因此在错误位置显示了图像。

*距离模糊*的发生是由于，当较早脉冲周期的超声信号返回到探头，落在该扫描线上的下一个“刚发射”的脉冲周期上时，将导致深层的结构看起来

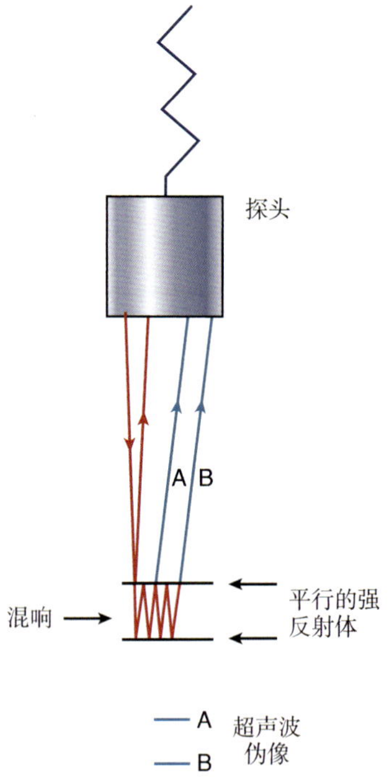

图 1-15 因超声波与平行反射体的相互作用产生的混响伪像。发射的超声束（红色向下的箭头）从第一个反射体反射回到探头（红色向上的箭头），产生超声波信号，并与反射体正确的深度相一致。然而，超声信号仍然在两个强反射体之间不停地反射，部分信号在两个（A）、三个（B）或更多的混响周期后返回到探头上。迟返信号从发射到接收的时间越长，将导致超声图像上离实际反射体的距离越远。实际的距离将由两个反射体的分隔，以及它们之间的来回反射次数决定，如伪像 A 和 B 所示。在临床影像中，混响伪像或是作为远离实际物体的线性信号，或是由于多个平行反射体形成的一束信号并模糊远端结构（见图 1-14）。

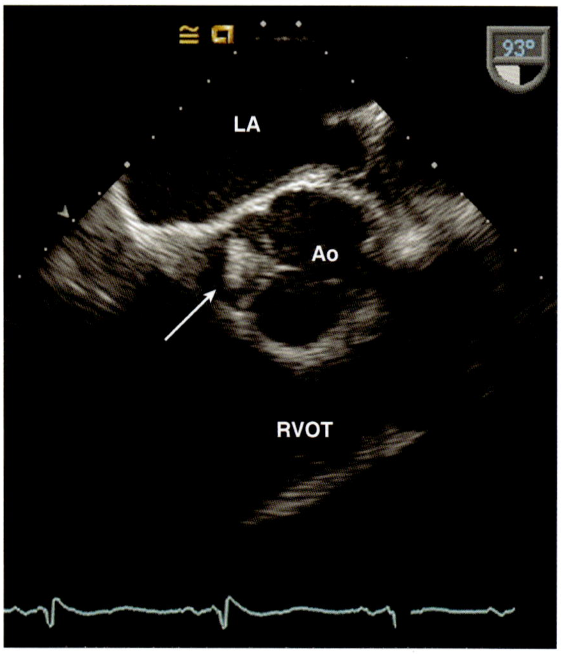

图1-16 声束宽度伪像示例。经食管超声心动图像示主动脉瓣明显的团块影其实是主动脉无冠瓣的前位像。其他平面显示正常的三叶主动脉瓣。

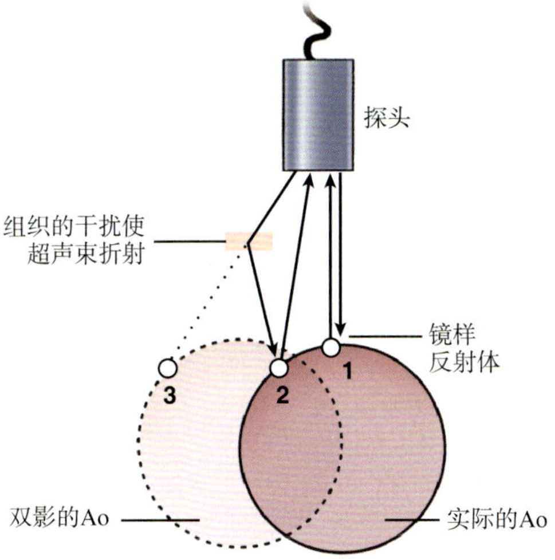

图 1-17 二维超声心动图双影伪像的机制示意图。从左心室心内膜点 1 反射回去的超声脉冲返回到探头，并在二维图像上以亮点显示正确的位置。稍后扫描过程中，超声脉冲被干扰的组织折射以至于声束从点 2 返回到探头。然而，反射信号沿着发射扫描线显示（点 3），因为这是假定的反射信号起源。Ao：主动脉断面。

较实际位置更靠近探头。在心腔内自动出现未曾预料的回声表现常常是距离模糊产生的，因为当改变深度（以及改变 PRF）时，这种伪像的位置将发生改变或者消失。另外一种距离模糊是在实际心脏的更深处出现明显的第二个心脏——在垂直轴上有双重影像。这种类型的距离模糊是由于回声被某个靠近探头的结构（如肋骨）再反射，被心脏结构再反射，进而在正常两倍的时间被探头所接收而形成的。这种伪像可通过降低深度或者调节探头在一个较好的声窗从而被消除（或者变模糊）。

*电子处理伪像*很难识别，且随仪器的不同而不同。此外，还有上述未谈及的其他类型伪像。

超声心动图测量

应用轴向分辨率测量超声心动图最为精确，例如沿着声束的方向。可以通过*前缘到前缘*常规方法或者在黑白组织交界处进行测量。前缘测量法的原理是组织界面检测到的第一次反射是测量实际位置的最好方式，其后的信号由于组织内的反射、混响及回响等到达较迟。前缘测量方法主要用于 M 型研究，大多数文献都有效验证了超声心动图的测量，并且临床决策实施的测量基于这些测量方法。

二维图像上确定前缘是比较具有挑战性的——例如，胸骨旁长轴切面，区分左心室间隔心内膜的前缘与来自间隔心肌内部的信号。取而代之的是，心腔和大动脉的二维测量是以组织的黑白界面来进行的。左心室的内径就是从间隔的黑白界面到后壁的黑白界面。在当前的图像质量下，黑白界面实际是组织 - 血界面的合理表示，因为心内膜前缘和黑白界面是近乎相同的。对于大血管（如主动脉）的测量来说，黑白界面的方法比二维图像确认前缘更易于重复。尽管这种方法常用来估测大小或者厚度，但测量小的立体或平面结构仍是个问题。

多普勒超声心动图

多普勒速度数据

多普勒方程

多普勒超声心动图成像的基础是与超声束相作用的小的移动结构（如红细胞）所产生的背向散射信号的频移（表 1-6）。举例来说，红细胞的多普勒散射类似于在雾中光的散射，而图像成像则类似于从镜子中的反射影像。一个静止的目标，如果远小于波长的话，将向各个方向散射超声波，且各个方向的散射信号频率都与发射频率相同。然而，一个移动的目标将背向散射返回到探头的信号，使频率发生改变：当观察到的目标是朝向探头移动时，得到的频率会增加；但观察到的目标是*离开*探头方向移动时，得到的频率会较原发射频率降低（图 1-18）。这种多普勒效应在我们的日常生活中都有熟识的声学现象：如汽车鸣笛、汽笛或者火车的哨笛朝着我们过来（音调变高），然后渐渐远去（音调变低）。

多普勒频移是指在发射频率（F_T）与探头接收到的散射信号频率（F_S）之间的差异：

$$多普勒频移 = (F_S - F_T) \qquad (1\text{-}8)$$

使用诊断性超声探头的频率时，心腔内血流速度的多普勒频移效应是在可听见的范围之内（0 ~ 20 kHz）。多普勒频移与血流速度（v，用 m/s 表示）之间的关系可用下列多普勒方程来表示：

$$v = c(F_S - F_T)/[2F_T(\cos\theta)] \qquad (1\text{-}9)$$

这里 c 是声音在血液中的传播速度（1540 m/s），θ 是超声束与血流方向之间的夹角，2 是因数，用于校正到达散射源与返回的传播时间（图 1-19）。

表 1-6　多普勒物理性质

	定义	示例	临床应用
多普勒效应	移动物体散射超声波频率的变化 $v = c \times \Delta F / [2\ F_T\ (\cos\theta)]$	速度越快，对应的多普勒频移就越大；对于心内血流速度来说，范围是从 1 ~ 20kHz	超声系统显示速度，它是通过多普勒方程计算出的，前提是 cosθ=1
作用夹角	血流方向和超声束之间的角（θ）	当超声束平行于血流方向时（0° 或者 180°），cosθ=1，从而可以在方程中忽略	当夹角不平行时，速度会被低估，这可能导致血流动力学测量的误差
连续波（CW）多普勒	连续超声波发射并在超声束的整个方向接收多普勒信号	连续波多普勒可测及声束方向上的高速血流，但是不能准确定位信号起源的深度	连续波多普勒用来测量瓣膜狭窄或者反流时的高速血流
脉冲多普勒	超声波间断发射，并在间期接收回声测定背向散射信号的深度	脉冲多普勒可从特定的位置进行取样测速，但只能测定有限范围内的速度	脉冲多普勒用来记录特定位置的低速血流，例如左心室流出道流速或左心室流入道流速
脉冲重复频率（PRF）	每秒发射的脉冲数量	PRF 受限于超声波到达感兴趣区域并返回的时间 PRF 决定清楚测量地最大流速	脉冲多普勒可测量的最大速度大约是 1m/s，深度在 6cm
尼奎斯特极限	脉冲多普勒测量的最大频移（或速度），为 PRF 的 1/2	尼奎斯特极限显示为速度范围的最上端和最下端，基线值居中央	深度越大，脉冲多普勒可测量的最大流速越小
信号失真	指血流方向上的频移超出了尼奎斯特极限而不能测定的现象	左心室流出道信号失真的时候，速度曲线的峰值被削掉，显示为相反方向的血流	如果不意识到这个问题，失真可以导致测量失准
取样容积	脉冲多普勒源起的心内位置	取样容积深度由发射和接收的时间间期决定 取样容积长度取决于接收周期的时间	可调节取样容积深度和长度以获得目标血流
频谱分析	用于展示多普勒流速对比时间变化的方法，以灰阶表示振幅	频谱分析用于脉冲和连续波多普勒	频谱显示的速度范围、基线位置以及时间刻度均可针对每一多普勒信号进行调节

注意在计算血流速度时，夹角的大小对于计算血流速度是非常重要的。0° 和 180° 角（在与探头平行方向上朝向或者离开探头的血流）的函数（cosine）是 1，当超声束与血流方向平行时，这个常数就可忽略。但在 90° 时的 cosine 函数是零（0），提示如果超声束与血流垂直时将记录不到多普勒频移。

在心脏应用多普勒技术时，超声束应尽可能与血流方向平行，以便 cosθ 设定为 1。因为在心脏内的血流方向很难确定，且从二维图像上不能预测，特别是在异常血流状态情况下更是如此，因此，试图采用“矫正”夹角的方法有可能导致血流速度计算的严重误差。进一步来讲，即使在二维平面图像上血流方向是显而易见的，但血流在仰角平面的方向仍不清楚。与血流方向成 20° 夹角的差异将导致血流速度计算时仅有 6% 的偏差。然而在有 60° 夹角的差异时却会低估血流速度近 50%。因此这个夹

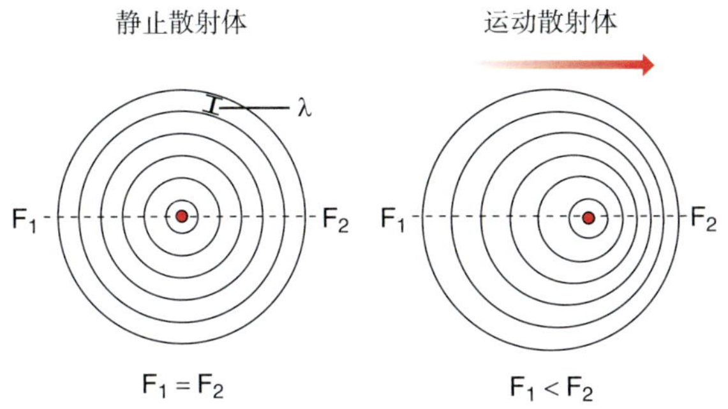

图 1-18 多普勒效应。静止物体的散射（左）在各个方向的散射都一样，并且与发射信号的波长和频率相等（无频移）。移动物体的散射（右）也是往各个方向对称地散射超声波，然而，当散射体靠近探头移动时频率（F_2）将高于远离探头移动时的频率（F_1），原因是散射体的移动使前方的波更密集而后方的波则更分散。

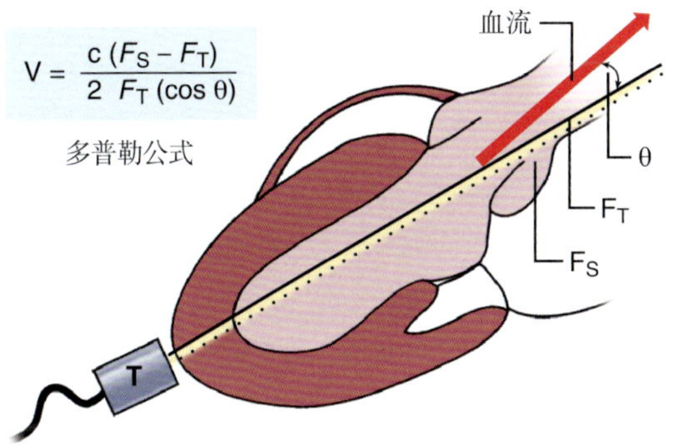

图 1-19 多普勒方程。血流的速度 V 可以通过血流的声速 c、探头频率 F_T、背向散射频率 F_S 以及 Cosθ（超声束和血流方向之间）来计算。T 表示探头。

角对于诊断高速射流（如瓣膜狭窄时）就显得特别重要。尽管在应用于某些外周血管疾病时，把血流方向的角度矫正考虑在内，但这种方法在心脏应用时并未被接收，因为“矫正”可能是错误的。

频谱分析和多普勒仪器调节

当探头接收到背向散射信号时，发射和背向散射信号的差异是由这两种波形“比较”而决定的。这是一个复杂的过程，因为在背向散射信号中包括有多种频率。经典分析这些复杂信号频率成分的方法称为*快速傅里叶转换*（fast Fourier transform，FFT）。还有其他频率分析的方法也在应用，如模拟调频 Z 法。

频率分析产生的图形显示为频谱分析（图 1-20）。频谱分析的显示一般采用水平轴表示时间，零基线在中央，朝向探头的频移在基线上方，而离开探头的频移在基线下方。在任一点有多个频率存在，每个频率信号以像素表示在垂直轴上，并用灰阶显示其振幅（或者响度），垂直轴的刻度表示血流速度（或者频移）。因此，在每个时间点频谱显示下列信息：

- 血流的方向
- 速度（或者频移）
- 信号振幅

这些信息的每个成分用 4ms 的间隔（或者 250 次 / 秒）在荧光屏上显示，同时进行资料采集。

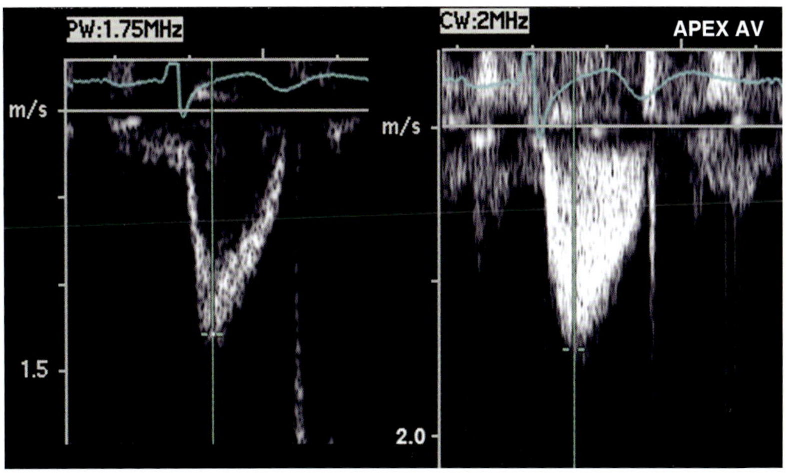

图 1-20 脉冲（左）及连续（CW，右）多普勒示意图。左心室流出道速度是从心尖获得，并以标准格式记录。基线由纵轴的中央上移以显示前向血流信号。朝向探头的血流在基线上方，远离探头的血流在下方。脉冲多普勒的速度范围由尼奎斯特极限决定（1/2 PRF）。以对应信号振幅（dB）的灰阶显示速度。注意脉冲多普勒的信号成“信封状”，因为血流是在特定的心内位置相对一致的血流处取样的。CW 多普勒曲线是被充填的，因为沿着整个超声束取样线的多处血流均被取样。

连续波多普勒超声

连续波多普勒超声使用两个超声晶体——一个连续不断地发射而另一个连续不断地接收超声信号。这种类型的多普勒超声主要优点是因能够连续采样，故可准确测量高的频移（速度）信号。连续波多普勒超声的可能不足之处是整个超声取样线上的信号均被同时记录。尽管在整个声束线上有血流资料重叠，但某一特定血流常有其时相、形态及方向等特征能帮助我们正确辨认血流信号的来源。有时，需用其他的超声技术（二维超声、彩色及脉冲多普勒超声）才能确定多普勒信号来源的深度。

连续波多普勒超声最好使用非成像的带有两个晶体的专一探头进行。这类探头具有很高的信噪比和较小的接触口径，特别适合用于小声窗（如两肋骨之间）并容易获得最小的角度，使超声束与血流方向之间尽量平行，以求得到最高的血流速度。有时，使用带有声像图的连续波多普勒超声探头虽会更有帮助，但信号质量可能较差，角度较难掌握，操作者往往为了获得较好的二维解剖图像，而影响最佳血流信号的采集（两者不能叠加）。

认真操作获得的连续多普勒频谱信号具有平滑的外观、明确的边界且能够得到最高的速度，同时血流信号有清晰确定的起始和结束界限。听到的信号声音是松弛有度的。连续多普勒的血流频谱是“充填”的，因为在最高速度近端和远端的低速血流信号均能记录下来。值得注意的是：最高频移取决于多普勒声束与要探测血流之间的夹角，而振幅（灰阶强度）、形态和声音质量与这个夹角的关系不大。因此，“好质量”的多普勒信号在非平行状态（最小角度）记录时将导致血流速度的低估。经验上保证声束与血流尽量平行的方法是将探头从多个声窗、多个平面的各个方向进行探测，以获得最高的频移，这样发现的最高速度可认为是声束与血流平行时的速度。

脉冲多普勒超声

脉冲多普勒超声心动图可以从心腔内某一特定深度取得血流速度。超声脉冲发射后，经过达到该深度所需的时间，探头又简单“采集”背向散射回来的信号。这种探头的发射 - 等待 - 接收周期在一定间期内重复发生，称为脉冲重复频率（PRF）（图

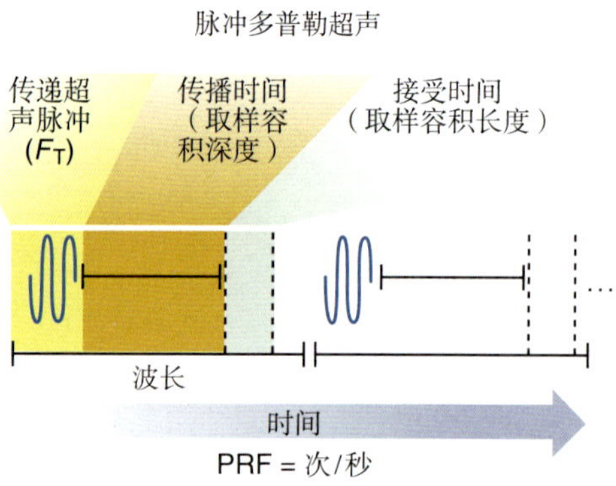

图 1–21 脉冲多普勒中探头经历超声脉冲以探头频率（F_T）反复传递的周期，等候周期由信号发出至目标深度并返回所需的时间决定，接收时相为反向散射信号收集的时期。传播时间长度决定取样容积深度，接收时相长度决定取样容积长度。

1-21）。因为“等待”的间期是由探测的深度——即超声到达和返回该深度所花的时间决定的——故增加探测深度会延长这种周期。因此，PRF 也是依赖于深度的，在较浅的位置时 PRF 就高，在更远的部位 PRF 就低。

脉冲多普勒超声取样深度部位叫做取样容积，因为信号是从该部位的少量血液容积中采集的，这个容积的宽度和高度取决于声束的几何形状。取样容积的长度可通过改变探头“接收”间期的长短来调节。典型的 3mm 的取样容积长度可使距离与信号质量之间达到最佳平衡，但更长（5 ~ 10mm）或者更短（1 ~ 2mm）的取样容积在特殊病例也可应用。

因为脉冲多普勒超声重复不断地对返回的信号进行采集，故能准确检测到的频率（或者速度）有最大限度。要精确测定波长，每个周期必须至少采集到两个波形。类似可观察的情况是移动车轮子的运动。帧频至少是轮子转动的两倍，这样轮子向前的运动就可以“看到”；如果与轮子转动的速度是一样的，这样轮子看起来将是静止的。更慢的帧频甚至导致轮子的运动看起来是向后的（图 1-22）。这种取样信号的速度和（或）方向的不确定现象称为信号失真。每一波长至少取样两次以准确分辨超声波频率。因此，最大能探测到的频移（尼奎斯特极限）是 PRF 的一半。

如果探测的速度稍微超过尼奎斯特极限，信号

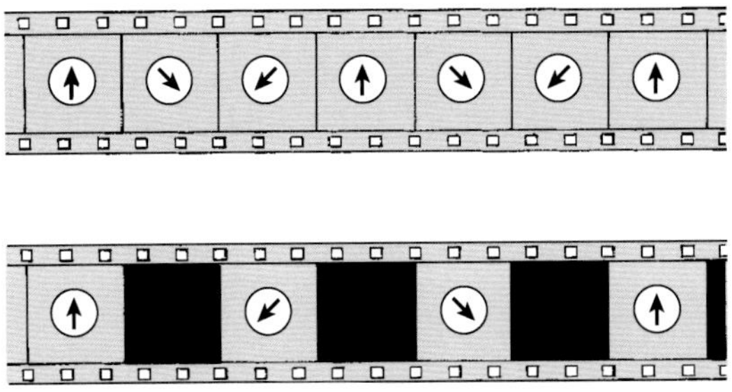

图 1-22 信号失真的模拟图。(**A**) 中的胶片显示轮子顺时针旋转。如果胶片帧频速度（或者取样速度）减半（**B**），胶片放映的时候，轮子将呈逆时针旋转。(From Otto CM, Pearlman AS: Echocardiography 2:141，1985.)

混叠现象就会出现，在频谱图上表现为脉冲频谱信号被显示屏砍去一半，其“顶端”的波形在反向出现（图 1-23）。此时，将基线向下或向上移动（类似于剪和贴）时可恢复预期的速度曲线，并能计算最高速度。当速度进一步超过尼奎斯特极限时，将出现信号“多次倒错”现象：首先信号在反向，然后又回到正向，依次类推。偶尔波形可被辨别出来（图 1-24），但更常见的是仅看到分辨不清的速度信号带（图 1-25）。要注意非层流的湍流和失真的高速层流速度在频谱分析时看起来（并且听起来）很相似。可用于解决失真现象的办法有：

- 换用连续波多普勒超声，
- 增加 PRF 至该深度的最大值，
- 增加取样容积的数量（使用高 PRF 多普勒）
- 使用较低频率的探头
- 移动基线。

连续波多普勒超声是探测非常高速的血流时最可靠的解决失真现象的方法。稍微超过尼奎斯特极限（小于或者等于尼奎斯特极限的两倍）的失真速度时，也可考虑其他方法。

高 PRF 多普勒应用距离模糊方法成功地提高了脉冲多普勒超声测量速度的范围（图 1-26）。当探头发出一个脉冲后，所有声束路径上的背向散射信号均会返回到探头，这时仅对相应深度上较短时间间期返回的信号进行采样才能分辨出距离。然而，位于取样容积两倍距离处的信号，到达探头的时间正好是下一个周期的“接收”阶段，因此，从 2×、3×、4× 及以上取样深度所得到的“谐波”信号也可能被接收到并加以分析。通常在这些深度处的信号强度较低，几乎没有移动的散射体，因而这类距离模糊可以忽略不记。相反，如果取样容积专门放在感兴趣距离的半途中，从这个取样容积（SV_1）以及从第二个两倍远距离的取样容积（SV_2）背向散射回来的信号，在“接收”阶段（但一个周期以后）到达探头。这种在较高 PRF 记录到的信号能够测量血流而没有信号失真。近场使用更多（三个或者四个）的取样容积甚至可以获得更高的 PRF。当然，这种方法的局限性是有距离模糊。目前的频谱分析能显示各种不同取样深度的信号。对于连续波多普勒超声来说，判断信号来源必须取决于其他辅助信息。不过，高 PRF 多普勒对于那些刚超过传统脉冲多普勒失真极限的速度评价是有用的。当多普勒速

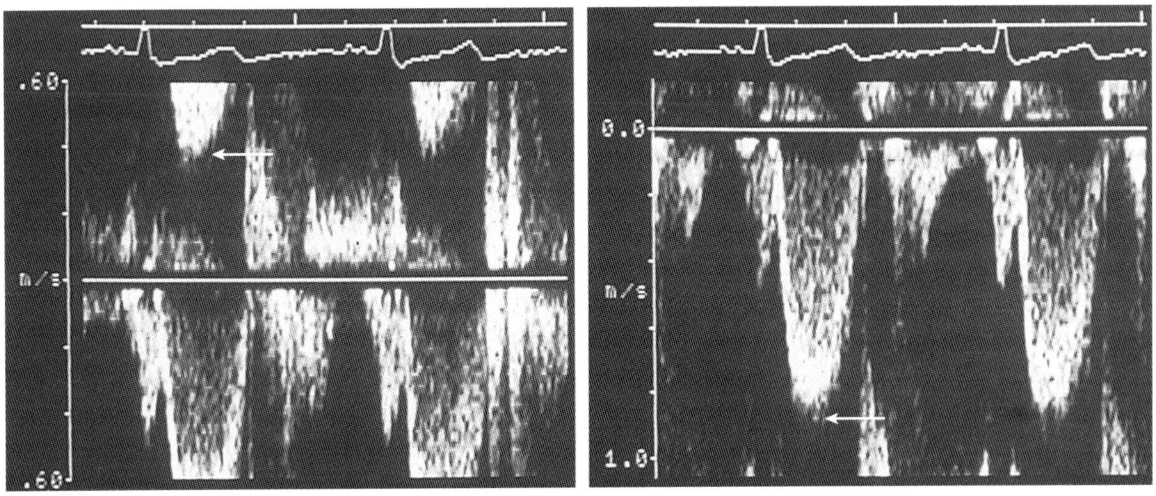

图 1-23 从心尖处记录左心室流出道速度超出了尼奎斯特极限，所以发生了失真（左），流出道速度曲线的峰出现在相反的位置（箭头）。这种程度的失真可以通过调整基线解决（右），实际上频谱显示的剪切与粘贴。

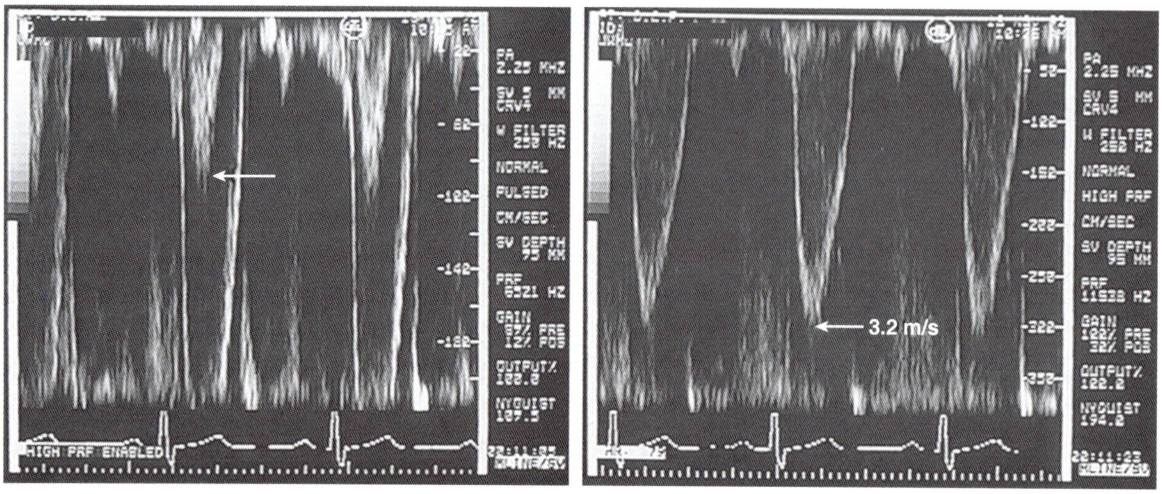

图 1-24 这一例中，左心室流出道的速度超出了尼奎斯特极限的两倍，所以即使基线调整（左），失真仍然存在。箭头所指可以清楚看到倒错现象。高 PRF 多普勒下，这例患者的主动脉瓣下最大速度得到解决（右）。

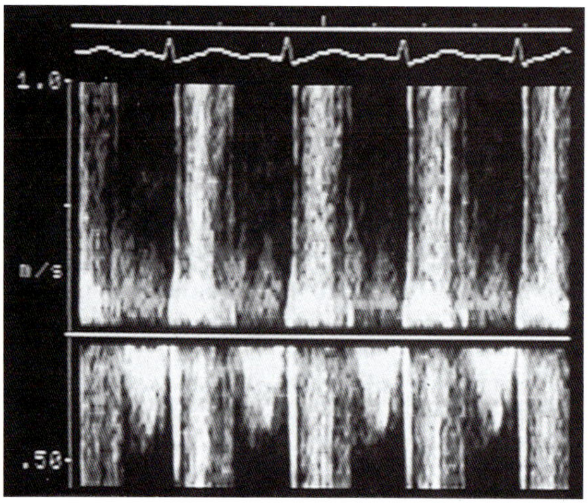

图 1-25 由于速度信号的多重倒错，重度失真导致频移信号带。除非应用连续波多普勒，否则很难可靠地分辨最大流速。

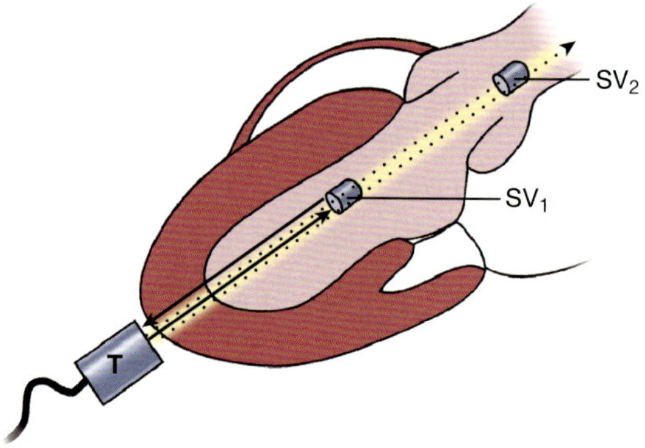

图 1-26 高 PRF 多普勒超声。基于一个给定的取样深度（SV_1）下，有些超声波将传出这个深度。来自恰是设定深度（SV_2）两倍距离的背向散射信号将在下一周期的接收阶段返回到探头（T）。因此，两个取样深度的信号被同步记录。

度范围增加的时候，高 PRF 会自动启用。

多普勒速度仪器控制

脉冲和连续波多普勒仪器控制通常包括下列几种：

- 功率输出——发射到探头的电能，
- 接收增益——返回信号的放大程度
- “壁”或者高通滤波——消除由于心肌和瓣膜运动引起的低频多普勒频移（仅允许较高的频率通过滤波器）
- 基线移动——在显示屏向上或者向下移动零位基线
- 速度调节——扩大或者缩小范围（如上述讨论所叙，不超过各种类型多普勒的极限）
- 动态范围——压缩信号振幅到灰阶

此外，脉冲多普勒的控制键还有：

- 取样容积的深度
- 取样容积的长度
- 取样容积的数量（高 PRF 多普勒时）

下列三种类型的多普勒技术均可分别与二维图像相结合应用：连续波、脉冲波及彩色多普勒血流显像。不过，彩色多普勒血流显像几乎总是与二维图像相结合应用，而脉冲多普勒的信号在二维图像“冻结”时质量最佳，连续波多普勒的信号质量则在使用非成像的专一小口径探头时最好。

多普勒速度数据伪像

许多多普勒伪像与我们二维图像上见到的相似，是与超声的物理特性和声束几何形状有关的。有些伪像是多普勒超声心动图所特有的（表 1-7）。

表 1-7　多普勒超声伪像

伪像	结果
非平行夹角	速度低估
失真	不能测量最高速度
距离模糊	沿超声束同时记录到一个深度以上的多普勒信号
声束宽度	相邻血流的多普勒信号重叠
镜面成像	在频谱显示图上见到在基线上下都有单向的血流信号
电子干扰	带状干扰信号模糊多普勒血流
瞬时效应	超声波通过移动物体时速度发生改变，导致多普勒频移轻度高估

临床上最重要的伪像是*速度低估*（velocity underestimation），这是由于超声束与血流方向不平行有夹角而形成的（图 1-27）。速度低估可见于脉冲，也可见于连续波多普勒，在瓣膜狭窄、反流或者心内其他异常情况而需检测高速射流束时尤其应关注。为了避免速度低估，应注意技术上的细节，可从多个超声窗和仔细调整角度以取得最佳的血流信号。

使用脉冲多普勒超声时，*信号失真*限制了其最大可测速度。如果检测者意识到失真现象已出现时，必要时应考虑采取适当的步骤加以解决。同样，检测者需要知道失真现象既可由于非层流的湍流、又可由于高速层流所致。

*距离模糊*为连续波多普勒所固有，但亦可见于脉冲多普勒超声。当取样容积位置靠近探头时，从取样容积两倍（或者三倍）深度返回来的强信号将在下一个“接收”时间被探头接收到，可能误解为是从取样部位发出的信号。例如，在心尖四腔平面，将取样容积置于左心室心尖与二尖瓣环中间的位置时，将产生一个从“第二”取样容积产生的频谱显示跨二尖瓣的流入道信号。这种距离模糊现象用于高 PRF 多普勒模式。

声束宽度（及其侧瓣或栅瓣）影响多普勒信号，也出现在二维图像中，在频谱图像上显示为相邻血流信号在空间上的重叠。例如，左心室流出道和流入道血流可在同一频谱记录上获得，这在使用连续波多普勒时更为常见。同样，左心室流入道血流可重叠到主动脉反流束中（图 1-28）。

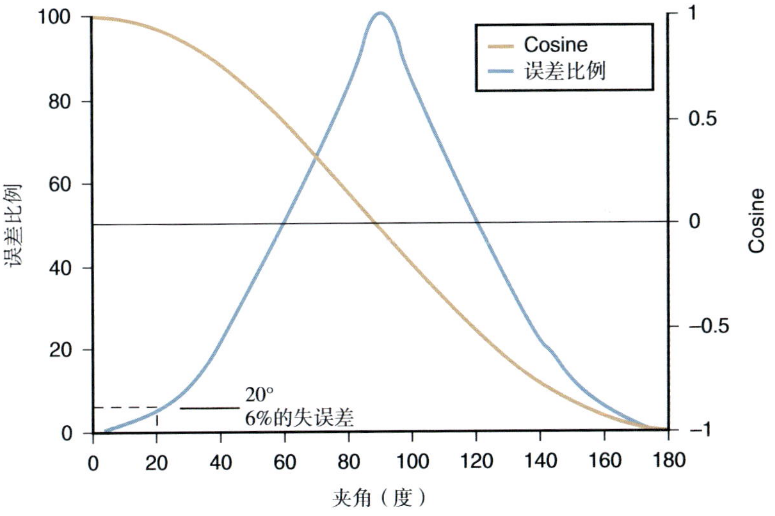

图 1-27　图中显示超声束和血流方向夹角的重要性。对比夹角（横轴）Cosine（cos）功能从平行角度时的 1（0° 或 180°）到垂直时的 0（90°）。多普勒方程式 cos 假定是 1，而实际上夹角并不是平行的，因此造成比例误差，从 20° 时仅有 6% 的误差到 60° 角的 50% 误差到垂直血流时的 100% 误差。在垂直角度（90°）时，不能记录到任何血流。

*镜像伪像*是在频谱分析时常见的伪像，表现为在血流方向相反的方向出现一个比实际血流信号稍弱的对称性信号（图 1-29）。镜像伪像常常可通过降低仪器输出能量或增益而减轻或消除。但要区别于声束与血流方向近乎垂直时造成基线两侧均出现血流信号的情况。

*电子干扰*显示为跨频谱图像的信号带，并能模糊血流信号。这些伪像是由于在超声检查环境中其他电子仪器屏蔽不好所致，特别常见于在重症监护病房或手术室的检查过程中。

*瞬时时间效应*是超声波穿过移动介质如血液时的传播速度变化。这种现象与多普勒效应不同，多普勒效应影响背向散射信号，而瞬时时间效应是使用瞬时血流探头测量血流容积的基础。在频谱图像上瞬时时间效应可导致某点的速度范围稍微变宽（在纵轴上“模糊”），这可能引起一些速度的高估。

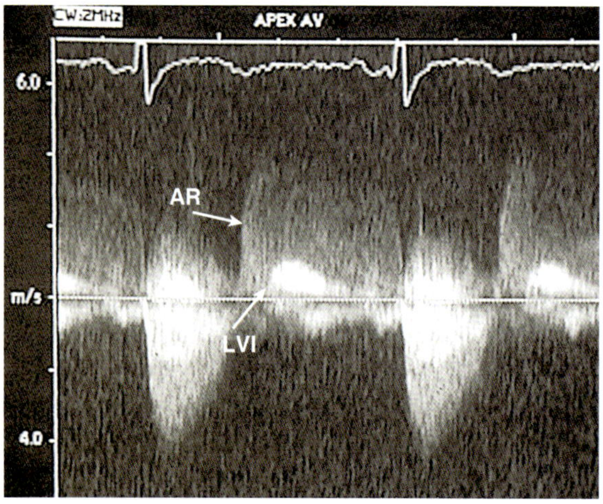

图1-28 显示多普勒声束宽度伪像：同时显示左心室流入道血流和主动脉反流束的重叠

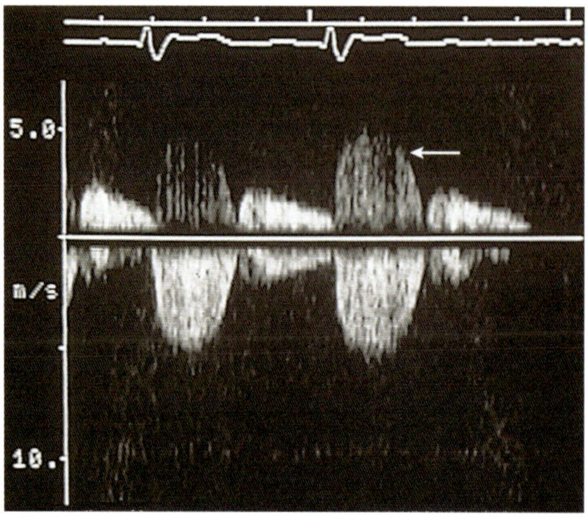

图 1-29 镜像伪像：相反方向可明显看到稍弱的血流信号（箭头）。

彩色多普勒血流显像

原理

彩色多普勒血流显像的基础是脉冲多普勒超声心动图。然而，沿超声声束并非只是一个取样容积，沿每条取样线需评价多个取样容积或者多通道（图 1-30）。综合相邻多条扫描线上的资料，就产生了二维心腔内血流图像。

沿着每条扫描线发射超声脉冲，然后沿该条扫描线从每个“通道”或者取样容积接收背向散射回来的信号（表 1-8）。为了计算精确的速度，沿着每条扫描线均采用数个（一般用八个）脉冲，称为脉冲长度（图 1-31）。对于常用的脉冲多普勒来说，PRF 是由多普勒信号的最大深度所决定的。从每个部位的八条取样线上获得的信息进行分析可以得到沿每条扫描线每个取样部位的平均速度。这个速度是用彩色刻度进行显示的：颜色只表示血流方向，朝向探头的血流用红色表示，离开探头的血流用蓝色表示；色彩的亮度表示速度大小，最大至尼奎斯特极限。变异性的显示可加用另外的颜色（通常为

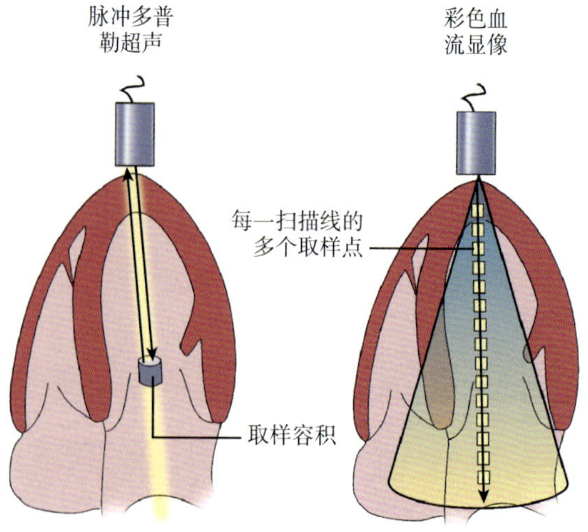

图 1-30 脉冲多普勒时，取样容积深度取决于超声波到目标位置往返的时间（左）。彩色多普勒血流显像时，沿每条扫描线获得多个取样容积通道，并在二维图像扫描线上重复这一过程（右）。

表 1-8 彩色多普勒血流显像

	定义	示例	临床应用
取样线	通过二维图像上的多条取样线显示多普勒数据	代替一个深度取样的背向散射信号（如脉冲多普勒），沿声束多个深度的信号被分析	取样线越多，多普勒信号越密，帧频越慢
脉冲长度	每一取样线上超声脉冲的数量	平均速度通过每一脉冲背向散射信号的平均值来估算	数量越多，平均速度越准确，帧频越慢
扫描扇角宽度	二维和彩色图像显示的宽度	越大的扇面需要越多的取样线或者稍低密度的速度数据	最窄的扇面有着最高的取样线密度以及较快的帧频
扫描扇角深度	彩色多普勒显示的深度	扫描扇角的最大深度决定 PRF（同脉冲多普勒）以及尼奎斯特极限	显示目标区域血流所需的最小深度提供最佳的彩色显示
彩色刻度	彩色显示多普勒速度和血流方向	大多数系统应用红色表示朝向探头的血流，蓝色表示远离探头的血流	可以通过调整基线、最大速度等调节彩色刻度（尼奎斯特极限范围内）
变异率	沿取样线不同深度平均速度的变异程度	通常变异由绿色来显示，重叠在红蓝速度刻度上。变异可以关掉或者开启	变异重点显示血流的干扰以及高速血流，但是即使是正常的血流，当超出尼奎斯特极限时，变异也会发生

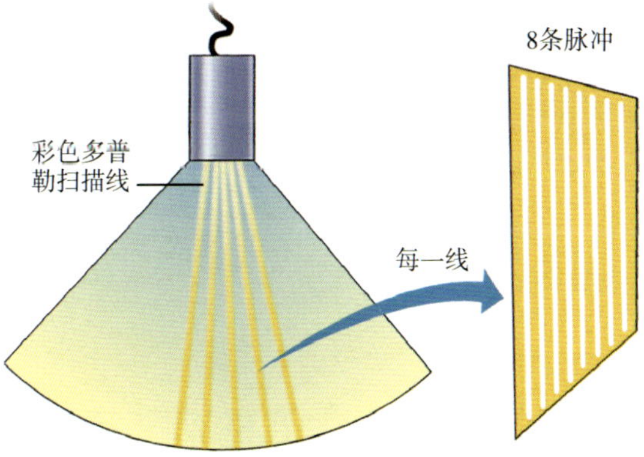

图 1-31 沿每一彩色多普勒扫描线，多条（通常为 8 条）超声脉冲被发出和接收，以获得速度分辨率。

绿色）表示，提示八个脉冲群的平均速度有很大的变异性。

在成像平面的各个相邻扫描线上，上述信号处理过程重复进行，而每个处理过程需要一定的时间，这个时间取决于声波在组织中传播的速度。图像更新的快速性（即帧频）取决于上述各综合因素。

彩色多普勒仪器控制

彩色血流显像某种程度上依赖于每个特定的超声仪器特性。然而，操作者可以调节很多参数，因此应仔细注意仪器的设置以获得最佳的检查效果。

*彩色血流图*在下述因素中会有变化：

- 彩色刻度（根据方向和速度确定颜色）
- 彩色刻度的零基线位置
- 彩色显示的其他变化

在共同的诊断目标即最佳优化显示以及分辨异常的血流形式下，特定的彩色刻度其实是个人偏好问题。

彩色血流图的*速度范围*是由尼奎斯特极限决定的，对于常规脉冲多普勒超声来说，范围可以通过移动零基线、改变 PRF 或者改变图像显示的深度来调节。

彩色多普勒功率输出以及*增益*可被调节以使增益刚好低于随意背景噪音出现的水平。调整“过滤器”以去除彩色显示内的低速信号。另外，许多仪器都允许二维或者多普勒返回信号的调整（依赖于信号强度)。一个优化彩色血流显示的方法是降低二维增益，因为二维信号增益过高时，仪器并不显示顶部结构的血流数据。

或许彩色血流显像最重要的技术因素是优化*帧频*。彩色血流帧频取决于扇形宽度、深度、PRF 及每一取样区取样的数量。检查者通过聚焦目标血流、缩窄扇形宽度以及尽可能减小深度（图 1-32）等方法优化帧频。当帧频速度仍不能满足时间血流的异常时，穿过目标区域的彩色 M 型可有一定帮助，例如，评估主动脉瓣的反流。

彩色多普勒血流显像伪像

同样，彩色血流伪像也与二维图像和多普勒血流成像的物理学有关（表 1-9）。*声影*可致强反射体远端既无二维影像，也无血流信号显示。

*幻影*是出现短暂（通常一或两帧）大的彩色图形覆盖在解剖结构上，并且与其下的血流类型无关。这种伪像是由移动的强反射体（如人工瓣）引起的。典型的幻影是单种颜色（红或蓝色），但它可依不同仪器的变异刻度编码而不同。它同心动周期变化不一致。

彩色多普勒增益调节对彩色血流显像有明显的影响，特别强的增益将产生随机*背景噪音*，导致在二维图像平面上出现单色闪烁颜色。相反，太低的增益将导致比实际血流显示范围小的彩色图像，一种口语中称为"dial-a-jet"的效应。绝大多数有经验的超声心动图操作者推荐的增益大小应正好比随机背景噪音低一些，以便达到最佳的血流信号显示效果。

对于任何一种多普勒技术，*对任一扫描线来说*，超声声束与血流方向之间的夹角将在血流的速度和方向两方面影响彩色颜色的显示。因此，穿过成像平面的单一血流速度在一个扇面的一侧显示为红色（朝向探头），而在扇面的另一侧则显示为蓝色（离开探头），而在扇面的中央血流方向是与超声束垂直的，显示为黑色区域（图 1-33）。

在任何深度的血流速度超过尼奎斯特极限将产生*信号失真*现象。在彩色血流显示，失真现象表现为血流信号的"包裹"，类似于频谱显示所见的信

表 1-9 彩色多普勒伪像

伪像	表现
声影	在强反射体远端无血流信号
幻影	覆盖解剖结构的彩色颜色短暂闪动，与血流情况无关
背景躁音	因增益过高而在二维扇面上出现闪烁色彩影像
低估血流信号	由于增益过低而导致真正血流信号的丢失
夹角	在成像平面上由于血流与超声束之间的夹角而引起色彩改变（或者在 90º 时消失）
混叠	颜色显示中被"裹起来"导致即使层流亦出现"色差"显示
电子干扰	在二维图像上线性或者复杂的彩色形式

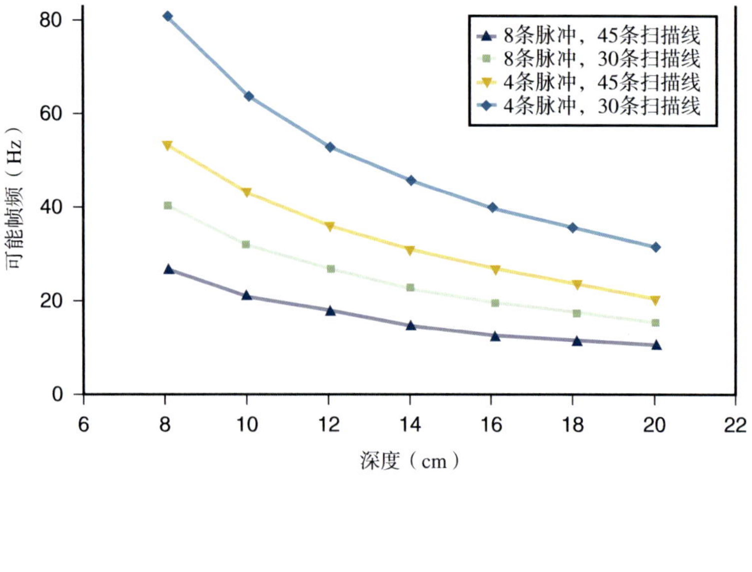

图 1-32 最大彩色多普勒帧频（*y* 轴）同深度（*x* 轴）对比示意图，每一扫描线上有 8 条或 4 条脉冲，每帧有 30 或 45 条扫描线。注意，深度 16cm 时，只要减少脉冲长度到 4 或者缩窄扇面面积到 30 条扫描线，就可以达到帧频速度 20。

号“包裹”，因此朝向探头的失真速度颜色（应显示为红色）看起来好象离开探头似的（显示为蓝色）。在彩色血流显像中的信号失真现象是很常见的。例如，在心尖四腔平面，左心室流入道的血流看起来为红色，然后变成蓝色（因失真现象的缘故）（图1-34）。颜色失真的优点是可以用于第 12 章所描述的近端等速表面法进行血流定量检测。有些情况下，失真的血流颜色产生的色差显示（由于在该处有较大范围的速度分布）并不总是提示有血液湍流存在。

在彩色血流显像中*电子干扰*是由仪器所决定的。跟其他电子干扰伪像一样，它的出现很可能是由于其他许多仪器或者设备在同时应用而导致（如手术室和重症监护病房）。有时，电子干扰看起来是沿很少几条扫描线的图像中有线性多色带出现，有时看到更复杂的情况。需要注意的是，有时电子干扰将会抑制彩色血流信号，这种电子干扰伪像可因缺失正常前向血流而被识别出来。

组织多普勒

多普勒的原理也可应用于测量心肌的运动，脉冲多普勒是将取样容积放在心肌特定位置，彩色多

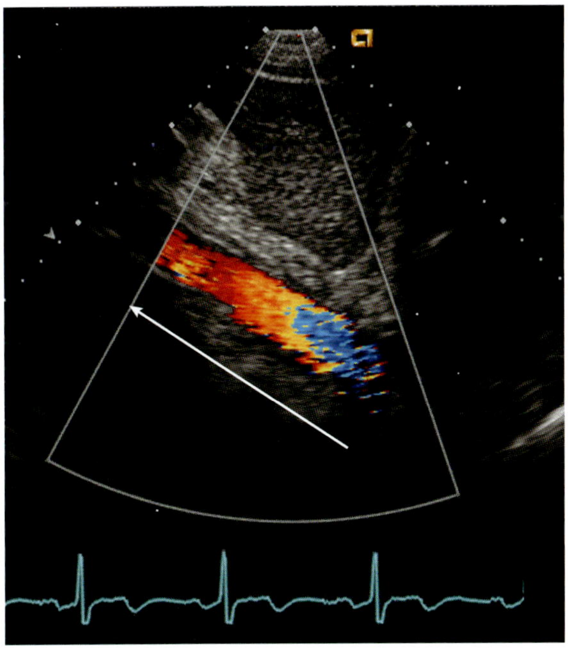

图 1-33　腹主动脉近端的彩色血流提示夹角在彩色显示中的重要性。如箭头所示，尽管收缩期血流从右到左穿过图像平面，右侧的血流显示为蓝色（血流是朝向探头的，但是超出了尼奎斯特极限，因此彩色失真为蓝色）；左侧的血流显示为红色（因为较大的夹角导致低估流速，从而在尼奎斯特极限内）。

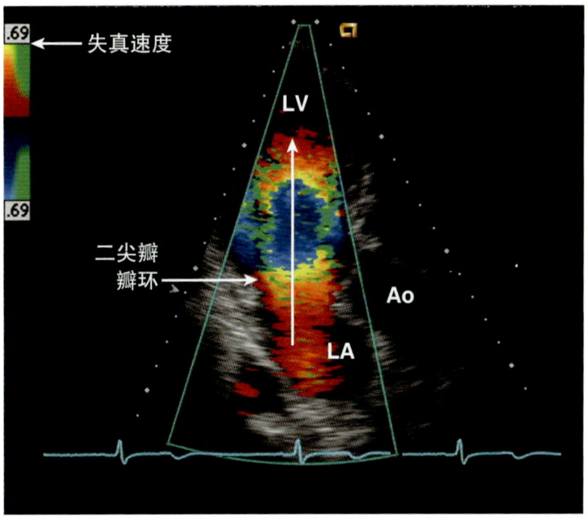

图 1-34　正常左心室流入道信号（上）显示二尖瓣环由红到蓝的失真，因为速度超过了尼奎斯特极限（69cm/s）。

普勒则在整个平面显示心肌的运动。多普勒超声的基本原则同样适用于组织多普勒。组织多普勒信号有着很高的振幅，所以功率输出和增益设置比较低，而其速度非常低，所以速度范围比较小。

脉冲多普勒和彩色组织多普勒均为角度依赖，显示朝向或远离探头的运动。脉冲组织多普勒使用频谱显示，可允许精确测量速度数据；而彩色组织多普勒则和其他彩色图像一样，显示朝向或远离探头的运动所构成的平均速度。组织多普勒数据的应变率偏移和应变将在第 4 章进一步讨论。

生物效应和安全性

我们已经知道诊断性心脏成像的超声应用并没有不良生物学效应。然而，超声波本身的确依其暴露强度可能会引起潜在的生物学反应。因此，内科医师和心脏超声技师一定要意识到在评价这项技术的整体安全性方面可能出现的生物效应。

生物效应

超声的生物效应（表 1-10）可分为下列三个基本类型：

- 热效应
- 空化效应
- 其他（如剪切力和微流）

在诊断性超声成像中主要产生热效应。当超声

波穿过组织时，声波的机械能量吸收将产生热量，其温度的升高速率 dT/dt 依赖于在给定频率 α、密度 ρ、组织的特殊热能 C_m 以及超声暴露强度 I 下组织的吸收系数：

$$dT/dt = 2\alpha I/\rho C_m \qquad (1\text{-}10)$$

超声暴露所致的温度增加通常被血流经过组织引起的热量丢失（对流丢失）和热量分散所抵消。较致密的组织（如骨骼）比起密度较低的组织（如脂肪）产热更快。然而，某个特定组织的实际温度升高是很难预测的，一方面是因为整个生物学系统的复杂性，另一方面也因为超声暴露强度很难精确估测。此外，组织产热的实际情况依赖于探头频率、焦距、输出功率、深度、灌注和组织密度。

*空化效应*是指超声束引起的小气泡体的产生或者振动。空化效应易发生在很高强度暴露的时候。微泡的共振（体积的增大或缩小）依赖于它们与声波的空间关系，其共鸣频率 F_0 与微泡的直径（R_0，单位微米）关系为：

$$F_0 = 3260/R_0 \qquad (1\text{-}11)$$

微泡也可以由超声引起微小空化核的膨胀所产生。在诊断性超声成像中还没有看到由超声暴露所引起的空化效应。然而，这个效应在充满气体的微泡被引入超声场的情况下可能更有意义，如在增强超声心动图中应用的那样。

安全性

超声暴露的强度 I 可从几个方面来描述。最常用的测量强度的单位是功率 / 面积，其中功率是指在特定时段的能量：

$$I = 功率/面积 = W/cm^2 \qquad (1\text{-}12)$$

那么，最高总强度可描述为在暴露期间（平均时间）平均声束内的最高暴露（空间峰值），可称为*空间峰值时间平均*（spatial peak temporal average，SPTA）*强度*。另一个通用的测量值是*空间峰值脉冲平均*，其定义为在空间某部位的平均脉冲强度，此处脉冲强度是最大的。美国 FDA 提供了心脏应用中两个最大容许的 I_{SPTA} 极限值：可调特殊应用极限 430mW/cm^2 和输出显示功率标准 720mW/cm^2，允许超声心动图操作者权衡超声照射的潜在危险性和诊断性检查带来的益处。

测量超声照射强度的主要局限性是当测量探头的输出是直线向前（如在水槽中）时，由于组织的衰减和其他相互作用将使估测实际组织的照射量变得更加困难。此外，组织照射仅受发射时间长短和超声束逗留在某点时机的限制，而我们认为这两者都比总检查时间要短些。其他与这些因素有关的指

表 1-10 超声波安全

	定义	示例	临床应用
暴露强度（I）	超声波暴露取决于功率和面积： I = 功率 / 面积 = W/cm^2	测量强度常用的方法为 SPTA 和 SPPA	探头输出和组织暴露影响患者总的超声波暴露
热效应	由于超声波能量吸收而引起的组织发热，由热指数（TI）表示	组织发热的程度受组织密度和血流影响 TI 是发射声波输出功率与组织升高 1° 所需功率的比值 在多普勒和彩色血流图像中，TI 最为重要	总的超声波暴露取决于探头频率、功率输出、焦距、深度和检查持续时间 当 TI 超过 1 时，研究的益处需要和潜在的生物效应进行权衡
空化效应	超声波小气泡体的产生或振动	机械指数（MI）是指稀疏峰压和探头频率平方根的比值 MI 在二维图像中最为重要	微泡的产生或震动伴随着较高强度的暴露 需要监测功率输出和暴露时间

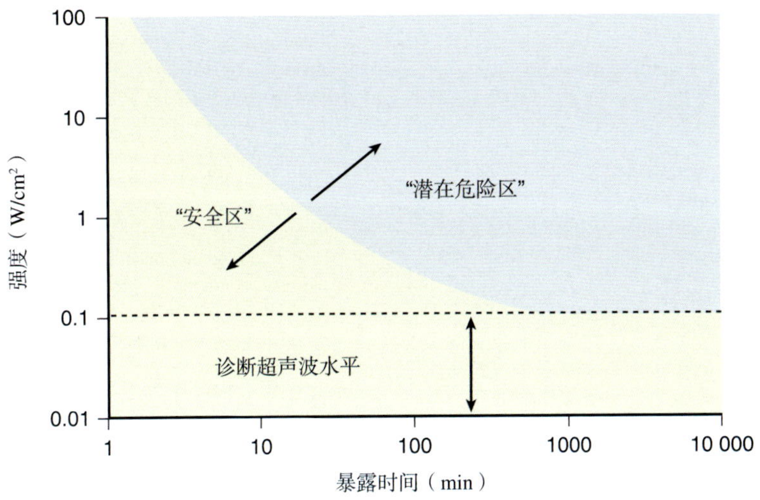

图 1-35 超声波潜在的生物效应。根据超声强度水平和暴露时间画出安全以及潜在有害的区域。虚线显示诊断性超声应用过程中常遇到的强度上限。(From Bushberg JT, Seibert JA, Leidholdt EM, Boone JM: The Essential Physics of Medical Imaging. Philadelphia: Lippincott Williams & Wilkins, 2002.)

标已经建立起来，便于在诊断性超声中更好地用于确定照射剂量，这些指标包括热指数（TI）和机械指数（MI）。

软组织的 TI 是指发射声的功率与增加组织温度 1℃所需的功率之比值：

$$TI = W_p/W_{deg} \quad (1\text{-}13)$$

这里，W_p 是从输出功率与声衰减计算出的功率参数，W_{deg} 是估计将组织温度升高 1℃所需的功率。对于与心脏超声关系不大的骨骼或颅骨有着不同的热指数。

MI 描述的是超声的非热效应（空化和其他效应），是稀疏峰压与探头频率平方根的比值，其方程式为：

$$MI = [\rho_{r.3}/(f_c^{1/2})]/C_{MI} \quad (1\text{-}14)$$

这里 C_{MI} 等于 1 Mpa $MHz^{-1/2}$，$\rho_{r.3}$ 是衰减的稀疏峰压（用 Mpa 表示），而 f_c 是探头中心频率（用 MHz 表示）。

MI 或者 TI 值小于 1 一般认为是安全的，这两个值越高提示可能有较高的生物效应，MI 或者 TI 这些指数仅在超过 1 时显示在仪器荧光屏上。若是这些指数更高，需权衡超声暴露的潜在危险和该诊断性检查的获益（图 1-35）。TI 在多普勒和彩色血流成像时最重要，而 MI 在二维成像时最为重要。

当诊断性超声检查的生物学效应可能很小时，谨慎检查应遵循如下事项：

- 仅在临床有指征时（见第 5 章）才考虑进行超声心动图检查，作为被批准的研究项目的一部分，或在适当的教学背景下。
- 知晓每个超声仪器不同模式（成像和多普勒技术）的输出功率及照射强度；
- 在采集必要信息的前提下，尽可能控制输出功率及照射强度；
- 随时更新与可能的不良反应有关的任何科学发现或者资料。

（王春燕　译　房　芳　校）

推荐阅读

1. Bushberg JT, Seibert JA, Leidholdt EM, et al: The Essential Physics of Medical Imaging, 2nd ed. Philadelphia: Lippincott Williams & Wilkins, 2002, pp 469–554.
   Concise but detailed summary of ultrasound physics for the physician. Sections include characteristics of sound, interaction with tissue, transducer design and beam properties, resolution, image acquisition, artifacts, Doppler ultrasound, and bioeffects.
2. Kremkau FW: Diagnostic Ultrasound: Principles and Instruments, 7th ed. Philadelphia: Elsevier/Saunders, 2006.
   Basic textbook, primarily for cardiac sonographers, with chapters on ultrasound, transducers, imaging instruments, Doppler effect, spectral instrumentation, color Doppler instrumentation, artifacts, and safety. Each chapter has a review section with multiple-choice questions. A comprehensive examination (with answers) is included.
3. Geiser EA: Echocardiography: physics and instrumentation. In Skorton DJ, Schelbert HR, Wolf GL, Brundage BH (eds): Marcus Cardiac Imaging: A Companion to Braunwald's Heart Disease, 2nd ed. Philadelphia: WB Saunders, 1996, pp 273–291.
   Advanced chapter on echocardiographic instrumentation with excellent diagrams.
4. Bosch JG: Echocardiographic digital image processing and approaches to automated border detection. In Otto CM (ed): The Practice of Clinical Echocardiography, 3rd ed. Philadelphia: Elsevier/Saunders, 2007, pp 262–282.
   Advanced-level discussion of digital image procession, data compression and storage, and approaches to automated border detection. 88 references.
5. Zagzebski JA: Essentials of Ultrasound Physics. St Louis: Mosby, 1996.

Review of ultrasound physics for the beginning student. Concise text with clear schematic illustrations and tables. Topics covered include physics of diagnostic ultrasound, image storage and display, Doppler instrumentation, and bioeffects. Questions for review included with each chapter. Additional suggested readings.

6. Powis RL, Schwartz RA: Practical Doppler Ultrasound for the Clinician. Baltimore: Williams & Wilkins, 1991.
Detailed but understandable book describing Doppler ultrasound techniques. An introduction to basic ultrasound principles and basic fluid dynamics also is provided.
7. Thomas JD, Rubin DN: Tissue harmonic imaging: why does it work? J Am Soc Echocardiogr 11:803–808, 1998.
Discussion with clear illustrations of the physical basis of tissue harmonic imaging. Contrast harmonic imaging is based on generation of harmonic frequencies by vibrating microbubbles. Tissue harmonics are generated by the nonlinear effects of ultrasound wave propagation through tissue. Instrumentation factors critical to generation of tissue harmonic images include a wide dynamic range, a narrow transmit spectrum, and a sharp receiver filter.
8. Turner SP, Monaghan MJ: Tissue harmonic imaging for standard left ventricular measurements: fundamentally flawed? Eur J Echocardiogr 7:9–15, 2006.
Tissue harmonic imaging improves signal-to-noise ratio but reduces the axial resolution of the ultrasound image. This review summarizes the physics of tissue harmonic imaging and discusses the potential impact on accuracy of ultrasound measurements.
9. Harris RA, Follett DH, Halliwell M, et al: Ultimate limits in ultrasonic imaging resolution. Ultrasound Med Biol 17:547–558, 1991.
Detailed review on ultrasound image resolution for readers interested in the technical details of this problem; 61 references.
10. Thomas JD, Adams DB, DeVries S, et al: Guidelines and Recommendations for Digital Echocardiography: A report from the digital echocardiography committee of the American Society of Echocardiography. J Am Soc Echocardiogr 18:287–297, 2005.
Summary and review including discussion of DICCOM standard, terminology, digital compression, components of the digital echocardiography laboratory, image acquisition protocols and pitfalls, image storage, and implementation issues.
11. Skorton DJ, Collins SM, Greenleaf JF, et al: Ultrasound bioeffects and regulatory issues: an introduction for the echocardiographer. J Am Soc Echocardiogr 1:240–251, 1988.
A brief overview of bioeffects and safety prepared by the ASE Committee on Physics and Instrumentation.
12. O'Brien WD: Ultrasound-biophysics mechanisms. Prog Biophys Mol Biol 93:212–255, 2007.
A detailed discussion, including mathematical principles, of ultrasound bioeffects including ultrasound waves, acoustic propagation, impedance, and attenuation; interactions with tissues; and the mechanisms and magnitude of thermal and nonthermal bioeffects. 285 references.
13. Meltzer RS: Food and Drug Administration ultrasound device regulation: the output display standard, the "mechanical index" and ultrasound safety [editorial]. J Am Soc Echocardiogr 9:216–220, 1996.
Brief review of ultrasound bioeffects and cavitation-related bioeffects with a discussion of the potential impact, advantages, and disadvantages of regulation of ultrasound instrument output.
14. Fowlkes JB, Holland CK: Mechanical bioeffects from diagnostic ultrasound: AIUM consensus statements. American Institute of Ultrasound in Medicine. J Ultrasound Med 19:69–72, 2000.
Section 1: Conclusions and recommendations, pp 73–76.
Section 2: Definitions and description of nonthermal mechanisms, pp 77–84.
Section 3: Selected biological properties of tissues: potential determinants of susceptibility to ultrasound-induced bioeffects, pp 85–96.
Section 4: Bioeffects in tissues with gas bodies, pp 97–108.
Section 5: Nonthermal bioeffects in the absence of well-defined gas bodies, pp 109–119.
Section 6, Mechanical bioeffects in the presence of gas-carrier ultrasound contrast agents, pp 120–142.
Section 7, Discussion of the mechanical index and other exposure parameters, pp 143–148.
Section 8: Clinical relevance. References, pp 149–168.
AIUM Consensus Development Conferences on ultrasound safety and bioeffects. Detailed document with eight sections as listed above.
15. Frizzell LA: Conclusions regarding biological effects of ultrasound for diagnostically relevant exposures. J Ultrasound Med 13:69–72, 1994.
Summary of AIUM conference held in 1992 on the Bioeffects and Safety of Diagnostic Ultrasound including definitions of the mechanical index (MI) and tissue thermal index (TTI). Updated clinical statements are available at the AIUM web site (http://www.aium.org).
16. Miller DL: Update on safety of diagnostic ultrasonography. J Clin Ultrasound 19:531–540, 1991.
Readable review of ultrasound bioeffects; 39 references.
17. AMA Council on Scientific Affairs: Medical diagnostic ultrasound instrumentation and clinical interpretation: report of the Ultrasonography Task Force. JAMA 265:1155–1159, 1991.
AMA Council on Scientific Affairs' report on diagnostic ultrasound. Review of basic principles of ultrasound with emphasis on ultrasound artifacts.
18. Barnett SB, Kossoff G, Edwards MJ: Is diagnostic ultrasound safe? Current international consensus on the thermal mechanism. Med J Aust 160:33–37, 1994.
Review of the thermal effects of diagnostic ultrasound that concludes that there is no evidence of adverse effects for exposures resulting in temperatures less than 38.5° C.
19. Abbott JG: Rationale and derivation of the MI and TI: a review. Ultrasound Med Biol 3:341–441, 1999.
Summary of the measurements, calculations, and clinical implications of the MI and TI for use in the output display standard on ultrasound instruments.
20. Barnett SB, Haar GR, Ziskin MC, et al: International recommendations and guidelines for the safe use of diagnostic ultrasound in medicine. Ultrasound Med Biol 26:355–366, 2000.
Review article based on symposium sponsored by the World Federation for Ultrasound in Medicine and Biology (WFUMB) comparing national and international recommendations on the safe use of diagnostic ultrasound. Includes summary of US Food and Drug Administration (FDA) regulation by application-specific limits on acoustic power and the newer approach of user responsibility for appropriate use based on real-time display of safety indices.

2 经胸超声心动图的正常解剖和血流模式

基本成像原理

断层成像

超声心动图提供心脏结构和血流的断层图像，类似于薄的切片通过心脏。二维（2D）心脏超声图像提供给定图像平面的详细解剖数据，但全面评价心腔和瓣膜需要来自多个图像平面的信息集成。而穿过多个层面的细小结构（如冠状动脉）则很难完整评价。另外，由于心脏的收缩或者胸腔内心脏的呼吸运动，结构可能移进或者移出图像切面。心脏位置随呼吸的变化很容易通过时间辨认，但对于心动周期内的心脏运动则较难以确定，因其在二维图像可能不是很明显。通过如下三个方面描述心脏运动与周围结构的关系：

- 翻转（心脏整体在胸腔内的运动）
- 旋转［沿左心室（LV）长轴进行的圆周运动］
- 扭转（同 LV 基底对比，心尖部的不对等旋转运动）

即使二维图像平面位置固定，其基本结构的位置可能会随收缩期和舒张期有所改变。例如，在心尖四腔切面，左心室的相邻节段（可能由不同冠状动脉供血）可能会在收缩期出现，而不是舒张期。

标准切面的命名

每个断层切面由其*声窗*（探头的位置）和*视图*（图像平面）（表 2-1）命名。标准的超声心动图图像平面由心脏的轴来决定（主要参考左心室）而不是骨性或者体表的标志（图 2-1）。心脏的主要参考点是心尖（左心室的尖部）和基底（瓣环区域）。这四个标准的图像平面是：

- *左心室长轴切面*：平行于左心室长轴，类似于一条假想的从心尖到左心室基底中央的连线，获得的图像平面横断主动脉瓣的中心
- *左心室短轴切面*：垂直于心室长轴，显示左心室的圆周横断面
- *四腔心切面*：垂直于短轴切面，从长轴切面旋转约 60°，横断二尖瓣环和三尖瓣环主轴
- *双腔心切面*：垂直于短轴切面，在左心室长轴和四腔心切面的中间，横断左心室、二尖瓣、左心房（LA）

其他标准的方向术语是内对外（短轴或四腔心的水平轴）及前对后（短轴或长轴的垂直轴）。这种标准的命名同样应用于其他心脏断层成像技术中，以及心脏解剖的三维（3D）超声心动图成像。

声窗是指探头的位置，透过该位置，超声波可以进入心脏结构。胸廓的骨化以及邻近的肺气限制了某些声窗，这使得患者的体位和检查者的经验成为获得诊断性图像的重要因素。经胸的图像主要通过胸骨旁、心尖、剑下和胸骨上窝声窗获得。探头可以按如下方式运动以获得需要的切面（图 2-2）：

- 将探头移至胸廓的其他位置
- 倾斜或摇动探头顶部以获得同一断层平面的不同结构图像
- 从一侧到另一侧成角移动探头以获得不同的稍平行于原始图像平面的断层平面
- 单一位置旋转图像以获得横断断层图像

表 2-1　经胸超声图像——定位命名

声窗（探头的位置）
胸骨旁
心尖
剑突下
胸骨上
图像平面
短轴
长轴
四腔
双腔
参考位置
心尖 *vs.* 基底
外侧 *vs.* 内侧
前面 *vs.* 后面

图像定位

大多数超声心动图室依据美国超声心动图学会（American Society of Echocardiography，ASE）的指南进行成人图像的定位，尽管很多小儿心内科医生使用不同的模式。推荐的定位是探头位置（扇形切面的最窄处）位于屏幕的顶端，因此靠近探头的结构显示在顶部，远离探头的显示在图像底部。那么经胸四腔心切面显示时，心尖位于顶端（因为其离探头最近）；而经食管超声心动图（TEE）四腔心切面显示时，心尖位于图像的底部（因为其离探头最远）。这种定位有助于迅速判断超声波伪像、声影和混响，因为对于所有的声窗和图像平面来说，超声波信号的起源显示都是一样的 。

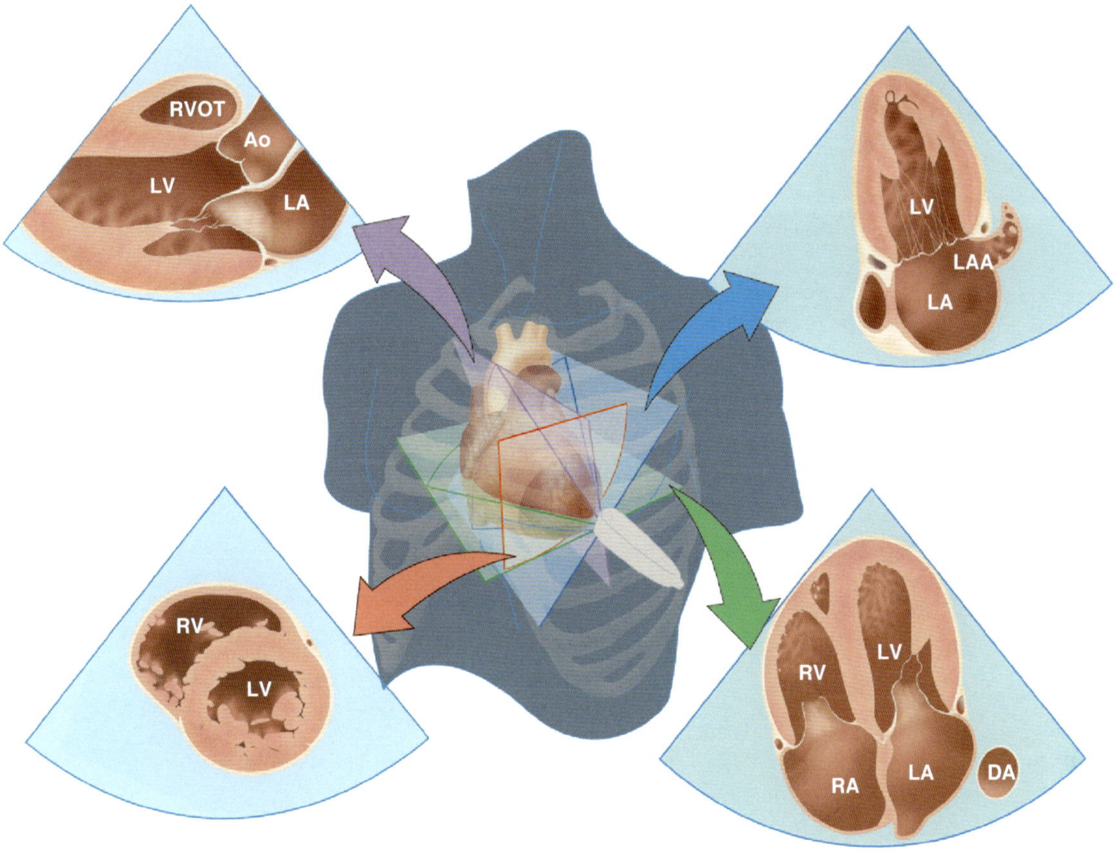

图 2-1 经胸超声心动图使用的四个基本切面。左心室长轴（紫色箭头）从左心室心尖延伸到主动脉瓣平面。左心室短轴垂直于长轴切面，因此形成了左心室的圆周横断面（红色箭头）。两腔心（蓝色箭头）以及四腔心（绿色箭头）是从长轴各旋转 60°，两者皆垂直于短轴切面。四腔心切面包括两个心室和两个心房。两腔心切面包括左心室和左心房；有时可看到心耳。LAA：左心耳；RVOT：右心室流出道；DA：降主动脉。

外侧（短轴）和基底（长轴）的心脏结构显示在屏幕的右侧，这同其他断层图像技术使用的格式相同。短轴切面可以认为是观察者从心尖往心脏基底部看；长轴切面是从观察者从心脏的左侧往右侧看。四腔心（水平长轴）显示外侧的结构位于屏幕的右侧，内侧的结构位于左侧（短轴也如此）。

检查技术

超声心动图检查由内科医师或者在有资质的内科医师指导下由受过训练的超声技师进行操作。在第 5 章列出了曾经发表的超声技师和内科医师进行超声心动图教育和培训的指南和建议。

在进行经胸超声心动图检查时，需要回顾相关的临床数据、之前的影像学结果以及检查的指征，记录血压以及年龄、身高和体重。然后检查过程中，患者应处于舒适的位置，可取左侧卧位或仰卧位。心电图的电极可用单极导联（通常用Ⅱ导联）显示在超声屏幕上，以协助心脏活动的时相确定。特别设计的超声心动图检查床可提供心尖部检查时探头的最佳位置。将探头置于胸壁和上腹部，并采用水溶性耦合剂以获得没有空气干扰的良好接触。进行超声心动图检查操作所需要的时间取决于特定的临床情况——从花几分钟判断危重患者的心脏压塞，到花费 1 小时以上定量分析复杂瓣膜病变或先天性心脏病患者的多重病变。

技术质量

图像质量取决于超声波组织穿透程度、探头频率、仪器设置以及操作者的技术水平。超声波组织穿透力或心脏结构的声学入路很大程度上取决于体位，特别是心脏在胸腔内相对于肺和胸壁的位置。某些情况，包括探头和心脏的距离增加（如脂肪组

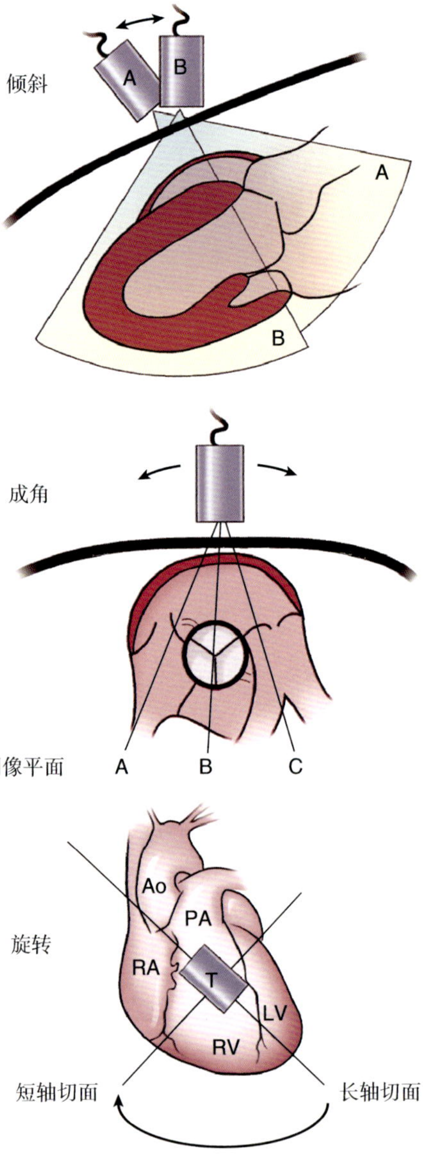

图 2-2 以左侧胸骨旁探头位置为例示意探头在给定声窗的运动。*倾斜*：探头倾斜以在同一断层提供图像（A 或 B）。*成角*：探头成角移动以获得不同图像平面（垂直于线 A、B、C 的图像平面）。*旋转*：保持同一声窗和胸廓定位时，探头圆周旋转以提供不同图像平面。

织）、超声波穿透减少（如瘢痕组织）以及探头和心脏间有含气组织（如慢性肺部疾病或近期心脏手术），均可能导致比较差的图像质量。经食管超声心动图（TEE）易于显示更清晰的结构，这是因为探头和心脏距离缩短、高频探头的使用以及避免了含气肺的干扰，使得探头有着较高的穿透力。在经胸检查中，每个声窗最佳的位置就是使心脏紧贴胸壁的位置。另外，呼吸的变异也可被检查者利用，不论任何呼吸周期让患者短时间憋气，将产生最佳的图像质量。不幸的是，即使对检查技术足够认真谨慎，某些患者的超声图像仍有可能比较差。

超声心动图图像解读

内科医生利用二维超声心动图像在脑海里进行心腔和瓣膜的三维重建，或者使用三维超声心动图来检查某些特定图像平面的解剖（见第 4 章）。为了达到这个目的，需要对图像平面、定位、图像获得技术方面有所理解（如识别伪像），以及对心脏解剖有详细了解。表 2-2 列出了解剖专业术语目录。当断层平面在标准图像平面之间运动的时候，图像保存是非常重要的，这对于分析和保证任一标准切面之外或之间的异常畸形不被遗漏是非常重要的。在复杂的病例中，内科医生可能需要实施部分操作以理解不同图像平面间的三维关系。二维图像获得的信息随后和多普勒数据进行整合，同临床信息一起得出最终的超声心动图解读。

经胸断层扫描切面

每一超声心动图断层切面能看到的正常解剖以下均有描述。特定心脏结构最佳观查切面在表 2-3 中列出。

胸骨旁声窗

长轴切面

使受检者取左侧卧位，将探头置于左侧胸骨旁三或四肋间，便可获得横断主动脉瓣和二尖瓣的长轴切面（图 2-3 和 2-4）。基于获得的图像情况，患者的体位可能需要在陡立的左侧位和近乎平卧位之间调整。长轴切面可以看到*主动脉根部*、瓦氏窦、窦管交界处以及近端 3 ~ 4cm 左右的升主动脉。向头侧移动探头一或两个肋间，可以看到升主动脉的远端。成人正常舒张末期主动脉根部瓣环直径的上限是 1.6cm/m^2，窦部是 2.1cm/m^2。

长轴切面上，主动脉瓣的右冠窦位于前，无冠窦位于后（左冠窦在图像平面的外侧）。收缩期，薄薄的主动脉瓣叶开放到极大程度，假定和主动脉壁平行。舒张期，瓣叶关闭，两瓣叶间闭合留有小钝角。瓣叶从闭合线到主动脉瓣环呈线性变化，因为闭合的瓣叶为半圆柱体（沿圆柱的长轴为线性，短

表 2-2 正常超声心动图解剖学术语

位置	术语
主动脉根部	瓦氏窦 窦管交界处 冠状动脉开口
主动脉瓣	左、右和无冠瓣 阿郎希乌斯小结 兰伯赘生物
二尖瓣	前叶和后叶 后叶扇形分区（外、中、内） 腱索（一级、二级、三级；基底和边缘） 联合（内侧和外侧）
左心室	室壁节段（见第 8 章） 间隔、游离壁 基底、心尖 内外侧乳头肌
右心室	流入道节段 调节束 流出道（圆锥） 室上嵴 前、后和圆锥乳头肌
三尖瓣	前叶、后叶、隔叶 腱索 联合
右心房	右心耳 上腔静脉、下腔静脉交界处 下腔静脉瓣（Chiari 网） 界嵴 卵圆孔 卵圆孔未闭
左心房	左心耳 左上和左下肺静脉 右上和右下肺静脉 左心耳和左上肺静脉交界嵴
心包	斜窦 横窦

IVC：下腔静脉；LAA：左心耳；SVC：上腔静脉。

表 2-3 经胸超声心动图：特定心脏结构的观察切面

解剖结构	最佳切面
主动脉瓣	PLAX PSAX 心尖长轴 心尖四腔心前翘
二尖瓣	PLAX PSAX（二尖瓣水平） A4C 心尖长轴
肺动脉瓣	PSAX（主动脉瓣水平） 右心室流出道 剑突下短轴（主动脉瓣水平）
三尖瓣	右心室流入道 A4C 剑突下四腔及短轴
左心室	PLAX PSAX A4C、A2C、长轴 剑突下四腔及短轴
右心室	PLAX（只是右心室流出道） 右心室流入道 PSAX（二尖瓣和左心室水平） A4C 剑突下四腔
左心房	PLAX PSAX A4C、A2C、长轴 剑突下四腔
右心房	PSAX（主动脉瓣水平） A4C 剑突下四腔及短轴
主动脉	
升主动脉	PLAX（标准或者上一肋间）
主动脉弓	SSN
降主动脉	SSN
胸主动脉	胸骨旁成角 改良 A2C 剑突下
房间隔	PSAX 剑突下四腔
冠状窦	PLAX 到右心室流入道切面（摆动） 心尖四腔心后翘

A2C：心尖两腔心；A4C：心尖四腔心；PLAX：胸骨旁长轴；PSAX：胸骨旁短轴；SSN：胸骨上窝

轴是圆形）。在正常的青年个体中，瓣叶非常菲薄以至于只有瓣叶闭合线上重叠的部分可以看到。主动脉根部瓣叶附着线的三维解剖就像是一顶皇冠，三个瓣叶联合附着在瓦氏窦的顶部，瓣叶的中部附

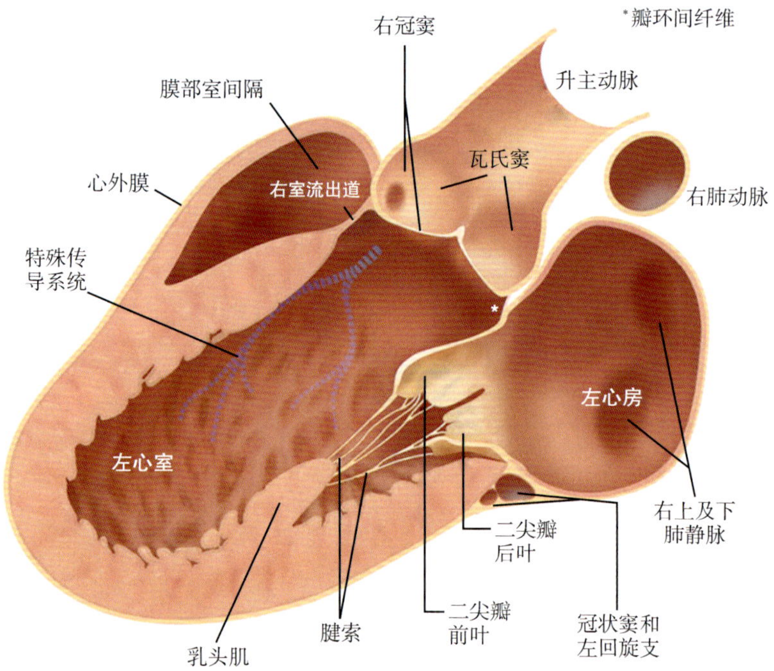

图 2-3 舒张期胸骨旁长轴的解剖示意图：主动脉根部（Ao）位于左心房和二尖瓣的前方。通常超声心动图扇形扫描下，只能看到左心室的基底段。窦管结合处之外可以看到近端升主动脉。主动脉瓣关闭时可看到右冠窦和无冠窦。开放二尖瓣的前叶和后叶可看见。看到的左心室节段为前间隔和后壁的基底段和中间段。内侧的乳头肌也被显示以供参考，尽管需要往内侧成角调整才可在长轴看到这个结构。右心室流出道偏前，冠状静脉窦则位于房室沟内。（From Otto CM: Echocardiographic evaluation of valvular heart disease. In Otto CM，Bonow R [eds]: Valvular Heart Disease: A Companion to Braunwald's Heart Disease. Philadelphia: Elsevier/Saunders，2009.）

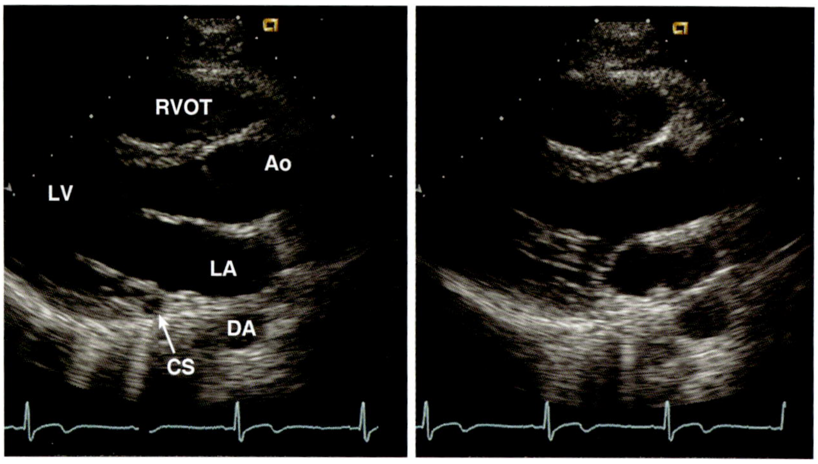

图 2-4 正常胸骨旁长轴的二维图像，舒张末期（左）与收缩末期（右），均显示图 2-3 提及的解剖特点。另外，左心房后可看到降主动脉（DA）。CS：冠状静脉窦。

着在窦的底部（图 2-5）。这个附着线通常被称为主动脉瓣“环”，

尽管实际上这个区域没有显著的组织特点。注意主动脉根部和二尖瓣前叶之间有纤维连续，若是主动脉瓣和二尖瓣之间缺乏心肌，可以协助在复杂先心病中确认解剖左心室。

二尖瓣的前叶和后叶看起来较薄，回声均匀，由腱索向前连接至内侧（或后内侧）的乳头肌，乳头肌本身位于长轴平面的稍内侧，这可以在左心室长轴观察到。二尖瓣的前叶要长于后叶，但是占据的瓣环长度小于后叶，因此两个瓣叶的表面积相似（图 2-6）。舒张期，二尖瓣瓣叶开放，瓣尖分开，前叶碰触或几乎靠近室间隔；收缩期，瓣叶闭合覆盖，瓣叶间部分重叠（对合区），相对于二尖瓣瓣环平面有着小钝角（＞180°）。腱索常常位于收缩期瓣叶重叠区域的后方。然而，有些正常个体在收缩期却有着腱索的前向运动，这是因其稍冗长的腱索组织所致，不过与血流动力学无关。这必须要和

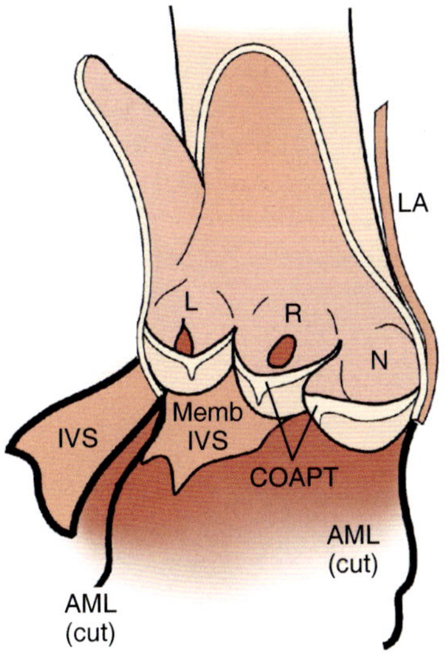

图 2-5 正常主动脉瓣解剖示意图（前面观），从左冠窦和无冠窦之间切开至二尖瓣前叶显示主动脉根部，如同一个皇冠样的瓣环。瓣的联合位于窦部的顶端，每个瓣叶呈半圆柱体形，所以关闭的时候从长轴看呈一条直线。每个瓣叶都有重叠覆盖区域（COAPT），瓣叶相互之间有重叠以及增厚区域，阿郎希乌斯小结位于瓣窦的中央。可很好显示主动脉瓣和室间隔、膜部间隔、二尖瓣及左心房的密切解剖关系。Memb IVS：膜部室间隔。

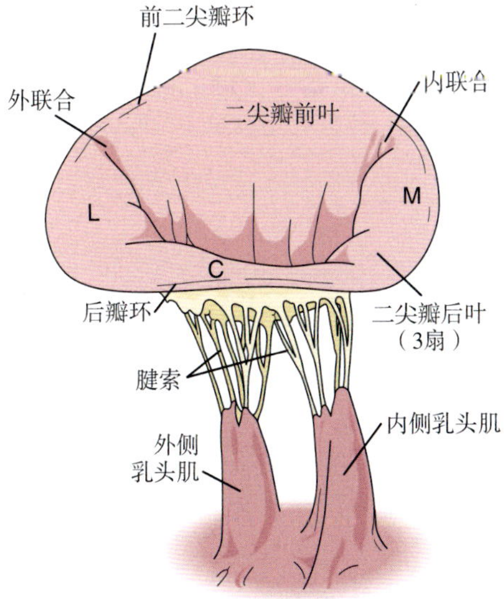

图 2-6 二尖瓣装置包括瓣叶、瓣环、腱索和乳头肌。二尖瓣前叶附着在瓣环的部分比后叶的附着部分要小，但前叶要长一些。后叶由三部分组成，命名为外（L 或 P1）、中央（C 或 P2）及内（M 或 P3）扇。两个瓣叶均连于内侧和外侧的乳头肌。

肥厚性梗阻性心肌病中看到的病理性瓣叶收缩期前向运动相鉴别。二尖瓣环（二尖瓣叶、左心房和左心室之间的附着）有着明确的解剖纤维结构，呈椭圆形。从长轴切面剖开显示二尖瓣环的次要轴（心尖四腔心切面显示主轴）。

*左心房*位于主动脉根部的后方，与其有着相似的前后径。右肺动脉位于主动脉根部和左心房上方之间，但可能经胸图像显示不佳。冠状静脉窦位于二尖瓣环后方的房室沟中。由于永存左上腔静脉而造成的冠状静脉窦扩张（可以经左臂静脉注入超声对比剂确诊）是没有临床意义的偶然发现，其看上去像是左心房团块。

左心房的后方可以看到*降主动脉*的短轴切面。如果将探头逆时针旋转，可以获得降主动脉的长轴切面。值得注意的是心包斜窦位于左心房和降主动脉之间，所以可以在两者之间看到心包积液，而胸腔积液则只能在降主动脉的后方看到。

左心室长轴切面可以看到*左心室室间隔*以及后壁的基底段和中间段，可以对室壁厚度、心室内径、内膜运动和上述心肌节段的室壁增厚进行评价。左心室长轴二维切面或者二维引导下的 M 型超声可进行左心室舒张末期和收缩末期室壁厚度和内径的测量，即从室间隔到后壁的组织血液交界面间的测量（见下述及第 6 章）。从胸骨旁声窗看不到心尖的结构；而明显的“心尖”通常是穿过前侧壁的斜行切面。

在前方可以看到一部分肌性*右心室流出道*。与左心室结构呈对称扁椭圆形不同的是，右心室（RV）没有一个容易判定的长轴或者短轴。右心室环绕着左心室，分为流入道区、心尖区和流出道区，形成某种程度上前后扁平的 U 形结构。大多数标准的切面将会出现右心室的斜行断层切面，所以最好从多个切面评价右心室的大小和收缩功能，这将在第 6 章进一步讨论。

右心室流入道和流出道切面

探头从左心室长轴切面向心尖部移动，然后向内侧旋转以获得能看到右心房、三尖瓣、右心室的右心室流入道切面（图 2-7）。这个切面可以很清楚地看到三尖瓣的前叶和隔叶。右心室心尖部肌小梁非常明显，而流出道（嵴上区域）有着较光滑的表面。调节束是非常粗大的肌小梁，斜行穿过右心室心尖部，并含有右束支，其可在胸骨旁和心尖切面看到

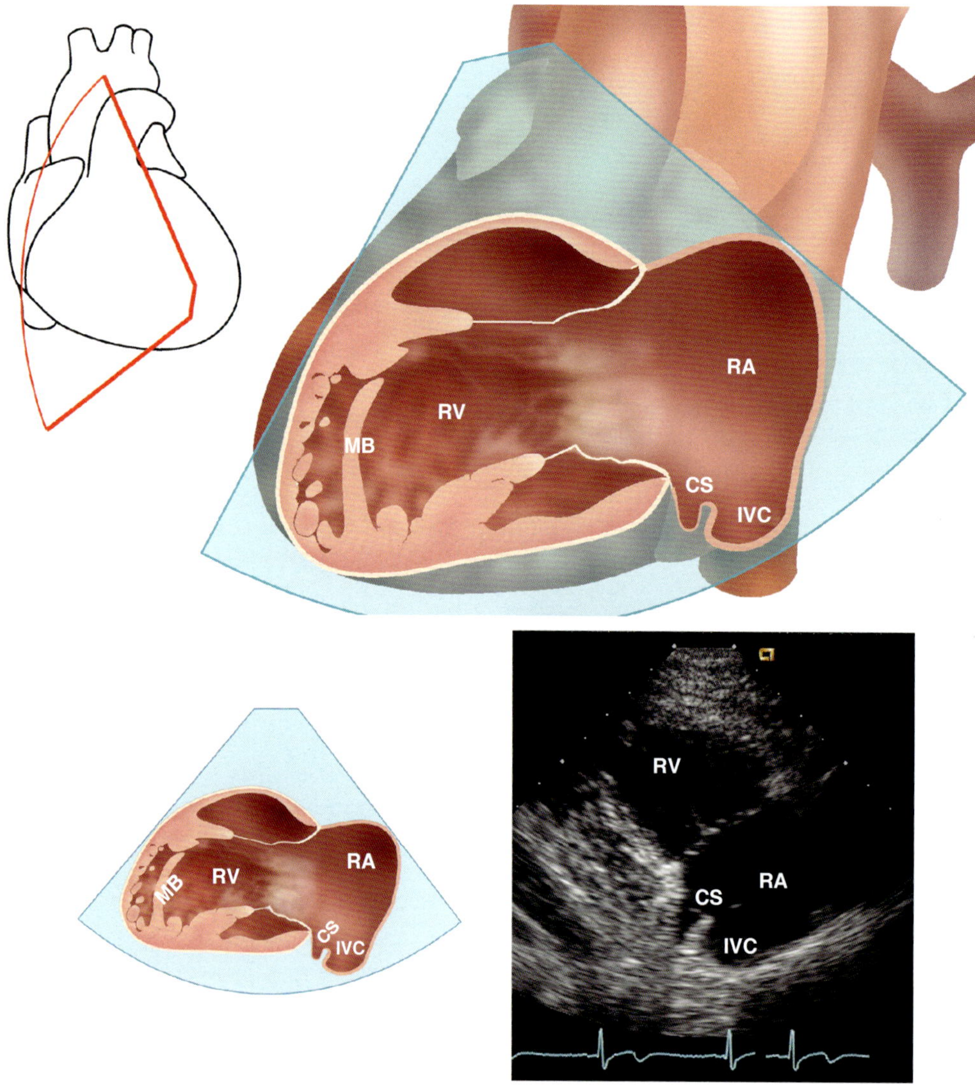

图 2-7 右心室流入道切面。切面的位置通过三维心脏描绘的红线来显示解剖细节（上）。二维图像（左下）和断层平面（右下）是在标准的位置显示右心房、右心室、三尖瓣（TV），以及冠状静脉窦（CS）和下腔静脉（IVC）开口。在这个切面中，可以看到三尖瓣的两个瓣叶，通常是前叶和隔叶，但是根据实际图像和个体差异也可以看到后叶。MB：调节束。

（图 2-8）。右心室的乳头肌相对左心室来讲更难以辨认。通常，有两组主要的乳头肌（前和后）和稍小的嵴上（或圆锥）乳头肌。调节束附着在右心室前组乳头肌的基底部。

*冠状静脉窦*在靠近三尖瓣环处进入右心房。从左心室长轴慢慢地向后扫描，可以看到冠状静脉窦的全长。

从超声心动图上可以看到的正常右心房的另一个解剖特点（图 2-9）就是界嵴（crista terminalis），其是从上腔到下腔静脉的一个肌性边缘，分隔右心房前部小梁结构与后部有着光滑房壁的静脉窦节段。右心耳很少能够从经胸超声心动图上看到，它是右心房向前延伸至游离壁和主动脉根部的小梁状突起。

*下腔静脉*从冠状静脉窦下方进入右心房。某些个体从这个切面和剑下切面可以看到下腔静脉和右心房之间明显的下腔静脉瓣。当下腔静脉瓣更广泛并有筛孔时，它就形成了一个布加（Chiari）网络，从下腔静脉延伸到上腔静脉，后方附着于界嵴，内侧附着于卵圆窝，其网状结构在超声显示为右心房内飘动的回声。这两种情况都可以认为是正常的变异，没有临床意义。

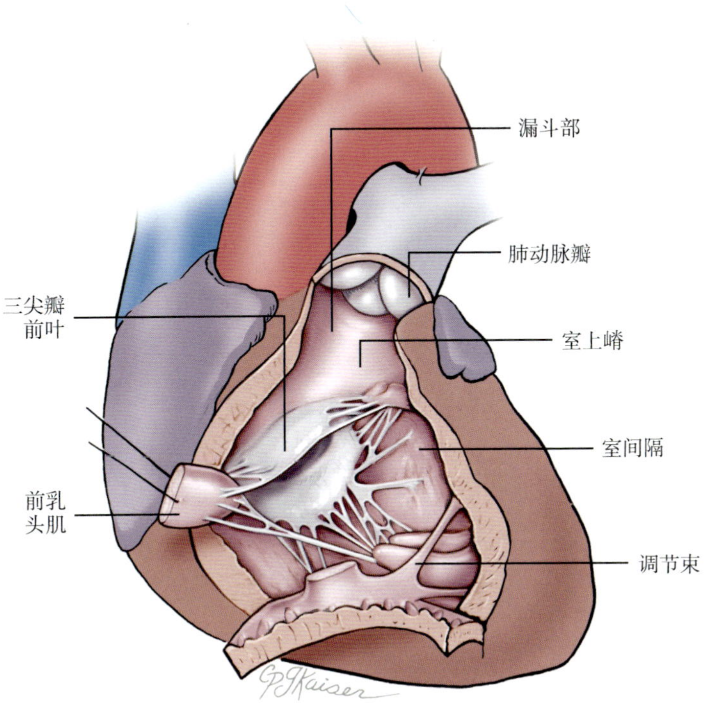

图 2-8 右心室内部结构。室上嵴分隔右心室流入道和漏斗部（或圆锥干）。注意三尖瓣隔叶和肺动脉瓣之间的较大距离。（From Rosse C, Gaddum-Rosse P: Hollinshead's Textbook of Anatomy, 5th ed. Philadelphia: Lippincott-Raven, 1997, p 473.Used with permission.）

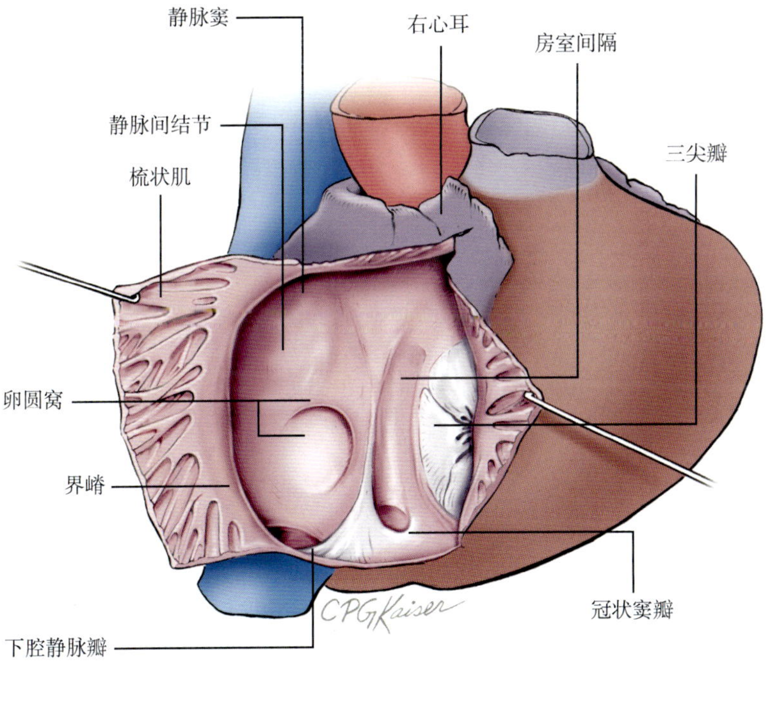

图 2-9 从右侧观右心房内部，朝向房间隔。（From Rosse C, Gaddum-Rosse P: Hollinshead's Textbook of Anatomy, 5th ed. Philadelphia: Lippincott-Raven, 1997, p 473. Used with permission.）

在右心室流入道切面不能很好地观察到房间隔，因其正好位于图像平面的下方，并且与超声束平行。然而，在左心室长轴和右心室流入道切面之间仔细变动角度，也可以观察到房间隔，辨别出与中央纤维体交界处较厚的原发隔、房间隔中部较薄的卵圆窝、位于卵圆窝上方的嵴样缘和冠状窦联合处的嵴。

将探头向基底移动，然后向外侧旋转，就会获得右心室流出道的长轴，可以看到*肺动脉瓣*以及肺动脉。这个切面对于记录右心室流出道和肺动脉的流速非常有用。

短轴切面

在胸骨旁将探头顺时针旋转 90°，并将探头向上或者向下移动获得的切面为短轴切面。

在*主动脉瓣*水平（图 2-10 和 2-11），短轴切面显示三个主动脉瓣叶——右冠瓣、左冠瓣和无冠瓣。收缩期，三个瓣叶开放呈圆形；舒张期时，瓣叶闭合形成“Y”形重叠线。收缩期可以最为准确地辨别主动脉瓣的数目，因为二叶瓣有时会因为原脊在正常瓣叶联合的位置以至于舒张期显示为三叶瓣。正常情况下，主动脉瓣基底部特别薄，瓣叶游离缘中央的心室面区域会加厚，其在瓣叶闭合时充填中央空隙。这些结节正常情况下会随着年龄而增大(阿郎希乌斯小结)，并有细小摆动的带状结构附着在室壁表面上（兰伯赘生物）。这些细小的但是正常的结构可能会在高质量的超声心动图图像上看到，不要误认为是病理改变。通常在这个切面可以看到左主干和右冠状动脉的起源。

主动脉瓣通常和肺动脉瓣相互垂直，所以当看到主动脉瓣的短轴时，同时会看到肺动脉瓣的长轴。在成人，肺动脉瓣的评估是受限的，通常只能较好地看到一个或两个瓣叶，很难获得肺动脉瓣的短轴切面。通过解剖图谱可以很清楚地看到主动脉瓣和其他心内结构的密切关系（图 2-12）。除了邻近左冠瓣前外侧的肺动脉瓣和右心室流出道外，可以看到部分三尖瓣位于前侧稍偏内，邻近右冠窦。通常这个切面看到的三尖瓣瓣叶为隔叶和前叶。

主动脉瓣无冠瓣的后方，可以看到邻近的右心房、房间隔和左心房。在这一切面将探头稍向外上旋转，可以较好地观察到左心耳。主动脉瓣的中心

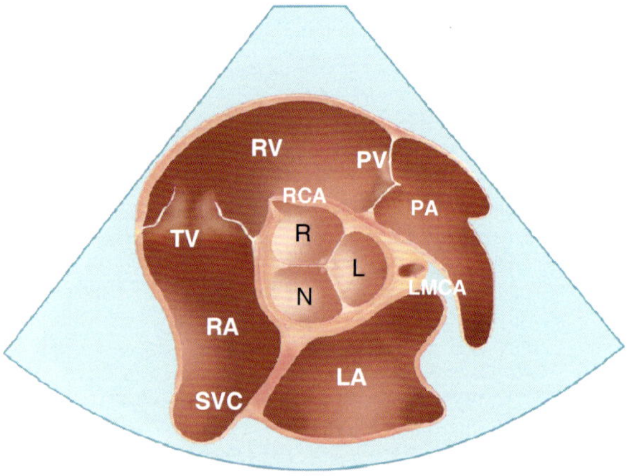

图 2-10 胸骨旁短轴 - 主动脉瓣水平：显示三个瓣叶的关系——右冠瓣（R）、无冠瓣（N）、左冠瓣（L），以及左心房（LA）、右心房（RA）、右心室流出道（RVOT）和肺动脉（PA）及其左右分支。图中标注了右冠状动脉（RCA）、冠状动脉左主干（LMCA）、上腔静脉（SVC）、肺动脉瓣（PV）及三尖瓣（TV）。

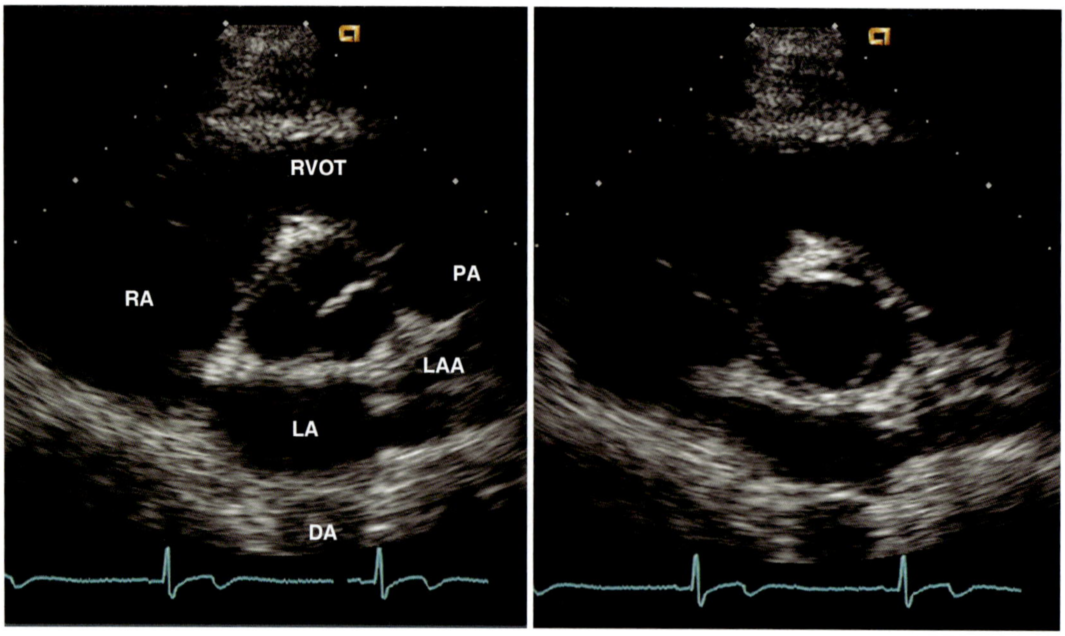

图 2-11 二维超声心动图显示主动脉瓣水平——舒张期（左）和收缩期（右）。注意收缩期主动脉瓣开放的三个瓣叶，以及主动脉瓣和肺动脉的正常垂直关系。LAA：左心耳。

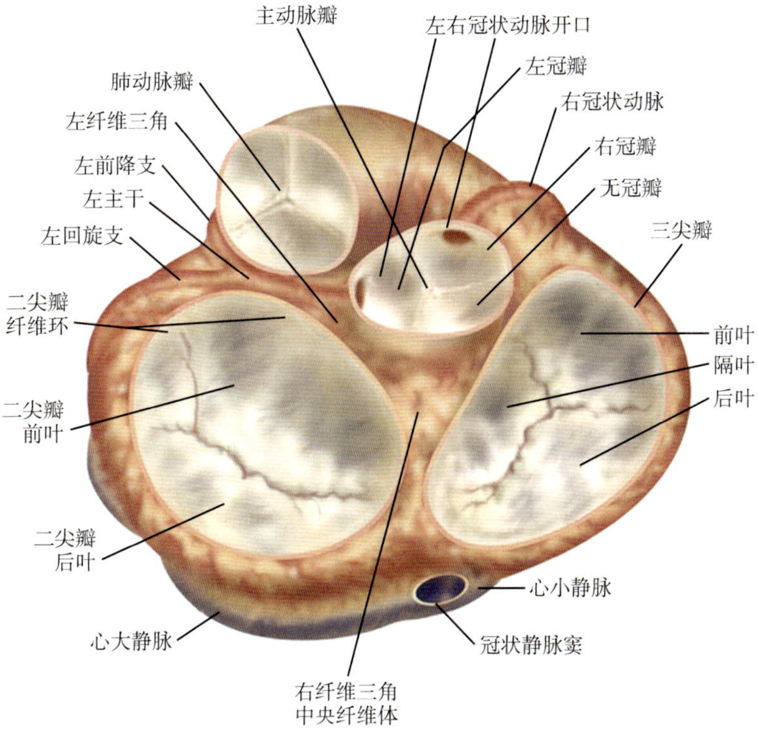

图 2-12 四个心脏瓣膜关系的解剖示意图——以外科医生的视角从心脏基底看向心尖。主动脉瓣和肺动脉瓣平面相互垂直。（From Otto CM: Echocardiographic evaluation of valvular heart disease. In Otto CM，Bonow R [eds]: Valvular Heart Disease: A Companion to Braunwald's Heart Disease. Philadelphia: Elsevier/Saunders，2009.）

位置显示了疾病如何从主动脉瓣或者根部侵袭到右心室流出道、右心房或者左心房。疾病扩展，也有可能进入室间隔或者二尖瓣前叶，这从长轴可以观察到依据。

在二尖瓣短轴水平（图 2-13）可以看到菲薄的前叶和后叶，舒张期瓣叶打开，近乎占满左心室的横断面，收缩期关闭。尽管有相当大的个体变异，但后叶通常由三个扇形构成——外侧、中央和内侧（也称为 P1、P2 和 P3）。两个瓣叶联合——即前后叶在瓣环上相交的位置——位于内侧和外侧。注意这和乳头肌的排列是平行的，因此前后叶的内侧腱索可以附着在内侧（或后内侧）的乳头肌，而外侧腱索则附着在外侧（或前外侧）乳头肌上。从乳头肌的顶端到二尖瓣瓣叶，腱索随着直径的逐渐减小、数目的逐渐增多分为三个水平（一级、二级和三级），乳头肌位置大约有 12 条腱索，二尖瓣瓣叶水平则有 120 条腱索。大多数腱索附着在瓣叶的游离缘（称为*边缘腱索*），有一些附着在瓣叶的左心室面（称为*基底腱索*）。偶尔，正常的个体也可以观察到异常的腱索连接到室间隔或者其他结构上。

正常情况下，在心室中部（或者*乳头肌*）水平（图 2-14），左心室短轴呈圆形。如果心腔呈椭圆形，通常是因为切面没有与左心室长轴相互垂直。将探头向上并向心尖旋转即可解决这个问题。圆形断层切面的真实扭曲可见于缺血性心脏病、陈旧心肌梗死或者室壁瘤形成的患者。尽管通常在左心室长轴切面测量心腔，在这一水平将探头在长轴和短轴之间旋转以保证短轴的测量也位于心腔中部，并且垂直于长轴。斜行测量将导致室壁厚度和心室内径的夸大。

在这一切面也可以评价心室中部水平室壁节段运动和室壁增厚的情况。左心室心肌节段的命名基于冠状动脉的解剖，第 8 章将会详细介绍。心室基本上分为前壁（间隔和游离壁）、前侧壁、下侧壁（也称为后壁）和下壁（游离壁和间隔），以此进行异常活动的描述（图 2-15）。根据它们沿心室长度的位置，这些节段进一步分为基底段、中间段和心尖段。心室间隔的运动也可反映除冠心病之外的其他异常，包括右心室容量和（或）压力超负荷、传导异常以及心脏手术后状态（图 6-18）。

在这一短轴切面可以看到内侧和外侧的乳头肌，其是判断心室中段的标志。一侧乳头肌分叉的情况很少见，这种情况下短轴将会看到三个分开的乳头肌。注意左心室的心尖部在标准的胸骨旁切面是看不到的。然而，将探头向外移动并向内旋转，有些患者可以获得靠近心尖的左心室短轴切面。

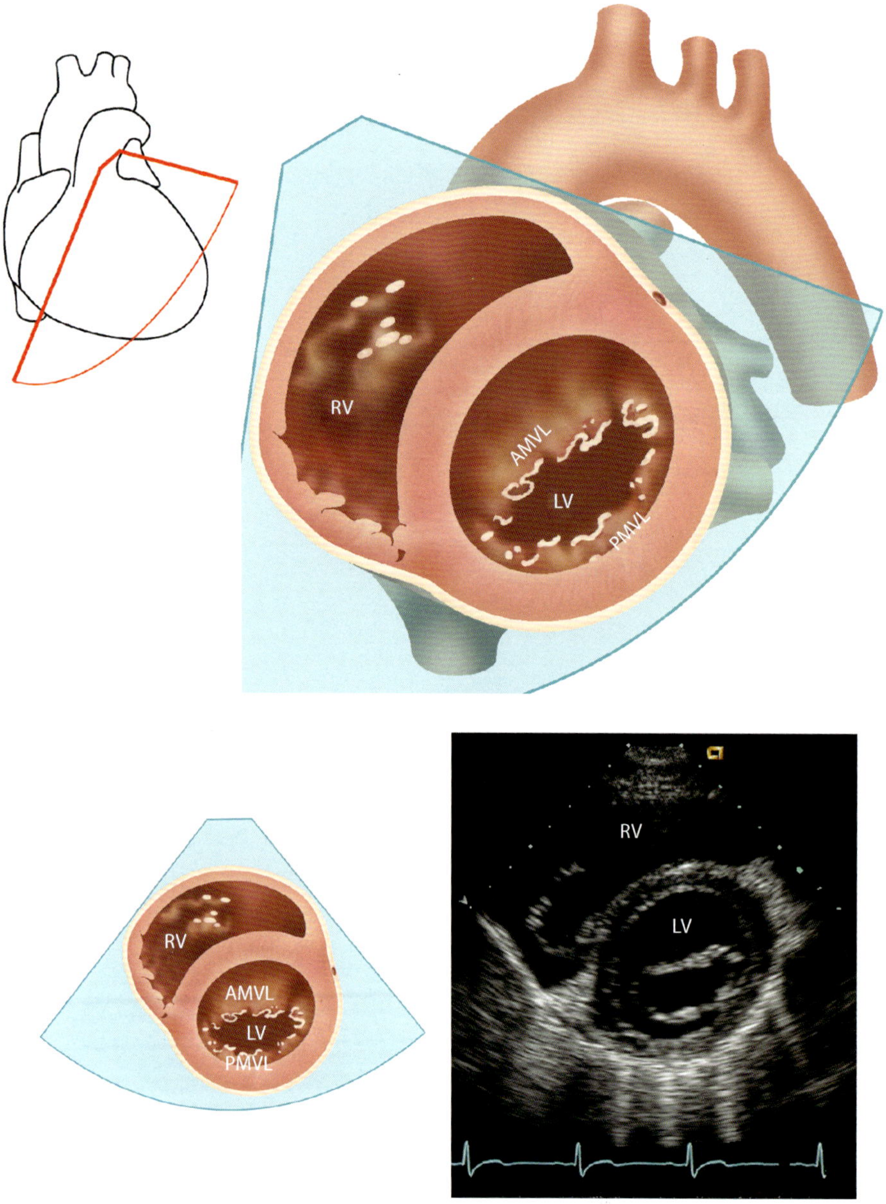

图 2-13 二尖瓣水平短轴切面。左上图红线示意短轴切面的位置。三维视图为向上倾斜心尖以显示左、右心室的短轴切面以及二尖瓣的前叶（AMVL）和后叶（PMVL）。断层示意图为旋转后心尖部分位于上方（基底位于左），以和二维超声心动图相对应（基底位于右）。

心尖声窗

心尖声窗起始是通过患者左侧陡立卧位时心尖的搏动来判断的。通过特制的检查床，可使患者处于最佳的体位，将心尖暴露出，从而可将探头置于心尖搏动处。探头位置可根据需要进行调整以获得最佳的图像。图 2-15 显示了三个基本心尖切面和短轴切面的关系。

四腔心切面

在心尖四腔心切面，可看到这一切面的左心室长度同左心室短轴和长轴切面均垂直（图 2-16 和 2-17）。前侧壁、心尖、下间隔均位于这一平面。左心室形态像是截断的椭圆形，长大于宽，心尖逐渐变细且呈圆形。如果探头没有放在真正的心尖部，左心室将缩短，呈球形，心尖部的变细也不明

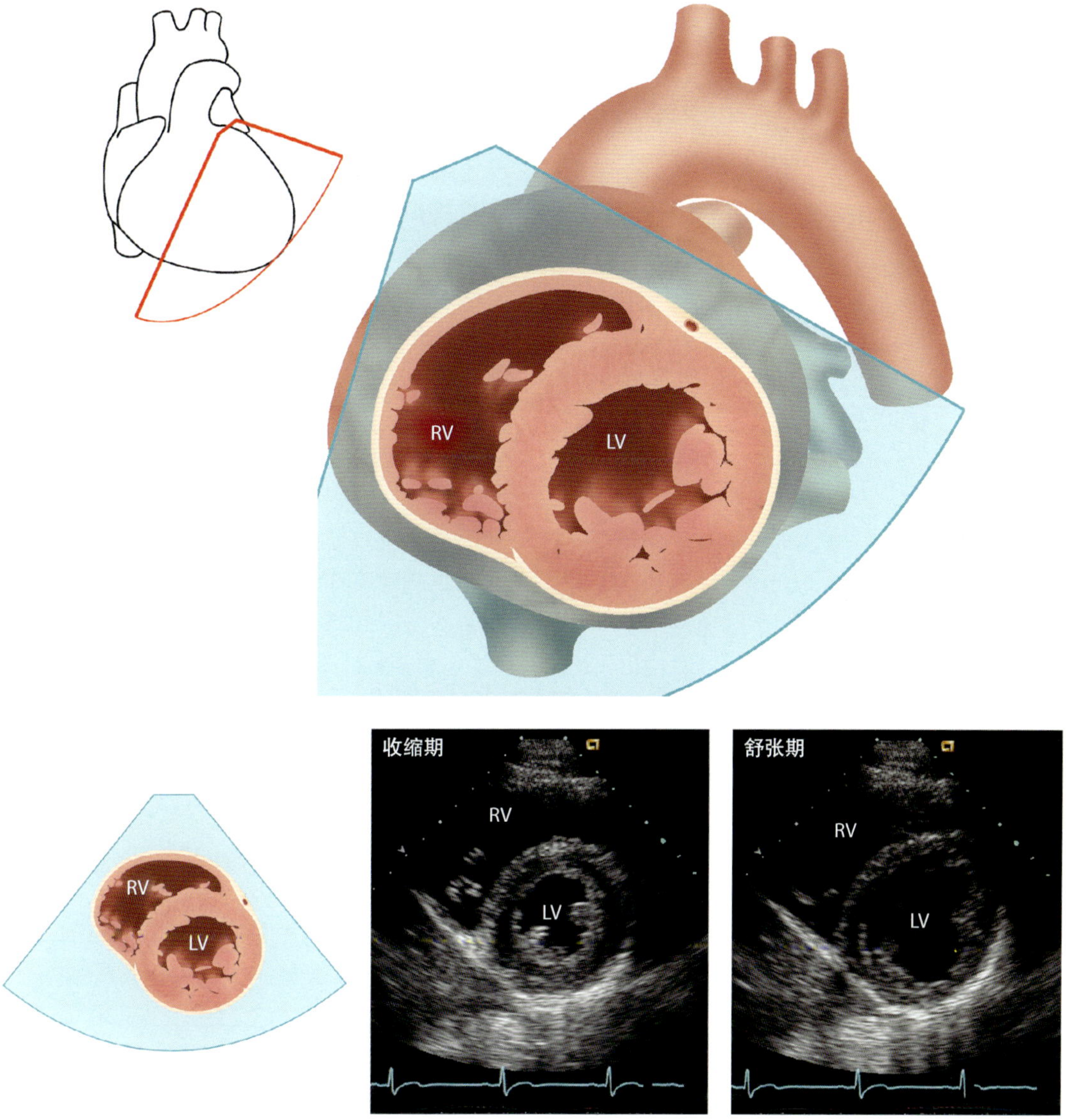

图 2-14 乳头肌水平短轴切面。左上图红线示意短轴切面的位置。三维视图为向上倾斜心尖以显示左、右心室的短轴切面以及内、外侧乳头肌。断层示意图为旋转后扇形心尖部分位于上方（基底位于左），以和舒张期和收缩期的二维超声心动图相对应（基底位于右）。注意左心室圆形切面，伴随室壁对称性增厚和收缩时心内膜向内运动。

显。长轴切面的缩短必须与疾病过程心脏的变化相鉴别，例如长期的主动脉瓣反流，将会使心室逐渐变成球形。尽管右心室的小梁化要比左心室更明显，但左心室心尖部也可以看到显著的小梁结构，这必须同心尖部的血栓相鉴别。当异常的左心室小梁横过心室腔时，二维超声图像将看到“条索样”或者“网状”回声。

切面内侧为三角形的右心室，心腔大约是左心室的一半。右心室心尖没有左心室心尖那么圆，它更尖一些。经常可以看到调节束在右心室心尖部横过心腔。可以将探头绕右心室心尖向内旋转进一步评价右心室。正常人在右心室形态和室壁运动，特别是心尖方面，有着相当大 的个体变异，所以从单一断层切面诊断右心室异常的时候一定要谨慎。

四腔心还显示二尖瓣环的最大内径、二尖瓣的前叶（靠近室间隔）和后叶（靠近侧壁）以及腱索，并通过腱索附着在外侧乳头肌上。二尖瓣的瓣尖在舒张期开放，在收缩期瓣叶闭合的平面“平坦”（180°的闭合角），这是因为瓣环的非平面“鞍状”形态。四腔心在瓣环最尖的位置横断瓣环，而长轴则是在

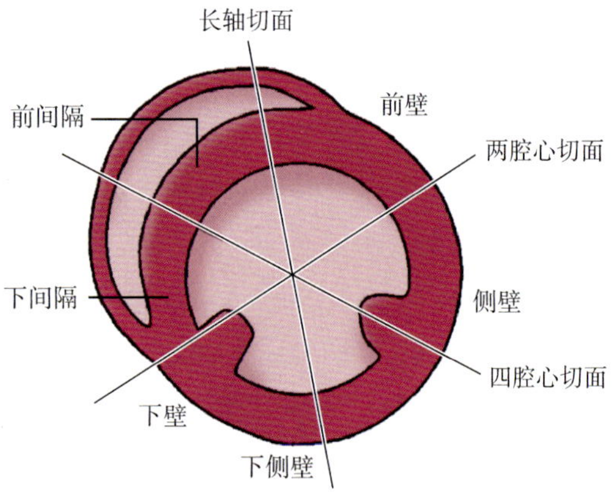

图 2-15 图示左心室短轴和室壁节段的关系，以及心尖四腔心、两腔心（也称为垂直长轴），以及左心室长轴切面（垂直于短轴切面）。

更基底的位置横断。然而，除非切面缩短或者二尖瓣有病变，瓣叶明显的移位不会出现在瓣环切面。

三尖瓣的瓣环较二尖瓣瓣环更靠近心尖（≤ 1.0 cm）。三尖瓣瓣叶在舒张期开放幅度大，瓣叶薄，超声回声均匀，收缩期正常对合。隔叶靠近室间隔，靠近游离壁的瓣叶是前叶或者是后叶，取决于图像平面旋转的角度。

左右心房远离心尖探头的位置，尽管可以评价总体的大小和形态，但是这个深度的超声分辨率较差，使得详细地评判房内肿瘤或者血块比较困难。这一切面上，房间隔与超声束平行，所以来自卵圆窝区域的“回声失落”（反射回声的缺失）是常见的。这种情况不应当误认为是房间隔缺损。当临床需精确评价左心房大小时，左心房的容积测量会有帮助（图 2-18）。

在左心房的外侧可以看到降主动脉。肺静脉从后方回流入左心房，但是在成人的这个深度则很难显示。如果探头从四腔心向后翘，将会更多地观察到心肌侧壁和下间隔的后部。另外，可看到冠状静脉窦从房室沟间走行。

将探头向前翘，将在一个斜的长轴切面上观察到主动脉瓣和根部。这一切面有时也称为“五腔心”。探头向前翘将会显示更多室间隔和侧壁的前部，特

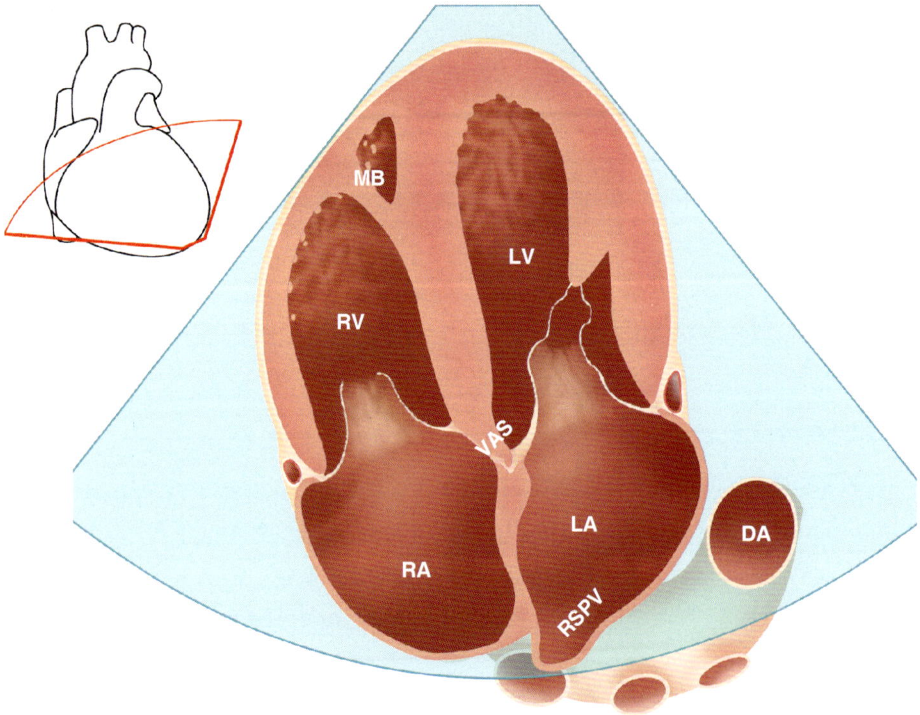

图 2-16 心尖四腔心切面。该切面显示了双心室及双心房之间的关系。左心室内可观察到乳头肌、腱索和二尖瓣的前后叶。左心房的外侧可观察到降主动脉（DA）的部分横断面。右上肺静脉（RSPV）在靠近房间隔的位置回流入左心房。右心室内可观察到调节束（MB）和三尖瓣的前叶和隔叶。注意，房室间隔（VAS）将左心室和右心房分隔开，这是因为与二尖瓣相比，三尖瓣更靠近心尖。

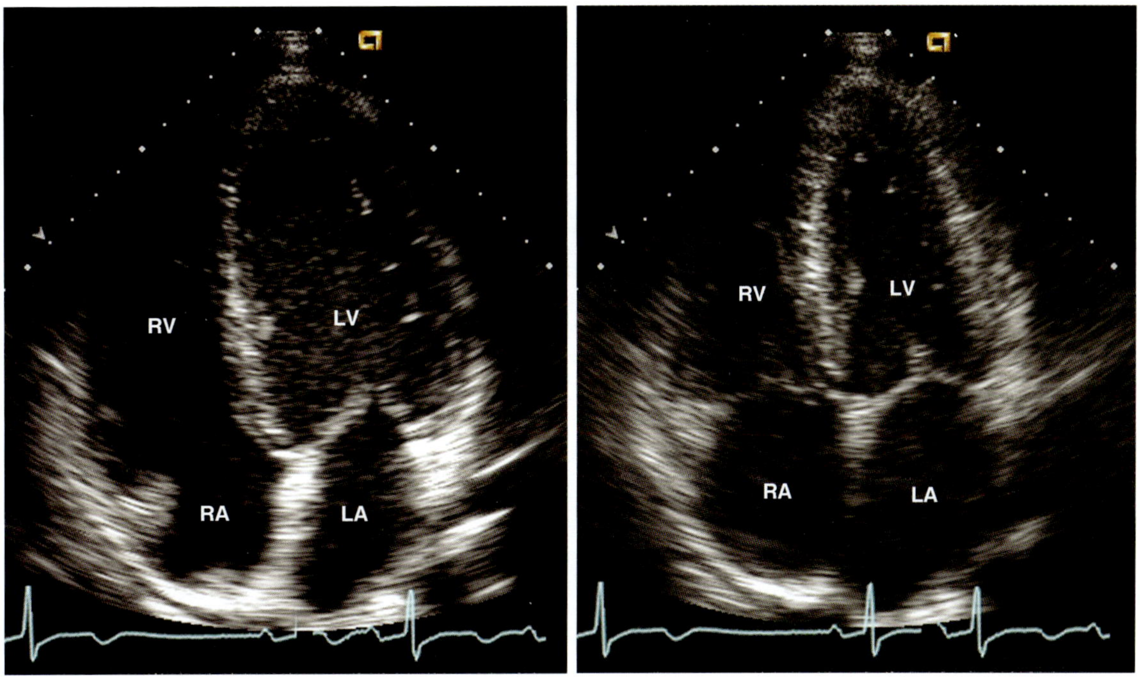

图 2-17 心尖四腔心的二维超声心动图图像，舒张末期（左）和收缩末期（右）。

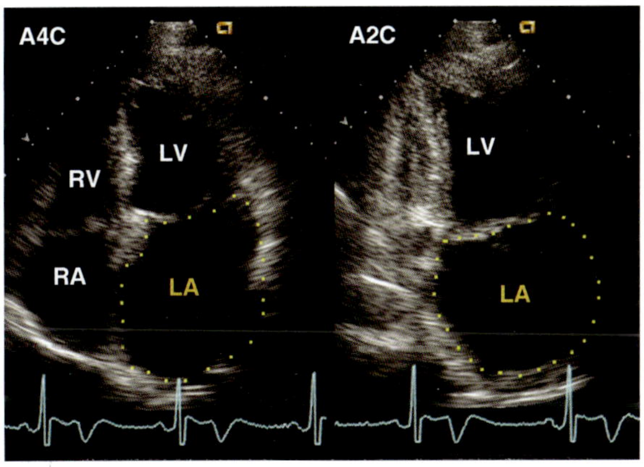

图2-18 通过描记收缩期四腔心和两腔心的左心房边界可以计算左心房容积。

别是基底。这一切面可以观察到二尖瓣前叶、左心室流出道和主动脉瓣，切面和标准左心室长轴大约呈 60° ~ 90° 的角。在某些成人，当探头进一步向前翘时可以看到肺动脉从右心室发出。在青年和儿童更容易从心尖获得肺动脉瓣的切面。

两腔心切面

探头从四腔心切面逆时针旋转大约 60° 可以得到两腔心切面，显示左心室、二尖瓣和左心房（图 2-19）。心尖两腔心切面可用来评价左心室前壁（屏幕的右侧）和后壁或下侧壁（屏幕的左侧）。由于邻近肺组织的干扰，探头位置可能需要细微调整以显示前壁的心内膜。为确保适当地旋转到两腔心切面，探头先向后翘，对称横断两侧乳头肌，然后探头稍向前动从而使这一切面的长轴看不到任何乳头肌。前叶是从正面看到的，所以瓣叶相对于瓣环的明显闭合平面可能会有误导。靠近前壁可能观察到左心耳。从两腔心将探头向后逆时针旋转可以得到降主动脉的长轴。

长轴切面

将探头从两腔心切面再旋转 60°（即从四腔心旋转 120°）将会产生和胸骨旁长轴类似的一个切面（图 2-20）。主动脉瓣、左心室流出道以及二尖瓣均可在长轴观察到。这个切面看到的室壁是前间隔（屏幕的右侧）和后或下侧壁（屏幕的左侧）。与胸骨旁长轴相比，现在可以观察到心尖，但是主动脉瓣和二尖瓣的位置更深（相应的分辨率更差）。

其他心尖切面

当心尖部怀疑有血栓时，使用高频探头（5 或 7.5 MHz）以非标准短轴切面扫描左心室心尖部比

图 2-19 心尖两腔心切面。左上图红线示意切面的位置。三维视图显示左心房和左心室的横断面、左心耳（LAA），以及位于房室沟的冠状静脉窦（CS）和二尖瓣。在两腔心切面，二尖瓣的后叶只能看到小部分，而前叶占满了瓣环的大部分区域。图示部分乳头肌的起源，而实际上乳头肌位于切面后方的对称位置。断层示意图为旋转后扇形心尖部分位于上方（基底位于左），以和二维超声心动图相对应（基底位于右）。这一切面看到的是左心室前壁和下壁。

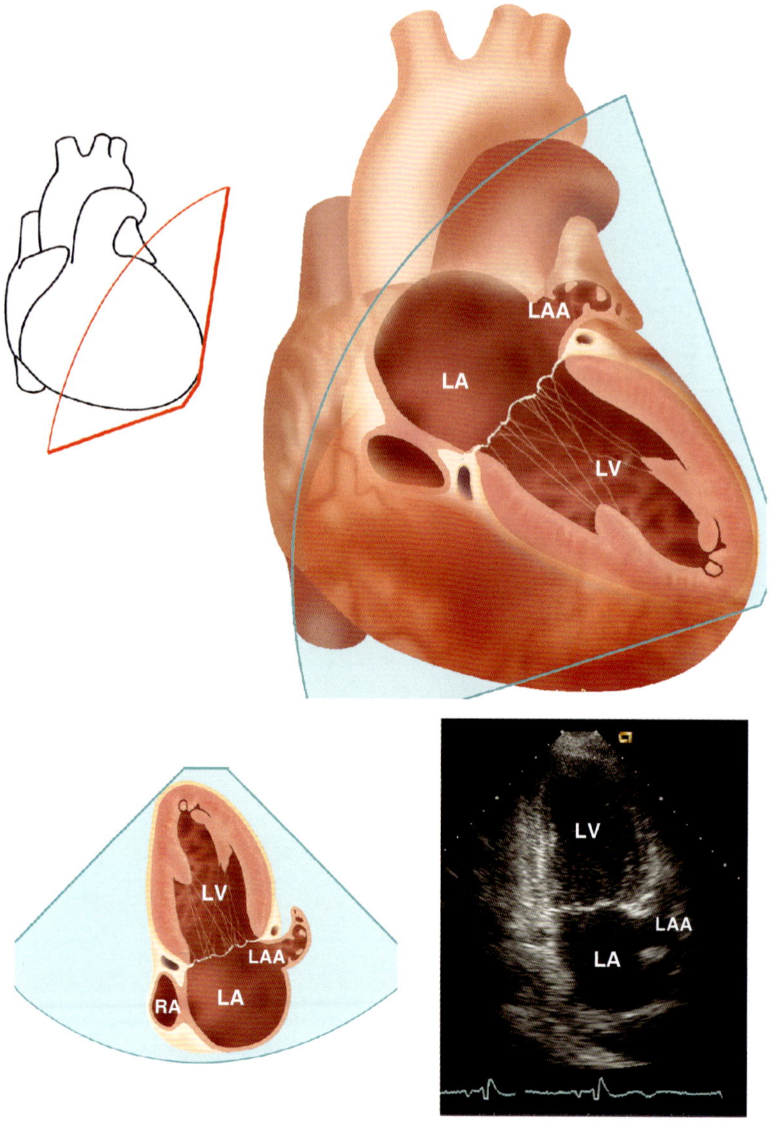

较有帮助。其中一个有用的切面是沿左心室心尖向外滑行探头，然后内转所得到的切面。

剑下声窗

患者平躺，膝盖弯起（必要时）以放松腹壁肌肉，这时可采集剑下图像。剑下四腔心切面显示右心室游离壁、室间隔中部以及左心室前侧壁（图 2-21）。这一切面的房间隔垂直于超声束的方向，从而可以很好地评价房间隔缺损。

剑下左心室短轴切面可进行左心室室壁厚度和内径的测量，并可和胸骨旁短轴获得的数据相对照，尽管剑下深度更远且通过的心肌节段不同，但当胸骨旁声窗不理想时，剑下声窗提供了一个可以协助定性和定量分析左心室的选择。

探头从剑下四腔心向下旋转，将会显示下腔静脉进入右心房的长轴切面（图 6-23）。下腔静脉静息状态时的内径（入右心房前的 1 ~ 2 cm 处）和随着呼吸内径的变化可以用来评价右心房压力（表 6-7）。肝静脉（特别是在这个切面平行于超声束的中央肝静脉）有助于评估右心房压力和记录右心房充盈模式的多普勒频谱。近端腹主动脉长轴也显示在图像下腔静脉的内侧。

胸骨上窝声窗

患者平卧，颈部垫高伸展，探头置于胸骨上窝或者右锁骨上窝采集主动脉弓的长轴和短轴切面。

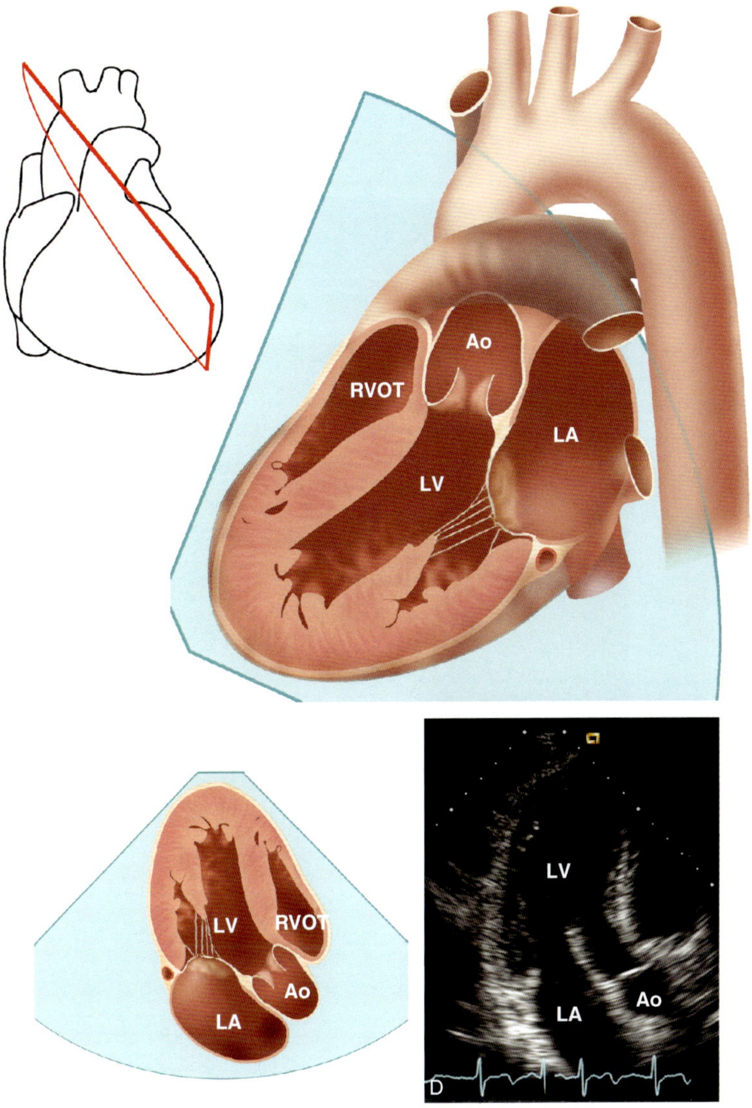

图 2-20 心尖长轴。左上图红线示意切面的位置。三维视图为主动脉根部、左心房、左心室及右心室流出道的横断面。在长轴可以观察到二尖瓣的前后叶。断层示意图为旋转后扇形心尖部分位于上方（基底位于左），以和二维超声心动图相对应（基底位于右）。这一切面看到的是前间隔和左心室后（下侧）壁。

主动脉弓长轴切面显示升主动脉、主动脉弓、近端胸降主动脉，以及右侧头臂干、左颈总动脉及锁骨下动脉的起始处（图 2-22）。相应的静脉位于主动脉弓的上方，上腔静脉邻近升主动脉。右肺动脉位于主动脉弓的“下方”，探头向内旋转可以追踪它的分支。

短轴切面显示主动脉弓的短轴。将探头稍稍向外旋转可以看到左肺动脉。不管是在长轴还是短轴切面，左心房均位于肺动脉的下方，可以从这个切面评价心房的病理或者血流的改变。

其他声窗

在一些特殊的病例，可能需要应用其他声窗。例如，右位心脏可能需要镜像声窗进行检查。有些情况下，当出现大量的胸腔积液时，患者可以采取坐位，从后侧胸壁经积液区获得高质量的图像。

M 型超声记录

尽管 M 型很大程度上已经被二维图像取代，但其仍然在评价心脏结构的快速运动方面起着很重要的作用，这是因为其取样率为 1800 帧 / 秒，而二维图像只有 30 ～ 60 帧 / 秒。快速的取样率同样可进行菲薄运动结构的辨别，如左心室心内膜。M 型超声可以显示目标区域的运动和深度，而且更精确，重复性好。M 型数据可能的缺点是目标区域的非垂直定向，这可通过在两个正交切面使用二维图像来

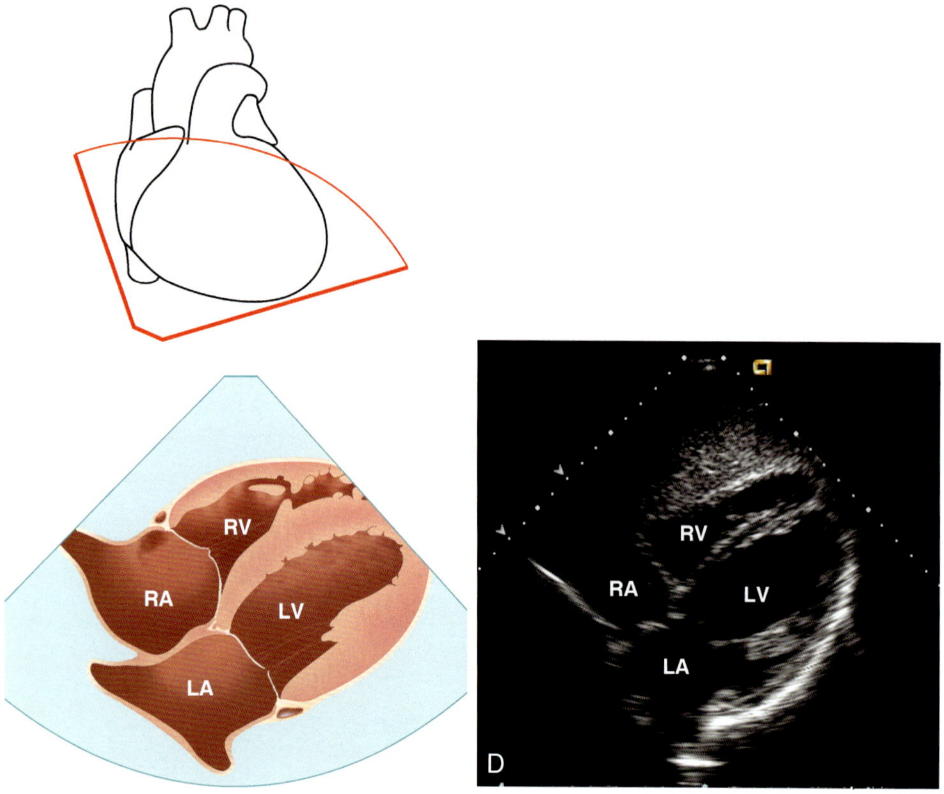

图 2-21 剑下四腔心切面。左上图红线示意切面的位置。断层示意图为旋转后扇形心尖部分位于上方（左下），以和二维剑下图像相对应（右下）。在这一切面，房间隔垂直于超声束，可以很好地观察房间隔缺损。

定位 M 型取样线而避免。

在二维图像的引导下利用 M 型特点是最为有益的，其可应用于：

- 快速心脏运动时相的判断
- 精确心脏内径的测量，或者
- 二维图像某些结构的进一步评价，以协助鉴别（如可疑赘生物）。

主动脉瓣和左心房

通过主动脉瓣尖水平的 M 型超声记录显示主动脉的平行管壁在收缩期向前、在舒张期向后的运动（图 2-23）。左心房位于主动脉根部的后方，显示在心房舒张期（心室收缩期）充盈，心房收缩期排空（心室舒张期）。左心房的充盈很大程度上造成了主动脉根部的前移，所以主动脉根部在 M 型上的运动反映了左心房的内径。当左心房充盈和排空幅度增大时，M 型上也会观察到主动脉根部运动增强（如二尖瓣反流）。心排量减低的时候，心房的充盈和排空容量会相应地减少，主动脉根部运动也会减弱。

主动脉瓣瓣叶在舒张期的闭合点像是一条细线。收缩期，瓣叶迅速完全地分开，在 M 型记录上形成箱子状。正常人也可能看到主动脉瓣叶的细微抖动。

二尖瓣

二尖瓣水平的 M 型超声经过了右心室前壁、心室腔、室间隔、二尖瓣的前后叶、左心室后壁和心包（图 2-24）。二尖瓣在收缩期的闭合点像是一条细线，收缩期稍向前移，与左心室后壁的运动平行。在舒张早期，瓣叶大幅度打开，此期前叶的最大运动点为 *E 峰*。通常在 E 峰和室间隔的向后最大运动点之间只有很小的距离——*E 峰间隔分开距离*（E-point septal separation，EPSS）。在除外二尖瓣狭窄的情况下，EPSS 增大表示左心室扩大、收缩功

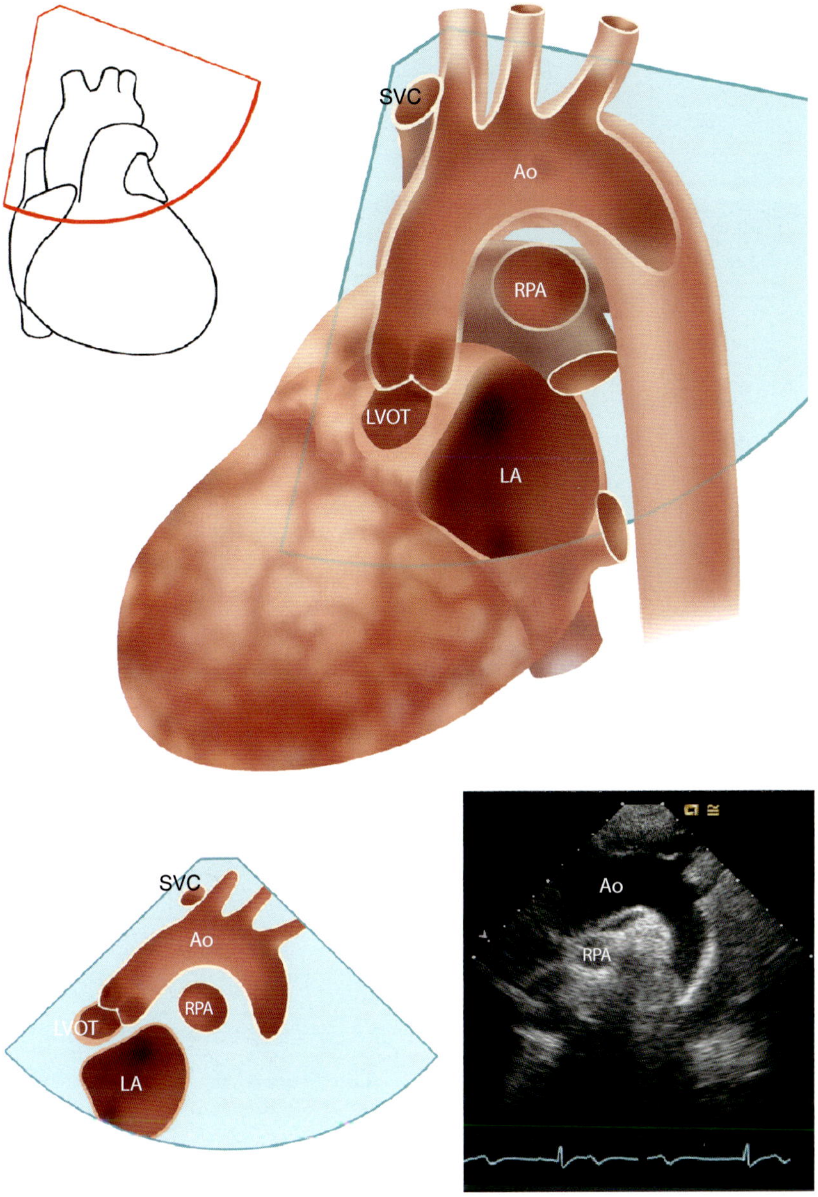

图 2-22 胸骨上窝切面。左上图红线示意切面的位置。三维视图显示升主动脉、主动脉弓、近端降主动脉以及左颈总动脉和锁骨下动脉起始处的横断面。右肺动脉紧邻主动脉弓的下方，有时这一切面可以看到左心房和主动脉瓣。RPA：右肺动脉；LVOT：左心室流出道；SVC：上腔静脉。

能不全或者主动脉瓣反流。

在舒张中期（舒张末期）瓣叶朝向彼此运动，然后在心房收缩的时候再分开，产生舒张晚期的峰——A 峰。二尖瓣前叶从 A 峰到闭合点（*C*）的闭合通常呈线性斜坡，除非左心室舒张末期压力增高时，二尖瓣运动的 M 型超声记录可能出现“*B* 峰”或“*A-C* 的肩耸”。正常个体不会出现二尖瓣前叶的细微抖动，如若出现，通常提示主动脉瓣反流。

左心室

二维超声引导下的 M 型超声垂直于左心室长轴从乳头肌水平穿过左心室的中部，提供了收缩期和舒张期左心室室壁厚度和内径的标准测量（图 2-25）。这种测量的限制在于它仅反映了一条线上左心室的内径，而当左心室疾病的进展表现不对称时，例如陈旧性心肌梗死时，则不能准确显示左心室。不过，很多疾病会造成左心室的对称性变化（容量负荷过大、肥厚）。M 型测量的精确性和可重复性在患者管理方面比较有用，其应用包括对长期无症状主动脉瓣反流患者左心室收缩末期内径的序列评价，或对高血压患者左心室肥厚情况的评估。

后壁心内膜为一条连续的在收缩早期陡坡上升的线，注意将心内膜与覆盖于二尖瓣腱索结构的反

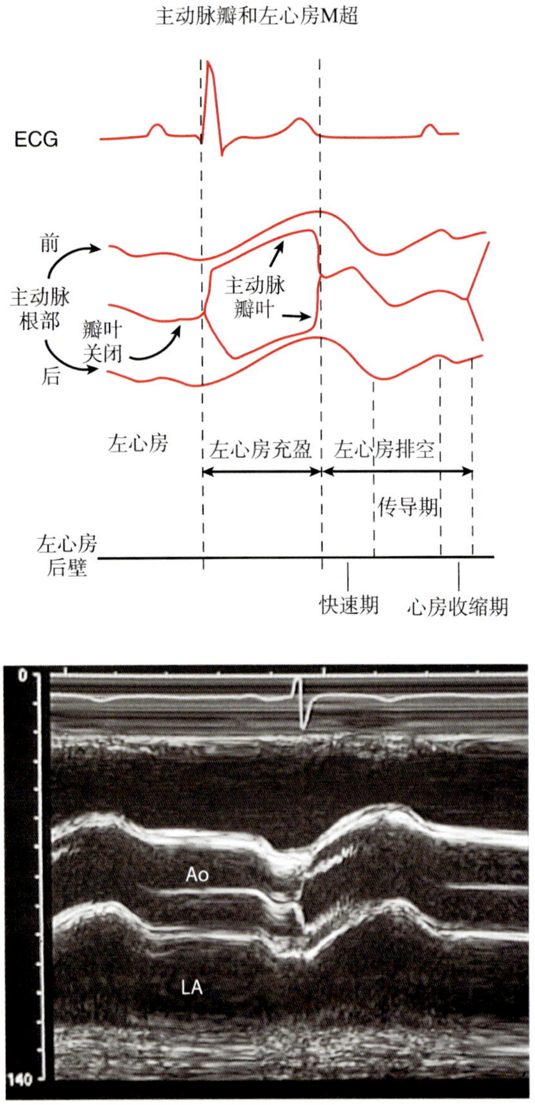

图 2-23　正常主动脉瓣和左心房运动的示意图（上）和 M 型追踪（下）。

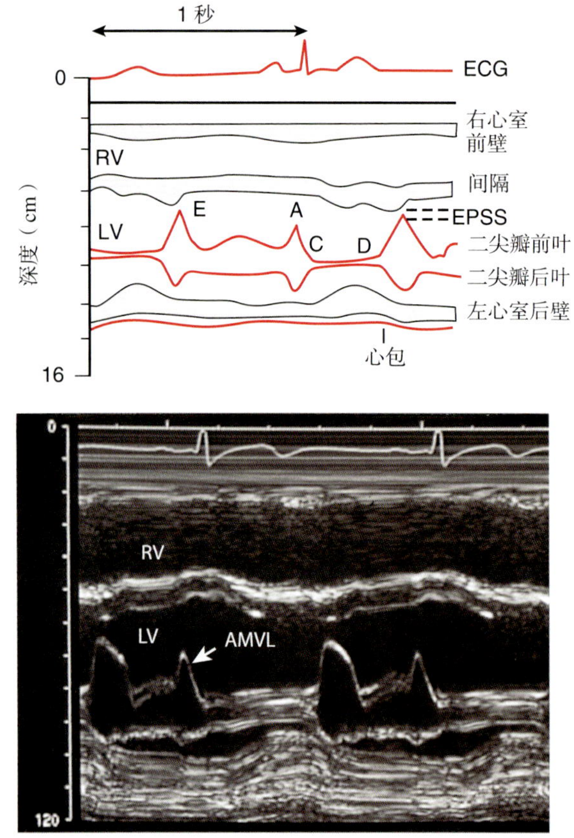

图 2-24　正常二尖瓣运动的示意图（上）和 M 型追踪（下）。

射辨别开。类似的是，室间隔心内膜为一条连续的收缩期向下运动的线。测量是从室间隔心内膜回声前缘到后壁心内膜的前缘。

当怀疑心脏压塞或者后方心包少量积液时，在这一水平 M 型超声的记录也可辅助进行右心室游离壁运动的时相评估。

其他M型记录

经过肺动脉瓣的 M 型超声类似于经过主动脉瓣的 M 型表现，不过在成人通常只能记录到一个瓣叶的活动。舒张期（心房收缩后）瓣叶的轻度移位称为 A 波，当肺动脉瓣狭窄时会增加（> 7mm），而肺动脉高压时会减低（< 2mm）。当肺动脉高压时，M 型超声可观察到收缩中期瓣叶的短暂闭合（或"切迹"）（图 2-26）。经过三尖瓣的 M 型超声同二尖瓣的相似，但是很少有临床意义。

正常心内血流模式

基本原理

层流对比湍流

正常心内血流模式的特点是层流。层流是指流体沿着与管轴平行的方向作均匀流速运动（图 2-27）。在三维空间中，层流由同心层（或层）流体组成，每一层具有可预测的和统一的方向和速度 。

当无计量单位的雷诺数超过 2000 ~ 2500 时，稳定的层流开始变得湍动。雷诺数（R_e）与血液流速 V、管腔直径 d 和血液密度 ρ 直接相关，与黏度 γ 呈负相关。

$$R_e = (Vd\rho)/\gamma \tag{2-1}$$

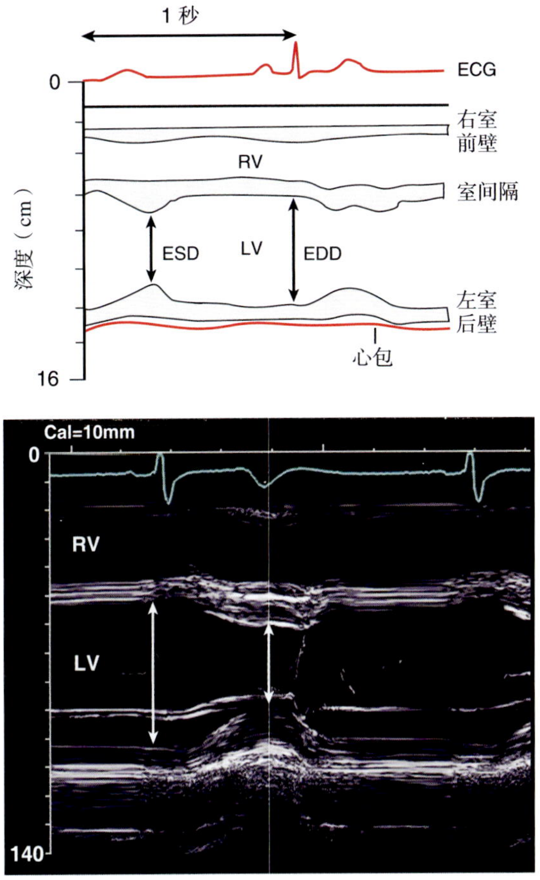

图 2-25 左心室乳头肌水平的示意图（上）和 M 型追踪（下）。EDD：舒张末期内径；ESD：收缩末期内径。

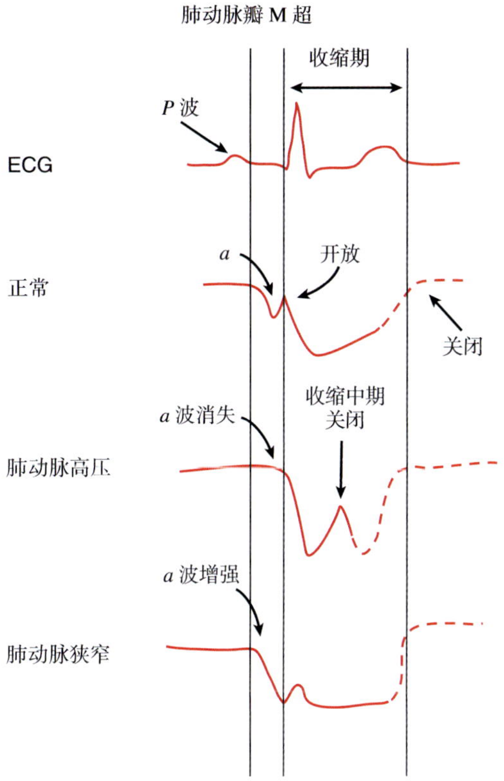

图 2-26 肺动脉瓣运动模式。

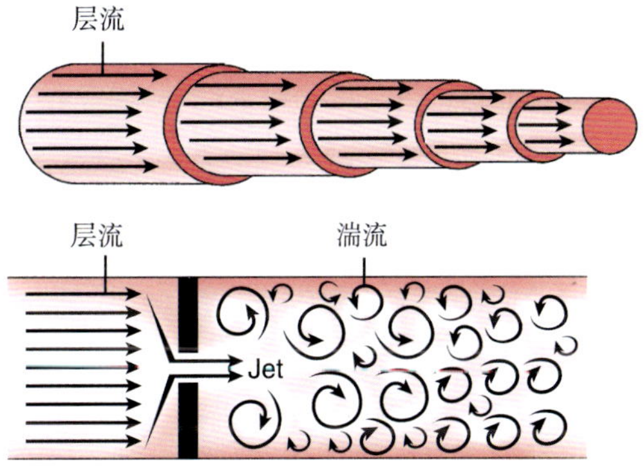

图 2-27 层流的特点是由同心层流体组成，以均匀流速平行运动，每一层具有可预测的和统一的方向和速度（上）。湍流为在狭窄区域（狭窄口、反流口或心内分流）下游的血流变为多方向和不同流速（下）。在口的位置，出现高速射流。

当血流模式受到干扰时，血细胞往各个方向以不同的速度运动而不是一致、平行的流线。湍流，在流体动力学里，指特定的流体模式，液体的流动模式不可再预估。而心内血流干扰很少是真正的湍流，这个词用于临床表示非层流状态。

血流速度轮廓图

在心内特定位置和心脏周期特定时间横断面速度的空间分布就是*血流速度轮廓图*（图 2-28）。如果层流中所有平行的流线都有着相同的流速，那么血流速度轮廓图是“平”的。如果血管中央的流速高，靠近血管壁的地方流速低，那么图形就是“曲线的”（通常为抛物线样）。外周血管正常血流呈曲线样血流速度图形，而心内血流图形则相对较为平整。倾向于平衡横断面血流速度分布的因素包括血流逐渐变细、流量加速以及入口几何形态。因此，近端主动脉和肺动脉以及二尖瓣和三尖瓣有着相对平整的血流速度图形。而下游，血流的空间分布发生变化。例如，在升主动脉，血流图形变得偏斜，主动脉弓内侧是高速血流，而外侧则是低速血流。许多多普勒定量测量方法是基于心内特定位置空间血流图形的假设。在某些情况下，这些假设可以经过仔细的脉冲或彩色多普勒评估验证。

临床多普勒定量方法

临床多普勒超声用于评价心脏疾病，通常采用

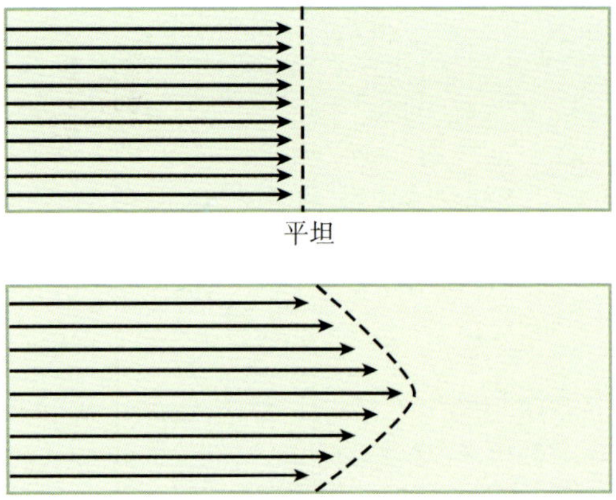

图2-28 流体的长轴断面示意图，箭头的长度与速度呈正比。图示平坦和抛物线血流速度图形之间的区别。

三个基本原理。这里进行简单的介绍，之后的章节将会更详细地介绍，包括技术层面和潜在的缺陷：

- 第 6 章：血流容积的测量
- 第 11 章：速度和压差之间的关系
- 第 12 章：经小口径的空间血流模式（如瓣膜反流）

血流容积的测定

当血流呈层流，即较为平坦的血流速度剖面时，可很直观地认为瞬时流量可通过横断面积或 CSA（单位为 cm^2）乘以流速（单位为 cm/s）计算。同样，通过整合血流速度和血流时间，每搏输出量 *SV*（单位 cm^3）可以如下计算：

$$SV(cm^3) = CSA(cm^2) \times VTI(cm) \tag{2-2}$$

其中 *VTI* 是多普勒速度曲线的速度 - 时间积分（cm）。临床应用此法来测量休息及运动或药物干预后的 SV 和心输出量。其是瓣膜面积计算公式的组成部分，可以评估瓣膜反流严重程度，或定量分析心内分流患者体肺血流比例。

速度 - 压力关系

在血流有任何显著狭窄的区域——不管是否瓣膜狭窄、室间隔缺损或反流口径——流速相对于狭窄的程度而增加；口径越窄，给定容积下的速度就越快。在大多数临床情况下，经过狭窄口径的缩窄射流与跨越口径的压差呈量化关系，如简化的伯努利方程所示：

$$\Delta P = 4v^2 \tag{2-3}$$

ΔP 是瞬间压力阶差（mmHg），v 是瞬间速度（m/s）。这种压力阶差和速度之间的关系对于应用连续多普勒定量分析瓣膜狭窄程度、无创判断肺动脉压力以及评估其他心内血流动力学（表 2-8）是非常重要的。

血流空间形式

通过小口径的血流有如下特点：

- 近端区域血流汇聚
- 狭窄血流束通过口径，称为缩流断面
- 下游血流紊乱

空间血流的每一构成形式都可通过彩色血流图像进行评价，其可以实时显示每一断面的血流形式，如瓣膜反流。近端血流汇聚区域可以计算血流容积速率。缩流断面可简易地测量瓣膜反流程度。下游的血流紊乱可以检测瓣膜反流或者心内分流，以及判定右心室或左心室流出道的解剖性梗阻。另外，血流紊乱的三维形态可为瓣膜反流病因提供线索。

正常心内前向血流

正常心内前向血流可以通过脉冲或者连续多普勒超声进行评估（表 2-4 和 2-5）。精确地测量前向血流依赖于多个技术因素，其中最重要的是超声束和血流方向要平行一致。超声仪器测量多普勒频移，显示的速度通过多普勒公式计算。该公式基于探头频率、血液中声波速度以及多普勒超声束和目标血流的截角。对于心内血流，血流的三维方向很难判定，特别当血流异常时，试图“校正”假定的干扰角度有时反而会增加测量误差而不是减少。那么，检查者应该仔细地放置探头和调整角度，尽可能地使超声束和目标血流平行，从而获得最高的计算速度。在多普勒公式中，当血流沿探头声束直线向前（截角 = 0°）或者朝向探头（截角 =180°）时 cosθ= 1（所以可被忽略）。平行角度的细小偏移（不超过 20°）只会在速度计算上（图 1-27）产生很小的误差（6%）。这种方法通常会产生准确的速度数据，而在所有超声心动图检查中应当注意由于非平行角度造成的心内流速低估情况。当记录瓣膜狭窄、瓣膜反流或者

表 2-4 正常前向血流对应的经胸切面

前向血流	切面
左心室流出道（LVOT）	A4C（前翘） 心尖长轴
主动脉（升主动脉）	左心室 - 心尖 SSN
降主动脉 胸主 近段腹主	 SSN SC
左心室流入道（二尖瓣）	A4C 或左心室长轴
右心室流出道（RVOT）	PSAX（主动脉瓣水平） SC 短轴
右心室流入道（三尖瓣）	右心室流入道 A4C
左心房流入（肺静脉）	A4C
右心房流入	SC（中央 HV） SSN（SVC）

A4C：心尖四腔；HV：肝静脉；PSAX：胸骨旁短轴；SC：剑突下；SSN：胸骨上窝；SVC：上腔静脉。

表 2-5 正常前向多普勒血流速度

升主动脉	1.0 ~ 1.7
LVOT	0.7 ~ 1.1
左心室流入道	
E 峰	0.6 ~ 1.3（0.72±0.14）
下降斜率	5.0±1.4 m/s
A 峰	0.2 ~ 0.7（0.47± 0.4）
PA	0.5 ~ 1.3
右心室流入道	
E 峰	0.3 ~ 0.7
右心房充盈（SVC，HV）	
收缩期	0.32~0.69（0.46±0.08） m/s
舒张期	0.06~0.45（0.27±0.08） m/s
左心房充盈（PV）	
收缩期	0.56±0.13 m/s
舒张期	0.44±0.16 m/s
心房逆流	0.32±0.07 m/s

HV：肝静脉；LVOT：左心室流出道；PV：肺静脉；SVC：上腔静脉。

数据来源：Wilson et al: Br Heart J 53:451, 1985; Hatle and Angelsen: Doppler Ultrasound in Cardiology, 2nd ed. Philadelphia: Lea & Febiger, 1985; Van Dam et al: Eur Heart J 8:1221, 1987; 9:165, 1988; Jaffe et al: Am J Cardiol 68:550, 1991; Appleton et al: J Am Coll Cardiol 10:1032, 1987.

心内分流等高速血流时，这种潜在缺陷将会变得显著。

其他与记录前向血流有关的技术因素包括应用合适的速度范围、滤波器和增益设置。标准的速度制式是在零位基线上方显示朝向探头的血流，基线以下显示背离探头的血流。基线可以调整以最大程度地显示目标血流，从而使速度曲线占据整个显示范围。滤波器尽可能低，这样不会产生过多的噪声，从而使时间间期的测量更为准确。增益设置可以使速度峰值和速度曲线更清晰而不会有过多的背景噪声。经典的取样容积长度在 5 ~ 10 毫米间，用于记录前向血流速度，因为这一长度可为适当的信号强度提供合理的心内定位。

即使正常的心内血流速度也可发生信号失真（如第 1 章讨论）。使用基线移动可以在大多数情况下解决这个问题。如果失真仍然存在，需要使用高脉冲重复频率或连续多普勒以明确显示最大流速。

通过适当的仪器设置和注意技术细节，应用脉冲多普勒超声测量前向速度显示为具有明确的血流开始和结束、明确的最大速度以及在每个时间点均有速度薄带的光滑外形。速度曲线下的面积是“清晰的”，因为在特定心腔内位置的流速相对均匀。连续多普勒记录的不同之处在于其曲线下是由沿整个超声束方向的较慢速度“充填”。

左心室流出

心尖或者胸骨上窝声窗可用于获得使超声束和左心室流出道及升主动脉血流方向平行的角度。通常，因经食管较难获得平行的角度，所以通过经胸途径记录的左心室流出速度最为准确。在有些情况下，经胃“心尖”途径或许会有用，但是要注意，由于角度的不平行，可能会造成速度的低估。

当把脉冲多普勒取样容积置于主动脉瓣的左心室侧，将记录到射流速度曲线，其加速斜坡陡峭，收缩期早期最大速度呈尖峰，减速斜坡则稍平坦（图 2-29 和 2-30）。注意加速每一瞬间的速度窄带反映了加速时左心室流出道血流速度的均一性。在减速时，每一瞬间的速度范围稍宽（频谱增宽），这是因为减速时血流形式的不稳定性使得血流速度有轻微的变异。射血末期可立即看到主动脉瓣关闭回声。当把脉冲多普勒取样容积置于主动脉瓣的主动脉侧时记录到的血流类似，不同之处在于观察到的是主动脉瓣开放回声而不是关闭回声，而且因主动脉瓣

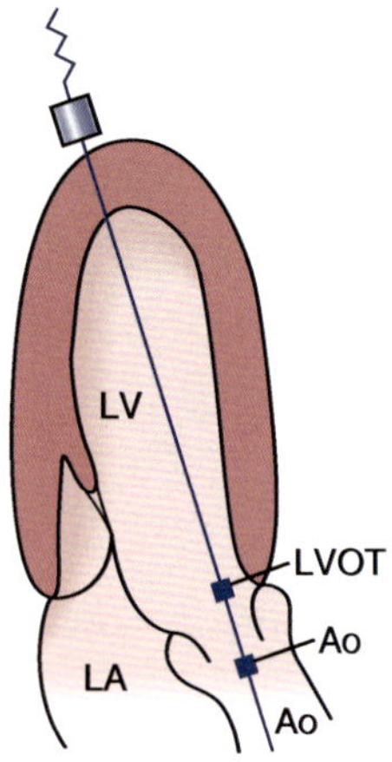

图 2-29 左心室流出道速度（LVOT）通过在前翘的心尖四腔心切面或者心尖长轴切面（如图所示）利用脉冲多普勒将取样容积置于主动脉瓣关闭平面的近端而测得。取样容积通过多普勒信号进行调整，显示主动脉瓣的关闭而不是开放回声。取样容积深度稍增加，恰好超过收缩期开放瓣叶的顶部位置，以记录主动脉血流速度（Ao）。

尖水平横断面积稍微变窄，其最大速度要更高，大约比流出道速度高出 0.2 ～ 0.4 米 / 秒。

使用连续多普勒记录主动脉瓣血流时，开瓣和关瓣回声均被记录。速度曲线下的面积由低速速度信号充填，因为沿整个超声束起自左心室的低速血流信号均可显示。

正常主动脉瓣速度曲线下的面积（*流速 - 时间积分*）反映了每搏输出量，其可通过乘以横断面积计算。通过主动脉瓣的正常前向最大流速大约是 1 ～ 1.2 米 / 秒，不论是通过脉冲还是连续波多普勒方法测量都是一样。正常流出道的血流速度通常是 0.8 ～ 1 米 / 秒，与通过主动脉瓣的速度“加速”情况或者流出道与主动脉的速度比值（0.7/1）相对应。

*非狭窄*瓣膜的速度和压力阶差的关系比较复杂，伯努利方程（应用于狭窄区域）并没有全面阐释。加速时期对应的左心室和升主动脉之间有着细微的压差，其最大的压差对应最大的速度。左心室压力逐渐下降，在收缩中期低于主动脉压力，此时发生血流的减速。所以，对于正常的瓣膜来说，最大流速发生在压力转折点（图 6-1）。减速时，主动脉压力仍稍高于左心室压力，直到血流减至为零以及瓣膜关闭。这个时候，左心室的压力继续迅速下降。

右心室流出

右心室流出道及肺动脉的血流通过胸骨旁短轴

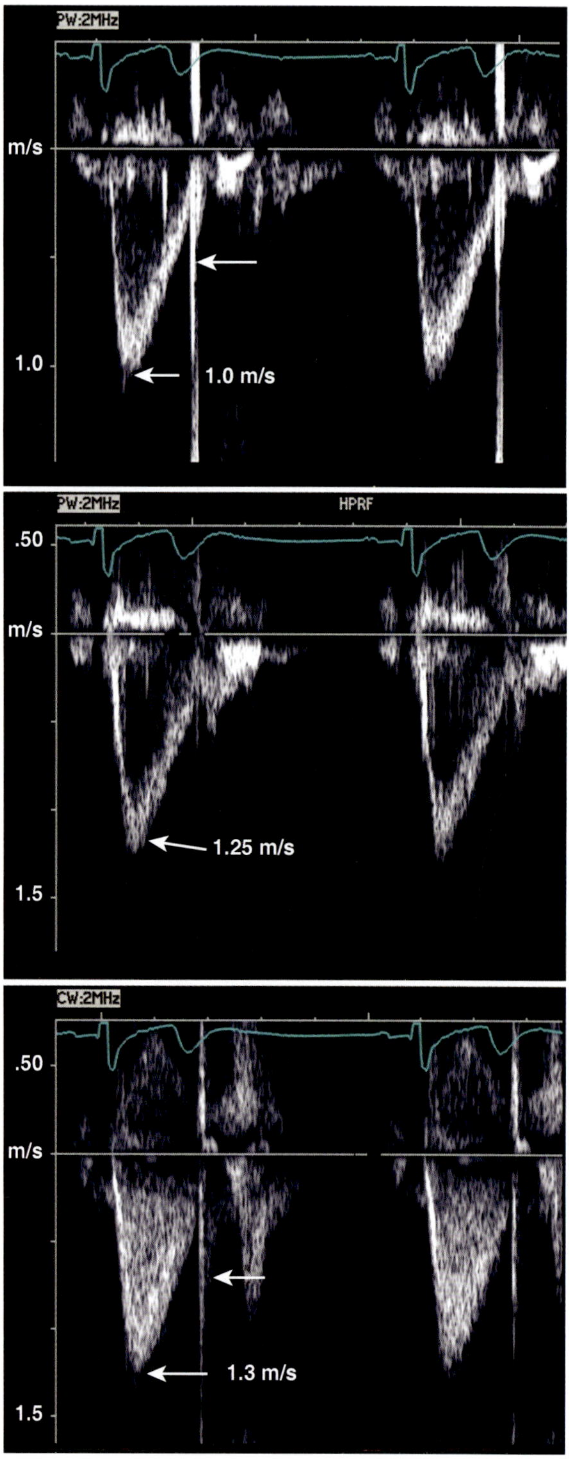

图 2-30 正常左心室，通过脉冲多普勒置于主动脉瓣近端（*上*）记录流出血流，其是光滑的速度曲线，峰值清晰（1m/s），有明确的关闭回声。在加速期速度曲线非常窄，而减速期频谱相对较宽，这是因为加速和减速时速度均一性不同造成的。脉冲多普勒置于主动脉瓣远端（*中*）的记录显示高速血流层流而未显示瓣膜开闭。连续多普勒（*下*）记录的主动脉血流显示了主动脉瓣的开闭，以及速度曲线下沿超声束方向所有记录的速度填充。

或右心室流出道切面获取（图 2-31）。在正常人中，右心室的射血曲线同左心室相似，不同在于其峰值速度稍低（0.8 ~ 1 米 / 秒），射血周期更长，速度曲线更圆钝，峰值流速出现在收缩中期。右心室和左心室的射血曲线形态显示与下游的血管阻力有关。肺血管的阻力低，使得血流加速度较慢，峰值流速（及压力转折点）发生在射血周期的较晚阶段。而当肺血管阻力增加时，右心室的射血曲线更像左心室射血曲线，伴有尖锐的速度曲线形态以及较早期的峰值流速。

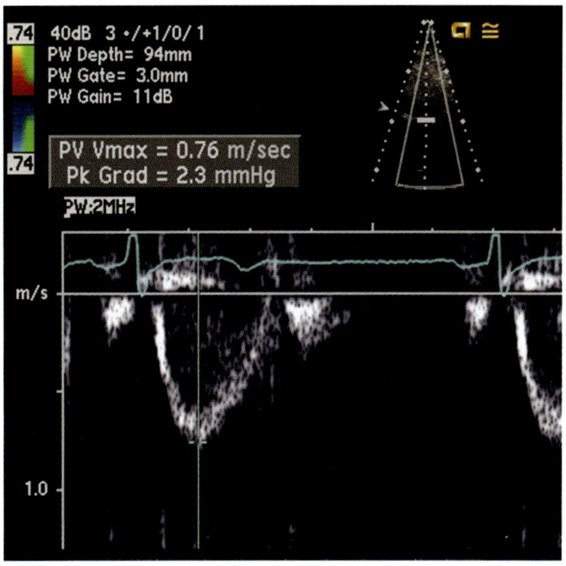

图2-31 胸骨旁短轴切面，脉冲多普勒取样容积置于肺动脉中段，记录正常的肺动脉血流速度曲线。速度曲线圆钝，收缩中期出现峰值流速，最大速度约0.8米/秒。该速度曲线形态同左心室流出曲线的比较见图2-30。

左心室流入

穿过二尖瓣的舒张期血流显示为两个峰：反映舒张早期被动充盈的峰值（*E* 峰）和心房收缩产生的舒张末期峰值（*A* 峰）（图 2-32）。正常健康年轻人的 *E* 峰速度大约为 1 米 / 秒，*A* 峰大约为 0.2 ~ 0.4 米 / 秒，反映出心房收缩对于左心室舒张充盈的较小作用。如果舒张期足够长，两个峰值之间将会出现无血流的间期或者说是分离。

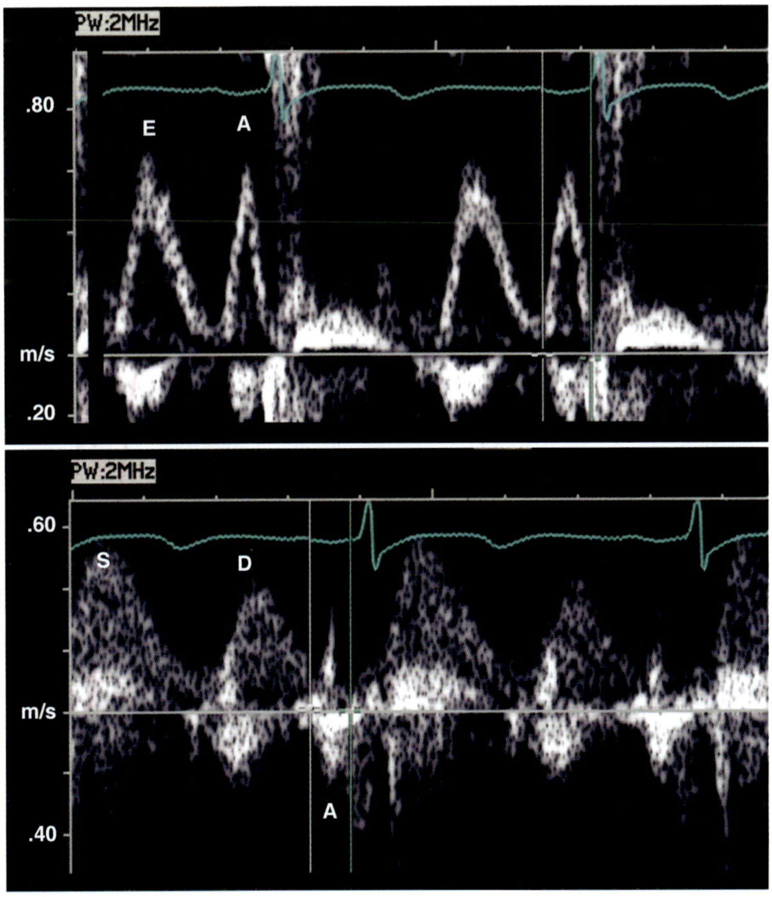

图 2-32 脉冲多普勒记录正常的左心室流入速度曲线（上），显示舒张早期快速充盈（*E*）和心房收缩（*A*）对于晚期舒张充盈的作用。经胸心脏超声从右上肺静脉记录左心房充盈（下），显示收缩期（S）和舒张期（D）充盈，及心房少量的逆流（*A*）。

即使在正常的个体，左心室舒张充盈的形式也会随着年龄、负荷状况、心率和 PR 间期而变化。随着年龄的增长，*E* 峰速度逐渐减低，舒张早期减速延长，*A* 峰逐渐升高，所以 *E/A* 比值从年轻人的大于 1 逐渐降为 50 ~ 60 岁的等于 1，以及更老个体的小于 1。

前负荷的增加导致 *E* 峰速度的升高，其减低则产生相反的效果。当舒张期缩短的时候（如快速心率时），*A* 峰将和 *E* 峰的下降支重叠融合在一起，导致一个明显较高的 *A* 峰。当心率很快时，只能看到单一的 *E/A* 峰。PR 间期的延长有着相似的影响。当心房收缩发生在舒张早期的时候，*A* 峰累加在 *E* 峰的下坡。应当认识到这些左心室舒张充盈正常形式的变化，以避免对于“异常”的不合理解释。

通常，左心室的舒张充盈通过经胸心尖声窗记录（图 2-33）。除了上述讨论的生理性变异外，*E* 峰速度和 *E/A* 比值可能会因取样容积置于二尖瓣环还是瓣尖而有所不同。合适的放置取样容积取决于多普勒曲线是用于评价左心室舒张充盈（瓣尖最为有用）还是经二尖瓣计算心搏量（二尖瓣环水平最有用）。连续波多普勒记录显示的是沿超声束方向上任一位置发生的最高速度。左心室的舒张充盈将在第 7 章进一步详细讨论。

右心室流入

右心室流入血流可通过心尖途径或者胸骨旁右心室流入道途径记录。右心室舒张充盈的形式类似于左心室充盈，尽管峰值速度稍低，正常右心室流入道 *E* 峰为 0.3 ~ 0.7 米 / 秒。

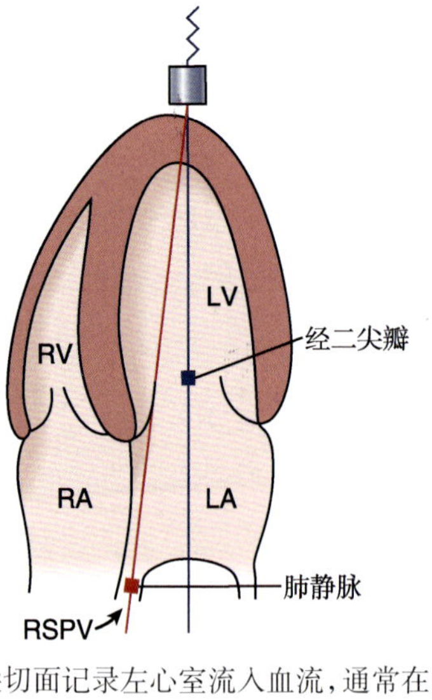

图 2-33 心尖切面记录左心室流入血流，通常在四腔心切面，取样容积置于舒张期二尖瓣瓣尖水平（蓝色）。肺静脉（PV）血流通过取样容积置于四腔心切面右上肺静脉（RSPV）内 1 厘米处（红色）记录。

左心房充盈

经胸途径记录左心房充盈情况比较具有挑战性，因为很多成人经胸图像在肺静脉深度的信号不理想。然而，仔细调整技术细节，大约有 90% 的患者可通过心尖四腔心切面右上肺静脉获得该血流曲线（图 2-31 和 2-32）。通过经食管方法，左右肺静脉的血流均可记录，左上肺静脉可获得最明显的层流信号。

心房收缩导致肺静脉短暂的逆流（*a* 波），其后为双相充盈形式，为心室收缩期的心房显著充盈（*x* 坡），及心室收缩后的第二次肺静脉短暂逆流（*v* 波）和心室舒张期的第二次心房充盈曲线（*y* 坡）（见第 7 章）。在二尖瓣反流（第 12 章）、缩窄性心包炎（第 10 章）和限制性心肌病（第 9 章）可观察到异常左心房充盈。

右心房充盈

右心房充盈可通过多普勒记录上腔静脉血流（胸骨上窝途径）或中央肝静脉血流（剑下声窗与超声束平行）来进行评估。血流的形式和临床检查看到的颈静脉搏动形式相似，一个 *a* 波，一个反映收缩充盈的 *x* 坡和一个反映右心房舒张充盈的 *y* 坡（图 7-5）。

降主动脉

降主动脉的血流形式对于评价心脏的异常非常重要，因为下游的血流形式依赖于特定心脏病变的出现和严重程度。例如，主动脉瓣反流、动脉导管未闭，以及主动脉缩窄。降主动脉的血流可通过胸骨上窝途径记录，显示为收缩期速度曲线的前向血流，峰值流速大约为 1 米 / 秒，以及短暂的舒张早期逆流。腹主动脉近段可通过剑下途径记录，血流形式相似（见图 16-8 和 16-10）。

正常彩色多普勒血流模式

彩色多普勒物理的影响

频谱多普勒（脉冲或连续）倾向于精确地测量心内特定位置的血流速度，而彩色血流显像则可显示整体心内的血流形式。不幸地是，尽管理论上正常的层流应当显示为均一的红色或蓝色，但彩色血流显像仪器会产生更为复杂的模式。

例如，从胸骨旁长轴切面观察左心室流出道的血流是均一的红色，因为血流方向是朝向探头的。同样的血流在心尖切面观察就是均一的蓝色，因为那时血流是远离探头的（图 2-34）。同样的现象可以出现在单一图像层面的血流中。例如，胸骨上窝切面观察主动脉弓的前向血流，近段血流为红色（朝向探头），远段则为蓝色（背离探头），而图像中间则是一片较小的黑色区域，因为在这一位置超声束垂直于血流。类似的，剑下途径观察腹主动脉时，前向血流显示为穿过图像平面时先是红色，然后变为蓝色（图 1-33）。在这些例子中，颜色的变化是因为超声束和血流之间角度的变化，以及位于扇形的左侧或是右侧边缘，而不是血流方向或者速度的变化。

二维图像中截角的不显著变化也会导致正常层流血流出现复杂的彩色血流形式。例如，在心尖长轴评价左心室流出道的收缩期血流时，沿室间隔的血流速度可能要明显高于沿二尖瓣前叶的速度（图 2-35）。这种情况的出现主要是因为沿着室间隔时多普勒超声束与血流之间比沿着二尖瓣时更为平行。实际上，穿过左心室流出道的速度是一样的，但因其截角的不同而产生不同的多普勒频移。因为仪器假定每一信号都为 cosθ=1，所以非平行截角计算出错误的低速血流，导致图像上因为截角不同而显示穿过图像平面的流速明显增加。

除了截角之外，彩色血流显像也受信号失真现象的影响。尼奎斯特极限，显示在彩色尺度的顶部和底部，对于经胸心脏超声 2 或 3 MHz 的探头来说，通常为 60 ~ 80cm/s。因为正常的心内血流经常超过这个极限，从而发生信号失真。朝向探头的血流在低于尼奎斯特极限时显示为红色，但是发生失真时，同样的血流信号会显示为蓝色。同理，朝向探头的血流为红色，失真时为蓝色；而远离探头的血流为蓝色，失真时为红色。事实上，对于高速血流可以发生多重失真，显示为序列地红色变为蓝色再变为红色，如此以往。正常失真的一个示例为从心尖四腔心观察左心室流入道血流形式，朝向心尖的红色血流在超出尼奎斯特极限时变为蓝色（图 1-34）。让新学者感到困惑的同时，信号失真形式可应用于利用近端等速表面积方法定量分析心内血流，这将在第 12 章中讨论。

另一个即使是正常心内血流也会观察到的彩色图像形式是变异，其通常在彩色显示里编码为绿色。变异的概念是指单一心内位置显示了多种血流速度和方向（如反流束），通过前面讨论的截角和失真可以很明显地看到，正常的血流也可达到变异标准。例如，在失真范围的区域，由于失真，仪器将会序

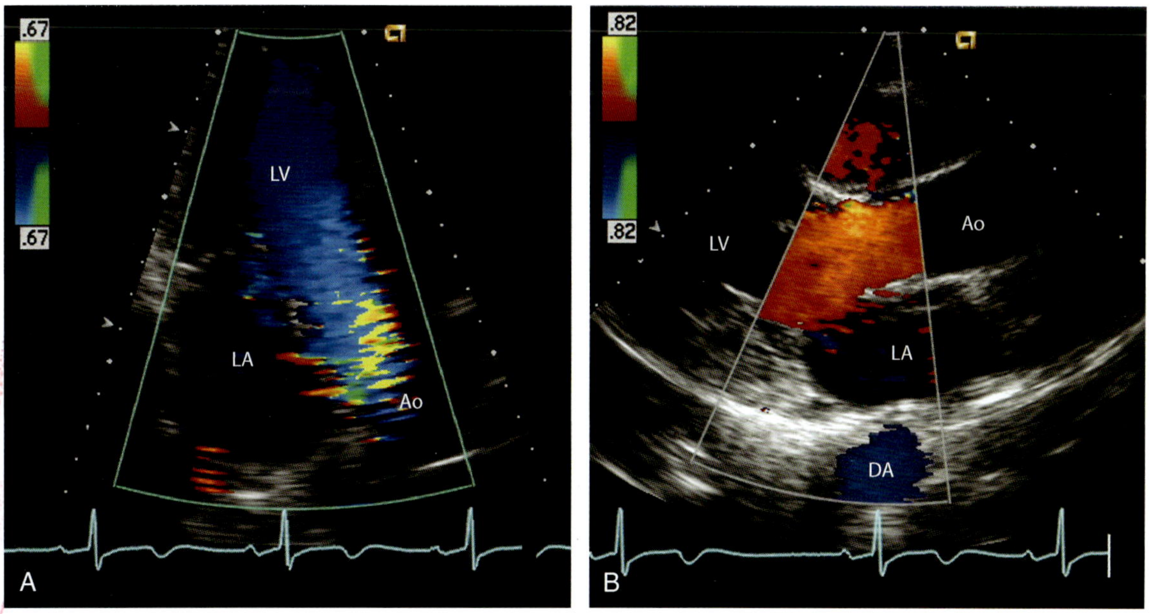

图 2-34 心尖途径记录左心室流出道的血流（**A**）显示为蓝色（远离探头），而同样的血流在胸骨旁（**B**）则显示为红色（朝向探头）。

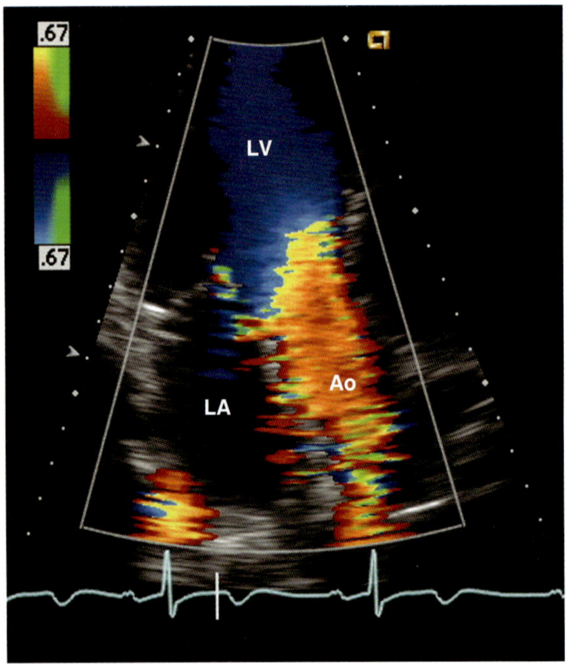

图 2-35 心尖长轴切面左心室流出道彩色多普勒显示主动脉瓣近端的失真，因为血流速度（约 1 米 / 秒）超出了这一深度的尼奎斯特极限（0.67 米 / 秒）。流出道彩色形式的变化是因为沿着室间隔的超声束和血流之间较沿着二尖瓣更为平行的缘故。

列测量朝向探头以及背离探头的血流，从而使彩色像素发生变异。意识到彩色变异形式可以发生在正常心内血流，将可避免错误的解读。

正常心室流出模式

左心室流出的彩色血流图像可以通过心尖途径四腔心前翘或者长轴切面记录。血流为层流，但是这一深度通常发生失真，导致复杂的彩色形式。测量主动脉瓣近端的心搏量时，假定平坦的血流速度轮廓是有效的，而关于沿室间隔的失真现象到底是由于歪曲的血流还是彩色扇面截角变异造成的这一情况，仍存有很多争议。

要注意脉冲或连续波多普勒精确测量前向速度时需要平行的角度。而在彩色血流显像中，血流的空间形态比起绝对的速度更有吸引力。因此，非平行角度的切面常常是有帮助的。例如，左心室流出道可以通过胸骨旁长轴进行彩色血流显像评价，即使血流方向基本上垂直于超声束。如第 12 章所论述，这一切面对于评价流出道的异常血流（如主动脉瓣反流）非常有帮助。

右心室流出血流可以通过胸骨旁短轴、右心室流出道切面或者剑下短轴切面进行观察。因为流速稍低且探查深度小于左心室流出道，远离探头的血流通常显示为均一的蓝色。

正常心室流入模式

在心尖四腔心切面中，左心室流入道显示为宽阔的血流，从二尖瓣环的外侧延伸到左心室的心尖。如果超出尼奎斯特极限，将发生信号失真，速度失真的地方颜色偏移。实时显像中，早期和晚期舒张期充盈的血流可以分别显示。当超声穿透力最佳时，舒张期血流从肺静脉延伸到左心室心尖。在舒张中期，左心室流入血流的正常形式为沿着左心室侧壁朝向心尖运动，而同时有沿着室间隔背离探头的血流，因此在舒张期左心室内产生“涡流”（图 2-36）。有趣的是，这种正常的逆时针涡流在二尖瓣置换术后的患者则表现相反。

右心室流入的彩色血流显像形式类似于左心室，尽管舒张期的“涡流”不是很显著。

正常心房流入模式

通过四支肺静脉血液回流入左心房。在经胸图像中，右上肺静脉在心尖四腔心最容易观察到。彩色血流显像显示从这支静脉流入双相红色血流，从而允许正确地放置脉冲多普勒取样容积以记录频谱多普勒数据。经食管可以观察到所有四支肺静脉，

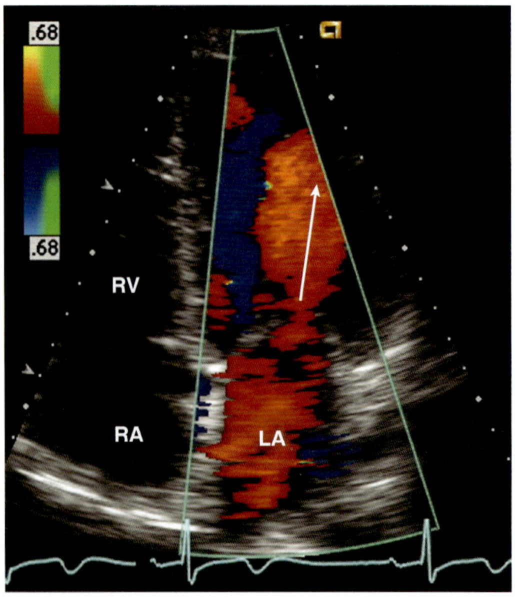

图2-36 心尖四腔心显示左心室舒张中期充盈的正常形态，沿着左心室侧壁朝向心尖的血流为红色，同时沿着室间隔远离探头的血流为蓝色。

但需要重复的是，使用彩色血流显像将会辅助每一静脉的识别。这一方法对右侧静脉特别有帮助，如果单独从二维图像上其可能很难识别。

通过上腔静脉、下腔静脉和冠状静脉窦血液回流入右心房。三尖瓣不同程度的反流（80% ~ 90% 的正常人会出现，患者的比例更高）可使其评价变得复杂，因其通常是沿着房间隔的方向。下腔静脉和冠状静脉窦的血流可以在右心室流入道切面观察，在主动脉瓣水平的短轴切面和心尖四腔心切面也可以观察。上腔静脉可通过胸骨上窝途径观察。在右心房，当怀疑房间隔缺损时，识别几种正常的流入形式是很重要的。注意 20% 的正常人会有卵圆孔未闭（可通过静脉超声造影在瓦氏动作时显示），但是彩色血流显像显示只有 5% 的正常人出现卵圆孔未闭。

生理性瓣膜反流

仔细检查操作，将会发现 50% ~ 80% 的正常人出现少量的二尖瓣和三尖瓣反流。另外，轻度的肺动脉瓣反流，表现为舒张期红色窄窄的“火苗”，也是偶然的发现（70% ~ 80% 的正常人出现）。这些生理性反流的特点是局灶信号常常仅在心脏周期短暂地看到。少量的二尖瓣、三尖瓣和肺动脉瓣反流没有明确的临床意义。与之对比的是，彩色血流显像很少在正常人观察到主动脉瓣反流（5% 的正常人）。

老年人超声心动图的变化

从年轻人到 70 岁间，典型的超声心动图变化包括左心室室壁增厚大约 2mm 而心腔内径无太大变化，左心室舒张功能受损伴随 50 岁左右 *E/A* 比值倒置，以及进行性轻度左心房扩大。主动脉的内径也稍增加，80 岁较 40 岁要增加大约 6%。心脏的钙化改变也很普遍，特别是轻微的主动脉瓣叶增厚而无左心室流出道梗阻（如主动脉硬化），会出现在大约 25% 的 65 岁以上成年人；二尖瓣环的钙化可以出现在 50% 的老年人中。在很多老年人，特别是有高血压病史的人中，主动脉和室间隔之间的拐角较为锐利，产生了明显的基底段间隔肥厚或“间隔膨出”。所有这些发现严格意义上来说是“正常”的，但因在很多老年人中都可观察到，超声报告里应该提及。

超声心动图检查

核心要素

尽管每一例患者的超声心动图检查应当指向特定的临床问题，但是应用系统的、一致的检查形式非常重要。在某些情况下，只需要执行部分标准协议；例如，患者当前完整检查后的有限随访。另外，检查进行中，需要进行额外的图像和数据收集，以充分探讨临床问题或其他观察到的畸形。

尽管不同超声室之间超声心动图的核心要素会有不同，标准检查序列的理念对于确保不遗漏畸形非常关键。在开始检查前，了解患者的血压和超声心动图检查指征非常重要。超声心动图的电极应当经常使用，以协助心脏运动和多普勒血流的时相判断。心腔、大血管及多普勒血流的测量要尽可能对应临床指征（表 2-6 至 2-8）。

检查的核心要素可允许内科医生进行如下结构的评价：

左心室

- 内径和室壁厚度
- 节段室壁运动异常
- 总体收缩功能（包括射血分数）
- 舒张期充盈

主动脉瓣及主动脉根部

- 主动脉根部内径和形态
- 主动脉瓣解剖
- 反流或狭窄的依据

二尖瓣和左心房

- 二尖瓣解剖和运动
- 狭窄或反流的依据
- 左心房大小

右侧心脏

- 右心室大小和收缩功能（定性）
- 右心房大小
- 瓣膜解剖和功能
- 估测肺动脉压力

心包

- 增厚或渗出的依据

表 2-6 临床超声心动图心腔和大血管测量 *

心脏结构	基础测量	附加测量	技术细节
左心室	ED 内径 ES 内径 ED 室壁厚度	ED 容积 ES 容积 二维心搏量 射血分数 相对室壁厚度 左心室质量	• 二维图像被用于确保测量位于中央，且垂直于左心室长轴 • M 型超声提供更好的时间分辨率，并更准确地识别心内边界
左心房	ES 前后直径（PLAX）	左心房面积 左心房容积	• 左心房前后径提供了快速筛查途径，但是可能低估左心房大小 • 当左心房大小对临床决策制订非常重要时，从心尖切面测定左心房容积有一定帮助
右心室	目测估计大小	ED 右心室流出道直径 ED 右心室长度和直径	• 因为心室腔复杂的三维形态，通过超声进行右心室大小的定量分析有一定挑战性
右心房	目测估计大小		• 右心房大小通常在心尖四腔心切面与左心房相比
主动脉	窦部 ED 直径（PLAX）	• ED 直径，预计内径指数 • 主动脉不同位置的直径	• 二维超声下，内缘到内缘的测量重复性较高 • ES 的测量要较 ED 的测量多出 2mm
肺动脉		ED 直径	

*二维测量是从图像的黑白交界面进行的，M型超声是从前缘到前缘进行测量。
ED：舒张末期（QRS波起始处）；ES：收缩末期（最小左心室容积）；PLAX：胸骨旁长轴切面

表 2-7 成人超声心动图正常瓣环和大血管内径

		范围（cm/m²）	
	范围	体表面积系数	正常上限
*主动脉（舒张末期）**			
瓣环直径（cm）	1.4 ~ 2.6	1.3 ± 0.1	< 1.6
瓣尖水平直径（cm）	2.2 ~ 3.6	1.7 ± 0.2	< 2.1
升主动脉直径（cm）	2.1 ~ 3.4	1.5 ± 0.2	
主动脉弓直径（cm）	2.0 ~ 3.6		
二尖瓣环			
ED（cm）	2.7 ± 0.4		
ES（cm）	2.9 ± 0.3		
肺动脉			
瓣环直径（cm）	1.5 ~ 2.1		
主肺动脉（cm）	0.9 ~ 2.9		
下腔静脉直径			
自右心房结合部 1 ~ 2cm 处	正常 < 1.7 cm		

* 参阅第 16 章获得更详细的方法评价在不同年龄和体表面积下正常的主动脉内径。
ED：舒张末期；ES：收缩末期。
数据来源：Roman et al: Am J Cardiol 64:507，1989; Pini et al: Circulation 80:915，1989; Schnittger et al: J Am Coll Cardiol 2:934，1983; Kircher et al: Am J Cardiol 66:493，1990.

表 2-8 超声心动图定量分析参考值

心腔	测量	正常范围 女性	男性	单位
左心室				
	舒张直径	3.9 ~ 5.3	4.2 ~ 5.9	cm
	BSA 指数	2.4 ~ 3.2	2.2 ~ 3.1	cm/m^2
	身高指数	2.5 ~ 3.2	2.4 ~ 3.3	cm/m
	舒张容积	56 ~ 104	67 ~ 155	mL
	BSA 指数	35 ~ 75	35 ~ 75	mL/m^2
	收缩直径	2.1 ~ 4.0	2.1 ~ 4.0	cm
	BSA 指数	1.4 ~ 2.1	1.4 ~ 2.1	cm/m^2
	收缩容积	19 ~ 49	22 ~ 58	mL
	BSA 指数	12 ~ 30	12 ~ 30	mL/m^2
	射血分数	≥ 55%	≥ 55%	
	间隔厚度	0.6 ~ 0.9	0.6 ~ 1.0	cm
	后壁厚度	0.6 ~ 0.9	0.6 ~ 1.0	cm
	左心室质量（二维）	66 ~ 150	96 ~ 200	g
	BSA 指数	44 ~ 88	50 ~ 102	g/m^2
	相对室壁厚度	0.22 ~ 0.42	0.24 ~ 0.42	
左心房				
	AP 直径	2.7 ~ 3.8	3.0 ~ 4.0	cm
	BSA 指数	1.5 ~ 2.3	1.5 ~ 2.3	cm/m^2
	左心房面积	≤ 20	≤ 20	cm^2
	左心房容积	22 ~ 52	18 ~ 52	mL
	BSA 指数	22 ± 6	22 ± 6	mL/m^2
右心室				
	舒张期室壁厚度	< 0.5		cm
	中段 RV 舒张直径	2.7 ~ 3.3		cm
	RV 舒张面积（A4C）	11 ~ 28		cm^2
	RV 收缩面积（A4C）	7.5 ~ 16		cm^2
	面积变化分数	32% ~ 60%		
	三尖瓣瓣环偏移	> 1.5		cm
右心房				
	右心房内径（A4C）	2.9 ~ 4.5		cm
	BSA 指数	1.7 ~ 2.5		cm/m^2

A4C：心尖四腔心切面；BSA：体表面积；AP：前后位。

Abstracted from Lang et al: J Am Soc Echo 2005; 18:1440–1463，2005，with the addition of ES ventricular dimension data（not gender specific）from Pearlman et al: J Am Coll Cardiol 12:1432，1988; Hahn et al: Z Kardiol 71:445，1982; Erbel et al: Dtsch Med Wschr 107:1872，1982; Schnittger et al: J Am Coll Cardiol 2:934，1983.

附加部分

其他图像和多普勒数据基于临床检查指征或基本检查观察到的畸形在需要时进行记录。核心要素和附加部分组成了一个完整的超声心动图检查。

核心要素的发现引导附加数据记录的一个例子是出现钙化的主动脉瓣时。发现该情况时，首先要注意精确的瓣膜解剖——双瓣、钙化、风湿性——然后瓣膜的功能。通过主动脉瓣最大射流速度和计算出的瓣膜面积（见第 11 章）定量分析瓣膜的狭窄程度。通过彩色血流和连续波多普勒技术评价反流的程度（见第 12 章）。之后，对异常主动脉瓣施加压力负荷后左心室的反应进行收缩功能（见第 6 章）和舒张功能（见第 7 章）的评价。

另一个例子就是对心肌梗死患者的评价。这种情况下，注意力集中于左心室节段室壁运动异常的范围和程度（见第 8 章）。如果注意到心尖无运动或者运动减弱，则提示要努力寻找心尖部血栓（见第 15 章）。如果患者出现新的杂音，需要仔细评价由于乳头肌功能障碍造成的二尖瓣反流或者梗死后室间隔缺损形成的可能性。评价总体的左心室收缩功能以及右心室功能。

即使在基本检查中没有注意到明显的畸形，检查可以集中于该患者的特定临床问题。例如，如果怀疑心内膜炎（见第 14 章），需要更多注意瓣膜的解剖，探头仔细调整角度以及借助非标准切面来优化对可能瓣膜赘生物的观察。另一个临床指征如何影响检查的例子就是患者因心力衰竭的症状而就诊。即使核心要素均无异常，更完善地评估左心舒张功能可能会有助于评估造成患者症状的心脏病因。

需要集中于特定临床问题进行检查以及同时保证不遗漏明显畸形的要求，更加强调了合理培训负责检查的内科医生和实施检查的超声技师的重要性，以及在检查过程和检查阐释中内科医师与超生技师的密切互动。另外，也需要与推荐就诊的医生之间互动，以在检查前明确鉴别诊断和临床问题，或在检查后将初期的可能性和超声心动结果结合在一起，评估任何残留诊断问题的可能性。

（王春燕　译　郑春华　校）

推荐阅读

1. Lang RM, Bierig M, Devereux RB, et al: Recommendations for chamber quantitation: a report from the American Society of Echocardiography's Guidelines and Standards Committee and the Chamber Quantification Group, Developed in Conjunction with the European Association of Echocardiography, a branch of the European Society of Cardiology. J Am Soc Echocardiogr 18:1440–1463, 2005.
   Detailed discussion of methods for quantitation of left and right ventricular systolic function by 2D echocardiography and measurement of atrial size and aortic root dimensions. Technical details of image acquisition, diagrams illustrating quantitative methods, and tables of normal values are included.
2. Cerqueira MD, Weissman NJ, Dilsizian V, et al: Standardized myocardial segmentation and nomenclature for tomographic imaging of the heart: A statement for healthcare professionals from the Cardiac Imaging Committee of the Council on Clinical Cardiology of the American Heart Association. Circulation 105:539–542, 2002.
   Standards for defining cardiac image orientation and myocardial segments that can be used by all imaging modalities to enhance correlation between different approaches. The standard reference for cardiac displays is defined as the long axis of the LV. The names used for image planes are short-axis (90° to long axis), vertical long-axis, and horizontal long-axis (four-chamber plane). Myocardial segments are defined at the basal and midventricular level as (clockwise from the anterior septal insertion) as anterior, anterolateral, inferolateral, inferior, inferoseptal, and anteroseptal. There are four apical segments (anterior, septal, inferior, and lateral).
3. Quinones MA, Otto CM, Stoddard M, et al: Recommendations for quantification of Doppler echocardiography: A report from the Doppler quantification task force of the nomenclature and standards committee of the American Society of Echocardiography. J Am Soc Echocardiogr 15:167–184, 2002.
   Nomenclature standards for recording, measuring, and reporting Doppler data including pulsed, continuous, and color flow Doppler. Excellent review of normal flow patterns and basic Doppler principles for calculation of volume flow rate, pressure gradients, and regurgitant valve lesions. 77 references. Useful glossary of Doppler terms.
4. Sengupta PP, Krishnamoorthy VK, Korinek J, et al: Left ventricular form and function revisited: Applied translational science to cardiovascular ultrasound imaging. J Am Soc Echocardiogr. 20:539–551, 2007.
   This article reviews our current understanding of ventricular anatomy and function, with reference to implications for echocardiographic evaluation of ventricular function.
5. Lee KS, Abbas AE, Khandheria BK, et al: Echocardiographic assessment of right heart hemodynamic parameters. J Am Soc Echocardiogr 20:773–782, 2007.
   This review provides excellent illustrations and a practical approach to evaluation of right heart hemodynamics by echocardiography.
6. Barbieri A, Bursi F, Zanasi V, et al; Left atrium reclassified: Application of the American Society of Echocardiography/European Society of Cardiology Cutoffs to unselected outpatients referred to the echocardiography laboratory. J Am Soc Echocardiogr 21:433–438, 2008.
   Detection of LA enlargement by the linear anterior-posterior diameter was compared to indexed LA volumes in a series of 578 patients undergoing echocardiography. Based on diameter measurement 49% had LA enlargement, whereas 76% meet criteria for enlargement based on indexed volumes. In those with an increased diameter measurement, 95% also had an increased volume index. However, of the 295 with a normal diameter, 59% had an increased volume index.
7. Lee KS, Appleton CP, Lester SJ, et al: Relation of electrocardiographic criteria for left atrial enlargement to two-dimensional echocardiographic left atrial volume measurements. Am J Cardiol 99:113–118, 2007.
   In a series of 261 echocardiographic studies, measurement of LA volumes by tracing apical biplane images of the atrium demonstrated atrial enlargement (LA volume > 32 mL/m2) in 43% of patients. Conventional ECG criteria for LA enlargement did not reliably correlate with measured LA volumes.
8. Schnittger I, Gordon EP, Fitzgerald PJ, et al: Standardized intracardiac measurements of two-dimensional echocardiography. J Am Coll Cardiol 2:934–938, 1983.
   Normal 2D echo intracardiac measurements are described in detail for 35 healthy adults.
9. Triulzi M, Gillam LD, Gentile F, et al: Normal adult cross-sectional echocardiographic values: Linear dimensions and chamber areas. Echocardiography 1:403–426, 1984.

Tabular presentation of normal echo dimensions in 72 normal adults.

10. Pearlman JD, Triulzi MO, King ME, et al: Limits of normal left ventricular dimensions in growth and development: Analysis of dimensions and variance in the two-dimensional echocardiograms of 268 normal healthy subjects. J Am Coll Cardiol 12:1432–1441, 1988.

    Graphic display of normal echo dimensions in 72 adults and 196 children showing relationship of each dimension to body surface area with mean and 90% tolerance limits.

11. Roman MJ, Devereux RB, Kramer-Fox R, et al: Two-dimensional echocardiographic aortic root dimensions in normal children and adults. Am J Cardiol 64:507–512, 1989.

    Derivation of gender-specific upper limits of normal (indexed to body size) for aortic root dimensions based on 135 adults and 52 children.

12. Benjamin EJ, Levy D, Anderson KM, et al: Determinants of Doppler indexes of left ventricular diastolic function in normal subjects (the Framingham Heart Study). Am J Cardiol 70:508–515, 1992.

    Detailed study of the relationship between age and Doppler measures of LV diastolic filling in the Framingham population after exclusion of subjects with hypertension, cardiac disease, or other organ system disease (n = 1485). E-velocity decreased from 0.71 ± 0.14 m/s at ages 20–29 years to 0.53 ± 0.17 m/s for those ~70 years of age. A-velocity increased from 0.35 ± 0.06 to 0.64 ± 0.14 m/s in the same groups. The E/A ratio was 1.03 ± 0.26 m/s at ages 60–69.

13. Appleton CP, Hatle LK, Popp RL: Superior vena cava and hepatic vein Doppler echocardiography in healthy adults. J Am Coll Cardiol 10: 1032–1039, 1987.

    Normal superior vena cava and hepatic vein Doppler flows show systolic and diastolic antegrade flow with a reduction or reversal in antegrade flow following atrial systole (A-wave). Variation with respiration is prominent in normal healthy adults.

14. Basnight MA, Gonzalez MS, Kershenovich SC, et al: Pulmonary venous flow velocity: Relation to hemodynamics, mitral flow velocity and left atrial volume, and ejection fraction. J Am Soc Echocardiogr 4:547–558, 1991.

15. Klein AL, Tajik AJ: Doppler assessment of pulmonary venous flow in healthy subjects and in patients with heart disease. J Am Soc Echocardiogr 4:379–392, 1991.

16. Bartzokis T, Lee R, Yeoh TK, et al: Transesophageal echo–Doppler echocardiographic assessment of pulmonary venous flow patterns. J Am Soc Echocardiogr 4:457–464, 1991.

    Each of these three references (14 to 16) provides detailed descriptions of normal pulmonary venous flow patterns and the physiologic variables that affect the flow pattern.

17. Chen MA: Aging changes seen on echocardiography. In Otto CM (ed): The Practice of Clinical Echocardiography, 3rd ed. Philadelphia: Elsevier/Saunders, 2007, pp 952–976.

    Detailed review of the normal cardiac changes with aging as assessed by echocardiography including age-grouped tables of normal values for LV dimensions and function and Doppler flow velocities. The clinical utility of echocardiography and outcome data related to age are summarized. 133 references.

18. Gottdiener JS: Hypertension: impact of echocardiographic data on the mechanism of hypertension, treatment options, prognosis and assessment of therapy. In Otto CM (ed): The Practice of Clinical Echocardiography, 3rd ed. Philadelphia: Elsevier/Saunders, 2007, pp 816–847.

    Cardiac changes in hypertensive heart disease and the prognostic implications of ventricular hypertrophy are reviewed. The use of echocardiography in clinical trials is discussed, including differences between field centers, sonographer training, reliability of measurements, and the potential impact of future studies on clinical care.

19. Stoddard MF: Echocardiography in the evaluation of cardiac disease resulting from endocrinopathies, renal disease, obesity and nutritional deficiencies. In Otto CM (ed): The Practice of Clinical Echocardiography, 3rd ed. Philadelphia: Elsevier/Saunders, 2007, pp 902–931.

    Typical cardiac changes seen in obese patients include both an increase in LV mass and chamber dimensions, combined with a decrease in systolic function. Diastolic function parameters also often are abnormal, LA size is increased, and the aortic root may be enlarged. Evaluation of echocardiographic findings in obese patients should be made in the context of these typical changes.

20. Gardin JM, Adams DB, Douglas PS, et al: Recommendations for a standardized report for adults transthoracic echocardiography: a report from the American Society of Echocardiography's Nomenclature and Standards Committee and Task Force for a Standardized Echocardiography Report. J Am Soc Echocardiogr 15:275–290, 2002.

    Recommendations for performing and reporting transthoracic echocardiography examinations in adults. An excellent resource for developing a standardized echocardiography examination in each laboratory.

3 经食管超声心动图

与经胸图像相比，经食管超声心动图（transesophageal echocardiography，TEE）的优势在于提高了图像质量，特别是对位于后方远场的结构，如肺静脉、左心房（LA）和二尖瓣。图像质量得到提高，是因为探头和目标结构之间的距离缩短，以及避免了肺或骨组织的干扰。更好的信噪比以及图像深度的减少可允许使用高频探头（5 和 7 MHz），更进一步提高了图像质量。

然而，TEE 较经胸成像更有风险，因其探头需要插入食管，并且大多数患者需要在清醒状态下进行镇静。总而言之，TEE 检查提供了额外的信息，但不能代替经胸检查，并且在某些情况下，经胸成像可提供更好的图像质量和诊断性多普勒数据。例如，从经胸途径观察前方的结构如人工主动脉瓣，其图像更佳。对于多普勒流速测量来说，经胸途径提供了更多的声窗，从而允许横向和纵向自由调整探头角度。相反，由于心脏和食管的相对位置，TEE 途径探头的位置和角度是受限的。由于无法调整多普勒声束与目标血流平行，可能导致低估流速。另外，因为 TEE 二维图像切面是斜的，常常很难获得标准的解剖测量。所以即使需要进行 TEE 检查，也要同经胸检查的数据综合起来进行最终的临床解读。

本章将会简要概述 TEE 的过程和风险，随后描述每一声窗（TEE、标准经胃、经胃心尖以及降主动脉）获得的标准切面。关于 TEE 二维和多普勒评价心脏瓣膜和心腔的章节也包含在内，以指导读者了解每一解剖结构的最佳切面。这一章主要关注正常的解剖和血流模式。临床进行 TEE 检查的指征将在第 4 章讨论，并在之后的章节中纳入病理性图像。术中 TEE 成像将在第 18 章讨论。

协议和风险

TEE 由在超声心动图和内镜操作方面均技术娴熟的内科医生进行检查，这在已出版的内科医生培训指南中有详细叙述。通常会有一个心脏超声技师协助内科医生，帮助调节仪器设置以获得最佳的图像质量和数据。许多医生采用轻度清醒镇静，并辅以咽部局部麻醉，以最大程度减少患者的不适、提高患者对操作的耐受性。当采用清醒麻醉的时候，需要一位指定的、有资格的人（通常是护士）全程监测和记录患者的血压、心率、呼吸频率、动脉血氧饱和度和清醒程度。另外，护士还要确保呼吸道通畅以及需要时吸引口腔分泌物（见推荐阅读7）。每一机构的标准中都会介绍特定的协议、清醒镇静需要的药物以及监测的流程。

当由训练有素的医生进行操作，并合理选择患者和适当监测时，TEE 的并发症发生率非常低。然而，众所周知，这项操作确实有风险。对采用这项技术可能获取的信息进行决策时，其风险必须考虑在内（表3-1）。导致检查中断的严重并发症发生率小于1%，文献报道死亡率低于1/10 000。既往有食管疾病、呼吸功能受损或睡眠呼吸暂停的患者风险较高。如果之前的操作或体格检查提示清醒镇静风险增高，那么有必要向麻醉科进行适当的咨询。

在镇静和咽部局麻之后，探头通过牙垫缓慢插入，置入食管，然后根据需要向前推进以获得诊断性图像。如果既往有食管疾病或者有和吞咽受损相关的症状，需要会诊评估食管或胃肠道情况。在监护室或者手术室检查气管插管的患者时，要注意避免影响气管插管的位置。留置的鼻胃管或者鼻饲管会限制探头的运动或者在探头和心脏之间导致气体的存在，所以通常需在 TEE 检查前撤除管道。

表3-1 经食管超声心动图检查的风险

食管插管的风险
口腔损伤
食管损伤或穿孔
出血
误吸
气管插管的移动，特别是在拔出探头的时候
鼻饲胃管的移位
清醒镇静的风险
低血压
呼吸抑制（低氧、呼吸暂停）
心律失常
支气管痉挛
死亡

通过如下操作可将误吸的风险降到最低：患者在检查前禁食数小时，探头置入时采取左侧卧位，并且检查后让患者继续禁食直到咽部局麻效果消失。在既往没有食管疾病或吞咽困难病史的患者身上不太可能发生食管的损伤或穿孔，两种情况均可通过临床病史确认。出血并发症罕见，且通常出血量很少，操作可以在经全身抗凝治疗的患者中很安全地进行。早期曾担心 TEE 成像可能增加心内膜炎的概率，现已经过数个研究排除了这种可能性。研究显示操作后没有菌血症的发生，所以大多数医生并不常规预防性应用抗生素。

断层切面

TEE 检查获得的实际切面根据每一患者心脏、食管和横膈的相对位置而有所不同（图3-1）。即使多平面探头允许扫描平面的充分旋转，但是探头在食管的固定位置仍限制了某些切面的采集，与标准超声心动图切面应用的三维参考体系相比，可能导致图像方向倾斜。TEE 的目标是进行系统的综合性检查，应尽可能地采用标准短轴、长轴、两腔心和四腔心切面。标准切面与其他补充切面综合起来显示每一患者的病理情况。三维超声心动图可以协助获取最佳的切面并显示空间关系，特别是对房间隔和二尖瓣的显示。

本章最后的超声检查章节以及第18章介绍了基本完整检查所构成图像的推荐序列。随后的章节介绍了评估瓣膜和心腔的有用切面，根据临床特定问题的需要可用于补充基本检查。

探头顶端的位置描述为食管或经胃，用于参考每一切面观察到的心脏结构。从患者口腔到食管的绝对距离依个体大小和心脏位置而不同。旋转的确切程度和获得最佳短轴、长轴、两腔心和四腔心切面的角度也会有所变化。在获取标准切面时，图像对应于相应经胸切面所描述的解剖结构，主要区别在于 TEE 探头位置造成的图像方向不同。

对于 TEE 来说，探头的运动（图3-2）主要为：

- *复位*，指探头在食管的进退运动
- *旋转*，指采用多平面控制钮使图像平面从0°旋转到180°

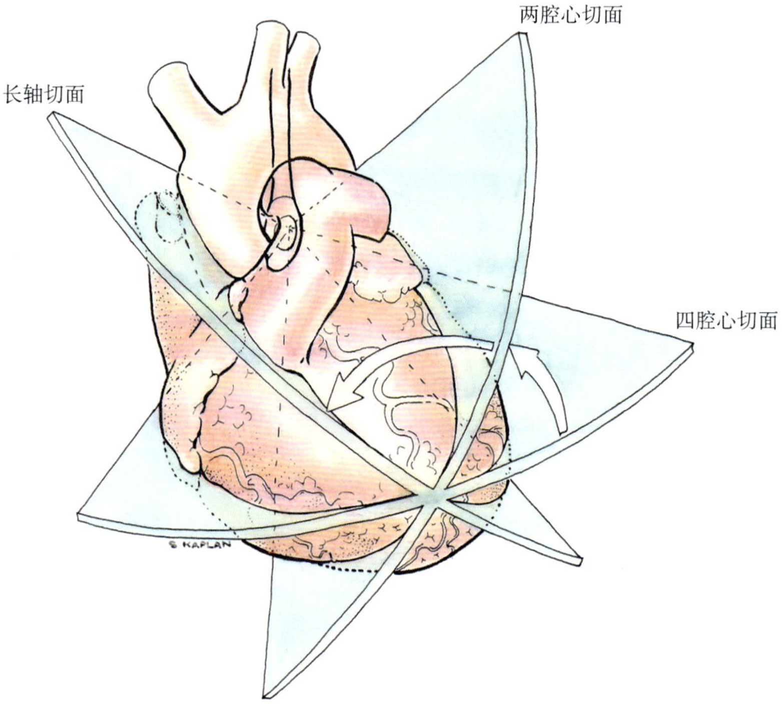

图 3-1 图像平面的旋转起自四腔心切面，左心室心尖部位于图像中央。旋转大约 60° 获得两腔心切面（见图 3-7），旋转大约 120° 获得长轴切面（见图 3-9）。在图像平面旋转过程中可能需要轻微的复位和成角，以保证把左心室心尖部含进图像。

- *转向*，指在食管中旋转移动整个探头显示图像平面的内外变化
- *成角*，指通过探头的弯曲和伸直使得图像平面成一定角度位于原始平面的上方或下方
- *倾斜*，指探头顶端向外侧移动以显示同一图像平面的不同结构（尽管也会发生轻微向上的运动）

通过 TEE 的定位，大多数平面可以经探头的复位、旋转和转向采集。成角的使用在经胃切面中尤其重要。使用多平面探头的关键原则是在旋转至新切面以前，目标解剖区域需置于图像的中央，从而保证目标结构仍保留在图像平面。

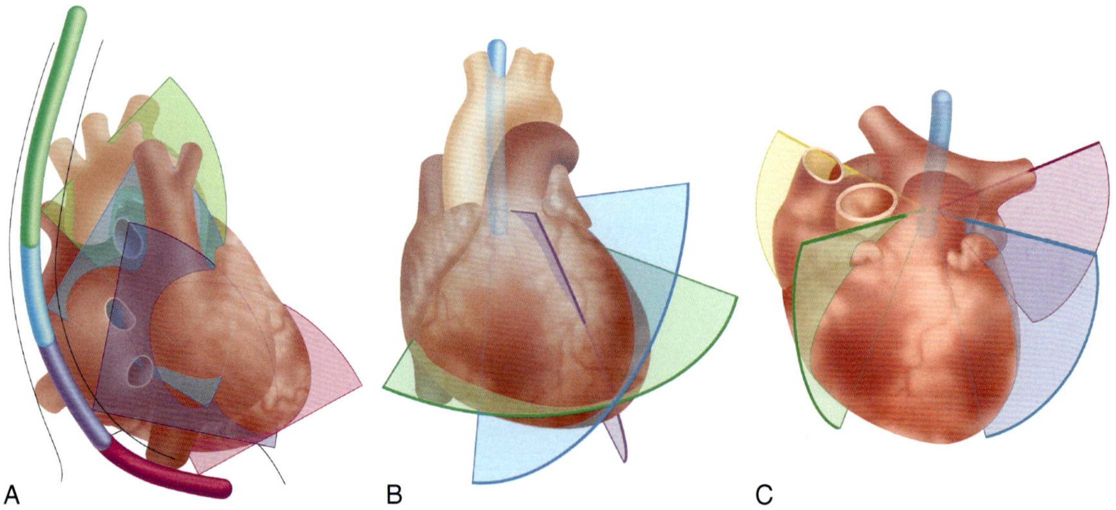

图 3-2 A 图示意 TEE 探头在食管中的位置，食管极高段（绿色）、食管上段（蓝色）、食管中段（紫色）以及经胃段（紫红色），并且每一探头位置都有相应的断层扇形扫描。B 图示意探头位于食管中段时图像平面的旋转，提供了四腔心（绿色）、两腔心（蓝色）和左心室长轴（紫色）。C 图示意从食管中段将图像平面从左向右转向，提供左肺静脉图像（紫色）、主动脉和左心室（蓝色）、右心室（绿色）和右心房及上下腔静脉（黄色）。

食管位置

四腔心切面

当探头经口腔进入食管，朝向胃移动的时候，声窗获取受含气气管的限制，直到探头穿过隆凸。经食管上段，探头位于左心房的后方，标准四腔心切面通常在 0° 位置并探头向左心室心尖部成角（图 3-3）获得。同经胸图像一样，轻微的成角变化可以显示后方的冠状静脉窦和前方的左心室流出道和主动脉瓣（五腔心切面）（图 3-4）。在四腔心切面中，可观察左心室的侧壁和下间隔节段。注意这一切面要尽可能地充分展开左心室长轴。通常，即使有着最佳的位置和角度，同实际左心室长轴比较，TEE 的图像还会有些缩短，所以显示的心尖实际上为更邻近前壁的部分。四腔心切面有益于评价总体的心室收缩功能 、节段性室壁运动（注意心尖部可能被遗漏）以及间隔的运动形式。可在舒张末期和收缩末期描记心内膜边缘，进行双平面法测量射血分数，尽管容积可能会因为心室长轴的缩短而有所低估。

当探头置于左心房中部后方时，0° 四腔心切面能够很好显示二尖瓣前后叶的中央部分。向前倾可以显示左心室流出道和二尖瓣的前叶，类似于心尖五腔心（图 3-5）。向后倾可以显示瓣叶的外侧部分，极度后倾时可观察到冠状静脉窦。

当在四腔心切面观察左心房时，将探头徐徐进退有助于上下全面显示或者将探头缓慢成角可显示左心房的序列断面。因为左心房位于图像的近场，图像参数需要仔细调整，以避免近场伪像的错读。正因为如此，左心房后壁小血栓的确认是有困难的。

在标准经食管四腔心切面，可将探头偏向患者

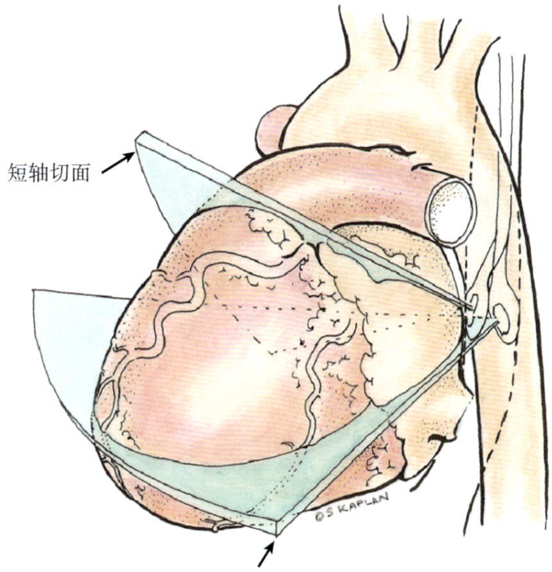

图 3-4 示意探头在食管上段成角的应用，探头在 0° 旋转获得的四腔心切面（如图 3-3 所示）或左心耳的短轴切面（如图 3-8 所示）。

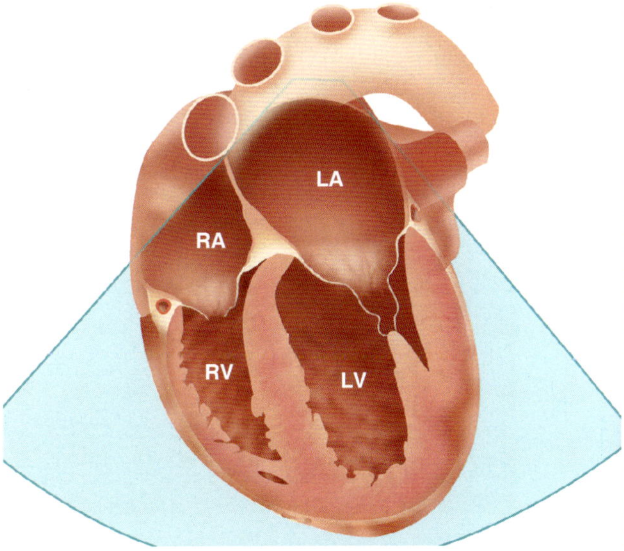

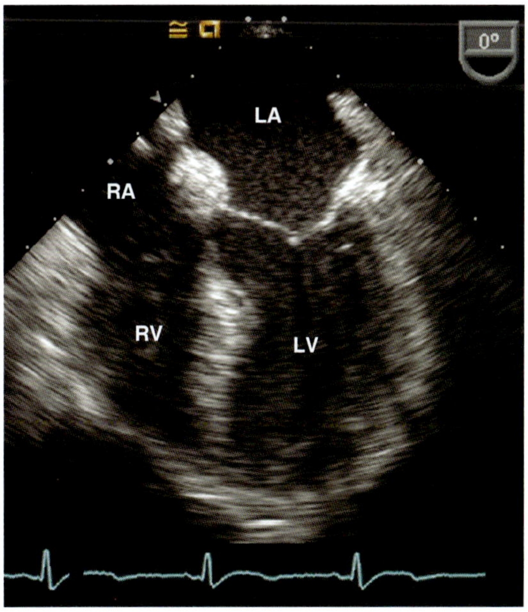

图 3-3 TEE 四腔心切面。彩图（左）和超声图像（右）为多平面探头位于食管上段、角度为 0° 时采集的四腔心切面。在这一切面，因为左心室长轴的缩短，显示的心尖实际上为左心室前壁节段。

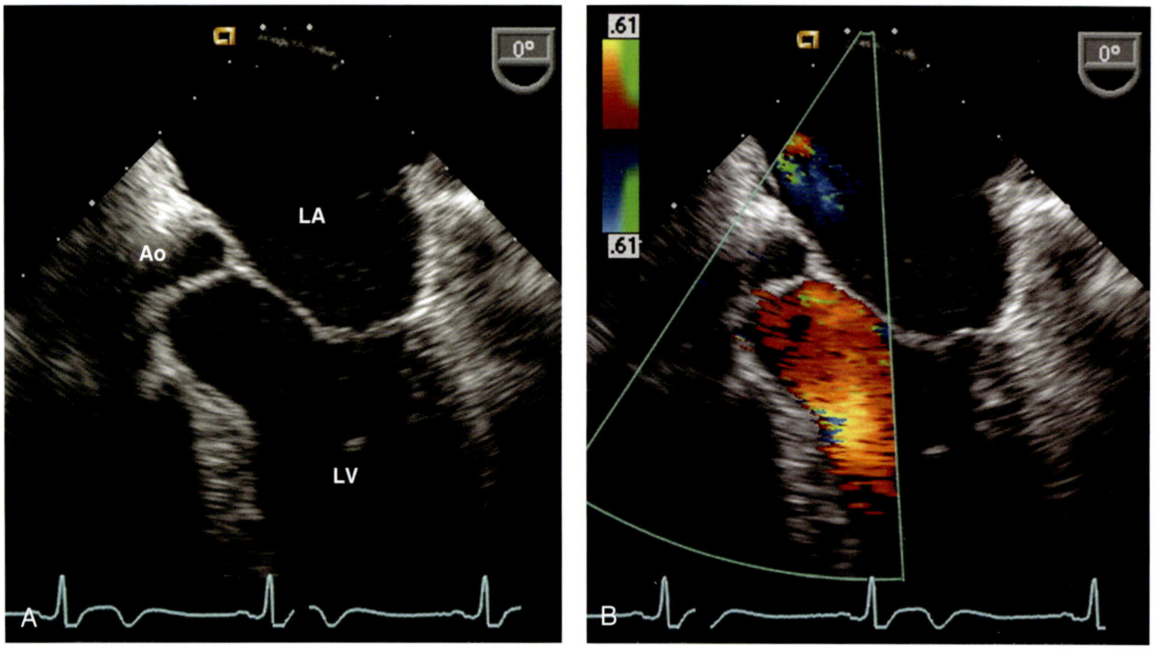

图 3-5 图示将四腔心切面轻微前翘，显示主动脉瓣及左心室流出道（**A**）。彩色多普勒显示左心室流出道正常收缩期层流（**B**）。

的右侧评价右心室（RV）的大小、形态和收缩功能。这一切面同时可观察三尖瓣的前叶和隔叶以及右心房（RA）。房间隔可清楚显示，并可识别卵圆窝和原发间隔区域（图 3-6）。

两腔心切面

在检查者确保左心室心尖位于四腔心图像的中央后，将图像平面缓慢旋转大约 60° 获得二腔心切面。因为三维方向中的心尖通常不能精确地置于中央，所以可能需要调整探头的位置和角度，以获取含有左心室长轴的两腔心切面（图 3-7）。这一切面中，可观察左心室下壁和前壁，从而允许进行左心室局部功能的评估，并提供垂直的切面（对于四腔心切面）以计算射血分数。在两腔心切面，通常只看到二尖瓣的前叶，所以本切面较难评价瓣叶脱垂。

当进一步旋转大约 90° 时，将会在与水平面近似垂直的切面观察到左心耳（图 3-8）。稍微后退并向外侧旋转探头，可以看到左上肺静脉入左心房。

左心室长轴切面

探头置于食管上段、左心房后面得到的图像进一步旋转约 120° 将产生左心室和主动脉的长轴切面（图 3-9）。再次强调，探头位置和角度可能需要微调以更好地显示左心室心尖部。同经胸长轴切面相似，本切面可很好显示近段升主动脉、瓦氏窦以及主动脉瓣的右冠瓣和无冠瓣。在本切面和 90° 平面之间的扫描可深入理解主动脉瓣和肺动脉瓣平面间的垂直关系，以及肺动脉瓣位置稍偏向头侧。要注意在食管长轴平面，探头的后退会显示升主动脉更

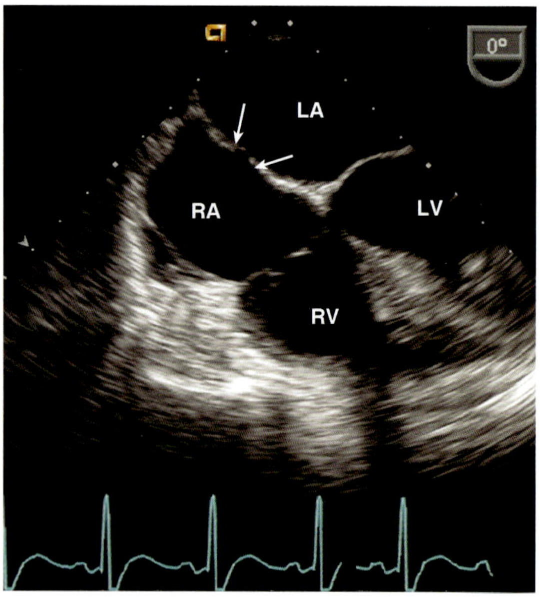

图3-6 将探头从四腔心切面转向患者右侧，可以获得观察三尖瓣和房间隔的切面。两箭头之间的房间隔菲薄部分为卵圆窝。

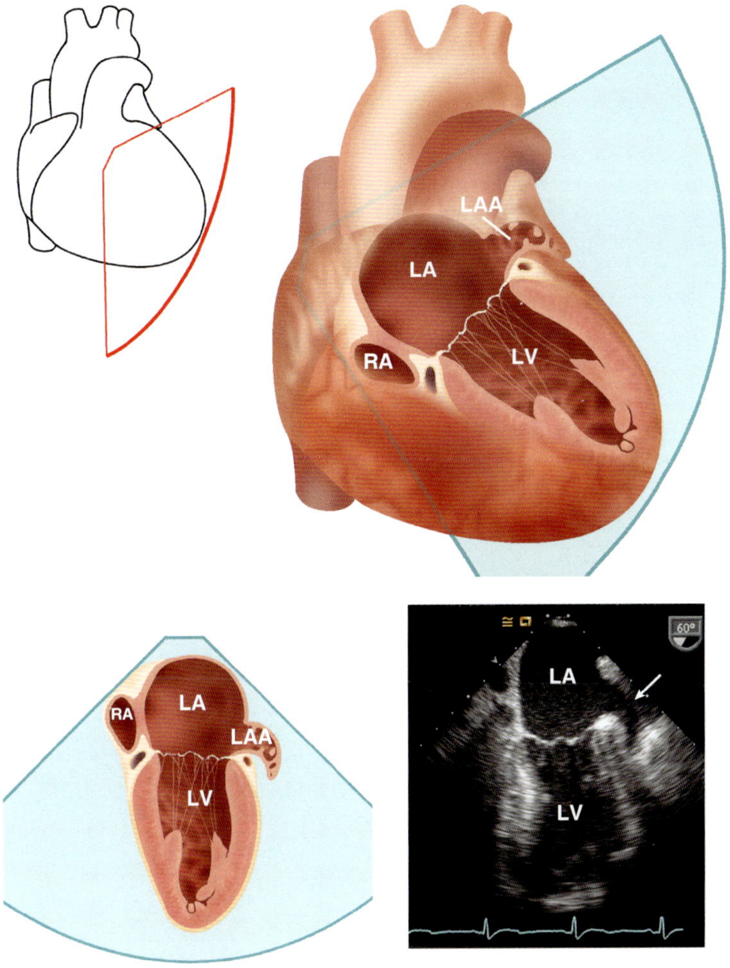

图 3-7 两腔心切面。左上图红线示意切面的位置。通常，这个切面相当于有其他图像特征的垂直长轴切面旋转大约 60° 形成，因为有个体差异，探头的位置和角度需要微调。三维视图显示左心房（LA）和左心室（LV）的横断面、左心耳（LAA），以及位于房室沟的冠状静脉窦（CS）和二尖瓣。在两腔心切面，二尖瓣的后叶只能看到外侧和内侧的小部分，而前叶占满了瓣环的大部分区域。图示部分乳头肌的起源，而实际上乳头肌位于切面后方的对称位置。断层示意图为旋转后扇形顶端部分位于上（*左下图*），以和二维超声心动图相对应（*右下图*）。

偏头侧的图像，其图像上限是由含气气管干扰程度决定的（图 3-10）。

在长轴方位可显示二尖瓣的前叶和后叶，冠状静脉窦可以通过房室沟的横断面识别。右肺动脉可于主动脉根部的后方、左心房上方观察到。在长轴切面，可观察到左心室前间隔和后壁。另外，可观察到右心室流出道的一部分，其位于主动脉瓣的前方（图像的远场）。

其他长轴图像切面

旋转 90° 后，探头可以由左心室长轴切面转向患者的左侧，获得肺动脉瓣和右心室流出道的长轴切面（图 3-11）。这一切面中，肺动脉瓣位于图像的远场，如果主动脉瓣和根部有钙化的话，其声影会遮蔽肺动脉瓣。也可以观察到右心室和三尖瓣，这取决于每个患者心脏相对食管的具体位置。

探头向患者右侧旋转大约 90° 时，将获得含右

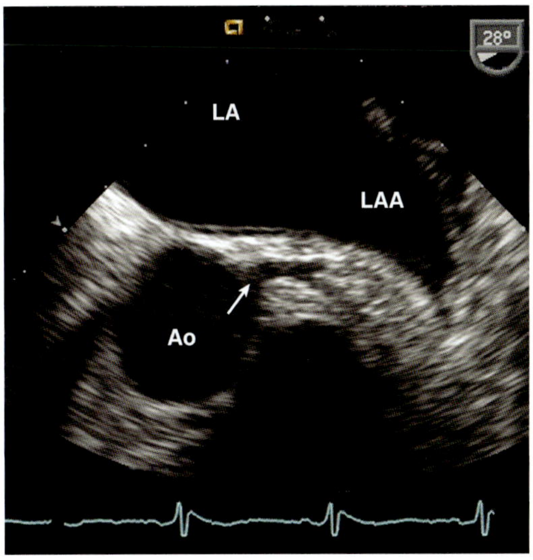

图 3-8 左心耳（LAA）以及左冠状动脉（箭头）。从四腔心切面开始，探头稍后撤并向前翘，旋转大约 30° 可获得。注意与光滑的左心房壁相比，左心耳正常的小梁结构。本图由 7.0 MHz 的探头采集，以优化对左心耳血栓的观察。

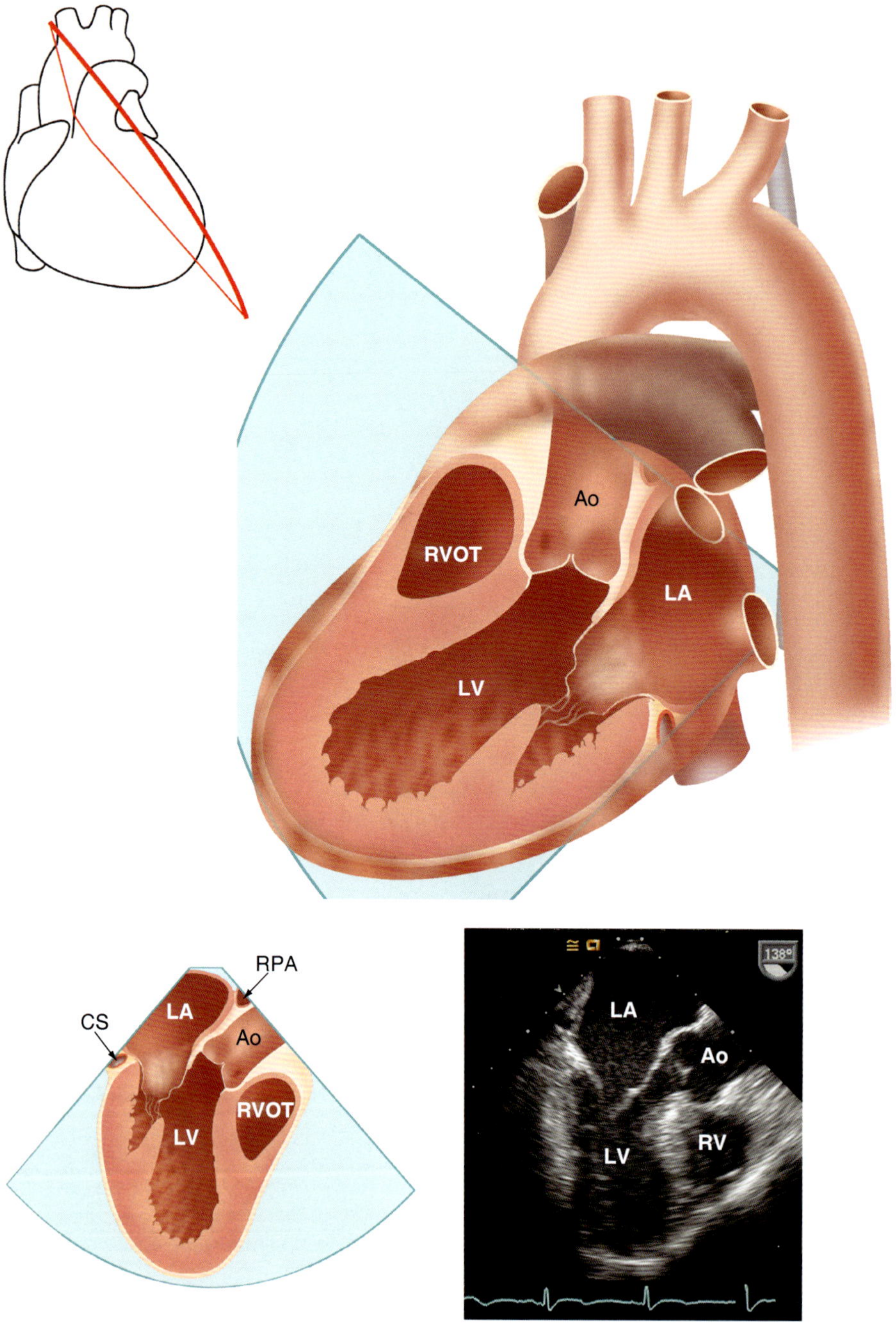

图 3-9 经食管长轴切面。所划红线示意图像平面的位置。这一切面通常在旋转约 120° 时获得，但在具体显示主动脉和左心室长轴的时候有较大的个体差异。三维切面显示主动脉（Ao）、左心室（LV）、左心房（LA）以及右心室流出道（RVOT）的横断面。长轴切面可以观察到二尖瓣前叶（AMVL）和后叶（PMVL）。断层示意图为旋转后扇形顶端部分位于上（*左下图*），以和二维超声心动图相对应（*右下图*）。

心室及三尖瓣的右心室流入道切面。如果探头再向右转，将获得右心房的长轴切面，上腔静脉从屏幕右侧进入右心房，下腔静脉则位于左侧（图 3-12）。有些个体可在下腔静脉与心房连接处观察到欧式瓣（下腔静脉瓣）。从这一切面探头稍向内转，可观察到小梁化的右心耳。

每一切面可能需要角度的微调以获得最佳图像。如在左心室长轴切面，探头的位置调整（前进或后退）可在每一切面显示更多头侧和尾侧的心脏结构。

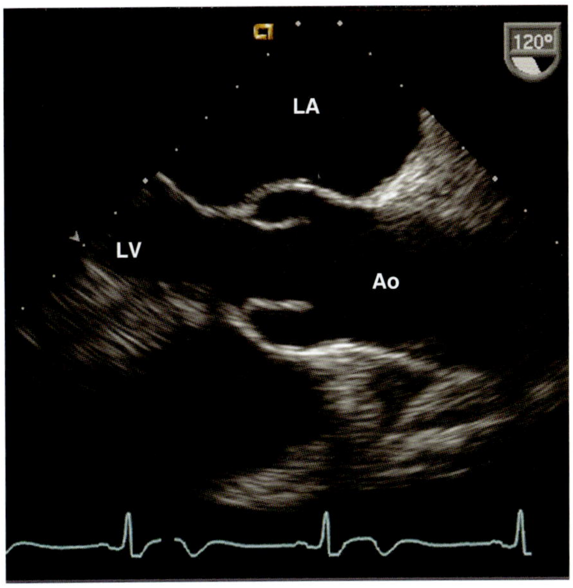

图3-10 TEE长轴切面。将探头在食管中稍后撤可以观察到更多的升主动脉头侧段。

短轴切面

将图像平面旋转至 30° ~ 45° 之间、食管中的探头后退至主动脉瓣水平，可显示主动脉瓣水平的短轴切面，能很好地观察到主动脉瓣解剖，显示三个瓣叶和瓦氏窦（图 3-13）。轻微调整深度和图像平面倾斜后，可以很容易辨认冠状动脉左主干的起始处。右冠状动脉较难显示，只有在少数患者中可以清楚地辨别。房间隔显示佳，卵圆窝可清楚识别。

将探头转向外侧并从食管 0° 位置向上成角，可以看到左心耳及左上肺静脉（图 3-14）。显著的特点包括心耳内部的正常小梁化，以及在左上肺静脉与左心耳连接处多变显著的嵴。左上肺静脉从前方进入左心房，血流与超声束平行，与之相比，左下肺静脉进入心房的血流方向与超声束垂直。左下肺静脉可通过探头前进并稍向下成角观察。右肺静脉成像可通过将探头向内侧旋转并向头侧后撤（观察向前的右上肺静脉）或向下成角（观察向内的右下肺静脉）而获得。肺静脉也可在 90° 图像平面识别，探头向患者右侧旋转显示右肺静脉，向左旋转显示左肺静脉。另外，基于静脉血流特点，彩色多普勒图像常可协助辨别肺静脉。

在很多患者，肺动脉可以在 0° 切面成像，进一步后撤食管探头可获得径直沿主肺动脉的切面（从肺动脉分叉到肺动脉瓣水平）。在某些患者，这一切面由含气支气管的位置所限，还有一些患者觉得探头置于食管这一水平时不舒适。

标准经胃位置

短轴切面

当探头逐渐进入胃，经过食管胃交界的地方时会有轻微的阻抗。探头顶端位于胃内，在 0° 图像平面向上成角（弯曲探头）显示 左心室乳头肌水平的短轴切面（图 3-15）。在这一切面，可以评价左心室总体的收缩功能、左心室内径、室壁厚度以及左心室局部功能（图 3-16）。

二尖瓣水平的短轴切面可通过探头稍向食管方向后退获得，这依赖于患者心脏相对于横膈的位置（图 3-17）。经胃二尖瓣水平短轴切面对于瓣膜功能障碍患者的二尖瓣装置解剖形态的精确辨别有一定帮助。

两腔心切面

经胃位置将图像平面旋转至 90° 将获得左心室的两腔心切面（图 3-18）。从这个两腔心切面，将整个探头转向患者右侧会观察到右心房、三尖瓣和右心室切面，类似于经胸的右心室流入道切面。在有些个体，还可观察到右心室流出道和肺动脉。

经胃心尖位置

四腔心切面

从经胃短轴切面，探头进一步进入胃底。对于大多数个体来说，如果左心室位于横膈上，没有肺的干扰，在 0° 切面将获得心尖四腔心切面。注意探头可能不是位于真实的心尖，所以这一切面通常是缩短的。向前翘则显示主动脉瓣切面，类似于经胸五腔心切面。

长轴切面

从经胃心尖四腔心平面，旋转图像平面至 120° 会产生左心室流出道长轴切面，为多普勒测量流出道和主动脉流速提供了一个更平行的角度。然而，不是所有的患者都能得到这一切面，特别是当探头没有位于真正的心尖位置时。因为当图像旋转时，位于探头和心脏结构之间的肺组织会产生干扰。

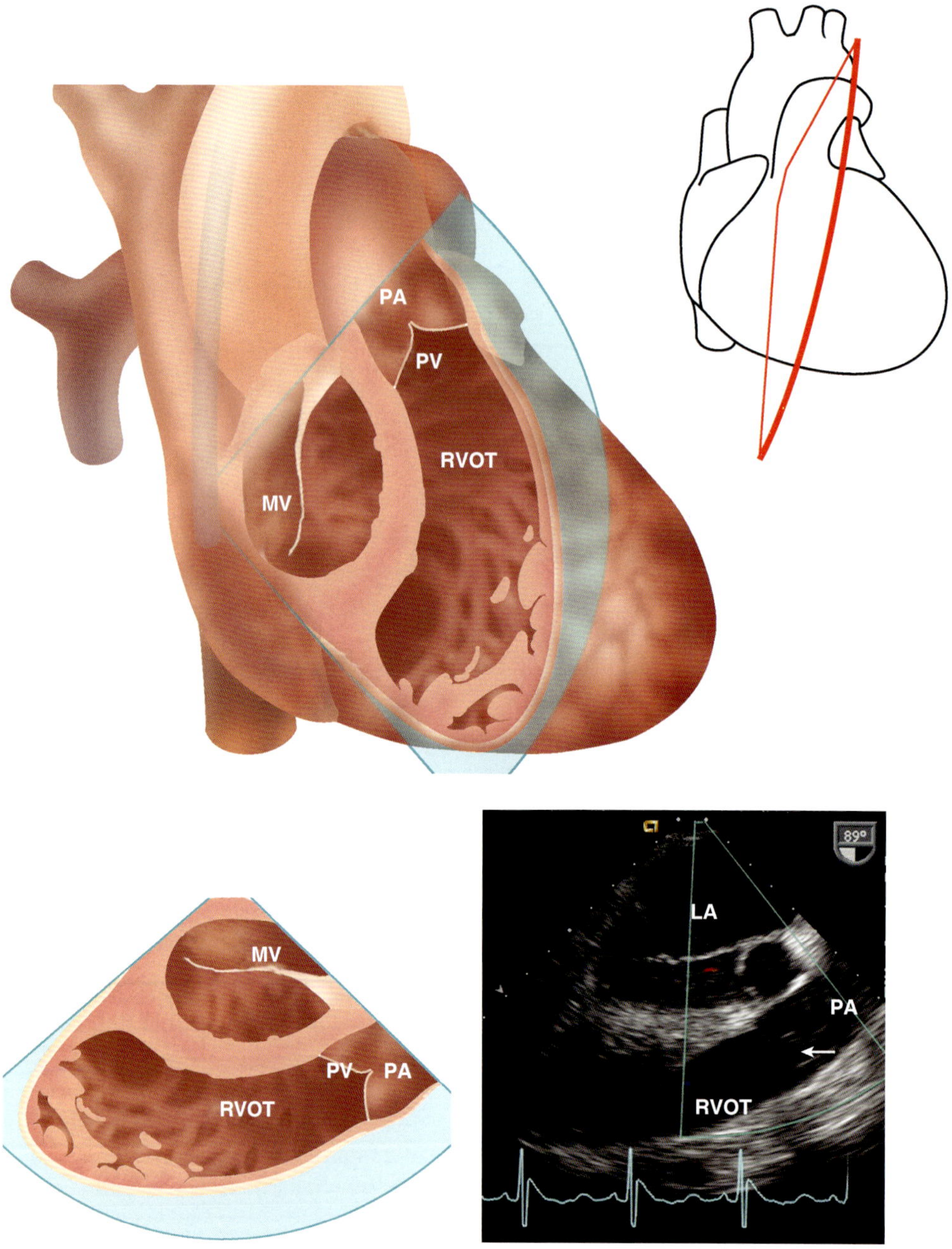

图 3-11 经食管右心室流出道（RVOT）切面。在 TEE 90° 图像平面，探头转向患者的左侧（*上图*）可以显示 RVOT、肺动脉瓣（箭头）和肺动脉。断层示意图为旋转后扇形的顶端部分位于上（*左下图*），以和二维超声心动图相对应（*右下图*）。

胸降主动脉

从经食管或者经胃位置，探头向后旋转直到图像平面位于患者脊柱稍偏左，以获得胸降主动脉的短轴切面。主动脉显示为圆形以及正常的收缩期搏动（图 3-19）。胸降主动脉可以显示为一系列的短轴切面，随着探头在食管内慢慢后撤，图像平面从胃后位置逐渐到主动脉弓连接处。当探头到达主动脉弓水平时，将探头向内侧转，向下成角，会得到主动脉弓的长轴切面。沿着主动脉长度，探头后退依次显示的短轴切面图像使得可以观察整个主动脉的内膜情况。

将主动脉置于二维扇形的中央，旋转图像至 90°，会得到降主动脉的长轴切面，其可辅助短轴

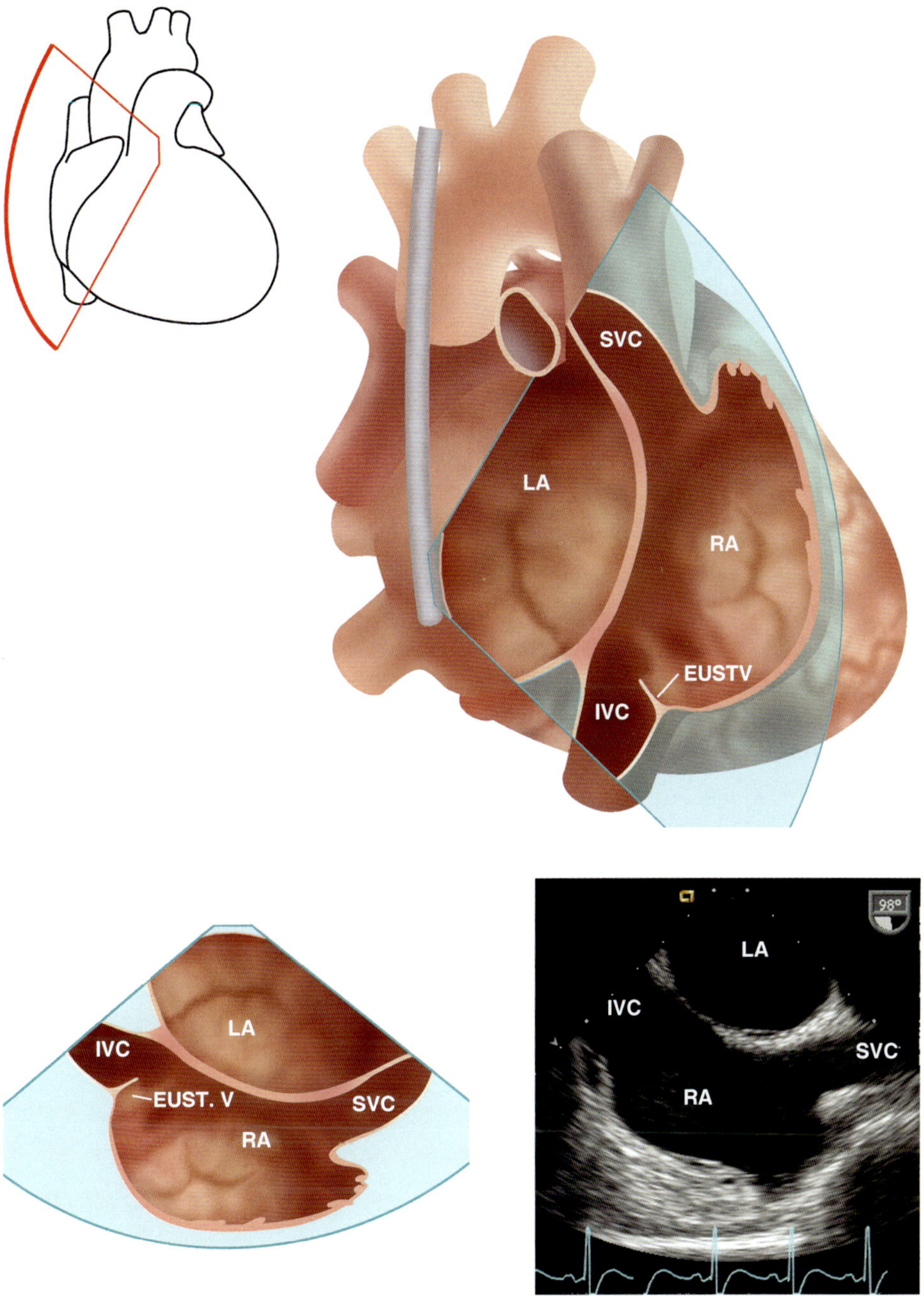

图 3-12 经食管两腔切面。探头转向患者右侧，在 90°TEE 图像平面可以看到右心房（RA）、上腔静脉（SVC）和下腔静脉（IVC），如绘图（*上图*）所示 SVC、IVC、LA 和 RA。下腔静脉瓣（欧式瓣，EUST.V）常出现在下腔静脉和右心房交界处。断层示意图为旋转后扇形顶端部分位于上（*左下图*），以和二维超声心动图相对应（*右下图*）。可看到部分小梁化右心耳邻近上腔静脉。

切面评价主动脉夹层、动脉瘤和粥样斑块，提高超声伪像和解剖畸形之间的分辨率。90° 图像平面也可识别左锁骨下动脉的起源，这对于描述近端夹层程度以及置入主动脉内球囊泵是很重要的（见第 16 章）。

瓣膜解剖和正常多普勒血流

TEE 对瓣膜解剖和功能的最佳评价至少采用两个标准的正交图像切面（表 3-2）。这种方法可合理完整地评价瓣膜解剖，并协助辨别超声伪像。连续

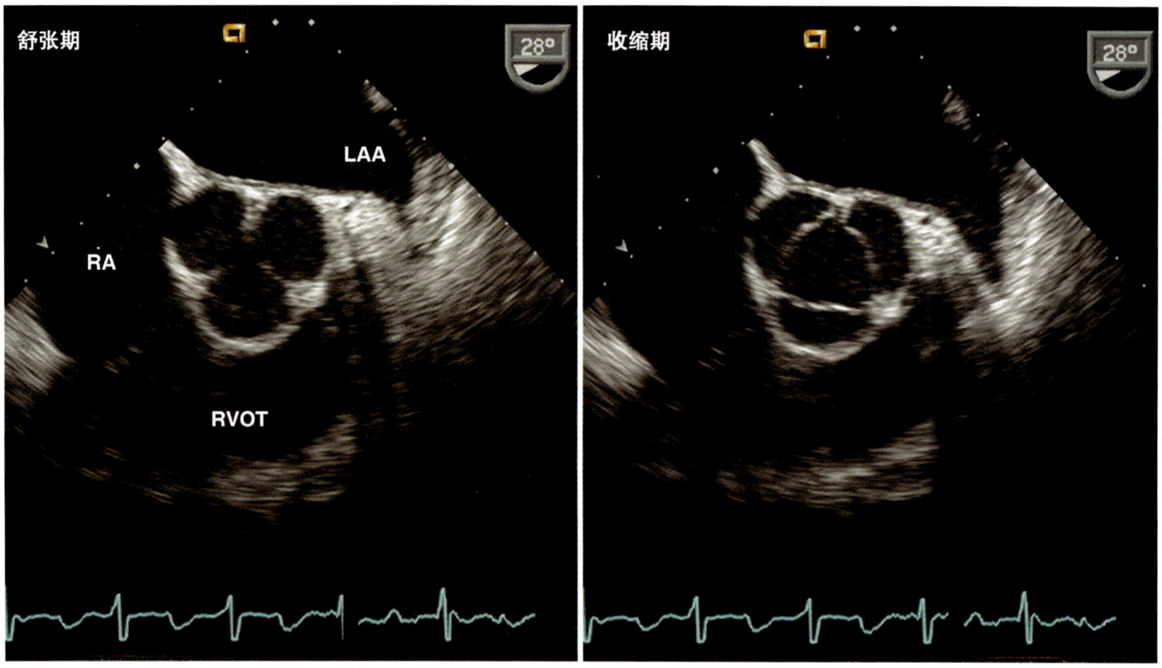

图 3-13　TEE 切面旋转 28° 可观察到主动脉瓣舒张期（左）和收缩期（右）的短轴切面。为获得该短轴切面所需旋转的角度变化较大，大约从 30° 至 50°；图像本身应该用于确保真正的短轴切面。斜切的图像平面会导致瓣膜装置的伪像扭曲。

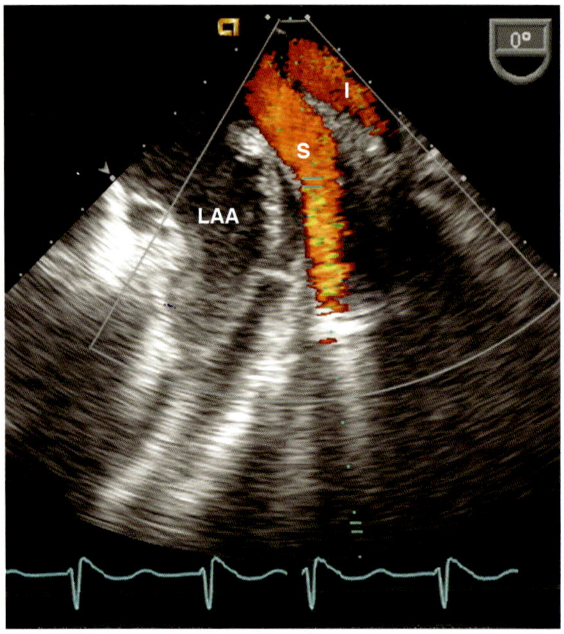

图 3-14　探头位于左心耳水平在 0° 平面可以观察到左上（S）和下肺静脉（I）。彩色血流显像可通过肺静脉进入左心房的血流辅助识别本切面。

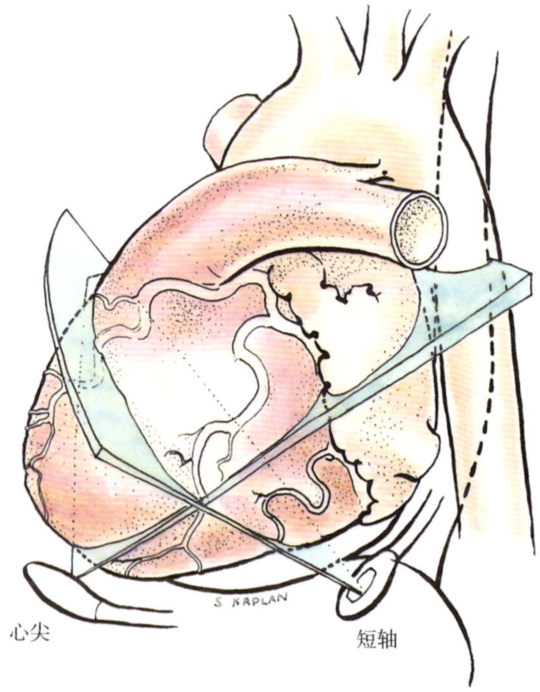

图3-15　经胃位置时，探头可置于胃食管交界的附近获得左心室的短轴，或者可以前进至胃中获得“心尖”切面。因为真正的左心室心尖通常不位于横膈上，经胃心尖图像可能会显示缩短的左心室。

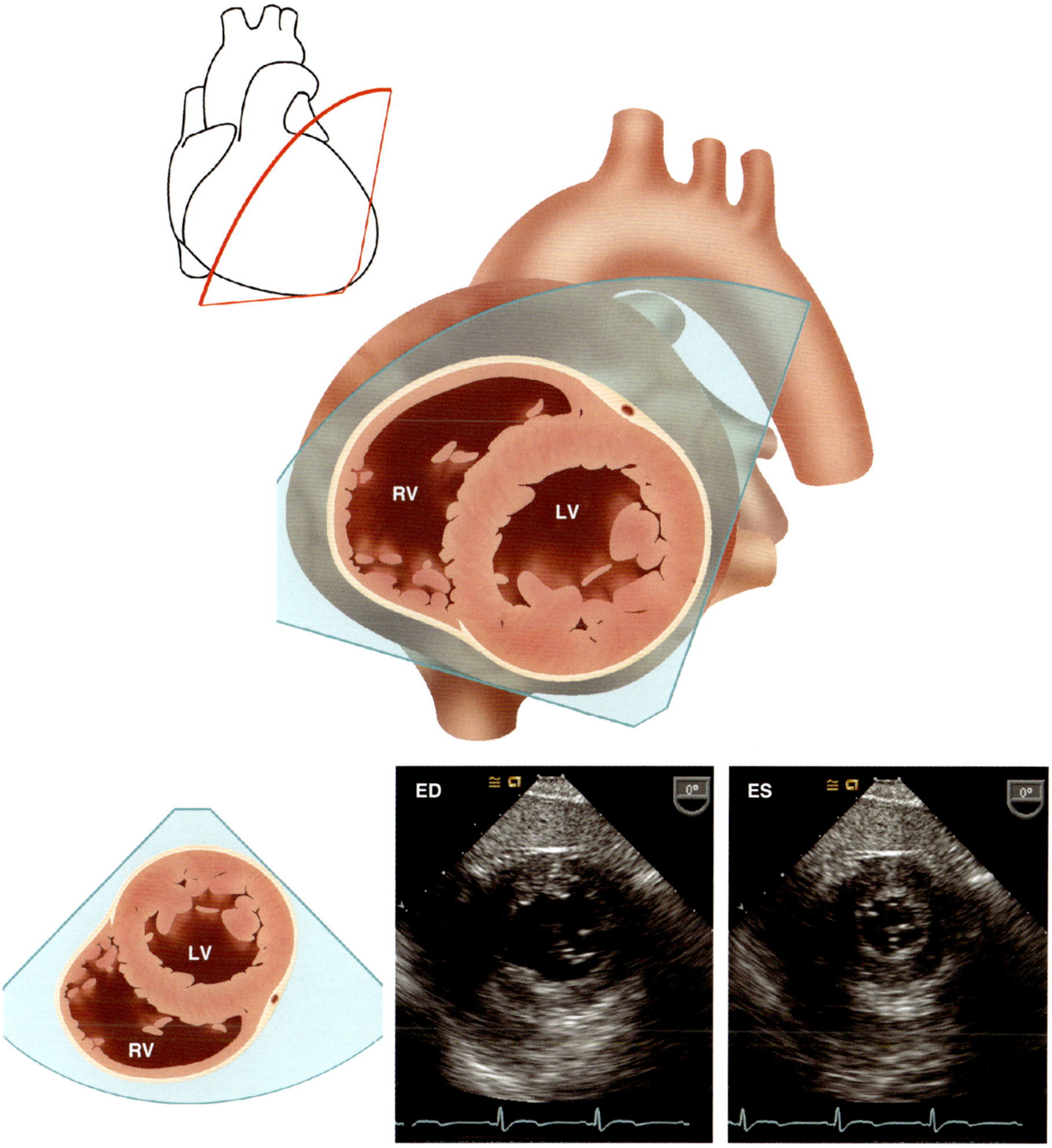

图 3-16 探头在经胃位置后屈可获得经胃左心室乳头肌水平的短轴切面（上图）。这个切面对于术中左心室大小以及整体和局部室壁收缩功能的监测非常有价值。断层示意图为旋转后扇形顶端部分位于上（左下图），以和收缩末期和舒张末期的超声心动图相对应（下中图和右下图）。

和脉冲多普勒速度应当在超声束和血流平行的时候进行记录。然而，由于受 TEE 途径中探头位置所限，较难获得平行的角度。同经胸成像一样，彩色多普勒对于评估异常血流形态，即使是非平行角度，也一样有帮助。

左心室流出道和主动脉瓣

从高位食管探头位置，图像平面旋转至大约 120°，会呈现观察主动脉瓣和左心室流出道的长轴切面（图 3-20）。将图像平面旋转大约 45° 可得到

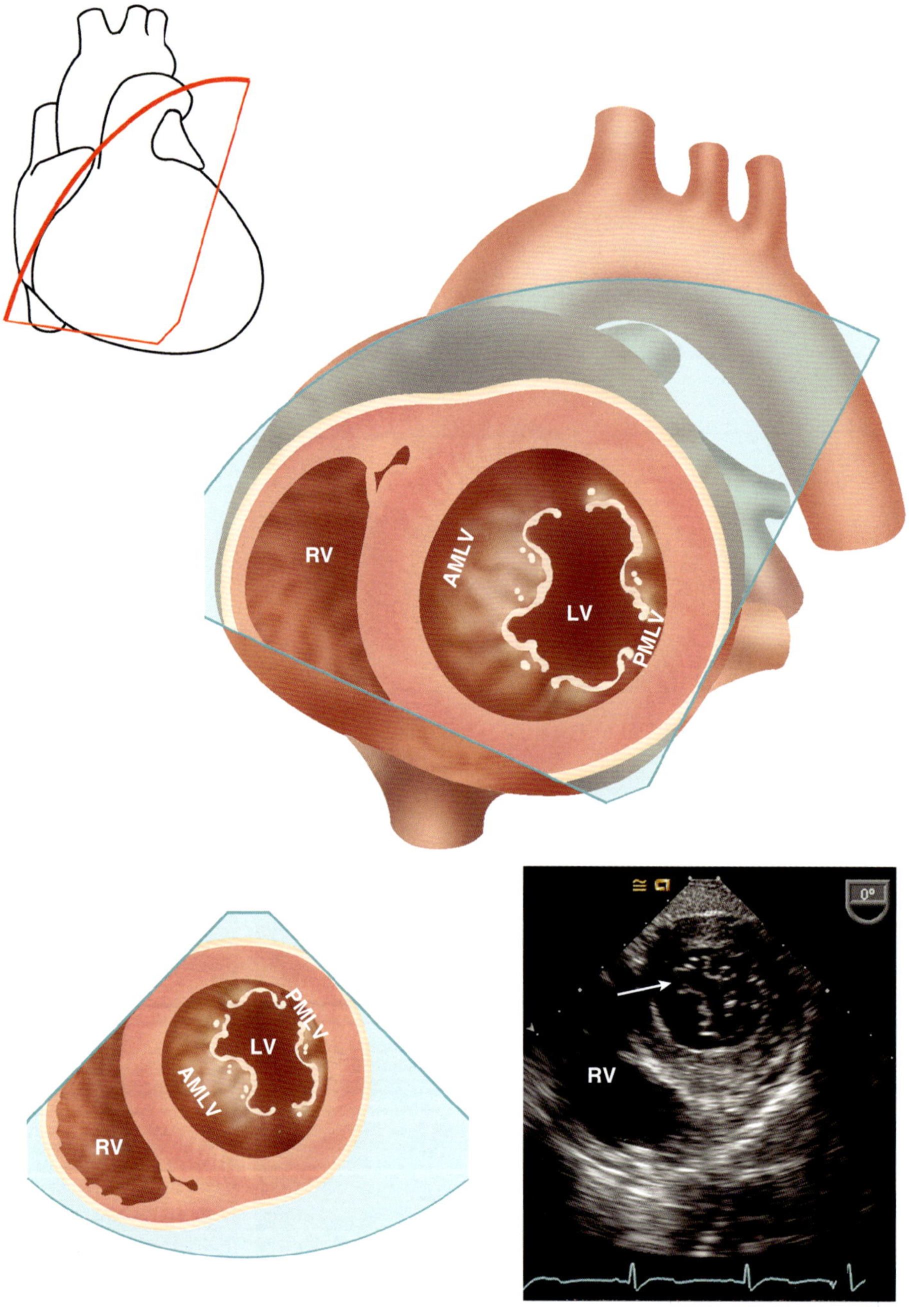

图 3-17 经胃二尖瓣水平（MV）短轴切面。从经胃左心室短轴切面，将探头缓缓向胃食管交界处后撤，可显示二尖瓣的短轴切面，可清晰看到二尖瓣前叶（AMVL）和后叶（PMVL）。断层示意图为旋转后扇形顶端部分位于上（*左下图*），以和二维超声心动图相对应（*右下图*）。

主动脉瓣的短轴切面（见图 3-13）。在短轴切面，探头稍后撤将显示瓦氏窦和冠状动脉左主干，稍前进则显示左心室流出道的短轴切面。在 0° 四腔心切面，图像平面稍上翘也会显示主动脉瓣和左心室流出道（见图 3-5）。在短轴和长轴切面，可以通过使用高频探头和深度调节，或者使用放大模式，使瓣膜成像最大，从而优化图像质量。

瓣膜长轴和短轴切面的彩色血流显像可允许评价瓣膜反流，包括射流缩窄宽度、反流束的起源和方向（见第 12 章）。主动脉反流束的横断面积可以通过在主动脉瓣的短轴位置将食管探头缓慢推进以获得左心室流出道的短轴切面而获得。

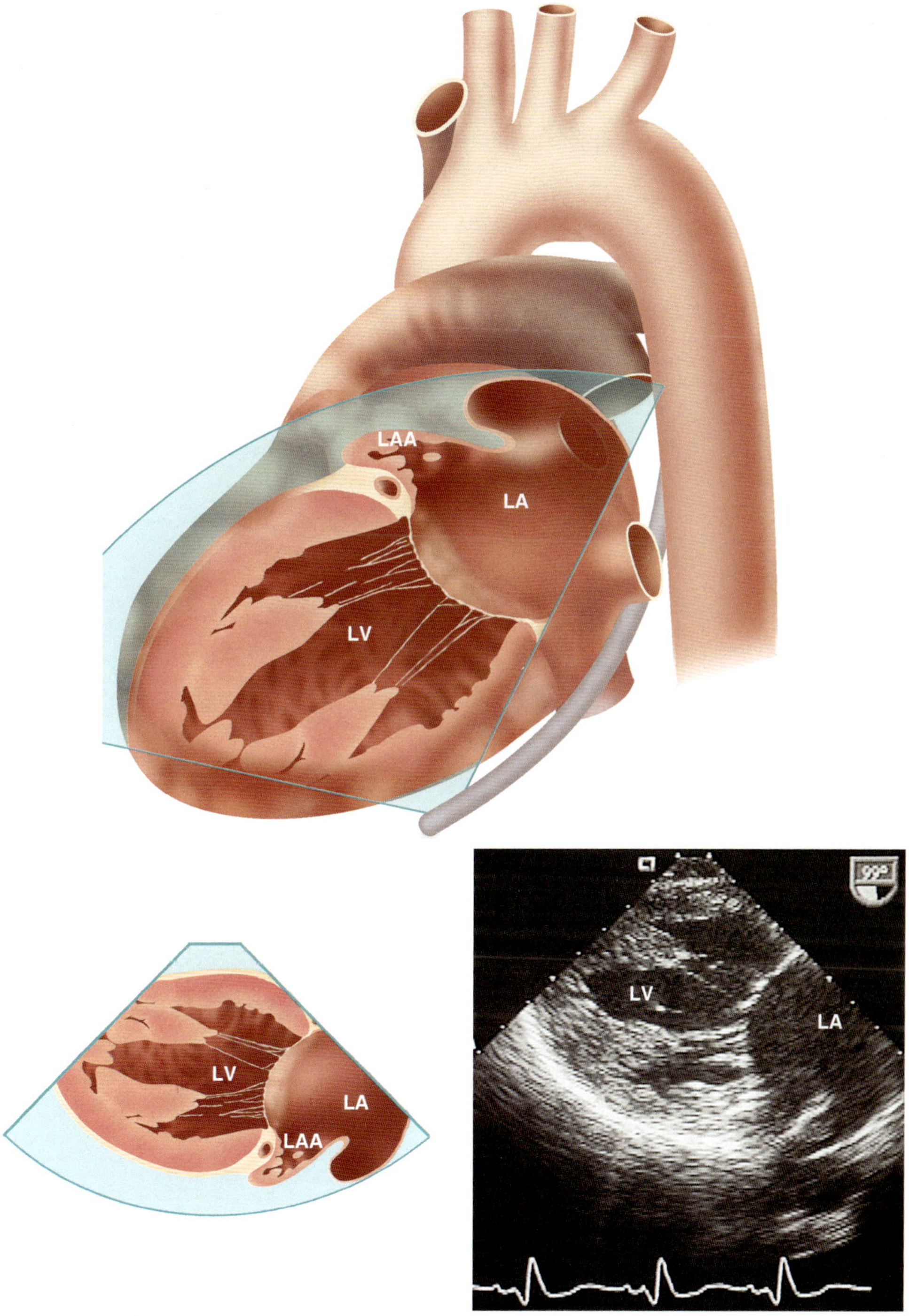

图 3-18 经胃两腔心切面。从经胃短轴切面，将探头旋转 90° 即为两腔心切面，显示左心室（LV）、左心房（LA）及左心耳（LAA）（*上图*）。断层示意图为旋转后扇形顶端部分位于上（*左下图*），以和二维超声心动图相对应（*右下图*）。旋转探头朝向患者右侧，即出现右心房、右心室的两腔心切面，相当于经胸的右心室流入道切面。

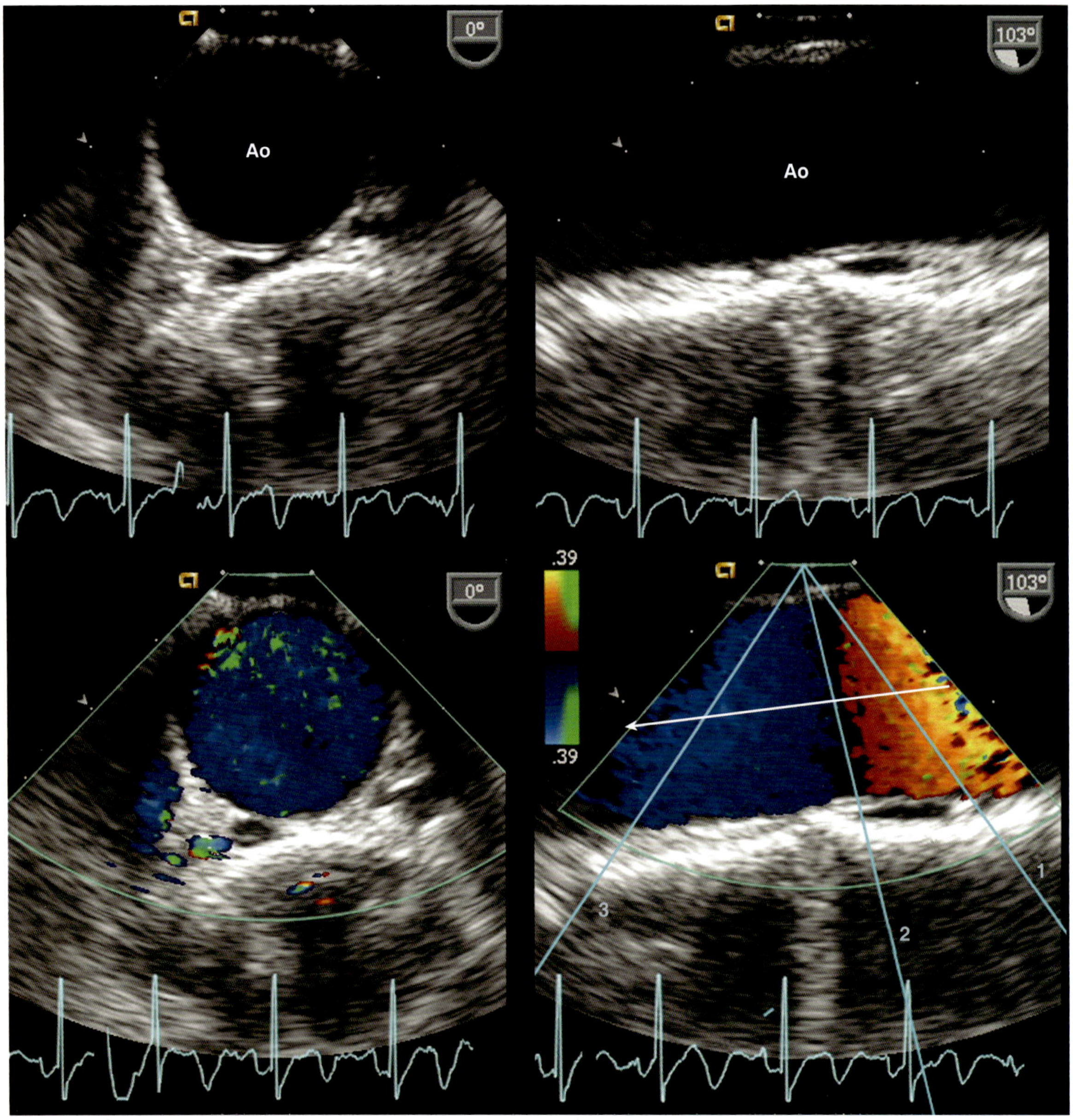

图 3-19 胸降主动脉短轴（左）（0° 旋转）和长轴（右）（90° 旋转）的 TEE 二维（上）和彩色血流显像（下）。短轴切面显示血流在收缩期充盈主动脉。在长轴切面，尽管血流方向和速度均一（白色箭头），显示的彩色依赖于超声束和血流方向之间的角度。三条蓝绿色线（1、2、3）显示了三种超声束角度，阐示了彩色从朝向探头（1）的红色变为垂直于超声束（2）的黑色，至远离探头（3）的蓝色。

因经食管超声束和血流方向的不平行，主动脉瓣前向血流的测量受到一定限制。在有些患者，经胃心尖切面可以记录主动脉瓣近端和跨过主动脉瓣的脉冲及连续多普勒流速（图 3-21）。然而，因为入射角度斜行，在解读多普勒数据中仍需要谨慎。如果主动脉瓣有病理表现，经胸记录主动脉瓣的前向血流更为准确，并且应该在所有病例中常规进行。

左心室流入道和二尖瓣

从 TEE 四腔心切面缓缓转向长轴切面大约 30° 转角，可以评价二尖瓣。减少探头深度至恰恰包含二尖瓣，增加探头频率以提高图像分辨率，探头位置相对于瓣环处于中央。在这些切面中，通常可以很好地观察瓣叶和瓣下结构，除非有瓣膜钙化声影遮挡远场的结构。如果需要额外的切面，经胃二尖

表 3-2 心脏瓣膜的经食管切面

瓣膜	切面	探头位置	旋转角度
主动脉瓣	长轴	食管上段	至 120° ~ 130°
		或	
		经胃	至 90°（将探头旋转显示 LVOT）
	短轴	食管上段	至 30° ~ 50°
	五腔心	食管上段	0°（前翘）
		或	
		经胃心尖	
二尖瓣	长轴	食管上段	至 120° ~ 130°
		经胃	90°
	短轴	经胃	某些患者可在探头弯曲 0° 时获得
		（在胃食管交界处）	
	四腔心	食管上段	0°
		或	
		经胃心尖	
肺动脉瓣	长轴	食管极高位	0°（从分叉处直接向下看肺动脉）
	流出道切面	食管上段	至 90°（将探头转至左侧）
三尖瓣	四腔心	食管上段	0°
	右心室流入道（食管）	食管上段	至 90°（将探头转至右侧）
	右心室流入道（经胃）	经胃	至 90°（将探头转至右侧）

GE：胃食管；LVOT：左心室流出道。

瓣短轴和两腔心切面可有一定帮助。尽管在二尖瓣深度的图像质量不是最佳，但经胃心尖切面也可观察二尖瓣。

二尖瓣过瓣前向血流模式（左心室舒张充盈）通过脉冲多普勒在四腔心或长轴切面与声束平行的角度记录（图 3-22）。因为血流是远离探头方向的，在基线下方呈现典型的早期舒张峰（*E*）和晚期舒张峰（*A*）构成的速度曲线。二尖瓣过瓣血流也可通过经胃心尖途径记录，但是信号强度较低，这是由于二尖瓣距离这一位置较远。

当图像平面缓缓从四腔心旋转至两腔心再至长轴切面，彩色多普勒可用于评价二尖瓣反流 。最佳显示近端反流几何形态（近端等速加速和射流缩）的图像平面可用于定性测量反流的严重程度，这将在第 12 章进一步讨论。二尖瓣反流也可在食管上段通过连续多普勒评价，用彩色血流信号辅助连续多普勒置于反流束射流缩的位置（图 3-23）。

右心室流出道和肺动脉瓣

右心室流出道在食管上段 0° 旋转时成像最佳，显示为肺动脉长轴切面（从瓣膜至分叉处）。在这个位置可记录多普勒速度，其血流直接朝向探头并平行（图 3-24）。90° 长轴平面也可看到肺动脉瓣，其同远场的主动脉瓣呈垂直关系（见图 3-11）。然而，由于角度不平行，这一途径不能记录流速。在某些患者，经胃位置也可观察肺动脉瓣，或者在包含三尖瓣的 90° 图像平面，或者在极度前翘的心尖四腔心切面。

右心室流入道和三尖瓣

不管是在经食管还是经胃心尖切面，三尖瓣均可在标准四腔心切面很好地成像。其他有用的切面包括经食管右心室流入道切面和经胃两腔心切面旋

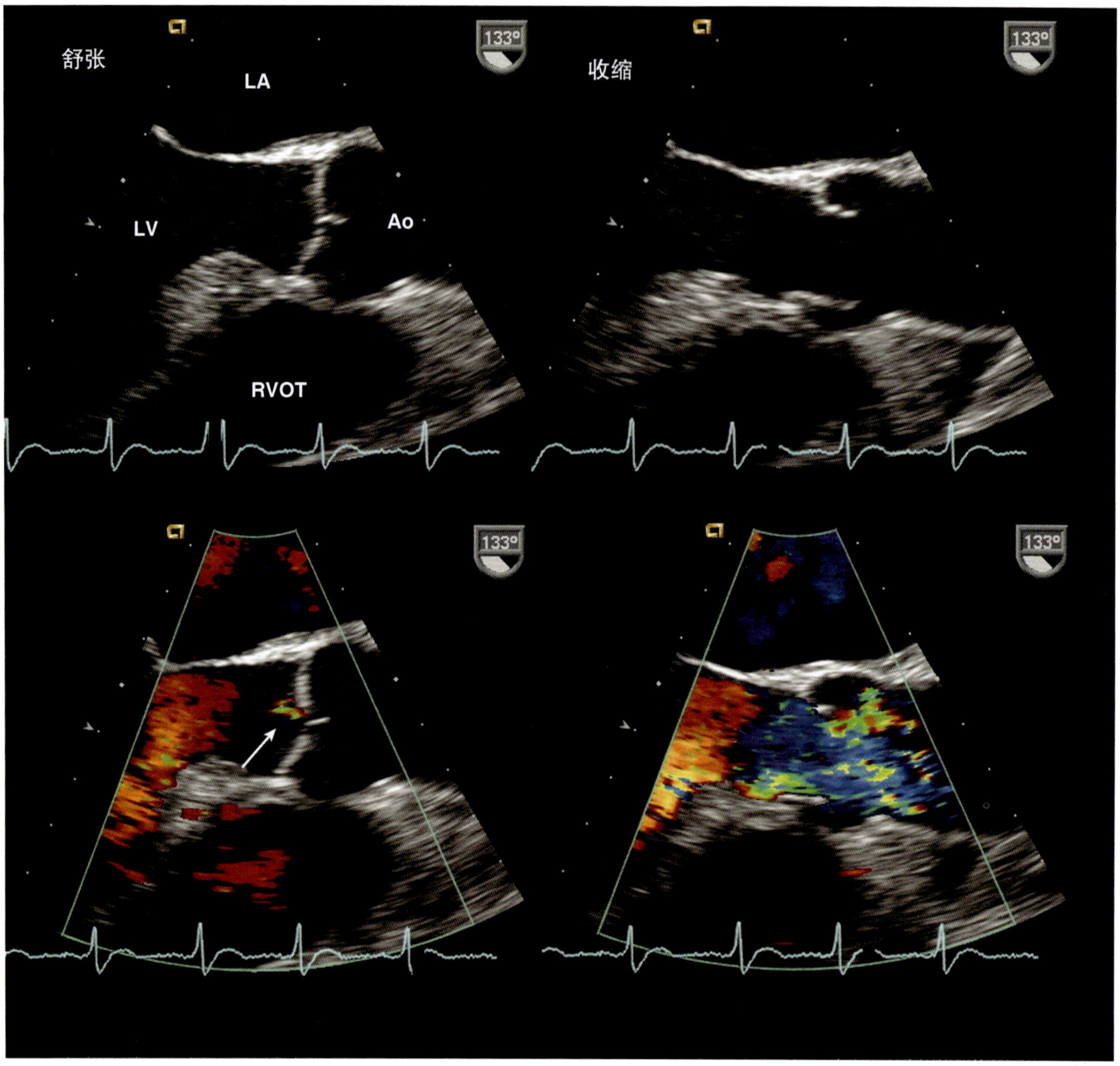

图 3-20 主动脉瓣的长轴切面，调整深度使瓣膜的解剖和运动显示最佳。二维图像（上）舒张期（左）和收缩期（右）显示了正常主动脉瓣和二尖瓣的开启和闭合。彩色血流显像显示舒张期（左）微量的主动脉瓣反流（箭头）和收缩期正常的左心室流出道和主动脉前向血流（右）。

图 3-21 经胃心尖切面前翘以包含主动脉根部（左），划线提示多普勒声束的位置，脉冲多普勒取样容积深度正好位于主动脉瓣的近端。脉冲多普勒测量左心室流出道速度（右上），二维引导下的连续多普勒超声测量主动脉瓣射流速度（右下）。当疑有高速射流时，探头需仔细调整角度和位置，以获得最高的速度信号。因为受探头位置所限，以及缺乏与经胸胸骨上窝相对应的切面，需要考虑速度低估的可能性。

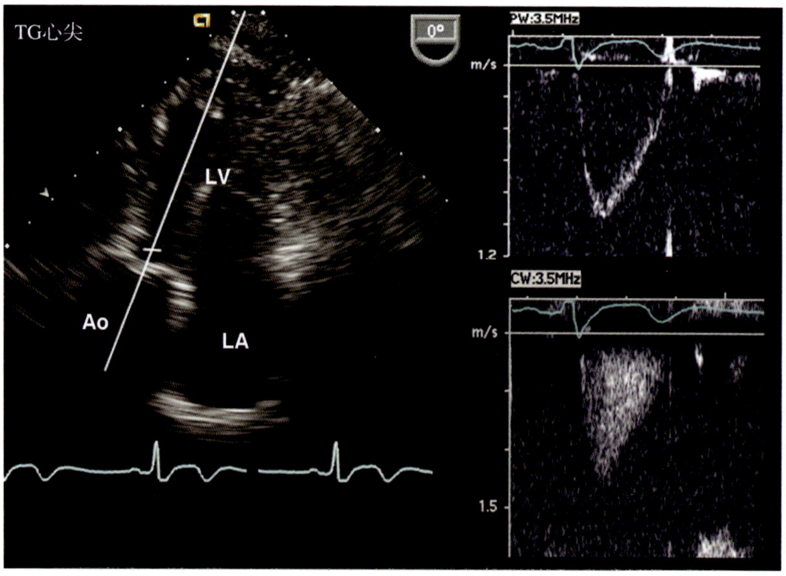

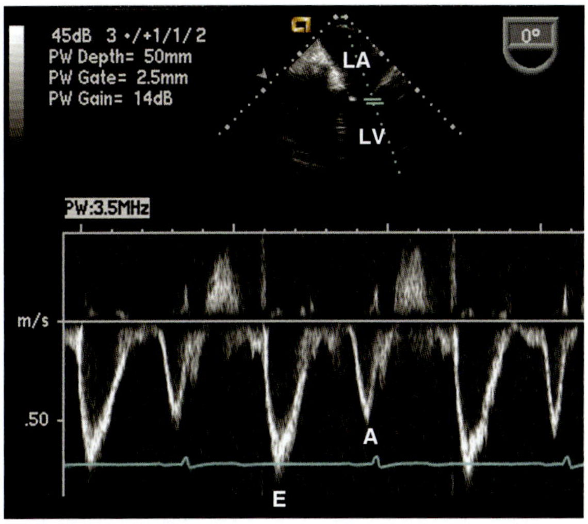

图3-22 经食管四腔心切面稍前翘，脉冲多普勒取样容积置于二尖瓣瓣尖记录左心室流入道血流。尽管由于血流远离探头，频谱显示为反向，但是血流模式类似于经胸记录的左心室流入道血流。

转显示右心结构。在靠近横膈位置采集的经胃切面，可以看到冠状静脉窦在靠近三尖瓣的位置回流入右心房，进一步推进探头通常可以看到三尖瓣的短轴。

三尖瓣反流束可以通过经食管或者经胃切面记录；然而，由于探头位置调整受限而难以确保平行的角度，需要考虑流速低估的可能。如果怀疑肺动脉高压，需要进行经胸连续多普勒采集或有创测量肺动脉压力。

心腔解剖和心房充盈

左心室

左心室的标准切面为经食管位置获得的四腔心、两腔心和长轴切面（表 3-3）。标准短轴切面从经胃位置获得，这些切面可进行左心室容积和射血分数的计算。与放射性核素显像和对比血管造影相比，TEE 计算射血分数具有准确性和可重复性（图 3-25）。舒张末期和收缩末期容积通常会被低估，因为图像平面没能包括全部的左心室长轴。但是，基于短轴面积的变化，TEE 对于单一患者心室容积的相对变化，评价仍是准确的。在手术中，可以综合上述切面，或使用单一切面（如经胃短轴切面），持续监测和评估左心室容积状态。

左心室的标准切面也可允许对每一节段室壁的功能进行评价，观察者之间对标准节段室壁运动的分级具有较高程度的重复性。在经胃短轴切面，室壁节段同经胸短轴切面一样，不过整个图像被顺时针旋转大约 180°（如果采用标准显示制式）。与经

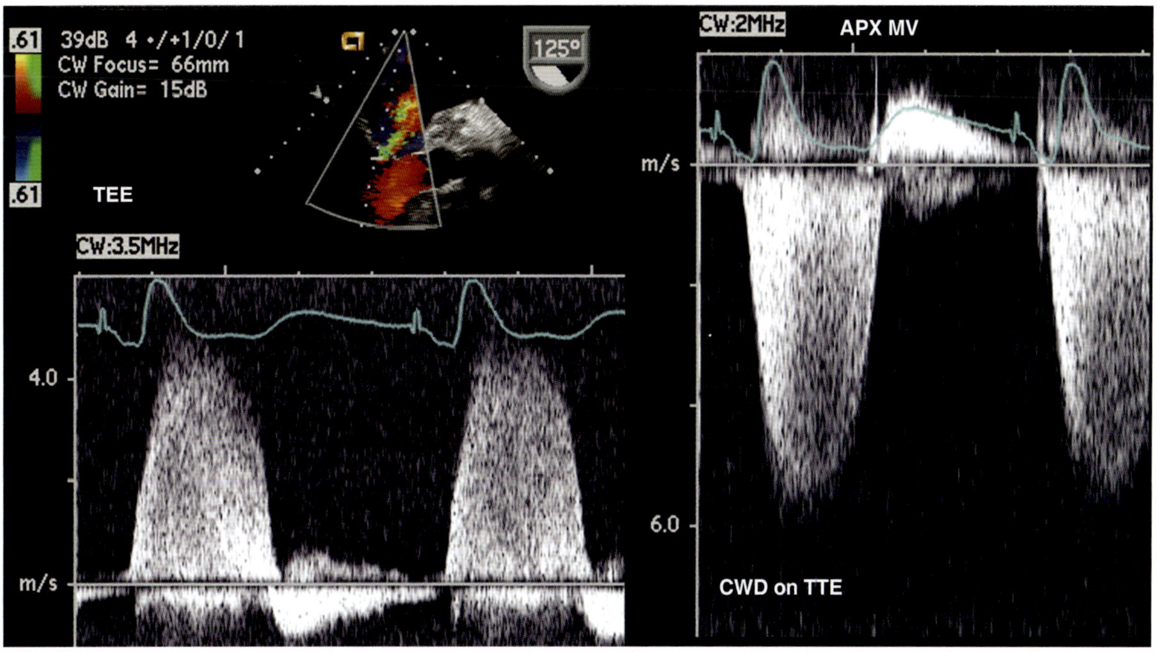

图 3-23 连续多普勒（CW）从经食管四腔心切面记录二尖瓣反流（左）。彩色血流用于辨别反流束的射流缩，以确定连续多普勒的起始位置。根据需要修正探头位置和角度，以获得清晰的最大血流速度的信号。即使如此，经食管检查之后即刻进行专门的经胸超声连续多普勒检查，能获得更高的流速（右）。

胸剑下短轴切面相比，图像被顺时针旋转 90°（见图 8-6）。

左心房

TEE 可以很容易评价肺静脉的位置和血流模式（图 3-26）。左上肺静脉的血流最容易采集，可以看到典型的收缩期和舒张期前向血流以及心房收缩后的逆向血流（图 3-27）。四支肺静脉的血流模式总体上是相似的，尽管左上肺静脉的血流更倾向层流，频谱显示的速度带较窄。然而，总会有例外发生，例如出现二尖瓣反流时。在这种情形下，反流束可能是偏心的，从而改变了部分而不是全部肺静脉的血流。

如果怀疑左心房血栓，应当在至少两个正交平面检查左心耳。低速血流（自发对比）和心耳血栓可以通过高频探头（7 MHz）和放大模式加强识别。需要仔细鉴别正常的小梁和局部的血栓形成。小梁常常更呈线性，多个切面显示同房壁连续。血栓通常突入到心耳，多有单独的运动（见第 15 章）。

左心耳的血流模式可以通过将脉冲多普勒取样容积置于与左心房结合处距离 1 cm 的左心耳位置采集。正常的血流模式（见图 15-21）特点是心房收缩后心耳的射血，流速大于 40 cm/s。异常的血流形式见于房颤、房扑和其他快速型心律失常。

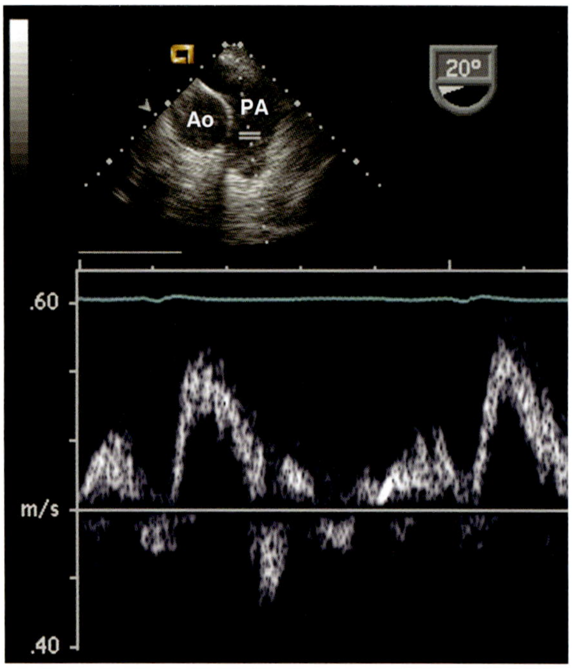

图 3-24 食管极高位显示主肺动脉及其分叉为左、右肺动脉的长轴切面（上），升主动脉显示为短轴。这一切面可以在平行角度记录肺动脉血流，因为血流是直接朝向探头的（下）。

在标准四腔心切面可以很好地观察房间隔，可

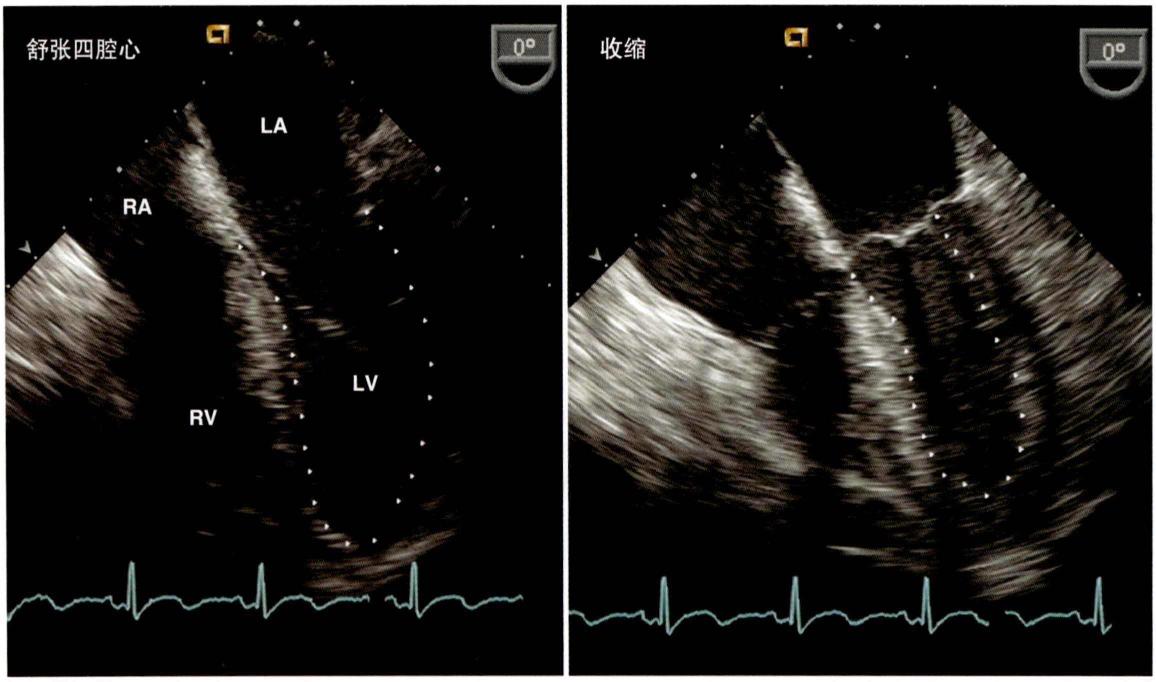

图3-25 TEE四腔心切面在舒张末期和收缩末期描记心内膜边缘以计算左心室射血分数的示例。同样在旋转60°的两腔心切面描记心内膜边缘。

表 3-3 经食管切面评价心腔、大血管和房间隔

心腔	切面	探头位置	旋转角度
左心室	四腔心	食管上段	0°
	两腔心	食管上段	60°
		经胃	90°
	长轴	食管上段	120°
	短轴	经胃	0° 并探头成角
左心房	四腔心	食管上段	0°
			探头内外侧旋转及稍微成角可进行四支肺静脉的评估
	两腔心	食管上段	60°
	长轴	食管上段	120°
右心室	四腔心	食管上段	0°
	右心室流入道切面	食管上段	90° 并探头向患者右侧旋转
		或	
		经胃	90° 并探头向患者右侧旋转
右心房	四腔心	食管上段	0° 并探头后翘观察冠状静脉窦
	右心房切面	食管上段	90° 并探头向患者右侧旋转
	低位右心房切面	胃食管交界处	0° 观察冠状静脉窦汇入右心房
房间隔	旋转切面	食管上段	从 0° 旋转至 120°，通常在 60° ~ 90° 之间可最好地观察卵圆孔未闭
主动脉	长轴	食管上段	主动脉窦和升主动脉的长轴（120°）和短轴切面
	主动脉后方切面	从胃至食管上段将探头徐徐撤出	短轴切面（0°）沿降主动脉长轴撤出
肺动脉	右心室流出道切面	食管上段	90°
	肺动脉至分叉的长轴切面	极高位食管	0°

将其置于图像中央仔细地评价，然后将图像平面从 0° 旋转至 120°，保持房间隔位于图像的中央。卵圆窝和原发隔可非常清楚地区别，卵圆孔未闭时的卵圆瓣也可在使用彩色多普勒或静脉注射对比剂之前通过二维图像识别（见图 4-12）。

右心室

同经胸超声心动图一样，因为右心室复杂的解剖结构，右心室的大小和收缩功能也较难评价。可从经食管四腔心切面和经胃短轴切面进行关于大小和功能的定性评估。

右心房

右心房的主体在 TEE 四腔心切面显示最佳。另外，经食管图像平面位于 90° 时，将探头转向患者的右侧，可得到右心房的长轴切面；可以观察心耳（有着正常的小梁）及上下腔静脉的入口。将探头从食管上移可评价上腔静脉的头侧，而向胃移动则可提供下腔静脉的其他切面。

冠状静脉窦可以在后翘的四腔心切面观察。当探头置于胃食管交界处向上成角，图像平面位于 0° 时，是观察冠状静脉窦进入右心房的最佳图像平面（图 3-28）。

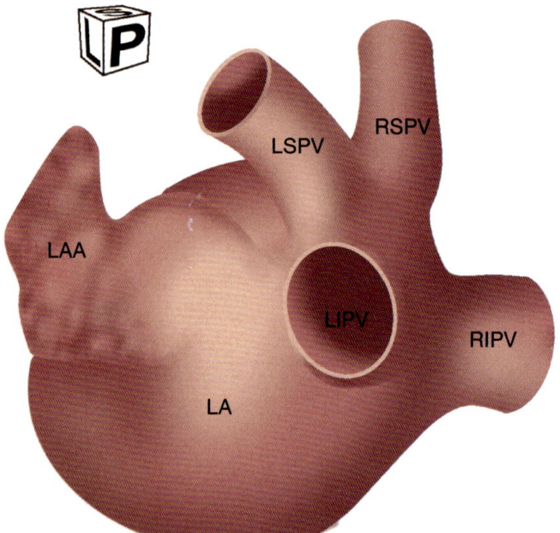

图 3-26 左心房和肺静脉的三维解剖示意图显示左、右上肺静脉（LSPV 和 RSPV）的走行，血流直接朝向 TEE 探头。左、右下肺静脉（LIPV 和 RIPV）走行方向越水平，血流越垂直于多普勒声束。方向立方体提示左（L）、上（S）和后方（P）。

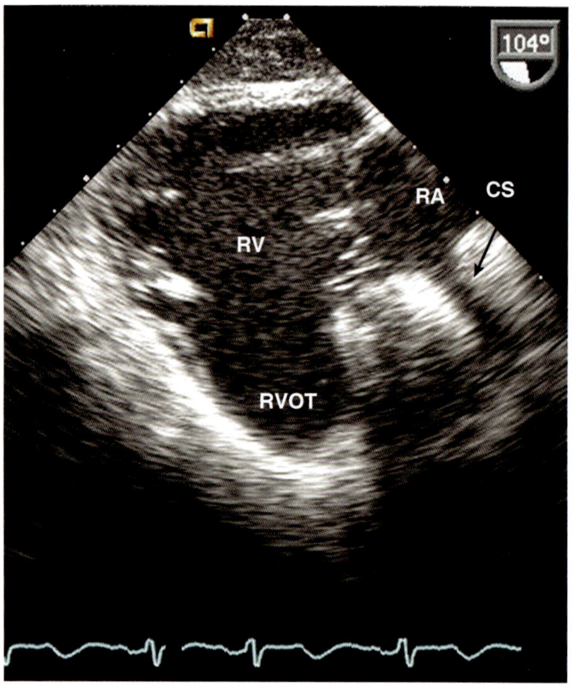

图 3-28 低位 TEE 右心切面显示冠状静脉窦（CS）入右心房（RA）、右心室（RV）和右心室流出道（RVOT）。

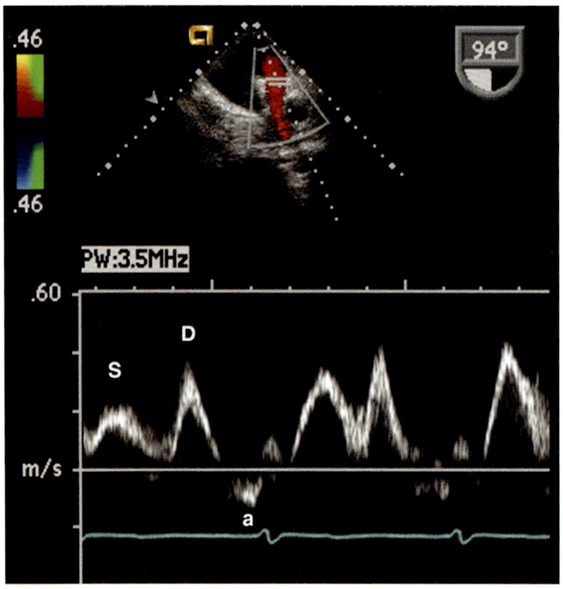

图 3-27 脉冲多普勒记录左上肺静脉的正常血流，显示收缩期（S）和舒张期（D）流入血流及一个小的心房逆流信号（a）。

经食管超声心动图检查

TEE 成像中标准结构序列的图像采集保证了所有四个心腔、四个瓣膜、大动脉和腔静脉以及四支肺静脉的评价。尽管这一序列可能需要修正，以满足对病情不稳定的患者进行即刻的急诊操作，或者对于不能耐受检查的患者缩简检查，但是标准检查需要的时间相对较短，大多数患者可以得到上述数据。标准检查确保不遗漏意外的发现，并提供了其后回顾分析患者检查所需要的数据。

每一超声室应用的特定序列会有不同，取决于患者人群和内科医生的喜好。表 3-4 示意了其中一个建议的方法。这一序列从食管上段切面开始，以足够的深度在四腔心、两腔心和长轴切面显示左心室。每一图像记录两个心动周期，即使需要时间调整探头位置，这一序列也只需 1 分钟。在长轴切面，探头需要后撤以显示更大范围的升主动脉。

然后深度减低，聚焦于长轴切面主动脉瓣和二尖瓣的二维成像。从长轴切面旋转至四腔心切面，并在 30° ~ 60° 角度时记录图像，可进一步评价二尖瓣；将图像平面旋转 30° ~ 50°，可以获得主动脉瓣的短轴。每一瓣膜将在同一切面评价反流情况。若需要，可用连续多普勒记录前向二尖瓣血流以及二尖瓣反流。

接下来，结合二维图像和彩色血流显像识别肺静脉，图像旋转角度是 0° 或 90°，先观察左侧肺静脉，然后观察右侧肺静脉。可从 0° 两腔心图像平面上翘，采用高频探头和放大切面观察房耳。根据需要记录肺静脉和房耳的血流。将房间隔置于四腔心的中部后检查房间隔，辨别卵圆窝。然后将图像

表 3-4 基础 TEE 检查

探头位置	旋转角度	切面	焦点
食管上段 调整深度以包含左心室心尖	0° 60° 120°	四腔心 两腔心 长轴	• 左心室大小，总体和局部功能 • 右心室大小和收缩功能 • 左、右心房大小
食管上段 减小深度以最佳显示瓣膜	120° 120° → 0°	长轴 两腔心 四腔心	• 二尖瓣
	120° 30° ~ 50° 0° 60° 90°	长轴 短轴 深度显示 左心房耳和肺静脉	• 主动脉瓣 • 主动脉 • 左心房耳（分辨模式，7MHz） • 肺静脉
	0° → 90° 0° 90°	旋转扫描 四腔心 上 / 下腔静脉	• 房间隔 • 右心室 • 右心房 • 上 / 下腔静脉
	0° 60° 90°	四腔心 短轴 右心室流出道	• 三尖瓣 • 肺动脉瓣和肺动脉
经胃（TG）	0°	短轴	• 左心室壁运动、室壁厚度、心腔内径 • 右心室大小和功能
	90°	长轴	• 左心室和二尖瓣 • 向内侧旋转显示右心室和三尖瓣
经胃心尖	0°	四腔心	• 对于主动脉瓣前向血流有一定帮助，但受角度的影响
胃到食管上段	0°	降主动脉短轴	• 从横膈处到主动脉弓的主动脉成像

平面缓慢旋转至 90°，保持间隔处于中央，旋转回 0° 时彩色血流显像可允许识别卵圆孔未闭。

在食管下段，四腔心切面偏向右侧，可以检查右心室和三尖瓣。三尖瓣反流可以在上述平面和短轴切面通过彩色血流显像进行评价。上下腔静脉在 90° 平面可以看到，同时可显示右心耳。肺动脉瓣的显示较难，但是 90° 平面和经食管极高位 0° 平面可能会有帮助。

在那些可以耐受经胃探头检查的患者，采集左心室短轴和两腔心切面。经胃心尖切面是可选的，取决于临床指征。

同其他辅助检查的医疗人员（如护士和超声技师）核对所有需要的数据均已记录后，将探头向后转显示降主动脉的短轴。探头缓缓后退，保持降主动脉位于图像平面的中央，在探头即将撤出之前，将探头向下转以观察主动脉弓。

根据具体临床问题，这种基础检查可辅以其他额外的切面和多普勒血流。例如，评价卵圆孔未闭的检查还需要包括右心盐水对比造影。这些基础切面的发现也可能会要求进一步的评估。例如，心内膜炎的患者，与主动脉瓣周脓肿一致的发现将需要进一步行详细检查，以发现有无瓣膜功能障碍和其他心内分流或者瘘。

（王春燕　译　郑春华　校）

推荐阅读

1. Burwash IG, Chan KW.: Transesophageal echocardiography. In Otto CM (ed): The Practice of Clinical Echocardiography, 3rd ed. Philadelphia: Elsevier/Saunders, 2007, pp 3–30.
Detailed chapter on performance of TEE, standard image planes, Doppler flows, and indications. 266 references.
2. Oxorn D, Otto CM: Atlas of Intraoperative Echocardiography: Clinical, Surgical and Pathologic Correlation. Philadelphia: Elsevier/Saunders, 2007.
This text and CD-ROM includes over 100 intraoperative TEE cases with surgical photographs and video clips and examples of

pathology, in addition to still images and video clips of the TEE examination. Each case is accompanied by a clinical vignette, brief discussion, and suggested reading.

3. Sidebotham S, Merry A, Leggett M, et al: Practical Perioperative Transoesophageal Echocardiography: Text with CD-ROM. Butterworth-Heinemann, 2003.

   This 288-page paperback book and CD-ROM provides a concise overview of TEE that is helpful for TEE imaging in all clinical settings, although cases are focused on the intraoperative setting.

4. Perrino AC, Reeves ST: A Practical Approach to Transesophageal Echocardiography, 2nd ed. Lippincott Williams & Wilkins, 2007.

   This 512-page paperback book includes a basic introduction to TEE and addresses specific clinical situations, especially in intensive care unit and perioperative patients. Multiple-choice questions accompany each chapter.

5. Flachskampf FA: The standard TEE examination: procedure, safety, typical cross-sections and anatomic correlations, and systematic analysis. Semin Cardiothorac Vasc Anesth 10:49–56, 2006.

   A brief review of the technical aspects and safety of TEE. A table with suggested views for a TEE examination is provided along with examples of more detailed examination protocols for specific clinical situations.

6. Daniel WG, Erbel R, Kasper W, et al: Safety of transesophageal echocardiography: A multicenter survey of 10,419 examinations. Circulation 83:817–821, 1991.

   In 10,419 TEE examinations performed at 15 European centers over 1 year, probe insertion was unsuccessful in only 2% of attempted studies and the procedure had to be interrupted in only 1% of cases. Reasons for interrupting the procedure included intolerance of the endoscope, pulmonary, cardiac, and bleeding complications. There was one death (1/10,000) due to bleeding from a lung tumor with esophageal infiltration. Since nearly all these studies were performed without conscious sedation, the additional risk associated with sedative medications must be considered. The ratio of TEE to transthoracic studies in this registry averaged 9% but varied from 1.4% to 23.6% between institutions.

7. Practice guidelines for sedation and analgesia by non-anesthesiologists: A report by the American Society of Anesthesiologists Task Force on Sedation and Analgesia by Non-Anesthesiologists. Anesthesiology 84:459–471, 1996.

   Consensus statement detailing the clinical standards for conscious sedation including patient evaluation, preprocedure preparation, monitoring (level of consciousness, ventilation, oxygenation, and hemodynamics), data recording, and availability of emergency equipment. The importance of having a staff person dedicated solely to patient monitoring and safety is emphasized, and the appropriate training of personnel is discussed.

8. Ryan T, Burwash I, Lu J, : The agreement between ventricular volumes and ejection fraction by transesophageal echocardiography or a combined radionuclear and thermodilution technique in patients after coronary artery surgery. J Cardiothorac Vasc Anesth 10:323–328, 1996.

   Three sets of measurements of radionuclide and TEE echocardiographic measurement of LV volumes and ejection fraction were made after coronary artery bypass grafting surgery. Ejection fraction measured by TEE using Simpson's rule or the area-length method was accurate and reproducible. However, agreement for measurement of ventricular volumes was poor.

9. Smith MD, MacPhail B, Harrison MR, et al: Value and limitations of transesophageal echocardiography in determination of left ventricular volumes and ejection fraction. J Am Coll Cardiol 19:1213–1222, 1992.

   In 36 patients undergoing left ventriculography, various TEE methods for calculation of LV ejection fraction and volumes were compared with ventriculography. Ejection fraction was most accurately evaluated with the biplane Simpson's rule method (r = 0.85). However, ventricular volumes and length were consistently underestimated by TEE, suggesting that foreshortening of the long axis of the ventricle occurs with transesophageal images.

10. Groban L, Dolinski SY: Transesophageal echocardiographic evaluation of diastolic function. Chest 128: 3652–3663, 2005.

    A very clear and concise review of the physiology of diastole and evaluation of diastolic function using TEE measurements of transmitral, pulmonary venous, and tissue Doppler velocity data.

11. Karski JM: Transesophageal echocardiography in the intensive care unit. Semin Cardiothorac Vasc Anesth 10:162–166, 2006.

    A short review of the clinical utility of TEE in intensive care unit patients. The most critical information provided by TEE is evaluation of intravascular volume status and myocardial dysfunction. Other diagnoses that can be made using TEE include dynamic LV outflow obstruction, cardiac tamponade, native or prosthetic valve dysfunction, aortic dissection and detection of intracardiac masses or shunt.

12. Porembka DT: Importance of transesophageal echocardiography in the critically ill and injured patient. Crit Care Med 35(8 Suppl):S414–S430, 2007.

    In intensive care unit patients, the diagnostic yield of TEE is 78%. The results of the TEE study change therapy in about 60% to 65% of intensive care unit patients. This is a detailed review of the literature with over 100 references, tables summarizing clinical studies, and illustrations of TEE views.

4 超声心动图新技术

经胸和经食管超声心动图（transesophageal echocardiography，TEE）是被大多数心脏科医生广泛应用的标准诊断方法。此外，临床实践中的其他超声心动图技术还包括：

- 负荷超声心动图
- 对比超声心动图（声学造影）
- 三维（3D）超声心动图
- 应变和应变率成像

负荷超声心动图如今已成为大多数超声心动图实验室的标准方法。对比超声心动图的应用呈上升趋势，尤其是在学术性的医学中心。三维超声心动图随着用户界面的简化和标准化，其应用将会更加广泛。心肌力学评价通过组织多普勒和斑点追踪技术来测量心肌应变和应变率，这项技术尚在发展中。

另外，在某些特殊专业领域的内科医生正在应用一些更新的心脏超声技术。多数情况下，这样的超声检查通常是其他诊断或治疗过程的一部分，主要的操作者可能是麻醉师、介入心脏科医生、电生理医生、急诊室医生或者全科医生，包括下列技术：

- 术中经食管超声心动图（TEE）
- 心腔内超声心动图（intracardiac echocardiography，ICE）
- 血管内超声（intravascular ultrasound，IVUS）
- 手持式超声心动图

这些医生在做上述检查之前需要接受适当的心脏超声培训，具体将在第 5 章详述。在做上述检查时，心脏超声医生和内科医生经常困惑于如何获取最佳的图像以及如何解释图像，本章将对这些技术进行介绍。术中 TEE 将在第 18 章详述。“推荐阅读”部分里有更多的有关上述技术的信息。

三维超声心动图

“三维超声心动图”这一名词广义上是指多种心脏超声图像的采集和显示方式，不同的方式具有以下共同点：在三维空间上显示心脏结构毗邻关系，图像采集完成之后该结构还可以旋转或者从不同的方向进行观察。三维超声心动图技术面临的一大挑战来自于超声物理和探头设计，那就是如何在所有三个维度都确保足够的图像分辨率。

图像采集

三维超声心动图数据的采集方式主要有以下两种：

- 容积超声成像（“容积成像”是通俗的说法，物理学界一般译为“体成像”——译者注）
- 包含三维位置信息的多平面二维图像

容积成像是利用复杂的多阵列探头（矩阵探头）从金字塔形的三维容积中同时采集到心脏结构的三维数据。快速的并行图像处理技术使得屏幕上能够显示从任何方向观察的实时超声图像（图 4-1）。另一方面，容积探头也使多切面同时显示（图 4-2），或使来自某特定观察点的三维图像（如从左心房观察二尖瓣）成为可能（图 4-3）。

容积成像的优点是实时成像和快速采集，缺点是难以同时优化三维容积内所有结构的图像质量。即使解决了与声束聚焦和图像显示相关的技术问题，与感兴趣结构相关的声束方向还是会影响图像质量，因为分辨率仍然依赖于镜面反射的声束的方向，所以与声束垂直的结构将获得最佳的轴向分辨率。此外，与其他超声技术一样，声影、混响等超声伪像以及较低的穿透力都会影响图像质量。

三维超声心动图数据也可以由一系列二维平面获得，只要已知每一个二维平面在三维空间中的位置，把该位置信息和二维平面相关联，就可以重建出三维超声心动图。这种方式可用于探头位置固定的旋转采集，例如 TEE 的三维图像采集就是这种方式。另一方面，还可以利用探头定位系统记录每一幅二维图像的位置和角度，那么探头多部位扫查获得的图像也可以重建为三维图像（图 4-4）。二维采集后重建三维图像的优点，一是各个二维平面的图像质量均可优化，二是与容积探头定点扫查相比，探头多部位扫查获得的数据可以组合重建出更大更全面的容积。这种方法的缺点，一是如果旋转扫描采集图像过程中出现探头移动或者多部位扫描采集图像过程中出现患者位置的移动，都会导致图像位置信息关联错误，二是重建三维图像的过程耗时较长。

图像显示

三维超声心动图数据有以下三种基本的显示方式：

- 实时“三维”显示
- 同步二维平面显示
- 边界重建

最直观的显示方式是可旋转和多视角观察的实时三维图像。但是目前的三维图像只能在二维的显示器上显示，这使得显示效果大打折扣；随着三维显示系统的广泛应用，这一局限性应该会得到解决。实时三维图像还可以进行剪切以显示心脏内部结构。例如，可以从左心房的视角来观察二尖瓣，这对于二尖瓣黏液样变性的患者来说提供了一个观察瓣叶脱垂节段的有趣视角。这个图像还可以再次旋转和剪切以显示长轴样的二尖瓣图像。用类似的方法可以获得从主动脉视角观察主动脉瓣的非常接近外科视角的瓣膜解剖结构鸟瞰图，以及从左心室侧观察主动脉瓣的视角和长轴视角（图 4-5）。随着三维显示系统的进步，心内“漫游”将成为可能，也许有一天我们可以在一个复杂先天性心脏病患者的心脏内随着血流做一次旅行。

三维超声心动图的数据也可以用来生成一系列二维的切面图像，因为容积扫描方式允许同时显示多个二维切面图像（图 4-6）。在进行负荷超声心动图试验时，如果能够同时获取多个左心室的切面图像，可以提高图像采集速度和诊断准确性。除此之外，我们还可以以任意二维切面的方式在三维图像中连续推进，这将有利于对复杂结构性心脏病患者进行更好的心脏解剖评价和异常结构的精确定位。三维图像数据在图像采集之后的后处理功能使复杂病例的诊断变得容易。

与二维超声心动图一样，三维超声心动图的定量首先需要识别心内膜的边界。在二维图像上追踪边界，然后重建成三维容积，从而提供非常准确的左心室容积测量。半自动边界追踪算法有助于快速分析多个切面图像。同时，左心室三维重建还能对心室形状、局部心室功能、三维应变和应变率等进行详细的评估。另外，三维超声心动图可定量分析右心室（RV）的形态和功能。二尖瓣装置的三维定

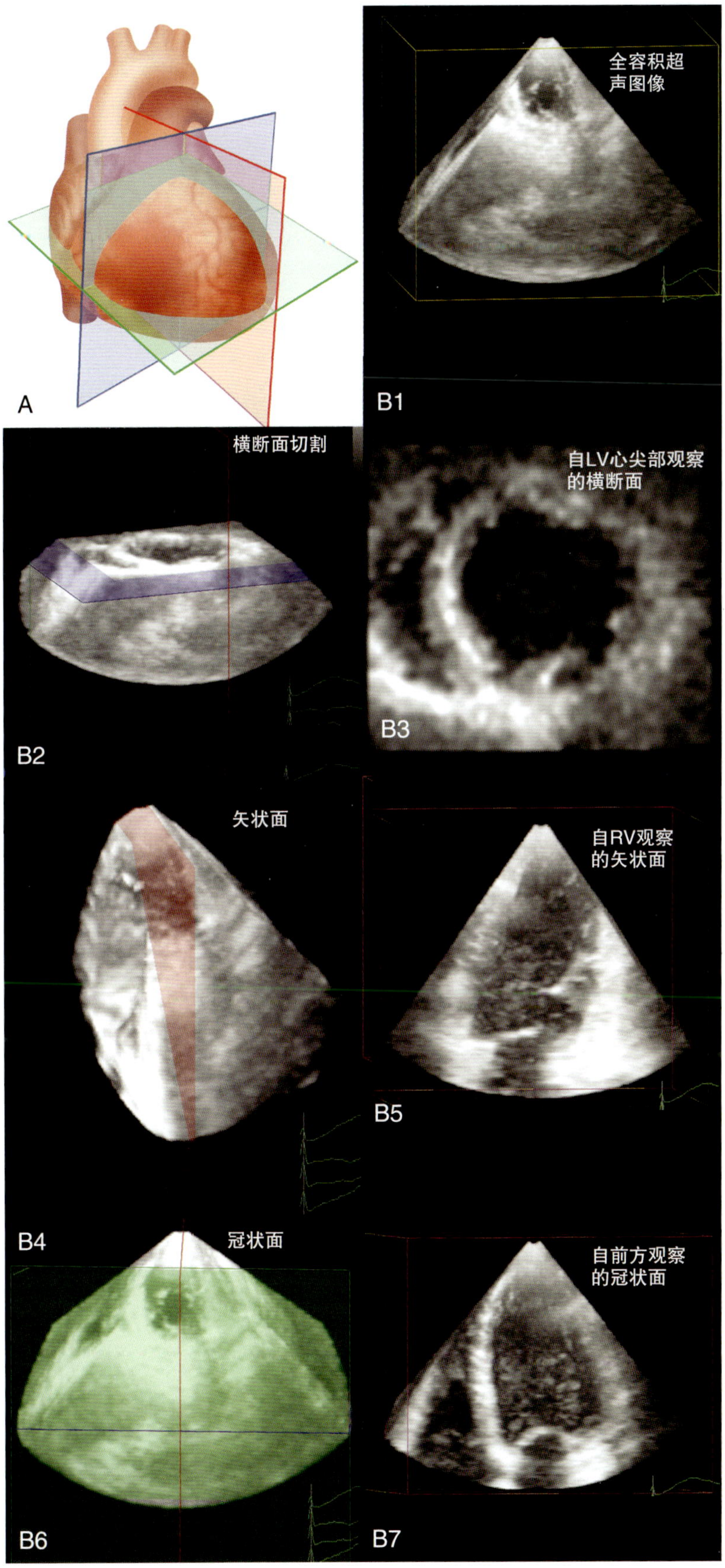

图 4-1 从心尖部采集的三维图像经过剪切以显示三维容积内部的结构。**A.** 标准切面示意图，紫色的为短轴，红色的为长轴，绿色的为四腔切面，事实上从三维容积中可以切割出任意切面。**B1** 是一个全容积超声图像，沿横断面切割（蓝色，见 **B2**）产生短轴切面观（见 **B3**）；沿矢状面切割（红色，见 **B4**）产生心尖两腔切面观（见 **B5**）或者长轴观（取决于切割平面的深度和角度）；沿冠状面切割（绿色，见 **B6**）产生心尖四腔切面观（**B7**）。（From Picard MH: Three-dimensional echocardiography. In Otto CM [ed]: The Practice of Clinical Echocardiography, 3rd ed. Philadelphia: Elsevier/Saunders, 2007, Figure 4–5, p 91.）

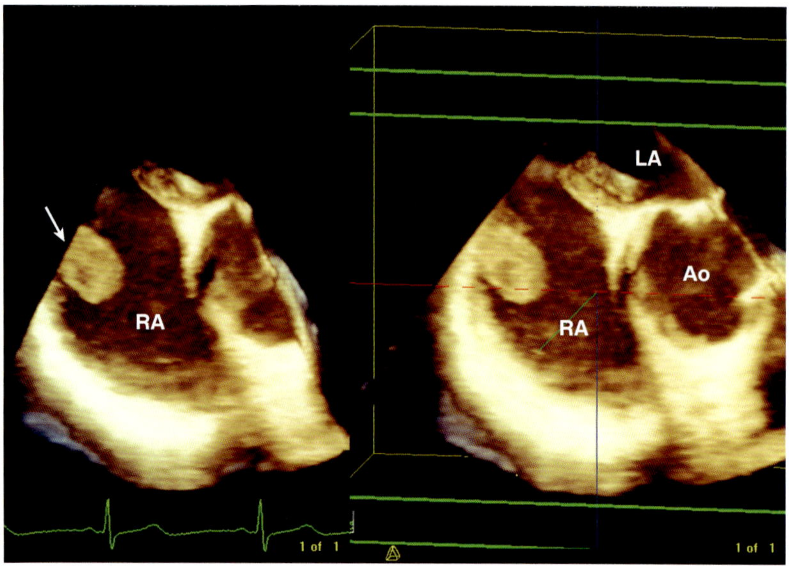

图 4-2 箭头所指为经食管实时三维超声心动图获得的右心房肿瘤的三维图像。容积图像（右）经过剪切和旋转，显示出所需的感兴趣结构的最终图像（左）。

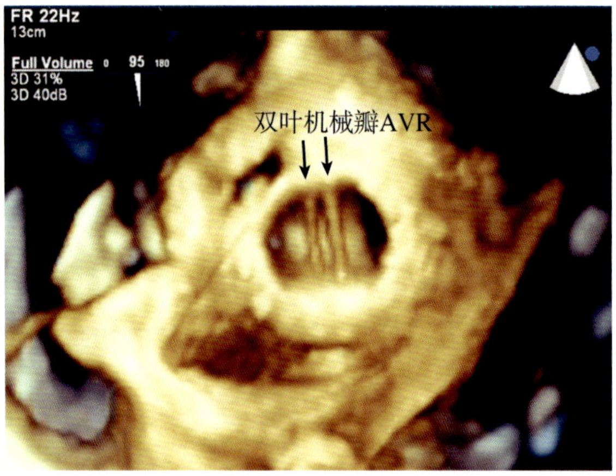

图 4-3 经食管实时三维超声心动图显示一个双叶机械瓣主动脉瓣置换术（aortic valve replacement，AVR）后患者的主动脉瓣在收缩期开放的状态。三维容积经过剪切和旋转使瓣膜可以从主动脉侧来观察。

量分析有助于研究二尖瓣反流机制（图 4-7）。

临床应用

三维超声心动图的临床应用将会随着这一技术的成熟而继续发展。三维图像不仅能提供更加详细的解剖结构关系和更准确的定量，而且图像比二维更直观，使得医护工作者能够更快地理解心脏解剖结构。三维超声心动图的图像获取比二维扫描更快，还能减少图像获取当中人为因素的依赖性。然而，由于三维超声心动图的仪器仍在发展中，所以这项技术还没有成为大多数超声实验室的常规检查项目，完整的三维超声心动图检查的标准程序还在发展中。目前正在开展的一项实时三维超声心动图（RT3DE）应用是在心尖部快速获取一个左心室的容积图像，同时显示出心尖四腔、两腔、长轴切面以及一系列平行的短轴切面。这项技术在负荷超声心动图检查过程中对于评价左心室节段功能是非常有用的。RT3DE 的左心室容量和射血分数定量看起来会具有广泛的临床应用。另外，在某些专业的医学中心，当遇到复杂结构性心脏病时，三维超声心动图也作为标准二维和多普勒检查之外的补充检查项目。例如，二尖瓣脱垂的患者在接受二尖瓣成形手术时，实时三维 TEE 检查是非常有帮助的。在成人房间隔缺损的患者，缺损大小和形状的三维 TEE 图像能帮助选择最佳的封堵装置。

心肌力学

左心室功能是复杂的事件，临床上测量射血分数、定性观察节段室壁运动以及测量舒张期充盈等均只能部分描述左心室功能。心室的收缩发生在三个方向：长轴方向（基底部向心尖部运动）、径线方向（室壁增厚）、圆周方向（心腔缩小，方向与长轴垂直）。此外，心室收缩时心尖部和基底部向相反的方向旋转产生扭曲运动，称为扭转。下面介

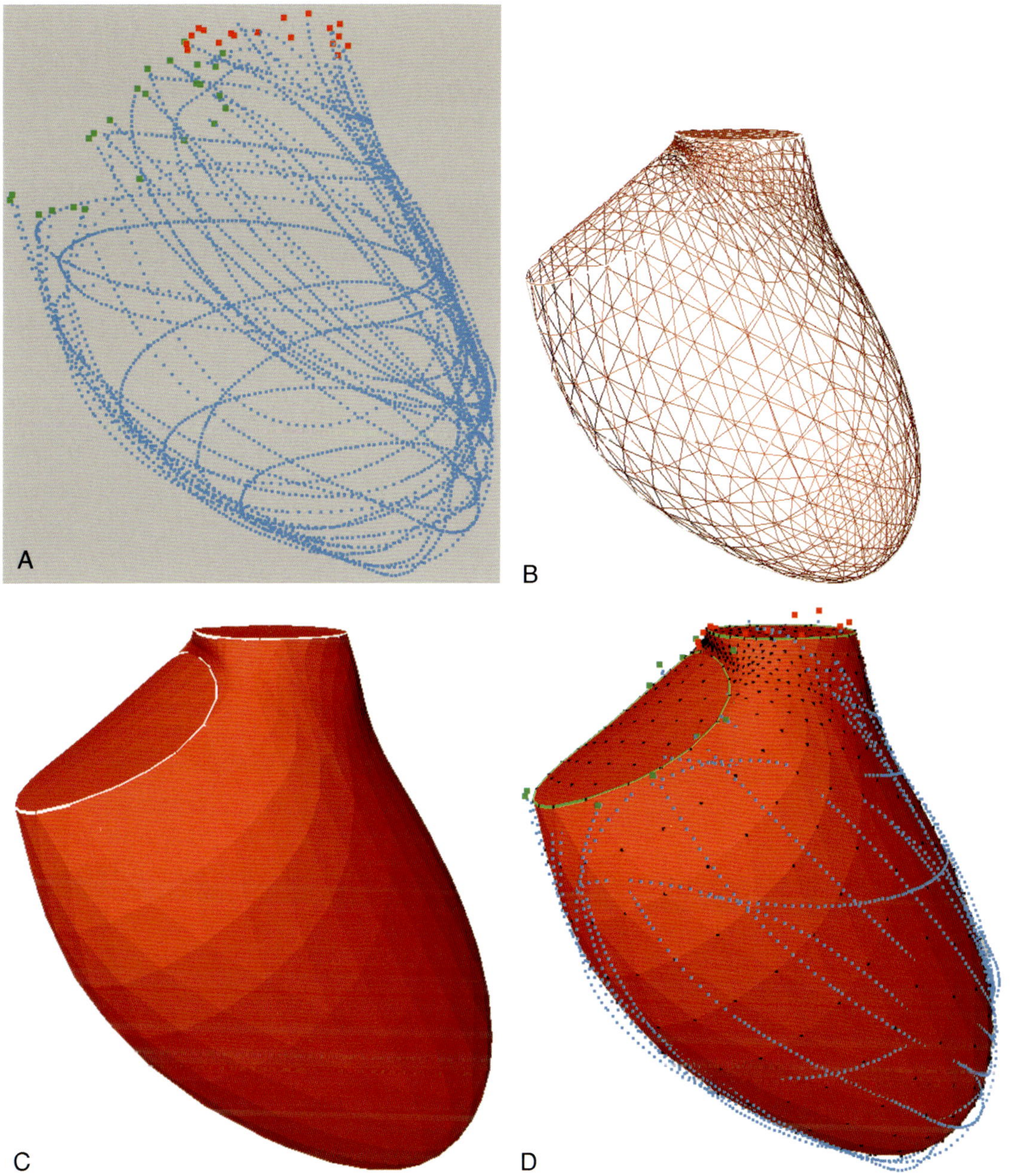

图 4-4 在活体实验中重建舒张末左心室的心腔。**A**. 用磁定位系统标记探头方位，经胸多声窗多切面（包括短轴和心尖部旋转切面）自由臂扫查获得心脏三维图像，然后跟踪心内膜边界。主动脉瓣环以红色标记，二尖瓣环以绿色标记。**B**. 用逐段平滑细分法进行三维重建，获得与上述跟踪边界（包括主动脉瓣环和二尖瓣环）相适应的 520 面网格模型。**C**. 最后重建出的舒张末左心室心腔的表面模型。**D**. 实际跟踪边界和重建表面的叠加显示。（Courtesy of Florence Sheehan，MD.）

绍几种有前景的技术，用于更加完全地定量分析左心室的功能，包括源于组织多普勒或者斑点追踪技术的应变和应变率，以及心肌不同步的参数。

组织多普勒应变和应变率

多普勒血流速度测量是基于运动的血细胞产生的低振幅高速度的背向散射信号。反过来，多普勒组织速度测量是基于心肌细胞反射的高振幅低速度信号。因此，通过调节增益、壁滤波、多普勒频谱或彩色的速度标尺，很容易将这些信号分离出来。

组织多普勒：与脉冲多普勒记录血流速度相似，组织多普勒可记录心内特定位置组织的速度。组织速度测量具有方向性，只能测到与声束平行方

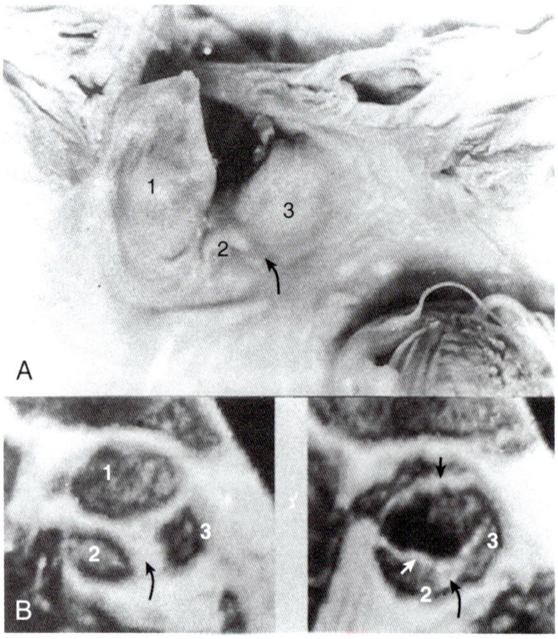

图 4-5 A. 二叶式主动脉瓣的病理标本，从心室侧观察，瓣叶 2 和 3 融合。B. 三维超声心动图获取的主动脉瓣图像，*左图*为舒张期，*右图*为收缩期，与病理标本几乎完全符合。（From Espinola-Zavaleta N，Muñoz-Castellanos L，Attié F，et al：Anatomic three-dimensional echocardiographic correlation of bicuspid aortic valve. J Am Soc Echocardiogr 16:46–53，2003.）

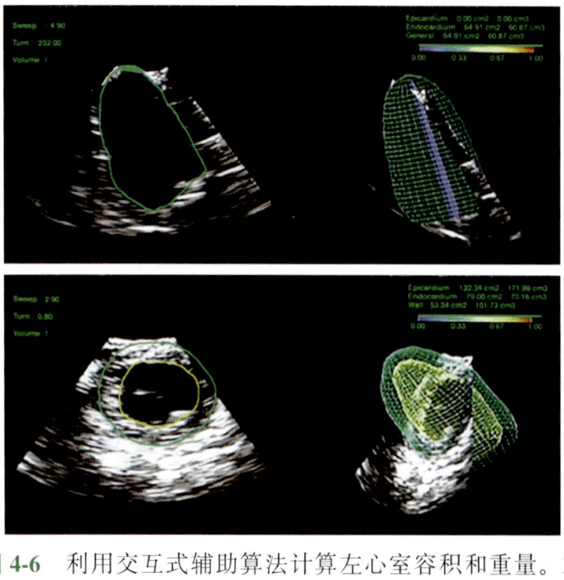

图 4-6 利用交互式辅助算法计算左心室容积和重量。左上为长轴图像，左下为短轴图像，操作者在图上描绘心内膜和心外膜边界。计算机根据这些边界立即生成一个与图像叠加的左心室网状铸型（*右*）。操作者可自由旋转这些图像来评估计算机模型和左心室边界的一致性，必要时也可进行调整。（From Schmidt MA，Freidlin RZ，Ohazama CJ，et al：Anatomic validation of a novel method for left ventricular volume and mass measurements with use of real-time 3-dimensional echocardiography. J Am Soc Echocardiogr 14:1–10，2001，Fig. 1.）

向的心肌组织运动，也就是说只能测到朝向探头或背离探头方向的运动。例如，评价舒张功能的方法其中之一是在心尖四腔切面室间隔上距离二尖瓣环 1cm 的部位放置大小为 2mm 的取样容积，并记录组织多普勒频谱（图 4-8）。频谱的速度标尺设为 ±0.2m/s，增益和壁滤波均设置为很低。组织多普勒速度显示收缩期心肌向心尖部运动，这与二维图像上看到的收缩期二尖瓣环向心尖部运动是一致的。舒张期分为舒张早期和舒张晚期。在舒张早期心肌背离心尖部运动，产生 E_m 峰（或称 E' 峰），与左心室早期充盈相一致，舒张晚期心肌背离心尖部运动，产生 A_m 峰（或称 A' 峰），与舒张晚期心房收缩相一致。关于组织多普勒对舒张功能的评价将在第 7 章中详述。

应变率成像：应变率的计算方法是两个取样容积的组织多普勒速度（V）之差除以两者之间的距离（D）（图 4-9），或者是以心肌初始长度标准化得到的心肌长度的变化率。应变率（SR）的计算公式如下：

$$SR = (V_2 - V_1)/D$$

应变率的单位是 s^{-1}（或 /s），因为速度的单位是 cm/s，距离的单位是 cm。通常在心尖四腔切面的室间隔或者左心室侧壁上间隔 12mm 放置 3 个取样容积，来测量基底部向心尖方向的应变率。检查组织多普勒平均速度曲线以确保信号清晰，避免过多的噪声、混响和血池信号的干扰。仪器根据速度曲线逐个时间点地计算出应变率，并显示为应变率（s^{-1}）对时间的函数。应变率曲线看起来就像速度曲线在基线上方的镜像，因为心肌长度缩短产生负的应变，伸长则产生正的应变。应变率是带有时间性质的心肌运动参数，可以测量到最大收缩期和舒张期应变率。最大收缩期应变率是一个对心室负荷状态不敏感的衡量心室收缩功能的指标。

应变：应变是衡量物体变形的，其定义为最终长度（l）与初始长度（l_o）之差除以初始长度。因此，应变可以认为是长度变化的百分数。

$$应变 = [(l - l_0)/l_0] \times 100\%$$

应变也可以由应变率对时间积分计算得到。

应变与射血分数（容积变化相对初始容积的百分数）相似，优点是具有空间和时间定位能力。实际上，一个完整心动周期的应变曲线图与心室容量

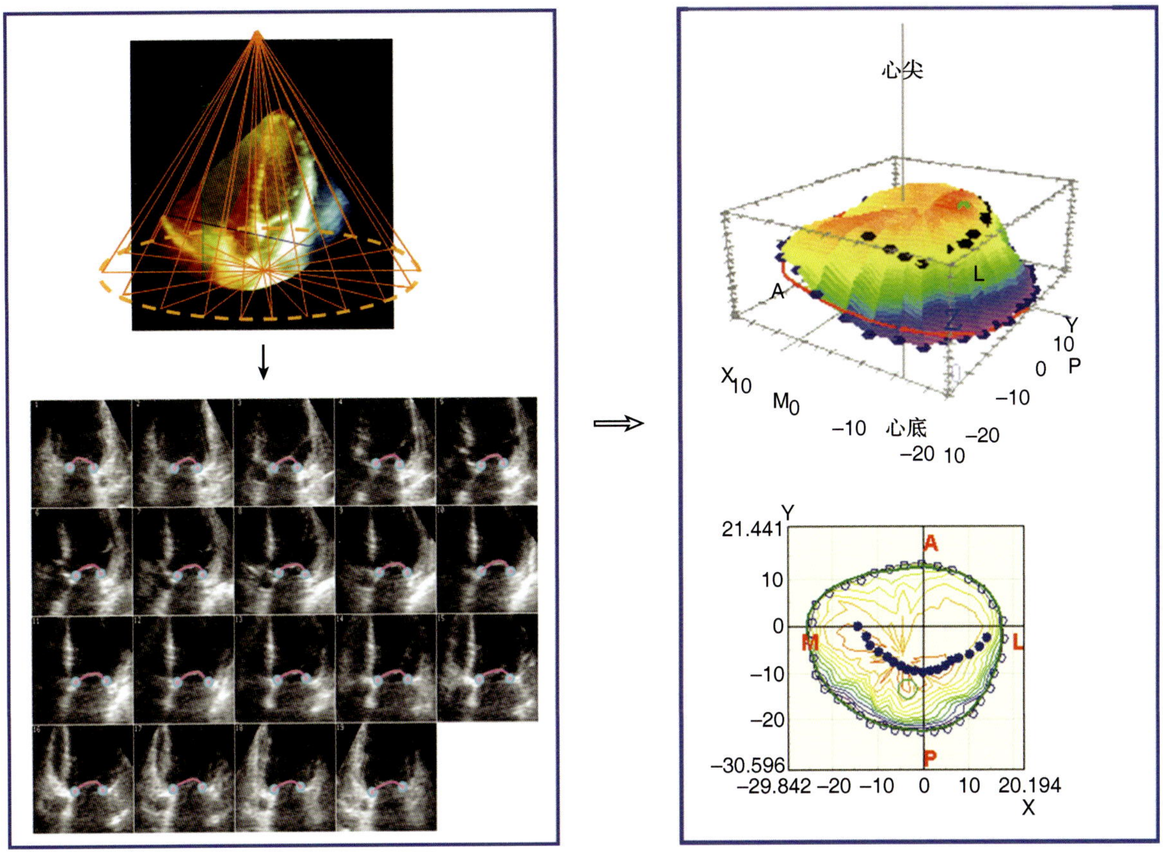

图 4-7　利用实时三维超声心动图技术和新的软件对二尖瓣装置进行三维重建和定量分析（REAL VIEW，YD，Ltd）。*左图*：三维容积图像被自动 18 等分为放射状的切面，在每一个切面上描记二尖瓣环和瓣叶。利用这些描记信息重建二尖瓣环和瓣叶的三维图像。*右上图*：重建的三维图像用彩色显示瓣环和瓣叶真实的曲面构造。这是一个缺血性二尖瓣反流的病例，二尖瓣环变得扁平，帷幕状的二尖瓣叶向左心室侧膨凸。*右下图*：二尖瓣构造的轮廓图，从左心室垂直观察，以等高线显示瓣叶膨凸的程度。蓝色的点表示瓣叶对合线。（Courtesy of Nozomi Watanabe，MD，Kawasaki University，Okayama，Japan.）

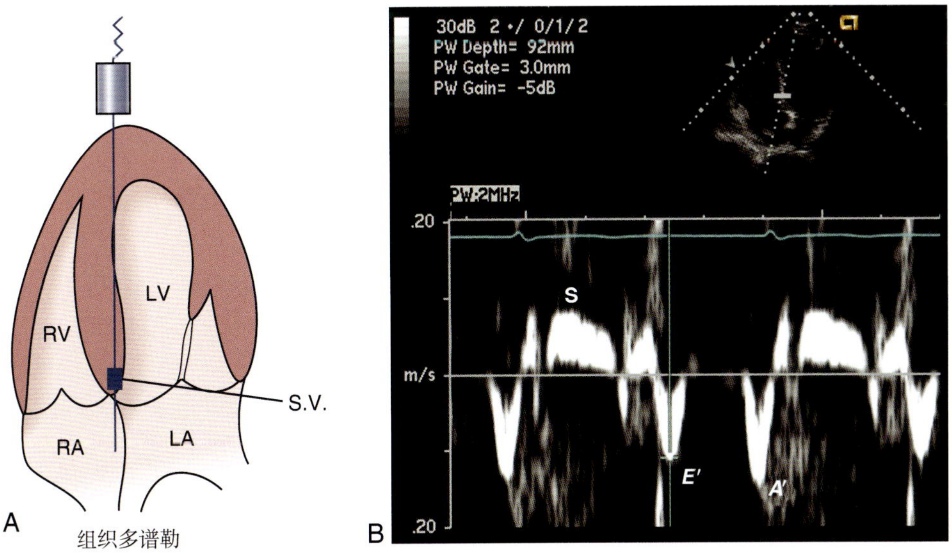

图 4-8　**A**．组织多普勒评价舒张功能的方法是在心尖四腔切面室间隔上距离二尖瓣环 1cm 的部位放置大小为 2mm 的取样容积。**B**．组织多普勒频谱信号显示收缩期（S）心肌向心尖方向运动，舒张期心肌背离探头运动，早期充盈对应 E′，心房收缩对应 A′。基底部心肌速度高于心尖部。

图 4-9 由心肌组织速度推导应变率和应变的示意图。在心尖切面室间隔心肌上放置间距为 12mm 的 3 个取样容积，右侧顶部的心电图显示一个心动周期，下方 3 幅图分别是组织多普勒速度、应变率和应变曲线。组织多普勒速度图上 3 种不同颜色的曲线分别对应于左侧示意图中 3 个取样容积的平均速度对时间的变化。应变率是根据速度曲线逐个时间点计算出相邻取样容积的速度（*V*）差除以二者之间的距离（*D*）。应变由应变率对时间积分计算得到，应变曲线与左心室容积曲线相似，在收缩期（ED 至 ES 段）快速下降，舒张早期（E）快速上升，其后是一段平台，心房收缩期再次上升（A）。

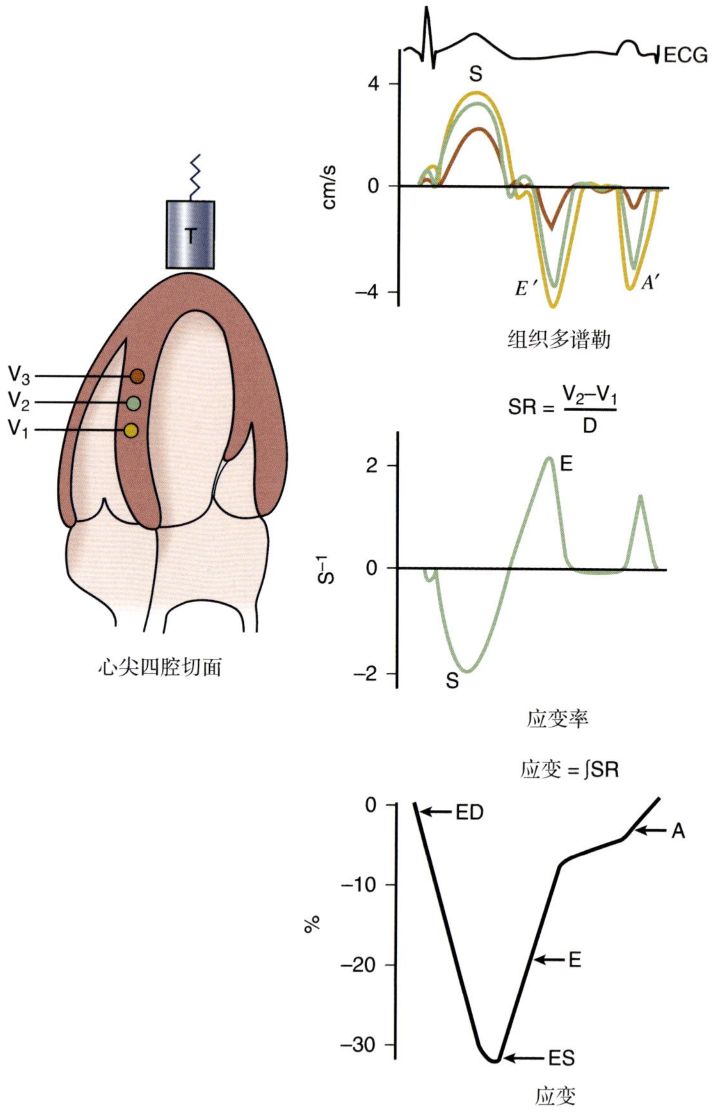

曲线非常近似（图 4-9）。应变与初始长度有关，舒张末被定为零应变。在收缩期，应变快速下降直到收缩末。等容收缩和等容舒张期曲线略微变平。在舒张期，早期为快速充盈期，曲线快速上升（E），舒张后期先是一段平台，到心房收缩时曲线再次上升（A），在舒张末时回到基线。最大收缩期应变是衡量局部心室功能的指标，但是会受到前负荷影响（与射血分数类似）。

对于淀粉样变性、糖尿病、肥厚型心肌病等疾病的心肌受累情况的早期检测，组织多普勒应变和应变率成像的敏感性优于常规超声心动图。当然，该技术检测亚临床心肌受累疾患的敏感性和特异性还有待更进一步的验证。应变和应变率还可用于负荷超声心动图试验中检测心肌缺血和心肌存活性的诊断，但是目前还不属于标准负荷超声心动图的组成部分。

应变率和应变的准确测量需要注意数据记录的一些技术细节。取样容积的大小必须与心肌厚度相适应，并且有足够的间距。另外，只有朝向探头和背离探头方向的速度可以测量到。使用谐波成像、合适的脉冲重复频率、高帧频等有助于增强信号质量。推荐阅读部分提供了关于数据获取和解读的更进一步的资料。

斑点追踪应变成像

顾名思义，该技术的出发点是在灰阶图像上追踪心肌中微小的亮点（斑点）在心动周期中的位移。

由于心肌组织中的微小结构（小于声波波长）产生的背向散射信号的干扰特性，使斑点成为天然的声学标志。与多普勒组织速度比较，斑点追踪的优点在于：(1) 数据获取更简单；(2) 无角度依赖性；(3) 直接测量应变；(4) 在图像切面上同时完成多个测量；(5) 能在图像采集之后脱机分析。超声仪器在限定的心肌区域内追踪斑点信号，并确定相邻标志之间的距离，然后绘制成距离对心动周期的图表（图 4-10）。因此，斑点追踪技术可以直接测量应变——心肌长度相对初始长度的变化。此外，在短轴切面上可以测得圆周应变，在长轴切面上可测得长轴应变，径向应变可在多个节段的切面上测得。应变率是应变曲线的一次导数或者斜率。斑点追踪应变成像的临床应用正在评估中。

不同步成像

“不同步”这一名词描述的是心室某些区域早于其他区域收缩，造成空间和时间上紊乱的收缩模式。不同步主要见于射血分数减低的患者，如扩张型心肌病、缺血性疾病，某些病例甚至在二维图像上就能看到收缩不同步。人们曾利用二维图像、传统多普勒和组织多普勒技术来尝试定量评价不同步。利用 M 型超声心动图测量心电图（ECG）QRS 波至室壁向心运动最大幅度的时间间隔，通过比较室间隔和左心室后壁上述时间间隔的差异判断有无不同步。这项技术的局限性在于许多其他的因素均能影响室间隔的运动。心室间不同步的评价方法是分别测量左、右心室射血前期（心电图 QRS 波至主动脉或肺动脉血流频谱起点的时间间隔），然后进行比较，大于 40ms 判断为不同步。

利用组织多普勒脉冲频谱，测量不同部位心肌收缩速度的达峰时间，也有助于判断不同步。与彩色多普勒血流成像相似，组织多普勒速度信息也可以彩色叠加于二维图像上来显示。正常的图像是收缩期呈均匀的红色，舒张期呈均匀的蓝色。不同步则呈现为红蓝混杂的图形。组织多普勒数据也能以组织速度 - 时间曲线显示，心肌内的每个感兴趣区分别以不同的颜色来表示（图 4-11）。

同时记录多个部位的组织多普勒速度曲线的好处是允许测量它们达峰时间（心电图 QRS 至组织多普勒速度峰值的时间）的差异。例如，在基于起搏器的再同步化治疗心力衰竭中，12 节段的达峰时间的标准差被推荐为预测反应性的预测因子。但是，心室不同步的最佳评价方法还没有达成统一，其在临床决策中的确切作用尚未完全明了。三维超声心动图评价不同步的方法还在研究中。

根据 ASE 的指南（见推荐阅读 8），不同步的实用数据如下：

1. 在心尖四腔或者长轴切面上，相对室壁之间组织多普勒 S 波峰的时间差大于 65ms；
2. QRS 波至右心室流出道 / 左心室流出道血流频

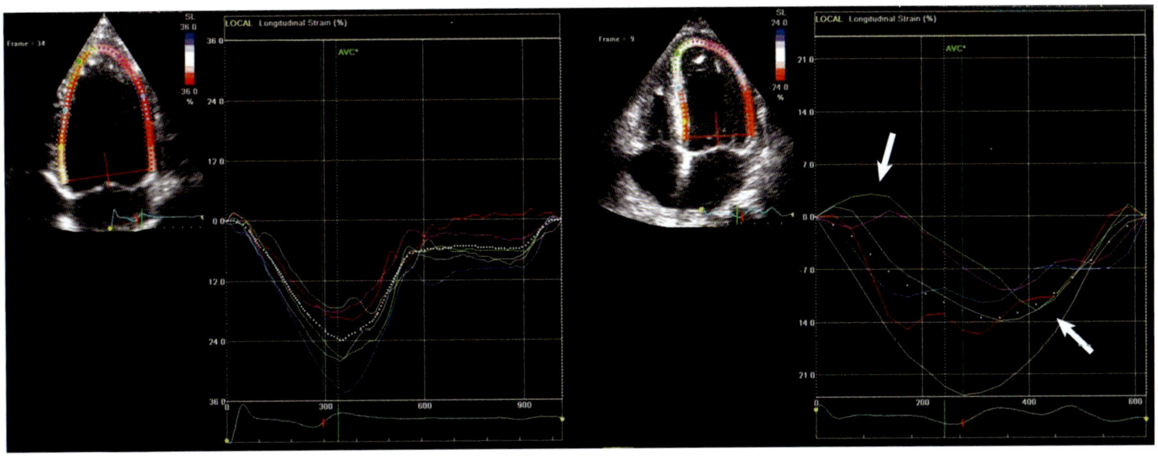

图 4-10 斑点追踪超声心动图显示的长轴应变。*左图* 为正常左心室的典型应变曲线。*右图* 是一例前壁心肌梗死患者的应变曲线。箭头所指显示心尖段在收缩早期的拉长和收缩后缩短。(From Smiseth OA, Edvardsen T: Tissue Doppler and speckle tracking echocardiography. In Otto CM [ed]:The Practice of Clinical Echocardiography, 3rd ed. Philadelphia: Elsevier/Saunders, 2007, p 123, Fig. 5–11.)

图 4-11 室间不同步的测量：在心尖四腔切面上。黄色曲线代表室间隔基底部的组织多普勒速度曲线，红色箭头表示收缩后收缩。(From Smiseth OA，Edvardsen T: Tissue Doppler and speckle tracking echocardiography. In Otto CM [ed]: The Practice of Clinical Echocardiography，3rd ed. Philadelphia: Elsevier-Saunders，2007，p 132，Fig. 5–25.)

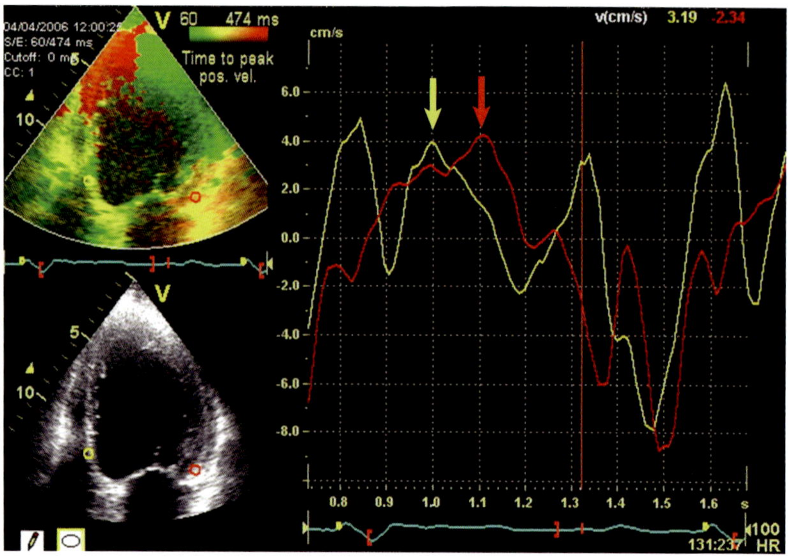

谱的起点的时间差大于 40ms；

3．M 型或者斑点追踪径向应变显示室间隔与左心室后壁延迟大于 130ms。

基于双心室起搏器植入的心脏再同步化治疗（cardiac resynchronization therapy，CRT）术后，超声心动图可用于优化房室间期。推荐方法如下：

1．确保在超声仪器上显示最佳的 ECG 信号；
2．在二尖瓣环水平放置取样容积记录左心室流入道脉冲多普勒频谱，设置较低的壁滤波和较高的扫描速度，并能听到清晰的二尖瓣关闭咔嗒音；
3．当 *E*、*A* 峰没有融合且 *A* 峰至少在二尖瓣关闭咔嗒音（或 QRS 起点）前 40ms 结束时，提示 AV 间期是合适的。

AV 间期如果太短，会导致 *A* 峰缺如或者截短；AV 间期如果太长，会导致 *A* 峰重叠于 *E* 峰之上，形成单一的舒张充盈曲线。

对比超声心动图

对比超声心动图是指向血管中注射某种可使血流或心肌增加回声特性的造影剂，使心脏腔室显影或者增加心肌的回声密度的技术。超声场内微泡的存在产生了超声“对比”。在低的超声能量输出下，探头可以接收到微泡气 / 液界面的超声散射产生的强信号。基波成像就是基于这种气 / 液界面的反射信号。同时，超声波使微泡产生压缩和扩张（即共振），共振的频率与微泡直径呈反比。谐波成像就是基于这种非线性的共振信号。在较高的超声能量输出下，微泡会破裂。因此，在做超声造影成像时要小心调节仪器的能量输出。

声学造影剂

按照声学造影剂的用途，可分为以下 2 种：

- 右心声学造影剂
- 左心和心肌声学造影剂

如果微泡的直径大于肺毛细血管直径，则在不存在心内右向左分流的情况下，微泡被截留在肺循环不能进入左心系统（图 4-12）。直径 1 ~ 5μm 之间的微泡可以通过肺血管床，并且共振频率范围是 1.5 ~ 7MHz，正好是临床常用的探头频率范围。

应用最广泛的右心声学造影剂是振荡生理盐水。一个简便的方法是用三通管连接两个注射器，其中一个装有 5mL 灭菌生理盐水和少量空气（约 0.2mL），交替推注两个注射器，使生理盐水和空气充分混匀成不透明的溶液，即制备成右心声学造影剂。这种方法制备的微泡体积较大，不能通过肺血管床。在超声心动图成像过程中，把制备好的造影剂迅速注入外周静脉，用量和推注速度可根据图像质量来进行调节。造影剂推注完毕之后紧接着用10mL 非振荡的生理盐水冲管可以增强造影的效果。小心确保整个注射系统中没有可见的游离气体。另外，对于已知存在明显右向左分流的患者，不应该使用振荡生理盐水。

市场上销售的左心声学造影剂的主要成分是空气或者低溶解度的氟碳气体，它们被包裹在变性白蛋白、单糖或者其他制剂成分的壳内，形成稳定的微泡。一般而言需要在临注射前准备造影剂，并且每一种造影剂都有特殊的制备和使用方法。有些造影剂在每次经静脉推注前都需要振荡使之再悬浮。有些造影剂需要稀释后持续静脉注射。微泡是易碎的，所以为了诊断结果必须小心移动和注射。最佳的剂量和注射速度取决于使用的是哪一种造影剂，目的是既能提供充分完全的显影，又能把过多微泡造成的衰减降至最低。

左心室造影过程中，优化图像质量的仪器设置包括降低总的能量输出（通常机械指数降到 0.5 左右）、聚焦深度设置在中场或近场、选择较低的探头频率、提高总增益和动态范围。

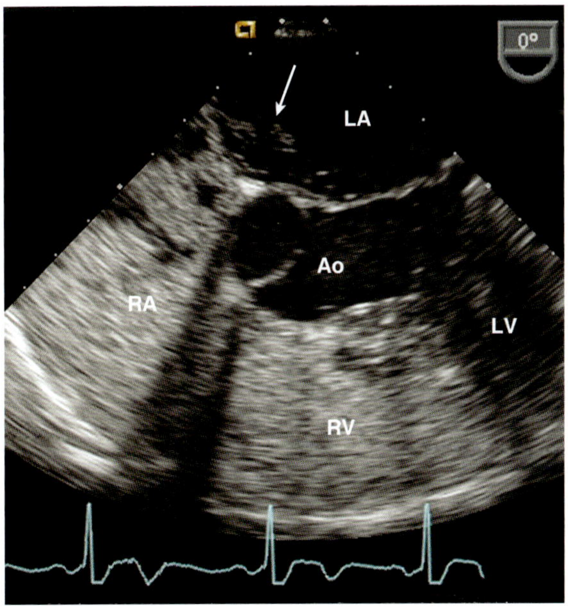

图 4-12　经外周静脉注射振荡生理盐水之后，TEE 切面观显示右心房内浓密的造影剂信号。箭头所指为少量造影剂通过未闭的卵圆孔进入左心房。

临床应用

对比超声心动图具有以下四个方面的诊断用途：

- 检测心内分流
- 增强多普勒信号
- 左心室显影
- 心肌灌注

右心造影可以检测右向左的心内分流，其征象是右心出现造影剂 1 ～ 2 个心动周期之后左心出现造影剂。卵圆孔未闭时，右向左分流可能仅在 Valsalva 动作之后才会出现，因为此时右心房压短暂超过左心房压（见第 15 章）。即使是左向右为主的分流（如房间隔缺损），当缺损两侧的压力接近时通常也会有少量的右向左分流，因此也可以用右心造影的方法检测到。右心造影的另一个例子是识别永存左上腔静脉，或者在复杂先天性心脏病中确定体静脉的回流途径。

在一些医学中心，用造影来增强多普勒信号的强度，如三尖瓣反流束。但是，仪器参数的设置对造影的多普勒信号增强效果有较大的影响，该方法没有得到广泛的应用。

对于图像质量差的患者，不管是静息状态下的检查还是在负荷超声心动图检查中，左心室造影均能提高节段性室壁运动异常和左心室整体收缩功能的识别能力(见第 8 章)。在负荷超声心动图检查中，当心内膜边界显示不理想时，左心室造影能提高诊断准确性（图 4-13）。

从技术上来讲，对比超声心动图评价心肌灌注是具有挑战性的。心脏每搏量中仅有约 6% 灌注到心肌，因此进入冠脉循环的微泡的相对数量是很少的。机械的和超声的破坏进一步减少了微泡的数量，限制造影的效果。因此，心肌造影需要一些特殊的成像技术，如间歇成像、脉冲反转成像、能量调制成像等。心肌造影灌注成像可以提高负荷试验对冠心病的检出，甚至能检出静息状态下冠状动脉灌注受损。当然，其他一些更好的评价心肌灌注的技术，包括核素灌注成像、正电子发射断层成像（PET）、心脏磁共振成像（MRI），是目前临床上的金标准。

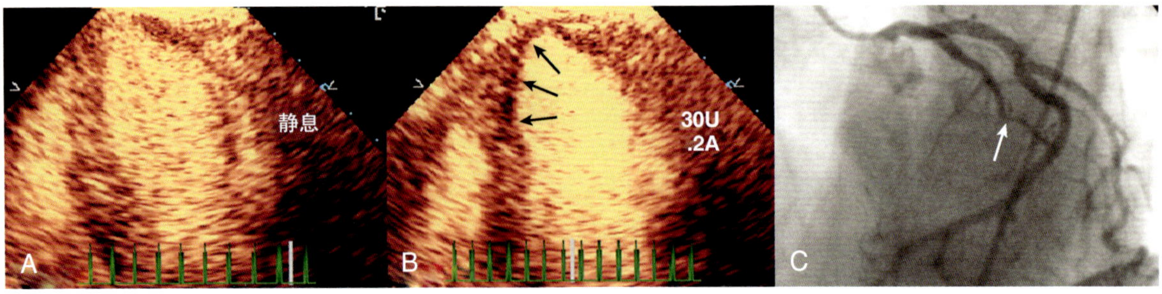

图 4-13　对比超声心动图显示的多巴酚丁胺负荷试验诱发的室间隔和心尖部的灌注缺损区。**A.** 心室腔因为造影剂的充填显得明亮，心肌各个节段回声强度增加，因为静息状态下心肌灌注是正常的。**B.** 负荷试验过程中，室间隔心尖段运动减低，箭头所指为心内膜下的灌注缺损区，与 X 线冠状动脉造影（C）显示的左前降支闭塞（箭头所指处）相一致。（From Porter TR，Xie F: Contrast ultrasound imaging: methods，analysis and applications. In Otto CM [ed]: The Practice of Clinical Echocardiography，3rd ed. Philadelphia: Elsevier/Saunders，2007，p 73，Fig. 3–10.）

局限性和安全性

右心造影已经很少用于检测大的心内分流，因为在这方面彩色多普勒和 TEE 已经具有很高的敏感性和特异性。右心造影的主要用途是检测卵圆孔未闭。小的室间隔缺损通常不能被右心造影检测到，因为几乎没有右向左分流。

应用左心造影时，需要相当的经验来判断左心室最佳显影所需的造影剂剂量和注射速度。如果心腔内微泡密度过高，心尖部浓密的造影剂会导致后方信号衰减或形成声影遮挡后方的结构。如果造影剂太少或者处于低血流动力学状态，则会在心腔内出现漩涡。高机械指数对微泡造成破坏，也会导致漩涡的出现，使心室得不到充分的显影。

在超声心动图检查之外注射造影剂也增加了费用和检查的风险。另外，在标准超声心动图检查或者运动负荷试验过程中建立静脉通路需要额外的时间和人员，这使得这项技术在许多超声实验室无法实行。虽然左心造影剂的不良反应极少，但也偶有恶心、呕吐、头痛、面部潮红、头晕等情况发生。过敏反应也有发生。

最近，由于死亡病例的发生和其他与声学造影相关的不良反应，美国食品和药品管理局（FDA）给药物性的声学造影剂增加了黑框警告。全氟丙烷造影剂的禁忌证包括已知的右向左分流或双向分流、全氟丙烷过敏史，并且禁止动脉注射。药物性的声学造影剂要按医嘱使用，仅限于有必要改善心内膜边界显示的研究使用，应避免用于高危患者。对高危患者，如肺动脉高压、心肺状态不稳定的患者，推荐的方法是在注射声学造影剂之后持续监测血压、动脉血氧饱和度和心电图 30 分钟。一旦发生不良反应，复苏设备和受过训练的救护人员应能立即到场。

心腔内超声心动图

仪器设备

心腔内超声心动图（ICE）使用导管式的超声探头从股静脉进入右心（图 4-14）。超声探头的频率在 5 ~ 10MHz 之间，在离探头 10 厘米之内的距离提供足够的穿透力和最佳的分辨率。当前的仪器是由一个可操控的探头与标准的超声成像系统连接，可提供单平面二维图像、脉冲多普勒和彩色多普勒成像。

技术

通常而言，一次性的 ICE 导管探头直径为 10F，长约 90 厘米，通过静脉鞘插入到血管中，静脉鞘是心脏导管术或电生理实验室中有创操作的一部分。一般是由内科医生在做介入或电生理手术的同时操作 ICE 导管得到心脏图像，因为心腔内导管的操作需要非常专业的技能。探头的定位需要 X 线透视，因为探头内不能容纳导丝。探头手柄处有旋钮可以控制探头末端使之倾斜和屈曲，探头的插入、拔出或旋转均可调节图像切面，与单平面的 TEE 探头相似。探头可被放置在以下部位：

- 下腔静脉
- 右心房（RA）
- 右心室（RV）

右心房位最有利于监测有创性操作。

下腔静脉位可以看到腹主动脉。右心房位可看到以下的图像：

- 主动脉瓣短轴
- 三尖瓣和右心室
- 二尖瓣和左心室
- 房间隔
- 左心房和左肺静脉

右心房位导管后屈可以看到房间隔，显示出卵圆窝、原发隔、右心房和左心房。拉直探头然后稍向前屈并向主动脉方向旋转，可显示主动脉瓣（图 4-15）。探头末端放置在右心房上部并向前屈能显示三尖瓣和右心室的最佳图像。保持探头位置不变，向后旋转探头可看到二尖瓣和左心室。在房间隔切面向下倾斜探头可依次显示出左心耳和左肺静脉

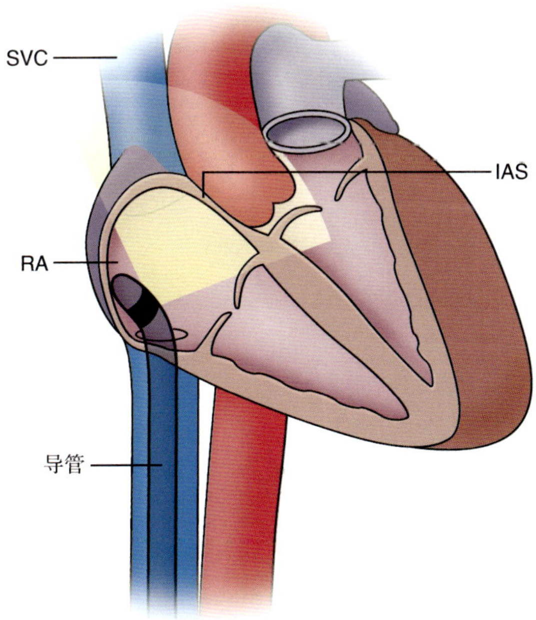

图 4-14 ICE 检查过程中，探头从下腔静脉（IVC）推进到右心房（RA），后屈以显示房间隔（IAS）。SVC：上腔静脉。（From Bartel T, Muller S, Caspari G, et al: Intracardiac and intraluminal echocardiography: indications and standard approaches. Ultrasound Med Biol 28:997–1003, 2002.）

（图 4-16）。从这个位置顺时针旋转探头并向上前进少许，可以看到两条右肺静脉。在这些切面图像上可以测量四条肺静脉的直径，并分析其脉冲和彩色多普勒（图 4-17）。

右心室位可以显示流出道和肺动脉。也可用来评估左心室的功能，但是要注意如果导管在右心室内发生位移的话，评价室壁运动时要谨慎。

临床应用

ICE 主要用于监测一些侵入性的手术操作，尽管该技术的诊断能力还没有被完全地评估。在给患者进行侵入性的心脏手术时，经胸超声图像质量通常是不满意的，而 TEE 通常需要全身麻醉，这会延长操作时间。ICE 具有较好的患者耐受性，能为正在进行操作的内科医生提供准确的信息和不间断的图像数据。

ICE 在心脏导管室主要的临床应用如下：

- 经皮心内缺损封堵术
- 经导管二尖瓣球囊扩张术
- 经皮主动脉瓣置换术
- 其他结构性心脏病的经皮介入术

在房间隔缺损封堵术前，ICE 可以评估缺损的大小和位置，验证毗邻的结构，包括肺静脉和冠状窦。在手术过程中，ICE 的图像可以在操作的每一步帮助封堵伞的最佳定位（图 4-18）。封堵伞展开之后，ICE 的彩色血流图像可以评估有无残余分流。

在电生理手术中，ICE 可用于监测：

- 房间隔穿刺
- 左心房和肺静脉解剖的详细评估
- 射频消融探头的定位和探头 - 组织接触
- 消融过程中自发显影的出现
- 手术过程中各种并发症的监测

房间隔穿刺时，如果定位正确，房间隔会产生帐篷样改变，这一征象有助于提高操作的安全性。ICE 能迅速检测到一些可能的并发症，包括心内血栓形成（图 4-19）、心包积液和肺静脉梗阻。

局限性和安全性

最大的局限性是 ICE 的费用和侵入性操作的风

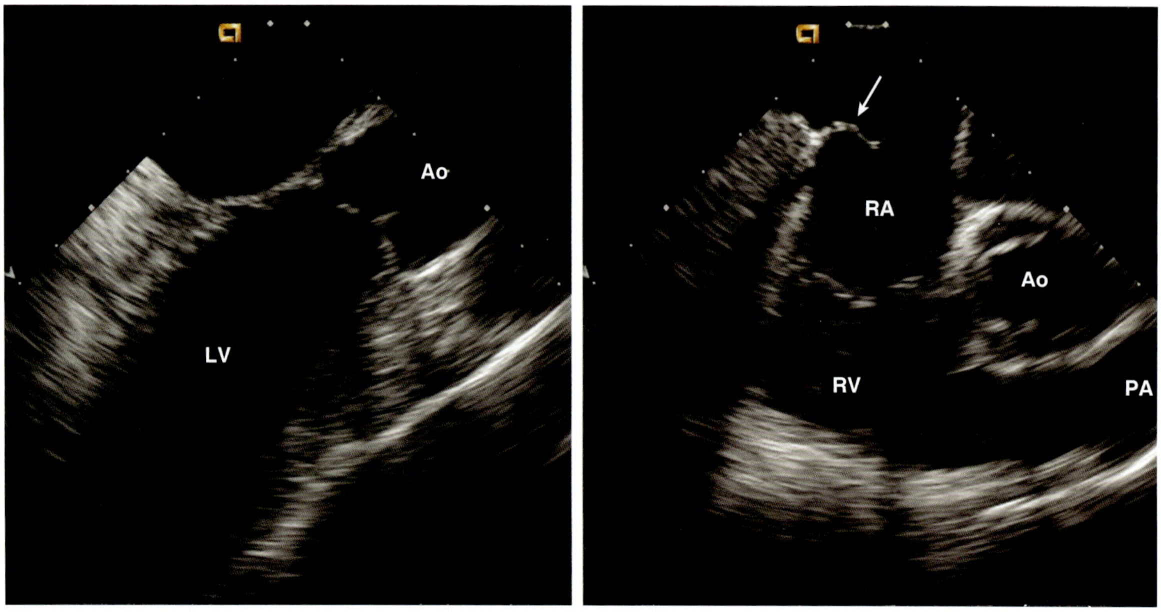

图 4-15　ICE 探头末端在右心房内旋转可获得主动脉瓣长轴（左）和短轴切面（右）。

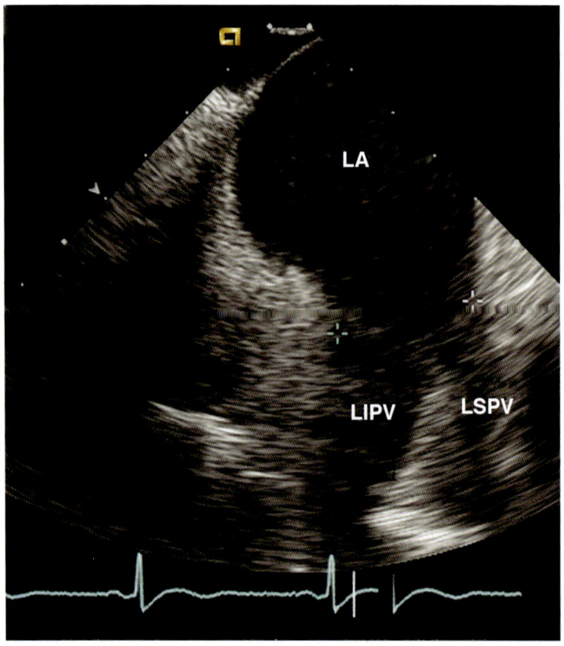

图 4-16　在电生理消融手术中，左上肺静脉（LSPV）和左下肺静脉（LIPV）的心腔内超声图像，在此切面测量肺静脉口的直径。

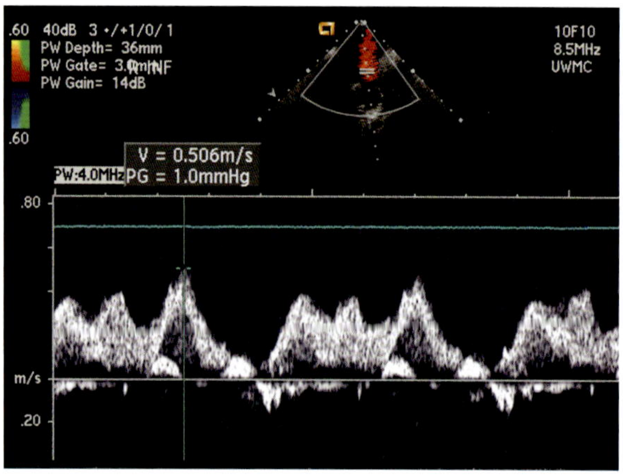

图 4-17　ICE 的脉冲多普勒超声记录到的肺静脉（PV）血流频谱。

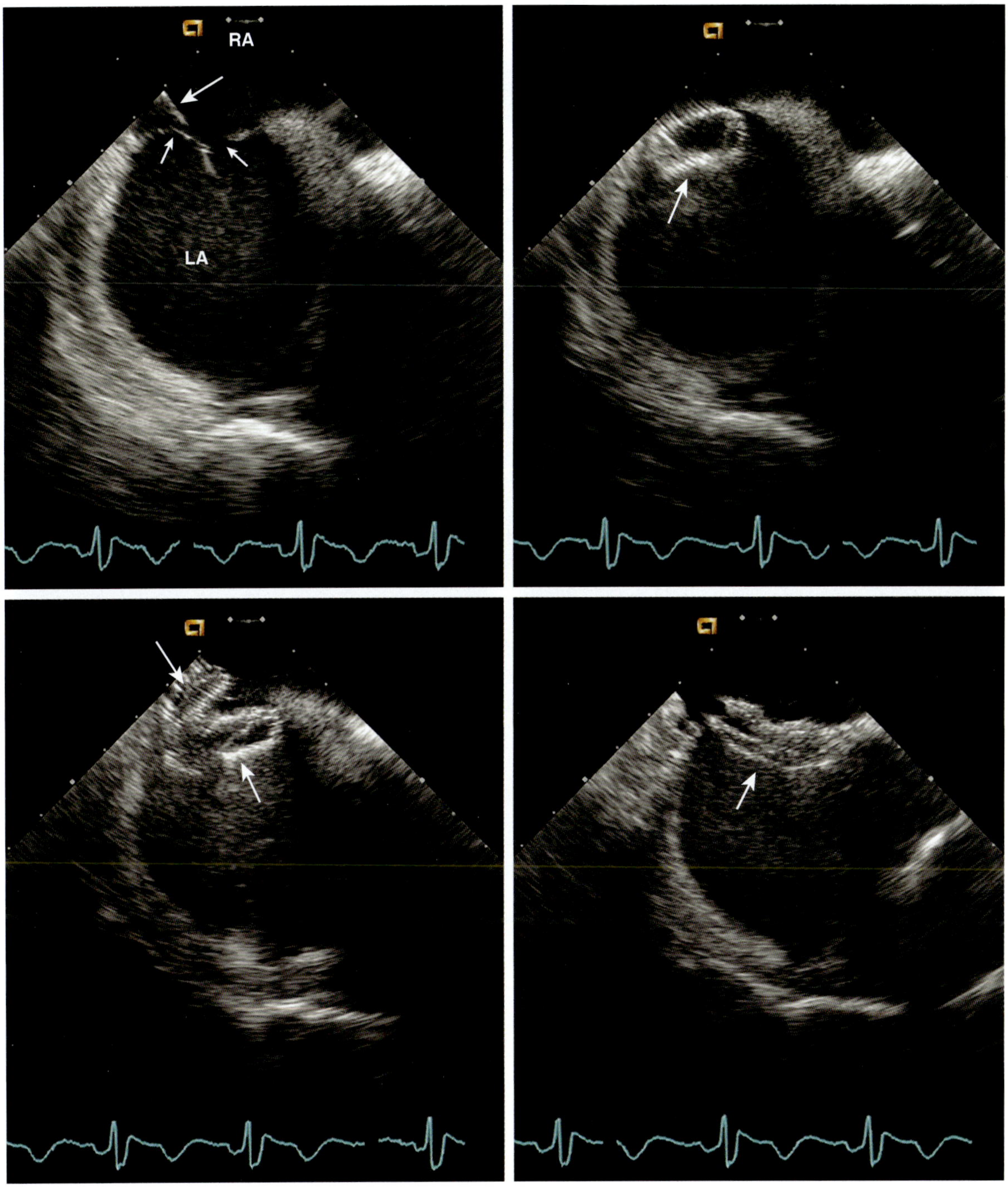

图 4-18 ICE 引导 Amplatzer 房间隔封堵器的放置过程。*左上图*：引导导管穿过房间隔缺损；*右上图*：封堵器的左心房伞首先展开；*左下图*：随后右心房伞展开；*右下图*：封堵器位置正常，输送装置分离，封堵器两侧变平，紧贴房间隔缺损。（Images courtesy of Steve Goldberg，MD.）

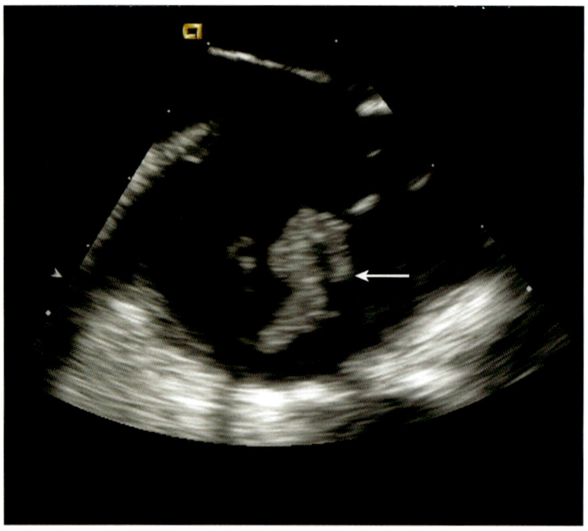

图 4-19 在电生理手术中，ICE 能第一时间发现右心房导管相关的血栓。对该患者立即给予增加抗凝和撤出导管的治疗，没有发生临床并发症。（Image courtesy of Robert Rho，MD.）

险。但是，因为大多数情况下 ICE 是作为介入操作的一部分，所以几乎没有额外的风险。目前一次性导管的费用相当高，这就限制了这项技术在诊断中的应用。单平面探头的设计能满足需要，但是双平面或多平面探头将会改善图像的获取。

血管内超声

仪器和技术

血管内超声（IVUS）是在可操控的导管末端安装 30 ~ 50MHz 的探头，在进行冠状动脉介入手术时放置在冠状动脉里进行成像的超声技术。这个探头可以提供深度 2 ~ 3cm 的血管壁和动脉粥样硬化斑块的高分辨率图像（图 4-20）。导管的放置和图像的获取均由介入心脏医生来完成，是治疗过程的一部分。通常使用一台小型的专用仪器来获取图像。

临床应用

当标准的血管造影和压力数据不完全时，血管内超声可用来评估：

- 冠状动脉狭窄的长度和严重程度
- 动脉粥样硬化斑块的成分

这些数据可以用于指引介入心脏医生的治疗操作。

手持式超声心动图

仪器设备

手持式超声心动图是指可用于床边的小型、轻量的超声系统。其中某些系统尺寸非常小（口袋大小），性能有限；某些系统几乎具有一个标准超声系统全部的功能，仍然可以一只手掌握（图 4-21）。

临床应用

这些超声系统对急诊室和重症监护室快速分类患者很有用，可用于评估：

- 心包积液
- 左心室和右心室的整体收缩功能
- 节段性室壁运动异常

另外，它们还可用于判定瓣膜异常，例如在二维图像上可以识别主动脉瓣钙化，在彩色血流图像上可以识别二尖瓣反流。但是，总体来讲，评估瓣膜病变、舒张功能、疑似主动脉夹层和先天性心脏病还是需要用标准的超声系统做全面的超声心动图检查。以下是使用手持超声设备的一个例子：患者有胸痛但是心电图不具诊断意义；前壁运动减低提示冠状动脉疾病，而心包积液提示心包炎。再举一例：患者低血压；左心室整体运动严重减弱提示心力衰竭，而左心室容量小且运动增强则提示另一种诊断——感染性休克。

局限性

正确运用这些设备需要在心脏超声方面具有相应的培训和经验。手持设备最大的局限性是经验不足的操作者或不太清晰的图像都会导致误诊。如果手持超声设备的图像提出了一个新的诊断或者不能获得有诊断价值的图像，就需要做一次完整的超声心动图检查。大多数手持系统只提供有限的记录或者根本没有记录能力，所以仅有的记录是内科医生描述图像的笔记，类似于体格检查的报告。

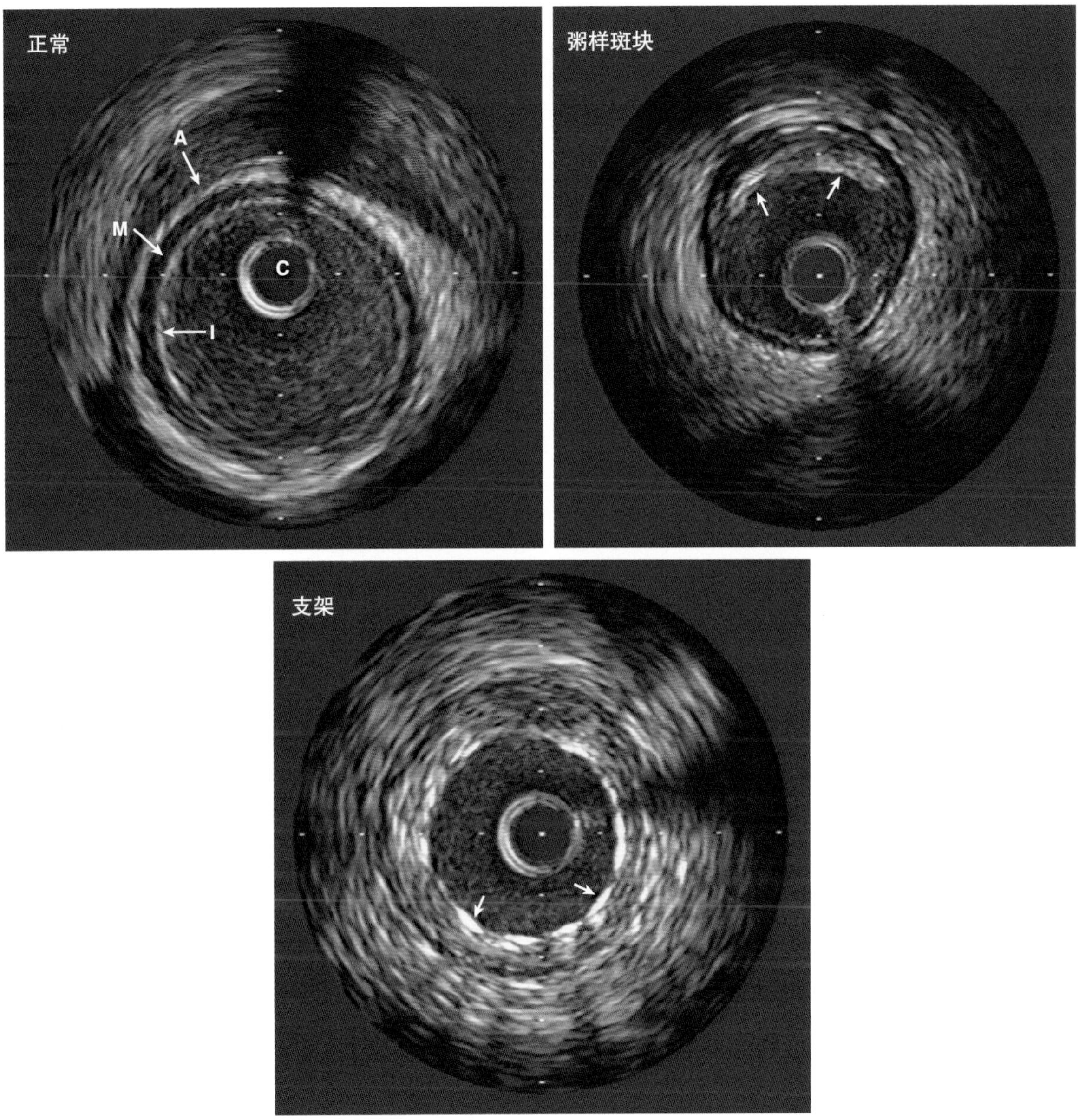

图 4-20 冠状动脉左前降支（LAD）的血管内超声图像。*左上图*：近段正常冠状动脉图像，显示内层是呈明亮细线状的内膜（I），中层是低回声的中膜（M），最外层是环绕动脉的结缔组织——外膜（A）。*右上图*：远端（注意血管直径变小）10 点至 2 点范围存在一个粥样斑块，是典型的新月状偏心性病变。*下图*：冠状动脉支架与血管壁紧密贴合。

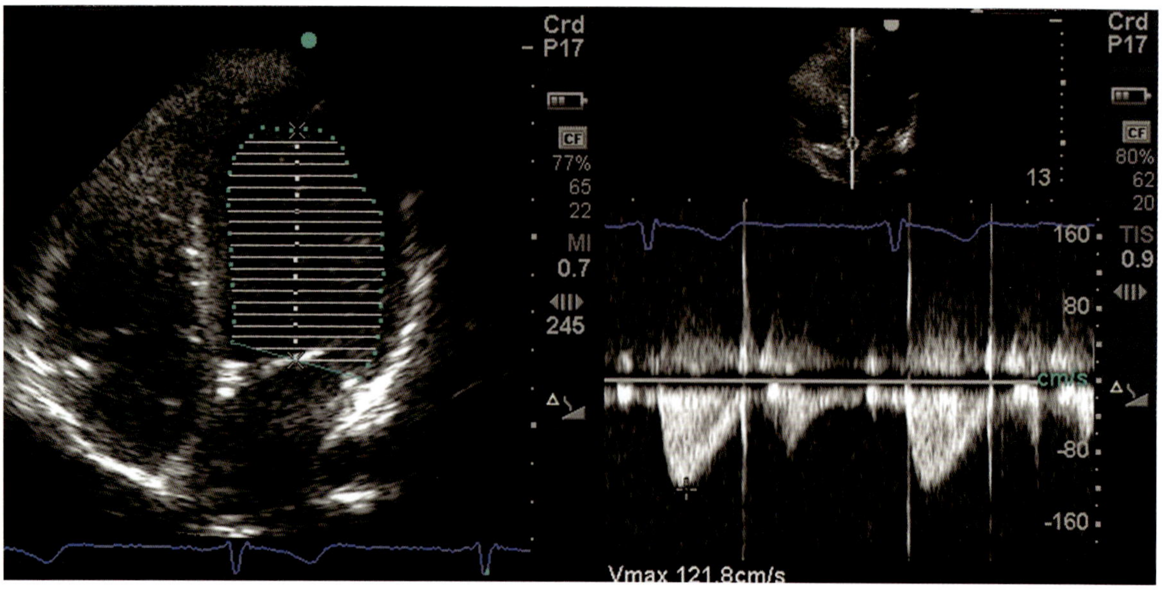

图 4-21 *左图*：使用手持式超声心动图仪获得心尖四腔切面，并计算 EF。*右图*：在心尖部取得的连续多普勒频谱，用于测量主动脉流速。

（许闻桥 译 汪 芳 校）

推荐阅读

三维超声心动图

1. Picard MH: Three-dimensional echocardiography. In Otto CM (ed): The Practice of Clinical Echocardiography, 3rd ed. Philadelphia: Elsevier/Saunders, 2007, pp 86–114.
   Detailed review of the modes of 3D image acquisition, display, and quantitative analysis of 3D data. Summary of current clinical applications. 164 references.
2. Mor-Avi V, Sugeng L, Lang RM: Real-time 3-dimensional echocardiography: An integral component of the routine echocardiographic examination in adult patients? Circulation 119:314–329, 2009.
   State-of-the-art review of real-time 3D Echocardiography (RT3DE) with discussion of quantification of LV and RV volumes and ejection fraction, contrast-enhanced RT3DE, and evaluation of valvular heart disease. 115 references.
3. Hung J, Lang R, Flachskampf F, et al: 3D echocardiography: a review of the current status and future directions. J Am Soc Echocardiogr 20:213–233, 2007.
   Position paper from the American Society of Echocardiography summarizing methodology of reconstructed and real-time 3D gray-scale and color images. Detailed tables list studies on accuracy and reproducibility of 3D left and right ventricular volumes and ejection fraction.
4. Tsukiji M, Watanabe N, Yamaura Y, et al: Three-dimensional quantitation of mitral valve coaptation by a novel software system with transthoracic real-time three-dimensional echocardiography. J Am Soc Echocardiogr 21:43–46, 2008.
   Reconstruction of the mitral leaflets using custom software with real-time 3D imaging allows assessment of the mechanism of regurgitation. The degree of leaflet tenting at the onset and at maximal mitral valve closure allows calculation of coaptation area, which is reduced in patients with dilated cardiomyopathy compared with normal subjects.
5. Matsumura Y, Fukuda S, Tran H, et al: Geometry of the proximal isovelocity surface area in mitral regurgitation by 3-dimensional color Doppler echocardiography: Difference between functional mitral regurgitation and prolapse regurgitation. Am Heart J 155:231–238, 2008.
   Real-time 3D color Doppler demonstrated that the shape of the proximal isovelocity surface area (PISA) is flattened, with a longer horizontal length and shorter radius, in patients with functional mitral regurgitation, leading to underestimation of regurgitant severity by about 24%.

心肌应变率、应变和不同步

6. Smiseth OA, Edvardsen T: Tissue Doppler and speckle tracing echocardiography. In Otto CM (ed): The Practice of Clinical Echocardiography, 3rd ed. Philadelphia: Elsevier/Saunders, 2007, pp 115–137.
   Detailed explanations of the principles of tissue Doppler echocardiography and the physiology of ventricular contraction. The clinical applications of strain rate and strain imaging in myocardial ischemia and diastolic dysfunction are reviewed. Approaches to measurement of ventricular dyssynchrony are summarized and illustrated. 148 references.
7. Marwick TH: Measurement of strain and strain rate by echocardiography: Ready for prime time? J Am Coll Cardiol 47:1313–1327, 2006.
   A very understandable, but sophisticated, explanation of strain rate and strain with nice illustrations. The technical aspects of data recording, potential pitfalls, and artifacts are discussed in detail. Highly recommended for tips on how to acquire diagnostic data.
8. Gorcsan J, Abraham T, Agler DA, et al: American Society of Echocardiography Dyssynchrony Writing Group: Echocardiography for cardiac resynchronization therapy: Recommendations for performance and reporting—a report from the American Society of Echocardiography Dyssynchrony Writing Group endorsed by the Heart Rhythm Society. J Am Soc Echocardiogr 21:191–213, 2008.
   This consensus document reviews echocardiographic approaches and makes specific recommendations for Doppler optimization of the atrioventricular delay after cardiac resynchronization therapy (CRT). Approaches to

evaluation of ventricular dyssynchrony are reviewed in detail, with recommendations on the cutoff values and best approaches for clinical use. However, based on the literature thus far, the Writing Group does not recommend that CRT therapy be withheld based on an echocardiographic dyssynchrony study in patients who meet standard criteria for CRT, and dyssynchrony reporting should not include therapeutic recommendations. 92 references.

9. Abraham TP, Dimaano VL, Liang HY: Role of tissue Doppler and strain echocardiography in current clinical practice. Circulation 116:2597–2609, 2007.
Review focused on the clinical applications on strain analysis in evaluation of global and regional ventricular function, cardiomyopathies, dyssynchrony analysis, and diastolic function. Newer approaches to evaluation of RV and RA function are also discussed. An excellent section on "cautions" reviews acquisition and data analysis issues that affect diagnostic utility.
10. Perk G, Tunick P, Kronzon I: Non-Doppler two-dimensional strain imaging by echocardiography: From technical consideration to clinical applications. J Am Soc Echocardiogr 20:234–243, 2007.
Concepts of strain rate and strain are discussed, followed by the general principles of non-Doppler 2D strain imaging (speckle tracking). Details of the technique for acquisition and analysis of speckle tracking data are included, along with a summary of the validation studies for this approach.
11. Mullens W, Tang WH, Grimm RA: Using echocardiography in cardiac resynchronization therapy. Am Heart J 154:1011–1020, 2007.
This article provides a detailed review of all the approaches to evaluation of dyssynchrony including details of data acquisition and analysis and clinical implications. There are several clear illustrations that demonstrate details of the measurements. There also is a concise summary of the clinical trials thus far using dyssynchrony measures. 42 references.
12. Kass DA: An epidemic of dyssynchrony: But what does it mean? J Am Coll Cardiol 51:12–17, 2008.
A viewpoint and commentary on the clinical significance of dyssynchrony, what the measurements mean, and approaches to therapy.
13. Anderson LJ, Miyazaki C, Sutherland GR, et al: Patient selection and echocardiographic assessment of dyssynchrony in cardiac resynchronization therapy. Circulation 117:2009–2023, 2008.
A review of echocardiographic approaches to resynchronization therapy with extensive tables summarizing the literature and clear illustrations of the methodology. The authors currently do not recommend routine use of echocardiographic dyssynchrony measurements in selection of patients for CRT. As a research tool, dyssynchrony measures may provide further insight into the mechanism of benefit with biventricular pacing for heart failure.

对比超声心动图

14. Porter TR, Xie F: Myocardial contrast echocardiography: Methods, analysis, and applications. In Otto CM (ed): The Practice of Clinical Echocardiography, 3rd ed. Philadelphia: Elsevier/Saunders, 2007, pp 62–85.
Review of the methods for performing and analyzing contrast echocardiography plus a review of the current and potential clinical applications of this technique. 164 references.
15. Stewart MJ: Contrast echocardiography. Heart 89:342–348, 2003.
Review of the principles of contrast echocardiography, indications for right heart contrast, LV opacification, and myocardial perfusion imaging. 20 annotated references. Clear illustrations.
16. Bhatia VK, Senior R: Contrast echocardiography: Evidence for clinical use. J Am Soc Echocardiogr 21:409–416, 2008.
This review article (supported by Bristol-Myers Squibb Medical Imaging) summarizes the characteristics of the ideal contrast agent, current clinical applications, clinical safety, and technical issues is the use of contrast echocardiography. The accuracy of myocardial contrast echocardiography for diagnosis of coronary in stable patients is emphasized. Contrast agents should be avoided in the setting of an acute myocardial infarction.
17. U.S. Food and Drug Administration prescribing information for perflutren (Definity; Bristol-Myers Squibb, New York, New York) approved 10 October 2007 (http://www.fda.gov/cder/foi/label/2007/021064s007lbl.pdf) and current updates at http://www.fda.gov/cder/drug/infopage/microbubble/default.htm. Accessed 28 February 2009.
The FDA statement on perflutren ultrasound contrast agents is provided on their official web site and will be updated if there are any changes from the current drug labeling.
18. Main ML, Goldman JH, Grayburn PA: Thinking outside the "box"—the ultrasound contrast controversy. J Am Coll Cardiol 50:2434–2437, 2007.
A contrasting point of view on the safety of ultrasound contrast with a concise summary of the literature and key references.
19. Mulvagh SL, Rakowski H, Vannan MA, et al: American Society of Echocardiography Consensus Statement on the Clinical Applications of Ultrasonic Contrast Agents in Echocardiography. J Am Soc Echocardiogr 21:1179–1220, 2008.
These guidelines recommend ultrasonic contrast agents to improve evaluation of LV regional and global function when image quality is suboptimal, particularly during stress testing; to better define LV structural abnormalities, including apical thrombus, ventricular noncompaction and apical hypertrophic cardiomyopathy; and for diagnosis of complications of acute myocardial infarction including aneurysm, pseudo-aneurysm, and myocardial rupture.

心腔内超声心动图

20. Bartel T, Müller S, Konorza T, et al: Intracardiac echocardiography. In Otto CM (ed): The Practice of Clinical Echocardiography, 3rd ed. Philadelphia: Elsevier/Saunders, 2007, pp 138–151.
This chapter reviews the instrument and imaging approach to ICE. The use of ICE in monitoring procedures is described and illustrated, including atrial septal defect and patent foramen ovale closure, LA appendage closure, radiofrequency pulmonary vein ablation, myocardial septal ablation, percutaneous mitral valve procedures, and perioperative imaging of the aortic valve and aorta.
21. Mullen MJ, Dias BF, Walker F, et al: Intracardiac echocardiography guided device closure of atrial septal defects. J Am Coll Cardiol 41:285–292, 2003.
Both ICE and TEE were performed in 24 patients undergoing percutaneous atrial septal defect closure. ICE was feasible and provided all the needed images in 96% of cases.
22. Bartel T, Konorza T, Arjumand J, et al: Intracardiac echocardiography is superior to conventional monitoring for guiding device closure of interatrial communications. Circulation 107:795–797, 2003.
In a randomized study of TEE versus ICE in 44 patients undergoing percutaneous atrial septal defect or patent foramen ovale closure, there were no complications in either group. However, fluoroscopy and procedure time were shorter and general anesthesia was not needed in the ICE ultrasound group.

血管内超声心动图

23. Weissman NJ, Mintz GS: Intravascular ultrasound: Principles and clinical applications. In Otto CM (ed): The Practice of Clinical Echocardiography, 3rd ed. Philadelphia: Elsevier/Saunders, 2007, pp 152–171.

Review of the special characteristics of intravascular ultrasound (IVUS) imaging, catheter design, and clinical implications of IVUS images for patient management.

手持式超声心动图

24. Goldman ME, Croft LB: Hand-carried ultrasound. In Otto CM (ed): The Practice of Clinical Echocardiography, 3rd ed. Philadelphia: Elsevier-Saunders, 2007, pp 172–184.

This chapter reviews the concept of the "echo stethoscope" for bedside examination and the use of hand-held echo by noncardiologists and in screening populations for heart disease.

25. Seward JB, Douglas PS, Erbel R, et al: Hand-carried cardiac ultrasound (HCU) device: recommendations regarding new technology. A report from the Echocardiography Task Force on New Technology of the Nomenclature and Standards Committee of the American Society of Echocardiography. J Am Soc Echocardiogr 15:369–373, 2002.

The ASE recommends that hand-held ultrasound as an extension of the physical examination should be performed only by health professionals with at least level 1 training (see Chapter 5) in echocardiography.

5 临床指征和质量保证

超声心动图诊断应用的方法

诊断检查的可靠性

一个诊断检查的可靠性包括两个方面：准确性和精确性。准确性是指检查方法作出正确数字测量的能力，例如左心室容积，或者正确诊断疾病存在与否的能力 [如冠心病（CAD）]。精确性反映多次重复评估的一致率，包括资料的获取、测量和解读。准确性和精确性的结合决定了在不同临床情形下超声心动图的价值。

准确性

数字测量的准确性，如室壁厚度、主动脉血流速度或主动脉直径，表现为超声心动图测量值与标准参考值之间的一致程度。这些测量为连续变量；在临床实践中从最小到最大有一个连续的数值范围。例如，主动脉流速可从 < 1m/s 直到 6m/s。参考标准可能是手术或尸检中的解剖测量、实验模型中的直接测量、超声心动图与其他成像技术的比较或血流动力学记录。已出版的超声心动图准确性数据在本书各章节的表中有显示，通常由相关系数、回归方程和标准误表示。另外，一种称为 Bland-Altman 分析的方法可用来比较每个测量（超声心动图和参考标准）与测量均值的偏差。

对于超声心动图的诊断为存在或不存在（称为分类变量）时，其准确性反映了一个特定诊断根据其检查结果可以被证实或排除的确定性（图 5-1）。一个范例就是心内膜炎的超声心动图诊断：患者有或没有心内膜炎，没有数值的范围。对于这种类型的检查，其准确性用敏感性和特异性来描述。检查的敏感性是指它识别所有患病患者的能力［即真阳性（TP）+ 假阴性（FN）］；特异性是指一个检查确定所有无病患者的能力［即真阴性（TN）+ 假阳性

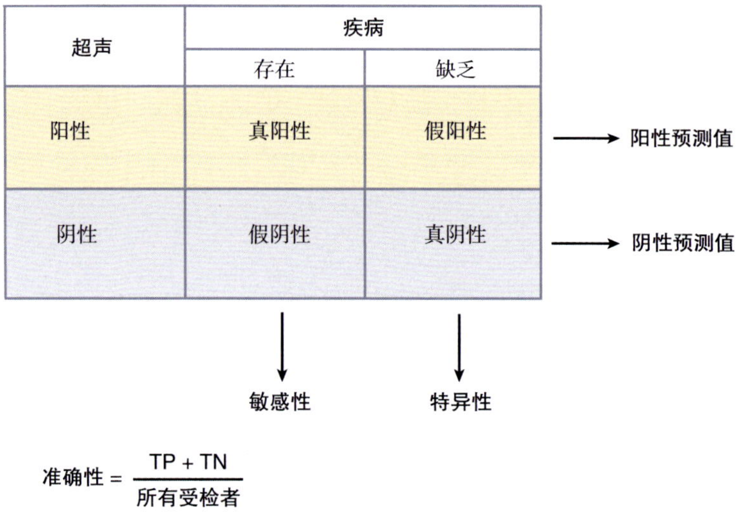

图5-1 敏感性、特异性与阳性预测值和阴性预测值的比较。注意预测值取决于研究人群中疾病的患病率，因而不能外推到其他患者群。TN：真阴性；TP：真阳性。

(FP)]。

❒ 敏感性 = “真阳性”检查 / 所有患病患者
= TP/（TP+FN）

❒ 特异性 = “真阴性”检查 / 所有无病患者
= TN/（TN+FP）

准确性是指所有受检者中，检查结果正确的百分比。

❒ 准确性 =（真阳性 + 真阴性）/ 所有受检者
=（TP+TN）/ 所有受检者

使用诊断检查确定疾病存在或者不存在，取决于定义为异常检查的“临界”值或断点。敏感性和特异性呈负相关，一般来说，敏感性越高，特异性越低，反之亦然。是选择较高的敏感性还是较高的特异性取决于临床。如果检查目标是确定所有的患病患者，可选择高敏感性。如果目标是确定个体患者的诊断，可选择高特异性。

对于任何一个诊断检查，敏感性和特异性之间的关系可以被定量评价，选择敏感性（*y* 轴）和特异性（*x* 轴）来作图，曲线上的每个点代表定义检查为异常的不同断点。曲线下的面积反映了检查的临床价值，面积越大提示诊断检查越可靠。接受者操作特性曲线上敏感性和特异性最大化的点，提示为适当的断点（图 5–2）。

精确性

超声心动图成像和多普勒数据的可重复性受以下因素变异的影响：

❒ 记录
❒ 测量
❒ 解读

此外，变异既可发生于同一人在不同时间（观察者变异）重复进行数据采集或测量，也可发生于数据采集或测量时，由不同的人（观察者间变异）来执行。这些来源的不精确性是超声心动图在临床实践中的主要限制。几种方法可用来提高测量的精

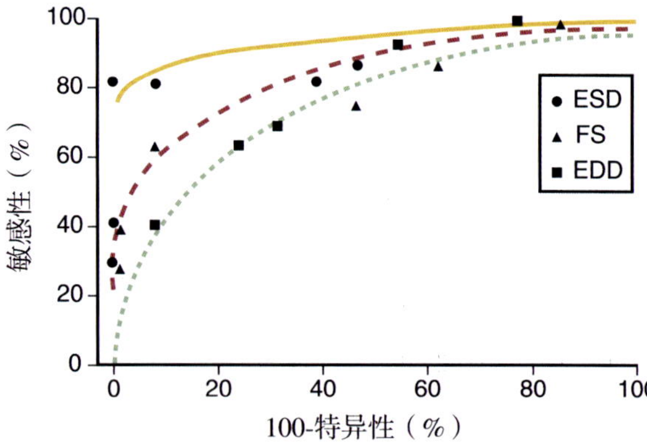

图 5–2 敏感性对比（1- 特异性）曲线图，被称为接受者操作特性曲线。在一系列慢性重症二尖瓣反流的患者中，左心室心肌收缩力是通过测量心肌最大弹性（E_{max}）确定的。左心室舒张末内径（EDD）、收缩末内径（ESD）及缩短分数（FS）识别心肌收缩力受损的临床价值通过接受者操作特性曲线来显示。以心室弹性减低来定义心肌收缩力受损，那么左心室 ESD 达到 40mm 预测心肌收缩力受损的敏感性及特异性最好（分别为 82% 和 100%）。(From Flemming MA, Oral H, Rothman ED, et al: Echocardiographic markers for mitral valve surgery to preserve left ventricular performance in mitral regurgitation. Am Heart J 140:476–482, 2000.)

确性，也就是超声心动图数据的可靠性。适当的培训和经验有助于确保正确获取数据，包括正确获取图像切面和多普勒记录、仪器参数的优化以及检查方案的标准化。提高测量精确性需要遵守已公布的标准、每个实验室的质量控制，并在可能的情况与参考标准进行比较。解读变异可通过以下方面减小到最低程度：使用标准术语和诊断标准，每个实验室建立一致的报告系统，并尽可能将患者的图像和多普勒数据与之前的记录进行比较，即报告应根据对以往记录数据的直接比较或必要的对比测量，来明确病情是否有改变。测量的变异性将在每章中分述。

专业性

超声心动图检查的质量高度依赖于操作者的专业性、解读数据的医生以及实验室的专业性。除了教育和培训，优化图像和多普勒数据的采集还需要经验。医生的解读既受采集数据的影响（例如，如果心室血栓图像没有记录，医生将不会看到它），也受医师教育、培训和经验的影响。实验室的专业性会从研究方案、时间分配和效率、仪器以及整个团队超声技师和医生的专业知识等方面影响数据质量。因此，在不同实验室进行的超声心动图研究并不总是具有可比性，已发表的超声心动图诊断准确性的研究可能并不适用于所有的诊断检查。

临床数据和检查结果的解读

预测值

将敏感性 / 特异性数据应用到个体患者的主要限制是该特定患者是否有“真”或“假”检查结果的问题。预测值提示阳性患者占所有可疑患者的百分比，以及阴性患者占所有无病者的百分比。

- 阳性预测值 = 真阳性 / 所有阳性
- 阴性预测值 = 真阴性 / 所有阴性

预测值是由检测人口中疾病的发生率，以及检测的敏感性和特异性来决定的。直观来看，这在以下情况尤其明显：使用超声心动图从健康年轻受试者中筛查心内膜炎的患者（因超声伪像出现很多假阳性结果），相比使用超声心动图检查出现新杂音、发热、血培养阳性、有较高患病率的患者。超声心动图通过发现瓣膜赘生物来诊断心内膜炎，在后一组患者较健康受试组有更高的诊断预测值，即使超声心动图诊断心内膜炎的敏感性和特异性在两组相同。因此，一个检查的阳性或阴性预测值不仅反映疾病的患病率，也反映检查的准确性。

似然比

似然比是在阳性或阴性检查结果的基础上，某个患者患病的相对可能性。阳性检查结果的似然比计算公式为：

$$+\text{似然比} = \text{敏感性} / (1 - \text{特异性})$$

或

$$+\text{似然比} = \frac{\text{真阳性率}}{\text{假阳性率}}$$

阳性似然比 > 10 表示为优秀的检查，5 ~ 10 表示良好的检查。

阴性检查结果的似然比计算公式为：

$$-\text{似然比} = (1 - \text{敏感性}) / \text{特异性}$$

或

$$-\text{似然比} = \frac{\text{假阴性率}}{\text{真阴性率}}$$

阴性似然比 < 0.1 表示优秀的检查，0.1 ~ 0.2 表示相当不错的检查。

例如，假设超声心动图诊断左心室血栓的敏感性为 95%，特异性为 88%，则阳性似然比为 7.9（良好的诊断检查），阴性似然比为 0.06（优秀的诊断检查）。阳性似然比未达到优秀，因为超声波伪像可误认为心室血栓。出色的阴性似然比取决于高质量的超声心动图检查和超声技师的专业知识，以确保心尖部血栓在超声心动图像中不被漏掉。

检查前后疾病的可能性

在患者管理中另一应用敏感性 / 特异性数据的方法是考虑与检查结果相关的临床资料。当检查前疾病的可能性与检查结果相结合，再给出检查后疾病的可能性时，诊断检查的价值增大，这种方法被称为贝叶斯分析。例如，在一无症状的 30 岁女性，认真听诊无收缩期杂音，检查前严重主动脉瓣狭窄的可能性非常低。超声心动图若显示一个貌似严重主动脉瓣狭窄的图像，最有可能是误读（假阳性检查结果）。在这种情况下，其结果不会过多增加检查后疾病的可能性。相反，在一个有 4/6 级主动脉瓣狭窄杂音，有心绞痛、晕厥、心力衰竭症状的老人，严重主动脉瓣狭窄的诊断甚至在做任何检查之前都可以高度肯定。超声心动图仅用来明确诊断，并确定狭窄的严重程度。一般来说，当检查前疾病的可能性为中间状态时，诊断检查最有帮助，因为检查结果会大大改变检查后疾病的可能性（图 5-3）。

评价诊断检查的最全面方法是临床决策分析。对于临床预测问题，临床决策分析集中采用几项严格的方法，以最适用的方法（如超声心动图）作为阈值方法来进行诊断检查。对诊断检查进行临床决策分析的基本原则是检查结果应对患者的医疗服务从以下方面产生影响：

- 促使调整治疗，或
- 导致该患者随后诊断策略的变化。

这个基本假设在决策分析的阈值模型得以正式化。在这种方法中，为诊断检查定义了两种疾病可能性阈值：

- 下限阈值，低于该值，检查的风险性要大于不治疗患者的风险性
- 上限阈值，超过此值，治疗患者较进行检查的风险更低

中间范围，即治疗或不治疗患者的风险比诊断检查的风险更大处，被称为检查区（图 5-4）。因为超声心动图检查的低风险及高准确性，对于任何具体的指征进行超声心动图检查其检查区一般都很宽。然而，对于超声心动图，仍然可定义上限和下限。在上限情况下，其诊断已经明确，做超声心动图检查只会延误适当的治疗。例如，一个典型的升主动脉夹层表现（胸痛、宽纵隔、外周脉搏消失）的患者需要立即手术治疗。任何因不必要的诊断检查而造成的延误，都会导致额外的患病率或死亡率。

因超声心动图检查本身没有已知的生物学不良反应，故而认为超声心动图的检查区没有下限是很有诱惑的假设。然而，检查的风险还包括超声心动图的假阳性或假阴性结果带来的其他诊断检查甚至错误治疗选择的风险。例如，对于非典型胸痛和体检、心电图、X 线胸片正常的年轻患者，超声心动图并不是评估主动脉夹层的适宜检查。若因假阳性超声心动图诊断结果导致心导管检查，或者任何侵入性检查带来的并发症，最终均可被认为是超声心动图所致的不良后果。因此，超声心动图确实存在检查区下限，应用决策分析技术可为每个特定的诊断检查定义检查区下限。在决策分析树状图中，超声心动图作为拐点在临床决策分析方法中已被应用到具体的临床问题上。

性价比

医学实践中的另一个考虑是一项诊断检查的性价比。请注意，这个词不仅包括检查花费（超声心动图相比其他心脏诊断检查有优势），而且也包括检查效果，也就是说，检查的准确性和对患者治疗的影响。这种类型的分析已应用到一些超声心动图诊断内容中，有必要进一步推广。

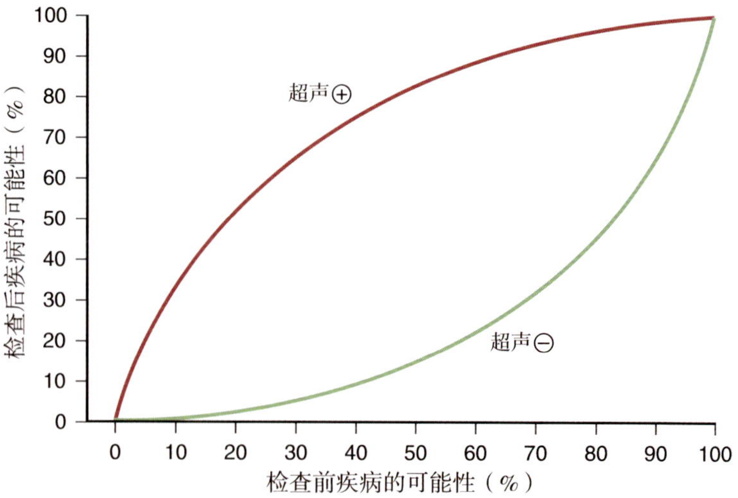

图5-3 运动超声心动图显示诱导缺血（超声阳性）或正常（超声阴性）时，检查前后冠心病可能性的贝叶斯分析。这些曲线是根据运动超声心动图诊断明显冠心病（管腔狭窄>70%）的敏感性为85%、特异性为82%而生成的。在临床实践中，检查前疾病的可能性是根据患者的临床病史、年龄和性别来判定的；检查后疾病的可能性取决于运动超声心动图检查的结果。例如，如果检查前疾病的可能性为50%，运动超声心动图显示诱导缺血，提示冠心病的可能性为83%；如果运动超声心动图正常，那么冠心病的可能性只有15%。

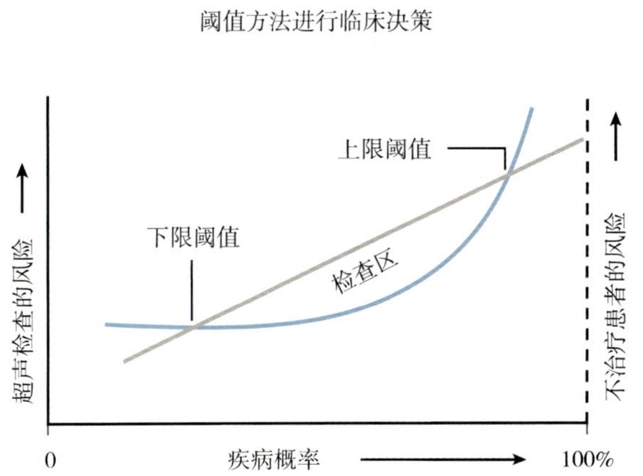

图 5-4 图示以阈值方法进行临床决策。诊断检查（此例为超声心动图）的风险显示为蓝线（左 y 轴），可疑疾病不治疗的风险显示为灰线（右 y 轴）。以临床表现为基础，该疾病的概率在 x 轴上显示为从 0 到 100%。下限阈值点处，低于此点，超声心动图检查的风险要高于不治疗患者的风险。上限阈值点处，高于此点，超声心动图检查的风险（包括假阴性结果、延误治疗）比治疗患者的风险更大。检查区是检查前疾病的可能性介于上下限阈值之间。

临床转归

衡量一个诊断检查的价值，最重要的是看其对随后临床结局的影响（图 5-5）。诊断检查临床应用评估的第一步包括与公认标准相比，衡量诊断准确性的各种措施；同时，更重要的评估是该诊断检查是否能改变每位患者后续的诊疗计划。最后，诊断检查的临床应用取决于它对预后的预测能力；例如，扩张型心肌病患者的存活，慢性反流患者瓣膜手术的时机，或瓣膜狭窄患者血流动力学进展的速度。超声心动图数据越来越多地应用于临床预后的研究，这作为参考文献列于本书的推荐阅读中。

指征和适宜准则

超声心动图检查的适应证基于该方法诊断广泛心血管疾病的可靠性，已由美国心脏协会和美国心脏病学会总结于共识指南中。此外，超声心动图应用的具体建议常包含在特定疾病指南中，例如，对于心脏瓣膜病和心力衰竭的管理指南。

适宜准则是从更深的层面，在临床实际中来考虑一项诊断检查是否适宜。例如，运动超声心动图诊断冠心病敏感且特异，但不适合作为所有患者的常规筛查试验。适宜准则已由美国心脏病学会与能提供有益指导的其他组织联合制订。但这些准则并不包括所有可能的临床情况，因为它只涉及相对较少的部分临床指征。

理想情况下，超声心动图的申请应说明适当的临床问题（而不是“评估心脏”），并尽可能给出该患者的可能诊断。然后，在做检查之前，应先考虑超声心动图对该诊断的可靠性，以及其结果将改变患者治疗的可能性。通常在临床决策过程中，考虑超声心动图结果在诊疗计划中的拐点作用是很有帮助的。

考虑到这些因素，在某些特定的情形下，超声心动图的应用会明确改变患者的治疗：

- ❐ 做出正确的解剖诊断。例如，在有心力衰竭症

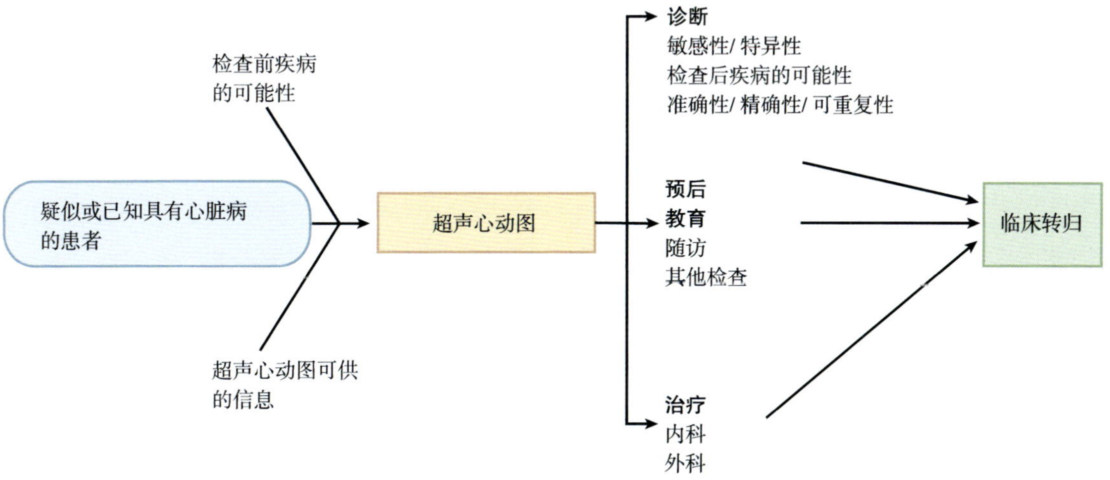

图5-5 流程图说明超声心动图结果对诊断、预后和治疗影响的重要性。最终，超声心动图检查对临床结局的影像是衡量检查结果是否有用的最好措施。

状的患者，鉴别是原发的瓣膜病变还是左心室收缩功能不全。

- 在已明确解剖诊断的患者提供重要的预后数据。例如，瓣膜病的狭窄程度或心肌病的左心室射血分数。
- 确定已知诊断的并发症。例如，心内膜炎患者的瓣周脓肿或心肌病患者的左心室血栓。

此外，还有很多情形也被认为是超声心动图检查的适宜标准。

在本书中，若已知的话，将给出超声心动图每一具体诊断的准确性（灵敏性和特异性）。临床医生应将每一例患者检查前疾病的可能与这些资料综合起来进行判断。在特定的患者群体和临床环境中超声心动图诊断应用的关键评价将被突出显示，包括在急诊室评估胸痛（第 8 章）、成人主动脉瓣狭窄（第 11 章）和主动脉瓣反流（第 12 章）的决策制订、心内膜炎的诊断和预后（第 14 章）以及二尖瓣修复的术中评估（第 18 章）。

经胸超声心动图

适宜指征

根据临床症状和体征

超声心动图往往被要求评价一个特定的临床症状或体征，如胸痛、心力衰竭症状（图 5-6）、杂音或胸片显示心脏扩大（图 5-7）。当超声心动图评估有以上情形的患者时，鉴别诊断非常重要，要在检查过程中把它们排除或确认。例如，一个收缩期杂音的患者可能有主动脉瓣狭窄、主动脉瓣下隔膜、肥厚型心肌病、二尖瓣关闭不全、室间隔缺损、肺动脉狭窄或三尖瓣关闭不全。用二维成像和多普勒评价，这些可能的诊断都可以得到评估。如果仔细检查没有发现这些异常，则可以认为是一种良性血流造成的杂音（图 5-8）。

同样，胸痛患者的超声心动图检查，即便申请

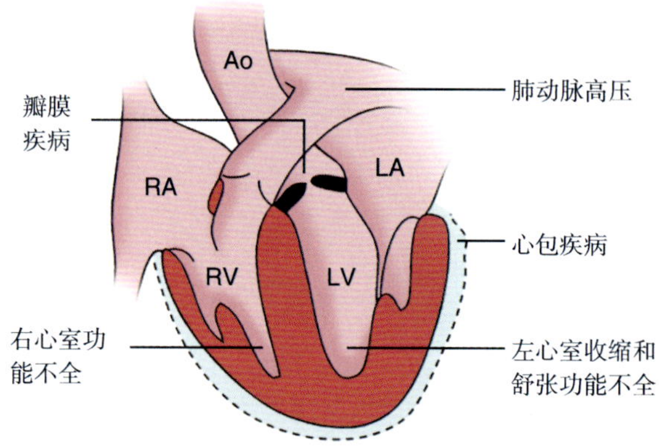

图5-6 图示一些心力衰竭的较常见原因，超声心动图检查时应积极排除或确认。

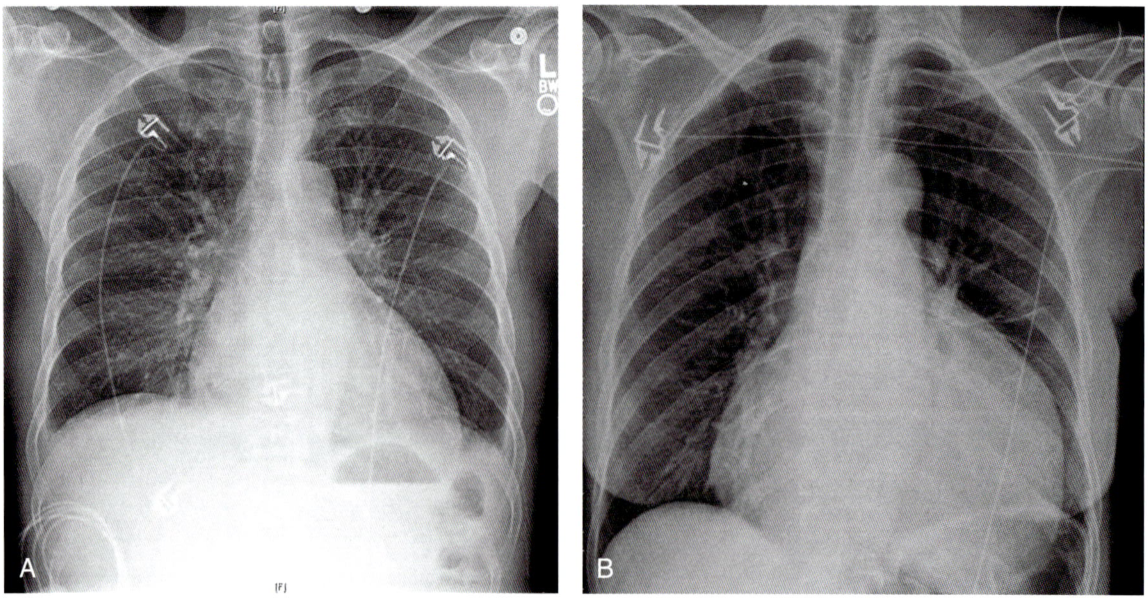

图 5-7 胸片显示心影增大，或因扩张性心肌病所致的四腔心扩大（A），或因大量心包积液（B）。超声心动图能可靠识别心影增大的原因。

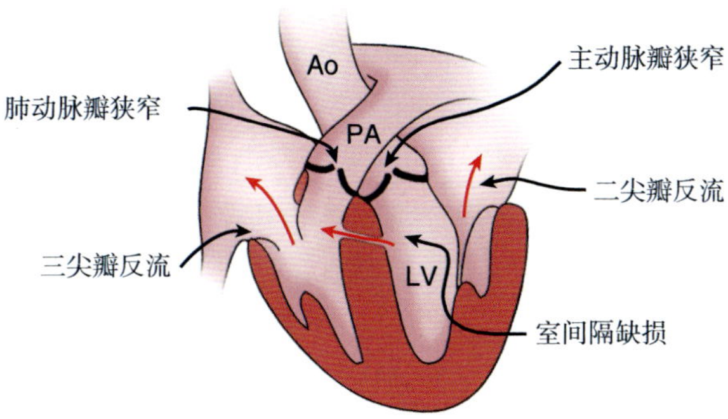

图5-8 图示收缩期杂音的最常见病因。如果因此申请进行超声心动图，超声检查者应将检查重点放在确认或排除这些可能的疾病上。

医生作出了冠心病的假定诊断，超声检查者应警惕任何可致胸痛的发现，如左心室流出道梗阻（主动脉瓣狭窄或肥厚型心肌病）、主动脉夹层或心包炎。常见症状和体征的超声心动图鉴别诊断见表 5-1 和表 5-2。这些例子并不能包括所有的可能，而是代表在超声心动图检查及解读时，应考虑到的疾病类型。

根据解剖诊断

许多接受超声心动图检查的患者已有明确或假定的解剖诊断（表 5-3 和 5-4）。面对这些患者，超声心动图检查者需要认识到通过超声心动图能获取哪些信息、超声心动图的限制，以及替代诊断方法。

例如，在一个已知主动脉瓣狭窄致收缩期杂音的患者，超声心动图可能会被要求评估阻塞的严重程度、并存主动脉瓣关闭不全的程度、左心室肥厚、左心室收缩功能状态，以及任何相关的瓣膜异常（如二尖瓣关闭不全）。通常超声心动图提供所有可用于临床决策的信息，不仅限于冠状动脉解剖，但超声检查者必须承认，如果主动脉射流和超声束明显成角，狭窄的严重程度会被低估。超声心动图结果与临床印象不吻合时，可能需要其他的诊断检查。

心内膜炎患者的超声心动图检查是一更复杂的例子。一方面，超声心动图可以发现瓣膜赘生物，确定所涉及的具体瓣膜，评价瓣膜功能障碍的存在和程度，并测量相关心腔的扩大。左右心室的收缩功能均可定性和定量地评价。此外，可识别脓肿形成。但赘生物大小的测量能否估测预后仍存在争议，许多临床医生认为它有临床应用价值。另一方面，

表 5-1 超声心动图检查的鉴别诊断：常见症状

超声检查原因	鉴别诊断
胸痛	冠心病 主动脉夹层 心包炎 主动脉瓣狭窄 肥厚型心肌病
心力衰竭	左心室收缩功能不全（整体或局部） 瓣膜心脏病 左心室舒张功能不全 心包疾病 右心功能不全
心悸	左心室收缩功能不全 二尖瓣疾病 先天性心脏病（如房间隔缺损、三尖瓣下移畸形） 心包炎 无结构性心脏病

表 5-2 超声心动图检查的鉴别诊断：常见体征

超声检查原因	鉴别诊断
收缩期杂音	血流杂音（无瓣膜异常） 主动脉瓣狭窄、主动脉瓣下梗阻、肥厚梗阻性心肌病 二尖瓣反流 室间隔缺损 肺动脉瓣狭窄 三尖瓣反流
舒张期杂音	二尖瓣狭窄 主动脉瓣反流 肺动脉瓣反流 三尖瓣狭窄 动脉导管未闭（连续性杂音）
胸片示心脏扩大	心包积液 扩张性心肌病 某些心腔扩大（如慢性主动脉瓣反流时左心室扩大）
体循环栓塞事件	左心室收缩功能下降 左心室室壁瘤 左心室血栓 人工心脏瓣膜 房颤 左心房血栓 卵圆孔未闭 心脏肿瘤

表 5-3 瓣膜心脏病患者超声心动图检查的适宜指征
异常心脏杂音
初步诊断
瓣膜反流
可疑二尖瓣脱垂
对已知或可疑的瓣膜反流进行初步评估
无症状重度瓣膜反流患者的常规随访（每年）
临床状况改变需要重新评估
瓣膜狭窄
已知或可疑自体瓣膜狭窄的初步评价
无症状重度瓣膜狭窄患者的常规随访（每年）
临床状况改变需要重新评估
人工瓣
人工瓣的初步评估作为以后系列检查的基础对比
可疑瓣膜功能不全、血栓或临床状况改变时的重新评价
心内膜炎
疑似感染性心内膜炎（自体或人工瓣）伴血培养阳性或新发杂音的初 步评估
高危感染性心内膜炎患者的重新评价——高毒力病原体、严重血流动力学病变、主动脉瓣受累、持续菌血症、临床状况改变或症状加重
摘自推荐阅读 17。

表 5-4 心力衰竭、心肌病、高血压和肺心病患者超声心动图检查的适宜指征
心力衰竭
已知或可疑心力衰竭患者的初步评估（收缩或舒张功能）
对已知心力衰竭患者的再评估以指导治疗（收缩或舒张）
拟行心肌同步化治疗患者的心肌不同步评估
有症状且可能源于装置设置欠佳的植入起搏器患者
接受心脏毒性药物治疗患者的基础及系列评估
心肌病
已知或可疑肥厚型心肌病患者的初步评估
已知肥厚型心肌病患者临床状况改变时的再评估
可疑限制性、浸润性或遗传性心肌病患者的评估
遗传性心肌病患者一代直系亲属心脏结构和功能的筛查
高血压性心脏病
可疑高血压性心脏病患者的初步评估
肺心病
可疑心源性呼吸功能不全
已知或可疑急性肺栓塞
已知或可疑肺动脉高压
摘自推荐阅读 17

明确的心内膜炎诊断，需要超声心动图和细菌学的双重标准。当超声心动图结果不典型，必须用其他临床标准帮助作出诊断。超声心动图对瓣膜赘生物检测的灵敏度随图像质量而有变化；相反，以前的心内膜炎发作过后，治愈的瓣膜赘生物可能会持续存在。经食管超声心动图（TEE）诊断瓣膜赘生物更敏感，当经胸超声心动图无典型发现时，如果临床高度怀疑心内膜炎应考虑 TEE 检查。对瓣周脓肿的诊断和人工瓣膜心内膜炎的评价，TEE 检查也更为敏感。

在这本书后面的超声心动图测试部分，一些解剖诊断的主要超声心动图发现、限制以及替代诊断方法均有说明。在以后的章节中这些主题会有详述。

根据临床情况

超声心动图检查的第三类指征是因为患者从属于一个临床治疗组，“常规”超声心动图检查被认为有临床价值，因而申请检查。这些检查分为四类（见表 5-3）：

- 在高患病率患者群体中筛查心脏异常
- 作为治疗过程的一部分进行跟踪检查
- 治疗前后的评估，以评估治疗效果，检测可能出现的并发症
- 对有后续心脏病风险的患者作为基线研究，或对已有心脏疾病者做病情进展评估

对遗传性心脏病，如马方综合征或肥厚型心肌病，在患者的一级家庭成员中要进行筛查以及时发现可能受累的个体。在血培养阳性和（或）原因不明的发热患者，超声心动图可用来检测可能的心内膜炎。同样，在可能是栓塞所致的脑血管事件中，超声心动图可用来寻找潜在的心源性栓子（表 5-5）。

在短暂或延长的一段时间内可以进行超声心动图跟踪检查。对于接受非心脏手术的心脏病患者，术中 TEE 检查有助于监测左心室大小和收缩功能，

表 5-5 其他超声心动图的适宜指征

一般
可能心源性的症状
其他检查提示心脏病（如心电图、胸片、BNP）
未明确或可疑心源性的低血压或血流动力学不稳定
缺血性心脏病
急性胸痛怀疑心肌缺血但实验室标志物及心电图缺乏诊断性依据
急性心肌梗死后左心室功能的初步评估
心肌缺血或梗死的可疑并发症
心肌梗死患者依照指南治疗后左心室功能再评估
其他
成人先天性心脏病
持续或非持续性 SVT 或 VT
可能心血管源性栓塞事件
心内肿块（可疑肿瘤或血栓）
心包疾病
马方综合征及相关遗传性结缔组织病

BNP：脑钠肽（心力衰竭的血清标志物）；SVT：室上性心动过速；VT：室性心动过速。
摘自推荐阅读 17

以优化心室前负荷，并早期识别心肌缺血，从而防止围手术期心肌梗死。对于慢性瓣膜反流的患者，可在数年的时间内进行左心室大小和收缩功能的监测，以确定手术治疗的最佳时机。在高血压患者中，左心室壁厚度和质量的监测使长期降压治疗对终末器官损害（此处为左心室）的效果得以评估。

干预前和干预后超声心动图可用于检测可能的手术并发症（例如，电生理导管检查或心内膜心肌活检后的心包积液）。此外，干预前和干预后超声心动图可用于评估治疗效果（例如，接受冠状动脉血运重建手术、经皮二尖瓣球囊扩张术或二尖瓣修复手术的患者）。对于感兴趣的特定终点的药物治疗效果也可以进行评估，例如扩张型心肌病药物治疗后每搏量的变化或肥厚型心肌病 β 受体阻滞剂治疗后左心室舒张功能的变化。

对很可能有随后心功能不全的患者，基线超声心动图可作为参照点。对人工瓣膜患者，当患者无症状且临床状况稳定时的基线检查可提供：人工瓣膜的正常前向血流速度；关闭不全的程度；有无残存的心室扩大、肥厚或收缩功能障碍等；以及术后肺动脉压力的评估。如果患者以后出现可疑瓣膜功能不全，可以通过与基础检查比较做出更完整和敏感的评估。另一个基线研究的例子是开始潜在心脏毒性化疗方案之前，进行左心室收缩功能的评估。基线研究使得化疗所致的细微收缩功能不全，即便是位于正常值低限，也得以及时发现。

经食管超声心动图（TEE）

TEE 的指征是基于与经胸超声图像相比，其卓越的图像质量，尤其是对于心脏后方的结构。TEE 一般在完整的经胸超声检查后进行。但是，也有一些临床情况一开始就用 TEE 检查（表 5-6）。有些人主张凡经胸图像无诊断价值时应使用 TEE 成像。然而，由阈值方法来预测临床检查，风险增加时检查本身的检查窗口较窄，所以稍严掌握 TEE 检查的指征更合适些。TEE 检查的指征应逐个病例与申请医师进行讨论，以确定是否所可能获取的信息较之潜在的危险来说更值得。

当经胸成像受限时，TEE 检查有明确的适应证。有令人信服的证据表明心内膜炎时 TEE 较经胸超声

表 5-6 首选 TEE 的适宜指征

- 可疑急性主动脉病变，包括夹层 / 撕裂
- 经皮非冠状动脉心脏介入治疗指导，包括但不局限于室间隔消融、二尖瓣成形术、房间隔缺损 / 卵圆孔未闭封堵、射频消融
- 确定严重二尖瓣反流的反流机制及是否适合瓣膜成形术
- 可疑人工二尖瓣功能不良*
- 可疑心内膜炎且检查前可能性中度以上（如菌血症，尤其是葡萄球菌血症或真菌血症）
- 可疑心内膜炎并发症（如脓肿、瘘）
- 有心内装置的持续发热患者
- 先天性心脏病患者心脏后方结构的评估（如心房隔板）
- 评估房颤 / 房扑患者，以促进决策有关抗凝和（或）电转复和（或）射频消融治疗

*不在适宜性指南文件中，但一般普遍接受首选 TEE。
摘自推荐阅读 17。

识别瓣周脓肿的灵敏性更高（第 14 章）。评价人工二尖瓣功能障碍是 TEE 的明确指征，因为经胸超声时人工瓣膜的回声干扰左心房内结构的清晰显示，TEE 却不存在类似问题（图 5-9）（也见第 13 章）。人工主动脉瓣后方的异常也能在 TEE 得到较好显示，虽然瓣周前部分会被人工瓣膜后方阴影遮挡。

TEE 对二尖瓣解剖和二尖瓣关闭不全的程度有更好地评估，这对接受二尖瓣修复（第 18 章）患者围手术期的评估尤其有用。在先天性心脏病患者，TEE 成像提高诊断的确定性，特别是对房内隔板手术修复或静脉窦型房间隔缺损等心脏后方结构的评价。而 TEE 检测左心房血栓的灵敏度远远超过经胸成像。最后，胸主动脉、主动脉弓、升主动脉的优秀图像允许 TEE 准确诊断主动脉夹层。TEE 的其他适应证包括评价体循环栓塞事件时是否有卵圆孔未闭，以及除外心内膜炎的诊断。

负荷超声心动图

在许多心脏疾病，心脏功能异常的表现只出现在心脏耗氧量增加不能代偿时（表 5-7）。这个基本概念导致了负荷超声心动图在心血管疾病患者的广泛使用。可通过运动或适当的药物干预诱发增加心脏的耗氧量。这种方法的风险与负荷相关而超声影像本身无叠加效应。

运动超声心动图在平板运动试验前后即刻记录左心室图像，或记录平卧或直立踏车运动时的图像。最常见的运动超声心动图检查指征是可疑或已知的冠心病。静息时，即使存在明显的冠状动脉疾病，

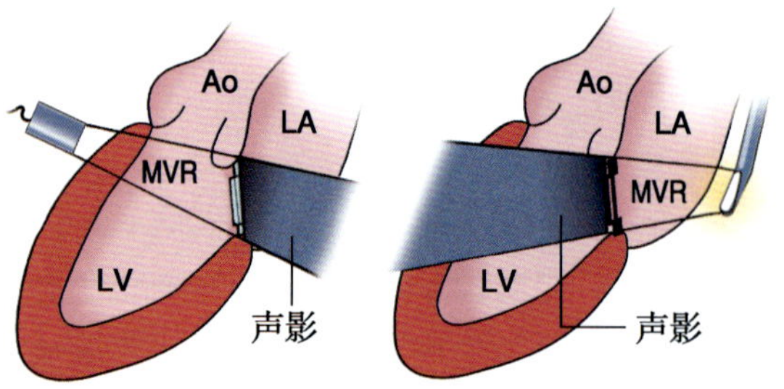

图5-9 图示人工二尖瓣声影带来的问题。左图经胸超声心动图（TTE）检查时声影掩盖左心房，造成多普勒技术评估人工瓣膜关闭不全受限。右图经食管超声心动图（TEE）检查可显示左心房内的瓣膜关闭不全，但此时声影掩盖了左心室流出道。

表 5-7 运动或药物负荷超声心动图的适宜指征*

检查前低危冠心病患者（10 年危险 < 10%）但合并：
心绞痛或同等症状，不间断心电图或不能运动
中危（10 年危险 10% ～ 20%）至高危（10 年危险 > 20%）冠心病患者合并：
心绞痛或同等症状
急性胸痛不伴诊断性心电图改变或心肌酶升高
新发心力衰竭
新发房颤
非持续性室性心动过速
既往检查结果异常
心导管或负荷检查异常，药物治疗后症状加重
冠状动脉钙评分 ≥ 400（Agatston 法）
介入或 CT 血管造影显示冠状动脉狭窄程度不明确
危险评估
运动耐量差的患者非心脏手术术前评估（运动平板试验 < 4 MET）
急性冠状动脉综合征不准备行早期导管检查的患者
长时间冠状动脉血运重建后发生反复胸痛
其他
已知冠心病患者评价心肌存活性决定是否血运重建
低心输出量主动脉瓣狭窄患者的评估
轻度二尖瓣狭窄但静息时有症状的患者
无症状的重度主动脉瓣或二尖瓣反流，左心室大小未达到外科手术标准
适合做心腔造影检查，当非造影成像时一或多个连续心肌节段未显示

* 负荷模式一般为运动负荷，除非患者不能运动。
MET：代谢当量。
以上指征摘自推荐阅读 18

左心室心内膜运动和室壁厚度可正常，除非有既往心肌梗死。心肌氧耗增加如运动时，如果心外膜的冠状动脉有明显狭窄则会出现心肌缺血，从而导致后续的心肌代谢变化、室壁厚度异常、心内膜运动减低、心电图变化、心绞痛等按顺序发生。超声心动图图像在缺血时能记录室壁运动异常，从而检测明显的冠心病。可通过室壁运动异常的部位来判断受累的冠状动脉。运动超声心动图将在第 8 章详细讨论，对显著冠心病的检测优于运动心电图，与核

素心肌灌注成像敏感度相当。运动超声心动图对静息心电图异常（如束支传导阻滞或左心室肥厚）的患者尤其有用。它也被用来评估疾病的程度，记录血运重建后的功能改善，并检测血管成形术后再狭窄。

除了运动负荷时节段性室壁运动的变化，整体心室功能的参数，包括心室容量、射血分数、左心室射血多普勒流速曲线，均可以进行评估。其他多普勒参数可以在特定环境下有帮助。例如，二尖瓣狭窄患者会出现肺动脉收缩压随运动明显增高（从三尖瓣反流频谱估计）。在主动脉缩窄患者，运动时缩窄处增加的压力阶差可用多普勒记录到。

患者无法运动时可用药物负荷超声心动图代替运动负荷（例如，周围血管疾病、肌肉骨骼的限制）。此外，药物负荷超声心动图可监测剂量增加的系列负荷改变。最常见的药物负荷是使用 β- 受体激动剂（如多巴酚丁胺），增加心肌收缩和心肌耗氧需求，同时有一定程度的周围血管扩张作用。另一种药物为腺苷，它扩张冠状血管，使正常与狭窄的冠状动脉供应的心肌区域出现供血的相对不平衡。

其他检查模式

对比超声心动图

用振荡生理盐水进行右心造影，可记录到房间隔缺损（第 17 章）、卵圆孔未闭（第 15 章）或永存左上腔静脉（第 15 章）（表 5-8）。市售的微泡造影剂直径更小（4 ~ 10μm），外周静脉注射后可穿过肺毛细血管床。这些微泡可使左心室腔造影成像，增强心内膜的分辨力，从而对左心室整体功能和节段性室壁运动有更好的评价。当图像质量不满意而需要评估心功能时，无论是静息还是负荷超声心动图检查，都可使用声学造影。对比剂可直接注入冠状动脉显示相应血管灌注的心肌区域，如在经皮室间隔消融治疗肥厚型心肌病时。

表 5-8　对比超声心动图的指征

右心造影（振荡生理盐水）
检查房间隔缺损或卵圆孔未闭
显示永存左上腔静脉
左心造影（经肺循环的静脉造影剂）
提高左心室腔和心内膜的对比（改善边界的识别）
心肌灌注
提高左心室结构异常的观察（血栓、致密化不全、室壁瘤等）
提高心内团块的检出
冠状动脉造影（放射成像造影剂）
注射血管灌注区心肌的成像（如肥厚型心肌病导管消融时）

三维超声心动图

三维（3D）超声心动图技术变得更容易使用，并已整合配置到标准超声波系统上，因此可能得以更广泛应用。体素重建技术对于展示复杂心内结构的三维关系非常有用，特别是在有瓣膜病和先天性心脏病的情况下。灰阶体素重建的缺点是，数据只是定性，最佳显示依赖于操作者对图像切面的选择，因此要求既要熟悉 3D 技术，也要熟悉复杂心脏畸形的解剖。

如第 6 章讨论，以追踪心内边界为基础的三维重建允许高精确度的心室容量和收缩功能测量。随着更可靠的自动边缘检测法的使用，这种方法将更加广泛地应用于临床。

手持式超声

体积小、价格相对低廉、便携或“手持式”超声心动图仪器在急诊室、冠心病监护病房和心脏病诊所分拣急性病患者时有重要的临床应用价值。手持式超声的适用指征仍在发展完善中，这些设备对整体和局部心功能评价和心包积液的检测最为有用。例如，在胸痛但心电图不典型的患者，手持式超声心动图检查显示前壁运动减低，提示需要冠状动脉介入治疗。反之，发现大量心包积液则为完全不同的诊断和治疗途径。然而，这些工具的使用需要小心谨慎，正如任何超声成像技术，精确的诊断依赖于检查者的培训和经验。此外，与标准的超声仪相比，这些小型设备的图像质量和功能是有限的。每个医疗中心都需要对这些设备的使用进行仔细评估，并监控其诊断的准确性。

图像和多普勒数据的存储

超声心动图检查需要记录存储的理由有：

- 稍后回顾和（或）定量分析
- 保存记录
- 与患者、申请医师和其他专家交流
- 与将来该患者的检查做比较
- 临床研究

整个检查过程可能会很长，根据每位患者的特殊发现，可选取检查中的一部分记录存储。

目前采用的标准是数字化记录存储一段图像和静止单帧多普勒数据。超声心动图图像及彩色多普勒采用心电图 QRS 触发，以一段录像方式采集从舒张末期到舒张末期的心动周期信号。多普勒信号以静态频谱形式记录。多普勒图像和数据存为 DICOM（Digital Imaging and Communication in Medicine）标准化格式，它使用数据压缩法保证图像质量，但让文件大小在可接受的范围内。整个检查文件的大小通过每个视图仅采集 1 ~ 2 个心动周期且仅存贮需要的视图而得到控制。因此，超声心动图研究数字化图像存储要求：

- 清晰的心电图信号以保证采集时相
- 由操作者采集有代表性的图像和多普勒数据
- 为需要存储的特殊资料制订实验室方案
- 适宜的计算机网络及存贮设施

在记录时要注意心电图信号必须清晰以确保正确的电影录像捕获。信号嘈杂或 QRS 信号幅度太小可能导致只有部分心动周期被捕获。当心律不规则（如心房颤动），每个电影循环可能需要采集额外的心动周期。多心动周期采集（或备份盘录像带记录）的其他情况包括生理盐水造影研究和其他需从一个较长的扫描逐图查看的情况。一过性事件可能难以在数字化格式下捕捉。

超声心动图的质量保证

以下几个步骤可确保我们给患者提供高质量的超声心动图检查（图 5-10）。这包括超声检查者及医师的能力资质证明、适当的实验室标准和程序、持续的质量改进措施。能力证明通常是基于：

- 认证——国家认证机构对培训课程或实验室的授权认可
- 证书 ——证明超声技师和医师经过适当的培训和顺利完成专业领域的考试
- 资格认证——由医疗机构对本机构内从事患者服务的每个医护人员制订标准

此外，在医师或实验室表现统计分析的基础上已有保证质量的创新方法提出。医疗记录系统的计算机化会让统计数据库的方法越来越有用。

超声技师的教育和培训

超声技师必须熟悉临床心脏病学的每个疾病状

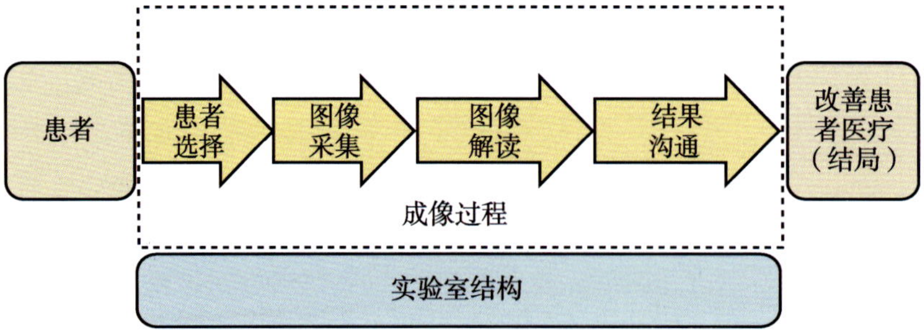

图 5-10 心血管影像质量评估框架图。影像学研究的质量取决于多个进程，超声检查者及医生良好的教育和培训以及高品质的成像系统也同样重要。临床影像的价值取决于适当的患者选择、最佳的图像采集、正确的解读以及对检查结果的良好沟通。（From Douglas P, Iskandrian AE, Krumholz HM, et al: Achieving quality in cardiovascular imaging. Proceedings from the American College of Cardiology–Duke University Medical Center Think Tank on Quality in Cardiovascular Imaging. J Am Coll Cardiol 48:2141–2151, 2006.）

态，以及操作检查的技术方面问题。因此，超声技师的教育和培训，必须包括心脏解剖和生理学、心脏病理学和临床心脏病学的知识基础，此外还有超声物理和超声心动图检查的知识。培训还包括患者的互动技能、基本医疗步骤（如无菌技术）、患者的隐私等。

心脏超声技师教育和培训指南已经由美国超声心动图学会（ASE）出版并定期更新。认证项目的教育和培训，建议采用心脏超声技师认证项目，由联合健康教育项目资格认证委员会下的两个联合审查委员会（JRC）提供，分别是 JRC- 医用超声诊断（JRC-DMS）和 JRC- 心血管技术（JRC-CVT）。教育和培训包括对这些领域的认知和技能的能力获取。培训结束后，超声技师可以获得由美国医学超声检查注册机构（ARDMS）颁发的资格证书，诊断资格分为成人和小儿超声心动图检查两种；或取得心血管资格国际认证（CCI）。心脏超声技师必须参加正式的继续医学教育会议，以保持资质证书。

医师的教育和培训

医师必须有超声检查技术方面以及每个疾病状态预期表现的专业知识，以指导超声技师优化数据质量，并能正确解读检查所见。探头频率、增益调节、控制曲线、深度设置等细节均会明显影响图像质量。对感兴趣血流的多普勒模式选择，如脉冲、彩色血流或连续波多普勒，决定数据的质量。壁滤波、增益、取样容积的大小、彩色扇角的宽度等也明显影响数据的收集。了解这些因素如何影响数据的质量以及哪些检查手段和图像切面的数据最佳，能让医师评估所记录数据的可靠性，指出在检查时没注意到的可疑异常，认识成像和血流的伪像，并指导超声技师进行最佳的数据采集。

超声心动图医师的教育和培训多在心内科住院医师培训阶段进行，是美国继续医学教育委员会（ACGME）认可的项目。此外，超声心动图培训的具体建议已经由美国心脏病学会和美国心脏协会（ACC/AHA）公布，并定期更新。这些建议将培训分为三个专业层次：

1 级：所有心内科医师均需了解的超声心动图基本介绍

2 级：独立解读超声心动图报告的资格

3 级：监管超声心动图室的附加资格

建议在进行一些高级操作之前（包括经食管超声心动图和负荷超声心动图），应完成经胸超声心动图的 2 级培训。培训中推荐完成的操作检查数量见表 5-9。

大多数医生完成 3 或 4 年的心内科培训就应达到 2 级的培训水平。通过美国心内科医师的执业考试，同时取得由超声心动图培训项目主任签发的至少 2 级的培训证明，则完成经胸超声心动图的资质确认。

其他医生完成等同于心内科住院医师的培训内容后，也可取得超声心动图的资格。在心内科住院医师项目之外，完成超声心动图培训的医师可参加美国超声心动图委员会（NBE）的能力考试取得资格。此外，美国超声心动图学会（ASE）已颁布针对心血管麻醉医师的超声心动图培训准则，侧重于 TEE 和术中超声的专业知识。NBE 给心血管麻醉师

表 5-9 ACC/AHA 推荐的超声心动图培训小结

专业水平	累计时间（月）	累计操作数	累计解读报告数	保持竞争力的年检查例数
1	3	75	150	
2	6	150	300	300
3	12	300	750	500
负荷超声		100		100
TEE		50		20 ～ 50

提供专门的超声执业考试。.

为了保持超声心动图学的竞争力，医生应当有继续医学教育记录，TTE 2 级资质解读超声量至少 300 例 / 年，3 级至少 500 例 / 年，建议参加一些检查。为保持 TEE 能力，年解读和完成检查 25 ~ 50 例，负荷超声心动图推荐完成 100 例 / 年。

超声心动图报告

超声检查者要把技术问题直接转达给医生，并提醒注意检查中的异常所见，是非常重要的。相反，医师应向超声检查者反馈记录的完整性和数据质量，以及未来患者检查的建议。审查医师可指出是否需要更多的图像，无论是在患者离开诊室前还是在以后的检查中。

超声心动图报告至少有两个目的：(1) 向申请医生报告结果；(2) 将超声心动图检查描述总结，以备与未来的检查做比较。鉴于可记录的切面及血流成像很多，应报告记录到的成像结构（即使正常）、血流信号、不同多普勒模式的使用、检查的总体质量，以及检查的受限之处。

在每位患者，各种超声心动图所见应融合到一起给出最终解释。例如，一项描述二尖瓣关闭不全的报告也应清楚陈述二尖瓣的解剖结构及最有可能的反流原因，或在病因不清楚时给出鉴别诊断。二尖瓣反流严重程度及估计方法应予说明。此外，要描述左心房和左心室扩张的程度，有既往检查时应作对比分析。左心室收缩功能应定量测定，肺动脉高压的程度也要评估。将这些发现从生理学角度整合到一起，再形成一个符合逻辑的超声报告。例如，显著二尖瓣反流造成容量负荷增加，导致左心扩大，左心房压的慢性增高导致肺动脉高压。

最后，回顾超声所见及患者的临床表现，将结果可能产生的影响与申请医生进行讨论，必要时可进行其他诊断检查或超声随诊。如果在患者管理中使用临床决策分析的原则，进行检查前及检查后疾病可能性的评估。理想情况下，超声心动图结果对患者后续诊疗的总体影响应与申请医师在检查前后都予讨论评价。定期超声心动图检查者可建议合适的检查时机或转诊给心脏科医生。当然，超声心动图的任何意外或严重发现应及时报告给申请医生。在某些情况下，超声心动图的主治医生可能需要考虑即刻处理患者，如负荷超声检查后的持续异常或意外发现主动脉夹层。

超声心动图室的认证

超声心动图室的资质认证可通过超声心动图实验室认证委员会（ICAEL）进行。认证包括超声检查的所有方面：

- 医师的培训和经验
- 超声技师的培训和经验
- 医师和超声技师的继续医学教育
- 设施（设备、检查空间等）
- 超声心动图检查操作
- 超声室的操作步骤及检查方案
- 超声心动图报告及数据存储
- 质量保证措施

关于超声室的制度和操作，ICAEL 提供了详细的建议可用来初步借鉴，各机构可根据不同需要进行修改。建议包含了 TTE、TEE 及负荷超声心动图检查的重要内容。

（王廉一　译　郑春华　校）

推荐阅读

诊断检查原则

1. Sox HC Jr, Blatt MA, Higgins MC, et al: Medical Decision Making. Stoneham, MA, Butterworth Heinemann, 1988.
A readable, concise textbook summarizing the entire spectrum of medical decision making from sensitivity/specificity to cost-benefit analysis.

2. Diamond GA, Forrester JS: Analysis of probability as an aid in the clinical diagnosis of coronary-artery disease. N Engl J Med 300:1350–1358, 1979.
Classic article on use of Bayes' theorem to determine post-test likelihood based on pretest likelihood and test results using the example of exercise ECG for diagnosis of CAD.

3. Wasson JH, Sox HC, Neff RK, et al: Clinical prediction rules. Applications and methodological standards. N Engl J Med 313:793–799, 1985.
Defines approach to developing and validating new clinical prediction rules. This article will be of particular value to individuals proposing new diagnostic approaches based on echocardiographic data.
4. Pauker SG, Kassirer JP: The threshold approach to clinical decision making. N Engl J Med 302:1109–1117, 1980.
Clear and concise discussion of the concepts of decision analysis focusing on the threshold approach.
5. Pauker SG, Kassirer JP: Decision analysis. N Engl J Med 316:250–258, 1987.
Review of decision analysis including Bayes' rule, decision trees, and outcome measures. 52 references.
6. Gill CJ, Sabin L, Schmid CH: Why clinicians are natural Bayesians. BMJ 330:1080–1083, 2005.
This short review provides an elegant discussion with examples of how clinical decision making tends to follow a Bayesian approach. The principles of clinical decision making as detailed here are directly applicable to echocardiographic diagnosis.
7. Detsky AS, Naglie IG: A clinician's guide to cost-effectiveness analysis. Ann Intern Med 113:147–154, 1990.
Outlines simplified models for cost-effectiveness analysis that should be applicable to comparisons of the use of different diagnostic tests in a specific clinical setting. Provides guidelines for setting priorities within a health care organization based on cost-effectiveness analysis.
8. Akobeng K: Understanding diagnostic tests 2: Likelihood ratios, pre- and post-test probabilities and their use in clinical practice. Acta Paediatrica 96:487–491, 2007.
A review of approaches to using the results of a diagnostic test such as echocardiography in clinical practice. The use of likelihood ratios in clinical decision making in individual patients is emphasized.

医学成像

9. Douglas PS: Improving imaging: our professional imperative. J Am Coll Cardiol 48:2152–2155, 2006.
A thoughtful review and position paper stating the view that we need to expand the evidence base demonstrating that echocardiographic diagnosis positively affects clinical outcome. In addition, improvements in the quality of image acquisition, interpretation, and echocardiography reporting are needed for optimal clinical care.
10. Douglas P, Iskandrian AE, Krumholz HM, et al: Achieving quality in cardiovascular imaging. Proceedings from the American College of Cardiology–Duke University Medical Center Think Tank on Quality in Cardiovascular Imaging. J Am Coll Cardiol 48:2141—2151, 2006.
This consensus document provides a framework for improving the quality of diagnostic imaging. In addition to laboratory structure, this review emphasizes the importance of appropriate patient selection, quality of acquired images, variability in data acquisition and interpretation, and the importance of communicating results in a clear, definitive, complete, and timely fashion.
11. Patel MR, Spertus JA, Brindis RG, et al: ACCF proposed method for evaluating the appropriateness of cardiovascular imaging. J Am Coll Cardiol 46:1606–1613, 2005.
Appropriateness criteria are developed starting with a literature review followed by synthesis of the evidence, and review of proposed indications. Then an expert panel rates a list of indications in two rounds—first independently, then after a group discussion. A score from 1 (inappropriate) to 9 (most appropriate) is assigned each clinical indication, with a score of 7–9 considered appropriate. These criteria can be further validated by retrospective review of clinical records and prospectively in clinical decision making.
12. Iglehart JK: The new era of medical imaging—progress and pitfalls. N Engl J Med 354:2822–2828, 2006.
A summary of the rapid increase in the number of medical imaging procedures performed in Medicare patients and the potential measures to limit this expansion or reduce the overall cost to the health care system.

教育和培训指南

13. Quinones MA, Douglas, PA, Foster E, et al: American College of Cardiology/American Heart Association Clinical Competence Statement on Echocardiography: A report of the American College of Cardiology/American Heart Association/American College of Physicians–American Society of Internal Medicine Task Force on Clinical Competence. Circulation 107:1068–1089, 2003.
Detailed recommendations for physician education and training and maintenance of competency in echocardiography. This document includes sections on TTE, TEE, perioperative echocardiography, stress echocardiography, congenital heart disease, fetal echocardiography, and new technologies (hand-held devices, contrast, intracoronary, and intracardiac ultrasound).
14. Ryan T, Armstrong WF, Khandheria BK: Task force 4: Training in echocardiography endorsed by the American Society of Echocardiography. J Am Coll Cardiol 51:361–367, 2008.
Recommendations for training in echocardiography as a component of a 3-year Fellowship Program in Cardiovascular Disease.
15. Ehler D, Carney DK, Dempsey AL, et al: Guidelines for cardiac sonographer education: recommendations of the American Society of Echocardiography Sonographer Training and Education Committee. J Am Soc Echocardiogr 14:77–84, 2001.
Detailed summary of the educational requirements for education in cardiac sonography. A useful outline for training programs for curriculum development. Physicians should review these guidelines to ensure appropriate education of sonographers performing studies under their supervision.

超声心动图的适宜指征指南

16. Thomas JD, Zoghbi WA, Beller GA, et al: ACCF 2008 training statement on multimodality noninvasive cardiovascular imaging: A report of the American College of Cardiology Foundation/American Heart Association/American College of Physicians Task Force on Clinical Competence and Training. J Am Coll Cardiol 53:125–148, 2009.
This guideline document outlines recommended training for physicians in integrated noninvasive cardiovascular imaging, including echocardiography, nuclear cardiology, computed tomographic (CT) and cardiac magnetic resonance (CMR) imaging. The appendix provides a concise summary of the curriculum content needed for understanding basic imaging physics, common principles of imaging and clinical applications of these modalites.
17. Cheitlin MD, Alpert JS, Armstrong WF, et al: ACC/AHA/ASE 2003 Guidelines update for the clinical application of echocardiography: Summary article. A report of the American College of Cardiology/American Heart Association Task Force on Practice Guidelines. Circulation 108: 1146–1162, 2003.
Task force guidelines on indications for echocardiography divided into class I indications (general agreement that echocardiography is important), class II (divergence of opinions), and class III (not appropriate).
18. Douglas PS, Khandheria B, Stainback RF, et al: ACCF/ASE/ACEP/ASNC/SCAI/SCCT/SCMR 2007 appropriateness criteria for transthoracic and transesophageal echocardiography. J Am Coll Cardiol 50:187–204, 2007.
The appropriateness of echocardiography as a diagnostic test was ascertained for 59 clinical situations by a panel of experts grading each

clinical situation on a 1 (inappropriate) to 9 (definitely appropriate) scale. Echocardiography was considered appropriate for 44 of these clinical situations (score 7–9), inappropriate (scale 1–3) for 14 clinical situations, and of uncertain appropriateness in 1 situation (use of TEE to evaluate for cardiac source of embolus when TTE imaging and ECG are normal and there is no history of atrial arrhythmias).

19. Douglas PS, Khandheria B, Stainback RF, et al: ACCF/ASE/ACEP/AHA/ASNC/SCAI/SCCT/SCMR 2008 appropriateness criteria for stress echocardiography. Circulation 117:1478–1497, 2008.

 This expert panel considered 51 potential indications for stress echocardiography. First, each expert provided a score from 1 to 9 where 7–9 indicate an appropriate indication, 1–3 indicates an inappropriate indication, and 4–6 are uncertain indications. After a meeting to discuss these indications with blinded access to the other reviewers' scores, each expert rescored the indications to provide final recommendations. The use of stress echocardiography before and after organ transplantation was not considered in this document.

有用的网址

专业机构

American College of Cardiology (ACC): http://www.acc.org.

American Heart Association (AHA): http://www.americanheart.org.

Society for Diagnostic Medical Sonography (SDMS): http://www.sdms.org.

American Society of Echocardiography (ASE): http://www.asecho.org.

European Society of Cardiology (ESC): http://www.escardio.org.

Society of Cardiovascular Anesthesiologists (SCA): http://www.scahq.org.

All of these professional organizations have guidelines for training and education and for the indications for echocardiography that are posted on the web sites and periodically updated.

认证

Accreditation Council on Graduate Medical Education (ACGME): http://www.acgme.org.

Provides the requirements and procedures for accreditation of physician training programs, including Fellowship in Cardiovascular Disease, with details of required training in echocardiography.

Commission on Accreditation of Allied Health Education Programs (CAAHEP): http://www.caahep.org.

Includes essentials and guidelines for accreditation of programs in cardiac sonography by the Joint Review Commission for Diagnostic Medical Sonography (JRC-DMS) and the Joint Review Commission for Cardiovascular Technology (JRC-CVT). Also includes lists of accredited programs. Currently the JRC-DMS provides accreditation to a total of 153 programs, with 51 echocardiography programs. The JRC-CVT provides accreditation to a total of 34 programs, with 24 noninvasive cardiology programs.

Inter-Societal Commission for Accreditation of Echocardiography Laboratories (ICAEL): http://www.icael.org.

Details of the requirements and procedures for accreditation of echocardiography laboratories. This web site has a wealth of detail that will be useful to any laboratory seeking to establish protocols and procedures.

证书

American Registry of Diagnostic Medical Sonography (ARDMS): http://www.ardms.org.

The ARDMS offers four credentials, one of which is Registered Diagnostic Cardiac Sonographer (RDCS), with examination options in adult and pediatric echocardiography.

Cardiovascular Credentialing International (CCI): http://www.cci-online.org.

CCI offers five examinations, one of which is echocardiography leading to credentialing as a Registered Cardiac Sonographer (RCS).

American Board of Internal Medicine (ABIM): http://www.abim.org.

Policies for physician credentialing in internal medicine and its subspecialities, including cardiovascular disease, with examination dates and registration. An index provides verification of physician status on these examinations.

National Board of Echocardiography (NBE): http://www.echoboards.org.

The NBE offers two examinations: Examination of Special Competency in Adult Echocardiography (ASCeXAM) and Examination of Special Competency in Perioperative Transesophageal Echocardiography (PTEeXAM), along with recertification examinations in both areas. Certification is based on documentation of training and experience and passing the examination.

6 左心室和右心室收缩功能

心室收缩功能不全的严重程度是提示许多心血管疾病预后的强有力预测因子，如缺血性心脏病、心肌病、瓣膜性心脏病和先天性心脏病。超声心动图可以定性和定量地评估心室收缩功能。根据图像目测心脏整体和局部功能、基于心内膜边界追踪技术测量心室容积和射血分数（EF）以及应用多普勒超声心动技术测量的射血期参数，都是非常有价值的临床指标。

超声心动图最重要的应用是评估心室收缩功能，但是即使检查的主要目的不是评估心室收缩功能，超声心动图检查也在研究中起到关键作用。在科学研究应用方面，超声心动图测定左心室（LV）收缩功能的数据反映了基础状况下疾病的严重程度。此外，在对心室功能不全患者进行的介入试验中，这些数据也可以作为敏感而可靠的替代终点指标。

基本原理

心动周期

通常将收缩期定义为二尖瓣关闭至主动脉瓣关闭的时间间期（图 6-1）。心电图（ECG）上收缩期的开始为心脏去极化的开始（QRS 波群起始），而收缩期结束为复极化的结束（T 波终末）。在心室压力 - 容积曲线上，左心室压力超过左心房导致二尖瓣关闭时，标志着收缩期开始。二尖瓣关闭后进入等容收缩期，等容收缩期内心肌去极化、钙离子内流、肌球蛋白收缩、心室内压力迅速上升而心室容积保持不变（但心室的形态可发生改变）。当心室内压力超过主动脉内压力时主动脉瓣开放，进入射血期（主动脉瓣开放至关闭的时间间期）。射血期血流由左心室泵入主动脉内，左心室容积迅速减小。收缩期的前一半时间，左心室内压力高于主动脉内压力，相当于血流的快速加速期，此时心室和主动脉之间的压差也较小。心功能正常时，左心室和主动脉压力相等发生在收缩中期，在收缩期后一半时间，主动脉内压力超过左心室压力，导致左心室流向主动脉的血流速度逐渐减慢（减慢射血期）。主动脉压力曲线上的重搏波紧接着射血期出现，标志着主动脉瓣的关闭。综上所述，收缩期包括等容收缩期和心室射血期（快速射血期和减慢射血期）。心室容积在舒张末期最大（收缩期开始时），在收缩末期最小。

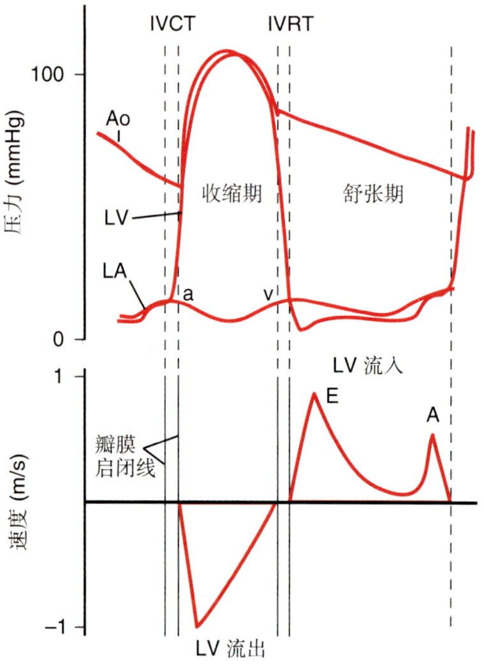

图6-1 心动周期。*上图*：左心室（LV）、主动脉（Ao）和左心房（LA）的压力曲线。*下图*：对应的左心室流出道和流入道血流多普勒频谱。等容收缩时间（IVCT）代表从二尖瓣关闭至主动脉瓣开放的时间间期；等容舒张时间（IVRT）代表从主动脉瓣关闭至二尖瓣开放的时间间期。

收缩功能的生理学

心室肌纤维的收缩包括周向和纵向收缩，引起心室壁增厚及心内膜的内向运动。心室容量减小和心室内压力同时增加完成一定量的心室射血（每搏量）。每搏量（stroke volume，SV）的大小反映了心脏的泵功能。心腔容积相对于舒张末期容积（end-diastolic volume，EDV）减小，又称 EF 值，反映了心室的整体收缩功能。心室功能和泵作用有赖于以下几点：

- 收缩性（心肌基本的收缩能力）
- 前负荷（心室收缩前的容积或压力）
- 后负荷（主动脉阻力或收缩末室壁张力）
- 心室的几何形态

收缩性是心肌内在的缩短能力，不受心脏的负荷状态或几何形态的影响。因此要了解心肌本身的收缩性，需要评价不同负荷状态下心室的射血能力。实验中常用收缩末压力 - 容量曲线的斜率（E_{max}）表示收缩性。要获得这个值，在作图时需将 LV 压力显示在坐标轴的纵轴，容积显示在横轴，而不是将每个值分别作为时间的函数作用（图 6-2）。因此该压力 - 容量“环”代表了一个心动周期，同一个心室不同的压力 - 容量环代表了不同的负荷状态（比如增加或减少的心室 EDV 或变化了的后负荷）。E_{max} 是每条曲线的收缩末期压力 - 容量拐点所在直线的斜率。心室收缩性减低会使每搏量减低而 LV 容量增加（图 6-3）。收缩性受很多生理参数的影响，包括心率、耦联间期和代谢因素，以及疾病和药物作用。

前负荷对心室射血的影响可以用 Frank-Starling 曲线解释，该曲线的横轴代表心室舒张末容量（或压力），纵轴代表每搏量（图 6-4A）。心肌收缩力一定时，这些变量间的关系是一条曲线，因此 EDV 增加时每搏量也增加。前负荷一定时，心肌收缩力增加，每搏量也会增加；收缩力减低时的表现

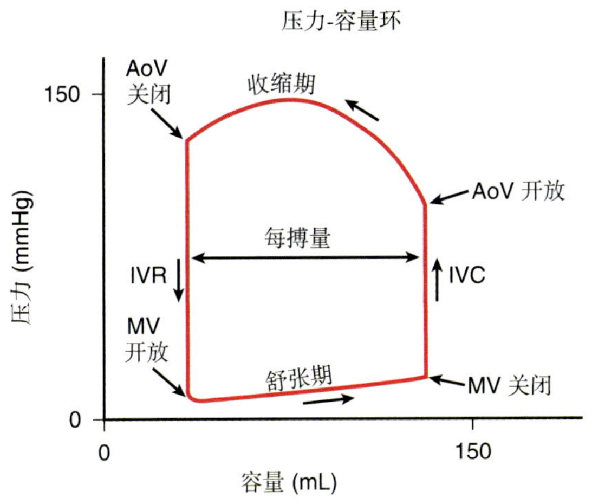

图 6-2 压力 - 容量环。横轴代表 LV 容量，纵轴代表左心室压力。箭头表示压力 - 容量环的时间变化顺序。舒张期容量增加，但是压力上升很少。MV 关闭后，等容收缩期（IVC）内心室压力迅速增加，但是容量几乎不变。射血开始时主动脉瓣（AoV）开放，收缩期内 LV 容量迅速下降。AoV 关闭后进入等容舒张期（IVR）。

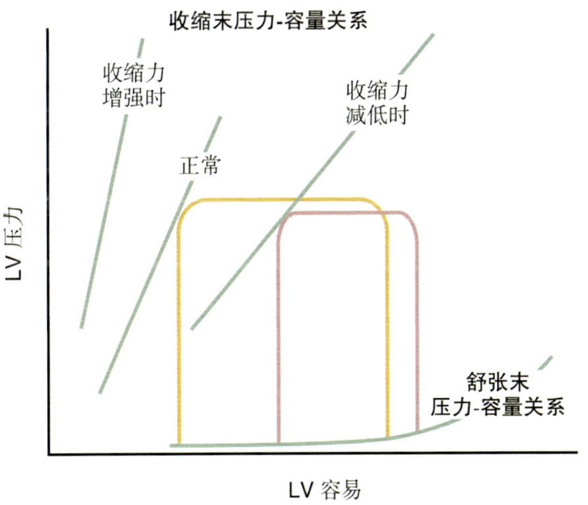

图 6-3 LV 压力 - 容量（P-V）环，黄色表示心功能正常，粉色表示收缩功能急性减低。不同负荷状态下与收缩末（ES）压力容量拐点相切的直线的斜率，显示为各个 P-V 环上的绿线，代表了心肌顺应性（E_{max}），是心肌收缩力的指标，该指标受负荷水平影响较小。心肌收缩力减低时，P-V 环右移，ES P-V 线下移并右移。图中左侧的线显示了心肌收缩力急性增加时的变化；此时 ES P-V 线的斜率也增加（未显示相应的P-V环）。(From Aurigemma GP, Gaasch WH, Villegas B, et al: Noninvasive assessment of left ventricular mass, chamber volume, and contractile function. Curr Probl Cardiol 20:418, 1995.)

相反。

后负荷，又称阻力，与心肌纤维缩短之间存在负相关，因此血管阻力增加会导致每搏量减低（图 6-4）。后负荷增加时，心肌收缩性增强可以使每搏量维持在正常范围内。心肌收缩性减低时，后负荷即使轻微增加也会进一步降低心肌的缩短能力和每搏量。

超声心动图和其他技术都很难在不受负荷影响的情况下评价左心室收缩功能。由于测量瞬时左心室容积较为困难，而且改变患者的负荷状态有潜在风险，所以要获得同一受检者不同负荷下的压力 - 容积曲线几乎是不可能的。因此，临床上应用心输出量、射血分数、收缩末内径或容积评估心室收缩

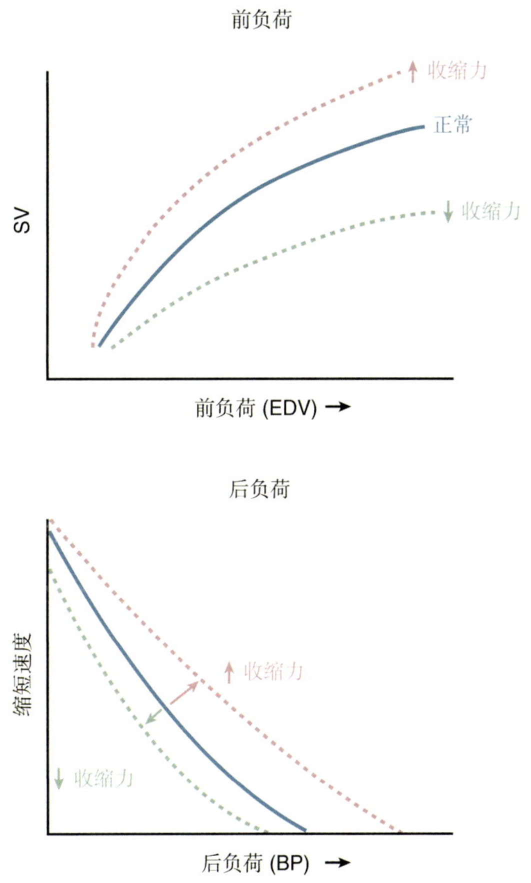

图 6-4 *上图*（Frank-Starling 曲线）：舒张末期容积（EDV）与每搏量（SV）的关系。蓝色曲线代表正常的左心室；随着心肌收缩力增强，EDV 增加后 SV 增加较多（粉色）；而心肌收缩力减低时，EDV 增加后 SV 增加幅度较小（绿色）。*下图*：后负荷与左心室心肌缩短速度的负相关关系，后负荷用血压（BP）或体循环血管阻力估测，蓝色曲线代表正常心脏。随着心肌收缩力增强，即使后负荷增加（粉色），缩短速度（和 SV）也可以维持；而收缩力减低时，任何后负荷水平心肌缩短速度都是减低的（绿色）。

功能，尽管这些参数对心脏负荷有一定的依赖性。测量室壁张力较为复杂，但是随着超声技术的发展很可能会逐渐得到广泛应用。

心室容积和几何形态

正常左心室形状是对称的，其长轴为自心底（二尖瓣环）朝向心尖的方向，与长轴垂直的两个短轴切面直径几乎相等。在左心室长轴切面心尖稍呈圆形，使得心室的心尖部类似于一个半椭圆形。而近心底部心室更类似圆柱形，因此心室在短轴上看是圆形的。关于左心室的几何形态，人们提出了很多假设，并根据这些假设推算出测量左心室容量的公式，包括线性测量（M 型）、横断面积法（CSA；二维超声）或三维容量法。应用线性或横断面法得出的公式或多或少地简化了心脏的几何形态，实际上患者的心室形态是多种多样的。

尽管人们对即刻测量心动周期中心室的容量很感兴趣，但是临床工作中通常仅需测量 EDV 和收缩末容积（end-systolic volume，ESV）。EF 公式如下：

$$EF(\%) = (SV/EDV) \times 100\% \qquad (6\text{-}1)$$

每搏量（SV）用如下公式计算：

$$SV = EDV - ESV \qquad (6\text{-}2)$$

心输出量是 SV 与心率的乘积。

其他评价心室功能的有用指标还有（1）室壁张力和（2）LV 质量。

心输出量

心脏的基本功能就是泵血，因此计算心输出量在临床上非常重要。心输出量是心脏每分钟泵出的血容量，每搏量（SV）是心脏每一次收缩所泵出的血容量（心输出量 = 每搏量 × 心率）。测量心输出量除了上述的心室容量法外，还有很多其他方法，包括：右心导管检查示踪剂扩散法（Fick、热稀释法）；血管造影、放射性核素或心脏磁共振（CMR）测量心室容量；以及 CMR 或多普勒法根据血流速度测量法。

对运动的反应

心室收缩功能和心输出量是动态变化的，心脏根据机体代谢水平快速作出调整。健康青年人静息状态下心输出量平均为 6L/min，运动后可以增加至 18L/min。心输出量的增加主要依靠心率的增加，每搏量增加有限。仰卧运动时，每搏量仅增加 10% 左右；直立运动时每搏量能增加大约 20% ~ 35%。运动中舒张末期容积不变或轻微减少，而 EF 值增加，收缩末容积减小。影像检查可观察到运动中和运动后即刻的心内膜心肌运动增强，室壁增厚，心室呈现“过度收缩”状态。

左心室显像

定性评估收缩功能

有经验的观察者可以用二维超声心动图半定量评估心室整体和局部收缩功能。经胸超声心动图（TTE）检查时，最好从多个切面评估 LV 的整体收缩功能，通常包括以下切面：

- 胸骨旁长轴切面
- 胸骨旁短轴切面
- 心尖四腔切面
- 心尖两腔切面
- 心尖长轴切面

进行经食管超声心动图（TEE）检查时，将探头置于较高的位置及胃内可以获得与经胸超声相应的声窗。获取图像时需要注意保证心内膜边界清晰。超声心动检查者综合这些声窗的心内膜运动情况和室壁增厚程度来判断总体收缩功能，并据此将其分为正常、轻度减低、中度减低或重度减低。有经验的观察者可以直接根据二维图像估计 EF 大小，与超声心动图或其他方法定量测量的 EF 往往有较好的相关性。估测的射血分数通常以 5% ~ 10% 为单位（如 20%、30%、40% 等等），也可以给出一个估计的范围（如 20% ~ 30%）。

其他用来定性评价左心室收缩功能的指标还有很多，包括：

- 二尖瓣前叶最大前向运动与室间隔最大后向运动之间的距离（EPSS，E 点至间隔的距离）
- 主动脉根部前后的运动幅度

左心室收缩功能正常时，舒张期二尖瓣前叶几乎充满了心室腔，因此 EPSS 很小（0 ~ 5mm）。左心室收缩功能减退时，左心室腔扩大，同时由于过瓣血流速度减慢致使二尖瓣运动幅度减低，EPSS扩大。同样，由于左心室收缩功能减退，左心房充盈和排空（左心房输出量）减小，M 型超声上可观察到主动脉根部运动幅度减小。

2D 超声可以观察到二尖瓣环在收缩期朝向左室心尖的运动，其运动幅度与心室缩短长度相关，也是评价左心室整体收缩功能的有效指标。正常人二尖瓣对向心尖的运动幅度≥ 8mm，心尖四腔和两腔切面二尖瓣环平均运动幅度为 12±2mm。二尖瓣环运动幅度< 8mm 预测左心室射血分数< 50% 的敏感性为 98%，特异性为 82%。

左心室整体收缩功能的定性评价方法非常简单，而且有较高的预测价值，具有非常重要的临床应用价值。但应该注意以下几点：首先，EF 估测值的准确性依赖操作者的经验；第二，心内膜显示不清时不能准确评价收缩功能，因而准确性下降；第三，存在心室运动不协调时（如传导阻滞、起搏器置入术后、术后室间隔运动不协调）或收缩不对称时（既往有心肌梗死或缺血病史者），尤其是存在矛盾运动时，即使从多个解剖平面显像，整合的数据也可能不准确。有经验的医师观察、清晰的心内膜显示、多切面观察可降低上述因素的影响。

TTE 或 TEE 评估局部心室功能也需要观察多个切面。通常用节段分析法定性评估心肌局部收缩功能，即先将左室壁按照冠状动脉分布划分成多个节段，再对各节段的运动进行评分（1 ～ 4 分）。评分标准如下：1 分，室壁运动正常；2 分，室壁运动减低；3 分，室壁无运动；4 分，室壁矛盾运动。有时可发现室壁运动增强，多见于急性心肌梗死无运动室壁远端正常室壁的代偿性运动增强，也可能是运动后心脏正常的代偿收缩增强——这种情况也计入积分。将在第 8 章中详细讲述如何评价节段性室壁运动。

定量评估左心室收缩功能

径线和容积

虽然常规用 2D 超声心动图测量 LV 内径和室壁厚度，但在一些特殊情况下，比如瓣膜性心脏病的定期复查评估，或二维图像心内膜显示不佳时，推荐用 2D 引导的 M 型来测量（表 6-1）。由于测量线的偏移会影响其测量结果，因此测量 LV 大小时最好使超声束垂直于血流 / 心内膜交界面，此时测量的数值较准确。

测量心室大小的标准切面是胸骨旁长轴切面二尖瓣瓣尖处（二尖瓣腱索水平），垂直于心室长轴（图 6-5）。为了保证测量是以短轴水平为中心的，可以显示双平面或使探头在长轴和短轴切面之间扫查。TEE 经胃两腔切面，在心室基底段 1/3 和心尖段 1/3 连接部分测量 LV 内径。在经胃短轴切面测量室壁厚度。在 2D 图像中，测量 LV 内径是在组织 / 血流交界面（白 - 黑交界处）分别测量收缩末和舒张末的径线。舒张末期规定为 QRS 波群的起点，二尖瓣关闭后的第一帧图像，或是心室容积最大时的图像。收缩末期定义为心室容量最小时或恰在二尖瓣开放前的一帧图像。

用 2D 引导的 M 型超声测量时需将探头向头部移动以使取样线垂直于心室长轴。如果 M 线和心室长轴之间存在角度，应该在 2D 图像中予以校正。M 型超声的主要优势在于其时间分辨率高，可以清晰识别运动的心内膜，因而可以精确测量心室内径。M 型超声检查中 LV 后壁心内膜是最连续的结构，在收缩期上升陡峭。LV 后壁紧邻的回声是后壁心外膜反射形成的。室间隔是下降支陡峭的连续性回声。在室间隔右心室（RV）侧，一定要注意不要将室间隔中部的低回声误认为心内膜回声。另一方面，有时候也可以观察到深的“间隔中部”肌束，应该注意不要与心内膜边界混淆。用 M 型测量左心室内径及室壁厚度时，为提高测量的准确性，应该从内膜前缘测量至内膜前缘（图 6-6）。例如，心室内径的测量应从室间隔心内膜前缘至后壁心内膜前缘。表 2-8 给出了这些参数的正常值。

除了测量舒张末期和收缩末期 LV 室壁厚度和心室内径（LVID）以外，M 型超声也可以测量心内膜缩短分数（FS）：

$$FS(\%) = (LVID_d - LVID_s)/LVID_d \times 100\% \qquad (6\text{-}3)$$

缩短分数可以粗略估计 LV 收缩功能，其正常范围在 25% ～ 45%（95% 可信区间）。按照 6-3 的公式，与心内膜相比，室壁中层的缩短分数能更好地反映心肌收缩性，原因在于它可以同时反映心内膜的内向运动和室壁增厚的程度。但是，由于 2D 评估心室收缩功能更为可靠，因此临床中很少应用中层缩短分数这一指标。

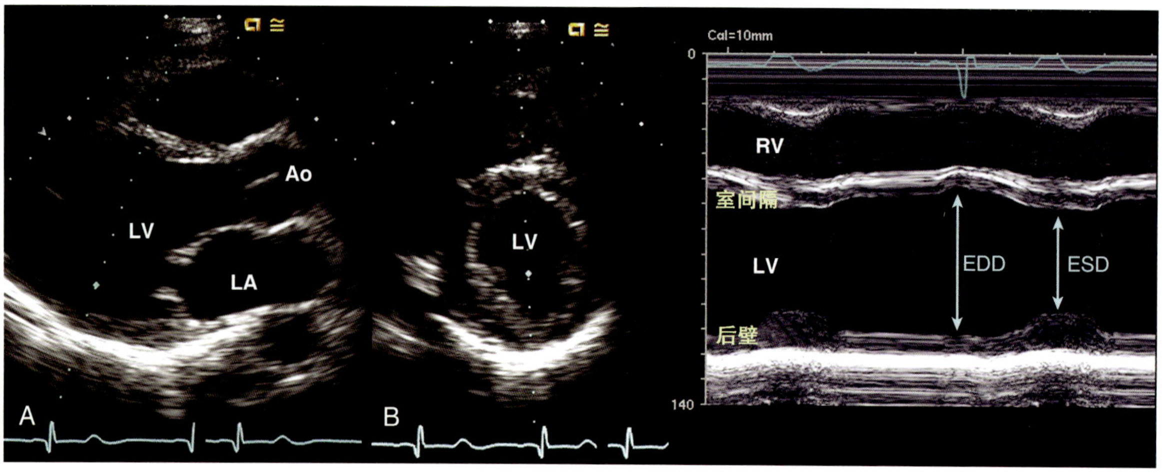

图 6-5 从胸骨旁声窗测量 LV 舒张末期和收缩末期的内径。从室间隔和左心室后壁的黑 / 白交界面测量，测量时需要注意保证取样线垂直于心室长轴（**A**）并位于短轴中心（**B**）。同样，2D 引导的 M 型超声测量前也需要确定 M 型取样线位于左心室短轴的中央并垂直于左心室长轴。探头往上一个肋间可以使取样线与之垂直。由于 M 型超声取样频率较高，因此可以更清晰地显示心内膜。

表 6-1 左心室径线测量

	TTE-2D	TTE-2D 引导的 M 型	TEE
探头位置	胸骨旁	胸骨旁	经胃水平（TG）
图像平面	长轴	长轴	两腔平面（旋转 60° ~ 90°）
LV 腔内测量部位	在 LV 双平面图像中取样线垂直于 LV 长轴，或在长轴和短轴间旋转探头使取样线位于图像中心	在 LV 腔中心垂直于 LV 长轴 校正取样线的方向常需要将探头上移一个肋间	在 LV 腔中心垂直于 LV 长轴 TEE 检查时要保证中心位置测量更加困难
沿 LV 长轴测量部位	在心尖处至二尖瓣瓣尖（腱索水平）	在心尖处至二尖瓣瓣尖（腱索水平）	在 LV 基底部 1/3 与心尖 2/3 的交界处
测量技巧	白 / 黑交界面	内膜至内膜边界	白 / 黑交界面
测量时间点			
舒张末期	QRS 波群开始，MV 关闭前的最后一帧图像，或 LV 容量最大时的图像	QRS 波群开始，MV 关闭前的最后一帧图像，或 LV 容量最大时的图像	QRS 波群开始，MV 关闭前的最后一帧图像，或 LV 容量最大时的图像
收缩末期	LV 容量最小或主动脉瓣关闭前的最后一帧	LV 容量最小或主动脉瓣关闭前的最后一帧	LV 容量最小或主动脉瓣关闭前的最后一帧
优点	大多数患者都可以得到该切面；可以测量垂直于 LV 长轴的数值	取样成功率高有助于发现心内膜 可重复性高	可以在围手术期测量用于监测前负荷 在 TG 声窗，超声束可以垂直于心内膜，因而有利于识别心内膜边界
缺点	有时很难区分心内膜和心外膜的边界 与 M 型超声相比帧频较低	只有当取样线垂直于 LV 腔时才可以测量 需要注意探头和取样线的位置	图像平面可能会是斜的 室壁厚度需要在 TG 短轴切面测量

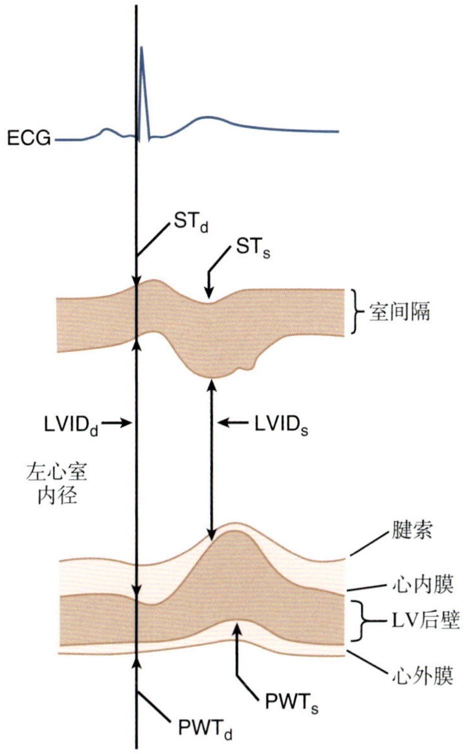

图 6-6 M 型超声示意图，图像经二维超声引导获得。舒张期参数的测量应与同步心电图的 Q 波一致。d：舒张期；LVID：左心室内径；PWT：后壁厚度；s：收缩期；ST：间隔厚度。（From Aurigemma GP，Gaasch WH，Villegas B，etal:Noninvasive assessment of left ventricular mass，chamber volume，and contractile function.Curr Probl Cardiol 20:381，1995）

心室容量

二维超声测量心室容量是基于心内膜边界探测技术，需要在 TTE 或 TEE 的一个或多个平面分别于舒张末和收缩末测量（表 6-2）。二维超声定量测量需要满足以下几点：

- 标准图像切面不能是斜的或为相对于 LV 长轴和短轴倾斜方向已知的切面
- 包括左心室心尖
- 心内膜显示清晰
- 精确显示心内膜边界

有些患者的心内膜显像不够清晰。即使图像足够清晰，也需要有经验的医师或超声心动图技师手动标记心内膜边界来保证超声测量 LV 收缩功能的准确性。由于 2D 超声是一种断层扫描技术，因此左心室容积的测量基于心室几何形态的假设。按惯例来讲，乳头肌是包括在心室腔内的，因此心内膜的弯曲平面在经过乳头肌时需要沿其基底标记。很明显，要想保证每个患者测量数据的准确性，对左心室形状做出的假设越少，以及测量的切面越多越好。

3D 超声重建技术应用已知方位多个断面的数据，而且不需对心脏的几何形状进行假设，因此有望成为最精确的测量方法（表 6-3）。实时 3D 测得的容量数据可以实现 LV 容量的快速测量且没有对左心室几何形状的假设。但该方法仍需要手动标记心内膜边界或心内膜上的多个点。半自动容量测量方法的准确性是否足以指导临床决策仍需要更多的数据支持（见推荐阅读 7 ~ 9）。 基于 1 ~ 2 个平面的测量方法可以在较少的时间内收集到相当准确的信息。这些相对简单的方法是当前制订临床标准的依据。

人们提出了多种根据断面参数计算 LV 容量的方法，都是基于不同的左心室形态的假设，包括简单的椭圆形法和复杂的半圆柱形法（图 6-7）。最可靠也是临床最实用的方法是 Simpson 法或圆盘法，该法将心室从心尖到心底分为一系列平行的“切面”，各个切面的容积之和即为心室的容积。

$$LV_{容量} = \sum_{i}^{n} A_i T \qquad (6\text{-}4)$$

此处 *A* 代表面积，*T* 代表每一个切面的厚度。例如，如果将心室分为 20 个圆盘，LV 的容量为：

$$LV_{容量} = \sum_{n=20} [A_i \times L/20] \qquad (6\text{-}5)$$

即使存在心室变形，该方法的测量仍很准确，因此也是专家共识和指南中推荐的测量方法。心尖双平面法需要分别在 TTE 或 TEE 的四腔和两腔切面标记舒张末期和收缩末期的心内膜边界（图 6-8）。然后用这些边界计算每个椭圆盘的 CSA。从舒张末切面上测量舒张末容量，而从收缩末切面上测量收缩末容量。每搏量即为 EDV 和 ESV 的差值（公式 6-2），而 EF 根据 6-1 的公式计算得到。

如果只能得到四腔切面，可以根据圆形 CSA 的假设计算单平面 EF 值。另一个方法是面积 - 长度法，该方法假设心室基底部近似圆柱形，心尖近似椭圆形，有时又称为“子弹头法”，在心室长轴测得长度 L，在与之垂直的心室短轴乳头肌中间水平测得面积 A_m，左心室容量按如下公式计算：

$$LV_{容量} = 5/6 \times A_m L \qquad (6\text{-}6)$$

如果存在心室变形或局部室壁运动异常，这些

表 6-2　验证二维超声心动图测量 LV 容量的部分研究

第一作者和发表时间	容量 / 方法	n	r	回归方程	SEE	参考标准
Teicholz 1974	射血分数	25	0.87	超声 = 0.61 × 左心室造影 +0.01mL		双平面左心室造影
	$V=[7.0/(2.4+D)]\times D^3$					
Schiller 1979	改良 Simpson 法	30				
	舒张期容积		0.80	超声 = 0.7 × 左心室造影 −1mL	15 mL	
	收缩期容积		0.90	超声 = 0.7 × 左心室造影 −2mL	8.5 mL	
	射血分数		0.87	超声 = 左心室造影 +5%	7.6%	
Folland 1979	改良 Simpson 法	35				
	射血分数		0.78	左心室造影 = 1.01 × 超声 +0.04	9.7%	单平面左心室造影
	射血分数		0.75	放射性核素 = 0.75 × 超声 +0.07	8.7%	放射性核素
Parisi 1979	改良 Simpson 法	50				单平面左心室造影
	舒张期容积		0.82	左心室造影 = 1.08 × 超声 +30mL	39 mL	
	收缩期容积		0.90		29 mL	
	射血分数		0.80		9%	
Gueret 1980	改良 Simpson 法	11				
	舒张期容积		0.89	Cine = 0.88 × 超声 +22mL	10 mL	未开胸犬 LAD 阻塞后 1 小时进行闪烁左心室造影
	收缩期容积		0.86	Cine = 0.95 × 超声 +11mL	9 mL	
	射血分数		0.92	Cine = 1.13 × 超声 −7.5%	5%	
Silverman 1980	双平面面积 - 长度法	20				双平面左心室造影
	舒张期容积		0.96	超声 = 1.05 × 左心室造影 −3.64		
	收缩期容积		0.91	超声 = 1.37 × 左心室造影 −1.37		
	射血分数		0.82	超声 = 9.87 × 左心室造影 + 0		
Wyatt 1980	改良 Simpson 法	21	0.98	超声 = 1.0 ×−0.7mL	6.6 mL	心脏固定直接测量液体容积
	2/3 面积长度		0.97	超声 = 1.0 ×−8.9 mL	8.6 mL	
	面积 - 长度(圆柱形)		0.97	超声 = 1.49 ×−13.4 mL	12.8 mL	
	半椭圆形（子弹形）		0.97	超声 = 1.25 ×−11.1 mL	10.9 mL	
Starling 1981	Simpson 法	70				单平面或双平面（n=30）左心室造影
	舒张期容积		0.80	超声 = 0.66 × 左心室造影 +42 mL	34 mL	
	收缩期容积		0.88	超声 = 0.72 × 左心室造影 +18 mL	27 mL	
	射血分数		0.90	超声 = 0.76 × 左心室造影 +12%	7%	
Quinones 1981	简化法	55				
	射血分数		0.93		6.7%	放射性核素
			0.91		7.4%	左心室造影

Tortoledo 1983	简化法	52				
	舒张期容积		0.88	左心室造影 =1.07 × 超声 −7.3mL	28 mL	单平面左心室造影
	收缩期容积		0.94	左心室造影 =1.0 × 超声 +1.3mL	19 mL	
	射血分数		0.92	左心室造影 = 0.93 × 超声 +3%	7%	
Weiss 1983	改良 Simpson 法（15 ～ 19 个切面）	52	0.97		6.6%（平均 % 误差）	在游离的射血的狗心脏直接测量容积
Erbel 1985	Simpson 法	46				
	舒张期容积		0.91	超声 = 0.66 × 左心室造影 +0.8 mL	26 mL	单平面左心室造影
	收缩期容积		0.94	超声 = 0.57 × 左心室造影 +18 mL	19 mL	
	射血分数		0.80	超声 = 0.61 × 左心室造影 +13%	9%	
Zoghbi 1990	回声 - 倾斜法	24				双平面左心室造影
	舒张期容积		0.92	左心室造影 = 0.80 × 超声 +37 mL	23 mL	
	收缩期容积		0.96	左心室造影 = 0.97 × 超声 −1 mL	16 mL	
	射血分数		0.82	左心室造影 = 1.17 × 超声 − 4%	10%	
Smith 1992	TEE Simpson 法	36				单平面左心室造影
	舒张期容积		0.85	超声 = 0.75 × 左心室造影 +0.2mL	42 mL	
	收缩期容积		0.94	超声 = 0.78 × 左心室造影 −3.5mL	22 mL	
	射血分数		0.85	超声 = 0.82 × 左心室造影 +9%	8%	
Zile 1992	用恒定的长轴 - 短轴比的扁椭圆模型	25				犬模型内左心室造影
	舒张期容积		0.96	超声 = 1.0 × 左心室造影 −1.8mL		
	收缩期容积		0.95	超声 = 0.98 × 左心室造影 −0.65mL		

LAD：左前降支冠状动脉。

数据来源：Teichholz et al: N Engl J Med，291:1220–1226，1974; Schiller et al: Circulation 60:547–555，1979; Folland et al: Circulation 60:760–766，1979; Parisi et al: Clin Cardio l2:257–263，1979; Gueret et al: Circulation 62:1308–1318，1980; Silverman et al: Circulation 62:548–557，1980; Wyatt et al: Circulation 61:1119–1125，1980; Kan et al: Eur Heart J 2:337，1981; Starling et al: Circulation 63:1075–1084，1981; Quinones et al: Circulation 64:744–753，1981; Tortoledo et al: Circulation 67:579–584，1983; Weiss et al: Circulation 67:889–895，1983; Erbel et al: Circulation 67:205–215，1983; Zoghbi et al: J Am Coll Cardiol 15:610–617，1990; Smith et al: J Am Coll Cardiol 19:1213–1222，1992;Zileetal:J Am Coll Cardiol 20:986–993，1992.

表 6-3　验证三维超声心动图测量 LV 容量的部分研究

第一作者及发表年限	方法	*n*	*r*	回归方程	SEE	参考标准
Nessly 1991	犬模型	33	0.86	超声 = 0.83 RNA + 4 mL	6mL	RNA
Kuroda 1991	体外模型					
	反向重建		0.99	超声 =1.1x−10 mL	5.8 mL	根据体重计算的真实容量
	旋转重建		0.99	超声 =1.0x−7 mL	6.5 mL	
Handschumacher 1993	心室模型		0.99	超声 = 0.96x + 2.2 mL	2.7 mL	直接测量
	切除心室后填充胶质		0.99	超声 = 0.99x + 0.11 mL	5.9 mL	
Gopal 1993	正常成人	15	EDV 0.92	超声 = 0.84 MRI + 22 mL	7 mL	MRI
			ESV 0.81	超声 = 0.51 MRI + 18 mL	4 mL	
Sapin 1993	离体猪心脏	25	0.99	y =1.02 超声 + 3.7 mL	7.1 mL	直接测量
Sapin 1994	患者（平均年龄 48 岁）	35	EDV 0.97		11.0 mL	左心室造影
			ESV 0.98		10.2 mL	
Jiang 1995	体外模型	10	0.99		3.2 ～ 6.1 mL	直接测量
					3.4 ～ 4.2 mL	
	LV 室壁瘤尸检心脏	12	0.99			
	犬 LV 室壁瘤模型	19	EDV 0.99		4.3 mL	
			ESV 0.99		3.5 mL	
Gopal 1997	LV 功能异常的患者	30	EDV 0.90		31.8 mL	MRI
			ESV 0.93		24.1 mL	
Altmann 1997	儿童	12	EDV 0.98		8.7 mL	MRI
			ESV 0.98		5.6 mL	
Leotta 1997	体外模型	12	1.00	y =1.00x−0.6 mL	1.3 mL	直接测量
	体外心脏	5	1.00	y =1.02x−1.3 mL	0.4 mL	直接测量
	在体（人类）	20	0.99	3D−SV = 1.18 DOP−17.9 mL	2.8 mL	多普勒测量 SV
Kuehl 1998	患者	24	EDV 0.9	y = 0.87x+2.2	23.9	Angio
			ESV 0.94	y = 0.96x−0.6	17.2	
			EF 0.93	y = 0.96x−2.0	7.0 mL	
Mele 1998	患者	50	EDV 0.95	y = 0.93x+9.1	15.2	Angil，RNA，MRI
			ESV 0.96	y = 0.94x+4.3	11.4	
			EF 0.92	y = 0.90x+4.1	6.2 mL	

Nosir 1998	患者	41	EF 0.99			RNA
Qin 2000	患者（13 例伴 LV 室壁瘤）	29	LV 容量 $r = 0.97$		平均差别 −28 mL	MRI
Teupe 2001	固定的猪心脏	20	LV 容量 $r = 0.99$		3.0 ~ 5.5 mL	解剖容量
Schmidt 2001	移植的羊心脏	11	LV 容量 $r = 0.99$	$y = 0.98x+1.31$	2.2 mL	容量已知
Lee 2003	患者	25	EDV 0.99 ESV 0.99 EF 0.92		11.3 mL 10.2 mL 6%	MRI
Kawai 2003	患者	15	EDV 0.94 ESV 0.96 EF 0.93	$y = 0.82x +5.1$	EDV 21.6 mL ESV 14.8 mL EF 7.6%	SPECT

Angio：对比血管造影；DOP：多普勒；EDV：舒张末容量；EF：射血分数；ESV：收缩末容量；MRI：磁共振成像；RNA：放射性核素左心室造影；SPECT：单光子发射计算机断层显像；SV：每搏量。

数据来源：Nessly et al: J Cardiothorac Vasc Anesth 5:40–45，1991; Kuroda et al: Echocardiography 4:475–484，1991; Handschumacher et al: J Am Coll Cardiol 21:743–753，1993; Gopal et al: J Am Coll Cardiol 22:258–270，1993; Sapin et al: J Am Coll Cardiol 22:1530，1993; Sapin et al: J Am Coll Cardiol 24:1054，1994; Jiang et al: Circulation 91:222，1995; Gopal et al: J Am Soc Echo 10:853，1997; Leotta et al: J Am Soc Echo 10:830，1997; Kuehl et al: Am Soc Echo 11:1113，1998; Mele et al: 11:1001，1998; Nosir et al: J Am Soc Echo 11:620，1998; Qin et al: J Am Coll Cardiol 36:900–907，2000; Teupe et al: Int J Cardiovasc Imaging 17:99–105，2001; Schmidt et al: J Am Soc Echocardiogr 14:1–10，2001; Lee et al: J Am Soc Echocardiogr 14:1001–1009，2001; Kawai et al: J Am Soc Echo 2003; 16:110–115，2003.

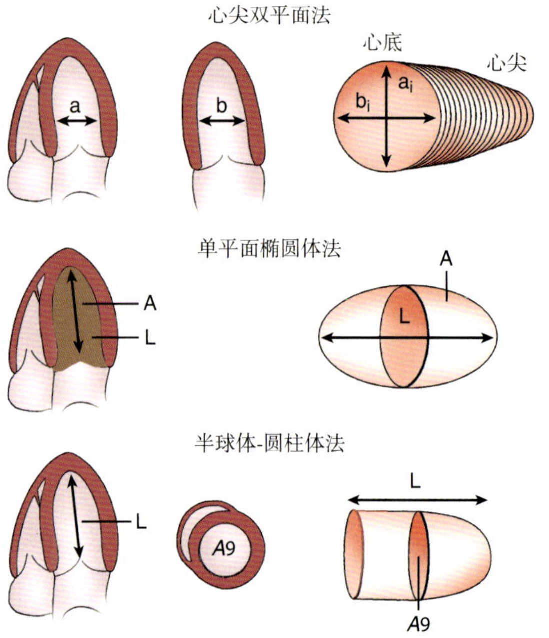

图 6-7 二维超声测量 LV 容量的 3 种方法。如图所示，图的左侧为测量方法，右侧为假设的几何形状。在心尖双平面法中，需要分别在 A4C 和 A2C 切面中测量心内膜以获得一系列相互垂直的直径（*a* 和 *b*）。进而应用"Simpson 法"综合这些重叠的圆盘计算容量。单平面椭圆体法在一个切面（心尖四腔）测量面积（*A*）和长度（*L*）。半球体 - 圆柱体法在心室短轴中间段水平测量心内膜面积（*A'*）和长轴的长度（*L*）。每种方法测量射血分数时都要同时测量舒张末和收缩末容量。

替代方法的准确性都会下降，因为如果测量的切面恰好包含运动异常的节段，将会高估心室容量，反之亦然。

左心室质量

LV 质量是指整个心肌的质量，用心肌的容量与心肌的密度相乘计算得到。可以用 M 型超声测量的 LV 舒张末径线估测，包括间隔厚度（ST）、后壁厚度（PWT）和 $LVID_d$，公式如下：

$$LV_{质量}=0.80\times[1.04(ST_d+PWT_d+LVID_d)^3-LVID_d^3]+0.6\ g \qquad (6\text{-}7)$$

理论上讲，用 2D 或 3D 超声心动测量 LV 质量时可以先勾画出心外膜边界得到总的心室容量（室壁及心室腔），再勾画出心内膜边界得到心室壁的容量，两者相减即得到心室肌的容量，用心室肌的容量乘以心肌密度可以计算出心室的质量：

$$LV_{质量}=1.05\ (\text{总容量}-\text{心腔容量}) \qquad (6\text{-}8)$$

但是用这种方法测量时心外膜边界常常不够清晰。而室壁平均厚度是用乳头肌水平短轴切面心外膜的面积（A_1）和心内膜的面积（A_2）计算得到的（图 6-9）。测得 LV 质量后常常需要用躯体大小校正（用体表面积或身高），不同性别正常值不同（见表 2-8）。

相对室壁厚度（RWT）是衡量心肌肥厚患者心室几何形状的较为简便的指标，它反映了相对于心腔的室壁厚度。RWT 用舒张期 PWT 和 LV 内径计算得到，其计算公式为：

$$RWT=2PWT_d/LVID_d \qquad (6\text{-}9)$$

根据 RWT（正常值 <0.42）和 LV 质量可以将心室的几何形状分为如下几类：

形态正常——LV 质量正常，RWT 正常
向心性肥厚——LV 质量增加，RWT 增加
离心性肥厚——LV 质量增加，RWT 正常
向心性重塑——LV 质量正常，RWT 增加

向心性肥厚是主动脉狭窄导致的心室后负荷增加的典型表现，其心腔变小而室壁增厚，而离心性肥厚则是主动脉反流导致的慢性容量负荷增加的特征性表现，其心腔扩张而室壁厚度正常，但总的心室质量是增加的。高血压性心脏病常常导致向心性重塑，心室质量是正常的，但室壁厚度相对于心腔内径增加。

左心室室壁张力

室壁张力是指每单位面积的心肌所承受的压力。由以下几个因素决定：

- 心室腔内径（*R*）
- 左心室腔内压力（*P*）
- 室壁厚度（Th）

计算室壁张力（σ）的基本公式为：

$$\sigma=P\times R/2Th \qquad (6\text{-}10)$$

可以从三个方向描述室壁张力，分别为周向、纵向和径向（图 6-10）。收缩末测量的周向和径向室壁张力反映了心室的后负荷，而舒张末室壁张力反映了前负荷。这两个方向的室壁张力都可以用 2D 超声测量的心腔大小和室壁厚度计算。虽然室壁张

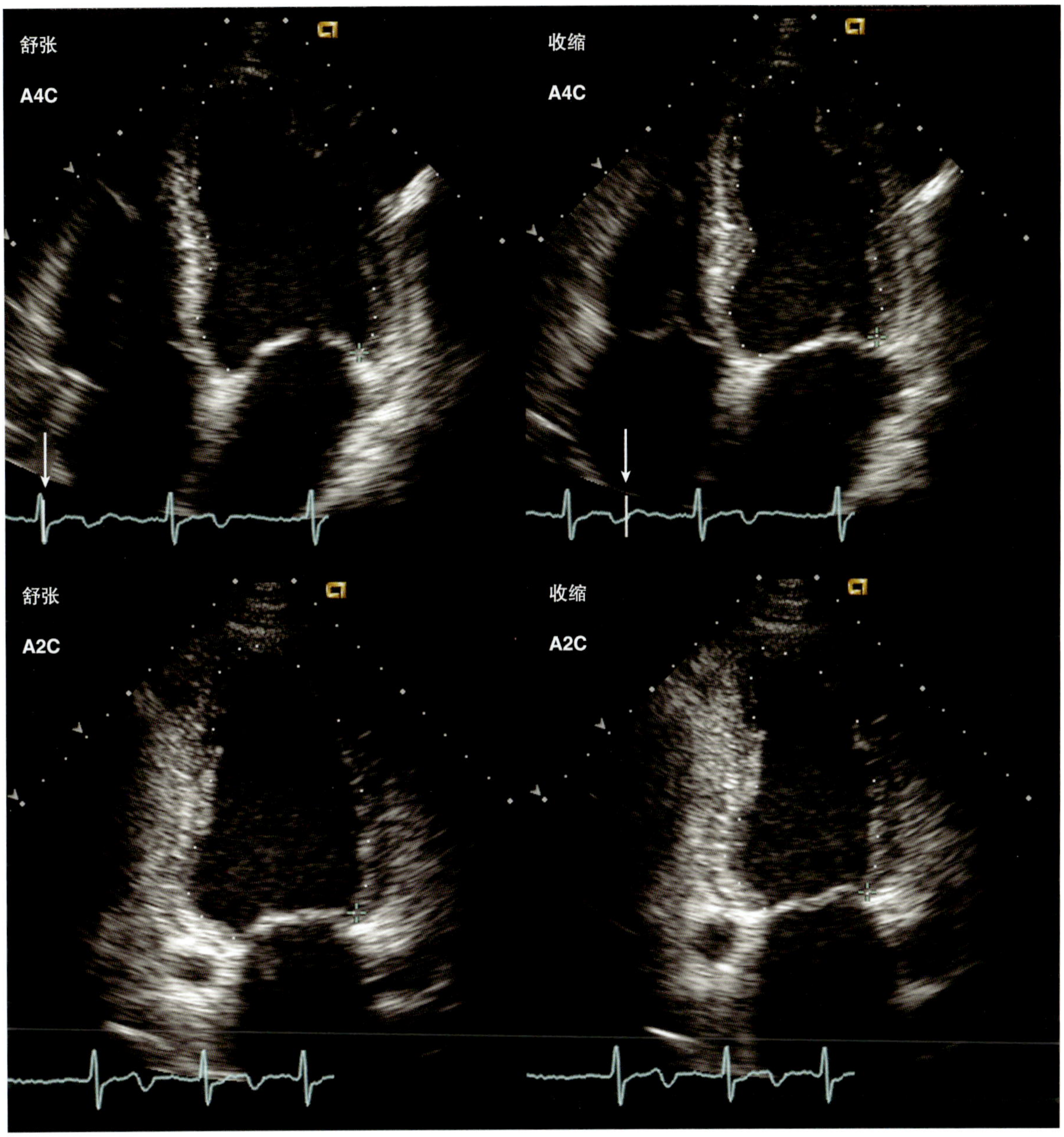

图 6-8 舒张末期（QRS 波群起点）（**A** 和 **C**）和收缩末期（**B** 和 **D**）心尖四腔（A4C）（**A** 和 **B**）和心尖两腔（A2C）（**C** 和 **D**）的切面图中显示了计算心室容量时勾画的心内膜边界。

力这一概念对理解心室功能尤其是心室压力或负荷的总体状态很重要，但是目前室壁张力的测量主要还是局限于科研领域，详见推荐阅读 4。

技术问题

心内膜的确定

超声心动图评价左心室收缩功能的关键在于准确界定心内膜的边界。心内膜边界能否准确显示受到超声仪器性能、患者解剖因素和操作者手法等因素的影响。所有超声切面上心内膜与心室腔的界面都呈现弯曲弧形，因此当声束垂直于心内膜时，心内膜看起来是一个明亮纤细的线样回声（轴向分辨率），而当心内膜 / 心室腔界面与声束平行时（侧向分辨率），心内膜显示为“模糊的”宽带样回声。对于其他结构来说，侧向分辨率与其深度有关。此外，由于回声衰减、拦截角平行、声影或回声混叠等原因，可能会出现回声失落现象。

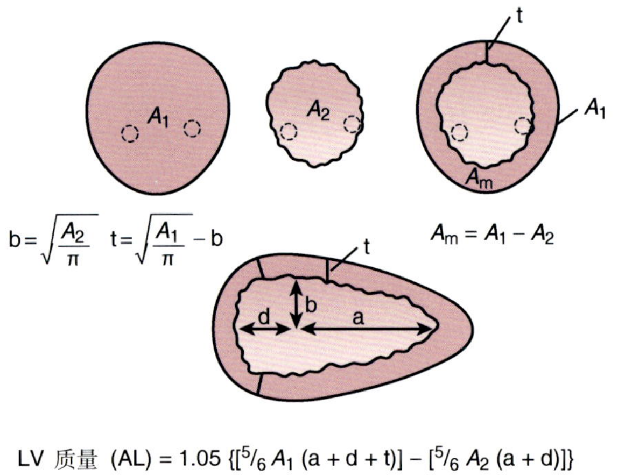

图 6-9 该图为计算 LV 质量的面积 - 长度法示意图。分别勾划心内膜和心外膜边界（不包括乳头肌）。平均室壁厚度（t）根据 LV 腔面积（A_2）、总面积（A_1）和短轴半径（b）计算得到。从 A4C 切面上测量 a 和 d，两者之和相当于舒张期 LV 腔长度。（From Otto CM：Practice of Clinical echocardiology.3rd.Philadelphia:Elsevier 2008.Adapeted from Schiler N，Shah P，Crawford M，et al .J Am Soc Echocardiography 2:358-367，1989）

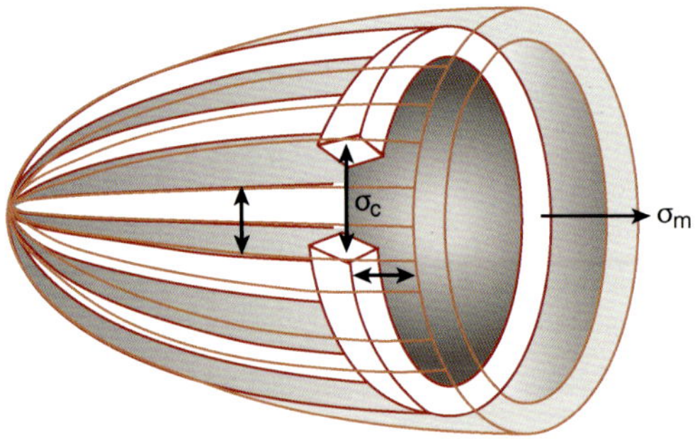

图 6-10 LV 的示意图（去顶的椭圆形法）显示了主要室壁应力方向。纵向张力（σ_m）是沿着左心室长轴的压力；径向应力与左心室长轴缩短的方向相对。周向应力（σ_c）的方向与心室冠状沟方向平行；与心肌纤维周向缩短方向相对。环形排列的心肌主要分布在 LV 中部。（From Aurigemma GP，Gaasch WH，Villegas B，et al: Noninvasive assessment of left ventricular mass，chamber volume，and contractile function. Curr Probl Cardiol 20:375，1995）

解剖学上来看，心内膜表面并不平滑，而是由很多肌小梁形成的，这些肌小梁在左室心尖处最明显。这些肌小梁形成了反射回声，因此超声心动显示的“心内膜”与左心室造影或心脏磁共振 CMR 显示的“心内膜”并不相同，后两者显像时造影剂充填肌小梁间的隐窝形成其参差不平的边缘。

获取超声图像时很多技术因素可以影响心内膜显像，因此需要仔细操作以使图像质量最佳。首先，以下方法可以提高图像质量：

- 受检者体位
- 应用声窗放大器更好地显示心尖部
- 令受检者屏住呼吸
- 仔细调整探头位置

另外，仪器的设置参数也会显著影响图像质量，包括以下几点：

- 探头频率
- 增益
- 灰阶设定
- 聚焦深度
- 组织谐波成像

实时记录运动的图像获得数字化的超声图像有助于保证描记的心内膜边界的清晰。舒张末和收缩末的描记需要在同一个心动周期内完成，以 QRS 波群的起点作为舒张末期，心室腔容量最小时规定为收缩末期。心尖双平面方法计算左心室容量时，患者取严格的左侧卧位，使用声窗放大器显示心尖，以避免心尖缩短。要得到最佳的图像质量，应该提高探头频率，但同时需保证探查深度足够，且探头的聚集深度能够调整到感兴趣区的深度。调整扫查扇面的深度和宽度以使屏幕上 LV 最大并优化帧频。组织谐波成像可以提高大多数患者心内膜的显像。除此之外，可以在图像质量最佳时要求患者屏住呼吸，但是要避免 Valsalva 动作。有时候 B 型超声可以提高心内膜的分辨率。如果尽管采取了这么多措施心内膜的边界仍显示不清时，可以考虑静脉注射造影剂使左室腔充填显影。

由接受过培训的观察者描记心内膜仍是目前最准确的方法，但这也限制了定量方法的广泛应用，因为要在收缩末和舒张末同时手动测量心内膜是一项单调且费时的工作。很多情况下需要同时电影回放或逐帧查找分析动态图像，才能使心内膜边界清晰，因为心动周期中心内膜明亮的线性回声在空间上是连续的。未来随着自动边界探测技术或其他面积变化测量技术的发展，这一问题可能会得到解决。

几何形态假设

除了数学公式需要对心脏的几何形状作出假设

外，测量 LV 容量时也需要准确描记沿整个心室长轴的心内膜。二维切面上 LV 缩短会低估 LV 长度，这种现象在 TTE 和 TEE 中都会出现。TTE 检查时要使心尖显示充分，可以使患者取竖直的左侧卧位，同时应用声窗放大器使心尖显示完整后再观察真正的心腔长轴。TEE 检查时的四腔和两腔切面，即使调整探头位置和平面角度，可能也无法探及心尖。

心动周期中呼吸和心脏的运动都会改变心脏的几何形状进而影响 LV 容积的测定。要避免呼吸运动引起的心脏相对于探头的运动，可以在呼吸的同一时相或在嘱患者短暂屏住呼吸后获取图像。有时在患者稍微吸气后屏住呼吸时获得的图像质量最佳，而不是在呼气末。在断层图像扫描时校正心脏本身运动引起的误差更加困难。心脏移位（心脏在胸腔内的运动）、旋转（沿心脏长轴运动）及扭转（心脏的不对等旋转运动）可能导致所获得的图像在收缩期和舒张期出现在不同节段，即使图像所在平面固定也很难避免这种情况。虽然心脏的运动对 LV 容量的影响很小，但是会显著影响局部室壁运动的估测，详见第 8 章。

准确性和可重复性

数字电影回放模式使得定性比较同一患者不同时间中的 LV 收缩功能非常便捷，目前大多数实验室都在使用这一技术。应用这种方法可以捕捉单次高质量的心跳（整个心动周期或仅在收缩期）。要进行比较的测量数据与回放的动态画面的帧频数相同，因此如果这些图像逐个播放，心率就是“配对”的。该方法的优势在于不管什么时候需要进行细致的定性（或定量）评估都可以获得同一个切面。评估局部心室功能时该方法尤其适用。当然，在比较同一患者不同时间测量的参数时，还要考虑负荷大小对 LV 收缩功能的影响。

大多数研究报道的同一操作者测量 LV 容量的变异性为 5% ~ 10%。不同操作者间的变异增大到 7% ~ 25%。由于 EF 值是一个比值，因此可重复性相对好一些，变异性大约为 10%。这些值与其他方法，包括心室造影或放射性核素心室显像测量心室容量和 EF 值的变异性近似。应该注意可能导致同一患者不同测量时出现差异的一些因素，包括以下几点：

- 生理的变异（负荷状态、心率、容量状态）
- 获取图像的变异（心内膜边界、探头放置位置）
- 心内膜边界描记的变异

如果数据的准确性很高，那么两次测量的 EF 差别 >2%，EDV 差别 >2%，ESV 差别 >5% 时，差别就具有显著性意义。

多普勒评估左心室收缩功能

计算每搏量

计算每搏量和心输出量是多普勒技术评价左心室收缩功能的基础（表 6-4）。用多普勒和 2D 超声计算每搏量（单位 cm^3 或 mL）的方法是：血流的横截面积（cross-sectional area，CSA）乘以跨该区域血流的速度 - 时间积分（VTI，cm）：

$$SV = CSA \times VTI \quad (6\text{-}11)$$

从概念上来讲，每次心跳时 LV 将一定量的血液泵入圆柱形的主动脉（图 6-11）。圆柱形的底为心室收缩时流出道的横截面积（CSA），高为同一次心跳中血细胞通过的平均距离。由于速度是距离的一阶导数，因此距离可以用多普勒速度 - 时间曲线积分获得。另一方面，也可以用平均速度（cm/s）乘以射血时间（s）获得该段距离的长度。因此，根据圆柱形的容积公式：底面积乘以高，即可得到每搏量的大小为 CSA 乘以 VTI。

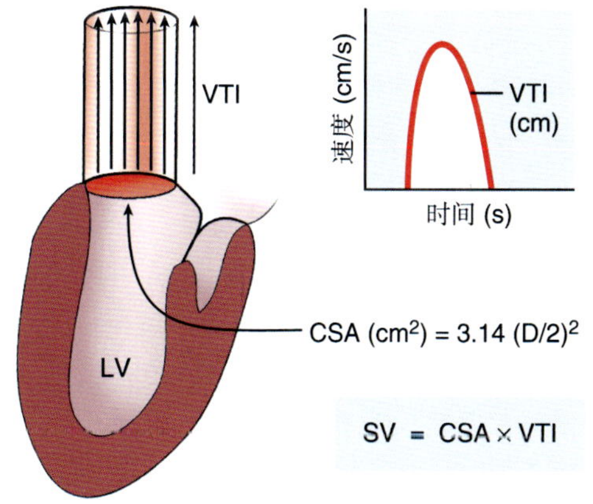

图 6-11 多普勒技术测量每搏量。以二维超声测得的直径（*D*）作为圆形流出道的直径，据此得到血流的横截面积（CSA）。用多普勒频谱测量的速度 - 时间积分（VTI）代表每个心动周期内血流通过该圆柱体的的长度。每搏量（SV）= CSA × VTI。

表 6-4 验证多普勒容积流量测量的部分研究

第一作者和发表年限	容积流量部位和方法	*n*	*r*	回归方程	SEE	参考标准
Huntsman 1983	升主动脉	100	0.94	DOP = 0.95*x*+0.38	0.58L/min	TD CO
Fisher 1983	二尖瓣瓣叶	52	0.97	DOP = 0.98*x*+0.02	0.23L/min	滚压泵
Meijboom 1983	二尖瓣瓣叶	26	0.99	DOP = 0.97*x*+0.07	0.13L/min	EM 血流和滚压泵
	RVOT	26	0.99	DOP = 0.96*x*+0.11	0.16L/min	滚压泵
Lewis 1984	二尖瓣瓣环	35	0.96	TD = 0.91*x*+5.1	5.9mL	TD SV
	LVOT	39	0.95	TD = 0.91*x*+7.8	6.4mL	TD SV
Stewart 1985	二尖瓣瓣叶	29	0.97	DOP = 0.98*x*+0.3	0.3L/min	滚压泵
	主动脉瓣瓣环	33	0.98	DOP = 1.06*x*+0.2	0.3L/min	滚压泵
	肺动脉瓣瓣环	30	0.93	DOP = 0.89*x*+0.4	0.5L/min	滚压泵
Bouchard 1987	主动脉瓣瓣叶	41	0.95	DOP = 0.97*x*+1.7	7L/min	TD SV
Dittmann 1987	二尖瓣瓣环	40	0.86	DOP = 0.88+1.75	0.8L/min	TD CO
	LVOT（M 型）	40	0.93	DOP = 0.94*x*+0.44	0.59L/min	TD CO
DeZuttere 1988	二尖瓣瓣口（瞬时）	30	0.91	DOP = 0.92*x*+0.35	0.53L/min	TD CO
Hoit 1988	二尖瓣瓣叶	48	0.93	DOP = 1.1*x*−0.45	0.36L/min	TD CO
Otto 1988	LVOT（主动脉狭窄 近端）	52	0.91	DOP = 1.0*x*+0.03	0.25L/min	EM 血流和定时图像采集
Burwash 1993	LVOT（主动脉狭窄近端）	75	0.86	CO = 0.92 DOP+0.26	0.50L/min	跨时血流探头
Lefrant 2000	升主动脉	58 名患者（314 项配对数据）	0.84	DOP = 0.84 TD+1.39		TD CO
Gentles 2001	升主动脉	20 名患 CHD 的儿童	0.96	DOP = 0.98 Fick−0.08		Fick CO
Chandraratna 2002	肺动脉（连续）	50 名 ICU 患者	0.92	DOP = 0.93 TD+0.60	0.7L/min	TD CO

CHD：先天性心脏病；CO：心输出量；DOP：多普勒；EM：电磁流量计；LVOT：左心室流出道；TD：热稀释法。

数据来源：Huntsman et al:Circulation 67:593–601，1983; Fisher et al:Circulation 67:872–877，1983;Meijboomet al:Circulation 68:437–445，1983; Lewis et al: Circulation 70:425–431，1984; Stewart et al: J Am Coll Cardiol 6:653–662，1985; Bouchard et al: J Am Coll Cardiol 9:75–83，1987; Dittman et al: JAmColl Cardiol 10:818–823，1987; DeZuttere et al: JAmColl Cardiol 11:343–350，1988; Hoit et al: AmJ Cardiol 62:131–135，1988; Otto et al: Circulation 78:435–441，1988; Burwash et al: Am J Physiol 265（Heart Circulation Physiol 34）：1734，1993; Lefrant et al: Intensive Care Med 26:693–697，2000; Gentles et al: J Ultrasound Med 20:365–370，2001; Chandraratna et al: J Am Soc Echocardiogr 15:1381–1386，2002.

上述方法计算每搏量的大小基于几个基本的假设：

- 准确测量血流横截面积
- 层流的特点是不同层面的血流速度在空间分布上“平滑”
- 多普勒声束和血流方向平行
- 在同一解剖位置测量速度和直径

首先，必须准确测量横截面积。通常假设流出道截面为圆形，用二维超声测定直径（D）后，用公式 $\pi(D/2)^2$ 计算横截面积。如果流出道的横截面不是圆形或横截面积随着心动周期发生变化，会降低结果的准确性，因此计算时要予以校正。同时需要注意的是，2D 测量时很小的误差可能会使 CSA 出现很大的误差，因为计算 CSA 时数据需要取平方值。调整探头方向和仪器的设置使图像质量最佳，在轴向分辨率时测量图像（而不是侧向分辨率），在两个相互垂直的平面上测量直径（如果可能），取多个心动周期测量也有助于减小误差。

第二，假定血流为层流状态，同时假定整个血流断面上速度大小相对一致。基于这些假设可以保证所测的血流速度曲线代表了所测部位空间上（和时间上）的平均血流。脉冲多普勒显示的血流频谱信号平滑且呈窄带样，支持大血管及跨正常心瓣膜的血流为层流的假设。同样在大血管入口处和跨瓣膜平面由于血流的汇聚及加速效应，也可以认为这里的血流为层流。要确定血流速度在空间上是否均匀分布，也可以移动取样容积，在两个互相垂直的平面显示血流，可以发现，不管在血流中央还是边缘两个切面上的流速都是一致的。

第三，假定多普勒信号是在取样线与血流方向平行时记录的，这样才能准确测量血流速度（根据多普勒计算公式 $\cos\theta = 1$）。实际工作中操作者调整多普勒声束的角度，使之与血流的方向保持平行，然后仔细移动超声束以获取最快的血流速度，此时声束与血流保持最大程度的平行。需要注意多普勒测量的最佳切面是声束与血流平行时的切面，而测量直径的最佳切面为声束与组织 / 血流界面垂直时的切面。

第四，很重要的一点是要在同一个解剖部位测量直径和血流速度，因为 CSA 和血流速度曲线必须在空间和时间保持一致才能保证测量容积的准确。随着血流截面积变窄或变宽，血流速度也会相应地加快或减慢，因此在不同解剖部位分别测量会导致每搏量测量错误。同样，每搏量会随着心率、负荷状态、运动等因素出现动态变化，因此不能将不同时间的测量结果联合应用。临床工作中，记录直径和速度的时间很接近，而且如果对间隔的生理改变有任何疑问都可以重复测量。

测量每搏量的部位

假设血流为层流且血流速度大小一致，那么根据上述方法，只要可以记录到面积和血流速度积分就可以在心内任何一点测量每搏量。

左心室流出道

测定左心室每搏量可以在主动脉瓣尖或升主动脉内。有人要问哪一个解剖部位（升主动脉或主动脉瓣尖）更好，其实只要保证测量的直径和血流速度在同一个解剖部位，两个部位都可以选择。升主动脉的内径于胸骨旁左室长轴切面测量，而流速曲线于心尖或者胸骨上窝切面获得。如应用连续波多普勒，将记录到声束中的最高流速，因此应该测量主动脉最窄处的内径（通常为窦管交界处）。另一方面，选择主动脉瓣尖时，可以用 M 型超声测量主动脉瓣开放时环形开口的面积，而用脉冲多普勒测量主动脉瓣口的血流速度。需要注意的是如果存在主动脉瓣病变，于升主动脉内计算每搏量将会不准确，因为瓣膜远端的血流已经不是层流状态。

在左心室流出道，即主动脉瓣叶近端的主动脉瓣环处测定每搏量有一定优势：（1）主动脉瓣狭窄近端的血流仍是层流（使得主动脉瓣病变患者可以从经主动脉切面测量每搏量）；（2）几乎所有的受检者都可以获取所需要的图像。左心室流出道的内径于胸骨旁左室长轴切面测量，该处接近且与主动脉瓣平行，在收缩中期从室间隔心内膜面下缘至二尖瓣前叶的上缘测量（图 6-12）。脉冲多普勒血流速度频谱于心尖切面获取，应用主动脉瓣关闭峰确保取样容积位于主动脉瓣环处（与测量直径部位相同）。存在主动脉瓣狭窄时，可将取样容积向心尖部稍稍移动以避开主动脉瓣下的血流汇聚区，直至血流速度峰值显示为窄的频谱。

由于 TEE 图像分辨率高，因此心室长轴切面测量流出道直径的准确性也较高。有时候测量 LV 流出道速度可以从经胃心尖切面，也可以从经胃短轴切面开始，在位于两腔切面的内侧的长轴切面测量 LV 内径。然而，要使超声束与 LV 流出道的方

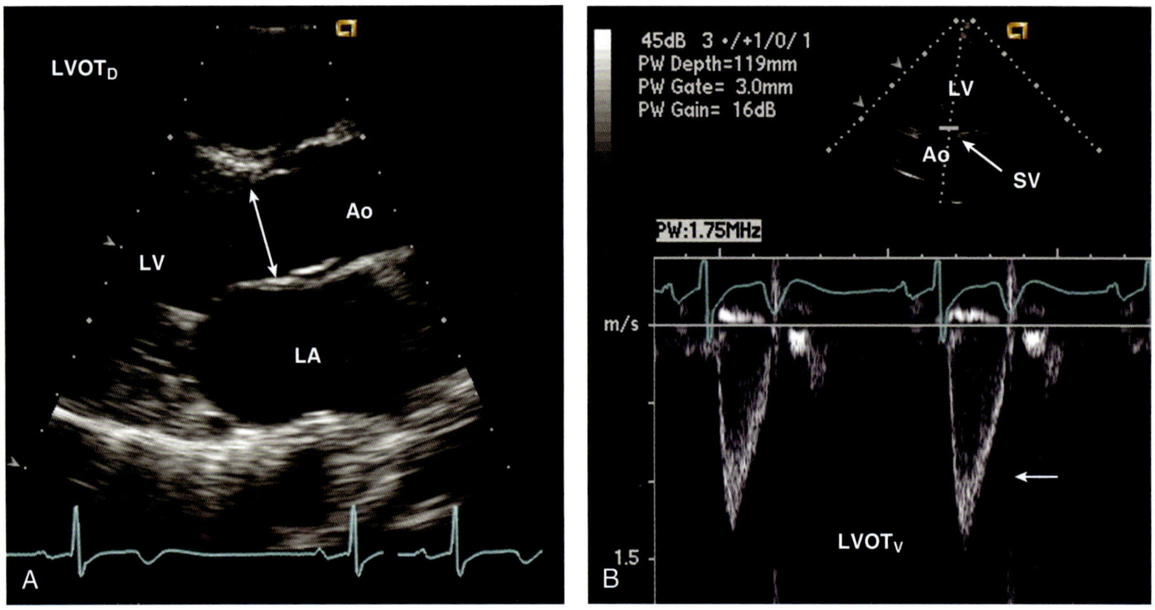

图 6-12 从胸骨旁长轴测定每搏量的示意图，于 LV 流出道（LVOT）测量直径（**A**），脉冲多普勒在心尖切面测量主动脉瓣近端的 LV 流出道（**B**），然后计算每搏量。在流出道记录到主动脉瓣关闭峰（箭头）可以保证取样容积（SV）紧邻主动脉瓣，与测量流出道直径的部位一致。

向平行有时很困难，因此就可能低估每搏量。

二尖瓣

跨二尖瓣测量每搏量首先假定二尖瓣环是限制血流进入的横截面，瓣叶随血流被动运动。跨二尖瓣的每搏量用瓣环的横截面积乘以瓣环水平血流的 VTI 求得。在 TEE 图像中的四腔切面，脉冲多普勒取样容积置于瓣环水平就可以准确且容易地测量跨二尖瓣血流量，从 2D 图像中测量血流直径（图 6-13）。虽然准确地说二尖瓣环是一个弯曲的椭圆形，可以在四腔切面观察长轴（和心尖），在长轴切面观察短轴（和心底），但是临床上多假定二尖瓣环为圆形。可以从胸骨旁长轴切面测量二尖瓣环的直径，该切面的优势是可以应用轴向分辨率，提高测量的准确性，但是缺点在于测量部位图像模糊，因为记录多普勒血流速度的部位必须估计。另一方面，也可以在心尖四腔切面测量直径，与显示取样容积的切面相同，因此可以保证测量部位的准确，但是在该切面测量的缺点在于要用侧向分辨率，因此会降低测量的准确性。

右心系统

测定右心室每搏量的方法与左心室类似，可于肺动脉瓣或三尖瓣测定（图 6-14）。成年人 TTE 上肺动脉图像的质量较差，导致无法得到肺动脉切面，或使测得的直径不够准确。而用 TEE 的方法，将探头置于较高的位置，从肺动脉分叉向肺动脉瓣的方向看，常常可以测定肺动脉血流和内径。

过瓣血流量的差别

正常心脏的四个瓣膜过瓣血流量相等，测量多个瓣膜的过瓣血流量是为了评价测量方法的准确性。而当存在瓣膜反流或心内分流时，测量心内两个不同部位的每搏量可以定量评价反流程度或肺 - 体循环分流比（详见第 12 章和第 17 章）。

多普勒测定左心室收缩功能的其他方法

射血加速时间

除每搏量外，多普勒血流频谱的形状也可用于评价心室收缩功能。收缩功能正常时，等容收缩时间短，收缩早期压力上升速度快。多普勒速度曲线上表现为等容收缩时间短、收缩早期血流加速度大、射血达峰时间（从射血开始至达速度峰值的时间）短。左室收缩功能受损时，等容收缩时间（又称射血前时间）逐渐延长、加速度降低、射血达峰时间延长，这些变化在多普勒血流速度曲线上都能表现

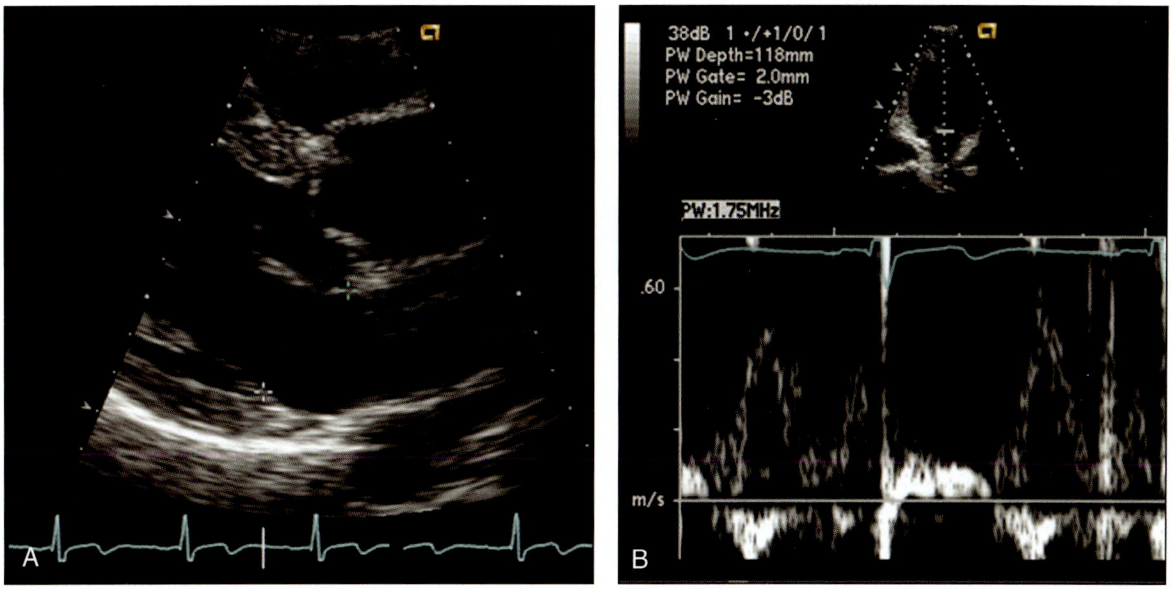

图 6-13 跨二尖瓣处测量每搏量，用二尖瓣环舒张期面积乘以瓣环处血流速度 - 时间积分（VTI）。该图中，瓣环直径（左）为 3.4cm，因此环形截面积为 9.1cm^2，跨二尖瓣血流 VTI 为 9.8cm，产生的每搏量为 89mL，当心率为 75 次 / 分，心输出量为 6.7L/min。

出来。除了测量这些变量静息时的大小以外，一些研究中心还测量运动时的主动脉内血流频谱，并认为对评估左心室收缩功能有用。

心室内压力上升速率（*dP/dt*）

存在二尖瓣反流时假设二尖瓣反流束与声束始终平行，那么反流的连续波多普勒频谱代表的就是左心室和左心房收缩期的瞬时压力阶差。左心室收缩功能正常时，收缩期内左心室压力上升很快（左心房的压力较低），因此二尖瓣反流时根据伯努利方程，血流很快就会达到最大速度。左室收缩功能减低时，左心室压力上升速度减慢，因此二尖瓣反流束的加速度也会减慢。例如室性早搏的患者，期前出现的心跳引起收缩性改变，表现为二尖瓣反流束加速度的显著差别。二尖瓣反流频谱的斜率可用于定量测定一定时间内压力的变化率（*dP/dt*），通常用二尖瓣反流速度从 1m/s 上升至 3m/s 所需的时间间期来计算 *dP/dt*（图 6-15）。每个速度（v）对应的压力阶差为 $4v^2$（伯努利方程），因此，

$$\begin{aligned} dP/dt &= [4(3)^2]-[4(1)^2]/\text{对应的时间间期} \\ &= 32\text{mmHg}/\text{对应的时间间期} \end{aligned} \quad (6\text{-}12)$$

正常时 *dP/dt* 应大于 1000 mmHg/s；*dP/dt* 减低表明 LV 收缩功能下降。当然只有存在二尖瓣反流时才能计算 *dP/dt*，同时还要假定测量时二尖瓣反流束与超声束的方向始终平行。

心肌做功指数

LV 总的等容变化时间与射血时间的比值被认为是估测心室总的收缩和舒张功能的指标，同时适用于 LV 和 RV。心肌做功指数（或 Tei 指数）（MPI）的计算公式是等容舒张时间（IVRT）与等容收缩时间（IVCT）之和除以收缩期射血时间（SEP）：

$$\text{MPI} = (\text{IVRT} + \text{IVCT})/\text{SEP} \quad (6\text{-}13)$$

MPI 正常值大约为 0.4 或更高，0.6 到大于 1.0 常提示心室功能不全，可以是收缩功能不全（IVCT 延长），也可以是舒张功能不全（IVRT 时间延长）。虽然 MPI 并不受心室几何形态改变或心率的影响，但是受前负荷和后负荷状态的影响。MPI 可以用常规多普勒计算时间间期，也可以用而且最好是用组织多普勒来测量。这个指数广泛用于儿童心脏病患者，但是在成人中应用并不广泛（见推荐阅读 13 ~ 15）。

局限性和技术问题

多普勒评价成人左心室收缩功能主要的不足

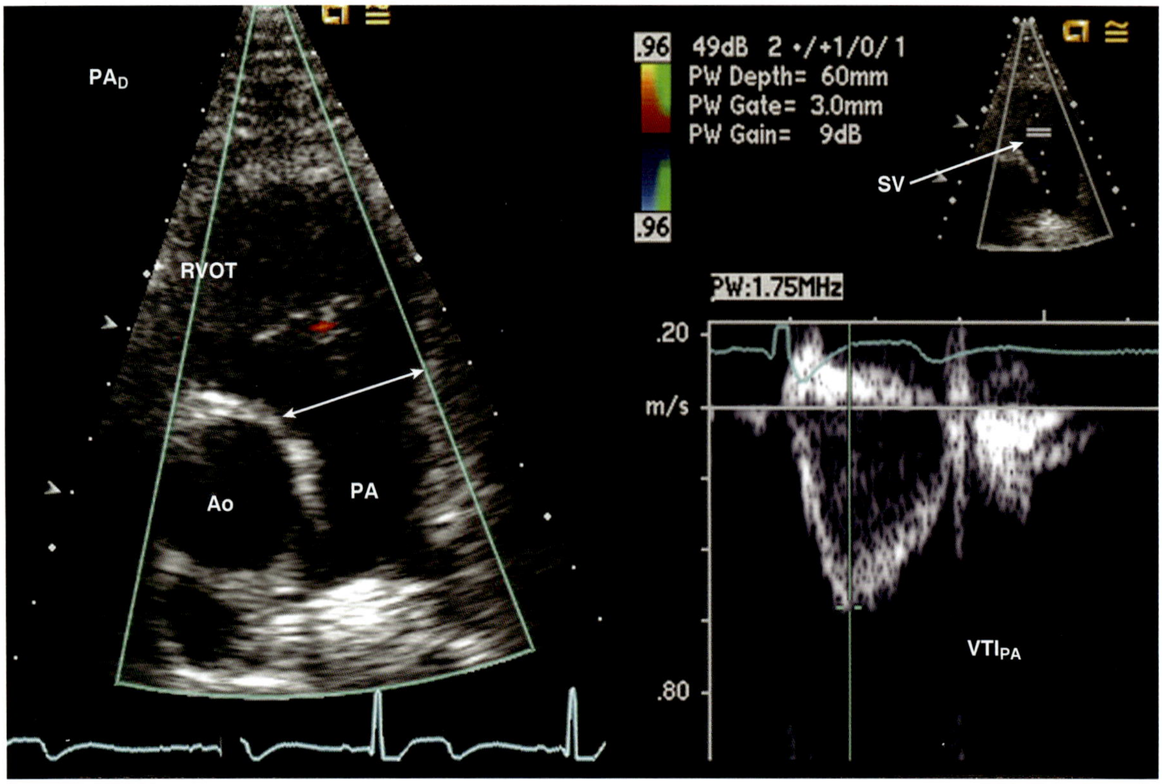

图 6-14 胸骨旁 RV 流出道切面测量 PA 直径（左），脉冲多普勒于胸骨旁（右）测量 PA 血流速度，根据两者计算跨肺动脉每搏量。

是截面直径测量的准确性。多普勒速度曲线记录的一致性较好，不同观察者间的变异性很小（2% ~ 5%），但是二维超声测定截面直径的变异性却很大（8% ~ 12%）。导致多普勒速度测量出现变异的主要原因来自数据记录时，因此测量时保证超声束与感兴趣血流方向平行极为重要。2D 超声测量直径时主要的误差出现在测量 2D 图像时，尤其是当 2D 图像质量欠佳，或由于侧向分辨率的限制不能清晰辨认心内膜边界时。

dP/dt 的测量需要有足够的二尖瓣反流量，这时产生的多普勒信号才能显示为清晰的速度曲线。射血时超声束与反射血流之间夹角的改变会导致错误的测量结果，因为此时假设的 cos θ = 1 将不再适用于多普勒方程。

超声评价右心室收缩功能的方法

右心室显像

定性评估

经胸 2D 超声可以从多个声窗定性评价右心室功能（图 6-16），常用的切面有：

- 胸骨旁长轴和短轴切面
- 右心室流入道切面
- 心尖四腔切面
- 剑下四腔切面

TEE 检查时也可以获得类似的声窗，包括高 TEE 心尖四腔切面，探头旋转 90° 得到短轴切面，还有经胃 RV 流入道切面。

用 TTE 或 TEE 检查时测量的 RV 的指标包括：

- 右室腔面积（相对于左心室）
- 右室形态
- 室壁厚度
- 右室游离壁的运动情况
- 室间隔弯曲的方向和运动情况

正常右心室的形态在各个方向上都很复杂，流入道位于右心室内侧，右心室腔和右室心尖位于左心室前部，右心室流出道位于左心室腔和主动脉瓣上部。没有简单的几何形态与右心室腔的形态相似，右心室近似“U”字形包绕着部分左心室。超声心

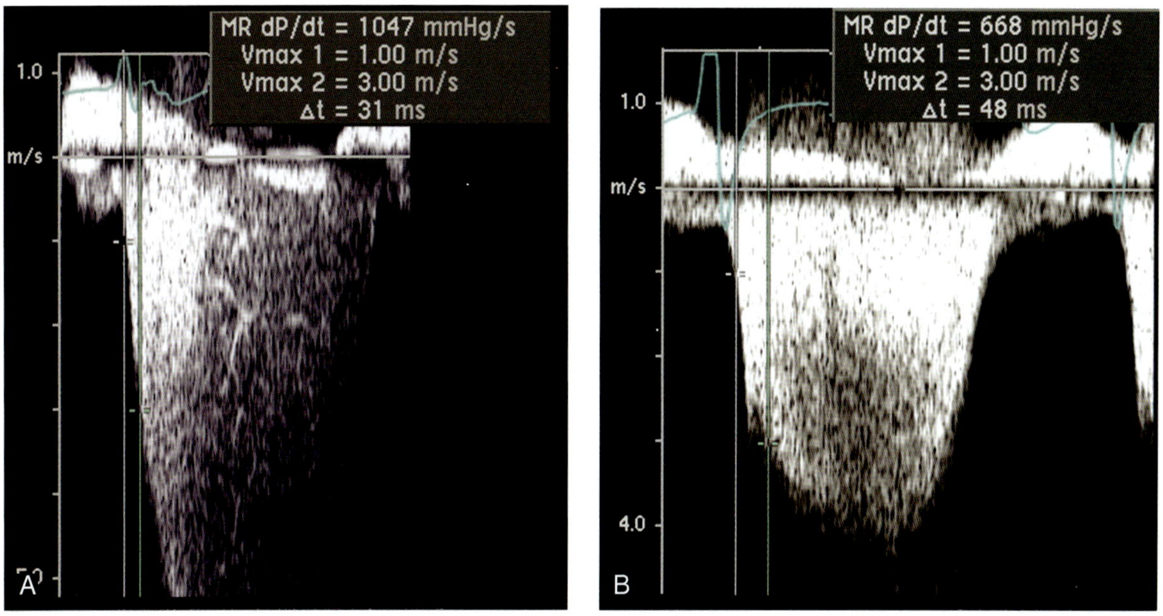

图 6-15 利用二尖瓣反流束测量 LV *dP/dt*，在速度曲线上测量反流速度从 1m/s 上升至 3m/s 的时间间期，同时需将多普勒增益增大以保证测量的准确性。图中显示了心室收缩功能正常（**A**）（*dP/dt* 大于 1000mmHg）和扩张型心肌病患者（**B**）MR 反流速度上升缓慢，如图所示，其相应的 *dP/dt* 为 668mmHg.

动图的标准切面都是以左心室为基准的，因此由于在标准切面上的相对位置的原因，某些患者的右心室腔看起来可能会是异常的，尤其是在胸骨旁左心室长轴切面的右心室斜切观。剑下和心尖四腔切面的右心室形态相对较一致，接近于三角形，心底部较宽而心尖部较窄。正常人右心室心尖与心底部的距离较左心室近（大约为左心室长径的 1/3）。TEE 图像中心尖四腔切面是观察 RV 大小的最佳切面。

RV 扩张时，RV 流出道在胸骨旁长轴和 TEE 长轴切面上可能会增宽。在心尖、剑下切面和 TEE 经胃切面，RV 腔会比较大，RV 心尖会更接近或者包绕 LV 心尖。RV 扩大的程度在心尖或剑下四腔切面上观察最佳，通过观察右心室与左心室的比例，同时考虑左心室是否扩大来估测右心室扩大的程度。通常如下描述右心室扩大程度：

- 正常（小于 LV，RV 心尖较 LV 心尖更靠近基底部）
- 轻度扩大（RV 扩大，但是 2D 测量面积 <LV 面积）
- 中度扩大（RV 面积 = LV 面积）
- 重度扩大（RV 面积 > LV 面积）

右心室扩大是心室对容量负荷的正常反应，因此如果发现右心室扩大就应该仔细寻找病因，如房间隔缺损、三尖瓣反流或肺动脉瓣反流等。另外，右心室压力负荷过重也会导致室腔扩张，因此发现右心室扩大时应评估肺动脉压力。

右心室收缩功能障碍程度定性分级为：

- 正常
- 轻度减低
- 中度减低
- 重度减低

心室收缩功能正常时，通常比较左心室和右心室相对的功能状态。当 LV 收缩功能减低时，LV 功能异常的程度作为评价 RV 功能的参照；例如，LV 收缩功能减低时，正常的 RV 运动相对增强。如果定性评估左右心室收缩功能相似，那么 RV 收缩功能不全的程度就与 LV 收缩功能不全的程度相似。

右心室游离壁厚度 >0.5cm 即为右心室肥厚。用 2D 或 2D 引导的 M 型超声测量右心室室壁厚度的最佳切面是剑下四腔切面三尖瓣腱索水平，于心电图 R 波峰值时测量。测量时需注意不要包括心外膜脂肪垫、心肌肌小梁。右心室肥厚提示右心室压力负荷过重，此时应立即评估是否有肺动脉压力升高或肺动脉瓣狭窄的证据。右心室游离壁增厚还见于浸润性心肌病或肥厚型心肌病。

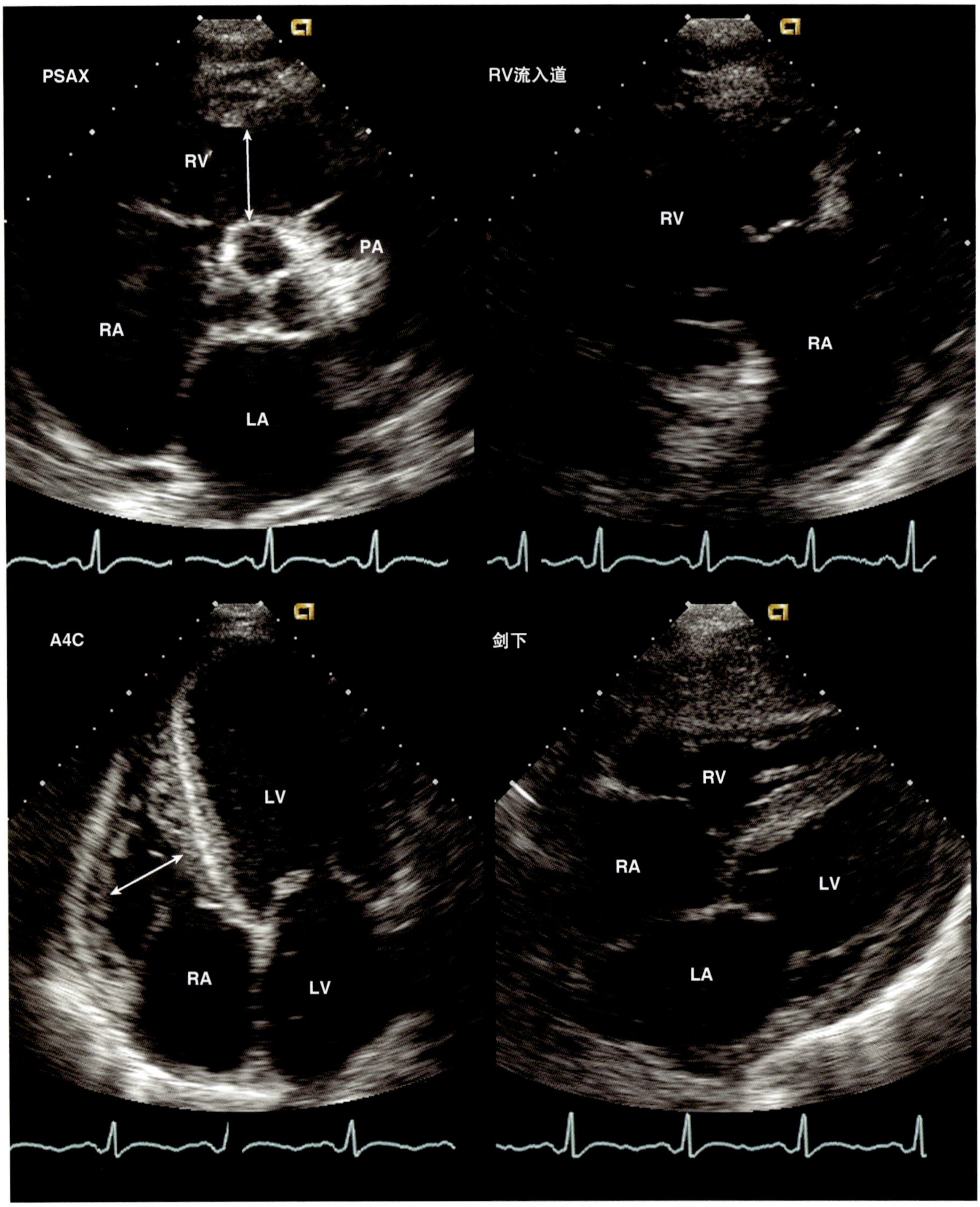

图 6-16 结合多个切面评估 RV 大小，包括胸骨旁短轴切面（PSAX）(**A**)、RV 流入道（**B**)、显示 RV 最佳的心尖四腔切面（A4C）(**C**) 和剑下（SC）四腔切面（**D**)。图中显示了在舒张末期测量右心室流出道直径和心腔中部径线。

定量评估

用 2D 或 M 型超声定量评估右心室收缩功能较为困难。由于右心室的几何形态极不规则，很难用标准的几何公式计算其容积；另一方面，虽然有研究显示了三维重建技术测定右心室收缩功能的准确性，但繁冗的心内膜描记和大量的数据分析过程限制了其临床应用，目前还仅局限于研究领域。但是用 TTE 或 TEE 检查时可以在舒张末期进行简单的 RV 径线测量，可以用以下切面：

- 四腔切面基底段直径
- 四腔切面心室中部直径
- 四腔切面基底到心尖长度
- 短轴切面 RV 流出道直径
- 短轴切面肺动脉瓣环直径

用三尖瓣环收缩期向心尖运动的情况评估 RV 收缩功能。收缩期三尖瓣环运动距离小于 1.5cm（正常值 1.5 ～ 2.0cm）提示 RV 收缩功能显著减低。其他定量评估 RV 收缩功能的方法还有舒张期至收缩期面积变化分数和三尖瓣环运动的组织多普勒成像。

技术问题

超声穿透力差可能会导致部分患者图像显示不清，使右心室收缩功能的评估受到限制。通过调整受检者体位及多切面探查通常能够完整显示 RV，但是心内膜边界可能欠佳。如果临床需要，可以用 TEE 超声，在高的经食管四腔切面和经胃切面可以较好地观察右心室。

室间隔的运动形式

正常心脏的室间隔在功能上是左心室的一部分。舒张期左室短轴切面呈圆形，室间隔呈弯曲状，凸向右心室侧，而凹向左心室侧。收缩期开始后，室间隔心肌增厚并向左室向心性运动，因此收缩末期左室短轴切面仍为圆形。

多种心功能障碍可致室间隔运动异常，其中最显著的是右心室压力和容积负荷过重。右心室扩张或肥厚时室间隔运动改变的基本原理是室间隔向整个心脏质量的中心移动。正常情况下心脏质量的中心为左心室的中心。当右心室和左心室质量相等时室间隔运动将变成“平直”的（M 型超声上）或几乎不动（2D 超声上）。当右心室质量大于左心室时，室间隔在收缩期将会出现“矛盾”地朝向右心室运动（M 型超声），舒张期变平直或其弯曲的方向出现相反的变化（2D 超声）（图 6-17）。

二维超声心动图上右心室压力负荷过重（右心室室壁厚度增加导致质量增加，室腔无扩张）时，整个心动周期中室间隔都会向左侧移位，弯曲面的反向变化在收缩末期达到最大。容量负荷过重导致的右心室质量增加，最明显的弯曲面翻转出现于舒张中期，而收缩期室间隔的弯曲面正常。容量负荷导致右室质量增加后，右心室充盈和排空量增加会加剧室间隔舒张期的反向运动（因为舒张期右心室充盈速度加快），使得舒张早期左心

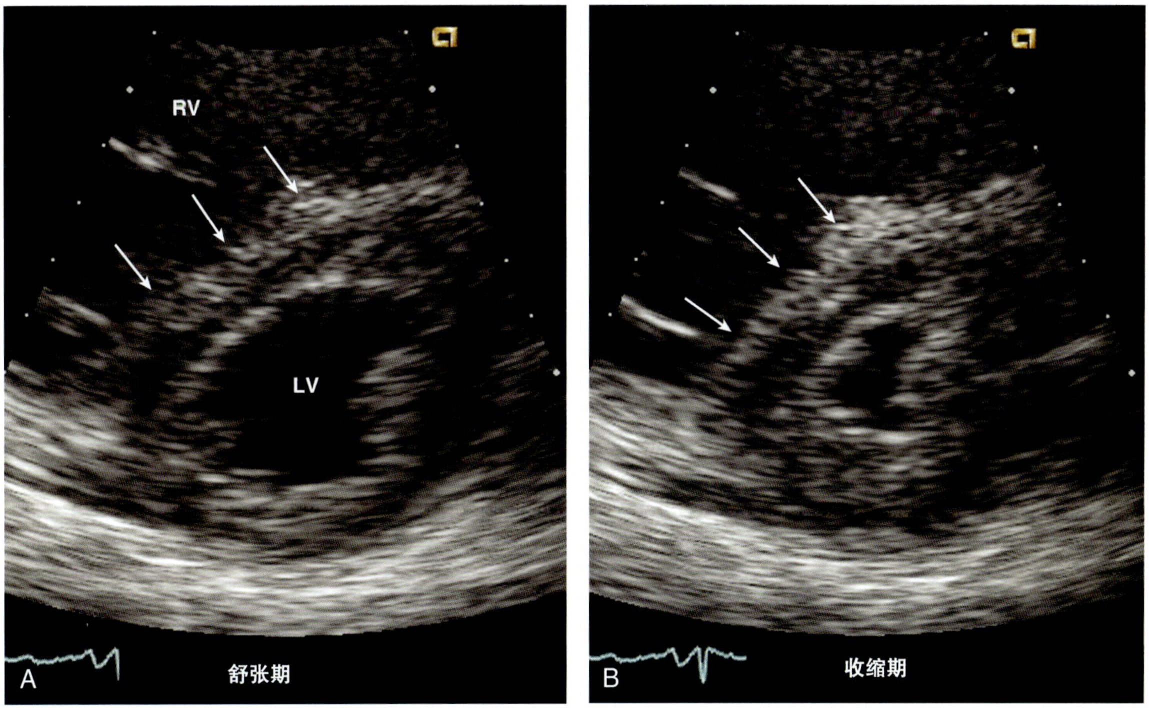

图 6-17　一例原发性肺动脉高压导致右心室压力负荷过重的患者室间隔运动异常示例。舒张期（A）胸骨旁短轴切面可见右心室显著扩大，室间隔平直（箭头）。收缩期（B）图像可见室间隔持续低平，与总的右心室压力变化一致。

室腔呈 D 字形，整个舒张期室间隔都是反向弯曲。收缩期室间隔的前向运动与单纯的压力负荷引起的变化相比，看起来可能并不明显，因为后一种情况下室间隔要从舒张期异常的部位回到心脏中心，导致相对于右心室腔的凸度增大。很多情况下室间隔运动异常是提示右心室压力和 / 或容量负荷过重的第一条线索。

图 6-18 总结了其他影响室间隔运动的异常情况。传导系统缺陷通过改变 RV 和 LV 收缩顺序影响室间隔运动。瓣膜病可能影响 RV 和 LV 舒张期充盈时间，尤其在舒张早期。心脏压塞或心包缩窄时总的心脏容量固定，呼吸运动通过改变右心室充盈压力导致室间隔运动随呼吸发生变化。

室间隔运动异常可以在 2D 图像中观察；但是 M 型超声观察运动特点的时间分辨率更高。室间隔运动异常本身不具有诊断意义，但是对提示其他诊断有意义，或作为支持一个可疑诊断的证据。例如，室间隔矛盾运动伴右心室和右心房扩大提示有房间隔缺损的可能。进一步的超声探查可以明确排除（或证实）这个诊断。又如心包积液的患者，室间隔运动特点随呼吸发生变化支持心脏压塞的诊断。

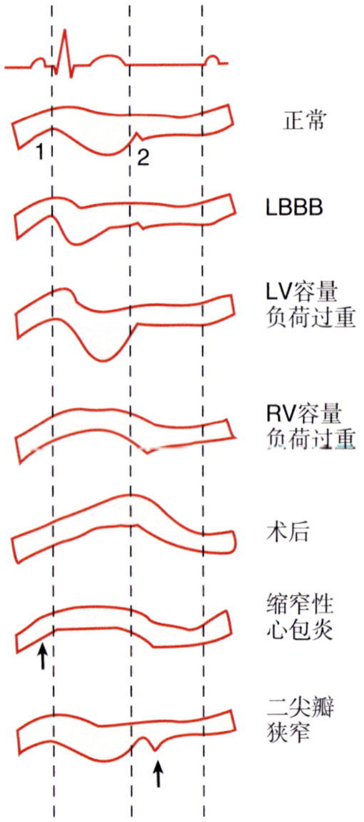

图 6-18 M 型超声显示室间隔运动不同特点的示意图。正常的室间隔运动特点为收缩期短暂的前向运动（1），继以后向运动伴心肌增厚。舒张期小的舒张切迹（2）后可见二尖瓣开放。左束支传导阻滞（LBBB）的特征为室间隔在收缩期快速向下运动。LV 容量负荷增加导致室间隔（和后壁）运动幅度增大。右心室容量负荷增加导致室间隔收缩期出现矛盾运动。心脏手术后也可以见到类似的变化。限制性心包炎特征性表现为心房充盈时室间隔开始前向运动（QRS 波群开始前），而二尖瓣狭窄常常表现为显著的舒张早期切迹。

估测肺动脉压力和阻力

临床上定量评价右心室收缩功能最重要的指标之一是估测肺动脉压（PAP）。肺动脉高压常见于对慢性右心疾病的反应性变化，比如二尖瓣狭窄、二尖瓣反流、心肌病和缺血性心脏病。了解肺动脉压力升高的水平对患者的诊疗非常重要（表 6-5）。

三尖瓣反流束

测量三尖瓣反流速度是无创评估肺动脉压力最可靠的方法。三尖瓣反流速度（V_{TR}）反映了右心室（RV）与右心房的压力差 ΔP_{RV-RA}，根据伯努利方程（图 6-19）：

$$\Delta P_{RV-RA} = 4(V_{TR})^2 \tag{6-14}$$

加上估计的右心房压力（RAP）就可以得到右心室收缩压（RVP）：

$$RVP = \Delta P_{RV-RA} + RAP \tag{6-15}$$

在没有肺动脉狭窄（成人的发病率很低）的情况下，右心室收缩压等于肺动脉收缩压，因此：

$$PAP_{收缩} = 4(V_{TR})^2 + RAP \tag{6-16}$$

见 6-20 示意图。

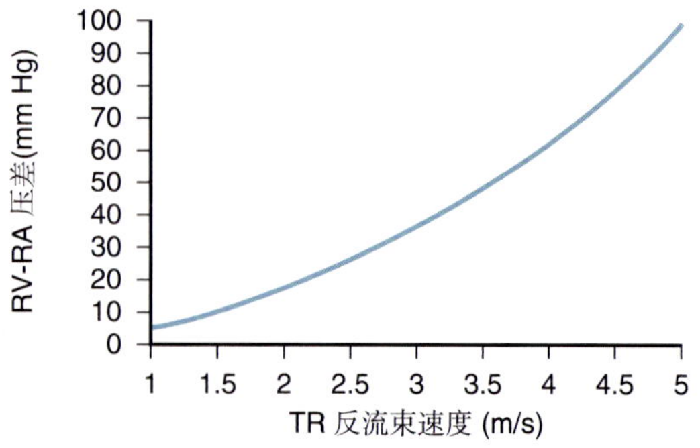

图 6-19 该图显示了基于伯努利方程的三尖瓣反流（TR）束的速度与 RV-RA 压差的关系。

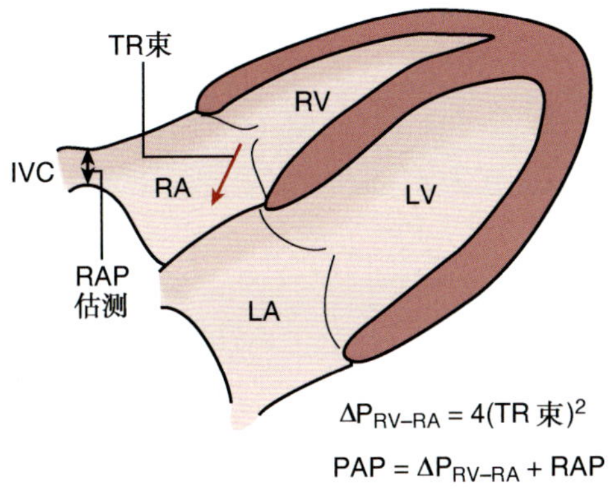

图 6-20 用 TR 束的速度无创测量肺动脉压（PAP），根据下腔静脉大小随呼吸的变化估计右心房压（RAP）。

与有创方法测量肺动脉压所得结果的较大分布范围（表 6-6）相比，无创方法显示了高度的准确性。当然，只有保证三尖瓣反流束的方向与超声束的方向平行才能保证该方法的可靠性。多数情况下，在心尖或 RV 流入道切面各个方向仔细调整超声束的方向，多可以获得最大的血流速度信号（图 6-21）。偶尔从剑下切面测量的三尖瓣反流速度最大。虽然这种方法必须要有三尖瓣反流的存在，但是将近 90% 的正常人都有不同程度的三尖瓣反流，因此这一因素很少成为限制该方法应用的原因。

同样的原理用肺动脉瓣反流频谱可以估测肺动脉舒张末压力。舒张末肺动脉反流速度反映了肺动脉和右心室舒张末的压力阶差。加上估测的右房压后即为肺动脉舒张压（图 6-22）。

估测右房压最好的方法是评估下腔静脉随呼吸的变化率（图 6-23）。在剑下切面，平静呼吸时可以观察到下腔静脉。如果下腔静脉内径正常（< 7cm），且下腔静脉入右心房段吸气时内径塌陷大于 50%，说明右心房压力与正常的胸腔内压（即 5 ~ 10 mmHg）相等。若吸气时下腔静脉不能塌陷，

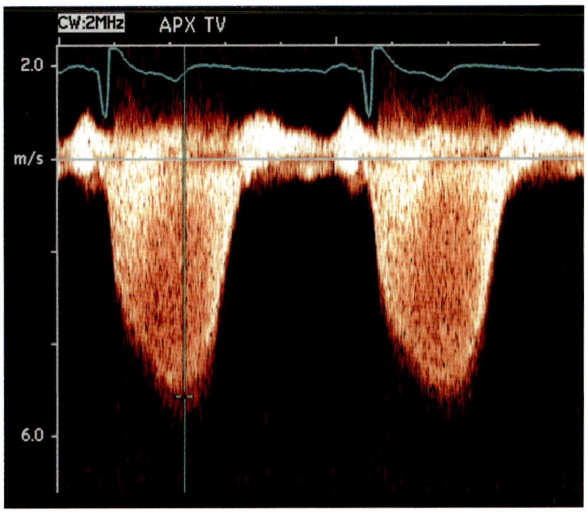

图 6-21 重度肺动脉高压患者的三尖瓣反流多普勒频谱最大反流速度为 5m/s，右心室和右心房间收缩期压差为 100mmHg。

表 6-5 多普勒超声评价肺动脉压的方法

方法	优点	可能的缺点
三尖瓣反流束： $PA_{收缩期} = 4(V_{TR})^2 + RAP$	准确 测量的成功率高（90% 受检者可成功测量）	反流束与声束间有夹角 可能与二尖瓣反流束混淆 需要估测右心房压力 肺动脉狭窄时应用受限 慢性肺病患者的反流信号无法清晰显示
肺动脉内血流频谱： 速度达峰时间	几乎所有患者都可容易测量（包括慢性肺病患者） 可以评估平均肺动脉压力	肺动脉血流频谱不完整 测量变异性大
舒张末期肺动脉反流速度： $PA_{舒张期} = 4(V_{PR})^2 + RAP$	反映肺动脉舒张压 85% 的受检者可获得满意图像 经胸探头可连续记录	反流束与声束间有夹角 需要估测右心房压力

表 6-6 验证无创测量肺动脉压的部分研究

第一作者和发表年限	测量方法	*n*	*r*	回归方程	SEE
肺动脉压					
Kitabatake 1983	速度达峰时间（RVOT）	33	−0.88	Log（平均 PAP）= 0.0068（AcT）+ 2.1mmHg	—
Stevenson 1989	TR 束 速度达峰时间（PA） IVRT PR	50	0.96 0.63 0.97 0.96		6.9 mmHg 16.4 mmHg 5.4 mmHg 4.5 mmHg
Yock 1984	TR 束	62	0.95	DOP RV-RA ΔP = 1.03 ΔP + 0.71 mmHg	7 mmHg
Berger 1985	TR 束	69	0.97	收缩期 PAP=1.23（DOP ΔP）– 0.09 mmHg	4.9 mmHg
Currie 1985	TR 束	127	0.96	DOP RV-RA ΔP=0.88 ΔP+ 2.2 mmHg	7 mmHg
Lee 1989	PR	29	0.94	舒张期 PAP（超声）= 0.95（导管）–1.0 mmHg	平均差值：3.3 ± 2.2 mmHg
Chandraratna 2002	PR	50	0.91	DOP = 0.82 lnv+0.96	3.3 mmHg
肺血管阻力					
Gurudevan 2007	收缩速度三尖瓣环（tS_m）	50	−0.71	PVR = 3698−1227 × ln（tS_m）dyne s cm^{-5}	tS_m>10 预测 PVR > 1000 dyne s cm^{-5} 的敏感性为 80%，特异性为 100%
Abbas 2003	V_{TR}/VTI_{RVOT}	44	0.93	PVR =（V_{TR}/VTI_{RVOT}）× 10 + 0.16	SD 0.0 ± 0.41Wood 单位
Farzaneh-Far 2008	V_{TR}/VTI_{RVOT}	22	0.70	（V_{TR}/VTI_{RVOT}）> 0.12 预测 PVR>1.5 Wood 单位	敏感性 100% 特异性 86%

AcT：加速时间；DOP：多普勒；IVRT：等容舒张时间；PAP：肺动脉压；PR：肺动脉反流；PVR：肺血管阻力。

数据来源：Kitabatake et al: Circulation 68:302–309，1983; Stevenson et al: J Am Soc Echocardiogr 2:157–171，1989; Yockand Popp: Circulation 70:657–662，1984; Bergeretal: J Am Coll Cardiol 6:359–365，1985; Currie et al: J Am Coll Cardiol 6:750–756，1985; Leeetal: Am J Cardiol 64:1366–1370，1989; Chandraratna et al: J Am Soc Echo 15:1381–1386，2002; Gurudevan SV: J Am Soc Echocardiogr 20:1167–1171，2007; Abbas et al: J Am Coll Cardiol 41:1021–1027，2003; Farzaneh-Far et al: Am J Cardiol 101:259–262，2008.

和 / 或下腔静脉及肝静脉扩张说明右心房压力升高（表 6-7）。如呼吸时下腔静脉内径没有变化，可以嘱患者“打喷嚏”，打喷嚏使胸内压迅速下降，通常会使下腔静脉塌陷。

肺动脉速度曲线

评价肺动脉压的另一个方法是利用肺动脉多普勒速度曲线。比较 LV 和 RV 的射血曲线可以发现，LV 的射血加速度很快，从射血开始到速度达峰时间很短，而 RV 射血加速很慢，从射血开始到速度达峰时间较长，速度曲线的形状更像“圆形”。随着肺血管阻力（PVR）增加，RV 射血曲线会越来越近似 LV 的射血曲线，提示速度曲线的形状与下游阻力有关。

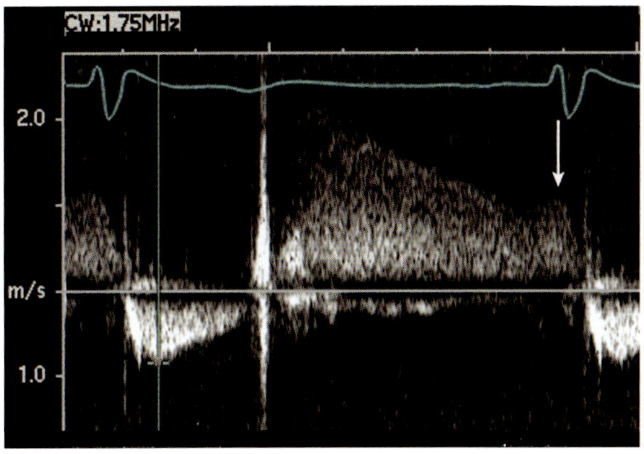

图 6-22 在胸骨旁切面用连续多普勒记录肺动脉瓣反流频谱。多普勒频谱显示舒张末期反流速度大约为 1m/s，表明舒张期肺动脉压力较低。

但是肺动脉血流速度达峰时间评价肺动脉压的准确性没有三尖瓣反流束的准确性高。原因有两个：第一，这种方法要测量的时间间期相对较短，因此测量的误差高而可重复性低。第二，肺动脉血流速度的空间分布并不一致，在血管弯曲的内缘血流速度和加速较高。即使 2D 图像中取样容积看似放在了血管的中心，实际上也可能是放在了较高平面的内壁上，因为血管的弯曲是 3D 的。因此，肺动脉血流速度曲线的外形在正常情况下很有用。速度达峰时间明显缩短可能是由于测量误差或血流速度空间分布不一致引起的。

肺血管阻力

肺动脉压不是评价肺血管床状态的理想指标，因为它还受容积流率（血流速率越高压力越大，反之亦然）及左房压力的影响。跨肺血管床的压力下降时，肺血管阻力可以采用下列方法计算：平均肺动脉收缩压减去平均左心房压，其差值除以每搏量。肺血管阻力采用 Wood 单位来表示，正常小于 1 Wood 单位，或转换成 dynes s cm^{-5} 表示，正常小于 160 dynes s cm^{-5}。

无创方法计算肺血管阻力存在很多问题，因为很难测量 LA 压力，而且无创测量肺动脉压和右心输出量的变异性很大。有人建议测量三尖瓣环收缩期的组织多普勒，理由是 RV 对后负荷很敏感，肺血管阻力增加会导致三尖瓣环运动减低。估算肺血管床压力下降的另一个方法是用二尖瓣反流峰速（V_{TR}，单位 m/s）（不计 LA 压）计算每搏量，后者用右室流出道血流的 VTI 估算（VTI_{RVOT}，单位 cm）。这个比率乘以 10 即可以得到大概的 PVR 值（Wood 单位）：

$$PVR \cong 10(V_{TR})/VTI_{RVOT} \qquad (6\text{-}17)$$

这种方法对左心室造影肺收缩压很高但是 PVR 正常的患者有帮助，另一方面对 PVR 很高但是由于心输出量低导致压力低的患者也有帮助。

没有原发性肺动脉高压的情况下这种方法相当精确。当肺动脉舒张压升高时，这种方法可能会显著低估 PVR（Wood 单位），但是对发现 PVR 升高的患者及其病情随访仍有帮助。存在严重肺动脉或流出道扩张、RA 压力重度升高或重度肺动脉反流时再用多普勒技术估测 PVR 可能也会不准确。

表 6-7 估计右心房压力

IVC 内径（距 RA 交界处 1 ~ 2 cm）	内径随呼吸或“打喷嚏”的变化	估测的右心房压力（mmHg）
减小（< 1.2cm）	自发塌陷	血容量衰竭
正常（< 1.7cm）	减小≥ 50%	0 ~ 5
扩张（> 1.7cm）	减小≥ 50%	5 ~ 10
扩张（> 1.7cm）	减小< 50%	10 ~ 15
扩张（> 1.7cm）	无变化	15 ~ 20
扩张伴有肝静脉扩张	无变化	> 20

Adapted from Kircher BH，Himelmann RB，Schiller NG:Am J Cardiol 66:493，1990; 和 Lang RM，Bierig M，Devereux RB et al:J Am Soc Echocardiogr 18:1440，2005

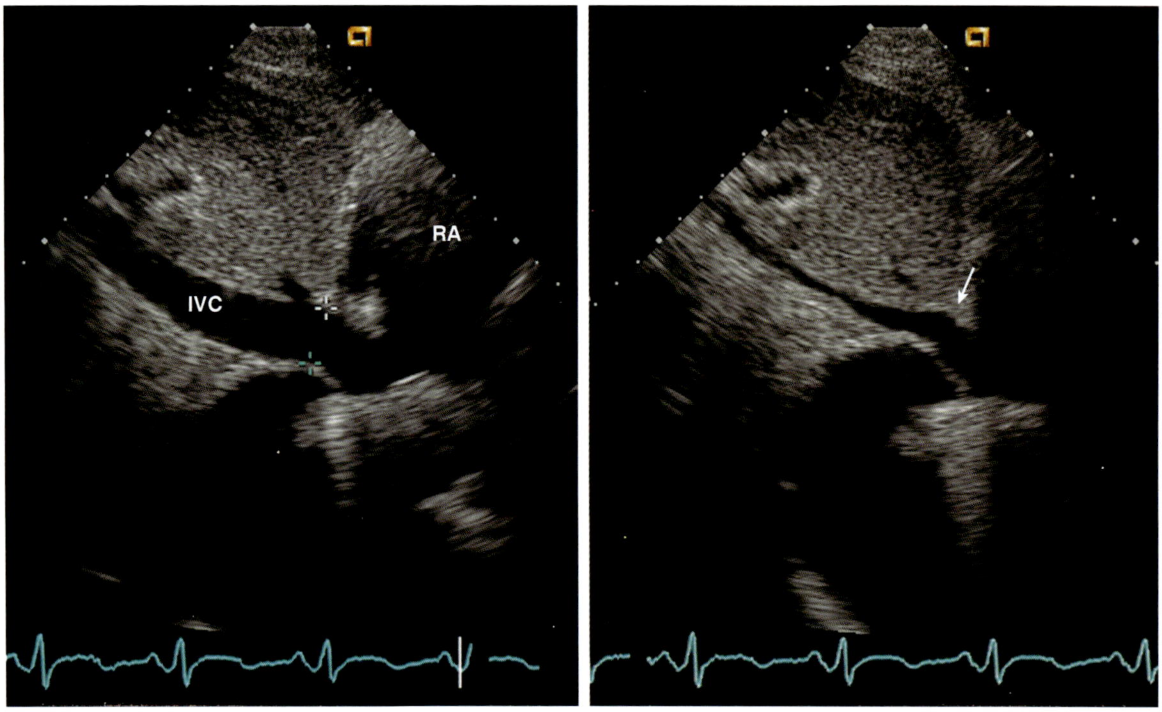

图6-23 正常人剑下四腔切面右心房下腔静脉入口处内径随呼吸运动的变化。*左图*为呼气相。*右图*为吸气相。

局限性和技术问题

用连续多普勒超声测量三尖瓣反流速度评价肺动脉压的准确性依赖原始数据。若三尖瓣反流束与声束不平行会低估反流流速，因而低估肺动脉压力。若误将二尖瓣反流束当作三尖瓣反流时则会高估肺动脉压力。二尖瓣反流和三尖瓣反流都发生在收缩期，且都远离左心室心尖，但在右心室与左心室收缩功能都正常时，三尖瓣反流持续的时间会略长于二尖瓣，因为右心室射血时间略长于左心室。虽然都受到心室功能或心房压力的影响，但是两者血流频谱的形态也不同：三尖瓣反流频谱的上升支较缓慢，峰值速度出现于收缩末期；而二尖瓣反流的速度都很快，因为它反映了收缩期左心室压力（大约 100mmHg）和左心房压力（大约 10mmHg）间的差值。肺动脉压力正常时，三尖瓣反流速度为 2.0 ~ 2.5m/s。重度肺动脉高压时，肺动脉压力可能接近体循环压力，三尖瓣反流速度可高达 5m/s。

很重要的一点是要注意区分反流的容积流率（与反流严重程度有关）和反流束速度，后者反映了跨二尖瓣的瞬时压力阶差。

无肺动脉狭窄时右心室压力和肺动脉内收缩压相等，可用三尖瓣反流速度估测肺动脉压力。当存在肺动脉狭窄时，可以用估测的右室收缩压减去右心室 - 肺动脉压力阶差来计算肺动脉压：

$$PAP = [4(V_{TR})^2 + RAP] - [4(V_{PS})^2] \qquad (6\text{-}18)$$

根据下腔静脉形态估测右心房压力也影响多普勒超声测量肺动脉压的准确性。中度三尖瓣反流时最容易出现此类误差。例如，三尖瓣反流速度为 2.5m/s，右心房压力为 5mmHg 时，肺动脉压力为 30mmHg（正常至轻度升高），如果右心房压力为 20mmHg 时，肺动脉压力则为 45mmHg（肺动脉压中度升高）。若三尖瓣反流流速很快（如 5m/s），则不需要右心房压力评估就可以直接诊断重度肺动脉高压。

如果下腔静脉显示不清晰或其内径随呼吸变化不明显，最好在报告中给出估测的肺动脉压的范围，或者说明需结合临床评估右心房压力，然后加上右心室与右心房压力差来计算肺动脉压。观察下腔静脉内径随呼吸的变化时，下腔静脉的位置也会随呼吸发生移位，使其管腔中心偏移或整个下腔静脉不在探察范围内。当然，对正压通气的患者，不能根据下腔静脉内径及其随呼吸的变化来评估右心房压力，因为此时的胸腔内压力已非生理状态。

如果将取样容积置于肺动脉内侧，那么即使肺动脉压正常，测出的肺动脉血流速度达峰时间看起来也会很短。相反，右心室收缩功能减退的肺动脉高压患者，肺动脉血流频谱达峰时间可能是正常的。

替代方法

左心室收缩功能

心脏磁共振成像可以精确且准确地测量左心室容量、质量、EF 值和心输出量。其他评估方法还有导管室的左心室造影（图 6-24）和放射性核素心室显影（图 6-25）。选择何种影像技术需结合患者的临床情况（如可能存在的瓣膜病）、检查技术的有无及费用。

在导管室和心脏监护病房，通常用右心导管根据热稀释法计算心输出量。此方法可以由负责护士随时重复测定，并可同时持续监测肺动脉压力。但是缺点在于为有创检查（导管植入的风险、患者感觉不适），并且该方法只能提供容量流速信息，而不能直接观察心室功能。有些代偿性左心室扩大的患者，虽然射血分数降低但每搏量可维持正常。例如，左心室舒张末容积为 300mL、射血分数为 20% 的患者和左心室舒张末容积为 100mL、射血分数为 60% 的左室内径正常的每搏量都是 60mL。

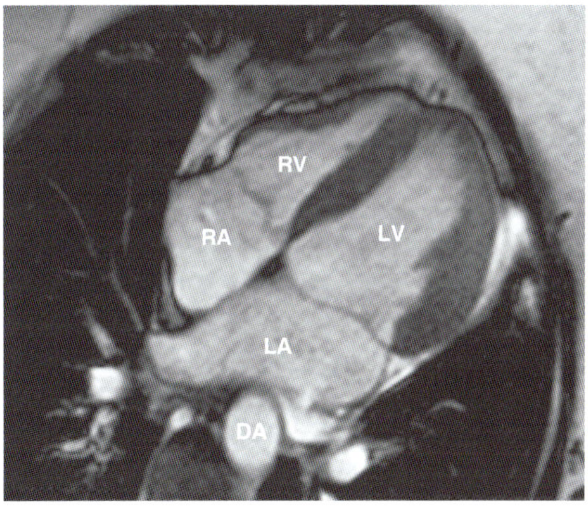

图6-24 心脏磁共振成像的心尖四腔切面。可以动态观察所有图像，定性评估右心室和左心室整体和局部功能。心室容量和射血分数用描记的心内膜边缘测量。

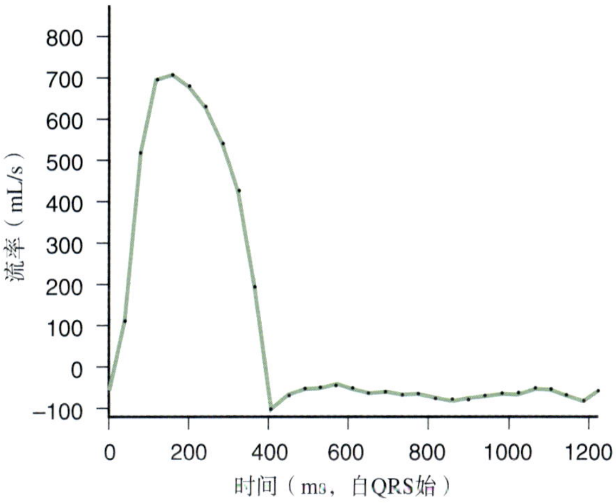

图6-25 心脏磁共振成像（CMR）可以测量血流速度和血流的横截面积，进一步测量主动脉内容积比率。CMR容积血流曲线显示了典型的收缩期射血曲线，舒张期几乎没有血流。

右心室收缩功能

心脏磁共振成像可以精确测量右心室容量和 EF 值，临床需要这些指标指导治疗决策时会越来越广泛地应用这项检查技术，尤其在成人先天性心脏病患者。右心室腔造影可以在导管室进行，但是正常右心室的外观变异很大。核素心室显像可以用于测量右心室射血分数。

导管室和冠心病监护病房中常用肺动脉导管（Swan-Ganz 导管）代替无创的多普勒超声直接测定肺动脉压力。这种方法测量的精确度和准确性高（如果传感器校对和调零装置准确），并可以连续记录数天。另外，还可以根据这种有创方法测量的心输出量和肺动脉压估测肺血管阻力。但肺动脉导管价格较贵，也存在潜在并发症。

（朱天刚　孔令云　译　齐　欣　校）

推荐阅读

左心室收缩功能的生理基础

1. Sengupta PP, Korinek J, Belohlavek M, et al: Left ventricular structure and function: Basic science for cardiac imaging. J Am Coll Cardiol 48:1988–2001, 2006.

   Detailed discussion of the structure and function of the LV myocardium with illustrations of the helical architecture of the muscle bundles. The relationship between myocardial contraction and relaxation and the events of the cardiac cycle is reviewed and illustrated.

2. Thomas JD, Popovic ZB: Assessment of left ventricular function by cardiac ultrasound. J Am Coll Cardiol 48:2012–2025, 2006.

   Review of basic principles of ventricular function including cardiac hemodynamics (conservation of mass, energy and momentum), cardiac mechanics (global and regional function), and measures of diastolic function (relaxation, compliance, pressure differences, and shear strain and torsion).

二维超声测量心室功能

3. Lang RM, Bierig M, Devereux RB, et al: Chamber Quantification Writing Group; American Society of Echocardiography's Guidelines and Standards Committee; European Association of Echocardiography. Recommendations for chamber quantitation: A report from the American Society of Echocardiography's Guidelines and Standards Committee and the Chamber Quantification Group, developed in conjunction with the European Association of Echocardiography, a branch of the European Society of Cardiology. J Am Soc Echocardiogr 18:1440–1463, 2005.

   Detailed discussion of methods for quantitation of LV and RV systolic function by 2D echocardiography and measurement of atrial size and aortic root dimensions. Technical details of image acquisition, diagrams illustrating quantitative methods, and tables of normal values are included.

4. Aurigemma GP, Gaasch WH: Quantitative evaluation of left ventricular structure, wall stress and systolic function. In Otto CM (ed): The Practice of Clinical Echocardiography, 3rd ed. Philadelphia: Elsevier/Saunders, 2007, pp 187–211.

   Advanced-level discussion of ventricular geometry, wall stress, and systolic function. This chapter provides a detailed and critical discussion of these approaches including LV ejection fraction, mass, and circumferential and meridional stress. 137 references.

5. Picard MH, Popp RL, Weyman AE: Assessment of left ventricular function by echocardiography: A technique in evolution. J Am Soc Echocardiogr 21:14–21, 2008.

   Historical review of echocardiographic evaluation of ventricular function starting with M-mode measures and progression to 2D echocardiographic measurements of volume and ejection fraction. Emerging approaches including 3D echocardiography and tissue Doppler are briefly discussed. 51 references.

6. Oxorn DC: Monitoring ventricular function in the operating room. Impact on clinical outcome. In Otto CM (ed): The Practice of Clinical Echocardiography, 3rd ed. Philadelphia: Saunders-Elsevier, 2007, pp 31–62.

   LV volumes and ejection fraction can be measured by TEE imaging using standard four-chamber and two-chamber views. Systolic function also can be assessed by calculation of stroke volume in the pulmonary artery or LV outflow tract.

其他测量收缩功能的影像技术

7. Sheehan FH: Ventricular shape and function. In Otto CM (ed): The Practice of Clinical Echocardiography, 3rd ed. Philadelphia: Elsevier/Saunders, 2007, pp 212–236.

   The 3D shapes of the left and right ventricles are altered in different disease states. Using 3D echocardiography to evaluate ventricular shape and to assess myocardial function in three dimensions may have clinical utility in patients with cardiomyopathies, ischemic disease, and congenital heart disease.

8. Simonson JS, Schiller NB: Descent of the base of the left ventricle: An echocardiographic index of left ventricular function. J Am Soc Echocardiogr 2: 25–35, 1989.

   The motion of the mitral annulus toward the ventricular apex in systole (lengthwise ventricular shortening) provides a simple method for quantitation of LV systolic function. Average motion in normal individuals is 12 ± 2 mm, with motion <8 mm sensitive (98%) and specific (82%) for diagnosis of an ejection fraction of less than 50%.

9. Soliman OI, Kirschbaum SW, van Dalen BM, et al: Accuracy and reproducibility of quantitation of left ventricular function by real-time three-dimensional echocardiography versus cardiac magnetic resonance. Am J Cardiol 102:778–783, 2008.

   In a series of 24 patients, real-time 3D echocardiography (RT3DE) was used to calculate LV volumes using semi-automated border tracing from endocardial speckle tracking. RT3DE LV volumes correlated well with CMR measurements, with a mean difference of only 7 mL for EDV and 4 mL for ESV. Interobserver variability was 7.6% for EF measurement by RT3DE.

多普勒评估收缩功能

10. Goldman JH, Schiller NB, Lim DC, et al: Usefulness of stroke distance by echocardiography as a surrogate marker of cardiac output that is independent of gender and size in a normal population. Am J Cardiol 15:499–502, 2001.

    The velocity-time integral of antegrade flow in the LV outflow tract provides a simplified estimate of forward cardiac output. This approach is similar to calculation of stroke volume except that measurement of outflow tract diameter is eliminated. Thus, this measure represents "stroke distance" and is effectively indexed for body size. The normal range for stroke distance is 18 to 22 cm.

11. Chandraratna PA, Brar R, Vijayasekaran S, et al: Continuous recording of pulmonary artery diastolic pressure and cardiac output using a novel ultrasound transducer. J Am Soc Echo 15:1381–1386, 2002.

    A small steerable transthoracic transducer that attaches to the chest wall was used to continuously measure cardiac output and pulmonary artery diastolic pressure in 50 patients in the intensive care unit. Adequate signals were obtained in 86% for calculation of cardiac output based on pulmonary artery diameter, flow and heart rates, and pulmonary diastolic pressure based on the end-diastolic velocity of the pulmonic regurgitant jet and estimated right atrial pressure. Correlation of Doppler and invasive data was excellent for cardiac output (r = 0.90) and pulmonary artery diastolic pressure (r = 0.92).

12. Chung N, Nishimura RA, Holmes DR Jr, et al: Measurement of left ventricular *dP/dt* by simultaneous Doppler echocardiography and cardiac catheterization. J Am Soc Echocardiogr 5:147–152, 1992.

    Doppler measurement of LV dP/dt from the mitral regurgitant velocity curve was most accurate using the time interval from 1 to 3 m/s on the velocity curve.

13. Tei C, Nishimura RA, Seward JB, et al: Noninvasive Doppler-derived myocardial performance index: Correlation with simultaneous measurements of cardiac catheterization measurements. J Am Soc Echocardiogr 10:169–178, 1997.

    The use of the ratio of isovolumic contraction plus isovolumic relaxation, divided by the systolic ejection period is proposed as a combined measure of systolic and diastolic ventricular function. In this series of 34 adults with ischemic heart disease or a dilated cardiomyopathy, the Doppler myocardial performance index correlated with invasive measures of both systolic (+dP/dt) and diastolic function (−dP/dt and tau).

14. Su HM, Lin TH, Voon WC, et al:

Correlation of Tei index obtained from tissue Doppler echocardiography with invasive measurements of left ventricular performance. Echocardiography 24:252–257, 2007.

Measurement of the myocardial performance index from mitral annular tissue velocity recordings has the advantages that all the time intervals can be measured on the same cardiac cycle. The myocardial performance index is calculated as (b − a)/b, where a is the time interval from the end to onset of the mitral annular diastolic velocity (which includes isovolumic contraction and relaxation, as well as the systolic ejection period) and b is the duration of the s-wave (which is equivalent to the systolic ejection period). When compared to invasive data, the myocardial performance index correlated with LV ejection fraction and the time constant of diastolic relaxation on multivariate analysis in 34 patients undergoing cardiac catheterization for suspected coronary artery disease.

15. Mishra RK, Kizer JR, Palmieri V, et al: Utility of the myocardial performance index in a population with high prevalences of obesity, diabetes, and hypertension: The strong heart study. Echocardiography 24:340–347, 2007.

In 1862 Native Americans without coronary disease, valve disease, or a low ejection, but with a high prevalence of diabetes (48%), hypertension (44%), and obesity (54%), the value of the myocardial performance index as a predictor of clinical events was examined. Although there was a weak correlation with serum C-reactive protein and several hemodynamic variable, this index was not predictive of cardiovascular events at a mean follow-up of 7 years.

右心室收缩功能

16. Forfia PR, Wiegers SE: Echocardiographic findings in acute and chronic pulmonary disease. In Otto CM (ed): The Practice of Clinical Echocardiography, 3rd ed. Philadelphia: Elsevier/Saunders, 2007, pp 848–876.

This chapter provides a concise review of RV anatomy and physiology followed by a detailed discussion of the approach to echocardiographic imaging and Doppler assessment. The response of the right heart to pressure and volume overload is presented followed by a discussion of cardiac changes in both acute and chronic pulmonary disease. 200 references.

17. Redington A, Sheehan F: The right ventricle:anatomy, physiology and clinical imaging. Heart 94:1510–1515, 2008.

This review summarizes the anatomy and physiology of the RV, emphasizing differences from the LV. Approaches to clinical imaging and determination of RV volumes and function are discussed.

无创测量肺动脉压

18. Currie PJ, Seward JB, Chart K-L, et al: Continuous-wave Doppler determination of right ventricular pressure: A simultaneous Doppler-catheterization study in 127 patients. J Am Coll Cardiol 6:750–756, 1985.

Validation of the use of tricuspid regurgitant jet velocity to estimate RV systolic pressure in a large series of patients. An adequate tricuspid regurgitant jet velocity signal was obtained in 111 of 127 (87%) of patients. The average coefficient of variation for measurement of maximum velocity was 2% (range 0 to 18%).

19. Ulett KB, Marwick TH: Incorporation of pulmonary vascular resistance measurement into standard echocardiography: Implications for assessment of pulmonary hypertension. Echocardiography 24:1020–1022, 2007.

In 578 consecutive patients undergoing echocardiography with a measurable tricuspid regurgitant jet velocity (V_{TR}), pulmonary artery systolic pressure (PASP) was calculated as:

$PASP = 4(V_{TR})2 + \text{right atrial pressure}$

Pulmonary vascular resistance (PVR) in Wood units was calculated from the maximum tricuspid regurgitant velocity and the velocity-time integral of RV outflow (VTI_{RVOT}) as:

$PVR = 10\ (V_{TR})/VTI_{RVOT}$

Calculation of PVR showed that 33% of patients with a PASP > 35 mm Hg had a normal PVR (<2 Wood units).

20. Farzaneh-Far R, Na B, Whooley MA, et al: Usefulness of noninvasive estimate of pulmonary vascular resistance to predict mortality, heart failure, and adverse cardiovascular events in patients with stable coronary artery disease (from the Heart and Soul Study). Am J Cardiol 101:762–766, 2008.

The ratio of tricuspid regurgitant velocity (V_{TR}) to the velocity-time integral of antegrade flow in the RV outflow tract (VTI_{RVOT}) correlates well with invasive measurement of PVR:

$PVR \cong (VT_R/VTI_{RVOT})$

In 795 ambulatory patients with coronary artery disease, Doppler VT_R/VTI_{RVOT} predicted mortality and adverse cardiovascular events over a 4.3-year follow-up interval.

7 心室舒张充盈及其功能

心室排空和充盈是复杂的相互依赖的过程，但是常常将心动周期分为收缩期和舒张期，以便临床工作中描述疾病的严重性。心室舒张功能异常在很多心脏疾病的临床表现中起到非常重要的作用。例如，很多患者临床表现为心力衰竭，但具有正常的收缩功能，这些患者主要是因为舒张功能异常导致心力衰竭。舒张功能异常可以是某些心脏疾病的早期表现（如高血压），常常早于临床或超声心动图出现收缩功能异常的表现。并且，舒张功能异常程度可以解释相似程度收缩功能异常患者之间临床症状的不同。

超声心动图技术可以评价右心室和左心室（RV 和 LV）的舒张充盈类型、心肌运动的速度，以及右心房和左心房（RA 和 LA）的充盈类型。本章主要讨论这些无创测量和心室舒张功能之间的关系，以及这些测量在评价患者临床情况方面的应用。

基本原理

舒张的时相

虽然舒张有几种不同的定义，但是临床广泛接受的定义为从主动脉瓣关闭（收缩末）到二尖瓣关闭（舒张末）之间的间期（图 7-1）。等容收缩期，从二尖瓣关闭到主动脉瓣开放，一般认为属于收缩期的一部分。

舒张期分为四个时相。

- 等容舒张期
- 舒张早期快速充盈期
- 舒张后期
- 由于心房收缩导致的舒张晚期充盈

在等容舒张期，随着主动脉瓣的关闭，左心室压力迅速下降。当左心室压力下降低于左心房压力时，二尖瓣开放，等容舒张期结束。随着二尖瓣的开放，血液从左心房进入左心室，血流进入的速率和时间由以下几个因素决定：血流流经通路的压差、心室松弛能力，以及心房心室的顺应性。二尖瓣叶通常迅速开放至最大，正常个体在 100ms ± 10ms 内瓣叶即可开放。

心室充盈后，左心房和左心室的压力相等，进入舒张后期，这个时期心房心室之间较少有血液流动，二尖瓣仍然处于半开放状态。舒张后期的时限取决于心率，心率慢时则长些，而心率较快时可以完全缺如。随着心房收缩，左心房压力再次超过左心室的压力，二尖瓣再次开放，左心室再次充盈。在正常情况下，心房收缩对心室充盈所做的贡献很小，只占心室充盈总量的 20%（图 7-2）。

右心室舒张的过程与左心室类似，主要不同是舒张期持续的时间稍短，这是由于右心室收缩射血时间稍长的缘故。

舒张功能参数

可以采用几个生理指标来描述舒张功能的不同方面，但是没有一个单独的指标来评价整体舒张功能。与舒张功能最相关的参数包括：

- 心室松弛
- 心肌或室壁的顺应性

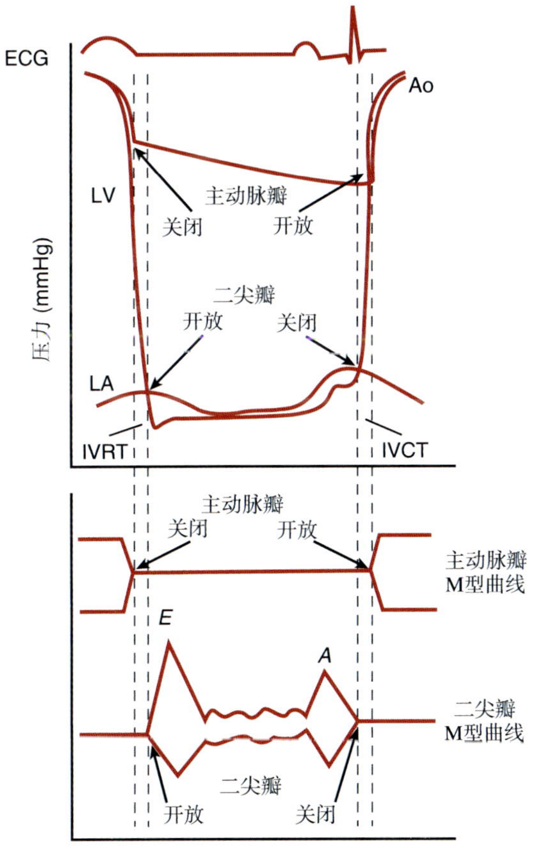

图7-1 显示左心室、左心房和主动脉之间的关系，主动脉瓣、二尖瓣的M型曲线。等容舒张时间（IVRT）是主动脉瓣关闭到二尖瓣开放的时间。在这个时间内，左心室压力迅速降低。等容收缩时间（IVCT）是二尖瓣关闭到主动脉瓣开放之间的时间，在这个时间内，左心室压力迅速升高。

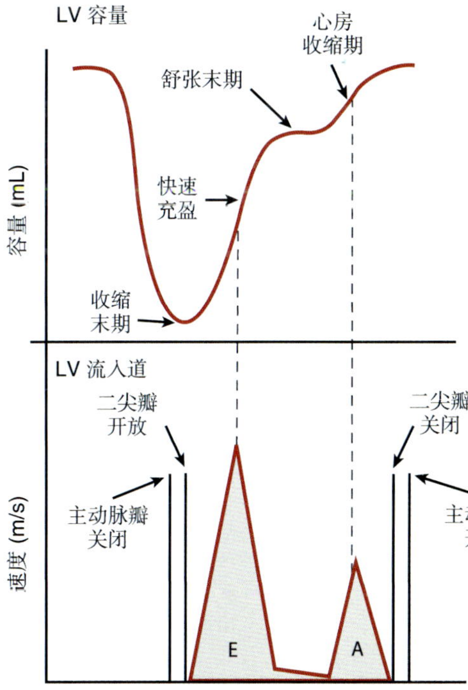

图7-2 显示左心室容量和舒张期左心室多普勒充盈形态之间的关系。早期快速充盈形成 *E* 峰，继之舒张后期，这时从左心房到左心室血流很少或没有血流，然后是心房收缩，形成舒张晚期 *A* 峰。多普勒速度曲线实际上源自于左心室容量曲线。

❑ 充盈压

其他参数包括心室的弹性回缩力、心包的约束能力等，但是最重要的一点是，这些指标即使在舒张功能正常的心室也存在争议。

心室舒张

左心室舒张，发生在等容舒张期和舒张早期的充盈期，是心肌消耗能量的主动过程。影响等容舒张的因素包括内在因素（心肌纤维的长度）、外部所受的负荷（室壁张力、动脉阻抗等）、心肌收缩的失活（代谢性、神经体液性以及药物性），以及这些因素导致的时间和空间的非同步性。舒张功能异常时等容舒张时间（IVRT）延长，心室压力下降速率减慢，结果导致早期峰值充盈率的下降（当房室瓣开放时，心房和心室之间的压力阶差变小）。左心室舒张功能的测量包括 IVRT、压力下降的最大速率（$-dP/dt$）和舒张时间常数（tau 或 τ）。有几种不同的数学公式来计算 τ 的值，但是此值基本上反映的是从最大 $-dP/dt$ 值到二尖瓣开放的压力下降速率。当左心室舒张异常影响峰值快速充盈率时，τ 只是生理参数的间接测量值，因为一些其他因素也影响峰值充盈（图 7-3）。

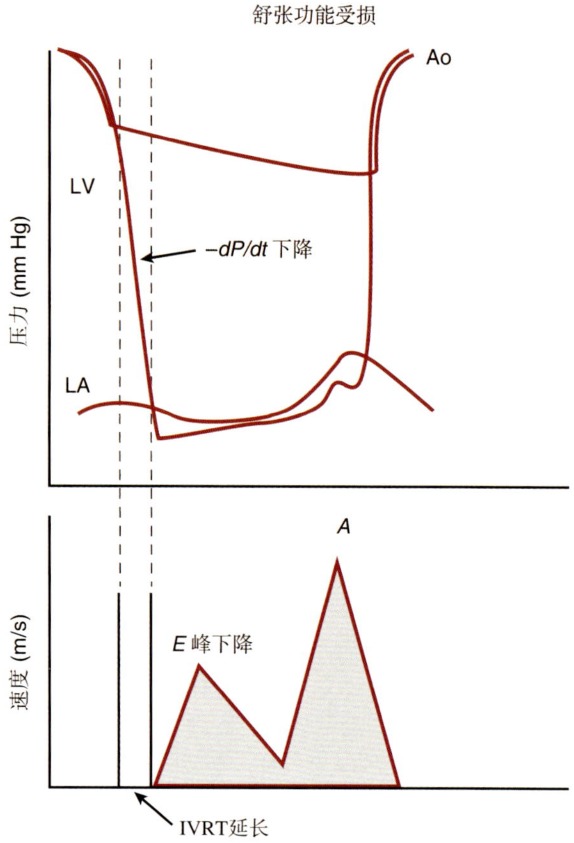

图 7-3 左心室舒张功能受损导致 $-dP/dt$ 下降，舒张时间常数延长。多普勒速度曲线显示 IVRT 延长，*E* 峰下降（与二尖瓣开放时，左心房与左心室之间的低压力阶差有关），*A* 峰增高。

心室顺应性

顺应性是容量变化与压力变化的比值（dV/dP）。僵硬度为顺应性的倒数：压力变化与容量变化的比值（dP/dV）。相应的，顺应性分为心肌（以独立的心肌为特征）和室腔（以整个心室为特征）两个部分。室腔顺应性受心室大小和形状的影响，同时也受心肌特性的影响。外部因素也可影响心室顺应性的测量，包括心包、右心室容量以及胸膜腔压力。心室顺应性的评价，是基于被动舒张的压力 - 容量曲线，来显示生理范围内压力和容量变化的程度和它们之间的关系（图 7-4）。

心室舒张压

临床上，处理患者的临床情况时常需考虑舒张压的情况。舒张“充盈”压包括左心室舒张末期压（LV EDP）和平均左心房压（LAP）。LV EDP 反映充盈完成后心室的压力，LAP 反映舒张过程中左心房的平均压力。临床上，LAP 是由在心导管室某个时间点的肺毛细血管楔压（PCWP），或在心脏监护室由 Swan-Ganz 导管测得的很多时间点的肺毛细血管楔压来估算的。

心室舒张充盈（容量）曲线

临床上另一种测量舒张功能的方法是心室充盈的时间曲线：心室舒张充盈曲线。实验研究显示，充盈曲线可以在每个心跳从植入体内的单晶心室芯片或阻抗导管测得的数据绘制而成。临床上，充盈曲线可通过造影、CT、磁共振、超声心动图或高时间分辨率（high-temporal-resolution）的放射性核素等方法，以一个心动周期为单位，通过逐帧回放的方法测量心室容量获得。多普勒超声心动图能够无创性地在单个心动周期（beat-to-beat）基础上，测量左心室舒张充盈压。

但是，当左心室舒张功能是影响舒张充盈曲线类型的主要因素之一时，这两个概念是不同的。不仅舒张功能，几个生理参数均可影响舒张充盈。即使舒张功能没有变化（如松弛性、顺应性等），舒张早期峰值充盈率也可能受以下因素影响：

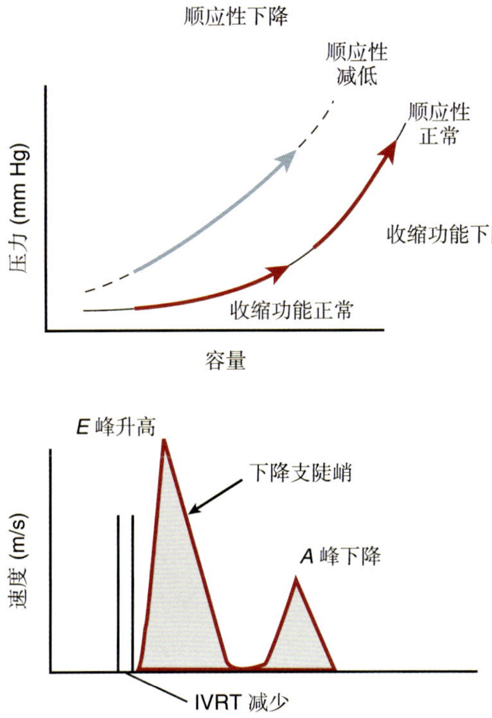

图 7-4 左心室的压力 - 容量关系曲线陡直上升，显示舒张顺应性受损。在舒张期，当左心室容量增加时，左心室内的压力快速升高，使得左心房 - 左心室之间的高压力阶差快速下降。多普勒速度曲线显示 IVRT 下降，下降支陡直，*A* 峰下降。注意即使顺应性正常，收缩功能下降（fx）亦可导致正常的压力 - 容量关系曲线右移，舒张充盈曲线好似顺应性受损的表现。

- 前负荷的变化影响心房和心室之间早期舒张压差（或开放压）（即随容量增加而增加，容量减少而下降）
- 过二尖瓣容量流率的变化（也就是因同时存在二尖瓣反流而增加）
- 心房压力的变化（即增加的 LV EDP 或由于二尖瓣反流出现 *v* 波）

舒张晚期的影响因素如下：

- 心律
- 心房收缩功能
- 心室舒张末期压
- 心率
- 心房收缩时间（PR 间期）
- 心室舒张功能

这些影响因素如何影响舒张充盈的多普勒类型将在下面的章节中进行详细讨论。并且很明显，采用心室舒张充盈类型评价舒张功能只有在房室瓣水平没有梗阻（即没有二尖瓣狭窄）的情况下才有效。在非窦性心律的患者（即心房颤动），由于缺乏心房收缩和舒张充盈时间的不同，采用多普勒评价舒张功能更具有争议。

心房压力和充盈曲线

评价舒张功能的另一方面为测量心房充盈波形和压力。心房充当血流从静脉循环进入心室的通道，特别是在心房没有收缩的舒张早期。并且，心室舒张压的升高反映心房压力的升高（图 7-5）。

右心房压力正常情况下很低（0 ~ 5mmHg），在心房收缩（*a* 波）和心室收缩（*v* 波）时只有轻度升高。

右心房充盈有以下特点：

- 心房收缩（*a* 波）时血液有少量的逆流
- 收缩时相（心房有效舒张），血液从上下腔静脉进入右心房

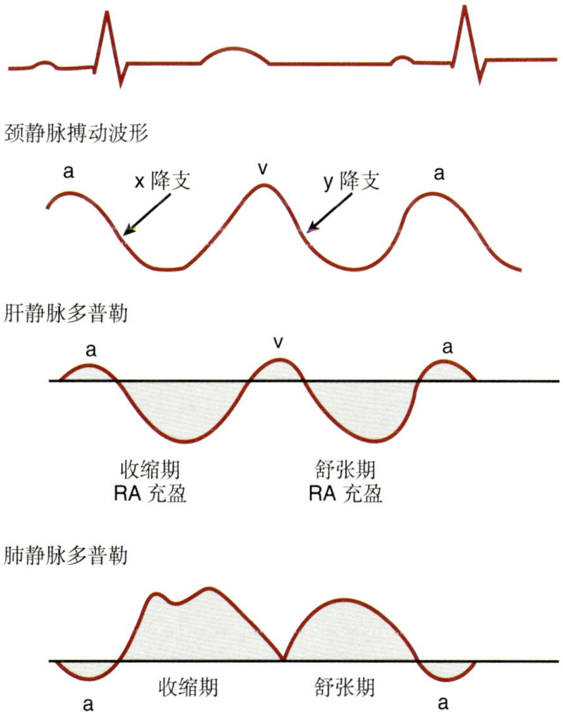

图 7-5 图解右心房（肝静脉）和左心房（肺静脉）充盈波形，以及与之紧密相关的颈静脉波形。肺静脉和肝静脉波形方向相反，因为经胸剑突下切面显示肝静脉的血流方向（进入右心房）背离探头，而经胸心尖切面显示肺静脉血流方向（进入左心房）朝向探头。RA：右心房。

- 收缩末（v 波）血流有少量逆流
- 舒张充盈相，心房作为管道，血流从体静脉系统回到右心室

这些充盈特点可在医生熟悉的颈静脉系统的波形上有所反映：心房收缩之后的 a 波、心室收缩过程中心房充盈的 x 降支、收缩末期的 v 波、心室舒张过程中心房充盈相关的 y 降支。疾病对颈静脉波形和右心房充盈的多普勒波形的影响类似。

左心房从肺静脉的充盈也具有如下特点：

- 心房收缩（a 波）时血液有少量的逆流
- 收缩充盈时相
- 收缩末（v 波）血流停滞或有少量逆流
- 舒张充盈时相

正常情况下，收缩期和舒张期充盈的容量大致相等。正常左心房压是很低的（5 ~ 10mmHg），与正常的左心室舒张末期压一样，在心房收缩（a 波）和心室收缩（v 波）后，压力轻度升高。

正常呼吸变化

右心室和左心室舒张充盈曲线随正常呼吸而变化。吸气时，胸腔内的负压可使体内静脉血回流增加，右心房内的血液增加。右心房的容量和压力增加引起一过性的右心室舒张充盈容量和速度增加，与呼气末的数值相比，增加幅度可以达到 20%。

左心房的充盈量不随吸气变化，因为肺静脉血流完全在胸腔内，不受由于呼吸运动引起的胸腔压力变化的影响。事实上，左心房以及左心室舒张充盈压，在呼气末较在吸气过程中轻度增高。这种现象的机制目前还有争议。一些学者推测增高的右心室充盈压传导至左心时有些延迟。另一些则认为吸气时左心房充盈压下降是由于肺静脉血管床的容量增加。还有一种不太可能的解释，在正常的个体，在一个固定容量的心包内，右心室舒张容量的增加使左心室舒张充盈受损。后者可能在心包疾病（限制性疾病、心脏压塞）患者中起更重要的作用，此时右心室和左心室充盈压随呼吸出现特殊的变化。

舒张功能异常的原因

各种心脏疾病中均可见到舒张功能异常，有四种基本病因可导致舒张功能异常（表 7-1）：

- 原发性心肌疾病
- 继发性左心室肥厚
- 冠状动脉疾病
- 外在限制性疾病

超声心动图成像

心室内径和室壁厚度的测量是超声心动图评价舒张功能的一部分。由于舒张功能异常导致的心力衰竭在二维超声心动图上通常显示为心室壁厚且室腔小（向心性重构），以及由于充盈压的慢性升高造成的心房扩大。由于原发性收缩功能异常导致的心力衰竭通常显示为心室腔的扩大（离心性重构）和射血分数的减低。尽管如此，舒张功能的异常常常伴随着收缩功能的异常，并且舒张功能的评价对于患者的治疗和预后都起着重要的作用。在疾病的过程中，从主要的收缩异常到单纯的舒张异常是连续存在的，舒张功能异常和收缩功能异常可以互相转化。舒张功能异常在超声心动图上还有其他表现，例如心包增厚（缩窄性心包炎）、室间隔随呼吸运动（特别是有心脏压塞时），以及下腔静脉和肝静脉扩张（与右心房压力升高相关）。

左心室充盈压的多普勒评价

多普勒超声心动图描述左心室充盈压

多普勒记录的左心室舒张充盈速度与其他方

表 7-1 舒张功能异常的原因

原因	举例
原发性心肌疾病	扩张型心肌病 限制型心肌病 肥厚型心肌病
继发性左心室肥厚	高血压 主动脉瓣狭窄 先天性心脏病
冠状动脉疾病	缺血 心肌梗死
外在限制性疾病	心脏压塞 心包缩窄

法测量到的左心室充盈参数相关性很好。正常多普勒心室流入波形是在主动脉瓣关闭和心室充盈开始之间有一个短暂的间隔［等容舒张时间（IVRT）］。之后紧随着二尖瓣开放，血流快速加速从左心房到左心室，在年轻健康个体，在血流开始的 90 ~ 110ms 内，早期峰值充盈速度达到 0.6 ~ 0.8 m/s（表 7-2）。早期最大充盈速度（*E* 峰）与心房和心室之间的最大压差几乎同时出现。最大速度出现之后，正常情况下迅速下降（出现一个很陡的下降支），下降斜率可达 4.3 ~ 6.7m/s^2，下降时间，也就是从 *E* 峰顶点到 *E* 峰下降支与基线交点之间的时间间隔，范围是 140 ~ 200ms。舒张早期充盈之后是舒张后期，持续时间不定，与整个舒张期的持续时间有关。心房收缩时，左心房压力再次超过左心室压力，出现另一个速度峰值（舒张晚期或心房收缩），正常个体数值为 0.19 ~ 0.35m/s（图 7-6）。

心室充盈速度和时间间期的测量

可从多普勒速度曲线测量的数值包括（图 7-7）：

1. *最大速度*：*E* 峰、*A* 峰，及其比值（*E/A* 比）
2. *速度 - 时间积分*（*VTI*）：全部、舒张早期、心房收缩期、舒张期的前 1/3 或 1/2 的 VTI，以及它们的比值。
3. *时间间期*：IVRT、舒张持续时间、减速时间、心房充盈时间。
4. *加速度和减速度的测量*：从血流的开始到 *E* 峰，速度上升的最大速率，以及舒张早期下降的斜率。

容量流率

为了将多普勒心室流入速度曲线转换成容量曲线，必须引入血流的横截面积（CSA）这个概念。如第 6 章所述，空间对称的层流部位可以采用速度值和横截面积（CSA）的乘积来计算容量流率。因此二尖瓣的即时容量流率可以用瞬时速度乘以血流的横截面积计算。同样，跨二尖瓣每搏量（SV）可以通过舒张充盈期的血流速度积分（VTI）来计算。

$$SV_{跨二尖瓣}=VTI\times CSA$$

通过二尖瓣血流的横截面积（CSA）的标准计算方法是计算二尖瓣环的面积。二尖瓣叶的运动是被动过程，运动的程度反映血流通过瓣叶的情况（在没有二尖瓣狭窄的情况下）。虽然血流面积从瓣环到瓣叶尖有所减少，但是瓣环硬度较二尖瓣叶大，是血流测量的较理想部位。在立体空间上二尖瓣环形状复杂，但在临床实践方面，通过在心尖四腔切面和 / 或胸骨旁长轴切面相关直径的测量，将二尖瓣环假设为圆形或椭圆形的几何形态是较为合理的选择（图 7-8）。

结合多普勒左心室流入速度和二尖瓣环 CSA，可以计算如下的充盈参数：

1. *峰值充盈率*：峰值快速充盈速率、心房峰值充

表 7-2 舒张功能的正常参数

参数	正常值
速度	
E/A 比值	1.32 ± 0.42
下降斜率	5.0 ± 1.4 m/s^2
间期	
IVRT	63 ± 11ms
减速时间	150 ~ 200 ms
$A_{dur}-a_{dur}$	<20 ms
衍生值	
τ	33 ± 6 ms
$-dP/dt$	2048 ± 335 mmHg/s
充盈率	
峰值充盈率	288 ± 66 mL/s
校正 LV EDV 的峰值充盈率	2.9 ± 1.0 s^{-1}
心房充盈率	229 ± 83 mL/s
舒张早期和心房 VTI 比值	1.71 ± 0.43
心肌多普勒速度	
E′	10.3 ± 2.0 cm/s
A′	5.8 ± 1.6 cm/s
E′ / A′	2.1 ± 0.9
E / E′	<8

IVRT：等容舒张时间 VTI：速度 - 时间积分

数据来源：Tebbe et al: Clin Cardiol 3:19，1980; Shapiro and McKenna: Br Heart J 51:637，1984; Pearson et al: Am Heart J 113:1417，1987; Snider R et al: Am J Cardiol 56:921，1985; Garcia-Fernandez et al: Eur Heart J 20:496，1999.

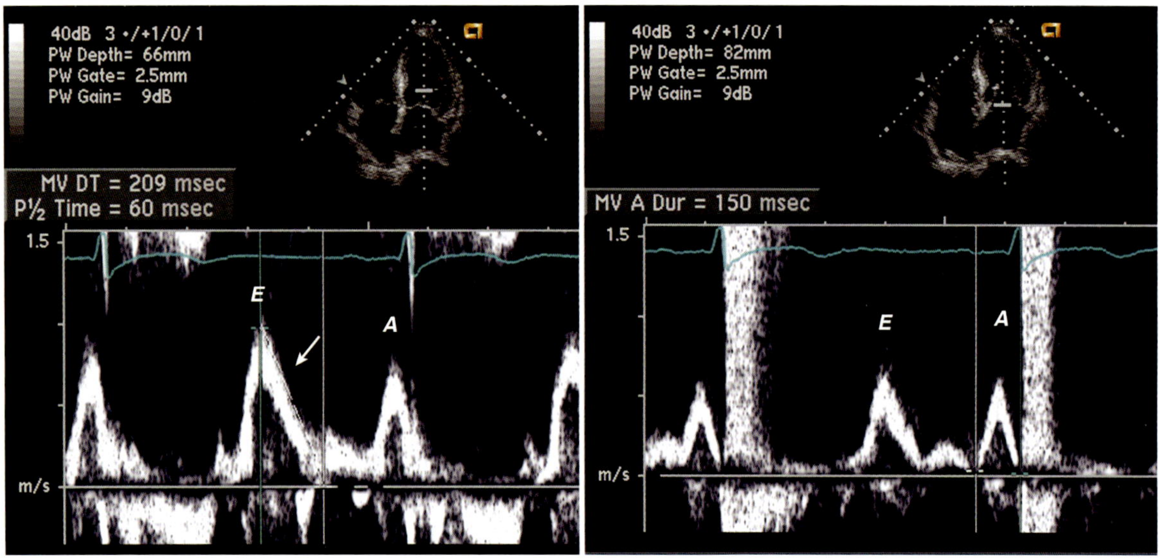

图 7-6 左心室舒张充盈的正常图形，*左图*为心尖四腔心二尖瓣尖水平脉冲多普勒记录的图像，*右图*为心尖四腔心二尖瓣环水平脉冲多普勒记录的图像。二尖瓣尖水平图像用来记录 *E* 峰、*A* 峰及减速时间（DT）。二尖瓣环水平图像用来记录心房血流的持续时间。如果计算跨二尖瓣每搏量，需使用二尖瓣环水平血流信号计算 VTI。

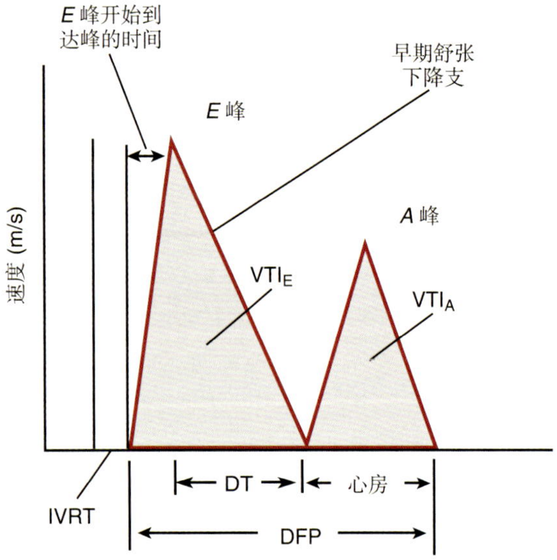

图 7-7 多普勒左心室充盈曲线可测数值示意图。DFP：舒张充盈间期；DT：减速时间；IVRT：等容舒张时间；VTI：速度 - 时间积分。

盈速率，以及二者比值

2. *每搏量*
3. *部分充盈率*：例如，开始 1/3 充盈分数，或早晚期充盈的比值

对于每部分参数，充盈率使用速度或 VTI 乘以 CSA 来计算。例如，峰值快速充盈率（PRFR）可采用下式计算：

PRFR（mL/s）= *E* 峰速度（cm/s）×CSA（cm^2）

当然，容量流量只有在速度和直径在同一个解剖位置，例如二尖瓣环水平测量时才精确。

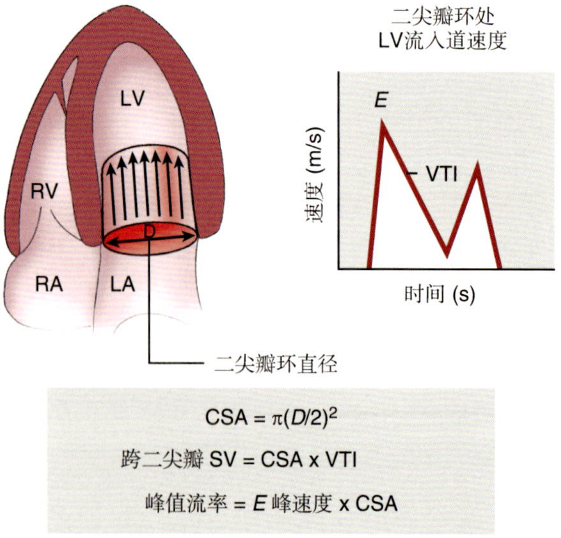

图 7-8 经过二尖瓣环计算容量流率。心尖四腔和胸骨旁长轴切面均可测量二尖瓣环直径，从而计算椭圆形的横截面积。如果将横截面积近似为圆形，需使用胸骨旁长轴的二尖瓣环直径。

多普勒数据的记录

左心室流入道几乎在所有患者中都可以在经胸超声心动图（TTE）心尖四腔切面或心尖长轴切面记录到。这时超声束和左心室流入血流的方向是平行的。经食管超声心动图（TEE）时，可以在高位食管部位记录左心室流入血流，注意保持超声束和流入血流之间的平行（图 7-9）。在部分患者，经胃心尖切面也可以记录左心室流入血流，采用此切面时注意图像标准和声束与血流之间的角度（否则可能低估流速）。

左心室流入血流速度采用脉冲多普勒记录，取样容积为 2 ～ 3mm，置于二尖瓣尖（评价舒张功能）或二尖瓣环水平（测量容量流率心房充盈的持续时间）（图 7-6）。评价舒张功能时，声束平行于血流，取样容积 2 ～ 3mm，取样点沿声束方向缓慢移动，以便得到最大的血流速度，最大速度通常在二尖瓣瓣尖水平。速度范围需要随着感兴趣区的最大速度调整，以避免信号失真。频谱的扫描速度最大化（100cm/s），同时减少壁滤波（信号质量允许的情况下），以便速度接近基线，可以进行精确的时间间期测量。正常呼吸时，在呼气末记录数值。

左心室流入血流标准测量值包括：

- 舒张早期充盈速度（*E*）
- 心房充盈速度（*A*）
- 所有瓣尖水平的减速时间（DT）
- 二尖瓣环水平测量的心房充盈时间（A_{dur}）

心肌组织多普勒显像

左心室在舒张期充盈，心室腔从基底部到心尖部变长，径向和环向（circumferential）都延展。可以用脉冲多普勒测量舒张期长轴心肌变长的速度（收缩期变短）。调整脉冲多普勒速度标尺、增益、壁滤波，用脉冲多普勒测量心肌运动的速度，而不是显示心腔内血流的速度。与跨二尖瓣血流速度相比，组织多普勒心肌速度与前负荷相关较少，因此是评价舒张功能有用的指标。

与跨二尖瓣血流速度相比，心肌速度曲线与之类似，但方向相反，速度较低（图 7-10）。当从心尖切面二尖瓣环侧记录心肌组织速度时，可显示一个背离探头的舒张早期速度峰值，与舒张早期松弛相关，正常值在 0.10 ～ 0.14cm/s，简称为 *E′*。E_a 表示二尖瓣环的舒张早期速度峰值，E_m 表示心肌的舒张早期速度峰值。随着心房的收缩，出现第二个峰值速度（*A′*），正常情况下 *E′*/*A′* ＞ 1.0。*E′*/*A′* 减少表示舒张受损。*E′*/*A′* 的类型还可以区分中度或重度舒张功能不全时左心室舒张充盈曲线的假性正常化。

心肌组织多普勒信号在心尖四腔切面采用脉冲多普勒记录，取样容积比较小（2 ～ 3mm 长），取样位置位于心室基底段室壁心肌，在二尖瓣环 1cm 范围内。评价舒张功能，取样位置位于室间隔基底

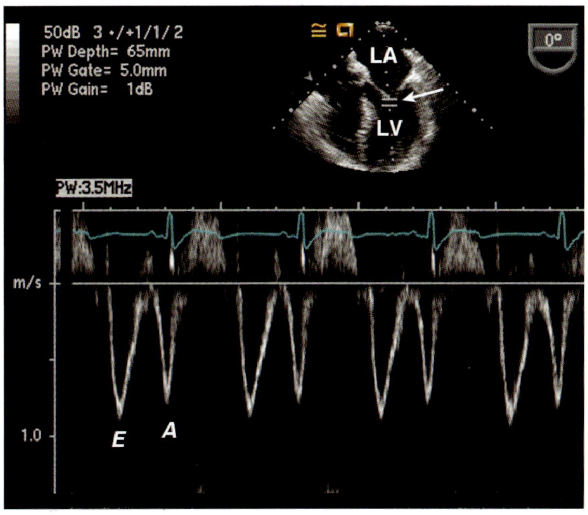

图7-9　经食管超声心动图（TEE）记录的左心室充盈曲线。从此切面看，血流背离探头。

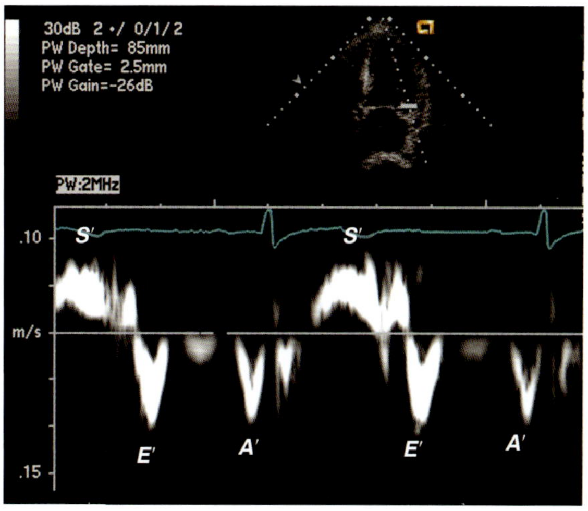

图 7-10　正常年轻人的心肌组织多普勒图像，舒张早期心肌速度（*E′*）大于心房速度（*A′*）。收缩速度朝向探头定义为 *S′*。注意速度标尺最大只有 0.15m/s。与图 7-6 为同一患者，其左心室血流速度为 1.0m/s

段，因为此处较侧壁重复性好，并且经过临床研究的证实。速度标尺下调，显示的范围只有 0.2m/s，增益调至非常低的水平，壁滤波减低以获得 *E′* 波和 *A′* 波清晰的信号。一些仪器具有自动优化的组织多普勒设置，可自动将脉冲多普勒调至此模式。以上均需在平静呼吸的呼气末操作。心肌组织多普勒的标准测量包括：

- 舒张早期充盈速度（*E′*）
- 心房收缩充盈速度（*A′*）
- 舒张早期充盈速度和心房收缩充盈速度的比值（*E′*/*A′*）
- 跨二尖瓣血流速度和组织多普勒速度的比值（*E*/*E′*）

跨二尖瓣血流速度和组织多普勒速度的比值，其中跨二尖瓣血流速度反映左心房和左心室之间的压力阶差，以及血液在舒张期进入心室的数量。而组织多普勒速度只反映血液进入心室的数量（随心室体积的增大而增大），所以这个比值可以反映充盈压的情况。虽然如此，尽管充盈压增高时，*E*/*E′* 比值非常高（> 15），这个比值也并不是非常敏感，很多患者充盈压增高时 *E*/*E′* 比值在 8 ～ 15 之间。

等容舒张时间（IVRT）

IVRT 是主动脉瓣关闭和二尖瓣开放之间的时间间期。IVRT 正常情况下约为 80 ～ 100ms，但是其正常范围随年龄和心率而变化。舒张功能受损时 IVRT 延长，而顺应性下降和充盈压升高时 IVRT 常缩短。因此，IVRT 在判断舒张功能受损的程度方面很有用，特别是药物治疗的系列研究或疾病进展过程的判断。

IVRT 在心尖五腔切面同时显示左心室流出道和主动脉瓣时测量。使用脉冲多普勒，取样容积 3 ～ 5mm，取样点放置于主动脉和二尖瓣之间，同时显示主动脉流出和二尖瓣流入的血流，最好能同时显示主动脉瓣关闭。校正增益和减少壁滤波后，从主动脉瓣关闭到二尖瓣血流开始之间的时间间隔测量出 IVRT，用 ms（毫秒）表示（图 7-11）。

左心房充盈

多普勒评价

左心房充盈可以通过 TTE 或 TEE 肺静脉血流的多普勒频谱来评价。多普勒速度曲线类似正常的充盈曲线，进入左心房的血流发生在两个时相，收缩期和舒张期。并且，心室收缩后血流减速，心房收缩后血流有小的逆流（图 7-12）。TEE 记录的收缩期血流流入曲线在有些患者是双峰的——与心房松弛相关的收缩早期峰和与二尖瓣环向左心室心尖部移动相关的收缩晚期峰。呼吸变化对血流的影响同样也可影响左心系统，但是不如对右心系统的影响大，并且影响是相反的：吸气时左心充盈轻度减少。肺静脉和左心房全都位于胸腔内，所以胸腔的负压对二者之间的压力阶差没有影响。与此同时，在吸气时心房充盈可能减少，因为血液流入扩张的肺静脉，然后在呼气时排空。

多普勒数据记录

从 TEE 图像中，在短轴切面的四条肺静脉中的任一条均可容易地记录到左心房流入血流的波形。需要仔细定位和调整角度以保证脉冲多普勒的取样点位于肺静脉内而不是在邻近的左心房。通常取样容积的大小为 5mm，壁滤波较低，以显示与心房和心室相关的低速度组分。血流波形随与肺静脉开口的距离不同可能有所变化。肺静脉开口 1cm 之

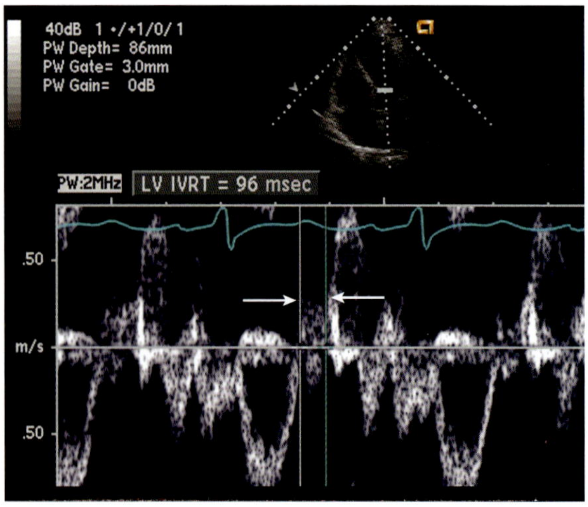

图 7-11　等容舒张时间（IVRT），从主动脉瓣关闭到二尖瓣血流开始（箭头）的间期，本例显示为 96ms。

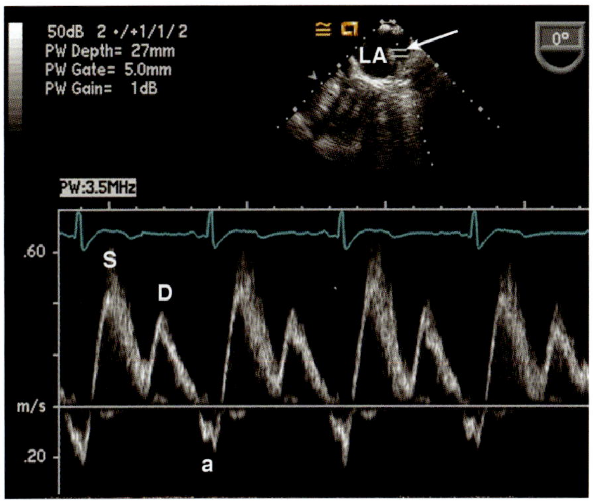

图 7-12 TEE 显示在正常情况下，左上肺静脉内记录的进入左心房血流的波形。

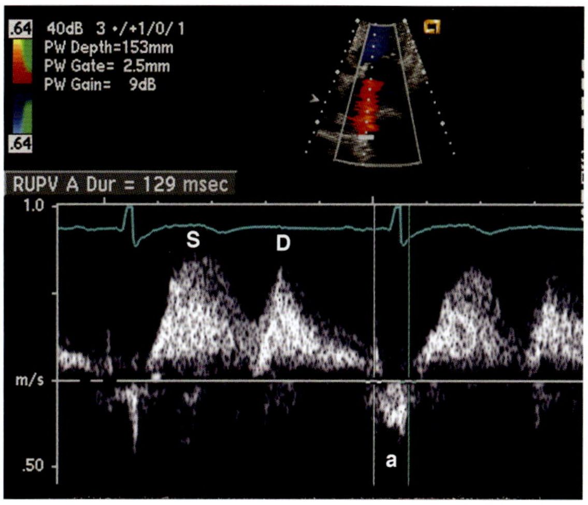

图 7-13 经胸心尖四腔切面从右上肺静脉在彩色血流显像帮助下记录的左心房血流的正常波形。取样容积置于肺静脉内 1 ～ 2cm。注意收缩（S）和舒张（D）充盈频谱以及心房收缩（*a*）后的轻度逆向波。

内，血流信号强度最好，波形最稳定。

左上肺静脉靠前，邻近左心耳，最容易看到。探头稍向前推进，可以见到水平方向的左下肺静脉，可以检测其血流频谱。将探头向内侧旋转可以显示右上肺静脉（再次朝前），探头稍向前推进，可以见到水平方向的右下肺静脉。

从 TTE 记录肺静脉血流频谱非常具有挑战性。很多操作者采用心尖四腔切面，这样可以使超声束与右上肺静脉血流之间平行。在此种深度下（通常 14cm），信号强度可能是个限制因素，所以要注意取样点的位置、壁滤波的情况以及增益设置来优化获得的速度数据。通过彩色多普勒血流显像获取肺静脉进入左心房的血流，来确定取样点的位置。取样点需置于肺静脉内距离开口 1 ～ 2cm 处。由于较低的信噪比，与 TEE 相比，TTE 很难获得收缩波和心房逆向波的双向波形（图 7-13）。并且，左上肺静脉的血流波形（TEE 显像）比右上肺静脉（TEE 或 TTE 显像）更显示为层流。其他可以记录到肺静脉血流的经胸图像还有剑突下和胸骨旁短轴主动脉瓣水平切面，或可以显示左心房和肺静脉的胸骨上窝切面。尽管如此，这些切面并非最佳。

临床标准肺静脉血流测量包括：

- 峰值收缩速度（PV_S）
- 峰值舒张速度（PV_D）
- 峰值心房翻转速度（PV_a）
- 肺静脉心房逆向波的持续时间（a_{dur}）

彩色多普勒 M 型传播速度

彩色多普勒 M 型从心尖部记录左心室流入血流，当血液从瓣环流向心尖部时可以测量其传播速度。当心室限制性充盈障碍时血流传播速度下降，缩窄性心包炎时血流传播速度增加。

在心尖四腔切面使用彩色血流显像，将彩色 M 型取样线平行二尖瓣血流并位于其中部，可以记录出彩色 M 型传播速度（图 7-14）。使用较窄的扇形，深度调小使图像包括瓣环和心尖，混杂速度为 0.5 ～ 0.7m/s，彩色 M 型信号应用快速扫描速度（100 ～ 200mm/s）记录。正常舒张功能的患者，血流快速从瓣环到心尖，显示一个近乎垂直的 M 型彩色波形。舒张早期的彩色 M 型图像上沿着边缘的斜率就是传播速度，正常值> 50cm/s。松弛功能下降时，血液从瓣环到心尖的运动减慢以至于彩色 M 型的斜率延长。精确记录和测量传播速度需要较丰富的经验，并非在所有超声心动图研究室都使用。

二尖瓣反流束（-*dP/dt*）

收缩末期的二尖瓣反流束速度的下降率反映舒张早期左心室压的下降率（图 7-15）。可以从二尖瓣反流束收缩末期测量负 *dP/dt*，就像从反流束的开始段测量正 *dP/dt*（详见第 6 章）。但是，左心房压也影响二尖瓣反流束速度，并且左心房压由于二尖

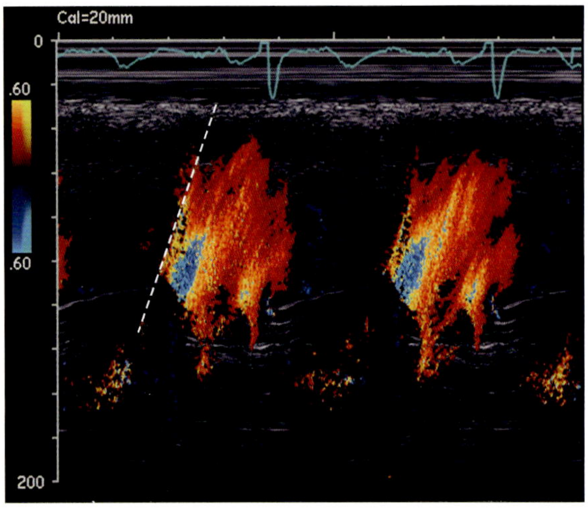

图 7-14 彩色多普勒 M 型传播速度（虚线），彩色多普勒 M 型标尺位于心尖四腔切面二尖瓣环的中部。彩色血流的斜线从瓣环（标尺的基底部）移动到心尖（标尺的顶部）反映左心室松弛的程度。

瓣反流可以升高，独立于舒张功能的异常。由于在部分患者信号强度不好，测量的时间间期短，此测量值的重复性欠佳，所以此测量值作为舒张功能异常的评价指标还没有被广泛接受。

影响多普勒评价左心室舒张功能的因素

正常变异

评价左心室舒张功能需考虑与左心室充盈相关的正常变异因素，包括：

- 呼吸
- 心率
- 年龄
- PR 间期

正常情况下，呼吸时左心室流入速度有轻度的变化（<20%）。心率较快时，舒张时间短，特别是舒张后期缩短，以至于 *A* 峰非常接近 *E* 峰。当 *E* 峰 *A* 峰重叠时，*A* 峰“加”到 *E* 峰上，导致 *A* 峰更高以及 *E/A* 减低（图 7-16）。与此相似，长 PR 间期导致舒张期 *A* 峰提前，也可使 *A* 峰重叠于 *E* 峰之上。心率特别快时（舒张充盈间期短），*E* 峰 *A* 峰融合成单独的 *E/A* 峰。评价心脏传导阻滞或房性心律失常的患者时也可见到类似的现象，相应的 A 峰相对于 *E* 峰的位置也影响 *A* 峰的幅度（图 7-17）。

对于儿童和青年人，心室充盈的大部分发生于舒张早期，*E* 峰很大，只有一小部分心室充盈得益于心房的收缩(全部心室容量的 20%)。随年龄增长，*E* 峰减小，心房收缩的作用越来越重要，大约 60 岁时 *E* 峰和 *A* 峰相等，年龄再增长，正常情况下也可出现 *E/A* 比值倒置（表 7-3）。并且随年龄增加，舒张早期减速时间也逐渐延长，IVRT 轻度增加（图 7-18）。假如随年龄增加左心室充盈类型变化的机制是随着舒张早期松弛程度的下降逐渐下降，请记住随年龄增加 *E* 峰和 *E/A* 比值常常下降。如果发现老年人“正常”的左心室充盈类型，需警惕该患者左心室顺应性异常。

左心房的充盈也受很多因素的影响，类似影响

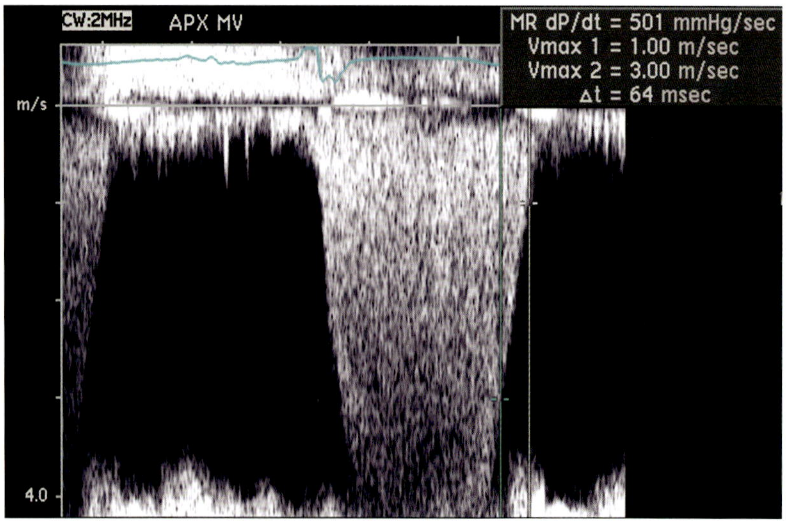

图 7-15 从二尖瓣反流信号的下降曲线测量 $-dP/dt$。

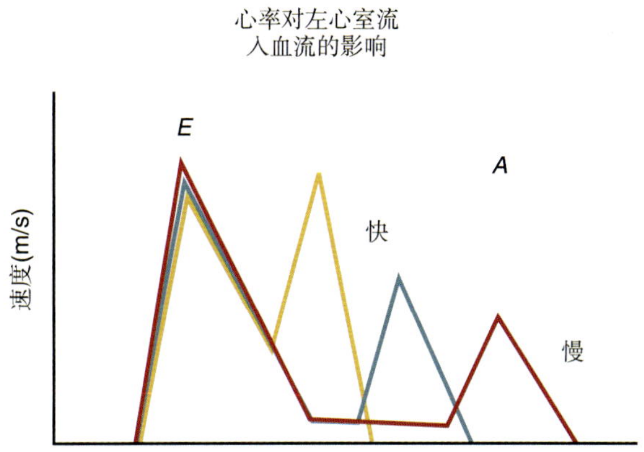

图 7-16 心率快时 *A* 峰和 *E* 峰重叠或“相加”的示意图

左心室舒张充盈的因素。较高的心率使心房充盈的收缩相和舒张相融合，而较低的心率使二者明显分开。随年龄增加引起的左心房流入血流的变化如前所述，包括舒张充盈相的减少、收缩充盈相的代偿性增加，以及 50 岁以后更为显著的心房波的增加等。

非舒张性生理因素

一些生理变量，而不是左心室舒张功能，影响左心室舒张充盈的类型，这些因素包括：

- 前负荷
- 容量流率
- 左心室收缩功能
- 心房收缩功能

前负荷（LAP）显著影响左心室充盈的类型（图 7-19）。前负荷增加引起 *E* 峰的增加，IVRT 缩短，以及舒张早期充盈下降支更陡。因为舒张早期左心室快速充盈，左心室舒张压升高，所以心房收缩在心房和心室之间只引起一个小的压力阶差和一个小的 *A* 波。前负荷增加常见的例子包括输液或由于左心室舒张压的升高引起左心房压的升高。

二尖瓣反流也可引起 *E* 峰的增加，这可能是由于左心房压升高以及通过二尖瓣的容量流率增加的原因。同时，*A* 峰趋向于减低（图 7-20）。

左心房压力减低时 *E* 峰减低，这是由于左心房和左心室在二尖瓣开放时压力阶差较小。因此低血容量或使用静脉扩张剂（如硝酸甘油）可以出现 *E* 峰下降，对 *A* 峰的影响非常小。Valsalva 动作时前负荷一过性下降。因此，当 *E/A* 比值显示正常但是前负荷升高时，Valsalva 动作减低 *E* 峰导致出现 *E/A* 比值的正常化或比值倒置。Valsalva 动作的这个现象可以用来区分舒张充盈假性正常化的患者，以及区分严重舒张功能不全可逆和不可逆的患者。

左心室收缩功能影响舒张充盈的类型，对于一个给定的舒张压力容量曲线，收缩末期容量增加可以导致压力容量曲线变得更陡。舒张充盈压力在容量增加后有很大的增加。因此这种舒张压力容量曲线的变化使 *E* 峰增加，*A* 峰减少，类似顺应性下降的波形（图 7-4）。

心房收缩功能，虽然临床上没有完全清楚，也可影响左心室舒张充盈的类型。这在心房颤动的患者中最明显，当心房没有收缩（图 7-21），或心房扑动，流入速度波形只见到小的扑动波，或窦性心律时没有有效的心房收缩，均可出现小的 *A* 波。

除了舒张功能，肺静脉血流波形也受生理因素的影响，收缩充盈时相主要受以下因素影响：

- 心房大小
- 心房压力
- 心房顺应性

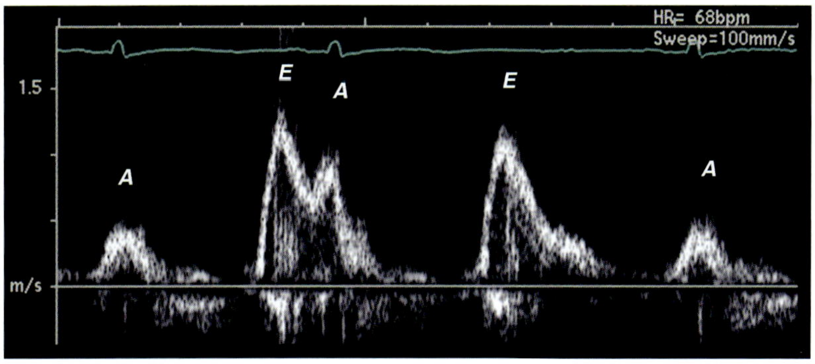

图 7-17 房性心律失常患者左心室充盈曲线：显示舒张期缩短对 *E/A* 的影响。

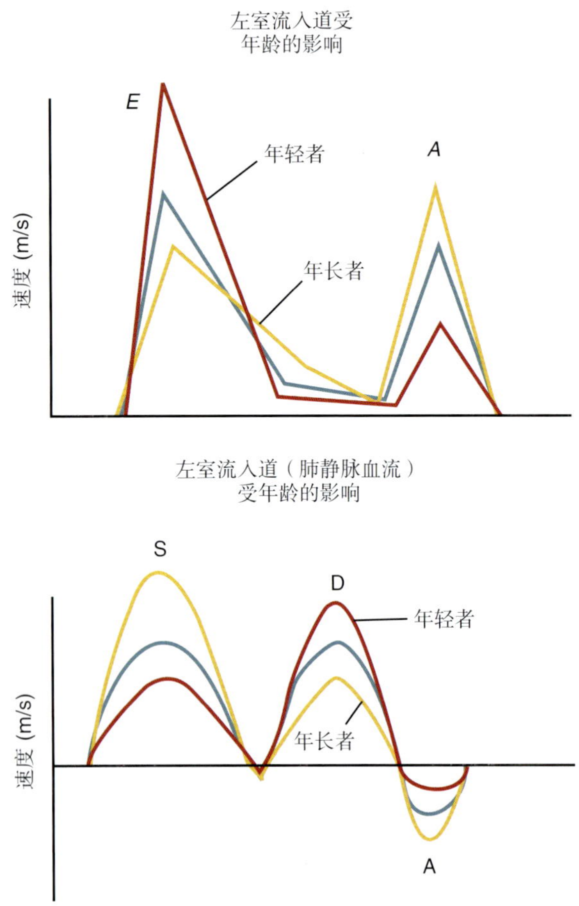

图 7-18 示意图：显示年龄对左心室（*上图*）和左心房血流以及肺静脉血流（*下图*）波形的影响。分别显示较年轻个体（50 岁）（红色）和中年（蓝色）以及老年人（70 岁）（黄色）的典型波形。

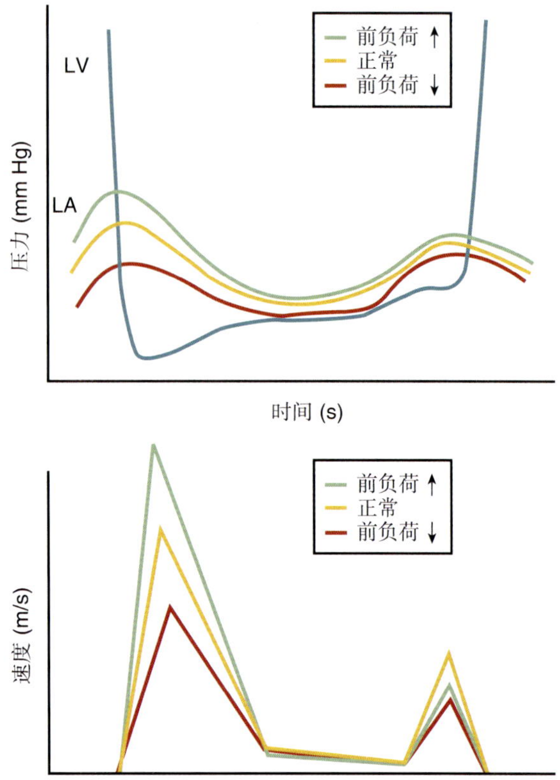

图 7-19 显示前负荷对左心室充盈波形的影响。随前负荷的增加，二尖瓣开放时左心房和左心室之间的压力阶差增加，可产生一个高的 *E* 波。*A* 波保持不变，或当较高的舒张末期压，心房收缩引起的左心房 - 左心室之间的压力阶差较小时，*A* 波减小。前负荷减小时会发生相反的变化。

表 7-3 正常情况下年龄对左心室舒张充盈参数的影响

参数	年龄 21 ~ 49 岁[*] 均值（95%CI）	年龄 > 50 岁[*] 均值（95%CI）	年龄 > 70 岁[†] 均值（95%CI）
E 峰（米 / 秒）	0.72（0.44 ~ 1.00）	0.62（0.34 ~ 0.90）	0.44（0.25 ~ 0.76）
A 峰（米 / 秒）	0.40（0.20 ~ 0.60）	0.59（0.31 ~ 0.87）	0.59（0.38 ~ 0.84）
E/A 比值	1.9（0.7 ~ 3.1）	1.1（0.5 ~ 1.7）	0.8（0.5 ~ 1.2）
减速时间（ms）	179（139 ~ 219）	210（138 ~ 282）	140（90 ~ 230）
IVRT（ms）	76（54 ~ 98）	90（56 ~ 124）	

[*] Data from Cohen GI, Pietrolungo JF, Thomas JD, Klein AL: A practical guide to assessment of ventricular diastolic function using Doppler echocardiography. J Am Coll Cardiol 27:1753–1760, 1996. Normal reference values were derived from 61 subjects aged 21 to 49 years and 56 subjects older than 50 years.

[†] Data from Sagie A, Benjamin EJ, Galdersisi M et al; Reference values for Doppler indexes of left ventricular diastolic filling in the elderly. J Am Soc Echocardiogr 6:570-576, 1993. Reference values were derived from 114 healthy elderly subjects in the Framingham Heart Study.

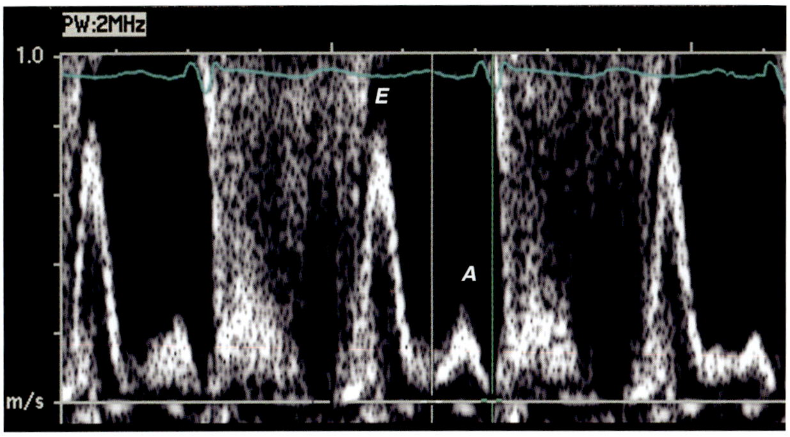

图 7-20 严重二尖瓣反流的患者显示高大的 *E* 峰，这是由于跨二尖瓣流量增加，左心房压增高。

- 心房收缩功能

心房逆向波的速度和持续时间受下列因素影响：

- 心房收缩
- 心房顺应性
- 心脏节律

虽然左心室舒张充盈的类型受到许多潜在因素的影响，如果仔细解读，多普勒速度数据还是可以为舒张功能异常提供有用的信息。

舒张功能异常的临床分类

在临床工作中，心室舒张功能的评价由于受到并存的多种因素影响非常复杂。例如，顺应性减低的患者常有前负荷增加。因此，老年人顺应性减低可以显示类似年轻人正常舒张功能的波形（假性正常化）。相反，松弛功能受损同时存在二尖瓣反流，由于跨二尖瓣容量流率的增加，可以出现增高的 *E/A* 比值，而不是预期的由于松弛功能受损出现的 *E/A* 比值减低波形。所有这些表明，对于个体来说，将舒张功能异常从其他生理情况辨别出来是非常困难的。并且，影响舒张充盈的因素很多，一个生理因素的变化（如左心房压）可以影响其他因素（如心房顺应性和左心室收缩）。这些生理因素相互作用，不仅使我们评价每个患者时情况很复杂，也需要我们对舒张充盈的生理有深入的理解。从现实的观点看，二尖瓣血流波形结合心肌组织速度和肺静脉血流类型，可以对舒张功能的类型和严重程度进行比较有用的划分。表 7-4 显示的是基于加拿大指南的简化分类，反映了最新的进展。最近美国超声心动图学会的指南也提供了评价舒张功能异常的

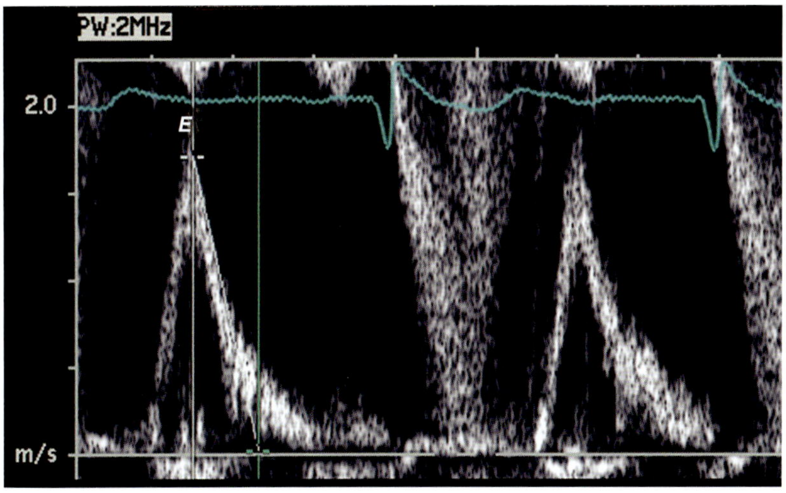

图 7-21 心房颤动患者，显示单峰，没有 *A* 峰。

临床指导（见推荐阅读 8）。

舒张功能异常的临床特征和适宜检查方法还处于不断发展中，所以每个实验室需要制订一套自己的规范，以明确何时和如何评价舒张功能。我的建议是对于有心力衰竭症状的患者，包括呼吸困难和在表 7-1 列出的情况，均应仔细地评估舒张功能（图 7-22）。

舒张充盈压的评估

在临床实践中，鉴别左心室松弛和顺应性异常引起的变化与左心室充盈压异常引起的变化是非常困难的，因为这些因素相互影响。不管怎样，这些参数从概念上来说是不同的。并且，精确无创评价左心房压和左心室舒张末期压具有很大的临床意义。对于病情严重的患者，当需要根据血流动力学参数决定治疗策略时，多普勒参数还不够精准，代替不了有创检查。另一方面，即使多普勒检查不能提供一个准确的数值，在识别充盈压升高的患者，多普勒参数还是非常有意义的（表 7-5）。

提示左心室充盈压升高的多普勒参数有：

- 跨二尖瓣血流 *E* 峰和心肌组织 *E′* 峰的比值（*E/E′*）> 15
- 肺静脉心房逆流速度（PV_a）> 0.35m/s
- 肺静脉心房逆流时间（a_{dur}）至少长于跨二尖瓣心房血流持续时间（A_{dur}）20ms
- 肺静脉收缩期血流少于舒张期血流（S < D）
- 跨二尖瓣早期和心房收缩速度比值（*E/A*）> 2
- EDT < 140ms

在临床工作中，有几个参数用于检查怀疑舒张功能不全的患者，这些患者具有影响舒张功能松弛和顺应性的混淆因素。在 EF 值低的患者中，*E/E′* > 15 是左心室充盈压升高比较精确的指标。在左心室收缩功能正常的患者，*E/E′* 很低（≤ 8）或很高（> 15）是有诊断意义的，但是 *E/E′* 在 8 ~ 15 之间时，需要考虑其他的指标。充盈压升高的诊断在多个指标符合时更可靠。其他一些发现，例如左心房增大和肺动脉高压可提高诊断的可靠性。

轻度舒张功能异常

轻度舒张功能不全的特点是心室松弛受损，其

表 7-4 舒张功能异常的分类

	正常	轻度	中度	重度[*]
病理生理		松弛↓	松弛↓ LV EDP ↑	顺应性↓ LV EDP ↑↑
E/A 比	1 ~ 2	< 0.8	0.8 ~ 2.0[†]	≥ 2.0
减速时间（ms）	150 ~ 200	> 200	150 ~ 200	< 140
E′ 速度（cm/s）	≥ 10	< 8	< 8	< 5
E/E′ 比	≤ 8	< 8	9 ~ 14	≥ 15
IVRT（ms）	50 ~ 100	≥ 100	60 ~ 100	≤ 60
PV_S/PV_D	≌ 1	S > D	S < D	S << D
PV_a (m/s)	< 0.35	< 0.35[‡]	≥ 0.35	≥ 0.35
$a_{dur} - A_{dur}$ (ms)	< 20	< 20[‡]	≥ 30	≥ 30

[*] 不可逆的严重舒张功能不全的特点为 Valsalva 动作时没有 *E* 峰下降

[†] Valsalva 动作时 *E/A* < 1.0

[‡] 如果充盈压提高，肺静脉心房逆向波时间和速度可能增加

Modified from Canadian Consensus Guidelines (Rakowki et al: J Am Soc Echocardiogr 9:736–760); 1996; Yamada et al: J Am Soc Echocardiogr, 15:1238–1244, 2002; Redfield: JAMA; 289.194–202, 2003; Lester et al: J Am Coll Cardiol 51:679–689, 2008. See also Suggested Reading 8.

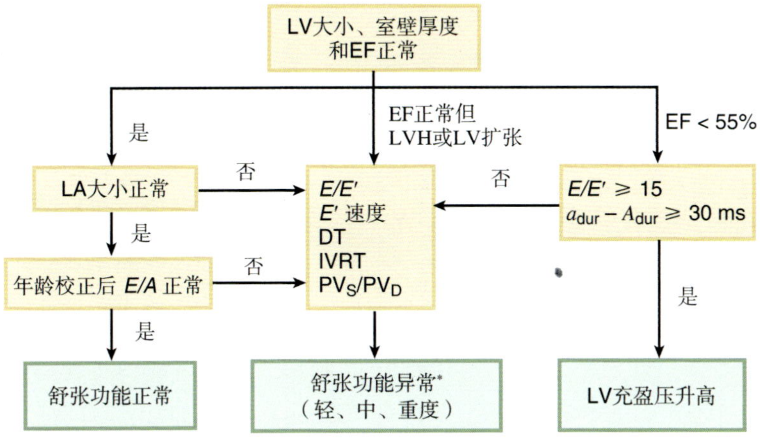

*舒张功能异常分类见表7-4

图 7-22 临床工作中舒张功能异常诊断建议流程。当左心室（LV）大小、室壁厚度和射血分数（EF）正常时，除非是由于年龄原因所致左心房（LA）扩大和 *E/A* 比值异常，否则需要进一步评价舒张功能。在左心室肥厚（LVH）或扩张但 EF 正常的患者，需要充分评价舒张功能，特别是怀疑临床症状与舒张功能不全有关时。当 EF 已经减低时，首先要评价升高的左心室充盈压。当不存在评价左心室充盈压的简单判定方法时，需要更复杂的判定方法。舒张功能异常的分类见表 7-4。DT：减速时间；IVRT：等容舒张时间；PV：肺静脉。

典型波形为舒张早期充盈下降，心房收缩对心室充盈的贡献增加（图 7-23）。松弛功能受损的特点为：

- *E* 峰下降
- IVRT 延长
- 舒张早期 DT 延长
- *E′* 峰速度 <8cm/s

如果松弛功能受损但是充盈压没有增高，*E/E′* 比值< 8，并且肺静脉波形正常，同时肺静脉波形具有下述特点：

- 收缩时相长于舒张时相
- 心房逆向波的持续时间和速度正常

如果松弛功能受损同时伴有充盈压增高，左心室流入血流的波形持续显示 *E/A* < 1，同时伴有 DT 延长。尽管如此，*E/E′* 比值已经升高，IVRT 在正常范围，肺静脉心房逆向波时限延长，速度增快。这种情况在轻 - 中度舒张功能不全时持续存在。

中度舒张功能异常

舒张功能不全进一步加重时，表现为顺应性异常，常在松弛功能受损的基础上发生。顺应性异常使舒张早期快速充盈紧接在二尖瓣开放之后，IVRT 和加速时间缩短。当心室充盈后，由于左心室顺应性下降，僵硬度增加，左心室舒张压快速升高，*E* 峰高大，有一个很陡的下降支（图 7-24）。由于这时充盈发生在压力 - 容量曲线的陡峭部分，心房充盈波相对较小。另外，左心室 EDP 通常已经升高，心房收缩后左心房 - 左心室压力阶差也很小。中度舒张功能不全时，这样的波形常被称为假性正常化，因为 *E/A* 与正常相似。

中度舒张功能不全，*E/A* 比值正常（假性正常化），与正常左心室充盈情况不同，其不同点为：

- 舒张早期 DT 缩短
- *E′* 减小，$E'/E_a<1$，*E/E′* 比值为 9 ～ 14
- IVRT 缩短
- 肺静脉舒张速度大于收缩速度

另外，肺静脉血流波形显示一个明显的舒张相，此相心房逆向波的速度和持续时间增加，可以明确中度舒张功能不全的诊断。虽然静息下 *E/A* 的比值一般为 1 ～ 2，Valsalva 动作屏气时（前负荷下降），*E* 峰比 *A* 峰下降更明显，*E/A* 比值< 1。

重度舒张功能异常

重度舒张功能不全时，顺应性持续下降以及充盈压的持续升高使 *E* 峰进一步增高，DT 进一步缩短。心肌组织速度下降至不足 5cm/s，*E/E′* 比值达到 15 或更高。IVRT 非常短，肺静脉血流以舒张血流为主，心房逆向波也为主要波，速度增加，持续时间延长，这种情况是由于心室舒张压增高使舒张晚期左心室充盈减少，以至于心房收缩引起肺静脉

表 7-5　验证左心室充盈压多普勒测量值的部分研究

超声参数	参考标准	r	正常参考值	敏感性（%）	特异性（%）	第一作者和发表时间
跨二尖瓣血流						
E/A	PAWP	0.72	E/A ＞ 1.1 预示 PAWP ＞ 12mmHg			Appleton 1993
E/A	LV EDP		E/A ＞ 2.0 合并 LV EDP ＞ 20mmHg	100	100	Channer 1986
DT	PAWP	–0.90	DT ≤ 120ms 预示 PAWP ≥ 20mmHg	100	99	Giannuzzi 1994
DT	LV EDP	–0.74	DT ＜ 140ms 预示 LV EDP ≥ 20mmHg	90	99	Cecconi 1996
DT	LAP	0.73	DT ＜ 180ms 预示 LAP ≥ 20mmHg	100	100	Nishimura 1996
Valsalva 动作时 A 峰速度变化	LV EDP	0.85	A 波下降 21 ± 15 cm/s 伴 LV EDP ＜ 15 mmHg A 波上升 18 ± 13 cm/s 伴 LV EDP ＞ 25 mmHg			Schwammenthal 2000
肺静脉血流						
a_{dur}	LV EDP		a_{dur} ＞ 0.35m/s 预示 LV EDP ＞ 15mmHg			Nishimura 1990
a_{dur}	LV EDP		a_{dur} ＞ A_{dur} 预示 LV EDP ＞ 15mmHg	85	79	Rossvold 1993
a_{dur}	LV EDP		a_{dur} ＞ A_{dur}+20ms 预示 LV EDP ＞ 12mmHg	71	95	Appleton 1993
A_{dur}/a_{dur}	LV EDP	–0.70	A_{dur}/a_{dur} ≤ 0.9 预示 LV EDP ≥ 20mmHg	90	90	Cecconi 1996
$PV_S/(PV_S+PV_D)$	LAP	–0.88	$PV_S/(PV_S+PV_D)$ ＜ 55% 预示 LAP ≥ 15mmHg	91	87	Kuecherer 1990
PV_S/PV_D	LAP	0.94				Hoit 1992
PV_DDT	LAP	–0.92	PV_D 的 DT ＜ 175ms 预示 LAP ＞ 17mmHg	100	94	Kinnaird 2001
组织多普勒						
E/E'	PAWP	0.87	PCWP=1.24（E/E'）+1.9 mmHg			Nagueh 1997
E/E'	平均 LVDP	0.64	E/E' ＜ 8 预示正常 LV EDP E/E' ＞ 15 预示平均 LV EDP ＞ 15mmHg		86	Ommen 2000
E/E'	LV EDP（a 波前）	0.74	E/E' ≥ 9 预示 LV EDP 升高（＞ 12mmHg）	81	80	Kim 2000

A_{dur}：跨二尖瓣血流 A 峰持续时间；a_{dur}：肺静脉 a 峰持续时间；DT：E 峰减速时间；E：舒张早期跨二尖瓣血流速度；E'：舒张早期心肌多普勒组织速度；E/A：舒张早期与舒张晚期充盈速度的比值；LAP：左心房压力；LV EDP：左心室舒张末期压；LVDP：左心室舒张压；PAWP：肺动脉楔压；PV_D：舒张期肺静脉速度；PV_S：收缩期肺静脉速度；PV_DDT：PV_D 减速时间。

数据来源：Spirito et al: J Am Coll Cardiol 7:518–526，1986; Appleton et al: J Am Coll Cardiol 22:1972–1982，1993; Channer et al: Lancet，1:1005–1007，1986; Giannuzzi et al: J Am Coll Cardiol 23:1630–1637，1994; Cecconi et al: J Am Soc Echocardiogr 9:241–250，1996; Nishimura et al: J Am Coll Cardiol 28:1226–1233，1996; Schwammenthal et al: Am J Cardiol 86:169–174，2000; Nishimura et al: Circulation 8:1488–1497，1990; Rossvold et al: J Am Coll Cardiol 21: 1687，1993; Kuecherer et al: Circulation 82:1127–1139，1990; Hoit et al: Circulation 86:651–659，1992; Kinnaird et al: J Am Coll Cardiol 37:2025–2030，2001; Nagueh et al: J Am Coll Cardiol 15:1527–1533，1997; Ommen et al: Circulation 102:1788–1794，2000; Kim and Sohn: J Am Soc Echocardiogr 13:980–985，2000.

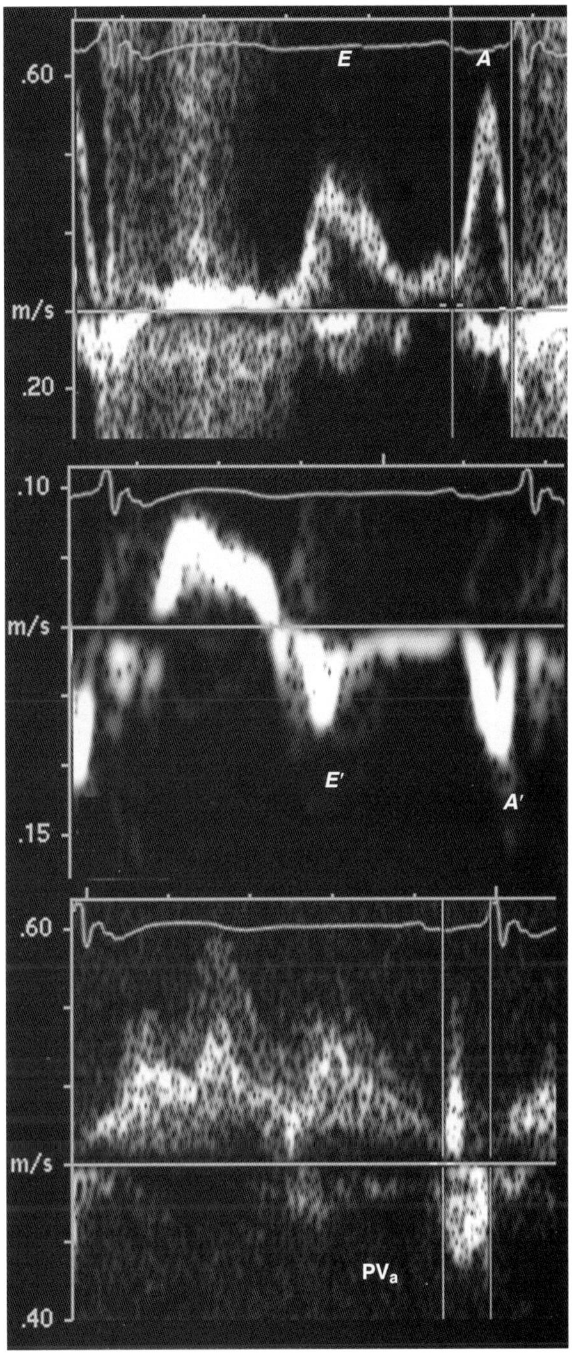

图 7-23　一名左心室肥厚和舒张功能减低的患者，轻度舒张功能不全图形。瓣尖处二尖瓣血流（上）显示 *E/A* < 1 以及减速时间延长。心肌组织多普勒（中）进一步证实舒张功能受损，*E′/A′* < 1，表示二尖瓣血流波形与负荷不相关。肺静脉血流（下）显示收缩波较舒张波轻度增加，心房逆向波的速度和时间（PV_a）正常，表示左心室充盈压正常。并且，*E/E′* 比值只有 4。

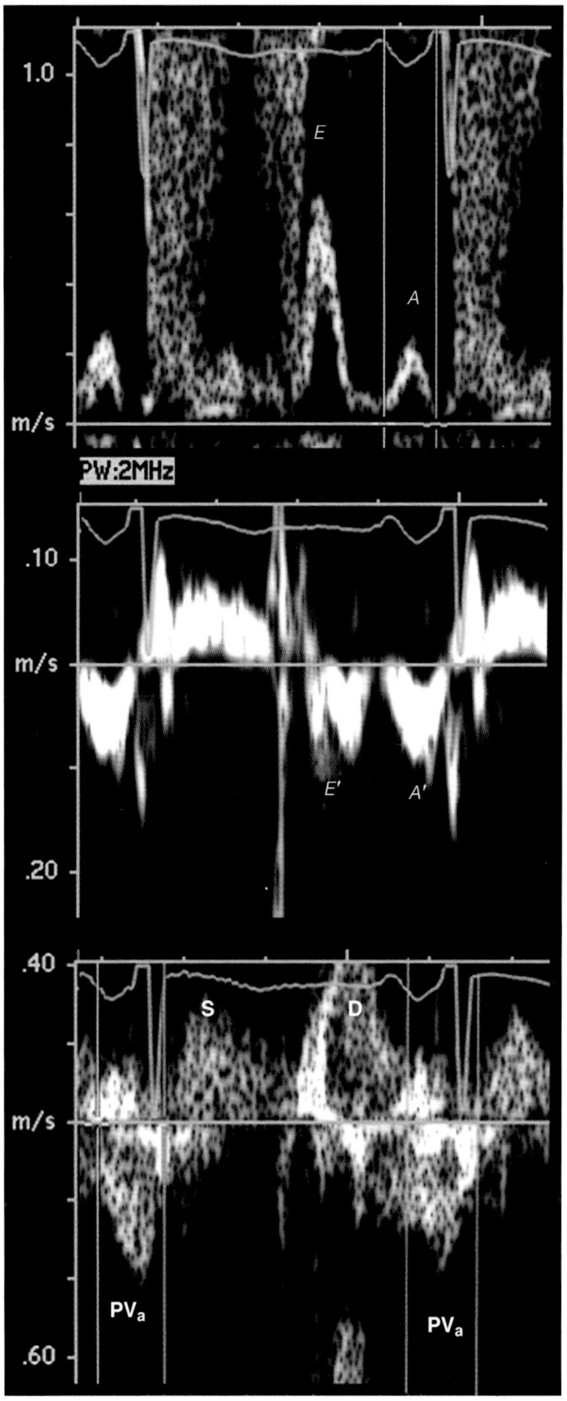

图 7-24　一名顺应性下降和左心室舒张末期压升高的患者，中度舒张功能不全。瓣尖处二尖瓣血流（上）显示 *E/A* < 1 以及减速时间缩短。心肌组织多普勒（中）显示 *E′*、*A′* 峰几乎相等，*E′* < 0.8m/s，与顺应性下降相吻合。*E/E′* 比值刚超过 8。肺静脉血流（下）显示舒张波超过收缩波，心房逆向波（PV_a）速度（~ 0.40m/s）和持续时间增加，与左心室充盈压增高相符合。

的逆流（图 7-25）。

综上所述，重度舒张功能不全，顺应性下降，其主要特点有：

- *E* 峰增加，*E/A* 增加
- DT 下降
- *E′* 下降，*E/E′* ≥ 15
- IVRT 缩短
- 肺静脉舒张波大于收缩波
- 肺静脉心房逆向波速度增加，时限延长

一些舒张功能异常的分类包括另外一类——严重不可逆舒张功能异常，其特点是 *E* 峰在 Valsalva 动作时不下降，同时其他舒张功能参数也明显异常。

临床应用

心肌疾病

虽然低射血分数的收缩功能不全是扩张型心肌病的基本特征，这些患者常常伴有舒张功能不全（见第 9 章）。充盈压的无创性评价方法对于临床治疗是有帮助的。当存在收缩功能不全时，收缩末期容量增高，压力 - 容量曲线偏移至更陡峭的部分。这意味着对于一个给定的舒张压力 - 容量关系，在较高的左心室容量下，左心室顺应性下降。因此，扩张型心肌病舒张充盈的预期波形为顺应性减低：较高的 *E* 峰，下降支快速下降，*A* 峰减低，*E/A* 比值＞ 1。

心肌淀粉样变，一种特殊的限制型心肌病，在疾病发展过程中左心室舒张充盈的波形及其变化特别有意义。由于心肌淀粉样物质沉积，第一个变化是松弛受损，出现轻度舒张功能不全的典型改变，*E* 峰下降，*A* 峰增高（图 7-23）。疾病进展，顺应性不正常，发展至中度舒张功能不全，*E/A* 比值出现从＜ 1 到＞ 1 的变化，并存在顺应性下降的其他表现。这种“假性正常化”的波形可以通过肺静脉血流的波形与正常相鉴别（如果患者只处于疾病的某一特定时期），肺静脉血流波形舒张波大于收缩波，心房逆向波增大。心肌组织多普勒显像显示 *E′/A′* ＜ 1（图 7-25）。某种程度上，这些描述对于心肌淀粉样变来说过于简单化，因为同时存在收缩功能的变化、二尖瓣反流、左心房充盈压的改变，这些都影响左心室舒张充盈的波形。尽管如此，这

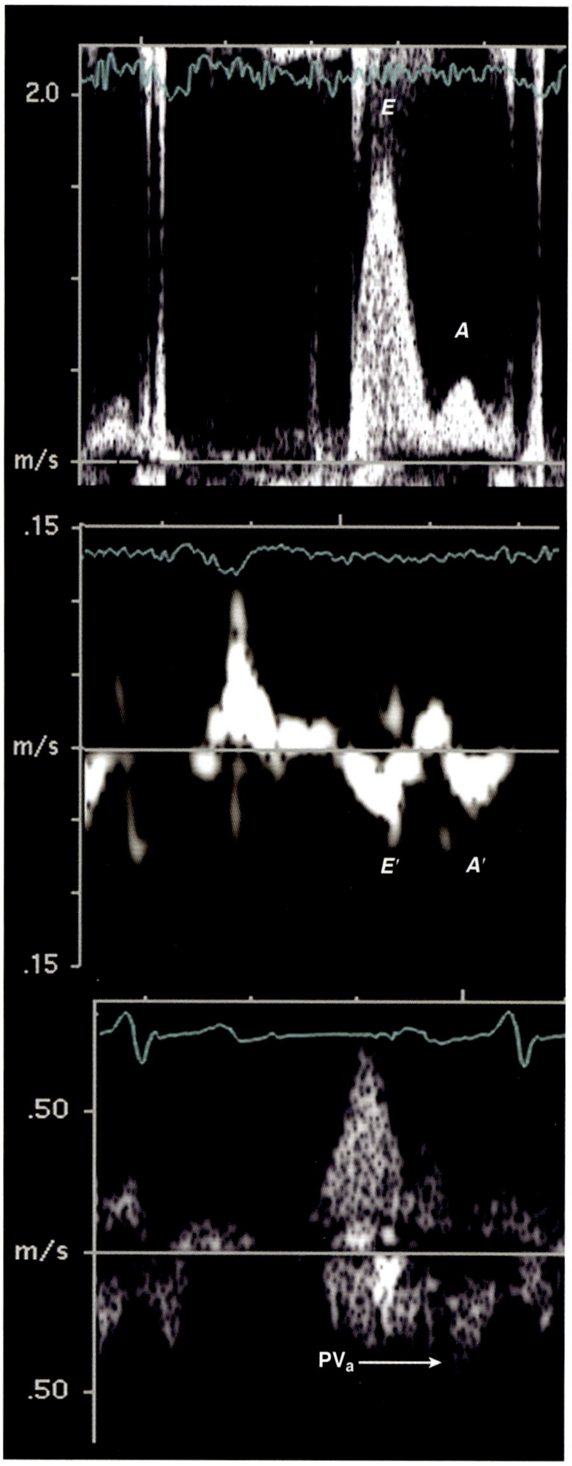

图 7-25 一名心力衰竭和射血分数减低的患者，严重舒张功能不全。二尖瓣血流显示 *E/A* 比值很高，达到 4，并且减速时间陡峭下降（上）。心肌组织多普勒（中）显示 *E′* 峰很低，*E′* 速度 0.5m/s，*E/E′* 比值达到 32。肺静脉血流显示不满意。但是舒张波可见，收缩波未显示，心房逆向波（PV_a）速度为正常上限（~ 0.35m/s），其持续时间稍长于二尖瓣 *A* 峰的持续时间，支持左心室充盈压增高的诊断

些参数对于理解舒张功能的复杂变化起到了有益的作用。

肥厚型心肌病患者也表现为松弛受损的舒张充盈类型。一些研究显示左心室舒张充盈的多普勒数据可用于治疗的评价(如β受体阻滞剂或钙拮抗剂)，并且组织多普勒或应变率显像显示的舒张功能异常参数可以检测出临床无表现的肥厚型心肌病患者。但是，肥厚型心肌病患者舒张功能异常的评价也是存在争议的，这是由于一系列并存因素的影响。许多在其他疾病中很有用的参数在肥厚型心肌病患者中并不是十分准确，包括 *E/E'* 和左心室充盈压的关系仅中度相关（见推荐阅读 25 和 26）。

左心室肥厚

高血压和瓣膜性主动脉瓣狭窄造成的左心室肥厚常见典型的轻度舒张功能不全的波形。其主要异常表现为松弛功能受损，舒张早期充盈波减低，心房收缩充盈波增强。多普勒速度曲线表现为 IVRT 延长，*E* 峰速度减低，加速减低，舒张早期减速时间延长，*A* 峰增加，*E/A* < 1。当并发左心室收缩功能不全时，左心室舒张末期压升高，左心房压升高，*E* 峰增强（与二尖瓣开放压力阶差增高有关），*A* 峰减低（由于左心室舒张末期压增高），可出现“假性正常化”。同时存在的二尖瓣反流可致“矛盾性”*E* 峰增高，即使左心室松弛功能受损。

缺血性心脏病

在冠状动脉疾病没有心肌梗死的患者，缺血引起的舒张功能异常先于收缩功能异常（见第 8 章）。经皮冠状动脉造影时球囊扩张引起的缺血，可以观察到舒张充盈曲线快速变化，*E* 峰减低，缺血解除时，舒张充盈曲线随之恢复。急性心肌梗死时，可以见到松弛功能急性受损的波形。 随访过程中，可以观察到左心室充盈的不同类型：(1) 成功再灌注没有什么心肌损伤的患者，左心室舒张充盈曲线恢复正常；(2) 心肌梗死但是左心室射血分数正常的患者，常为松弛受损的波形；(3) 大面积心肌梗死，左心室收缩功能不全的患者，由于合并存在顺应性减低，左心室舒张末期压增高，以及舒张压力 - 容量曲线偏移（收缩末期容量增高），波形表现为“假性正常化”，*E* 峰增高，*A* 峰减低。 因此，心肌梗死后左心室充盈波形明显“正常”者可能是由于正常的左心室舒张和收缩功能，或受损的收缩和舒张功能。就像心肌病患者，假性正常化波形可以通过 *E/A* 比值增高、IVRT 缩短、*E* 峰下降支陡峭、心肌组织多普勒和肺静脉血流的波形等与正常相鉴别。

心包疾病

心脏压塞和缩窄性心包炎患者，由于受到心包“外在的限制”，心脏的充盈受损，并且左心室和右心室充盈速度明显受到呼吸变化的影响。压塞时，舒张早期和晚期的充盈均受损。缩窄性心包炎患者，心脏可舒张至心包纤维允许的最大程度，舒张早期充盈基本正常，舒张晚期充盈明显受损（见第 10 章）。

右心室舒张功能

右心室充盈

右心室舒张充盈的类型类似于左心室舒张充盈，只是最大速度较低（因为三尖瓣环较大），舒张充盈间期稍短（图 7-26）。虽然目前较少研究右心室舒张充盈，但描述左心室舒张功能的参数可以应用到右心室中。

多普勒数据记录

经胸超声心动图可以在胸骨旁右心室流入道切面或心尖四腔切面记录右心室流入血流的波形。和记录左心室流入道的血流频谱一样，采用同样的方法，使用脉冲多普勒记录右心室的血流频谱。由于呼吸运动对心脏的影响，呼吸变化对血流速度影响很复杂，所以需要注意在呼吸过程中保证超声束和血流之间的平行。在大多数患者中，可以通过使二维超声显示的切面受呼吸运动影响很小，或多普勒超声束的方向相对于二维图像受呼吸运动影响很小来实现。

影响右心室充盈的生理因素

虽然针对右心室充盈波形的研究很少，但影响左心室充盈的所有生理因素似乎均影响右心室充

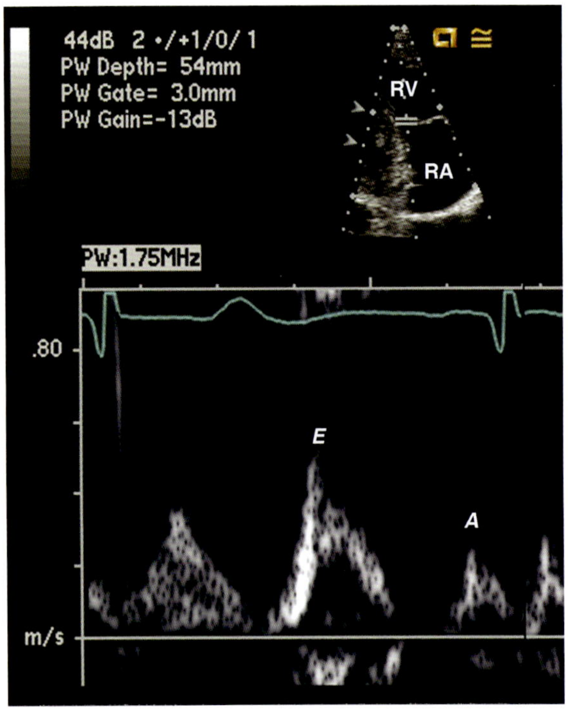

图7-26 多普勒右心室流入血流显示E峰和A峰，与左心室流入血流相似。

盈。并且，右心室充盈和左心室充盈的主要不同有：(1) 时间；(2) 呼吸运动的影响（如前述）；(3) 绝对速度，右心室流入道速度较低，因为三尖瓣环比二尖瓣环大。

右心房充盈

可以在上腔静脉（从胸骨上窝切面）或肝静脉（从剑突下切面）记录右心房充盈的多普勒速度曲线，因为这些静脉血流直接进入右心房，没有静脉瓣的影响。通过多普勒记录的右心房充盈曲线的波形与临床上记录的颈静脉压力曲线相似（图7-27）。尽管如此，多普勒测量实际应用更方便一些，因为在某些患者由于主观习惯等原因，颈静脉波形的获取非常困难（没有数据记录）。

右心房充盈曲线显示呼吸运动对正常人的影响为：吸气时，右心房流入血流增加，和右心室流入波形一样。这种现象近乎合理地解释为：主动吸气时胸腔负压（不是机械通气）导致从大静脉到右心房的胸腔外-胸腔内压力阶差，使右心的血流增加。右心房压可以按照第6章讨论的方法，通过超声心动图的下腔静脉途径来评估（从剑突下切面）。

右心房充盈最常通过剑突下切面评价。在显示下腔静脉长轴后，探头旋转显示肝静脉，在这个切面肝静脉正向探头，脉冲多普勒超声束和肝静脉血流之间平行。肝静脉血流可以代表下腔静脉血流，因为二者均没有静脉瓣，直接进入右心房。垂直下腔静脉获得的血流波形的相关研究很少。

右心房血流也可通过胸骨上窝切面上腔静脉获得。从标准主动脉弓切面，探头向患者的右方成角，显示邻近的上腔静脉，再稍向前可显示升主动脉。脉冲多普勒取样容积位于上腔静脉，调整探头角度和取样容积的深度获取满意的速度曲线。至于其他血流波形，壁滤波调至最小（信噪比允许的情况下），以获得与心房充盈相关的低速血流。

无论从上腔静脉还是肝静脉获得的波形，首先要区分呼吸运动对多普勒曲线的影响，包括：(1) 呼吸运动对超声束和血流方向之间角度的影响；(2) 心房充盈容量的真正变化。肝静脉很小，所以要变换位置寻找一个在呼吸运动过程中取样点相对稳定的部位。

虽然目前对于生理因素影响右心功能的研究很少（如心室充盈），但影响左心房充盈压的生理因素同样影响右心房充盈压。呼吸运动对右心房充盈的影响比对左心房充盈的影响显著得多。当患者不是窦性心律时，心房收缩消失，心房逆向波消失，收缩前向血流（紧随心房排空的充盈期）可能变钝

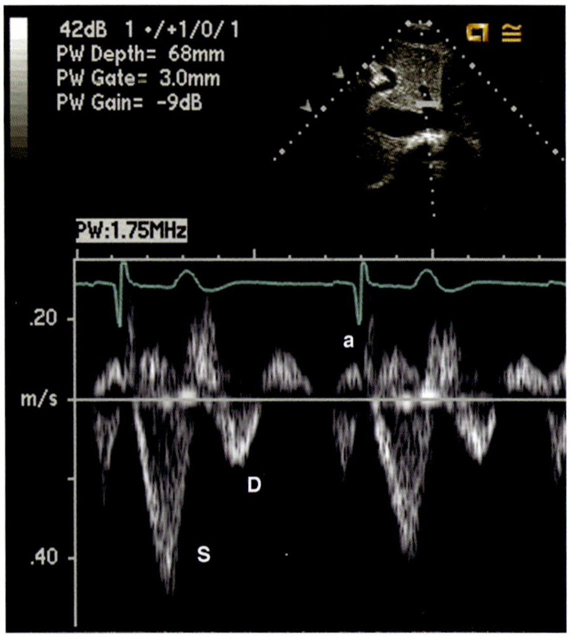

图7-27 从剑突下切面肝静脉记录的右心房流入血流的正常波形。前向的收缩波（S）和舒张波（D），同时可见心房收缩（A）后的逆向波。

或逆转。

替代方法

虽然多普勒超声心动图评价舒张功能存在很多缺陷，它仍然是一种重复性好、无创、广泛应用的评价舒张功能的方法（图 7-28）。实验研究中应用的方法（松弛时间常数、压力 - 容量曲线等），很少应用于临床工作中。其他用来评价舒张功能的方法包括：

- 直接心腔内压力测定法
- 放射性核素高分辨率时间 - 运动曲线
- 心脏磁共振组织追踪法

组织多普勒或斑点追踪应变率和应变显像评价舒张功能不全还在进一步研究中。

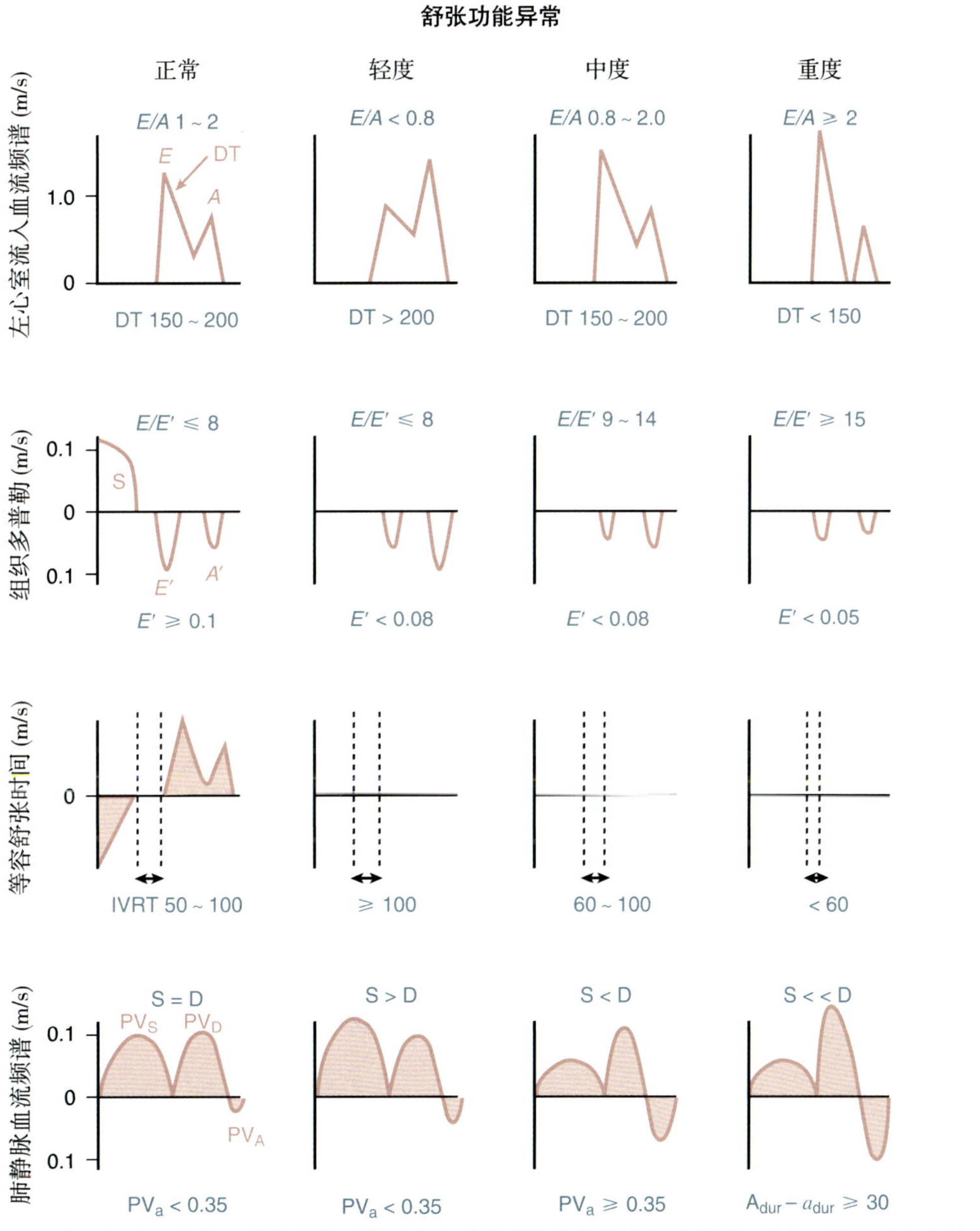

图 7-28 正常、轻度、中度、重度舒张功能不全患者典型的多普勒波形示意图。最上一排显示左室流入血流舒张充盈的 *E* 峰和 *A* 峰；第二排显示组织多普勒在二尖瓣环室间隔侧记录的心肌舒张早期 *E′* 峰和心房收缩的 *A′* 峰，以及预计的 *E/E′* 值；第三排显示等容舒张时间（IVRT）；最下一排显示肺静脉血流波形、前向血流的收缩波（S）和舒张波（D），以及肺静脉血流的心房逆向波（PV_a）。

（齐 欣 译 汪 芳 校）

推荐阅读

综述

1. Desai MY, Klein AL: Assessment of diastolic function by echocardiography. In Otto CM (ed): The Practice of Clinical Echocardiography, 3rd ed. Philadelphia: Elsevier/Saunders, 2007, pp 237–261.
   Comprehensive book chapter that includes a review of the physiology of diastole, a detailed discussion of echocardiographic methods, and examples of clinical utility. 146 references.
2. Lester SJ, Tajik AJ, Nishimura RA, et al: Unlocking the mysteries of diastolic function: Deciphering the rosetta stone 10 years later. J Am Coll Cardiol 51:679–689, 2008.
   Detailed review of measures of diastolic dysfunction including practical tips for data recording. The classification of diastolic dysfunction severity and implications for therapy are discussed.
3. Maurer MS, Spevack D, Burkhoff D, et al: Diastolic dysfunction: Can it be diagnosed by Doppler echocardiography? J Am Coll Cardiol 44:1543–1549, 2004.
   This viewpoint emphasizes the difference between Doppler measures of diastolic filling and the intrinsic diastolic properties of the ventricle, defined by pressure-volume analysis. These points highlight some of the limitations of echocardiographic evaluation of diastolic dysfunction. The text and illustrations also provide a concise review of the physiology of diastole.
4. Oh JK, Hatle L, Tajik AJ, et al: Diastolic heart failure can be diagnosed by comprehensive two-dimensional and Doppler echocardiography. J Am Coll Cardiol 47:500–506, 2006.
   This viewpoint provides a rebuttal to Suggested Reading 3 and a brief review of the concept and diagnosis of diastolic heart failure. The authors argue that careful use of a combination of echocardiographic parameters does allow accurate diagnosis of diastolic dysfunction.

共识指南

5. Rakowski H, Appleton C, Chan KL, et al: Canadian Consensus Recommendations for the Measurement and Reporting of Diastolic Dysfunction by Echocardiography. J Am Soc Echocardgr 9:736–760, 1996.
   Consensus document that first reviews the physiologic basis for Doppler measures of diastolic dysfunction and then summarizes recommended measurements and proposes classification on a scale from mild to severe dysfunction as summarized in Table 7–4. The use of Doppler myocardial velocity data (E′ and A′) is not addressed in this document but has been added to the figures and tables in this chapter.
6. Paulus WJ, Tschöpe C, Sanderson JE, et al: How to diagnose diastolic heart failure: A consensus statement on the diagnosis of heart failure with normal left ventricular ejection fraction by the Heart Failure and Echocardiography Associations of the European Society of Cardiology. Eur Heart J 28:2539–2550, 2007.
   This consensus statement recommends the term heart failure with normal ejection fraction *(HFNEF) as a synonym for diastolic heart failure. The recommended diagnostic criteria for HRNEF are:*
   1. Signs or symptoms of heart failure
   2. Normal LV systolic function (EF > 50% and LV end-diastolic volume index < 97 mL/m^2)
   3. Evidence of diastolic dysfunction.
   Diastolic dysfunction is defined by invasive pressure measurements (LV EDP > 16 or pulmonary capillary wedge pressure [PCWP] > 12 mm Hg) or a Doppler E/E′ > 15. When E/E′ is between 8 and 15, additional diagnostic data include serum biomarkers, other Doppler diastolic function parameters (E/A, DT, PV_a duration), LA volume index, LV mass index, and the presence of atrial fibrillation
7. Hatle L: How to diagnose diastolic heart failure: A consensus statement. Eur Heart J 28:2421–2423, 2007.
   This editorial, accompanying the consensus statement in Suggested Reading 6, provides a useful perspective. A specific concern is the reliance of the guidelines on the E/E′ ratio, because a ratio over 15 is specific, but not sensitive, for an elevated diastolic pressure. Most patients with diastolic dysfunction and normal systolic function have an E/E′ ratio between 8 and 15, emphasizing the need to consider multiple parameters in evaluation for diastolic heart failure.
8. Nagueh SF, Appleton CP, Gillebert TG, et al: Recommendations for the evaluation of left ventricular diastolic function by echocardiography. J Am Soc Echocardiogr 22:107–133, 2009.
   This consensus statement from the American Society of Echocardiography and the European Society of Echocardiography reviews the physiology of diastole, provides a detailed discussion of parameters of diastolic function (including validation), includes tables of normal values, proposes algorithms for clinical diagnosis of diastolic function, and classifies diastolic dysfunction (grades I, II, and III) based on LV filling and tissue Doppler parameters. A key resource for every echocardiography laboratory.

舒张功能不全的流行病学

9. Yamada H, Goh PP, Sun JP, et al: Prevalence of left ventricular diastolic dysfunction by Doppler echocardiography: Clinical application of the Canadian Consensus guidelines. J Am Soc Echocardiogr 15:1238–1244, 2002.
   In a series of 520 consecutive patients, diastolic dysfunction was present in 56% and was classified as mild in 19%, mild-to-moderate in 2%, moderate in 22%, and severe in 12% using the Canadian Consensus classfication. In the 99 patients with clinical evidence of heart failure, diastolic dysfunction was the primary etiology in 38%, with most patients having underlying hypertensive or coronary heart disease.
10. Redfield MM, Jacobsen SJ, Burnett Jr JC, et al: Burden of systolic and diastolic ventricular dysfunction in the community: Appreciating the scope of the heart failure epidemic. *JAMA* 1289:194–202, 2003.
   In a cross-sectional survey of 2042 adults over age 45, the prevalence of heart failure was 2.2%. However, 44% of these patients had an ejection fraction > 50%, suggesting diastolic dysfunction as the cause of clinical symptoms. The approach to classification of diastolic dysfunction based on mitral inflow, response to Valsalva maneuver, Doppler tissue imaging, and pulmonary venous flow is summarized.

多普勒数据文献

et al: Noninvasive measurement of rate of left ventricular relaxation by Doppler echocardiography: Validation with simultaneous cardiac catheterization. Circulation 88:146–155, 1993.
The time constant of LV relaxation (τ) can be calculated from the Doppler mitral regurgitant velocity signal using a semilogarithmic method with a zero asymptote, after conversion of velocities to pressures, using the Bernoulli equation. However, this approach requires knowledge of LAP and has only limited accuracy for detection of changes in τ in an individual patient.

12. Chen C, Rodriguez L, Lethor JP, et al: Continuous wave Doppler echocardiography for non-invasive assessment of left ventricular *dP/dt* and relaxation time constant from mitral regurgitant spectra in patients. J Am Coll Cardiol 23:970–976, 1994.
   In 12 patients with mitral regurgitation, Doppler-derived measures correlated well with invasive data for maximum +dP/dt (r = 0.91), maximum −dP/dt (r = 0.89), and τ (r = 0.93).

13. Berk MR, Xie G, Kwan OL, et al: Reduction of left ventricular preload by lower body negative pressure alters Doppler transmitral filling patterns. J Am Coll Cardiol 16:1387–1392, 1990.
To avoid confounding effects of pharmacologic intervention, preload was reduced by lower body negative pressure. Decreased preload resulted in a reduced E velocity, no change in A velocity, a reduced E/A ratio, and a reduction in mean acceleration and deceleration with a corresponding prolongation of the pressure half-time.

14. Thomas JD, Choong CYP, Flachskampf FA, et al: Analysis of the early transmitral Doppler velocity curve: Effect of primary physiologic changes and compensatory preload adjustment. J Am Coll Cardiol 16:644–655, 1990.
Elegant description of early diastolic filling with mathematical explanations (for the mathematically inclined) and clear diagrams showing the effects of changes in each parameter (for the rest of us).

15. Pozzoli M, Capamolla S, Pinna G, et al: Doppler echocardiography reliably predicts pulmonary artery wedge pressure in patients with chronic heart failure with and without mitral regurgitation. J Am Coll Cardiol 27: 883–893, 1996.
Simultaneous right heart catheterization and Doppler studies were performed in 231 patients with chronic heart failure. Pulmonary wedge pressure correlated most closely with the deceleration rate of early mitral filling and the systolic fraction of pulmonary venous flow. Regression equations for noninvasive calculation of pulmonary wedge pressure are proposed.

16. Hofmann T, Keck A, van Ingen G, et al: Simultaneous measurement of pulmonary venous flow by intravascular catheter Doppler velocimetry and transesophageal Doppler echocardiography: Relation to left atrial pressure and left atrial and ventricular function. J Am Coll Cardiol 26:239–249, 1995.
In 32 patients undergoing open heart surgery, simultaneous measurement of LAP, pulmonary venous flow velocity by Doppler catheter, and TEE recording of pulmonary venous flow demonstrate close agreement between Doppler catheter and velocity data. LAP correlated with the ratio of systolic to diastolic peak velocity, the systolic VTI, the time to maximal flow velocity, and the ratio of systolic to diastolic flow duration.

17. Nishimura RA, Appleton CP, Redfield MM, et al: Noninvasive Doppler echocardiographic evaluation of left ventricular filling pressures in patients with cardiomyopathies: A simultaneous Doppler echocardiographic and cardiac catheterization study. J Am Coll Cardiol 28:1226–1233, 1996.
In patients with systolic LV dysfunction, LAP correlated directly with the E/A ratio, and inversely with the early diastolic DT. In contrast, correlation was poor in patients with hypertrophic cardiomyopathy due to multiple other factors affecting diastolic filling in these patients.

18. Takatsuji H, Mikami T, Urasawa K, et al: A new approach for evaluation of LV diastolic function: Spatial and temporal analysis of left ventricular filling flow propagation by color M-mode Doppler echocardiography. J Am Coll Cardiol 27:365–371, 1996.
Propagation velocity on a color M-mode of LV filling from an apical approach was defined as the distance/time ratio between the mitral orifice and the point where velocity decreased to 70% of its initial value. Compared to micromanometer pressure data, propagation velocity correlated with the time constant of relaxation (τ) and with peak $-dP/dt$ in a series of 40 patients.

19. Ommen SR, Nishimura RA, Appleton CP, et al: Clinical utility of Doppler echocardiography and tissue Doppler imaging in the estimation of left ventricular filling pressures: A comparative simultaneous Doppler-catheterization study. Circulation 102:1788–1794, 2000.
Simultaneous catheter pressures and Doppler data were recorded in 100 consecutive patients undergoing cardiac catheterization. Isolated parameters of LV filling correlated with mean LV diastolic pressure only in patients with an ejection fraction $< 50\%$. The best Doppler predictor of mean LV diastolic pressure was the ratio of the early mitral inflow velocity (E) to the early diastolic velocity of the mitral annulus (E'). A stepwise approach to evaluation of diastolic function, using multiple parameters, is recommended.

20. Schwammenthal E, Popescu BA, Popescu AC, et al: Nonivasive assessment of left ventricular end-diastolic pressure by the response of the transmitral *a*-wave velocity to a standardized Valsalva maneuver. Am J Cardiol 86:169–174, 2000.
Recording LV inflow during the Valsalva maneuver allows unmasking of elevated filling pressures when the E/A ratio is < 1.0. The change in the A velocity during Valsalva correlates closely ($r = 0.87$) with LV EDP, regardless of resting E/A ratio, with an increase in A velocity ≥ 9 cm/s during Valsalva indicating an LV EDP > 25 mm Hg.

21. Talreja DR, Nishimura RA, Oh JK: Estimation of left ventricular filling pressure with exercise by Doppler echocardiography in patients with normal systolic function: A simultaneous echocardiographic–cardiac catheterization study. J Am Soc Echocardiogr 20:477–479, 2007.
In 12 patients with dyspnea but a normal ejection fraction ($>50\%$), exercise stress testing was performed with simultaneous Swan Ganz catheter and Doppler echocardiography. The sensitivity of a Doppler $E/E' \leq 15$ was 89% for predicting a normal (≤ 20 mm Hg) exercise pulmonary wedge pressure; the specificity of an $E/E' > 15$ was 100% in identifying patients with a pulmonary wedge pressure over 20 mm Hg. Although this is a small study, it suggests that exercise measures of diastolic function may be useful in patients with unexplained exertional dyspnea.

临床转归

22. Liang HY, Cauduro SA, Pellikka PA, et al: Comparison of usefulness of echocardiographic Doppler variables to left ventricular end-diastolic pressure in predicting future heart failure events. Am J Cardiol 97:866–871, 2006.
The value of measures of diastolic function in prediction of clinical outcome were evaluated in 289 patients with echocardiographic and catheterization data within 30 days of each other. The mean age was 64 ± 13 years, 37% were women, 39% had an ejection fraction $< 50\%$, and 46% had significant ($>70\%$ stenosis) coronary artery disease. Multivariate predictors of heart failure events ($n = 24$ at a mean follow-up of 11 ± 10 months), adjusted for age, sex, ejection fraction, and previous heart failure, were invasively measured LV EDP ≥ 20 mm Hg (HR 1.09, confidence interval [CI] 1.03–1.16), Doppler E/E' ratio ≥ 15 (HR 1.09, CI 1.03–1.15), and LA volume indexed to body surface area ≥ 23 m/m^2 (HR 1.05, CI 1.01–1.09). The best Doppler correlate of LV EDP was the E/E' ratio ($r = 0.31$).

23. Persson H, Lonn E, Edner M, et al: Diastolic dysfunction in heart failure with preserved systolic function: need for objective evidence: Results from the CHARM Echocardiographic Substudy–CHARMES. J Am Coll Cardiol 49:687–694, 2007.
In 312 patients with heart failure symptoms and a mean ejection fraction of $50 \pm 10\%$, diastolic dysfunction was present in 67% based on LV and LA filling patterns, compared with age-adjusted normal values. Mild dysfunction (present in 22%) was defined as impaired relaxation, moderate as a pseudonormal pattern (present in 37%), and severe as a restrictive pattern of diastolic filling (present in 7%). On multivariate analysis, the only independent predictors of outcome at a mean of 19 months were moderate (hazard ratio 3.5, 95% CI 1.2–11.2) and severe diastolic dysfunction (hazard ratio 5.7, CI 1.4–24.0).

24. Nishimura RA, Jaber W: Understanding “diastolic heart failure”: The tip of the iceberg. J Am Coll Cardiol 49: 695–697, 2007.
This editorial accompanies Suggested Reading 23, suggesting that evaluation of diastolic function only with Doppler LV and LA filling patterns is overly simplistic and may miss patients with diastolic dysfunction. The different potential pathophysiologic explanations for heart failure symptoms with normal systolic

function are discussed, including increased intrinsic muscle stiffness, increased ventricular and vascular stiffness resulting in increased sensitivity to changes in preload, and LV remodeling resulting in volume-dependent elevation of filling pressures.

25. Geske JB, Sorajja P, Nishimura RA, et al: Evaluation of left ventricular filling pressures by Doppler echocardiography in patients with hypertrophic cardiomyopathy: Correlation with direct left atrial pressure measurement at cardiac catheterization. Circulation 116:2702–2708, 2007.

    Echocardiographic and catheter measurements of LAP were compared in 100 symptomatic hypertrophic cardiomyopathy patients, with simultaneous measurements in 42 patients. The correlation between the E/E′ ratio (using septal tissue velocities) was only fair ($r = 0.44$). The specificity of E/E′ for an elevated filling pressure was low (75%) in patients with hypertrophic cardiomyopathy; LAP was <15 mm Hg in 17 of 68 patients with an E/E′ > 15. However, a E/E′ > 15 identified 51 of the 61 patients with a mean LAP > 15 mm Hg (sensitivity 84%).

26. Rakowski H, Carasso S: Quantifying diastolic function in hypertrophic cardiomyopathy: The ongoing search for the Holy Grail. Circulation 116:2662–2665, 2007.

    Editorial accompanying Suggested Reading 25 provides a perspective on the challenges of assessing diastolic function in patients with hypertrophic cardiomyopathy.

8 缺血性心脏病

由于冠状动脉疾病的高发病率，对可疑或确诊缺血性心脏病的患者进行心脏超声检查已成为超声工作中非常普遍的一项任务。超声心动图评价缺血性心脏病主要聚焦于冠状动脉疾病所引起的功能性改变，尤其是收缩期室壁增厚率和心内膜运动情况等，而不是冠状动脉的直接显影。尽管左主干和右冠状动脉近端常常能够在超声上看到，但即使应用经食管超声心动图（TEE）和声学造影等技术，远段冠状动脉血管的详细资料以及冠状动脉狭窄的程度和位置等这些对于冠状动脉病变患者必要的信息目前仍无法提供。关于冠状动脉解剖的直接评价还要依赖冠状动脉造影。

但是超声心动图可以对左心室局部和整体进行详细的功能评价，包括在静息状态下和负荷状态引起心肌缺血时。这种功能评价很多情况下可为冠状动脉病变患者提供关键信息。例如，负荷超声即是冠状动脉疾病首诊的一种可靠方法，尤其是对于负荷心电图试验无法得出结论的患者。再如，当急诊患者心电图证据不充分时，超声心动检查可为急性心肌梗死提供早期诊断。除此之外，应用超声心动图检测急性心肌梗死的并发症具有重大的意义，也早已广泛开展。总之，超声心动图检查可为冠状动脉疾病患者提供非常重要的有关预后的资料。

基本原理

冠状动脉解剖

尽管冠状动脉解剖存在一定程度的个体差异，但冠状动脉及其分支的格局还是相对固定的（图 8-1）。左冠状动脉主干起源于左冠窦（亦称 Valsalva 窦）内，分成（1）左前降支（LAD）和（2）回旋支（Cx）。前者沿前室间沟下行至左心室心尖部，后者沿房室沟继续向左走行。右冠状动脉（RCA）从右冠窦发出，沿房室沟向下内侧走行。约 80% 的人群冠状动脉血供呈右冠状动脉优势型，由右冠状动脉进一步发出后降支（PDA），其沿着后室间沟向下走行。当然也有 20% 左右的人群为左冠状动脉优势型，由回旋支发出后降支。

超声上观察到的局部室壁运动障碍与冠状动脉对心肌的血液供应呈密切的相关性（图 8-2）。左前降支发出室间隔穿通支供应前室间隔，同时发出对角支供应左心室前壁。后降支供应室间隔下部和左心室下壁。外侧壁的血供来自回旋支的分支钝圆支。左心室后壁血供由右冠状动脉远支或回旋支分出钝圆支供给。而左心室心尖部的血供则有明显的个体差异。有些人群，左前降支可延伸至心尖部提供下壁心尖部的血供；而其他一些个体，后降支贯穿至心尖提供前壁心尖部的血供。当然，最常见的则是心尖部的血供由左前降支和后降支共同供给。

心室壁断层显像的标准命名应能在不同成像技术时保持一致和相关性，同时应使各节段与冠状动脉解剖形成对应关系。标准的断层平面包括短轴、垂直长轴（等同于超声上两腔心平面）、水平长轴（等同于超声上四腔心平面）。从基底段到心尖，左心室被分成三个区域：基底部、中部和心尖部，分别对应冠状动脉的近段、中段和远段（图 8-3）。从短轴角度观察，不论在基底部（二尖瓣水平）还是在中部（乳头肌水平），左心室都可以从室间沟开始，按照顺时针走行，分成前壁、前侧壁、后壁（或者下侧壁）、下壁、下室间隔、前室间隔六个节段。由于正常左心室心尖呈圆锥样，故心尖区域被分成四个节段：前壁心尖部、侧壁心尖部、下壁心尖部和间隔心尖部，而心尖的尖部也可作为一个独立的节段。如此，则构成了左心室壁的全部 17 个节段。那么，室壁运动异常的位置即可被一系列的超声图像所描述，或者用更多超声定量方法去评价。

心肌缺血或梗死引起的室壁运动障碍对应的冠状动脉解剖关系如下：

1. 左前降支病变可导致前间隔、前壁、基底部和中部水平的室间隔以及前壁心尖部或左心室心尖出现节段性室壁运动障碍。取决于对角支

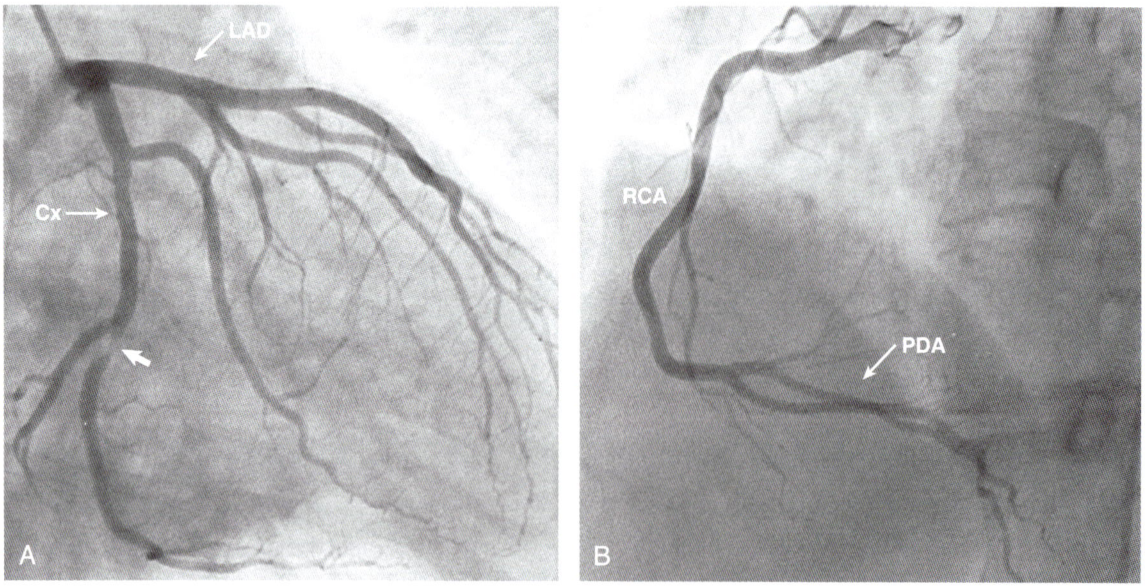

图 8-1 从右前斜投影位看到的正常左冠状动脉解剖，可以看到左前降支（LAD）和回旋支（Cx）动脉（**A**）。从右前斜投影位看到的正常右冠状动脉（RCA）解剖以及后降支分支（PDA）（**B**）。

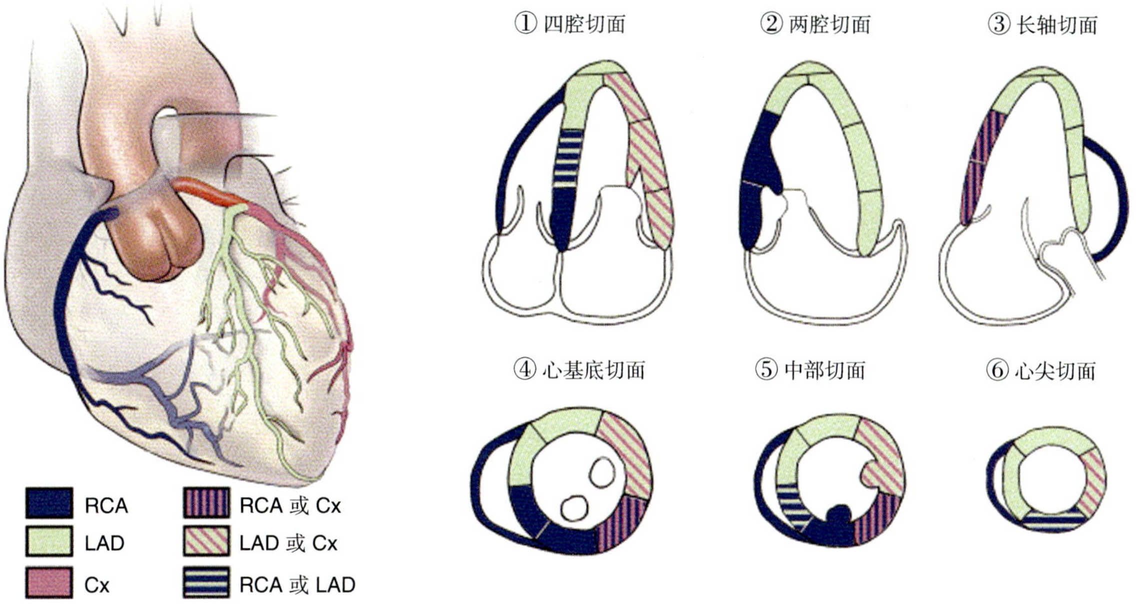

图 8-2 图为右冠状动脉（RCA）和左前降支（LAD）以及回旋支（Cx）的典型血供分布。左侧为冠状动脉的解剖示意图，右侧为其相对应的心肌节段在标准心脏超声切面上的示意图。冠状动脉的血供分布具有个体差异性。图中阴影线标注的心肌节段有多种冠状动脉血供。（From Lang RM，Bierig M，Devereux RB et al: Recommendations for chamber quantification: a report from the American Society of Echocardiography's Guidelines and Standards Committee and the Chamber Quantification Writing Group，developed in conjunction with the European Association of Echocardiography，a branch of the European Society of Cardiology. J Am Soc Echocardiogr 18:1440–1463，2005.）

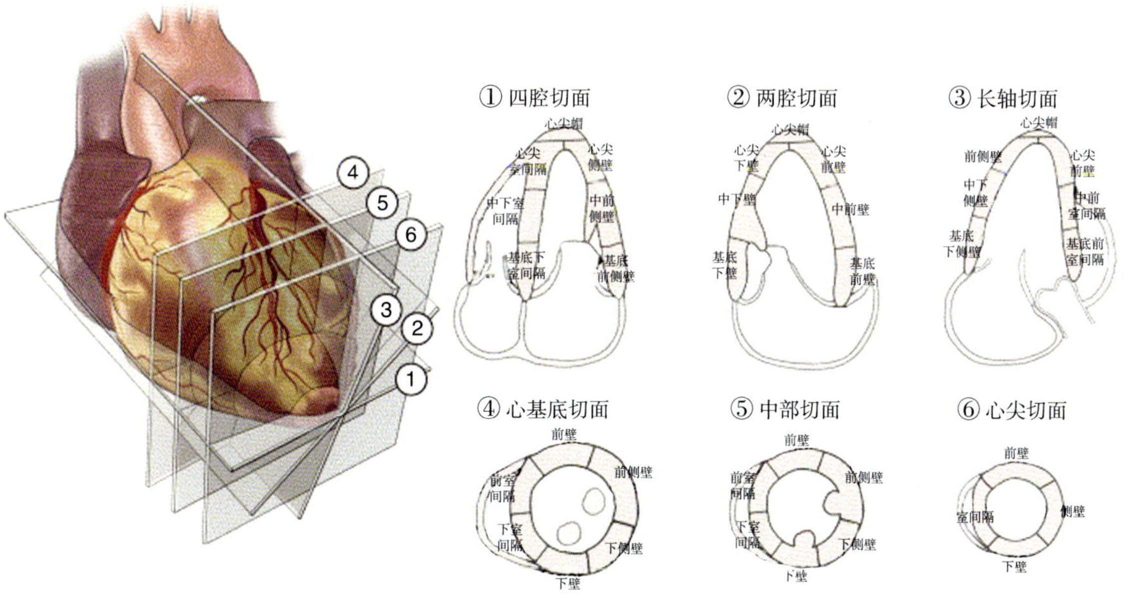

图 8-3 图为左室壁节段性分析的示意图。在胸骨旁短轴切面和心尖切面，分别有三个不同的水平。心尖节段通常从心尖四腔心、心尖两腔心和心尖三腔心切面观察。心尖帽只在一些造影研究中显示。1989 年美国超声心动图协会建议采用 16 节段划分法，不包括心尖帽。而 17 节段划分法则包含心尖帽，是被美国心脏病协会建议应用。（From Lang RM，Bierig M，Devereux RB，et al: Recommendations for chamber quantification: a report from the American Society of Echocardiography's Guidelines and Standards Committee and the Chamber Quantification Writing Group，developed in conjunction with the European Association of Echocardiography，a branch of the European Society of Cardiology. J Am Soc Echocardiogr 18:1440–1463，2005.）

供应侧壁的程度，前侧壁运动也会产生不同程度的障碍。如果左前降支延伸至心尖，则其病变影响区域将包括下壁和下侧壁的心尖部。冠状动脉发生病变的位置和长度决定了室壁运动障碍产生的节段范围。例如，仅远段 1/3 血管出现病变，则只会引起心尖部位异常；中段 1/3 病变会影响中部和心尖部区域；如若近段血管发生病变则会引起整个室壁包括基底段的运动障碍。

2. 回旋支病变主要引起前侧壁和后侧壁的室壁运动障碍。需要重复说明的是，节段性室壁运动障碍的程度与每个个体实际冠状动脉解剖和血供关系是密切相关的。超声心动图对于检测回旋支病变的患者是非常有帮助的，因为该部位病变在心电图上常常无法反映出来，而且通过单平面右前斜位的冠状动脉造影也无法很好地观察。
3. 后降支病变可引起下间隔、下壁、下侧壁（后壁）区域出现节段性室壁运动障碍。如果后降支血管走行较短，则不会影响到心尖部；而如果后降支延伸至供应心尖部血供，则其病变便会引起心尖部的室壁运动障碍。

其他类型的室壁运动障碍发生于上述三大主要血管的分支出现病变时。例如，左前降支的分支对角支出现单纯病变，会引起其供应的部分前侧壁出现室壁运动障碍。再如，右冠状动脉近段病变可导致右心室（RV）游离壁出现缺血或梗死。

侧支循环和之前行过冠状动脉旁路手术也会影响室壁运动。如果心肌血供区域处于需氧和供氧的平衡，那么室壁运动就会呈正常状态，而不论其血液供应源自本身冠状动脉、侧支循环或源自旁路移植血管。

左心室室壁运动的评价

经胸超声心动图

将来自多个切面显像的数据整合起来，左心室每个节段的局部收缩功能均能由经胸超声心动图（TTE）分析得出（图 8-4）。评价室壁运动的标准切面如下：

- ❒ 短轴切面（基底部、左心室中部、心尖部）
- ❒ 四腔心切面
- ❒ 两腔心切面
- ❒ 长轴切面

在胸骨旁长轴切面，左心室前间隔和后壁的基底段和中段可以被显示。在胸骨旁短轴切面，左心室基底部和中部整个圆周的各个节段均能得到显示。请注意如果在胸骨旁固定的位置将超声探头朝向心尖部位倾斜探测，那么后壁和间隔的心尖节段将会在超声图像上逐步被显示。而如果将超声探头向心尖部位平移，则将会在短轴切面上得到左心室中部和（部分情况下）心尖部许多相互平行的超声切面（图 8-5）。有时，从其他切面上协助评价室壁运动会对避免因超声切面倾斜而产生的误诊有帮助。但值得注意的是，心尖节段无论在胸骨旁切面还是经食管超声上均难以得到充分显示。

从心尖部位评价左心室室壁运动，其切面包括四腔心切面、两腔心切面和左心室长轴切面。在标准切面之间通过缓慢旋转超声的成像平面可以详细检测出运动异常心肌的范围。在四腔心切面，下间隔和前侧壁可以被显示；而将探头上挑当出现主动脉瓣时，将能够看到前间隔的部分节段。在两腔心切面，下壁和前壁可以被显示。因为被邻近肺组织所覆盖，前壁的心内膜和外膜经常难以完全显示；这种影响可以通过仔细调整受检者体位或嘱其屏住呼吸而得以一定程度缓解。在心尖长轴切面，前间隔和下侧壁（后壁）能够被显示（类似于胸骨旁长轴切面）。

请注意上述三个心尖部位的超声切面相互之间成角几乎为 60°，当然在实际操作中存在一些个体差异。除此之外，不同个体间冠状动脉解剖的变异也造成了室壁运动异常的形式不尽相同。在做心尖切面扫查时，要注意将探头定位于心尖部，避免因操作原因而造成的心室缩短。可以将胸骨旁和心尖部位的图像信息结合起来，同时考虑到每个切面的图像质量，各心肌节段都应在至少两个切面上进行观察。

最后，剑突下切面成像对评价室壁运动也是有帮助的。在剑突下四腔心切面，下间隔和前侧壁可以被显示。在剑突下短轴切面，下壁和下侧壁（后壁）是贴近超声探头的，而前壁和前侧壁则是远离超声探头的（图 8-6）。

从心尖部位的实时容积成像避免了上述的许多受限。同时，心尖角度的三维（3D）容积成像可以

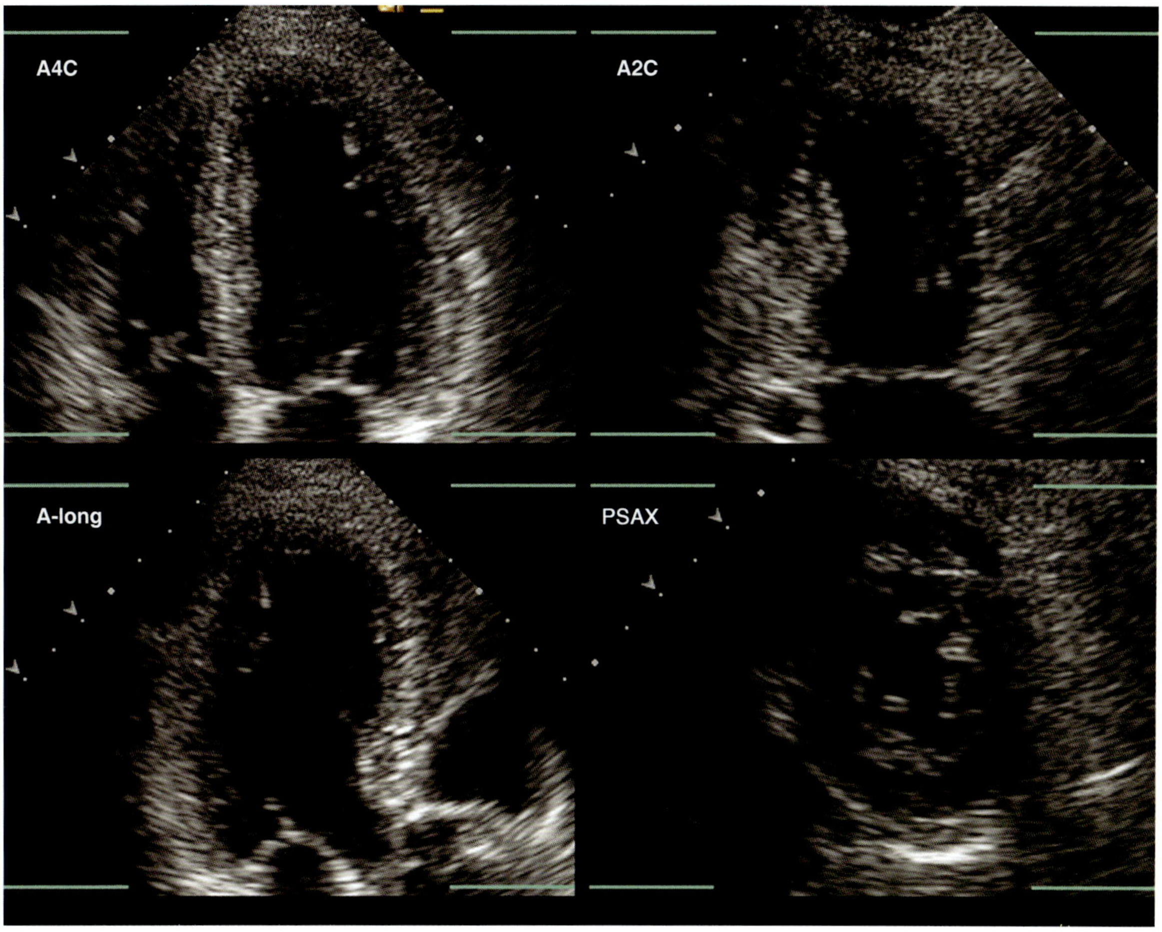

图 8-4 图为负荷超声心动图的标准切面举例。心尖四腔心（A4C）、心尖两腔心（A2C）、心尖长轴（A-long）和胸骨旁短轴（PSAX）。采用数字化动态图像格式采集每一个负荷水平的图像，重新排序后从基线到峰值负荷水平依次放映。预先采集图像均在收缩期，因此心内膜的运动和室壁厚度应当都处于心动周期的同一个阶段，尽管不同负荷水平下心率存在较大的差异。图像的深度以仅显示左心室为宜。

进行多角度的旋转或形成多个平行于短轴的切面，从而可以在同一心动周期上对多个心肌节段的室壁运动进行分析和评价。心尖容积成像的一个局限性在于心内膜是侧向成像，而非轴向，当然这是由于超声束所致，不过也因此限制了通过鉴定心内膜边界而进行定量分析（见图 4-1）。

经食管超声心动图

当 TTE 不能提供足够的信息，或在某些监测条件下（如术中监测左心室功能），局部左心室功能可以通过 TEE 的方法得以评价（图 8-7）。从左心房（LA）在上方的位置向下看，四腔心切面（可认为 TEE 的 0° 切面）可以显示左心室的下间隔和侧壁。旋转图像平面大约 60° 角，即可以获得两腔心切面，能够显示左心室的前壁和下壁；继续旋转至 120° 角形成长轴切面，在此处可以显示左心室前间隔和下侧壁（后壁）。同样，获得上述图像时旋转的实际角度在不同个体之间还是有轻微差异的。此外，当依靠解剖标志旋转超声平面时，超声探头的位置和角度也需要调整，从而可以确保获得最佳的心尖节段的成像。即便是应用最佳的操作手段，仍有可能出现心室缩短的情况，即心尖部位呈明显的倾斜平面，而真实的左心室心尖却没有被显示。

在经胃的位置，横向超声平面即为左心室短轴切面，提供了基底部（二尖瓣）和左心室中部（乳头肌）水平的图像。从此位置旋转探头，即可获得两腔心切面，尽管心尖部位可能无法显示。继续调整探头，通过弯曲探头尖部，则可获得“心尖”四腔心切面（在 0° 角平面）。经胃平面观察时，虽没有肺组织的干预，但如果左心室心尖没有位于膈肌

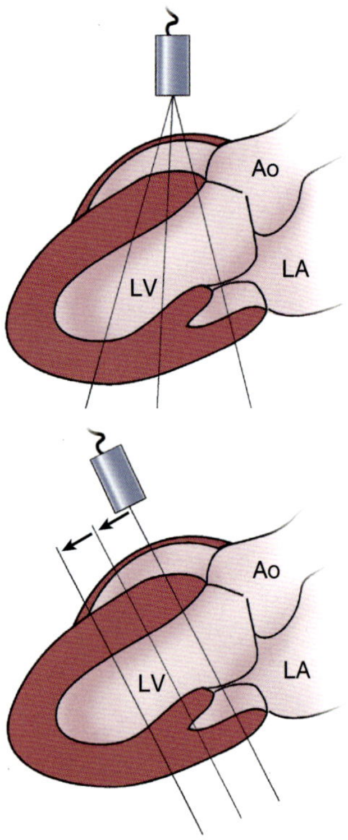

图 8-5 在固定的胸骨旁位置探头的角度向心尖部倾斜，得到的短轴图像虽然室间隔节段变化不大，但后壁会明显地显示更多的心尖节段。将探头向心尖部位平移，会得到更多平行的图像。

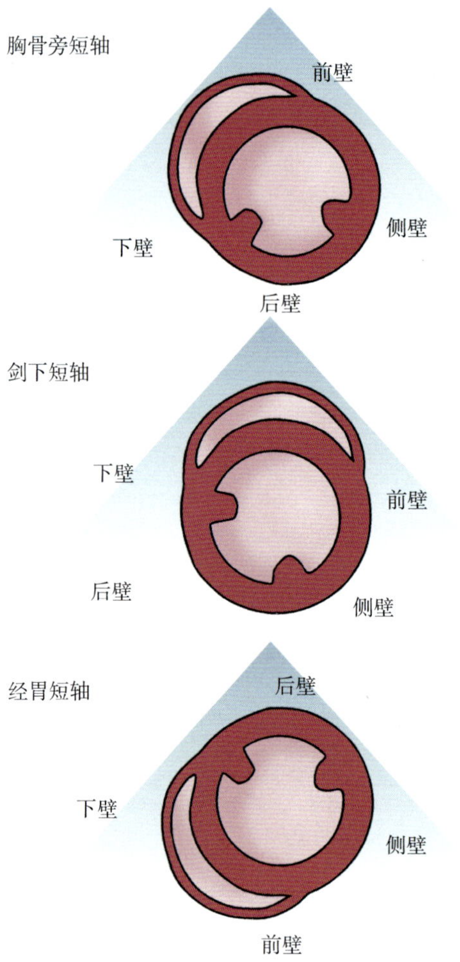

图8-6 图为从 TTE 胸骨旁短轴切面和剑下切面以及 TEE 经胃切面观察到的室壁节段划分。正确的室壁节段定位可通过观察室间隔和乳头肌的位置来方便确定。

之上，则可能会出现左心室缩短，而真实的心尖切面并没有被显现。

TEE 用于评价左心室室壁运动适用于：

- 手术中监测左心室整体或局部功能
- 危重患者 TTE 不能获得足够信息

TEE 也可用在负荷超声中，尽管这并不会作为一种常规方法。

心肌缺血事件的发生顺序

不可逆的心肌损伤（如心肌梗死）将导致静息状态下出现室壁运动异常。当急性心肌梗死发生时，室壁厚度仍是正常的，但收缩期室壁增厚率和心内膜运动会减弱或消失。对于陈旧心肌梗死，除了室壁的异常运动和收缩期室壁增厚的消失，其特点主要是受损节段由于瘢痕和纤维化而出现变薄和回声增强。

相反，缺血是一种可逆的心肌损伤，它是因心肌需氧和供氧之间平衡失调所致。即使大范围的冠状动脉狭窄，静息状态下动脉血流也可以满足心肌耗氧的需要。然而，当狭窄超过了动脉管腔横截面积的 70%，在运动、药物干预或精神压力增大等情况下，动脉血流便满足不了心肌耗氧量增加的需求，从而引起心肌缺血。当心肌需氧量恢复到基线水平，血流氧供重新变得足够充分，从而缺血恢复，室壁运动亦回复正常。因此，对于患有冠状动脉疾病的患者，如果之前没有出现过心肌梗死，那么静息状态下其室壁运动可以是正常的。

局部心肌出现缺血事件时发生的改变如下所示（图 8-8）：首先可检测到的是生化上的改变，左心室血流分布的不均匀，即明显的灌注异常（可以被核素和磁共振所检测到）；其次，当心率偏快时（经

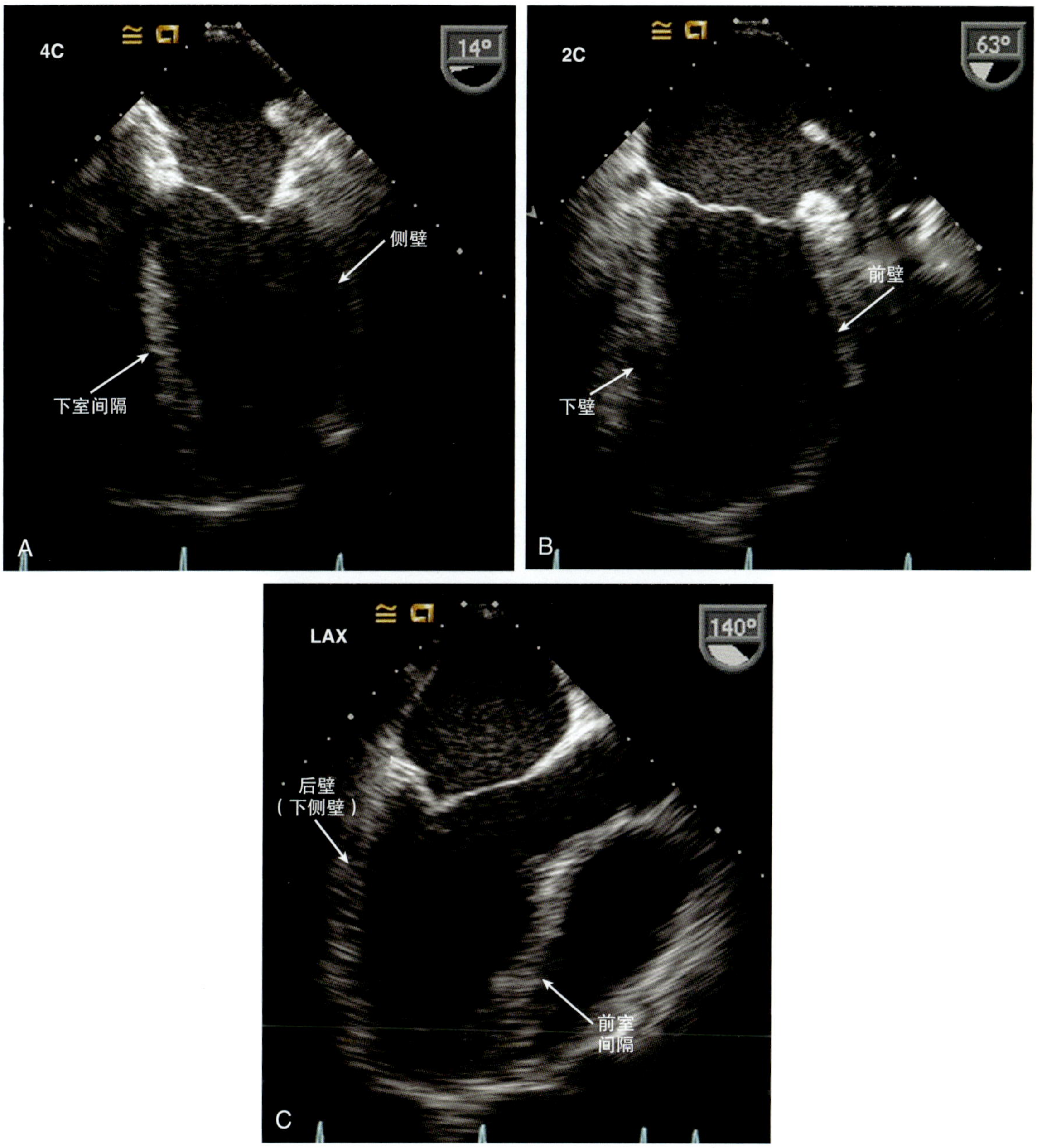

图 8-7 图为标准的经食管超声图像。四腔心（4C）可以看到下间隔和外侧壁，两腔心（2C）可以看到前壁和下壁，长轴切面（LAX）可以看到前室间隔和后壁或下外侧壁。通过降低探头频率和调整探头角度可以使心尖节段更好显示，但心尖部位的异常很难被清晰展现。剑下短轴和两腔心切面也有助于评价室壁运动。

过一定心动周期），局部心肌将出现功能改变，表现为舒张功能障碍和收缩期室壁增厚异常。缺血时心电图上出现的 ST 段压低和临床上出现的心绞痛症状均会相对较晚表现出来，而且不会一直持续呈现。因此，超声心动图能够检测局部室壁的异常运动，可作为一种评价缺血事件的有效而无创的方法，在研究整个缺血事件的发生过程中较心电图更为敏感。心脏超声相对于核素的区别在于检测的是心肌缺血的功能改变，而不是心肌灌注的形式。

左心室整体和局部功能的评价

应用本书第 6 章所讲述的方法，冠状动脉疾病患者的左心室整体收缩功能均可以被定量或定性检

图 8-8 心肌缺血事件发生顺序的示意图。横坐标表示负荷水平，是以心率与血压的乘积来估计的；纵坐标表示缺血的程度。当冠状动脉血管狭窄 70% 时（蓝色线），如果负荷水平的增加导致局部心肌的冠状动脉血供不足，便会出现心肌缺血。随即出现心肌缺血中的各个事件：低灌注、舒张功能障碍、局部室壁运动异常、心电图改变、胸痛。只要不是心肌缺血的时间足够长而导致梗死的出现，在休息时这些事件可以逆转（向下的蓝色箭头）。如果冠状动脉狭窄更为严重（达到 90% 的狭窄），缺血表现的起始时间会提前出现，而曲线的坡度会更陡。相反，轻度的冠状动脉狭窄（仅有 50% 的狭窄）引起的缺血表现相对会较迟出现，曲线的坡度也更为缓和。

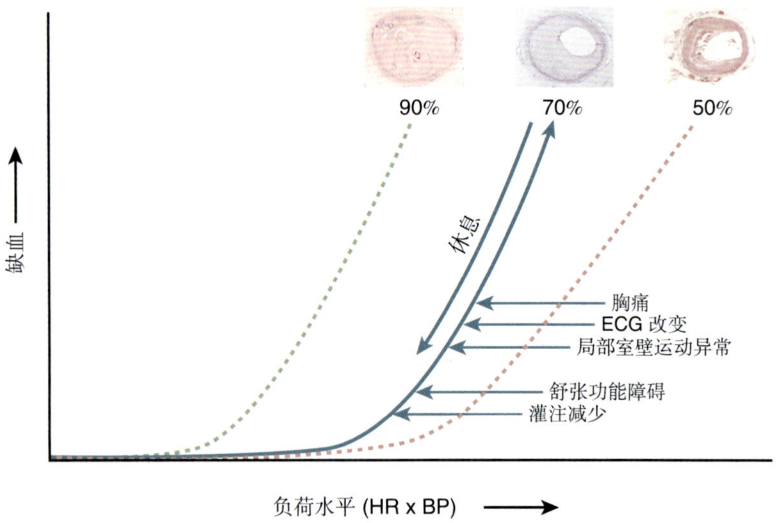

测。当左心室功能不全的类型并不典型时，基于多平面观察下的定性分析是非常重要的。如果采用定量分析方法，应当采集至少两个平面的图像以观察心内膜边界的运动。对于冠状动脉疾病的患者，左心室射血分数能够提供关键的临床数据：制订临床决策的重要变量，同时也是长期预后的预测因子。

节段性（或局部）左心室收缩功能的评价常常用到一种半定量的评分系统。局部心肌的心内膜运动可被定义为：收缩正常、收缩增强、收缩减弱、无收缩、反向收缩或室壁瘤几种形式（表 8-1）。有些临床医生倾向于将收缩减弱分为轻度、中度和严重，但这种亚组分类常常会出现明显的观察者内和观察者间变异性。心肌缺血不仅会导致心内膜运动整体幅度和速率的减慢，而且会造成室壁变薄，同时室壁的收缩和舒张都会出现延迟。一些研究中心借助数字评分系统从 1（正常）到 4（反向收缩）定量心室各节段的室壁运动情况。而整体的室壁运动评分可以由各节段得分之和除以节段数而算得：

$$整体室壁运动评分 = \frac{各节段评分之和}{观察的节段数}$$

一些更为复杂的定量评价室壁运动的方法也是建立在下述参数的基础之上的：心内膜运动的整体幅度、室壁厚度的情况、心肌运动的速率或者心肌开始收缩的时间。

通过超声心动图定量评价局部左心室功能需要做到：

- 辨认并描绘出舒张末期和收缩末期心内膜边界
- 评价心肌所有节段的室壁运动情况
- 了解正常室壁运动的变异度
- 矫正左心室运动中平移、旋转和扭转的影响
- 高时间分辨率以能分析室壁增厚的起始和速率

运用三维重建技术分析左心室运动能够节省图像采集时间，同时减少了单一二维平面上收缩期和舒张期局部心肌运动所带来的影响。尽管三维超声在室壁增厚率、心肌运动的时间和速率方面，用以评价局部左心室功能会更为敏感，但目前的方法更

表 8-1 节段性室壁运动的定性评价

室壁运动形式	定义
运动增强	收缩期心内膜向内收缩和室壁增厚的幅度和速度增加
运动正常	收缩期心内膜向内收缩和室壁增厚的幅度和速度正常
运动减退	收缩期心内膜向内收缩和室壁增厚的幅度和速度减退，或伴有收缩和舒张的延迟
无运动	收缩期心内膜向内收缩和室壁增厚基本消失
反向运动	收缩期节段性的室壁向外运动或“膨出”，通常伴有心肌的变薄和瘢痕化
室壁瘤	舒张期心室轮廓异常和运动减退

多地还是依赖对心内膜运动的追踪。其他的相关方法包括：（1）造影超声心动图：能够改善心内膜边界显影，同时可以评价心肌灌注情况；（2）组织多普勒或斑点追踪应变和应变率成像（见推荐阅读和第 4 章）。

心肌缺血

对于明确冠状动脉疾病而既往无心肌梗死病史的患者，静息状态下超声心动见到的室壁运动可能是正常的，这就需要缺血发生条件下的超声诊断。在超声心动检查过程中诱导缺血发生的方法主要是心脏负荷超声，通过运动或药物的干预增加心肌需氧量从而诱导缺血的发生（表 8-2）。

负荷超声心动图的基本原理

心脏负荷超声是基于一个概念：当心脏工作量增加时，将会把许多心脏疾病本身所存在的生理功能障碍诱发出来。例如，患有冠状动脉疾病的患者，静息时心肌的血液供应是充足的，因此在超声检查中显现的室壁厚度和心内膜运动是正常的。但当心脏工作量增加时，冠状动脉的血液供应就不能满足心肌耗氧量增加的需求，从而导致缺血的发生，并出现室壁的变薄和运动的减弱（图 8-9）。增加心脏工作量的方法常可以通过运动方式而达到，不论是仰卧蹬车还是直立跑步机；或者通过药物介入增加心率而加重心脏负荷，如静脉应用多巴酚丁胺。在负荷试验中，除了超声心动图图像的观察，还有以下几点关键内容需要关注和记录：

- 运动持续时间
- 最大负荷量——近似于心率 × 血压（HR × BP）
- 症状
- 血压的反应
- 心律失常事件
- 心电图上 ST 段的改变

心脏负荷超声图像采集的基本原则是要求在标准切面成像下，即应该能保证所有心肌节段都能在至少一个（最好两个）切面得以完全显现。同时，应可对比显示静息状态和负荷状态超声图像，并以数字化动态图像格式储存和以对比显示的形式回放图像。动态图像格式的储存模式是非常重要的，因为没有这种手段，将很难解释静息状态和负荷状态下因心率改变而引起的室壁运动的变化。

评估心室局部功能时，准确的心内膜定位是关键的。如排除主观因素后，仍存在心内膜定位不理想，那么尝试谐波成像或者其他超声成像技术，比如造影超声心动图，甚至采取心脏超声以外的影像技术是应该考虑的。

表 8-2 负荷超声心动图试验

负荷类型	优点	缺点
平板运动试验	被广泛应用，可达到的最大负荷量高	只有在运动停止后方可采集图像
直立蹬车试验	运动中同步采集图像	采集图像对技术和仪器要求高，可达到的最大负荷量低
仰卧蹬车试验	运动中同步采集图像	可达到的最大负荷量低，仰卧位影响运动生理
多巴酚丁胺 + 阿托品	持续采集图像，不需要患者具备运动能力	多巴酚丁胺存在发生不良反应的可能，只能达到更低的负荷水平
血管扩张药物	持续采集图像，不需要患者具备运动能力	血管扩张药物存在发生不良反应的可能，仅引起相对的血流灌注异常而非缺血发生
心房起搏	持续采集图像，不需要患者具备运动能力	需要安装永久起搏器，不需要予以药物或运动刺激

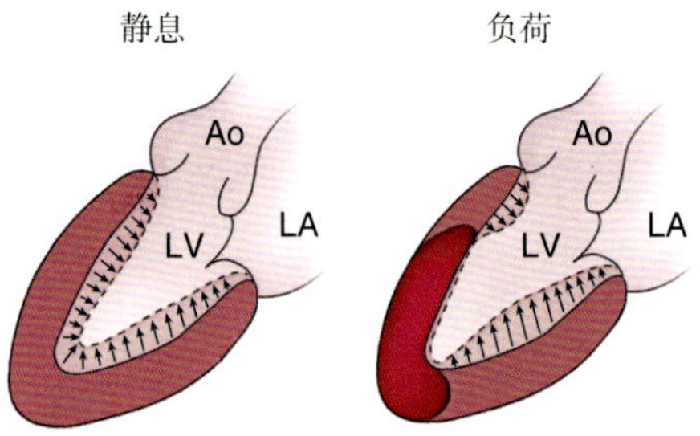

图 8-9 图示左前降支近端 1/3 处存在 70% 狭窄的患者在负荷超声心动图中的表现。静息状态下（左），内膜的运动和室壁厚度是正常的。负荷状态下（右），无论是运动负荷还是药物负荷，前壁的中段和心尖段出现缺血表现，表现为心内膜运动的减弱和室壁变薄。如果该患者左前降支的血供延伸至心尖部位，那么后壁的心尖节段也将受到影响，如图所示。此时，后壁的正常节段会出现代偿性的室壁运动增强。

心脏负荷超声诊断冠状动脉疾病的灵敏度取决于能否在最大心脏工作量时获取负荷超声图像。对于药物负荷试验，这不是一个难题，因为负荷水平可维持一定时间直到图像采集完毕。但在运动负荷试验中，一旦停止运动，心脏做功将迅速下降，因此图像的采集需要尽可能快地完成。停止运动的时间、图像采集时的心率以及运动中最高心率均将被记录作为心脏做功的标志。三维超声图像采集系统允许多平面同时获取实时图像，从而可以在负荷峰值更快速地采集图像，因此也可能将提高疾病诊断的灵敏度。

运动负荷超声心动图

运动负荷超声心动图通常采用标准的运动试验方式。仰卧位或直立位蹬车运动负荷试验的优点在于可以在运动逐步增强的每一个阶段直至最大运动量均予以超声图像的记录。平板运动试验的优点则在于可以达到更高的运动负荷，但缺点则是图像的采集必须要在运动停止之后。如此，室壁的异常运动有可能因为停止运动后很快恢复正常而检测不到。

静息时的图像应当在标准左心室切面下以数字化动态图像模式予以采集。标准的运动试验应当在运动中和运动后实时监测 12 导联心电图、血压和相关症状。运动负荷超声心动图的危险就是运动试验本身的危险。在达到最大运动量时（仰卧位或直立位蹬车运动）或刚刚停止运动时（平板运动），应重复采集多幅图像。通常，会采集四个或更多的序列的心动周期图像，随后检查者可选择最好的图像与基础状态下图像相比较（图 8-10）。这就需要清除由于呼吸运动而导致的质量较差的图像。然后，将静息和运动下所记录的图像同步放映，从而可对比心肌每一节段的心内膜运动和室壁厚度。

运动负荷超声心动图的结果评价包括：达到最大运动负荷量的相关数据（运动持续时间）、运动中心率变化和血压的反应、出现的心律失常事件和临床症状，以及超声图像的分析。系统地依次比较分析每一个节段，将会有助于检测微小的运动异常（图 8-11）。

多巴酚丁胺负荷超声心动图

心肌缺血的检测

多巴酚丁胺负荷超声心动图试验是基于此类强效 β 受体激动剂可使心率加快，并使心肌收缩增强。多巴酚丁胺应用的初始剂量为低剂量［5μg/（kg· min）］，然后通过校正后的静脉滴注泵每 3 分钟增加一次剂量［分别为 10、20、30 和 40 μg/（kg· min）］，直至达到最大剂量或试验设定的终点事件出现。阿托品应该准备好以备用，剂量为 0.25 ~ 0.5mg（最多总量不能超过 2.0mg），确保达到目标心率，即患者最高心率预测值的 85%。为了将发生严重不良反应的可能性降到最小，同时获取理想的数据，多巴酚丁胺负荷超声心动图试验需要一套设计好的符合临床的方案。

在多巴酚丁胺负荷超声心动图试验中患者的管理包括：

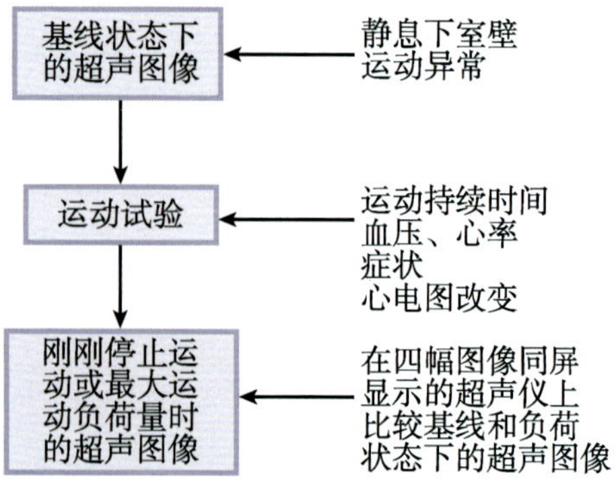

图 8-10 运动负荷超声心动图试验的流程图。

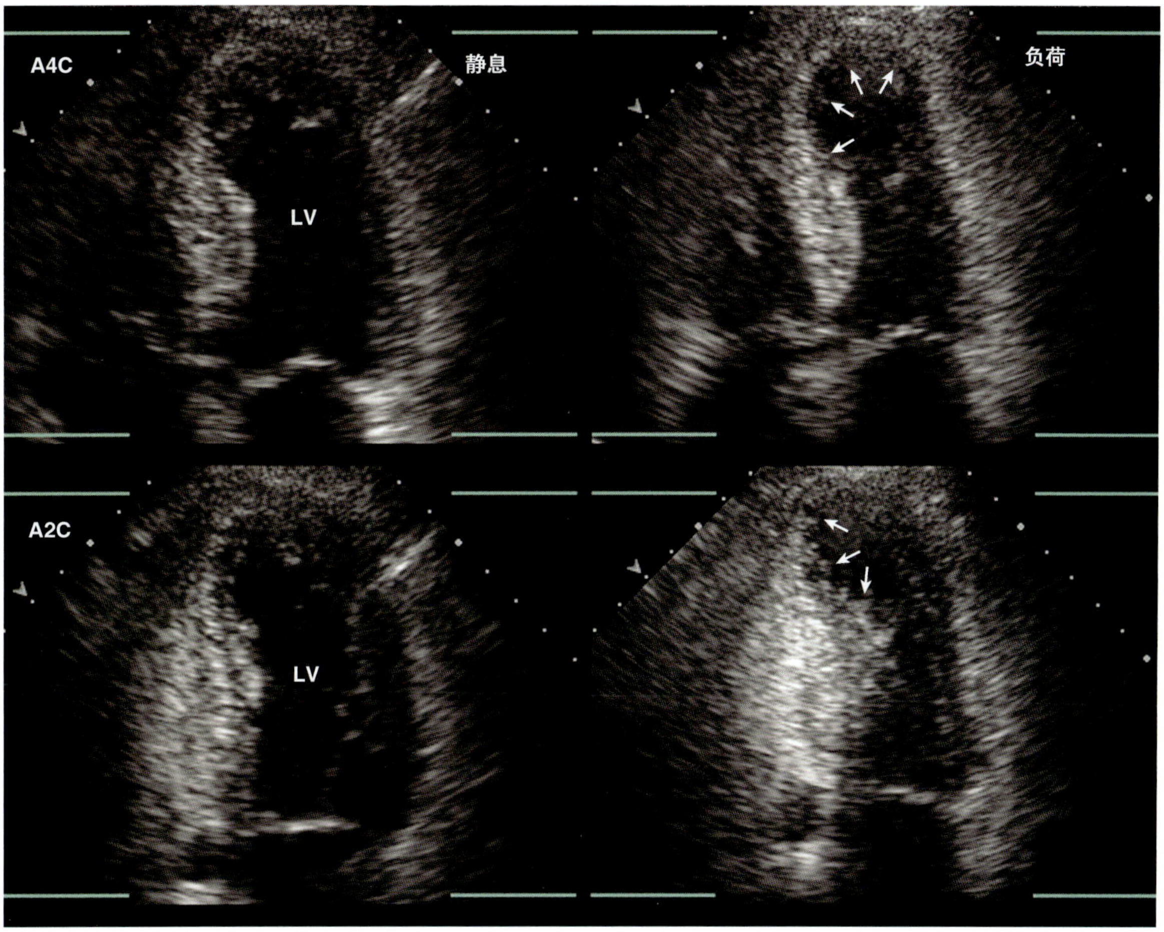

图 8-11　该图为异常运动负荷超声心动图，显示运动负荷下心尖部位呈现室壁的无收缩运动（箭头所示）。四个切面均为收缩末期，*上部*为四腔心切面，*下部*为两腔心切面，*左侧*为静息下图像，*右侧*为刚刚停止运动时采集的图像。静息时，所有心肌节段的局部功能都是正常的，伴有正常的心内膜运动和室壁厚度。负荷状态下，下间隔心尖段和下壁出现了心肌无收缩，符合前降支远段血管病变诱导出现的缺血表现。

- 定期测量血压（通常每 2 ~ 3 分钟一次）
- 持续心电图监测
- 仔细观察临床症状或体征的变化

当不良反应发生时，应当立即采取紧急措施，如配备急救设备、药品，包括心脏除颤器、心脏急救药物、静脉注射用艾司洛尔（一种 β 受体阻滞剂，可拮抗多巴酚丁胺的作用）等，并有具备急救经验的医生到场。

当开始静脉注射多巴酚丁胺后，受检者于超声检查床上呈左侧卧位以暴露心尖部位，从而使检查者在试验过程中都能获得理想的超声图像。起初采集静息状态下图像时，所注射的仅为生理盐水。整个过程中数据的记录包括基线状态下、每一种药物浓度下以及恢复期中的心率、血压、症状、12 导联心电图以及超声心动图像（图 8-12）。标准的图像采集应当包括基底段和中段水平的左心室胸骨旁短轴切面，以及心尖部位的四腔心、两腔心和长轴切面。有些研究中心还记录每一负荷阶段的多普勒左心室充盈和射血速度。

多巴酚丁胺药物负荷超声心动图在以下情况出现时需要结束或提前终止：

- 达到了设定的最大药物剂量，
- 患者明显不适，
- 相邻两个或更多节段出现明确的室壁运动异常，
- 心电图上呈现 ST 段抬高，
- 达到该年龄下最高设定心率的 85%，
- 收缩压超过 200mmHg 或小于 100mmHg，或者

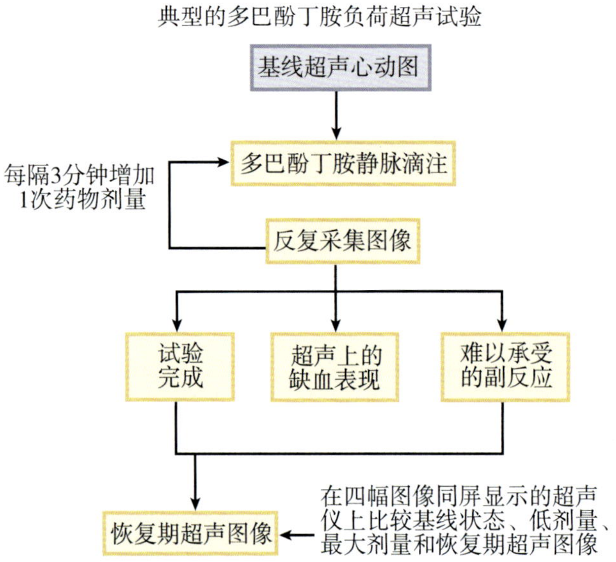

图 8-12 多巴酚丁胺负荷超声试验的流程图。

舒张压超过 120mmHg，

- 出现明显的室性心律失常事件

在适当的预防措施条件下，尽管严重的并发症很少会出现，但仍有相关不良反应发生的报道，包括焦虑、震颤、心悸、心律失常、感觉异常和胸痛等。大约有 10% 的受试者会出现房性或室性早搏，并且有多达 4% 的受试者会引发非持续性室上性或室性心动过速。因为试验的目的是诱发心肌缺血出现，因此部分患者会出现超声心动图改变或心电图缺血的证据，并且感觉到胸痛。但是，胸痛的频率常会低于标准的心电图负荷试验，这是因为当室壁运动出现障碍时，试验可随时停止（而室壁运动异常常早于胸痛出现）。多达 10% 的受试者会发生低血压现象，这是由于外周 β_2 受体介导的血管舒张作用所导致；但这不同于运动负荷试验中的低血压现象，后者可作为严重冠状动脉病变的预测因子或预示患者预后不佳。总体上说，引发心肌梗死或室颤的风险在 1/2000。多巴酚丁胺负荷超声心动图试验的禁忌证包括不稳定型心绞痛、未控制的高血压或者多巴酚丁胺药物过敏。

超声图像的分析是在将所储存的图像整合后进行的，因此超声仪屏幕上会分成四个板块：静息下图像（左上）、低剂量多巴酚丁胺（右上）、最大剂量多巴酚丁胺（左下）和恢复期（右下）。对于每一个心肌节段，室壁运动都可以通过这四幅图像的变化得以系统性对比。正常情况下，伴随多巴酚丁胺药物的静脉注射，室壁将会增厚，且内膜运动增强；异常情况则是静息时室壁运动正常的局部心肌随着药物的应用会出现室壁运动减弱或无运动（图 8-13 和 8-14）。

心肌活性的检测

除了检测心肌缺血，多巴酚丁胺负荷超声心动图还可作为评价局部“顿抑”或“冬眠”心肌活性的方法。例如，经过溶栓治疗的心肌梗死患者，由于存在心肌顿抑，梗死部位残余活性心肌的范围在早期是很难确定的。另外，由于冬眠心肌的存在，慢性冠状动脉疾病的患者可能在静息时表现为室壁运动减弱或无运动，而这可以通过再血管化而改善。在上述情况下，有研究表明低剂量多巴酚丁胺 [5 ~ 10μg/(kg · min)] 静脉注射可改善实际存在活性的心肌节段的室壁厚度和内膜运动。当然，大剂量的多巴酚丁胺则可诱发心肌缺血，从而使局部左心室功能更加恶化。这种初始低剂量多巴酚丁胺可改善局部心肌运动，但伴随着剂量增加会恶化局部心肌功能的现象被称为双相反应。

其他负荷试验方法

部分扩血管药物（双嘧达莫或腺苷）也被一些研究者用于负荷超声试验，因为这些药物的应用会引起冠状动脉血流的变化：用于正常的冠状动脉会使血流量增加，而用于病变的血管则会引起血流量相对减少。总体来说，这些方法更适合于核素灌注显像，因为正常冠状动脉和病变冠状动脉供血所致的心室局部血流灌注差异能够在核素成像上体现出来。超声成像的结果常缺乏一致性，因为实际上的缺血（不是相对的血流灌注异常）是需要通过室壁运动异常来辨别的。另一种方法是，对于装有永久起搏器的患者，可通过调整心房起搏频率而达到目标心率。

局限性/技术方面

负荷超声对于诊断明确的冠状动脉疾病具有高度敏感性和特异性（表 8-3 和 8-4）。除此之外，它还能可靠定位缺血心肌的解剖位置和范围。然而，负荷超声也存在潜在的技术上或

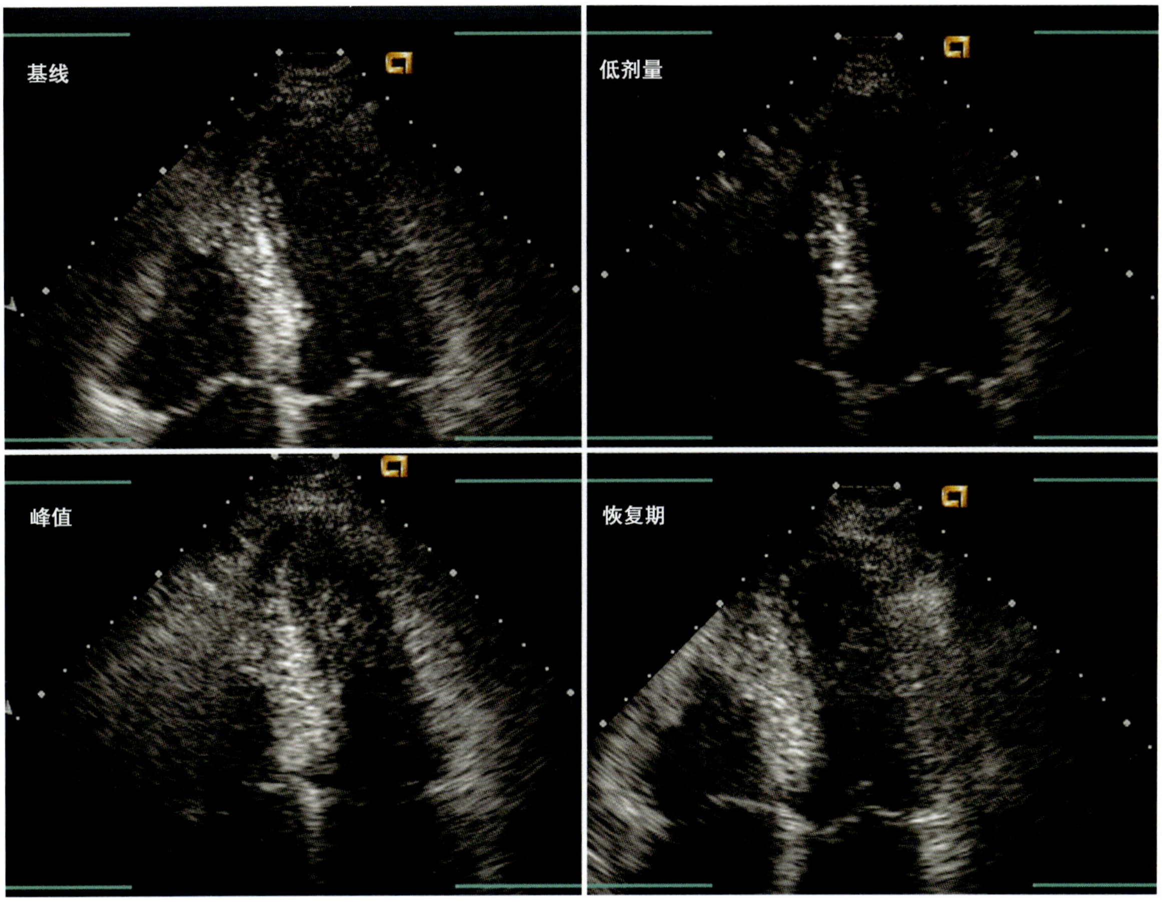

图 8-13　该图显示了正常多巴酚丁胺负荷超声心动图试验的收缩末期超声图像，分别为基线状态（左上）、低剂量 [5μg/（kg・min）] 多巴酚丁胺（右上）、大剂量 [40μg/（kg・min）] 多巴酚丁胺（左下）和恢复期（右下）的图像。注意从基线水平到峰值剂量收缩末期容积的显著减少。这同样可以在心尖两腔心切面、长轴切面和胸骨旁短轴切面来观察。

生理上的局限性：

- 心内膜的定位
- 心脏和呼吸运动的影响
- 药物或运动负荷无法达标
- 静息状态下左心室功能异常

评价心内膜运动和室壁厚度需要准确划定各个心肌节段的心内膜边界。尽管通过调整患者的体位、超声探头的方向以及图像存储的参数选择等，都会改善图像的质量，但是对于特殊的节段，尤其是左心室前壁，在某些个体中仍会因为邻近的肺组织而影响图像质量。对于在谐波成像条件下，心内膜边界显影仍然不理想时，有些研究中心尝试采用静脉注射声学造影剂来改善左心内膜显影，从而增强局部室壁运动异常的检测（图 8-15）。

运动试验中和运动后的图像会因为呼吸频率的加快而受到呼吸运动的影响。目前的图像采集模式会储存连续的心动周期，需要从其中选出最佳的图像才能有助于做出正确的结论。心脏本身旋转和扭转的影响，不管在收缩期还是舒张期，或者在基线状态下还是负荷状态下，都应在评价室壁运动时加以注意。负荷超声心动图试验的结果应当包括超声图像质量的描述，以作为试验结果可靠性的参照，不理想的超声图像在结果描述时应特别加以提醒注意。

潜在的生理局限性在于异常的室壁运动仅出现于心肌缺血发生时。首先，如果负荷未造成心肌缺血，那么即便存在严重的冠状动脉疾病，也不会出现室壁运动异常。例如，某位患者由于髋关节疼痛而运动耐量受限，便达不到诱发心肌缺血的活动量。相似的，药物负荷下没有诱发出心肌缺血，则也不

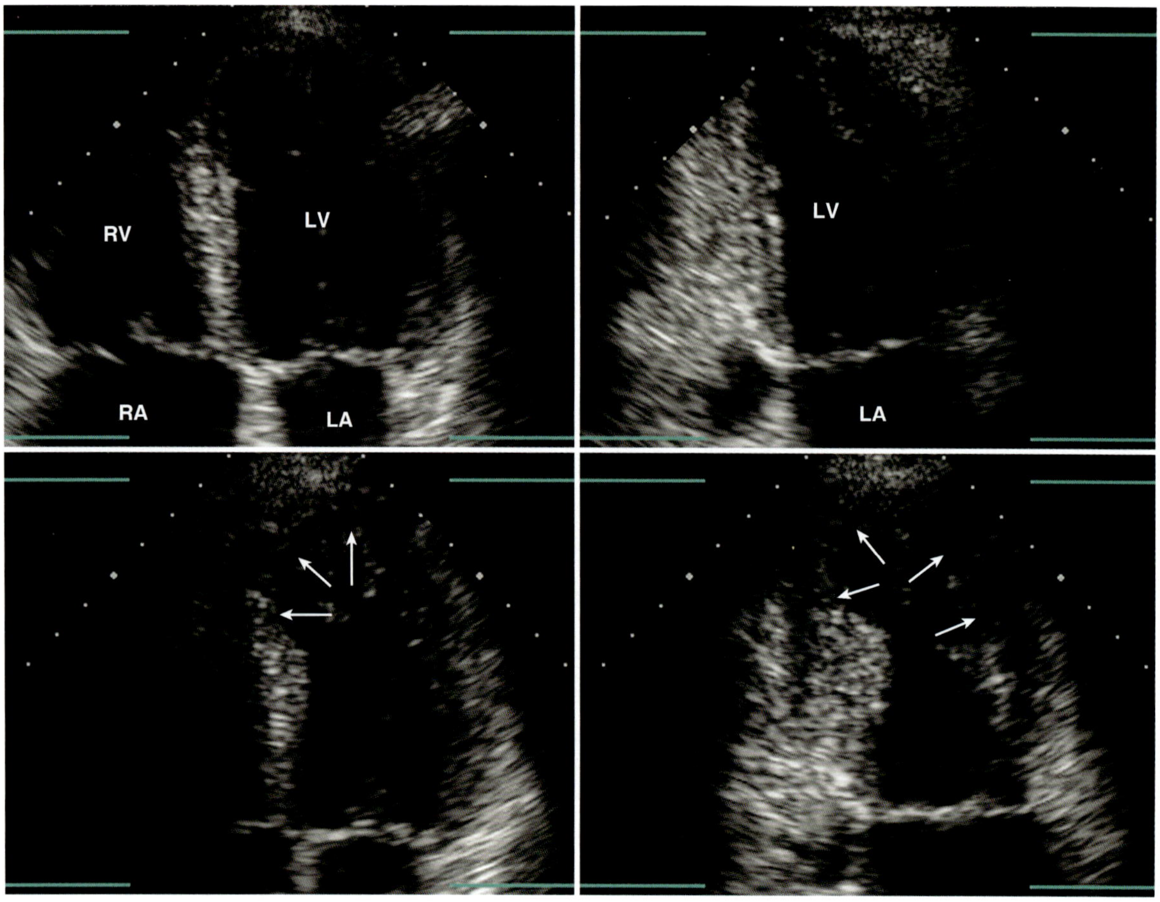

图 8-14 该图显示异常的多巴酚丁胺负荷超声心动图试验。*上部*为基线状态下的图像，*左侧*为心尖四腔心切面，*右侧*为心尖两腔心切面；对应的*下部*为峰值负荷水平下 [40μg/（kg·min）加 0.5mg 阿托品] 的四腔心和两腔心切面。所有图像均为收缩末期采集。可以看到室间隔的心尖段、前壁和下壁在峰值负荷水平下表现为无收缩（箭头所示），提示存在左前降支分布区域的冠状动脉疾病。

表 8-3 运动负荷超声心动图试验对比冠状动脉造影在诊断准确性上的相关研究 *

第一作者和发表年限	*N*	患有 CAD 的比例（%）	敏感性（%）	特异性（%）
Limacher 1984	73	—	91	88
Armstrong 1987	123	82	87	86
Ryan 1988	64	47	78	100
Sawada 1989	57（女性）	49	86	86
Crouse 1991	228	77	97	64
Marwick 1992	179	64	84	86
Quinones 1992	112	77	74	88

* 在所有研究中，明确诊断的冠状动脉疾病（CAD）均以心外膜下冠状动脉狭窄超过 50% 为准。

数据来源：Limacher et al: Circulation 67:1211–1218，1984; Armstrong et al: J Am Coll Cardiol 10:531–538，1987; Ryan et al: J Am Coll Cardiol 11:993–999，1988; Sawada et al: J Am Coll Cardiol 14:1440–1447，1989; Crouse et al: J Am Coll Cardiol 67:1213–1218，1991; Marwick et al: J Am Coll Cardiol 19:74–81，1992; Quinones et al: Circulation 85:1026–1031，1992.

表 8-4 多巴酚丁胺负荷超声心动图试验对比冠状动脉造影在诊断准确性上的相关研究

第一作者和发表年限	样本来源	*N*	患有 CAD 的比例（%）	冠状动脉狭窄程度（%）	敏感性（%）	特异性（%）
Berthe 1986	急性 MI 后	30	100	50	85	88
Cohen 1991	胸痛	70	27	70	86	95
Sawada 1991	冠状动脉造影	103	44	50	89	85
Mazeika 1992	冠状动脉造影	50	26	70	78	93
Martin 1992	冠状动脉造影	40	35	50	76	60
Segar 1992	冠状动脉造影	85	—	50	95	82
Marcovitz 1992	冠状动脉造影	141	21	50	96	66
Marwick 1993	冠状动脉造影	217	65	50	72	83

MI：心肌梗死；CAD：冠状动脉疾病。

数据来源：Berthe et al: Am J Cardiol 58:1167–1172，1986; Cohen et al: Am J Cardiol 67:1311–1318，1991; Sawada et al: Circulation 83:1602–1614，1991; Mazeika et al: J Am Coll Cardiol 19:1203–1211，1992; Martin et al: Ann Intern Med 116:190–196，1992; Segar et al: J Am Coll Cardiol 19:1197–1202，1992; Marcovitz et al: Am J Cardiol 69:1269–1273，1992; Marwick et al: J Am Coll Cardiol 22:159–167，1993.

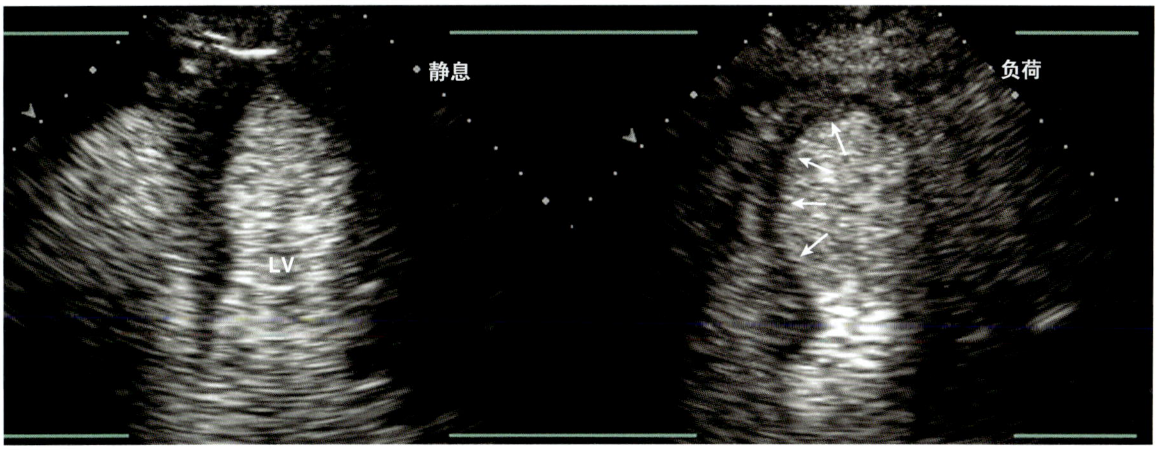

图 8-15 即使在谐波成像和患者合适体位的条件下仍然无法获得理想的心内膜显影，此时静脉注射左心室声学造影剂后，可以看到左心室腔充满造影剂从而能够清晰辨别心内膜边界。通过对比静息状态下心尖四腔心切面，可以分析得出负荷诱导下间隔中段至心尖段发生心肌缺血。

会引起室壁运动异常。其次，心肌缺血的持续时间是很重要的。如果当图像采集时心肌缺血已经恢复，则无法检测到室壁运动异常，这是平板运动试验特别需要关注的地方，因为它的超声图像需要在运动停止后采集，尽管这种局限性因为平板运动负荷试验较踏车运动负荷试验能够达到更高的运动负荷量而可能会有所改善。

对于静息状态下即存在整体或局部心室功能障碍的患者，相比静息下左心室功能正常的受试者，负荷试验更难以得出结论。静息下存在节段性室壁运动异常提示之前出现过心肌梗死。负荷条件下，如果在静息室壁运动异常的基础上，出现了其他部位新的局部室壁运动异常，则预示着存在其余部位的心肌缺血。但评价静息下室壁运动异常部位的邻近心肌运动时会存在问题，因为后者很可能受到相邻异常心肌收缩的影响。如果患者存在静息状态下的整体收缩功能障碍，可能由于终末期缺血性心脏病、心肌病或慢性瓣膜性心脏病所导致，这时负荷超声用于诊断冠状动脉疾病的价值就不大了。

替代方法

对于怀疑或已知冠状动脉疾病的患者，选择何种负荷试验或成像模式取决于患者因素和具体的临床情况。最佳负荷方法的选择应允许患者有足够的运动负荷量，药物负荷试验应当用于因骨科、神经科、呼吸科或其他疾病而无法达到最大运动量的患者。超声成像模式要根据患者的图像质量和所需求的信息类型来做出选择。

运动心电图试验

运动心电图试验仍是评估怀疑或确诊冠状动脉疾病患者的规范方法。尽管相比影像学检查手段，运动心电图试验在诊断冠状动脉疾病的敏感性和特异性上偏低，但对于多数患者却可以较低的花费从其中获得重要的预后信息。对于容易出现假阳性(如伴有胸痛的女性患者）和假阴性结果的人群，或者静息心电图本身存在异常而掩盖了运动诱发心肌缺血所造成的心电图改变，这部分患者则需要进一步的影像学检查。

冠状动脉解剖的直接显示

左冠状动脉和右冠状动脉的起始部位常在 TTE 上能够显现出来（图 8-16)。而在 TEE 检查中，可以从左冠状动脉近端追踪到其分成左前降支和回旋支（图 8-17 和 8-18)，并且这些分支和右冠状动脉的部分都能够观察到（见推荐阅读 34)。然而，临床决策的制订通常需要冠状动脉解剖的全部详细资料。心脏超声对于评价移行至心外膜下的相对较为细小的冠状动脉并不是一种理想的方法。

冠状动脉造影目前仍是诊断冠状动脉疾病的金标准。通过介入的心导管直接向冠状动脉血管中注射造影剂可以获得近端及远端冠状动脉解剖的详细资料，而且可用在经皮冠状动脉血运重建时。非介入性的冠状动脉 CT 检查亦可提供高分辨率的冠状动脉血管成像，对于冠状动脉解剖的分析和动脉粥样斑块的评价有一定的价值（图 8-19)。冠状动脉造影的缺点是需要应用造影剂而且存在 X 线辐射暴露。

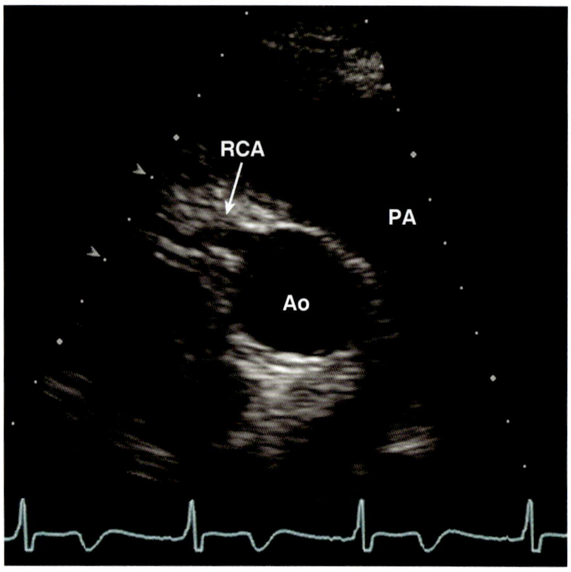

图 8-16 TTE 在胸骨旁短轴切面可以看到右冠状动脉(RCA)。

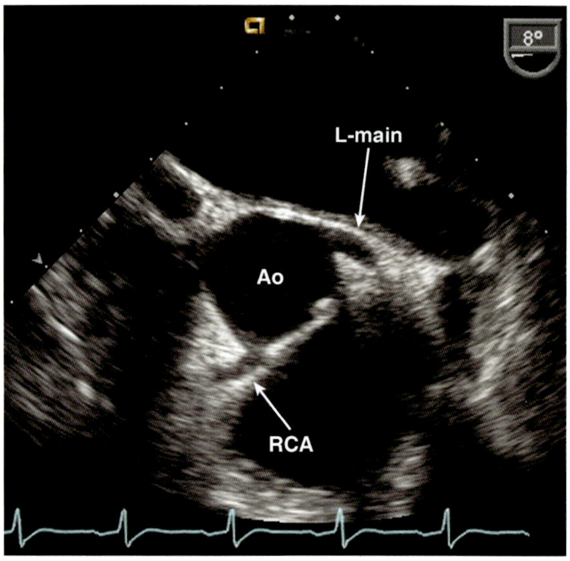

图 8-17 TEE 短轴切面可以看到左主干（L-main）和右冠状动脉（RCA）的起源。

放射性核素技术 / 正电子发射断层成像

放射性核素灌注显像技术通过在运动后立即注入铊或甲氧异腈等放射性物质，然后观察恢复静息后放射性核素在心肌中的再分布，对于患者来说，这是一种评价冠状动脉疾病的很好的验证方法（图 8-20)。这些技术同样可应用血管扩张剂而诱发血流灌注的差异，或者静注多巴酚丁胺诱导心肌缺血的发生。相比负荷超声心动图，核素灌注显像的优点在于图像质量不太依赖患者的个体条件，尽管对于女士来说，

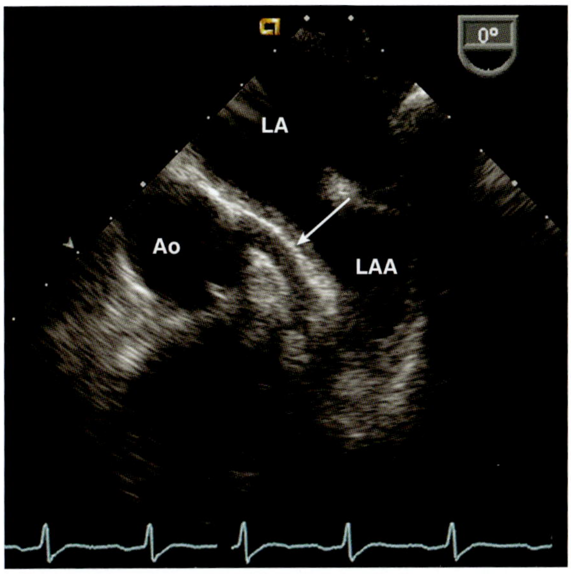

图 8-18 在与图 8-17 相同的患者，将探头朝向心尖方向轻微地旋转一定角度，可以看到左主干延伸变为左前降支（箭头）。回旋支在此成像平面无法看到。LAA：左心耳。

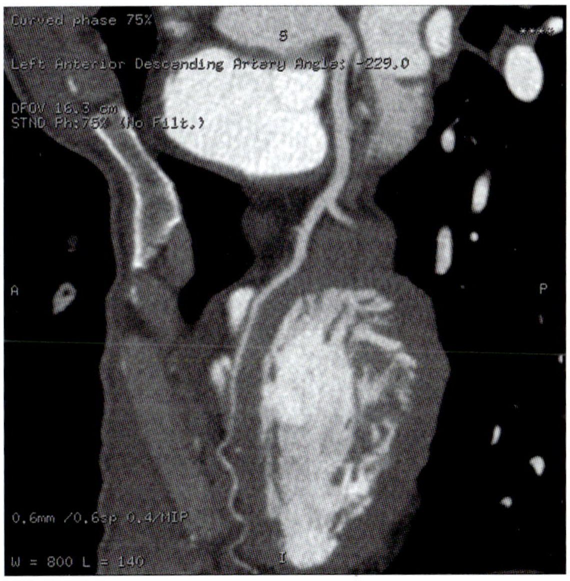

图 8-19 图为冠状动脉 CT 显示从左主干到左前降支远端的详细解剖资料。

乳房组织引起核素信号的衰减是一个存在的问题。缺点则是高花费，难以进行床旁检查，具有一定的辐射性（尽管只是低剂量）。这两种检查手段，仪器因素都是非常重要的，而图像质量一定程度上取决于操作者的经验。正电子发射断层显像则在更多人群中可以提供理想的负荷图像。

心脏磁共振显像（CMR）

CMR 成像也能够提供冠状动脉解剖的相关资料。此外，通过这项检查，可以将存活心肌与坏死心肌区分开来。同样，CMR 显像也可以进行药物负荷试验，来评价静息下和负荷后的室壁运动情况。

临床应用

负荷超声心动图在可疑或确诊冠状动脉疾病患者中的应用包括：

- 冠状动脉疾病的检测
- 评估存在风险的心肌节段
- 心肌梗死后的危险分层
- 再血管化后的评价
- 心肌活性的检测

负荷超声心动图在一些特殊人群中，对于检测冠状动脉疾病的意义尤其重大，包括：

- 具有胸痛症状或心血管病危险因素的女性患者
- 心脏移植术后的患者
- 考虑行肾移植的患者
- 经历了血管手术的患者

负荷超声心动图也可用于评价心脏血流动力学的改变，包括瓣膜的压力梯度和瓣膜面积、反流的严重程度以及肺动脉高压。在本书第 11 章和第 17 章中曾谈及，负荷超声心动图在瓣膜性心脏病或先天性心脏病的患者中可用于评价如下变化：

- 主动脉钙化并狭窄患者的主动脉瓣面积
- 黏液样二尖瓣病变患者的二尖瓣反流严重程度
- 二尖瓣狭窄或反流患者的肺动脉压力
- 主动脉缩窄患者的压力梯度
- 肥厚型心肌病患者的流出道梗阻

冠状动脉疾病的诊断

负荷超声心动图诊断冠状动脉疾病的准确性很大程度上依赖高质量的超声图像，尤其是心内膜边界的认定。多数研究者报道 85% ~ 100% 的患者在平板运动后可以得到具有诊断意义的超声图像；而这种高质量图像的获取率在仰卧运动试验（患者可以采取理想的体位）和药物负荷试验（呼吸所带来的影响相对变小）中会更高。

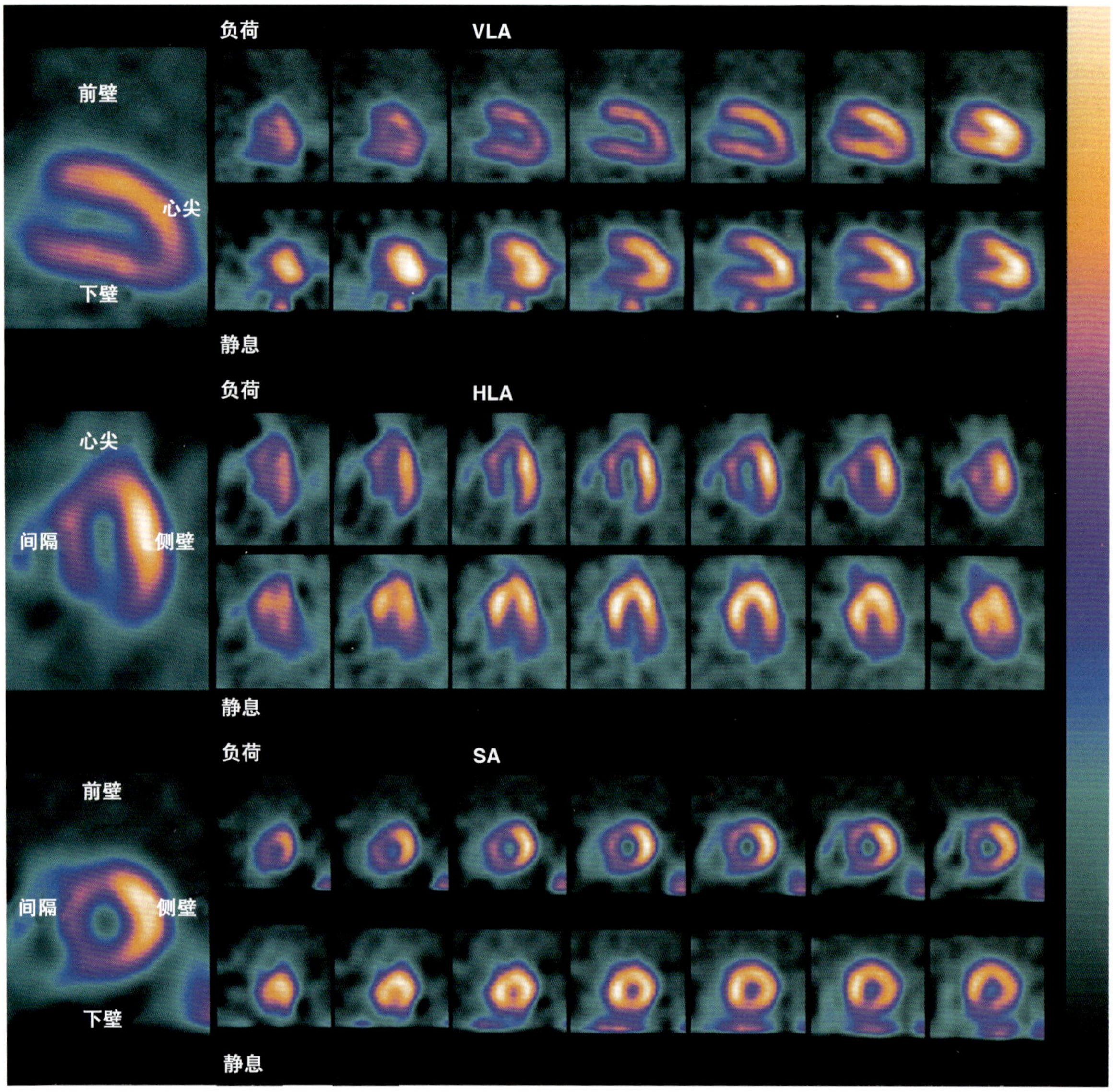

图 8-20 图为运动负荷双同位素核素显像；静息下图像为铊-201显像，运动负荷图像为司他比锝显像。图中有三个不同切面的图像采集。最上面是垂直长轴（VLA）切面，显示从室间隔到外侧壁的同位素分布情况。中间为水平长轴（HLA）切面，显示从后壁到前壁的同位素分布情况。底部为短轴（SA）切面，显示从心尖到基底部的同位素分布情况。其中每一幅上半部分为负荷成像，下半部分为静息下成像。运动后从短轴切面可以看到下壁灌注存在缺损，从心尖段延伸至中段和基底段。而静息下则为正常的血流灌注表现，这也说明下壁存在心肌缺血而既往无心肌梗死发生。(Courtesy of James H. Caldwell，Jr.，MD.)

相比冠状动脉造影，对于存在心外膜下冠状动脉血管50%以上明确狭窄的患者，运动负荷超声心动图诊断此类冠状动脉疾病的总体敏感性在74%～97%，特异性在64%～100%（表8-4）。在既往研究中发现，敏感性在多支血管疾病的诊断中是最高的（大于90%），而诊断单支血管疾病是最低的（60%～80%）。相比而言，运动心电图试验的敏感性偏低为51%～63%，特异性为62%～74%；而放射性核素铊-201运动灌注显像在冠状动脉疾病诊断上与心脏超声具有相似的准确性，敏感性为61%～94%，特异性约81%。

缺血心肌的范围和位置

当图像质量理想时，负荷超声心动图也可准确评估缺血心肌的范围和位置。通过整合多个切面的图像信息，即可以合理估计冠状动脉病变的确切位置。心脏超声估计哪支和哪些冠状动脉血管存在狭窄，被证实与造影结果具有很好的相关性。

预后价值

负荷超声心动图结果与临床转归的关系在许多研究中均有涉及，并且我们可以参考最新的一个Meta 分析（表 8-5 和 8-6，推荐阅读 4）。对于怀疑或确诊冠状动脉疾病的患者，如果是正常的负荷超声心动图结果，则意味着接下来 3 年中发生心肌梗死或心血管原因死亡的阴性预测价值为 98%。负荷试验结果的解释同样需要参考疾病发生的潜在可能性，包括临床危险因素如年龄、性别、糖尿病、

表 8-5 运动负荷超声心动图试验预后价值的相关研究

第一作者和发表年限	样本量	女性比例	研究对象	终点事件（事件发生率）	平均随访时间（年）	终点事件的多变量预测*
Arruda-Olson 2002	5798	43%	CAD	心源性死亡 / MI（4.4%）	3.2	运动负荷量（代谢当量） 运动后室壁运动评分指数
Marwick 2001	5375	37%	CAD	全因性死亡（12%）	5.5	Duke 运动平板评分 静息下室壁运动（瘢痕化） 运动后室壁运动（心肌缺血）
Elhendy 2002	4347	49%	CAD	心源性死亡 / MI（3.1%）	3.0	静息下射血分数 运动后室壁运动（心肌缺血）
Bergeron 2004	3260	55%	胸痛和 / 或呼吸困难	心源性死亡 / MI（3.3%）	3.1	既往心肌梗死 射血分数 静息到运动后的室壁运动评分指数变化
Arruda 2001a	2632	44%	CAD ≥ 65 岁	心源性死亡 / MI（5.6%）	2.9	运动负荷量 运动后射血分数变化 静息到运动后的收缩末期容积改变
Arruda 2001b	718	18%	既往 CABG 史	心源性死亡 / MI（10.6%）	2.9	运动负荷量 运动后射血分数变化
Elhendy 2001	563	40%	糖尿病和 CAD	心源性死亡 / MI（8.9%）	3.0	运动负荷量 静息下射血分数 缺血的范围
Elhendy 2003	483	42%	CAD 和心电图示 LVH	心源性死亡 / MI（12.4%）	3.0	运动负荷量 静息下室壁运动评分指数 静息到运动后射血分数变化
Olmos 1998	225	24%	CAD	心源性死亡 / MI（28%）	3.7	运动后室壁运动评分指数 诱导心肌缺血

CABG：冠状动脉旁路移植术；CAD：疑似或已知的冠状动脉疾病；LVH：左心室肥厚；MI：心肌梗死。

* 除此之外，还包括下列临床因素：男性、年龄、糖尿病、高血压、吸烟和既往 CABG 史。

数据来源：Arruda et al: Am J Cardiol 87:1069–1073，2001b; Arruda et al: J Am Coll Cardiol 37:1036–1041，2001a; Arruda-Olson et al: J Am Coll Cardiol 39:625–631，2002; Bergeron et al: J Am Coll Cardiol 43:2242–2246，2004; Elhendy et al: J Am Coll Cardiol 20:1623–1629，2002; Elhendy et al: J Am Coll Cardiol 37:1551–1557，2001; Elhendy et al: J Am Coll Cardiol 41:129–135，2003; Marwick et al: Circulation 103:2566–2571，2001; Olmos et al: Circulation 98:2679–2686，1998.

表 8-6 药物负荷超声心动图试验预后价值的相关研究

第一作者和发表年限	样本量	女性比例	研究对象	终点事件（事件发生率）	平均随访时间（年）	终点事件的多变量预测*
Biagini 2005a	3381	33%	CAD	心源性死亡，MI（30%）	7±3.4	静息室壁运动异常，心肌缺血
Marwick 2001	3156	43%	CAD	心源性死亡（8%）	3.8±1.9	静息室壁运动异常，心肌缺血
Chaowalit 2006	2349	43%	糖尿病	死亡、MI、远期冠状动脉血运重建（57%）	5.4±2.2	缺血范围，心室功能，未能达到目标心率
Biagini 2005b	1434	33%	CAD ≥ 65 岁	心源性死亡 / MI（40%）	6.5	静息室壁运动异常，心肌缺血
Chuah 1998	860	44%	CAD	心源性死亡 / MI（10%）	2±0.8	负荷下室壁运动异常，静息到运动后左心室收缩末期容积的改变
Poldermans 1997	316	16%	血管手术前	围手术期或远期的心脏事件（10%）	1.6±0.9	既往心肌梗死，诱导出的心肌缺血

CAD：疑似或已知的冠状动脉疾病；MI：心肌梗死。

* 除此之外，还包括下列临床因素：男性、年龄、糖尿病、吸烟、心力衰竭病史和既往冠状动脉旁路移植手术

数据来源：Biagini et al: J Am Coll Cardiol 45:93–97，2005a; Marwick et al: J Am Coll Cardiol 37:754–760，2001; Chaowalit et al: J Am Coll Cardiol 47:1029–1036，2006; Biagini et al: Gerontol A Biol Sci Med Sci 60:1333–1338，2005b; Chuah et al: Circulation 97:1474–1480，1998; Poldermans et al: Circulation 95:53–58，1997.

吸烟、高血压和高胆固醇血症等。此外，在运动负荷超声心动图试验中，当然也包括所有的运动负荷试验，预示着不良转归发生可能性高的指标包括运动能力、运动诱发心绞痛的程度和血压对于运动的反应。而且，超声心动图可提供其他的很多预后信息，有些是与临床转归相关的关键信息，包括静息下室壁运动异常、射血分数和心肌缺血的范围等。同样，在多巴酚丁胺负荷试验时，超声心动图的增量价值体现在能够提供静息状态下的室壁运动和可诱发的缺血证据，后者可以预测心血管事件。

心肌梗死

基本原理

心肌梗死是由于长时间心肌缺血而导致的不可逆的心肌损伤，常继发于本身存在动脉粥样斑块的心外膜下冠状动脉血管出现了急性血栓性闭塞之后。最初，受累心肌出现无收缩情况，而室壁厚度尚保持正常。经过 4 ~ 6 周时间，受累的心肌节段则呈现室壁变薄及回声增强。ST 段抬高型心肌梗死可造成明确的室壁无运动和室壁厚度变薄。而非 ST 段抬高型心肌梗死则只会引起相对程度的室壁变薄，同时会呈现运动减弱而非确切的室壁无运动。

超声心动图像

评价心肌梗死和心肌缺血的方法是一致的，即观察受累的心肌节段在超声心动图切面上的运动情况。左前降支血管的阻塞会导致前室间隔、前游离壁和心尖部位室壁的无运动（图 8-21）。胸骨旁长轴和短轴以及心尖部位的图像可以看到这些受累节段的室壁运动异常情况。在急性期阶段（图 8-22），受累部位以外的室壁会呈现运动增强表现。因左前降支近端血管堵塞而引起的前壁心肌梗死在未进行血运重建治疗的情况下，左心室整体收缩功能会出

现适度的下降，左心室射血分数会在 41% ± 11% 之间。

后降支血管的堵塞会导致下壁心肌梗死而引起下间隔、下游离壁和（不同程度的）下外侧壁（后壁）的室壁无运动。胸骨旁和心尖切面均可用于观察，而对于胸骨旁和心尖切面图像质量差的患者，剑突下成像的方法是特别有用的。通常，下壁心肌梗死在未进行血运重建时只会引起左心室收缩功能的轻度下降，平均心肌梗死后射血分数为 53% ± 10%。下壁心肌梗死时，还应在超声心动图上观察是否合并有右室心肌梗死的可能性。

回旋支血管的堵塞则引起外侧壁的心肌梗死，这通常较为少见而且往往在心电图上为“沉默”表现。它可以引起前外侧壁和后外侧壁的室壁无运动，导致轻到中度的射血分数下降，这取决于该个体中回旋支所供应的心肌范围。

必须注意这些“典型”的室壁运动异常形式会因个体冠状动脉解剖的变异和冠状动脉血管堵塞的长度不同而发生改变。而且，这些病理变化会因再灌注治疗而发生改善。

在急性心肌梗死中，舒张功能和收缩功能一样，也是不正常的。如果在心肌梗死后 1 ~ 2 周能够及时进行血运重建并获得成功，那么受损的舒张功能是能够恢复正常的。如果更晚进行或血运重建失败，并导致更大面积的心肌梗死，那么起初受损的舒张功能会呈现伪正常化的表现，伴随出现代表左心室舒张末压增高的高舒张期 *E* 峰。对于左心室收缩功能呈中度到重度降低的患者，*E/A* 值与左心室舒张末压和左心房压呈明显的正相关性（例如，越高的 *E/A* 预示着左心室舒张末压越高），这是由于舒张早期充盈速率主要影响左心房压。这对于解释患有冠状动脉疾病的患者随着时间的推移会出现超声心动图上左心室舒张期充盈类型的变化，并伴随出现其他的临床数据是非常有帮助的（见第 7 章）。

局限性及替代方法

有关超声心动图检查方法的其他应用，因超声波穿透力不够而造成超声图像的质量欠佳是一个主要的局限性。然而，若能有理想的体位、具备有经验的超声医生和先进的仪器，绝大多数患者均可以获取能够提供诊断的图像。

急性心肌梗死的诊断标准需具备以下三条中的两条：

- 典型的临床症状
- 具有诊断意义的心电图变化
- 血中心脏标志物水平持续升高

当典型的急性心肌梗死存在时，诊断通常是不困难的。不幸的是，很多患者往往并不具备典型的临床症状，而心电图也不具有诊断意义的改变。

核素显像诊断急性心肌梗死的原理是检测低灌注的区域。胸痛患者如表现为正常的放射性核素显像结果，则表明不存在心肌梗死的特异性很高，但敏感性是偏低的，因为核素的方法不能将陈旧梗死与急性梗死区分开来。

冠状动脉造影仍是诊断冠状动脉血管堵塞的金标准。同时进行左心室造影可以评价是否存在室壁

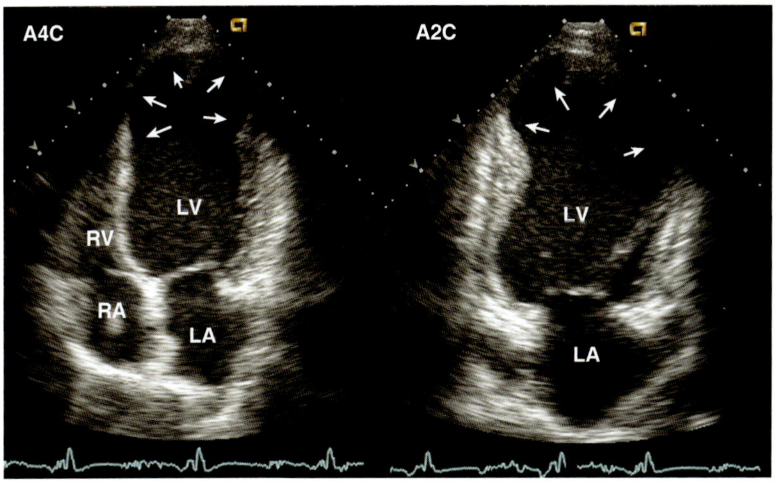

图 8-21 图为前壁至心尖部陈旧心肌梗死并伴有舒张期心室运动异常。具体表现为心尖四腔心（A4C）和两腔心（A2C）切面室间隔远段、前壁和左心室心尖 1/3 部位室壁变薄和无收缩。

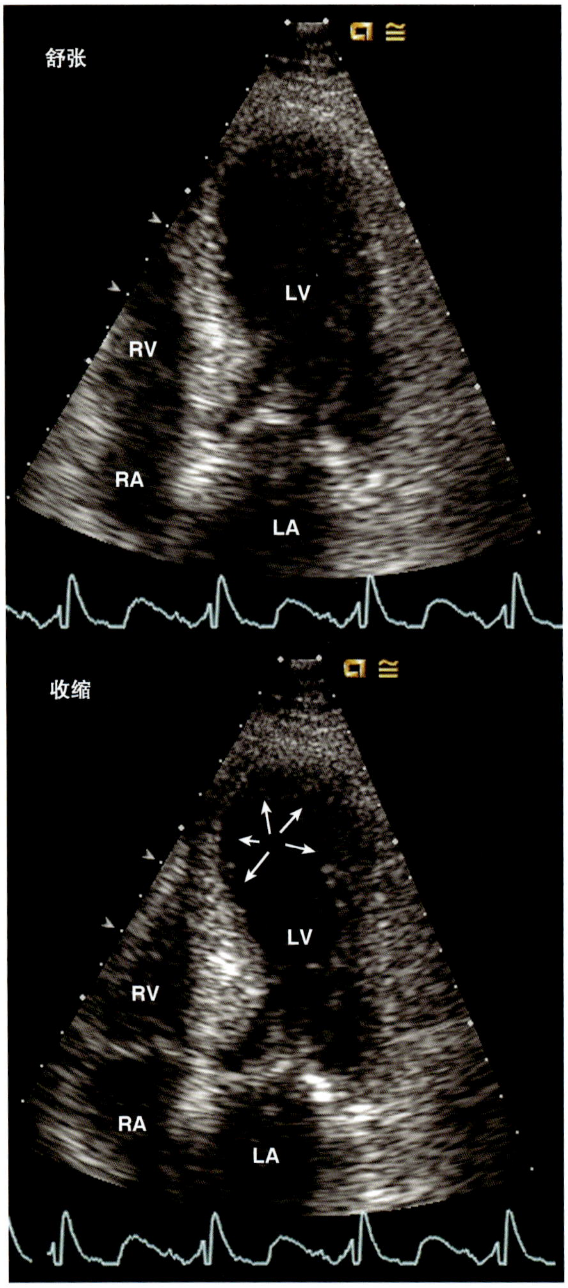

图 8-22 图为心尖四腔心切面观察到的舒张期（*上图*）和收缩期（*下图*）急性前壁心肌梗死图像。室间隔心尖段表现为无收缩（箭头），但尚未出现室壁变薄和瘢痕化。

运动异常。目前急性心肌梗死的规范治疗方法包括经皮冠状动脉血运重建，因此多数心肌梗死患者发病时直接被运送至心导管室进行介入治疗。

临床应用

急诊室中的诊断作用

当急诊室患者存在胸痛而心电图无法提供诊断依据时，应用超声心动图评价整体和局部室壁运动情况对于做出临床决策是有帮助的。如果存在节段性室壁运动异常，则表明冠状动脉疾病是存在的，可能是急性心肌梗死、心肌缺血或陈旧梗死。如伴随出现非受累心肌的室壁运动增强，则提示是急性心肌梗死。许多急诊中心目前应用便携式（“手持式”）超声仪来进行此项检查。

当胸痛患者的缺血心肌表现为室壁无运动，超声心动检查是不能区分急性梗死或心肌缺血的。正常的室壁运动显示为图像采集之时不存在心肌缺血。而正常的室壁运动伴随间断出现的胸痛并不能排除不稳定型心绞痛的诊断。对于存在胸痛症状、不典型心电图改变和正常心肌酶谱的患者，许多临床中心目前运用运动负荷超声心动图方法去分流远期需要住院治疗和院外治疗的患者。

介入治疗的评价

对于通过临床症状和心电图明确诊断心肌梗死的患者，心脏超声可用来评估“风险心肌”的位置和范围。一旦再灌注治疗已经实施，心脏超声可用来评价它的治疗效果。然而，在成功再灌注治疗后通常存在一个数天的间期才会出现室壁运动的正常化（“顿抑”心肌），因此超声心动图检查在出院之前或院外随访时开展是非常有意义的。长期存在的室壁运动异常有时也可经过再灌注治疗而得以恢复正常运动——称之为“冬眠心肌”。而超声心动图检查本身并不能区分这些情况，它仅能反映图像采集时的局部心肌功能。对于心肌梗死后胸痛的患者，心脏超声检查能够帮助辨别是否存在新发缺血及新的室壁运动异常，从而与心肌梗死后心包炎或非心源性胸痛等鉴别开来。在心肌梗死后长期随访中，心脏超声可用于监测心室的整体收缩功能以及心肌梗死后再扩张引起的左心室肥大。

心肌梗死的机械并发症

心肌梗死后的患者出现新的收缩期杂音，可以通过心脏超声手段来早期鉴别诊断是否存在：

- 二尖瓣反流
- 室间隔缺损
- 心室破裂伴假性室壁瘤形成

通常情况下，心肌梗死后出现新的心脏杂音是因为乳头肌功能障碍、乳头肌下节段性室壁运动异常以及乳头肌破裂导致的二尖瓣反流所致。二尖瓣反流的存在和严重程度的评价应用多普勒技术（见第 12 章），而反流的病因可以通过二维超声图像来推断。部分或完全的乳头肌破裂是一种严重的心肌梗死并发症，它使得与乳头肌相连的二尖瓣瓣叶在收缩期脱入左心房内（图 8-23）。当怀疑存在这种现象时，建议进一步行 TEE 检查，除非 TTE 能够做出明确诊断。

另一个心肌梗死后出现新的收缩期杂音的原因可能是心肌坏死或室间隔局部破裂所导致的室间隔缺损（图 8-24）。通过二维超声寻找破裂的部位通常是困难的，尤其是这种并发症倾向于发生在微小心肌梗死的患者，因此室壁运动异常常是难以发现的。应用多普勒超声可对此做出诊断，因为左向右

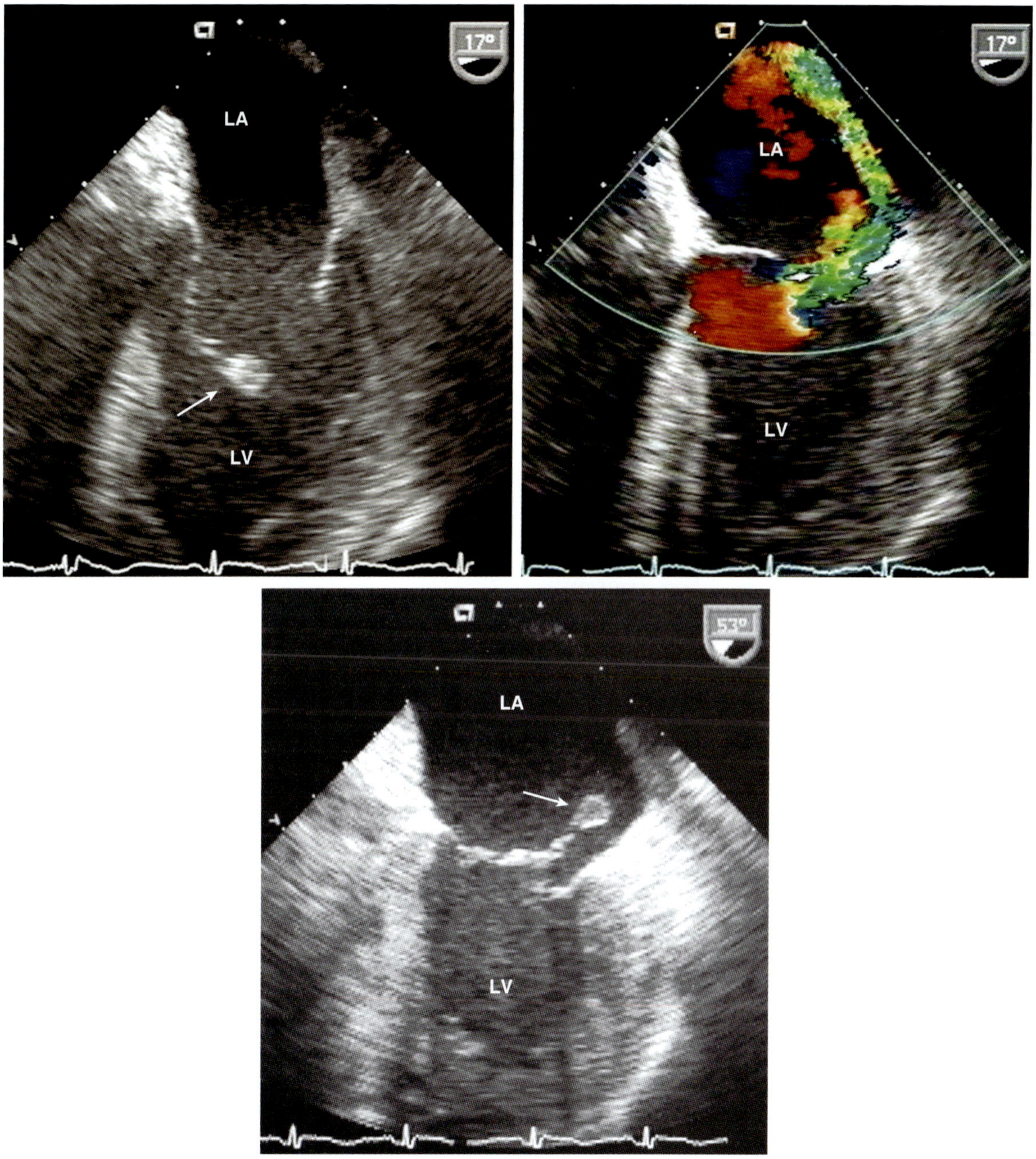

图 8-23 TEE 图像在四腔心切面舒张期（*左上*）可以看到前外侧乳头肌出现突然的中断，即存在乳头肌破裂。两腔心切面（下）则可以看到乳头肌头部（箭头）收缩期脱入左心房，并伴有严重的二尖瓣偏心性反流（*右上*）且反流口面积较大。此患者需要行急诊二尖瓣修补。

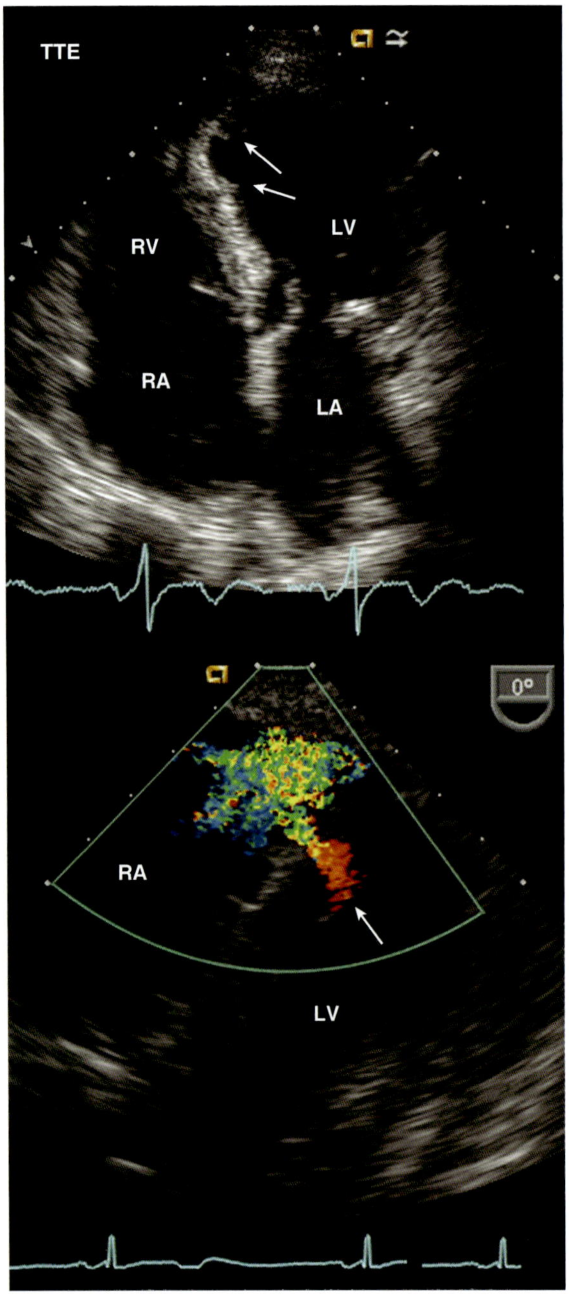

图 8-24 图为心肌梗死后造成的室间隔缺损（VSD）。TTE 心尖四腔心切面可以看到室间隔局部区域存在室壁运动减弱（箭头）。应用彩色多普勒血流显像技术，并聚焦放大此区域，可以看到缺损区域存在左向右的分流（箭头）。（From Schwaelger RG, Otto CM: Echocardiography Review Guide. Elsevier/Saunders, 2008, p 124, Fig. 8–19.）

的高速收缩期分流可用连续波多普勒超声记录到，并且室间隔右心室面收缩期的湍流可以通过传统的脉冲多普勒或彩色多普勒技术得以显现。

但左心室游离壁出现破裂时（而不是室间隔），血液可能外渗入心包腔内而引起急性心脏压塞，导致死亡率急剧升高。然而，一些患者会由于心包粘连或破裂部位形成血栓而暂时遏制住了破裂的发展，没有出现急性死亡。对于这些患者，心脏超声能够做出诊断，提示需要进行急诊手术（图 8-25）。心室游离壁破裂的心脏超声证据（在合适的临床条件下）包括弥漫或局限性的心包积液以及散在的节段性室壁运动异常。偶尔，破裂的部位可以通过二维超声找到；通常从心室破入心包腔的血流可以通过多普勒技术来检测。

一种慢性的、外有包膜的心室破裂被称作假性室壁瘤（图 8-26 和 8-27）。左心室的假性室壁瘤有一层心包组成的外膜（无心肌纤维）。它的特征包括：

- 正常心肌与室壁瘤之间有一个突然的转变
- 正常心肌和室壁瘤之间呈锐角
- 在破裂处存在一个窄的“颈部”
- “颈部”直径与室壁瘤最大径的比值 < 0.5
- 部分室壁瘤内含有血栓

通常，可以观察到进出假性室壁瘤的血液，而临床上可用听诊器听到对应区域的心尖部杂音。尽管偶尔亦有报道，伴有假性室壁瘤的患者能够长期存活，但正确的超声诊断仍是非常重要的。外科修复常被建议用于自发破裂可能性较高的患者。

其他急性心肌梗死的并发症还包括：

- 心包积液
- 右心室梗死
- 左心室室壁瘤
- 左心室血栓

心肌梗死后的心包积液也可作为透壁心肌梗死的非特异性反应而出现。这种心包积液有可能无症状，也有可能伴有急性心包炎的临床症状（如胸痛）和体征（心电图改变）。尽管通常是良性的，但此种心包积液也有可能出现心脏压塞。

右心室心肌梗死多伴随左心室下壁心肌梗死出现。心脏超声的表现为右心室运动减弱或无运动并伴随不同程度的右心室扩张。右胸导联的心电图（正常心电图电极位置的镜像面）可出现 ST 段抬高，但这种变化不如心脏超声的敏感性和特异性强。

急性心肌梗死的远期并发症包括室壁瘤形成、左心室血栓和左心室收缩功能的不可逆性下降。左

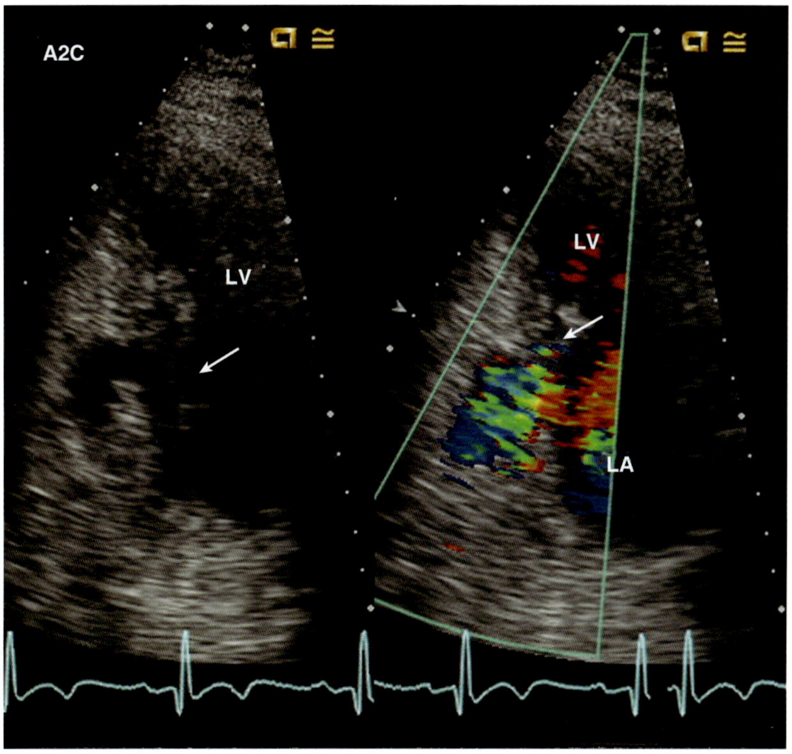

图 8-25 图为心尖两腔心切面观察到的左心室破裂伴假性室壁瘤形成。彩色多普勒成像下可以看到血液由左心室流入心包腔。(From Schwaelger RG, Otto CM: Echocardiography Review Guide. Elsevier/Saunders, 2008, Fig.8-16.)

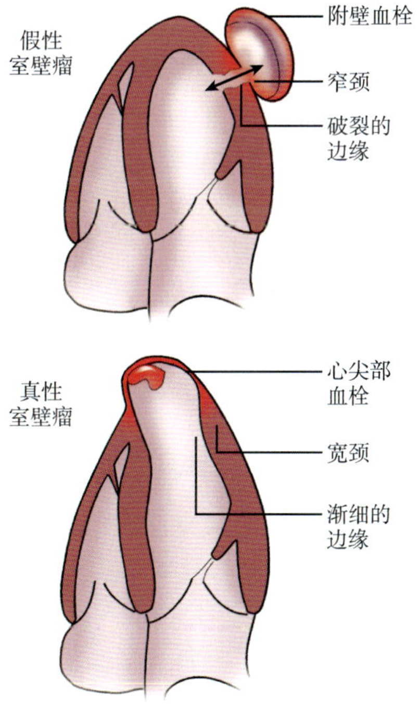

图 8-26 图为假性室壁瘤和真性室壁瘤相比较的示意图。

心室室壁瘤在超声心动图的表现为舒张期运动异常(图 8-28)。心尖室壁瘤是最为常见的，但是下壁基底段的室壁瘤也常能够看到。需要注意的是真性室壁瘤不同于假性室壁瘤，它是心肌延续下来（变薄）的。正常心肌组织平坦地移行为较薄的区域，而室壁瘤和左心室体部之间成角较钝。室壁瘤和左心室连接部位的直径与室壁瘤最大径的比值通常超过 0.5。

左心室血栓形成于血流淤滞的区域，如心尖室壁瘤处或左心室其他部位心肌无收缩处。证据表明严重的左心室整体收缩功能减退、室壁瘤的形成、室壁无收缩的区域等都会增加左心室血栓形成的风险。只有极少数情况下（如嗜酸性粒细胞增多综合征），心室血栓不位于室壁运动异常的部位。

血栓是心室腔内不同于心内膜的强回声区域(见图 15-17)。通常，血栓会突入心腔内形成凸形的轮廓，但是层状血栓在心内膜下形成凹的轮廓也是存在的。需要仔细鉴别血栓与突入心尖的肌小梁，后者可能由一条假腱索连接或遍布整个左心室心腔顶部（见图 15-1)。

诊断心尖部位血栓需要 5MHz 的高频探头（改

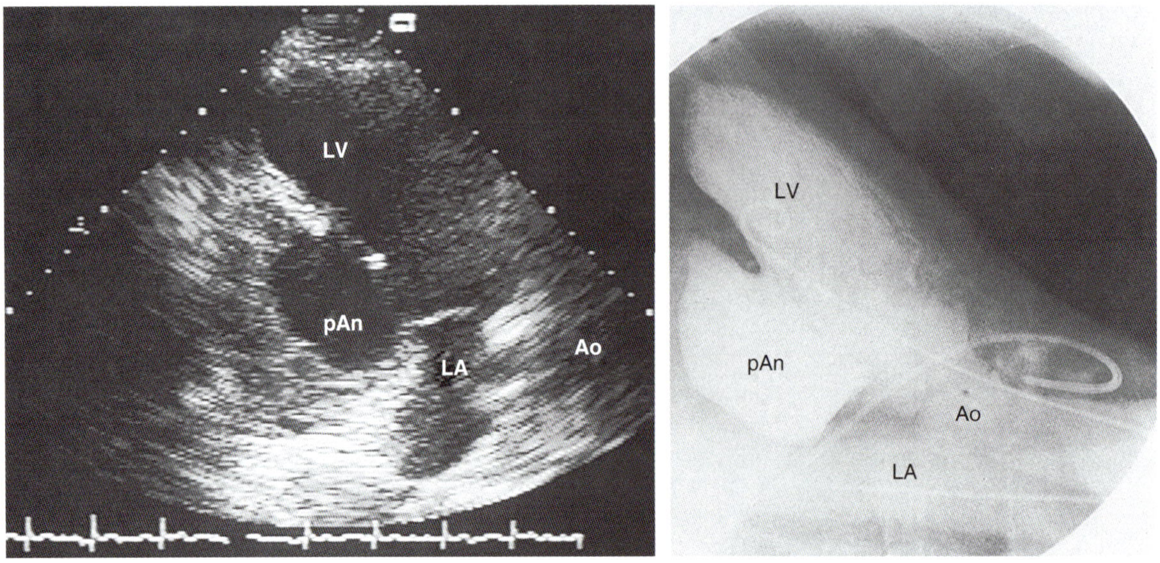

图 8-27 图为心尖长轴切面观察到的一个慢性基底段室壁瘤。其内形成血栓并有较窄的颈部（左），其与假性室壁瘤（pAn）的特征相符。冠状动脉造影（从心尖长轴切面观察）也得出了类似的结果（右）。

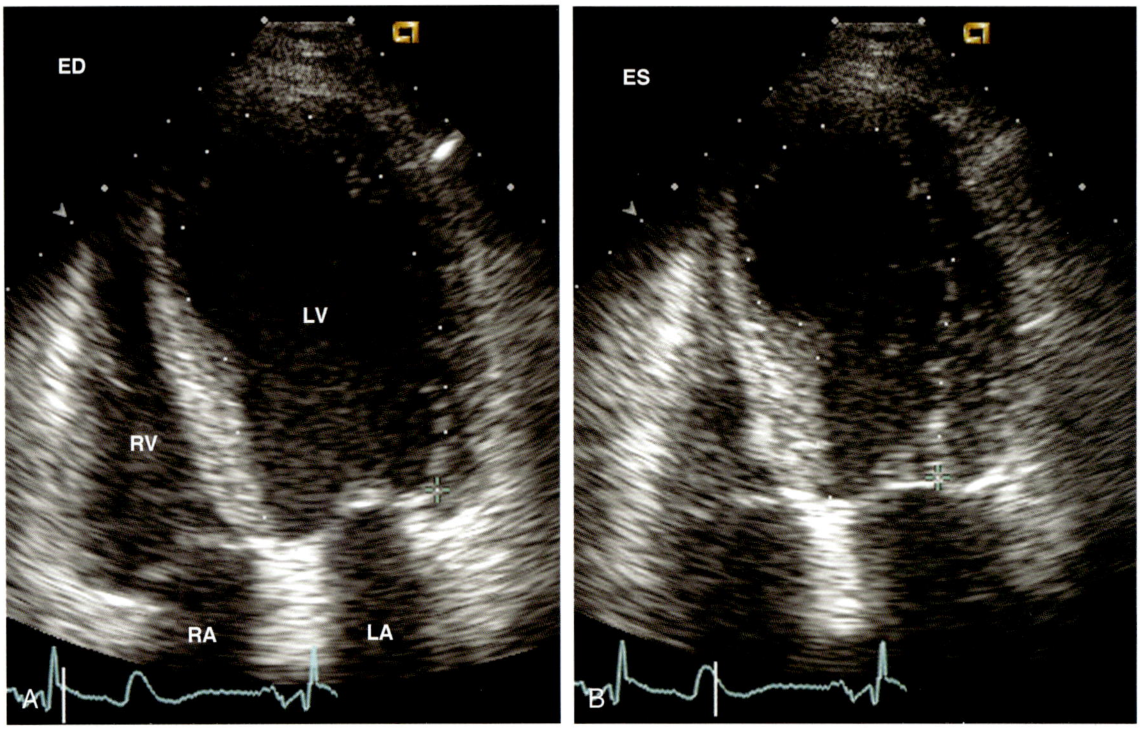

图 8-28 图为心尖四腔心切面观察到的舒张末期和收缩末期心尖部室壁瘤，其已造成心尖舒张期和收缩期室壁运动减弱。图中没有看到明确的血栓，但换取更高频的探头并倾斜探头可能更有利于做出结论。

善近场的分辨力），从心尖部位向外侧滑动探头，然后向内上方成角可获得心尖的短轴观。上述的检查需要受检者心尖部位心内膜清晰显像。如果图像不甚理想，那么合适的结论应当描述为血栓“不能排除”，尤其当患者存在发生左心室血栓的高风险因素时。需要注意的是 TEE 对于诊断心尖血栓帮助不大，因为心尖常常不能在 TEE 图像中完全显示出来，而且心尖部位位于图像的远场。

终末期缺血性心脏病

同其他原因所致的左心室收缩功能障碍相鉴别

对于冠状动脉血流供应区的匹配心肌存在节段性室壁运动异常的典型患者，冠状动脉疾病的诊断是明确的。当发展为终末期缺血性心脏病时，反复的透壁和心内膜下心肌梗死导致弥漫性的室壁厚度和运动异常。而一旦出现左心室整体收缩功能障碍，则很难将终末期缺血性心脏病与长期的瓣膜病或扩张型心肌病所导致的收缩功能障碍相区分（图 8-29）。

心脏超声心动图检查

心脏超声心动图检查的一些特征有助于鉴别这些疾病。将左心室壁各节段的运动情况在各超声切面上仔细观察。当患者为扩张型心肌病时，超声上在心室基底段会存在一定程度的不对称室壁运动，而位置明确的室壁无运动或变薄则提示为缺血性心脏病。心室整体收缩功能的减低程度（射血分数）对于患者的治疗是非常重要的，但无助于明确患者的疾病原因。

右心室的大小和收缩功能在缺血性心脏病中一般是正常的，除非之前有过右心室的心肌梗死。但扩张型心肌病偶尔会引起双心室不同程度的功能受损，大多数情况都会导致左右心室对称性的扩张和收缩功能的减退。

二尖瓣反流在扩张型心肌病和终末期缺血性心脏病中都会出现，原因有多种机制，包括二尖瓣环的扩张、乳头肌收缩功能的减退或乳头肌对位不良等。相比于心室扩张和功能障碍所引起的二尖瓣反流，慢性二尖瓣反流可致左心室扩张和收缩功能障碍，常常伴随有二尖瓣瓣叶本身的解剖学异常（如黏液性或风湿性疾病）。

在任何原因引起的左心室功能障碍中，由于左心室舒张末期压力的慢性升高，会导致肺动脉压力不同程度地升高。肺动脉压力可以通过测量三尖瓣反流速度或肺动脉收缩期血流速度来估测，这已在第 6 章中详细讲述。在缺血性心脏病中，轻度的三尖瓣反流是正常的，但中到重度的三尖瓣反流则是由长期的肺动脉高压或右心室舒张或收缩功能障碍

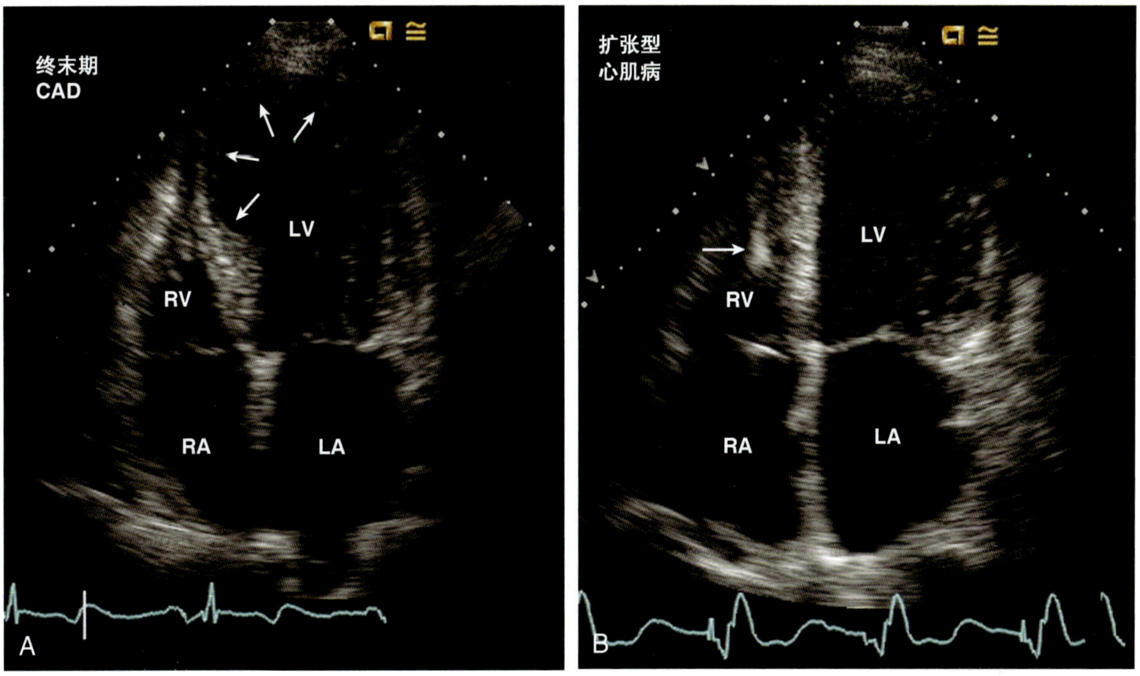

图 8-29 图为终末期缺血性心脏病（**A**）和扩张型心肌病（**B**）的二维超声图像，两者通常有相似的表现。但缺血性心脏病的患者常有心尖部位扩张和室壁运动减弱（箭头），并伴有相对正常的右心室形态和功能。而扩张型心肌病的患者则存在四个心腔更为弥漫和严重的扩大（注意心腔面积）以及双心室的功能障碍。图中右心室内可以看到植入型心脏除颤器的电极线（箭头）。

所导致。

值得注意的是，主动脉瓣反流通常不是左心室舒张或收缩功能障碍的结果。左心室扩张一般不会引起主动脉瓣瓣环或流出道根部直径的扩张。如果出现中到重度的主动脉瓣反流，意味着可能存在本身的主动脉瓣疾病或主动脉根部扩张。

左心室血栓可能存在于任何原因引起的严重左心室功能障碍。如果发现左心室收缩功能减退，则应立即想到寻找是否存在心尖部位的血栓，但这种行为无助于鉴别诊断。

局限性及替代方法

如果考虑诊断终末期缺血性心脏病合并原发的心肌病，则应调整患者的管理和治疗方案。冠状动脉造影需要进行，以明确诊断冠状动脉病变的具体部位和严重程度，并评估远端冠状动脉血管的解剖情况。其他有效的检查手段包括冠状动脉 CT 或心脏磁共振显像，用来明确冠状动脉的解剖和心肌瘢痕的存在情况。

（汪　芳　译　齐　欣　校）

推荐阅读

总论

1. Pellikka PA, Nagueh DF, Elhendy AA, et al: American Society of Echocardiography: Recommendations for performance, interpretation and application of stress echocardiography. J Am Soc Echocardiogr 20:1021–1041, 2007.
   These guidelines from the American Society of Echocardiography summarize the optimal methods of performing pharmacologic and stress echocardiography. Details include the imaging technique, required equipment, personnel, and analysis techniques. Contraindications, accuracy, and prognostic implications also are summarized with inclusion of clinical outcome data and issues in specific patient groups.
2. Cerqueira MD, Weissman NJ, Dilsizian V, et al: Standardized myocardial segmentation and nomenclature for tomographic imaging of the heart. American Heart Association Writing Group on Myocardial Segmentation and Registration for Cardiac Imaging. Circulation 105:538–542, 2002.
   Standards for defining cardiac image orientation and myocardial segments that can be used by all imaging modalities to enhance correlation between different approaches. The standard reference for cardiac displays is defined as the long axis of the LV. The names used for image planes are short axis (90° to long axis), vertical long axis (apical two-chamber plane), and horizontal long axis (four-chamber plane). Myocardial segments are defined at the basal and midventricular level as (clockwise from the anterior septal insertion) as anterior, anterolateral, inferolateral, inferior, inferoseptal, and anteroseptal. There are four apical segments (anterior, septal, inferior, and lateral).

运动负荷超声心动图

3. Freeman RV: Exercise echocardiography. In Otto CM (ed): The Practice of Clinical Echocardiography, 3rd ed. Philadelphia: Elsevier/Saunders, 2007, pp 326–352.
   The clinical application of exercise echocardiography is discussed in detail, including necessary equipment and personnel, interpretation of stress images, a comparison of treadmill versus bicycle exercise testing, and the relative advantages and disadvantages of exercise echocardiography compared to other diagnostic approaches. Topics include the utility of exercise echocardiography for detection of coronary artery disease, and evaluation after revascularization or acute myocardial infarction. 208 references.
4. Metz LD, Beattie M, Hom R, et al: The prognostic value of normal exercise myocardial perfusion imaging and exercise echocardiography: A meta-analysis. J Am Coll Cardiol 49:227–237, 2007.
   This meta-analysis includes prospective cohort studies of patients with known or suspected coronary artery disease, published between 1990 and 2005, which include outcome data on myocardial infarction and cardiac death with at least 3 months' follow-up. Both a normal myocardial perfusion imaging study and a normal exercise echocardiogram had a high negative predictive value (≅98%) for these outcomes over about 3 years of follow-up. Annualized event rates were 0.45% per year for a normal myocardial perfusion imaging study and 0.54% per year for a normal stress echocardiogram. Prognostic value was similar in men and women.
5. Shoyeb A, Weinstein H, Roistacher N, et al: Preoperative exercise echocardiography and perioperative cardiovascular outcomes in elderly patients undergoing cancer surgery. Am J Geriatr Cardiol 15:338–344, 2006.
   The prognostic value of exercise echocardiography was evaluated in 221 consecutive patients over age 75 years undergoing intermediate or high-risk cancer surgery. The exercise echocardiographic study showed a resting wall motion abnormality or inducible ischemia in 22.6%. Perioperative adverse cardiac events occurred in 11.8% including atrial fibrillation (8.1%), congestive heart failure (3.6%), acute coronary syndrome (0.9%), and cardiac arrest (0.5%). Perioperative events were more likely in those with an abnormal stress echocardiogram (22% vs 8.8%, $p < 0.025$).
6. Shaw LJ, Vasey C, Sawada S, et al: Impact of gender on risk stratification by exercise and dobutamine stress echocardiography: Long-term mortality in 4,234 women and 6,898 men. Eur Heart J 26:447–456, 2005.
   In 11, 132 patients undergoing stress echocardiography (exercise or dobutamine), risk factors for cardiac death (3% at 5 years) were LV systolic function and the extent of inducible ischemia. Dobutamine stress echocardiography in women predicted a 5-year survival of 95% for those with no inducible ischemia, 89% for ischemia in the distribution of a single coronary artery, and 86.6% for findings consistent with two- or three-vessel coronary disease.
7. Shaw LJ, Marwick TH, Berman DS, et al: Incremental cost-effectiveness of exercise echocardiography vs. SPECT imaging for the evaluation of stable chest pain. Eur Heart J 27:2448–2458, 2006.
   The cost-effectiveness of exercise echocardiography ($n = 4884$) was compared to nuclear single-photon emitted computed tomography (SPECT) imaging ($n = 4637$) in intermediate-risk patients with chest pain. The model considered a test cost-effective for a cost under $5000 per year of life saved. Exercise echo was cost-effective when the annual risk of myocardial infarction or death was less than 2%, whereas nuclear perfusion imaging was cost-effective in patients with established coronary disease and an annual risk of 2% or higher.

多巴酚丁胺负荷超声心动图

8. Marwick TH: Stress echocardiography with non-exercise techniques: Principles, protocols, interpretation, and clinical applications. In Otto CM (ed): The Practice of Clinical Echocardiog-

raphy, 3rd ed. Philadelphia: Elsevier/Saunders, 2007, pp 353–392.
Concise summary of the principles, technical aspects, and clinical utility of pharmacologic stress echocardiography. Comprehensive tables summarize clinical studies evaluating the sensitivity and specificity of dobutamine stress, vasodilator stress, and atrial pacing stress echocardiography. 281 references.

9. Mertes H, Sawada SG, Ryan T, et al: Symptoms, adverse effects, and complications associated with dobutamine stress echocardiography: Experience in 1118 patients. Circulation 88:15–19, 1993.
Complications of dobutamine stress echocardiography that required termination of the test protocol included noncardiac symptoms (nausea, anxiety, headache, tremor, urgency) in 3%, and angina pectoris in 19.3% (which was relieved by sublingual nitroglycerin or a short-acting beta-blocker in all cases). Arrhythmias included premature ventricular contractions in 15%, premature atrial contractions in 8%, and nonsustained ventricular tachycardia in 40 (3.5%) patients. There were no deaths, myocardial infarctions, or episodes of sustained ventricular tachycardia.

10. Geleijnse ML, Fioretti PM, Roelandt JR: Methodology, feasibility, safety and diagnostic accuracy of dobutamine stress echocardiography. J Am Coll Cardiol 30:595–606, 1997.
This review summarizes the data from 2246 patients having dobutamine stress echocardiography at 28 different centers. The risk of ventricular fibrillation or myocardial infarction was 1/2000, and there were no reported deaths. Dobutamine stress echocardiography was nondiagnostic in about 5% due to poor image quality and in 10% due to submaximal stress. In the remainder the overall sensitivity was 80% with a specificity of 84% for detection of coronary artery disease. Sensitivity was higher for three-vessel (92%) compared with two-vessel (86%) or one-vessel (74%) disease and was lowest for circumflex artery disease.

11. Chaowalit N, McCully RB, Callahan MJ, et al: Outcomes after normal dobutamine stress echocardiography and predictors of adverse events: Long-term follow-up of 3014 patients. Eur Heart J 27:3039–3044, 2006.
In 3014 patients with a normal dobutamine stress echocardiogram, cardiac events, defined as myocardial infarction and coronary revascularization, occurred in 231 (7.7%) at a median follow-up of 6.3 years. A normal dobutamine stress echocardiogram was defined as normal wall motion at rest and with stress. The probability of freedom from cardiac events was 98% at 1 year, 93% at 5 years, and 89% at 10 years. Overall mortality was 31% with a survival of 95% at 1 year, 78% at 5 years, and 56% at 10 years. Independent predictors of mortality and cardiac events were age, diabetes, and failure to achieve 85% of maximum predicted HR.

12. Moir S, Shaw L, Haluska B, et al: Left ventricular opacification for the diagnosis of coronary artery disease with stress echocardiography: An angiographic study of incremental benefit and cost-effectiveness. Am Heart J 154:510–518, 2007.
Routine use of echocardiographic contrast for dobutamine stress echocardiography improved identification of wall motion abnormalities with an increased sensitivity for detection of coronary disease (80% to 91%, p = 0.03) with no change in specificity (72% to 77%, p = NS). However, cost-effectiveness analysis based on cardiac outcomes showed that this improvement in sensitivity was not cost-effective, with an increase in cost of $1069 per additional correct diagnosis.

13. Poldermans D, Arnese M, Fioretti PM, et al: Sustained prognostic value of dobutamine stress echocardiography for late cardiac events after major noncardiac vascular surgery. Circulation 95:53–58, 1997.
The risk of cardiac events after major noncardiac vascular surgery (mean follow-up 19 ± 11 months) is increased in those with extensive (risk 6.5 times higher) or limited inducible ischemia (risk 2.9 times higher) on preoperative dobutamine stress echocardiography compared with those with no wall motion abnormalities. Risk also is increased (3.8 times) in those with a resting wall motion abnormality on echocardiography. See accompanying editorial by Bach and Eagle on pp 8–10 in the same issue.

14. Sicari R, Pasanisi E, Venneri L, et al, for the Echo Persantine International Cooperative (EPIC) Study Group and the Echo Dobutamine International Cooperative (EDIC) Study Group. Stress echo results predict mortality: A large-scale multicenter prospective international study. J Am Coll Cardiol 41:589–595, 2003.
In 7333 patients undergoing pharmacologic stress echocardiography, followed for a mean of 2.6 years, there was evidence for ischemia in 35%. Cardiac events (sudden death and fatal myocardial infarction) occurred in 2.1% of the study group with a Kaplan-Meier survival of 92% for those with a normal stress test, compared to 71% for those with ischemia.

急诊室中的胸痛

15. Weeks S, Fleischmann KE: The role of echocardiographic evaluation in patients presenting with acute chest pain in the emergency room. In Otto CM (ed): The Practice of Clinical Echocardiography, 3rd ed. Philadelphia: Elsevier/Saunders, 2007, pp 285–298.
Review of the potential utility of echocardiography for triage, risk stratification, and detection of other causes of chest pain in patients with suspected myocardial infarction. The concept of a chest pain center and cost-effectiveness of various approaches are discussed.

16. Tong KL, Kaul S, Wang XQ, et al: Myocardial contrast echocardiography versus Thrombolysis In Myocardial Infarction score in patients presenting to the emergency department with chest pain and a nondiagnostic electrocardiogram. J Am Coll Cardiol 46:920–927, 2005.
In 957 patients presenting to the emergency department with chest pain and a nondiagnostic ECG, contrast echocardiography was performed to evaluation regional function and myocardial perfusion. Echocardiography was superior to the Thrombolysis in Myocardial Infarction score is identifying high-risk patients. Only 2 of 523 patients with a normal echocardiogram had an acute cardiac event.

17. Hernandez AF, Velazquez EJ, Solomon SD, et al; VALIANT Registry. Left ventricular assessment in myocardial infarction: The VALIANT registry. Arch Intern Med 165:2162–2169, 2005.
In the Valsartan in Acute Myocardial Infarction (VALIANT) registry, evaluation of LV function by echocardiography or ventriculography was performed in 77.4% of the 1423 patients with heart failure and in 54% of the 3968 patients without heart failure. The use of imaging was associated with a shorter time to hospital discharge, increased use of appropriate medical therapy, and lower in-hospital mortality in both those with and those without heart failure.

18. Conti A, Sammicheli L, Gallini C, et al: Assessment of patients with low-risk chest pain in the emergency department: Head-to-head comparison of exercise stress echocardiography and exercise myocardial SPECT. Am Heart J 149:894–901, 2005.
In 503 consecutive patients with chest pain and a nondiagnostic ECG and negative cardiac enzymes after 6 hours of observation, exercise echocardiography and exercise nuclear SPECT imaging were performed. The stress test was abnormal in 20% by echocardiography and 24% by nuclear imaging. Echocardiography, compared to nuclear stress, was more sensitive (93% vs 88%) and specific (95% vs 90%) for diagnosis of coronary disease and had a higher overall positive predictive value (81% vs 67%).

19. Nucifora G, Badano LP, Sarraf-Zadegan N, et al: Comparison of early dobutamine stress echocardiography and exercise electrocardiographic testing for management of patients presenting to the emergency department with chest pain. Am J Cardiol 100:1068–1073, 2007.
Dobutamine and exercise stress echocardiography for evaluation of low-risk patients presenting to the emergency department with chest pain was evaluated by randomization of 199 consecutive patients to dobutamine versus exercise stress. Most patients (84%) were discharged

after a normal stress test. At two-month follow-up, cardiac events occurred in 11% of the exercise patients compared with 0% of the dobutamine stress patients, suggesting this is an appropriate approach to triage in low-risk patients with chest pain.

心肌活性

20. Schinkel AF, Bax JJ, Poldermans D, et al: Hibernating myocardium: diagnosis and patient outcomes. Curr Probl Cardiol 32:375–410, 2007.
This review discussion approaches to evaluation of hibernating myocardium including dobutamine echocardiography, thallium-201 and technetium-99m nuclear imaging, positron emission tomography, and CMR imaging.
21. Dwivedi G, Janardhanan R, Hayat SA, et al: Prognostic value of myocardial viability detected by myocardial contrast echocardiography early after acute myocardial infarction. Am Coll Cardiol 50:327–334, 2007.
Residual myocardial viability, as assessed by contrast echocardiographic myocardial perfusion, was a predictor of survival and recurrent myocardial infarction in 95 patients evaluated an average of 1 week after myocardial infarction.

急性心肌梗死的并发症

22. Gerber IL, Foster E: Echocardiography in the coronary care unit: management of acute myocardial infarction, detection of complications, and prognostic implications. In Otto CM (ed): The Practice of Clinical Echocardiography, 3rd ed. Philadelphia: Elsevier/Saunders, 2007, pp 299–325.
This chapter summarizes the pathophysiologic correlates of the echocardiographic findings in acute myocardial infarction, the role of echocardiography in patient management, and the utility of echocardiography for detecting complications of acute myocardial infarction. Post-myocardial complications and risk stratification are reviewed. 219 references.
23. Vargas-Barrón J, Molina-Carrión M, Romero-Cárdenas A, et al: Risk factors, echocardiographic patterns, and outcomes in patients with acute ventricular septal rupture during myocardial infarction. Am J Cardiol 95:1153–1158, 2005.
This paper describes the transthoracic and transesophageal echocardiography findings in 17 patients with a post–myocardial infarction ventricular septal defect. Myocardial infarction location was inferior in 3 and anterior in 14, most had persistent ST elevation on ECG, the defect was complex in 9, and RV involvement was common.
24. Oliva PB, Hammill SC, Edwards WD: Cardiac rupture, a clinically predictable complication of acute myocardial infarction: Report of 70 cases with clinicopathologic correlations. J Am Coll Cardiol 22:720–726, 1993.
Cardiac rupture should be suspected after myocardial infarction in the setting of pericarditis, repetitive emesis, restlessness and agitation, or if there is a deviation from the expected pattern of T-wave evolution on ECG. Prompt echocardiography can establish the diagnosis of cardiac rupture, allowing rapid intervention.
25. Amigoni M, Meris A, Thune JJ, et al: Mitral regurgitation in myocardial infarction complicated by heart failure, left ventricular dysfunction, or both: Prognostic significance and relation to ventricular size and function. Eur Heart J 28:326–333, 2007.
In 496 patients with heart failure or systolic dysfunction after myocardial infarction, echocardiography 5 days after infarction showed that mitral regurgitant severity was associated with large LV volumes, increased ventricular sphericity, and reduced ejection fraction. Moderate to severe mitral regurgitation at baseline and progressive mitral regurgitation on follow-up studies were associated with an increased risk of cardiovascular death and recurrent heart failure.
26. Assali AR, Teplitsky I, Ben-Dor I, et al: Prognostic importance of right ventricular infarction in an acute myocardial infarction cohort referred for contemporary percutaneous reperfusion therapy. Am Heart J 153:231–237, 2007.
RV infarction is seen in 28% of patients with an inferior myocardial infarction and is associated with increased hospital and long-term mortality. Complete revascularization of the right coronary was associated with improved RV function.
27. Galiuto L, Barchetta S, Paladini S, et al: Functional and structural correlates of persistent ST elevation after acute myocardial infarction successfully treated by percutaneous coronary intervention. Heart 93:1376–1380, 2007.
In 33 patients with persistent ST elevation after myocardial infarction, LV aneurysm was present in 27%, compared with 8% of 49 patients without persistent ST elevation, even though the degree of LV dilation was similar in both groups.
28. Yeo TC, Malouf JF, Oh JK, et al: Clinical profile and outcome in 52 patients with cardiac pseudoaneurysm. Ann Intern Med 128:299–305, 1998.
LV pseudoaneurysms are rare, with only 52 cases diagnosed on echocardiography over a 16-year period at three Mayo Clinic sites. Clinical presentation was no cardiac symptoms (echocardiography requested for other reasons) in 48%, heart failure (15%), chest pain (13%), syncope or arrhythmia (10%), systemic embolism (6%), acute myocardial infarction (6%), or cardiac tamponade (2%). Pseudoaneurysm developed after cardiac surgery (58%) or after myocardial infarction (42%). Most pseudoaneurysms were located in the inferior or posterolateral wall (82%) after myocardial infarction or adjacent to the valve annulus after cardiac surgery.
29. Gueret P, Khalife K, Jobic Y, et al: Echocardiographic assessment of the incidence of mechanical complications during the early phase of myocardial infarction in the reperfusion era: A French multicentre prospective registry. Arch Cardiovasc Dis 101:41–47, 2008.
The prevalence of post-myocardial complications was assessed in a contemporary series of 908 patients. Mitral regurgitation was the most common complication, present in 28%, and was due to LV remodeling (43%) or papillary muscle dysfunction (57%). Pericardial effusion occurred in only 6.6% and was more common after anterior infarction. Other complications were unusual: LV thrombus in 2.4%, early infarct expansion in 4%, septal rupture in 0.6%, and free wall rupture in 0.8%. Mechanical complications were more likely in the absence of early revascularization and with older age.

心肌梗死后的临床转归

30. Khumri TM, Nayyar S, Idupulapati M, et al: Usefulness of myocardial contrast echocardiography in predicting late mortality in patients with anterior wall acute myocardial infarction. Am J Cardiol 98:1150–1155, 2006.
Myocardial contrast echocardiography was performed 2 days after admission in 167 anterior myocardial infarction patients with LV dysfunction. The only multivariate predictors of long-term survival (mean follow-up 39 months) were age and perfusion score index (odds ratio 4.5 for each 1.0 increase in score index, confidence interval 1.3–15.4).
31. Mollema SA, Liem SS, Suffoletto MS, et al: Left ventricular dyssynchrony acutely after myocardial infarction predicts left ventricular remodeling. J Am Coll Cardiol 50:1532–1540, 2007.
Echocardiographic evaluation—including 2D quantitation of ventricular volumes and function, Doppler measures of diastolic function, evaluation of mitral regurgitation, and speckle-tracking radial strain dyssynchrony analysis—was performed in 178 consecutive patients with acute myocardial infarction treated with primary percutaneous coronary revascularization. Multivariate analysis identified dyssynchrony as the strongest predictor of ventricular remo-

deling at 6 months (present in 20%). A cutoff value of 130 ms for dyssynchrony had a sensitivity of 92% and specificity of 95% for prediction of ventricular remodeling after acute myocardial infarction.

32. Witt N, Samad BA, Frick M, et al: Detection of left ventricular dysfunction by Doppler tissue imaging in patients with complete recovery of visual wall motion abnormalities 6 months after a first ST-elevation myocardial infarction. Clin Physiol Funct Imaging 27:305–308, 2007.

In 68 patients with no prior coronary disease and an ST-elevation myocardial infarction, complete recovery of wall motion was seen in 28% at 6 months. However, even with complete recovery as assessed by 2D imaging, mitral annular tissue Doppler systolic and diastolic velocities remained reduced compared with normal controls, possibly reflecting residual subendothelial damage.

33. Tani T, Tanabe K, Kureha F, et al: Transthoracic Doppler echocardiographic assessment of left anterior descending coronary artery and intramyocardial artery predicts left ventricular remodeling and wall-motion recovery after acute myocardial infarction. J Am Soc Echocardiogr 20: 813–819, 2007.

In 24 patients with an acute anterior myocardial infarction, coronary flow velocity was recorded in the left anterior descending and intramyocardial coronary arteries by TTE 2 days after successful percutaneous revascularization. Acutely, there were no differences in LV wall motion score or ejection fraction, comparing the group with a rapid (<600 ms) to the group with normal (>600 ms) coronary diastolic deceleration time (DDT). However, at 6-month follow-up the wall motion score index was higher and ejection fraction was lower (38 ± 9 vs 55 ± 10%, p = 0.001) in those with a rapid DDT, suggesting that coronary DDT predicts recovery of function in the infarct region.

34. Watanabe N: Echocardiographic evaluation of coronary blood flow: Approaches and clinical applications. In Otto CM (ed): The Practice of Clinical Echocardiography, 3rd ed. Philadelphia: Elsevier/Saunders, 2007, pp 393–402.

This chapter describes the approach to echocardiographic and Doppler evaluation of coronary anatomy and blood flow. Clinical applications are summarized, including coronary flow reserve measurements, noninvasive diagnosis of coronary stenosis, and the role of coronary flow measurement in acute myocardial infarction.

9 心肌病、高血压性心脏病、肺心病

心肌病的定义是一个原发的由心肌功能障碍引起的疾病，除外缺血性心脏病或慢性心脏瓣膜病。心肌病有几种可能的分类方法，如病因或解剖，但临床上最有用的是生理学分类。三个基本的生理学上心肌病的分类是：

- 扩张型心肌病
- 肥厚型心肌病
- 限制型心肌病

个别病例的疾病过程可能与这些生理分型之一对应；然而，分型之间的重叠（尤其是扩张型心肌病和限制型之间）也有可能发生。超声心动图评价重点在于确定心肌病的诊断和目前的分型，以及确定个例患者疾病的生理过程及后果。

而高血压、肺心病不是原发于心脏肌肉的疾病，将其包括在本章内是因为它们的临床及超声心动图表现可能类似心肌病。此外，心脏移植之后患者的评价也包括在内。终末期冠心病导致的左心室(LV)收缩功能障碍，有时也被称为“缺血性心肌病”，在第 8 章中已讨论。

扩张型心肌病

基本原理

扩张型心肌病的特点是四个心腔的扩大与两个心室收缩功能受损。有很多病因可引起这种情况，总结于表 9-1。扩张型心肌病的主要的生理学特点是：

- 左心室收缩功能受损
- 心输出量减少
- 左心室舒张末压升高

临床上，患者最常见的表现是心力衰竭。初始的主诉症状包括肺或全身静脉充血的症状，以及前向的心输出量降低的症状。合并存在的二尖瓣反流经常继发于左心室和二尖瓣环扩张。此外，在大多数患者中肺动脉高压是在左心房（LA）压力慢性升高的基础上发展起来的。通常情况下，左心室舒张与收缩功能障碍并存，虽然将舒张功能障碍的血流动力学影响与收缩功能障碍分离开来是颇具有挑战性的。

表 9-1　引起心肌病的病因举例，功能分类

扩张型心肌病
遗传
感染性
病毒感染后（心肌炎）
Chagas 病
毒素和药物
酒精
蒽环类药物
代谢
硫胺素缺乏
甲状腺功能亢进或低下
嗜铬细胞瘤
营养
脚气病（硫胺素缺乏）
围生期
全身炎症性疾病
神经肌肉疾病
Duchenne-Becker 肌肉萎缩症
精神压力
Tako-tsubo 综合征
肥厚型心肌病
非梗阻型
梗阻型
潜在梗阻型
限制型心肌病
浸润性的全身性疾病
淀粉样变性
戈谢病（葡萄糖脑苷脂沉积症）
炎性肉芽肿
结节病
沉积性疾病
血色素沉着症
Fabry 病
心内膜心肌疾病
嗜酸性细胞增多综合征
放射诱导性疾病
非浸润性疾病
硬皮病
其他心肌病
致心律失常性 RV 发育不全
孤立性 LV 致密化不全

超声心动图方法

用标准声窗的超声心动图成像可以评价所有四个心腔的大小和功能，特别是两个心室（图 9-1 和 9-2）：

- 左心室（LV）收缩功能
  - 整体和局部功能的定性
  - 定量舒张末期和收缩末期的内径和容量
  - 射血分数
- 右心室（RV）的收缩功能
  - 大小和收缩功能的定性
  - 肺动脉收缩压和估计阻力

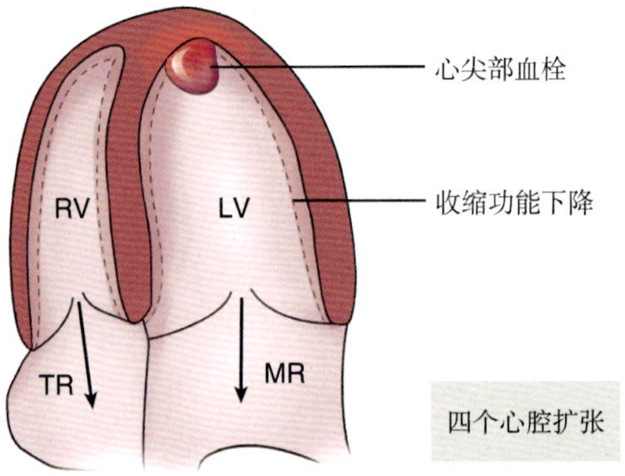

图 9-1 心尖四腔心切面显示扩张型心肌病主要特点的示意图。所有四个心腔扩大伴左心室和右心室收缩功能下降。虚线显示心内膜在舒张末期和收缩末期的运动范围。可见一个心尖部血栓。箭头所指为继发的二尖瓣、三尖瓣反流。

除了二维（2D）成像，左心室收缩功能不良的其他征象包括：

- M 型
  - 二尖瓣 E 点至室间隔距离（EPSS）增加
  - 主动脉根部前后运动减少
  - 二尖瓣关闭延迟
- 多普勒
  - 主动脉射血速度减少
  - 心室压力上升率降低（*dP/dt*）
  - 伴随的二尖瓣关闭不全
  - 舒张功能不全

EPSS 增加是由于合并的左心室扩张和二尖瓣血流速度降低而导致的二尖瓣叶运动降低。主动脉根部前后运动减少反映左心房充盈和排空减少（图 9-3）。主动脉射血速度降低表明搏出量减少，虽然

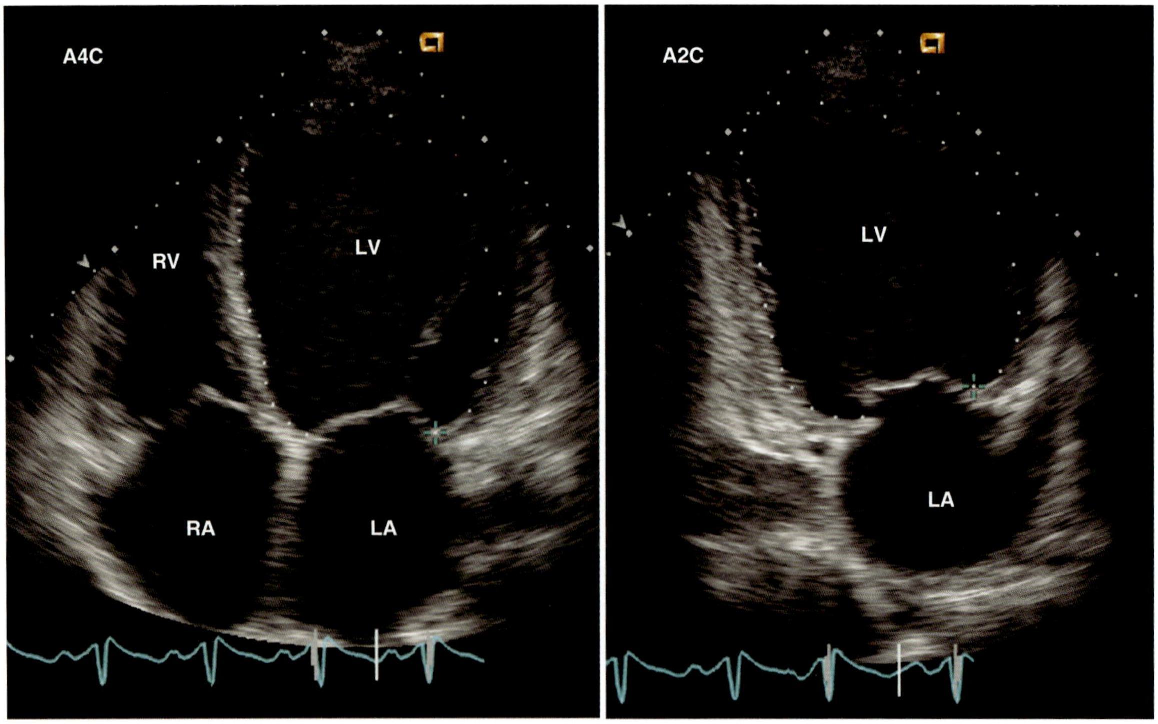

图 9-2 扩张型心肌病患者的超声图像。在心尖四腔心切面(左)显示所有 4 个心腔均扩大。在心尖两腔心切面(右)可见左心室（LV）和左心房（LA）。实时观察显示右心室（RV）和左心室收缩功能显著降低。

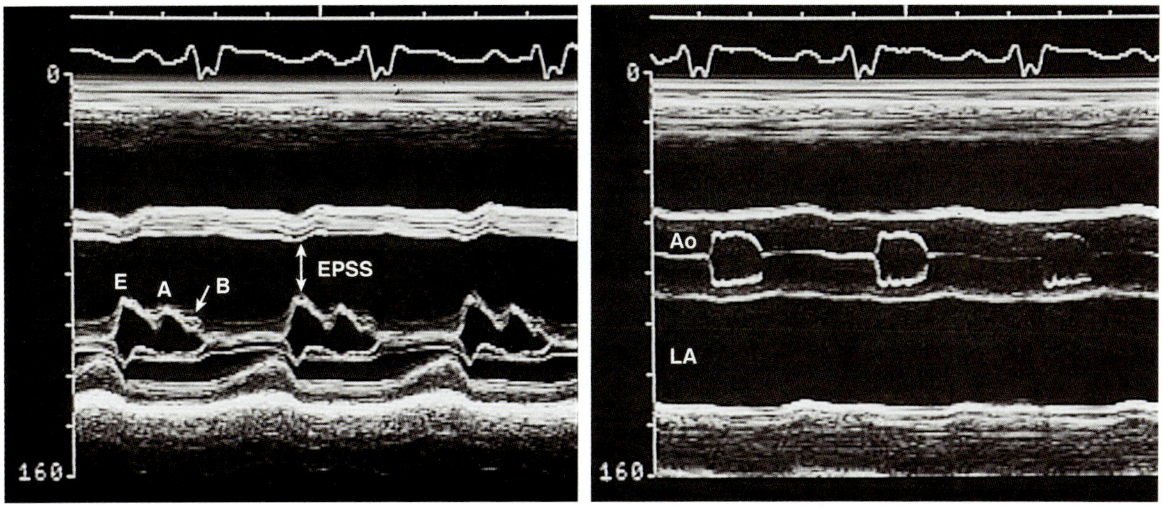

图 9-3 扩张型心肌病患者所采集到的 M- 型结果。可见二尖瓣 E 点与室间隔距离（EPSS）增加和“B- 泵”（左）以及主动脉根部运动降低与主动脉瓣早期关闭（右）。

通过补偿机制（包括左心室扩张）通常在休息时搏出量是正常。缓慢的二尖瓣反流速度的上升率表明收缩早期左心室压力上升率（*dP/dt*）减少。

引起功能性二尖瓣关闭不全的原因（解剖学正常的二尖瓣）是与排列不齐的乳头肌，心室收缩功能障碍以及二尖瓣环扩张有关。反流严重程度从轻微到严重不等，可采用多普勒技术评估（见第 12 章）（图 9-4）。可以从三尖瓣反流喷射速度估计肺动脉（PA）的压力，通常升高，如第 6 章中所述。

尽管疾病的进程是一个较广的范围，扩张型心肌病的超声心动图表现是相当一致的。例外情况包括暴发性心肌炎，患者尽管严重的收缩功能障碍，但可能仅有轻度心室扩张。在 Chagas 心脏病，尽管全心运动低下是病情进展的典型表现，有约一半的患者左心室心尖部有室壁瘤，通常合并血栓形成（图 9-5）。Tako-tsubo 心肌病是一种急性、短暂的、应激性心肌病，特点是“心尖球形”，即心尖扩张和运动障碍，但心脏基底段内径和功能保存（图 9-6）。

记录左心室流入道的多普勒信号可以评价左心室充盈模式。病程早期，可观察到 *E* 波速度降低和 *A* 波速度增加，提示舒张早期松弛障碍。但是，一旦左心室功能显著恶化，模式变化为 *E* 波速度增加和 *A* 波速度减少。在这种情况下，*E/A* 比例的升高最有可能预示左心房压力升高（在二尖瓣开放时从 LA 到 LV 的压力梯度增加）和 LV 舒张末期压力升高（*A* 波速度降低）（图 9-7）。这种二尖瓣血流模

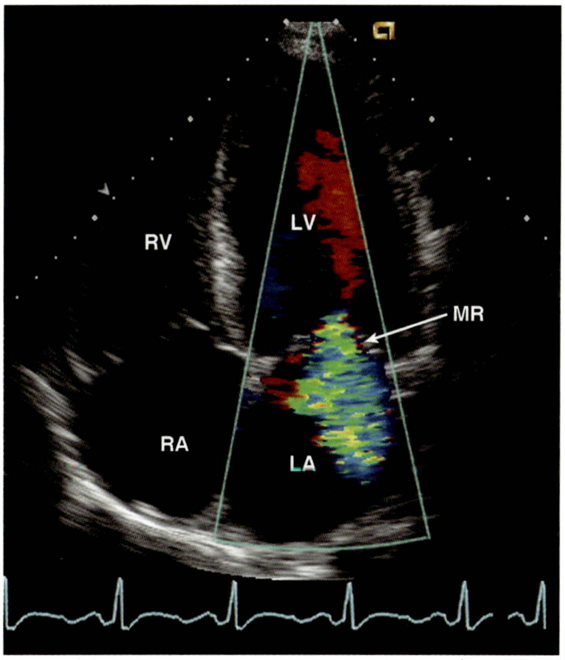

图 9-4 彩色多普勒影像显示扩张型心肌病患者在心尖四腔心切面的中央型二尖瓣反流（MR）射流。二尖瓣叶结构正常伴功能性反流，是由于心室扩张和乳头肌排列异常导致二尖瓣叶牵拉。

式通常被称做假性正常化，通过肺静脉流入血流的异常信号可将它同正常二尖瓣血流模式区分开来。异常肺静脉血流信号表现为心房的逆向血流速度增加和舒张期到收缩期血流速度比值增加。通过二尖瓣环组织多普勒速度 *E′* 速度的下降也可将假性正常化同正常二尖瓣血流区分开。M 型超声发现的二尖

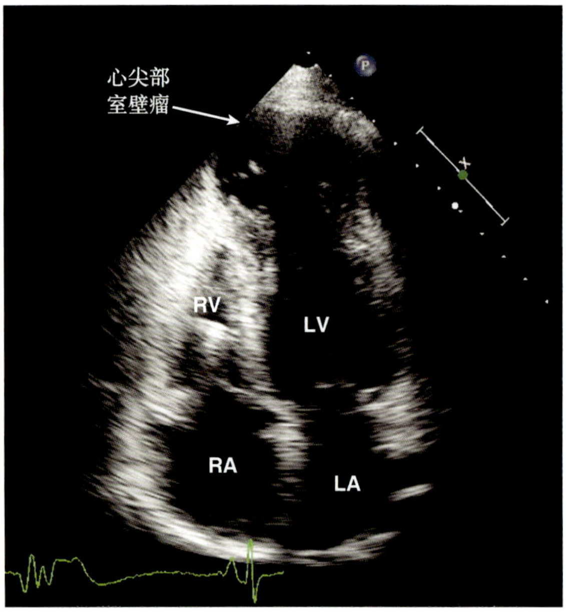

图 9-5 一位 47 岁的慢性 Chagas 心肌病女性患者，主诉心悸和眩晕。心尖部可见大的室壁瘤。左心室基底和中段的室壁运动正常或运动增强。右心室腔内可见起搏器的金属线。冠状动脉造影是正常的。1% ~ 10% 的无症状患者会出现心尖异常，大约一半的患者与 Chagas 病有关。(Courtesy of Dr. Harry Acquatella, Centro Medico, San Bernardino, Caracas, Venezuela.)

瓣关闭延迟，称为 B 泵或 AC-shoulder，也与舒张末期压力升高有关（见图 9-3）。

当存在明显的左心室收缩功能障碍时（射血分数< 35%），虽然现有的医治水平左心室血栓发生率较低，但仍应当仔细寻找左心室心尖部血栓（图 9-8）。在第 8 章已描述了寻找左心室血栓的技术细节。

局限性/技术因素

超声心动图检查很少能确定扩张型心肌病的病因，尽管它能确定是否存在心室功能障碍，并能提供预后数据。左心室体积和射血分数信息的准确性取决于数据采集和分析的关注点，这已在第 6 章讨论过。除了第 7 章所讨论的评价舒张功能不全的技术方面问题，舒张和收缩功能是心脏功能不可分割的部分。将舒张功能不全的影响与由于收缩功能障碍所致的负荷状态改变区分开来是困难重重的。大多数患者合并收缩和舒张功能不全，两者都会影响临床的症状和转归。

临床应用

当患者最初的症状表现与心力衰竭一致时就应该行超声心动图检查。如果超声心动图显示没有明显的左心室收缩功能障碍的损害表现，其他可能的诊断包括：

- ❐ 冠状动脉疾病
- ❐ 瓣膜病
- ❐ 高血压性心脏病
- ❐ 心包疾病
- ❐ 肺心病

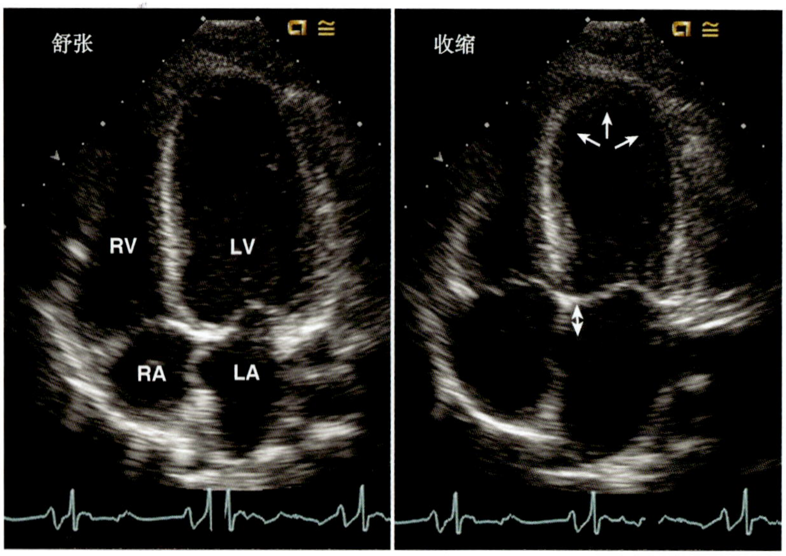

图 9-6 这名 28 岁的妇女因急诊非心脏手术后出现急性心力衰竭。在心尖四腔心切面显示左心室心尖扩张且收缩期无运动（箭头所示），相对的基底段心肌收缩力尚保存。从舒张期到收缩期瓣环向心尖的运动由双向的箭头表示。冠状动脉血管造影正常，心室收缩力在两周后恢复到正常。

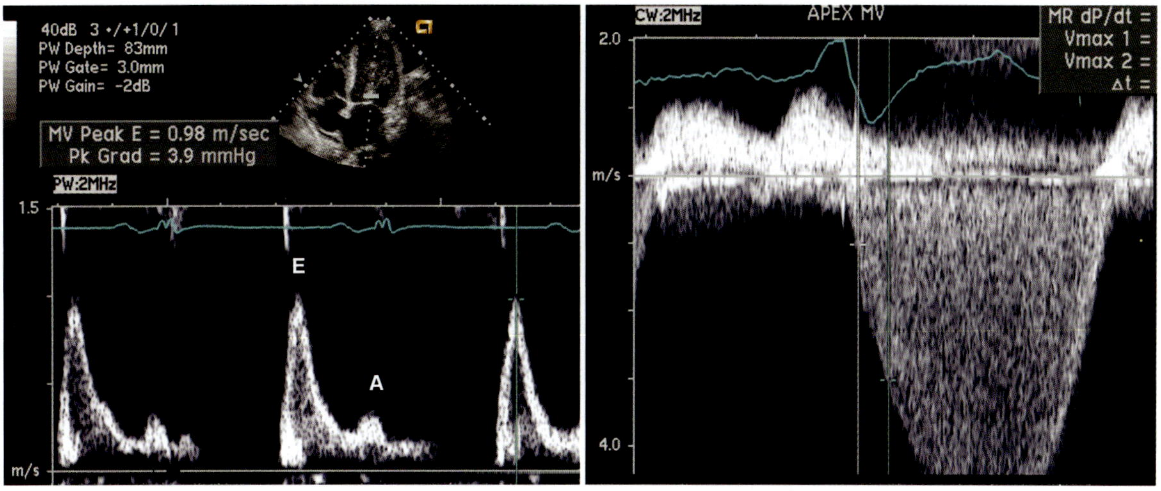

图 9-7 扩张型心肌病的多普勒表现，由于舒张末期压力升高，左心室舒张期流入血流显示 *E* 波速度高而 *A* 波速度低，显示“假性正常化”（左）。二尖瓣反流显示射流速度增加的速率减慢，符合 *dP* / *dt* 减少（右）。

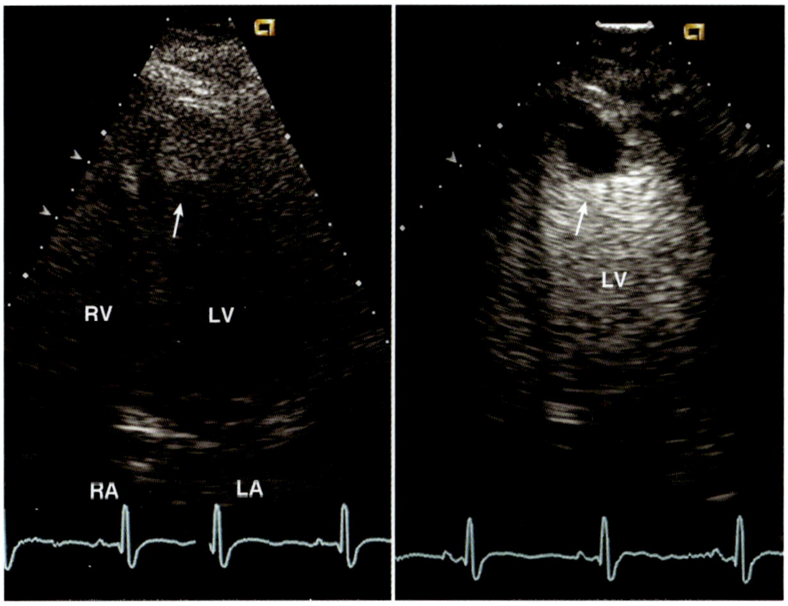

图 9-8 一个左心室心尖部血栓（箭头）在二维成像（左）时显示不清，但在左侧声学造影时（右）显示为一个明确的充盈缺损。

当患者的临床表现提示心力衰竭时，全面检查心室的收缩和舒张功能是必需的，甚至当主要的超声心动图检查并没有显示出明显的功能不全表现。如果超声心动图与扩张型心肌病的临床诊断一致，应当获取有关心室功能、心腔大小、相关瓣膜病和肺动脉压的详细信息。

定期进行超声心动图对扩张型心肌病患者的最佳诊疗是至关重要的。借助于超声心动图对患者进行详细评估，可以适当地调整药物治疗。此外，重复超声心动图可能在临床状况有变化时提示左心室功能的变化。心室收缩功能严重减退的患者应考虑在适当时候进行心脏移植。

超声心动图在选择患者进行心脏再同步化治疗中所起的作用还有待评估。通过组织多普勒技术和斑点追踪技术可以评估心肌非同步化运动，正如第 4 章和推荐阅读 1 中所讨论的那样。应用双心室起搏再同步化后，其益处可以通过左心室减小、收缩功能改进和二尖瓣反流严重程度减低来衡量。

在重症监护病房，超声心动图可以帮助评估扩张型心肌病患者的左心室功能、肺动脉压力以及同时存在的二尖瓣反流程度，估计左心室充盈压力。评价个体患者对减少后负荷治疗的反应，可以通过重复测量射血分数或通过序列地无创测量肺动脉压和心输出量来进行（图 9-9）。

替代方法

一个新发心力衰竭患者的评估通常包括仔细的临床评估和实验室数据。在许多患有扩张型心肌病的患者，即使使用了所有诊断形式，仍难以确定一个确切的病因。冠状动脉血管造影对缺血引起的心肌病可能是合适的。如果需要准确地测量肺血管阻力（如在心脏移植候选者），就应行心导管术，因为无创性方法只能估测肺血管阻力。

肥厚型心肌病

基本原理

肥厚型心肌病是一种心肌的常染色体显性遗传疾病（有不同程度的外显率），与心肌细胞收缩蛋白的基因编码异常有关。这种疾病的解剖特点（图 9-10）包括：

- 左心室不对称肥厚
- 心室收缩功能正常
- 左心室舒张功能受损
- 主动脉瓣下动态梗阻

这种疾病的其他重要临床特征有：猝死的高风险（特别是在用力时）、心绞痛症状、不能耐受运动、晕厥、房颤的高发病率，以及心脏听诊时可闻及收缩期杂音。

肥厚型心肌病患者左心室增厚的形式可能是各种各样的，从“经典”的室间隔增厚到孤立的心尖肥大（图 9-11）。此外，甚至在同一家庭中，心肌增厚的程度也是变化很大的。大约有 10% 的病例，肥厚的心肌局限在室间隔前部（Ⅰ型），大约 20% 有室间隔的前部和后部受累（Ⅱ型）而侧壁、后壁及下壁未受累。最常见的心肌肥厚形式，见于 52% 的患者，累及室间隔和前外侧游离壁（Ⅲ型）。其

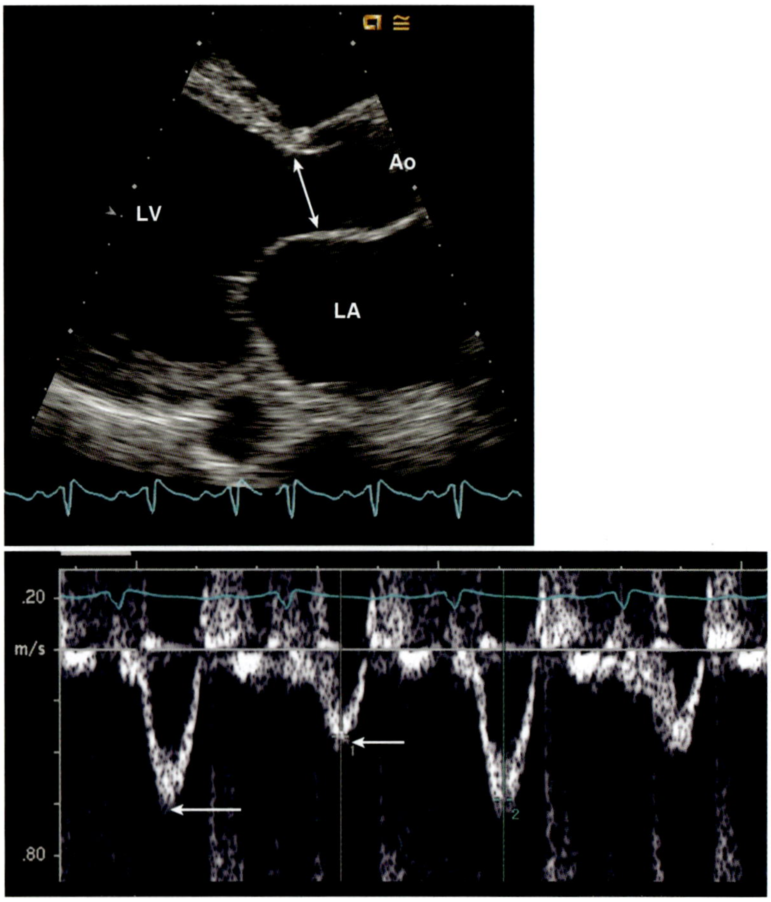

图 9-9 计算扩张型心肌病患者的每搏量是以在胸骨旁长轴切面测量的左心室流出道直径为基础（*上图*），计算一个圆形的横截面积（CSA_{LVOT}）。左心室流出道速度 - 时间积分（VTI_{LVOT}）从心尖切面应用脉冲多普勒取样容积（长度 5 ~ 10mm），位于主动脉瓣近端记录（*下图*）。每搏量等于 VTI × CSA。心输出量等于每搏量乘以心率。计算患者的每搏量是复杂的，因为在严重收缩功能障碍时，尽管是正常的窦性心律，流出道速度也存在明显变异（箭头），导致搏出量的交替变化。

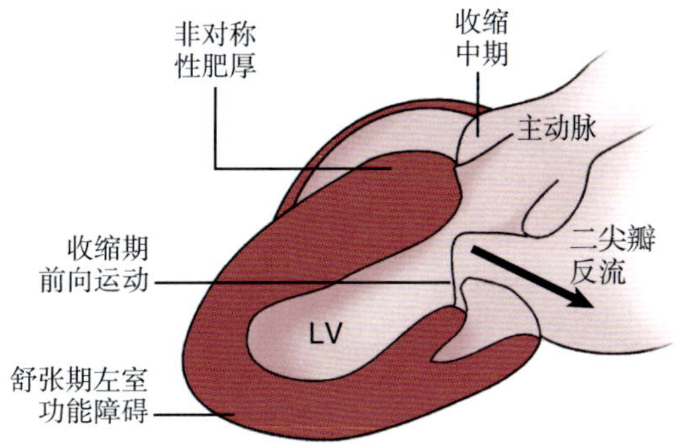

图 9-10 肥厚型心肌病典型特征的长轴切面示意图。主动脉瓣叶收缩中期关闭并存在粗大振动，室间隔不对称性肥厚而后壁基底段未受累，左心室收缩功能正常而舒张功能受损，二尖瓣叶收缩期前向运动引起动力性流出道梗阻，二尖瓣反流。

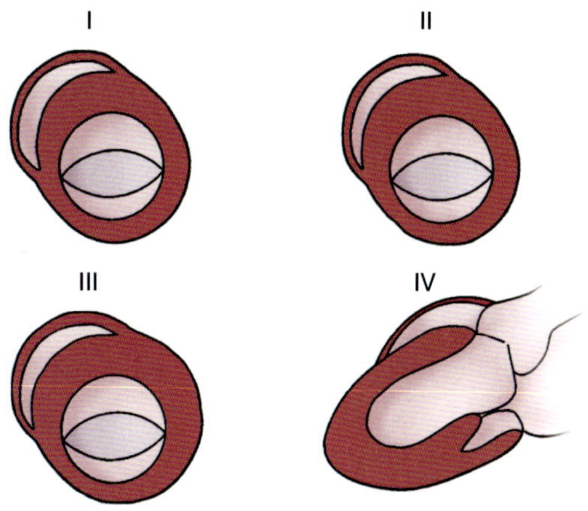

图 9-11 肥厚型心肌病左心室肥大模式的短轴切面基底段示意图。I 型：肥大局限于前间隔；II 型：室间隔前部和后部受累；III 型：广泛肥厚，仅有后壁基底部保留正常；IV 型：心尖部肥厚（在长轴切面示意图上）。

他心室区域的累及，包括心尖部肥厚型心肌病（Ⅳ型），大约占 18% 的患者。所有这些肥厚模式的共同特征是左心室的后壁基底段是正常厚度（或“未受累”）。在胸骨旁长轴和短轴切面，这一区域可在左心室基底部看见，位于二尖瓣叶的后面（乳头肌与二尖瓣环之间）。

传统上肥厚型心肌病划分为以下三种：非梗阻型（大约三分之一的患者），指在静息时及激发试验时流出道的压力梯度＜ 30mmHg；梗阻型，指静息时压力梯度≥ 30mmHg（血流速度＞ 2.7m/s）；可诱发的或潜在的梗阻，指静息时压力梯度＜ 30mmHg，运动（或其他操作）可诱发梗阻。动力性梗阻时左心室流出道的血流速度增加，相应的主动脉瓣近端的压力梯度增加，与收缩期二尖瓣叶前向运动至增厚的室间隔有关。梗阻于收缩中晚期出现，并且随着负荷量的不同，梗阻的存在和严重程度是可以改变的，从这两个意义上说，梗阻是动态的而不是固定的。这些特征与主动脉瓣狭窄形成的相对固定的梗阻不同，后者从射血期开始到结束，梗阻的严重程度对负荷量的变化相对不敏感。肥厚型心肌病典型的动力性流出道梗阻在收缩中期开始，左心室与主动脉的最大压力梯度在收缩晚期出现（图 9-12）。

增大心室容量——如增加前负荷或减低心肌收缩力，或者增加后负荷，可以降低梗阻。相反，梗阻的程度在下述情况下会增加：

- 前负荷减少
- 收缩力增加
- 后负荷下降

每一个这些生理变化的结果都会导致左心室容量减少和动力性梗阻程度增加，以及更大的杂音和多普勒血流速度的增加。

动力性梗阻通常伴有二尖瓣反流，因为收缩期二尖瓣叶的前向运动干扰了正常的瓣叶对合。一般朝向后方的二尖瓣中到重度反流源自二尖瓣叶的对合不良（图 9-13）。

肥厚型心肌病的左心室收缩功能通常是正常的。然而，左心室舒张功能不正常，伴有松弛功能障碍及顺应性下降，这是肥厚型心肌病患者心力衰竭症状发生的主要原因。

超声心动图方法

左心室不对称肥厚

左心室肥大的模式及程度需由多个切面观察来评估。在胸骨旁长轴切面，特别注意的重点是乳头肌和二尖瓣环之间的后壁基底部。虽然大多数肥厚型心肌病患者在这一区域的室壁厚度并不增厚，但它在因其他病因（如高血压、浸润性心肌病）引起的向心性肥厚中会增厚。二维超声心动图引导下的 M 型超声用于测量室间隔及后壁的厚度，应用长轴及短轴两个切面以确保测量线垂直于左心室壁，并避免右心室小梁夹杂在室间隔厚度的测量中。经过仔细测量的舒张期室间隔厚度可提供预后信息（如

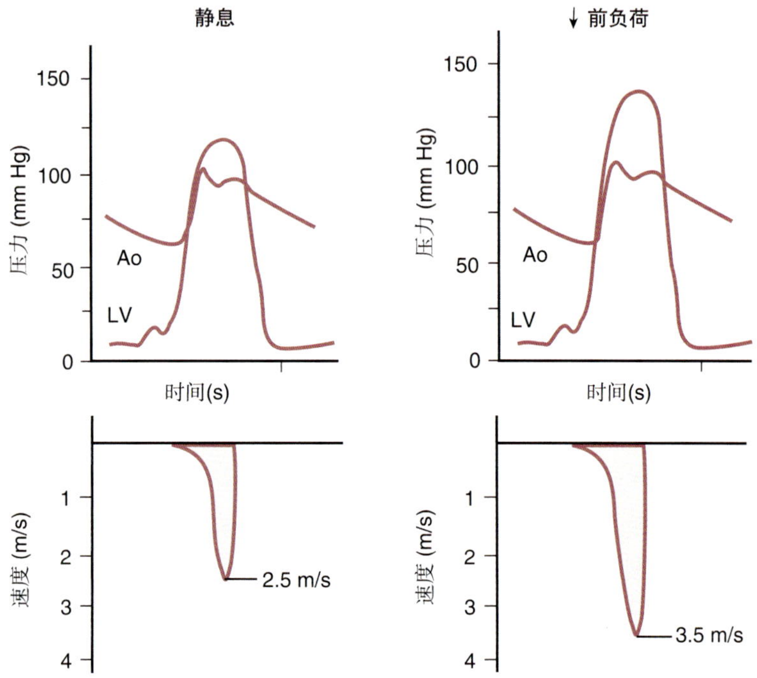

图 9-12 肥厚型心肌病动力性流出道梗阻的压力梯度和速度曲线示意图。静息时，一个小的梯度仅出现在收缩晚期左心室和主动脉之间。连续波多普勒曲线（下图）显示一个连续波晚期峰值速度为 2.5m/s，这一速度的起源在主动脉瓣下。当改变负荷条件（减少前负荷），梗阻的程度戏剧性加重。现在可见一个高峰在收缩晚期的高速度（3.5m/s）多普勒曲线。

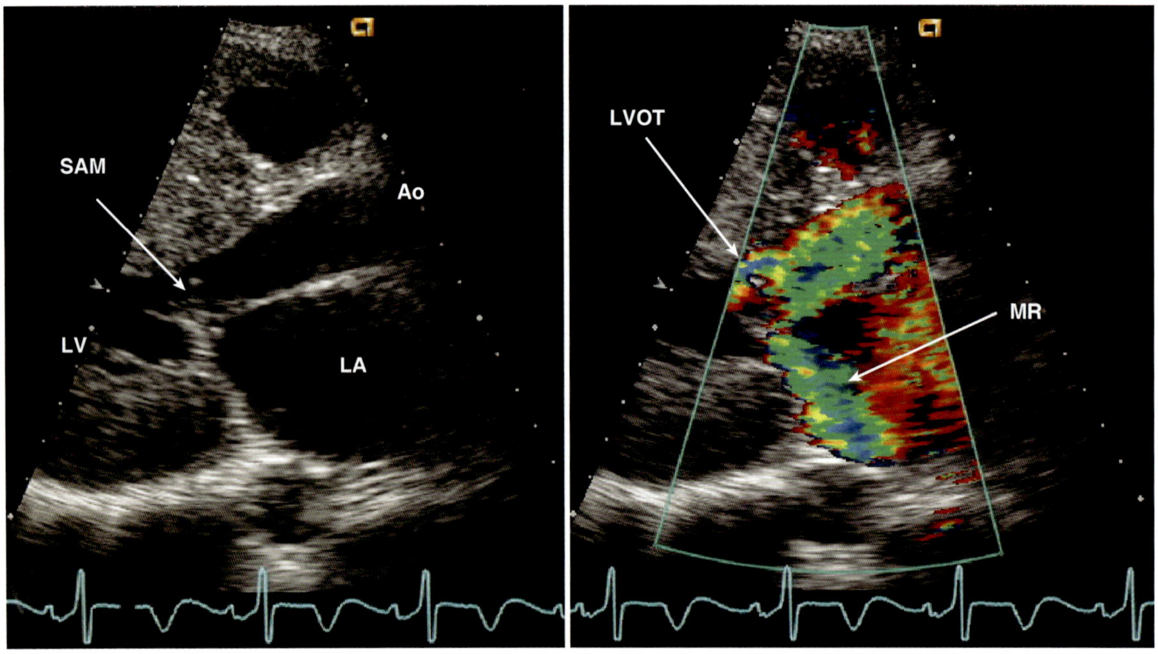

图 9-13 肥厚型心肌病患者胸骨旁长轴二维图像（左）和彩色血流显像（右）显示二尖瓣叶收缩期前向运动（SAM）和二尖瓣反流（MR）。指向后方的二尖瓣反流起源于二尖瓣叶对合不良，与二尖瓣收缩期前向运动有关。左心室流出道（LVOT）的湍流是由于主动脉瓣下动力性梗阻造成的。

猝死的风险)，并且为决定是否行室间隔减少措施提供必要的依据。

左心室长轴切面也为观察室间隔肥厚模式和流出道之间的确切关系提供了最好的机会（图 9-14）。这在考虑行外科手术（如心肌切开切除术）时是非常重要的。因为手术视野通常是逆行通过主动脉瓣的，只允许有限地直接检查室间隔心内膜，对室间隔增厚的程度和室间隔弯曲程度不能提供足够的信息。如果考虑经皮导管消融术，肥厚的程度和模式也是有重要意义的。从胸骨旁左心室短轴切面观察

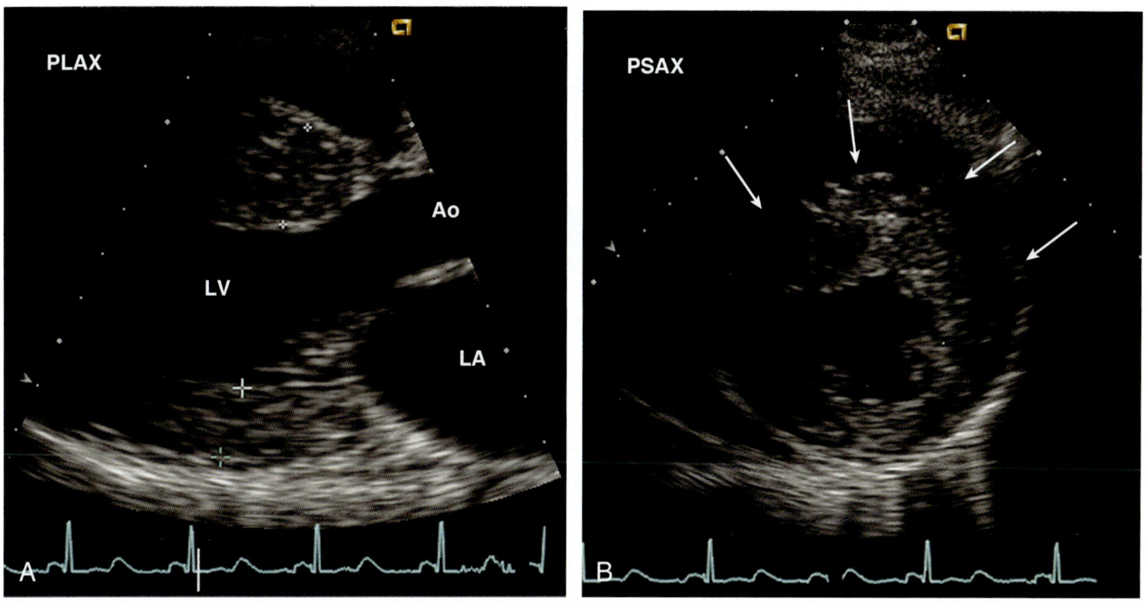

图 9-14 **A.** 肥厚型心肌病的胸骨旁长轴切面，舒张末期的二维图像用以测量室间隔及左心室后壁的厚度。室间隔的厚度是 2.1cm，注意避开室间隔右心室侧的小梁。**B.** 胸骨旁短轴切面显示前室间隔和前游离壁肥厚（箭头）。

基底到心尖的情况，可评价侧壁的肥厚程度。

需要认清一个问题是，一定程度的室间隔突出到左心室流出道，常称为室间隔节，被认为是正常老年个体的表现。这个明显的室间隔突出最有可能是由于主动脉迂曲造成的主动脉根部与室间隔基底段之间的角度更锐利而形成的。没有证据显示这种室间隔轮廓模式是遗传的或有临床症状的，所以这些患者不应该被考虑有肥厚型心肌病。

心尖切面再次使肥厚的模式及范围可视化。心尖肥大的诊断会有困难，因为心内膜的界限不清，如果图像质量不佳的话心内膜表面（位于心尖心外膜至基底部的上 1/3 距离）可能会被错过（图 9-15）。在某些情况下，心外膜易被误认为心尖部的心内膜。当临床医生已经提醒超声心动图检查者这个可能的诊断，超声心动图医生应仔细检查以避免这种潜在的缺点。彩色多普勒或脉冲多普勒检查是很有用的，其显示了在“心尖”区域没有血流而被肥大的心肌细胞所占据。如果需要，声学对比剂可以用来更好地定义心内膜边界。

定性和定量地评价左心室收缩功能可使用标准的方法进行（见第 6 章）。

左心室舒张功能

通过记录下列多普勒信号来评估左心室舒张

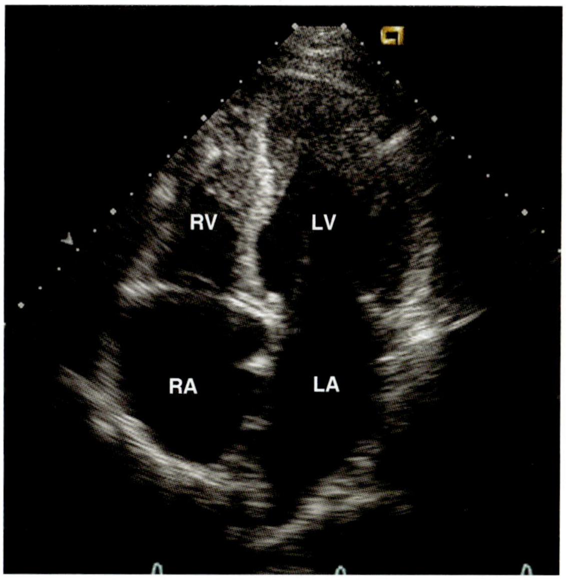

图 9-15 心尖肥厚型心肌病的心尖四腔心切面显示心尖段心肌有明显增厚。

功能：

- 经二尖瓣流入左心室的血流
- 经肺静脉流入左心房的血流
- 二尖瓣环的组织多普勒速度
- 等容舒张时间（isovolumic relaxation time，IVRT）

左心室舒张功能的评估参数在第 7 章中已经描述。肥厚型心肌病患者中典型的变化有等容舒张时间（IVRT）延长，*E* 峰血流速度降低，*A* 峰血流速度增高，肺静脉逆向血流速度 *a* 波增加及持续时间延长。这些发现与受损的舒张期松弛障碍及左心室舒张末压升高是一致的。尽管如此，根据舒张功能障碍在每一位患者的严重程度不同，不同患者也有很明显的变化。序列研究可以显示药物或手术治疗后的变化，与左心室舒张充盈改善是一致的。

动力性流出道梗阻

在肥厚型心肌病的一部分患者中，表现为主动脉瓣下梗阻，其特点有：

- 收缩期二尖瓣叶前向运动
- 收缩中期主动脉瓣关闭
- 流出道高速血流于收缩晚期达峰
- 流出道梗阻的严重程度在不同状态下有高度可变性：
  - 室性期前收缩（premature ventricular contraction，PVC）后
  - Valsalva 动作
  - 运动锻炼

成像。在有动力性左心室流出道梗阻的患者中，左心室长轴图像可显示经典的收缩期二尖瓣叶前向运动与收缩中晚期二尖瓣叶和室间隔的运动并列。M 型超声对记录那些病理性的收缩期前向运动可能有用，瓣叶前向运动的速度比收缩期后壁的前向运动速度更快（图 9-16）。在一些患者，在二尖瓣叶对室间隔的撞击部位可以看见“冲撞伤”。

短轴切面也向我们展示了收缩期二尖瓣叶的前向运动。逐帧分析显示出左心室流出道整个收缩期横截面积的变化。

心尖的二维切面有利于展示二尖瓣叶异常运动，特别是心尖长轴切面和前翘的四腔心切面。需要注意的是，二尖瓣叶收缩期前向运动的程度从内侧到外侧可能不是一致的，所以需要在多个切面成像，通过探头角度的微调以明确动力性流出道梗阻的存在及严重程度。

主动脉瓣叶通常在收缩早期表现为正常开放，紧接着是收缩中期突然地部分关闭，在收缩晚期由于动力性左心室流出道梗阻，主动脉瓣叶呈现粗大的扑动。最佳记录这些快速瓣叶运动的信号是 M 型超声。主动脉瓣叶本身也可能受主动脉瓣下梗阻所致湍流的长期影响而形成硬化，也可发现某种程度的共存的主动脉反流。

多普勒评价。多普勒研究提供了一个比二维成像更直接的评价动力性主动脉瓣下梗阻的存在、位置和程度的技术。通过传统的脉冲或彩色血流显像技术，梗阻位置的确定是基于狭窄后血流湍流的位置。对于这项检查，胸骨旁左心室长轴及心尖左心室长轴两个切面都是有用的。

在心尖切面，将脉冲多普勒取样容积慢慢从心尖移动到心室底部，记录每一步的速度曲线。梗阻

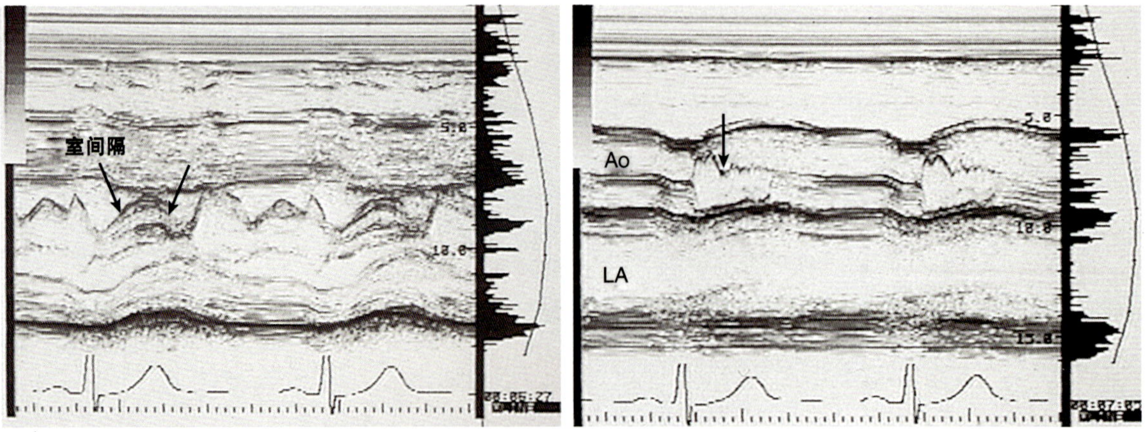

图 9-16　由于肥厚型心肌病而有动力性流出道梗阻的患者二尖瓣水平 M 型超声（左）显示了经典的室间隔肥厚和二尖瓣叶收缩期前向运动（箭头）。主动脉瓣水平 M 型超声（右）显示瓣膜收缩中期关闭（箭头），紧接着瓣叶的粗大扑动。

的流出道近端血流速度是正常的。在梗阻地方的血流速度突然增加反映了梗阻的程度（如伯努利方程所述）。这种方法采用逐步评价与脉冲多普勒超声检查，有利于检查出由于心尖部肥厚或并列的乳头肌与室间隔所致的心腔内速度梯度，而不是被误认为主动脉瓣下动力性梗阻。

从心尖的连续波多普勒检查方法显示出左心室流出道动力性梗阻的患者典型的高速血流于收缩晚期达峰的特点（图 9-17）。该曲线的形状是独特的，这与左心室与主动脉之间压力梯度的短暂时程有关（图 9-12）。

潜在的流出道梗阻。有些肥厚型心肌病患者在运动时有动力性左心室流出道梗阻，但在休息时没有。传统上，在行静息时超声心动图检查时需应用一些技术来激发流出道的梗阻。一个自发的室性期前收缩（PVC）由于增加了左心室收缩力，结果增加了 PVC 后梗阻的程度。或者，Valsalva 动作的用力阶段通过减少前负荷（更小的左心室腔大小）而增加梗阻，但是由于心脏的位置变动和患者肺的干扰，很难同时行超声心动图检查及 Valsalva 动作。在过去，亚硝酸异戊酯吸入剂用来引诱一个短暂的前负荷下降（静脉扩张）和后负荷降低（动脉扩张），两者都会增加梗阻的程度。然而，由于可重复性低和临床应用价值有限，这些技术已不再推荐应用。

用来评价可诱发性梗阻的最优方法是踏板或自行车运动负荷试验。连续波多普勒记录休息和运动后即刻左心室流出道速度，以评估可诱发性流出道梗阻，其定义为运动时流出道压力梯度≥ 30mmHg（速度≥ 2.7 m/s）。目前不推荐多巴酚丁胺药物负荷试验，因为它是非特异性的（即使在正常个体也可见心腔中部梗阻），对于运动耐力及运动与症状之间的关系也提供不了有用的信息。

二尖瓣异常

在多数肥厚型心肌病患者，二尖瓣在解剖学和功能上是异常的。从解剖学上讲，瓣叶比正常的个体增大。从功能上讲，由于收缩期瓣叶前移进入流出道，导致收缩晚期二尖瓣不能关闭，随之产生向后的二尖瓣反流束。二尖瓣反流的程度通常是中度的，但是范围从轻度到重度且随着左心室流出道梗阻程度而动态变化。二尖瓣解剖和反流严重程度的评估在第 12 章有详细叙述。

局限性/技术因素

当连续波多普勒检测到一个高速度的流出信号时，需要应用其他技术确定这个信号起源的深度，因为连续波多普勒检测速度是沿着整个超声采样线长度的。在高血压性心脏病或血容量不足的患者，左心室肥大联合高动力性收缩功能也可能导致收缩

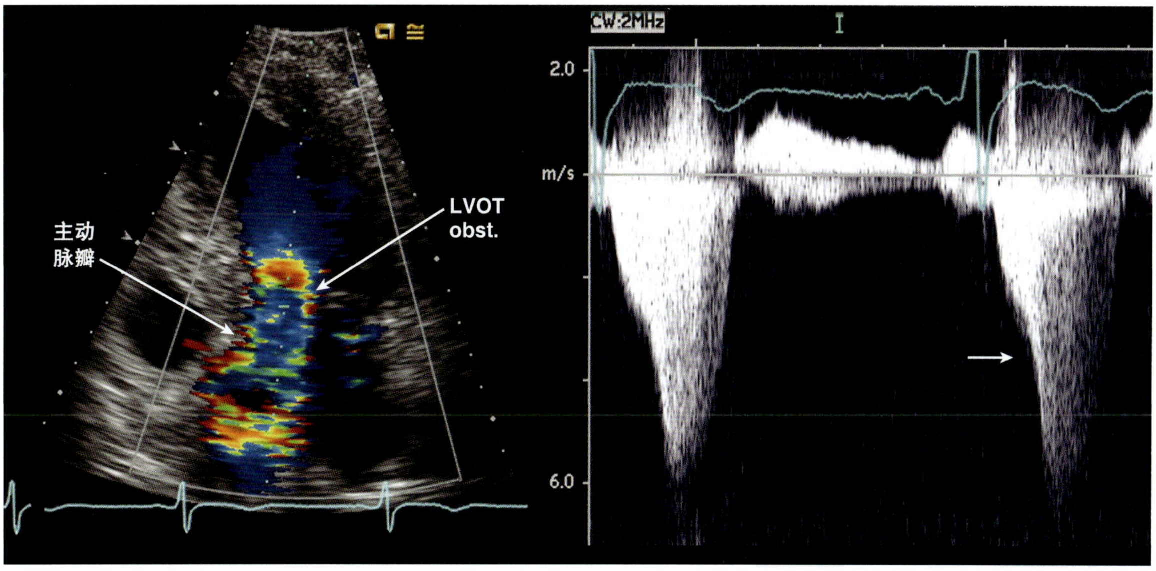

图 9-17　在这个休息时有左心室流出道（LVOT）梗阻的肥厚型心肌病患者，通过心尖视图（左）应用彩色和脉冲多普勒技术以定位梗阻的水平。脉冲多普勒取样容积序列地从心室腔向主动脉瓣膜移动，以确认速度增加的位置。连续波多普勒（右）显示典型动力性流出道梗阻的高速血流晚期达峰（箭头）。

晚期达峰的高速血流波形（图 9-18），类似在肥厚型心肌病患者中看到的波形。然而，这些患者的梗阻部位不是在主动脉瓣下，而是接近心尖部，在心室中部水平。

肥厚型心肌病与高动力向心性肥厚的心室之间可以通过仔细观察二维图像（肥厚型心肌病的后壁基底段保留正常）和通过使用传统的脉冲多普勒及高脉冲重复频率和彩色多普勒技术评价高速血流起源的深度而得以区别。为了区别两者，患者的临床和家族史也都是重要的。在某些情况下遗传检测可能是合理的。

区分动力性主动脉瓣下梗阻和二尖瓣反流信号是十分具有挑战性的，因为它们都常见于肥厚型心肌病，且两者都是收缩期远离心尖的高速血流信号。有助于区别两者的两个特征是：(1) 速度曲线的形状（主动脉瓣下梗阻收缩晚期出现血流速度峰值与二尖瓣反流收缩早期速度迅速上升相比；(2) 血流的时间（二尖瓣反流的持续时间较长，在心动周期中开始较早而结束较晚）。

另一个难题是在罕见的主动脉瓣狭窄及动力性主动脉瓣下梗阻两种情况同时存在的患者中区分梗阻的程度。在一系列狭窄同时存在时，准确地测量跨越每一个狭窄的压力阶差是不可能的，因为简化的伯努利方程只适用于单一的狭窄。然而，高脉冲重复频率多普勒技术可以检查多个狭窄水平的血流速度，提示每个狭窄对左心室流出道梗阻程度的相对影响。偶尔，患有主动脉瓣狭窄和心室肥厚的患者在主动脉瓣置换术后才表现出动力性主动脉瓣下梗阻。一些这样的患者在瓣膜置换术后由于后负荷降低才表现出肥厚型心肌病的表现。另一些这样的患者有高动力性心室及左心室中部压力梯度，则在术后随左心室肥大程度的减低而得到缓解。

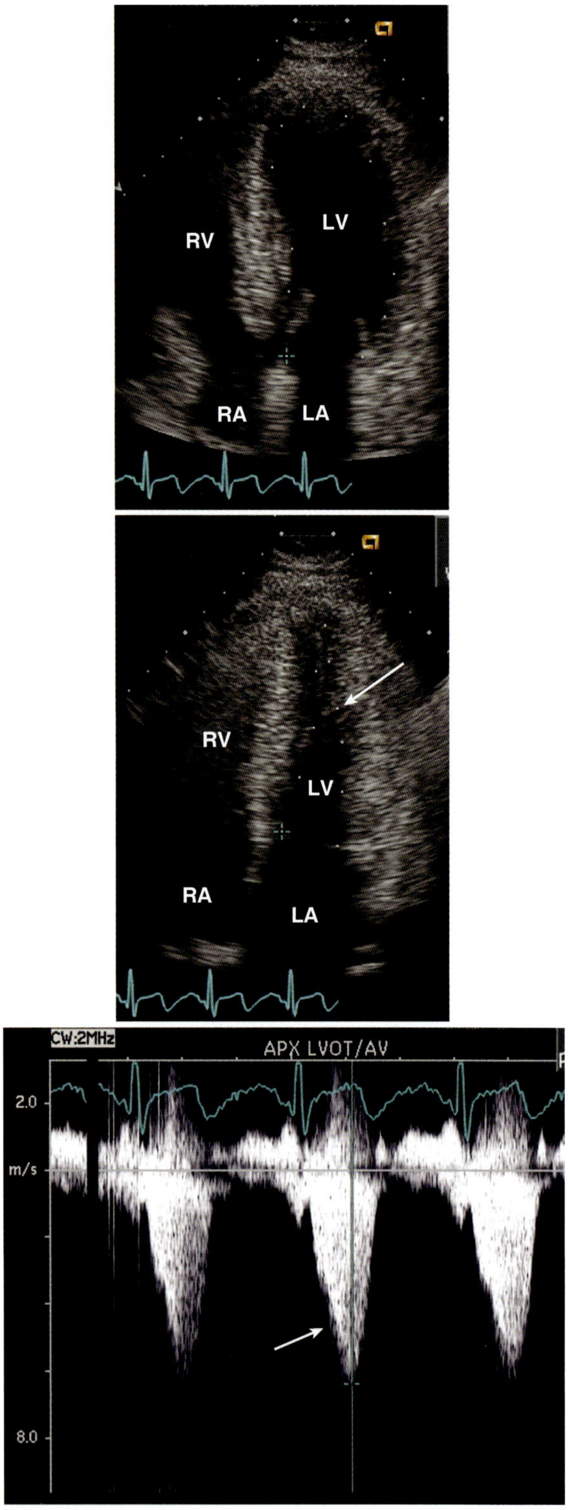

图 9-18 图示左心室在舒张期显示高动力性向心性肥厚（*上图*）以及收缩末期室腔中部梗阻（*中图*），导致左心室流出道多普勒曲线显示晚期达峰值的高速血流曲线（*下图*）。此患者在这次检查时有贫血和发热。高血压高动力性室腔中部梗阻有别于肥厚型心肌病的动力性主动脉瓣下梗阻。

临床应用

诊断和筛查

超声心动图检查是正确诊断肥厚型心肌病首选的方法。因为这是一种遗传疾病，可以应用超声心动图筛查发病个体的所有一级亲属。这个诊断显著影响着无症状个体的临床管理，鉴于用力的时候有发生猝死的高风险，遗传咨询是有必要的。组织多普勒舒张期速度甚至在没有左心室肥厚时就降低，也有助于在疾病的早期确认基因受影响的家族成员。

药物治疗的评估

在确诊肥厚型心肌病的患者中，多普勒的发现可以被用来评估药物治疗的影响。具体而言，给予改善左心室舒张功能的治疗（如 β- 受体阻滞剂或钙离子拮抗剂）后，左心室舒张充盈的模式可以显示早期充盈的改进。药物治疗后动力性左心室流出道梗阻的程度也可以显示得到改善。

植入自动除颤器的患者选择

肥厚型心肌病患者猝死的初级预防是基于对合并有猝死危险因素的患者植入自动除颤器。明确的危险因素包括持续或频繁发作的非持续性室性心动过速、反复发作的不明原因的晕厥、猝死家族史、运动时血压的异常反应和极端左心室肥大（室间隔的舒张期壁厚＞ 30mm）。其他危险因素包括高危基因缺陷。流出道梗阻仅是心源性猝死的很小的危险因素。

经皮室间隔消融监测

超声心动图检查对于导管消融室间隔的患者选择以及导管室内操作的监测，扮演着重要角色。在被认为需要行经皮穿刺或手术治疗的肥厚型心肌病患者中，有关室间隔肥厚的信息，如肥厚的程度、分布及室间隔的曲率，确定了需要被切除或消融的肌肉段的位置和大小。在心导管实验室，基线值和术后的多普勒数据联合有创血流动力学可用来评估左心室流出道梗阻程度的减少（图 9-19）。此外，通过导管在冠状动脉室间隔分支注射声学造影剂显示的超声心动图影像，可在注射消融制剂前显示该室间隔分支灌注区域的特定位置及范围（图 9-20）。在手术后，定期超声心动图检测可以显示由于梗死区室间隔愈合及纤维化而持续改善的流出道梗阻程度。

外科治疗

通过心肌切开切除术的术中监测，使我们能够评价手术消除流出道梗阻的充分性。经食管超声心动图（TEE）成像通常可以提供有关切除术位置的足够的图像信息；然而，心外膜成像也可能是有用的，因为室间隔位于食管前方。心肺旁路术后多普勒评价残余的梗阻应该在与基线状态类似的血流动力学条件下进行，因为梗阻程度是受负荷条件影响的。彩色血流显像排除残余梗阻是非常有用的，但是当主动脉瓣下血流模式依然存在异常，需要获取定量的多普勒速度数据。术后也应该仔细进行室间隔缺损的检查。

在手术室可能不容易获得记录流出道梗阻程度的精确的连续波多普勒信号，因为 TEE 检查方法很难提供可以使取样线与血流平行的经胃心尖切面。正中胸骨切口使心外膜心尖的位置不太可能获得，因为探头往往太大，无法放置于心尖部肋骨的下方。安置无菌探头在升主动脉并以向下的角度朝向左心室流出道扫查，可以在一些患者获取与血流方向并行的探查角度（见第 18 章）。

替代方法

心脏磁共振成像（cardiac magnetic resonance，CMR）可准确而详细地评估心肌肥厚的模式和程度。电影图像展示了收缩期二尖瓣前向运动和流出道梗阻。斑片状延迟钆增强心肌显像支持诊断为肥厚型心肌病。

在一些患者心导管术可能是有帮助的。首先，

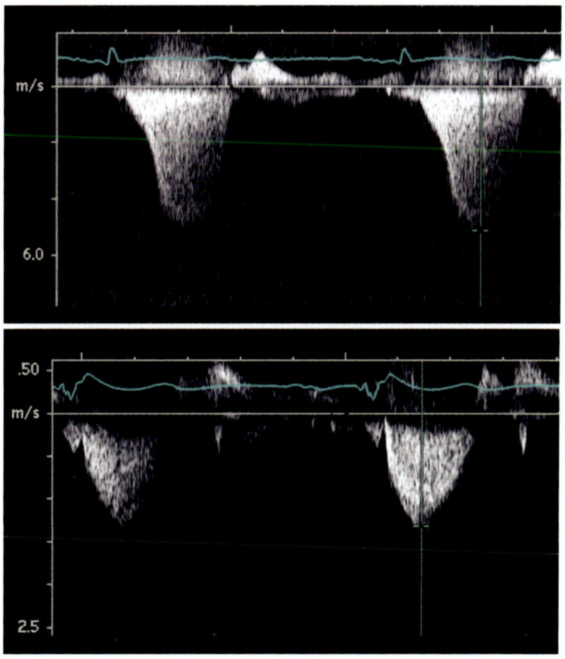

图 9-19 一个患有梗阻性肥厚型心肌病的患者在接受导管室间隔消融术的过程中，在导管室做的经胸超声心动图显示基线时严重梗阻，左心室流出道晚期峰值速度为 5m/s（*上图*）。室间隔消融术后，最大速度是 1.4m/s（*下图*）。

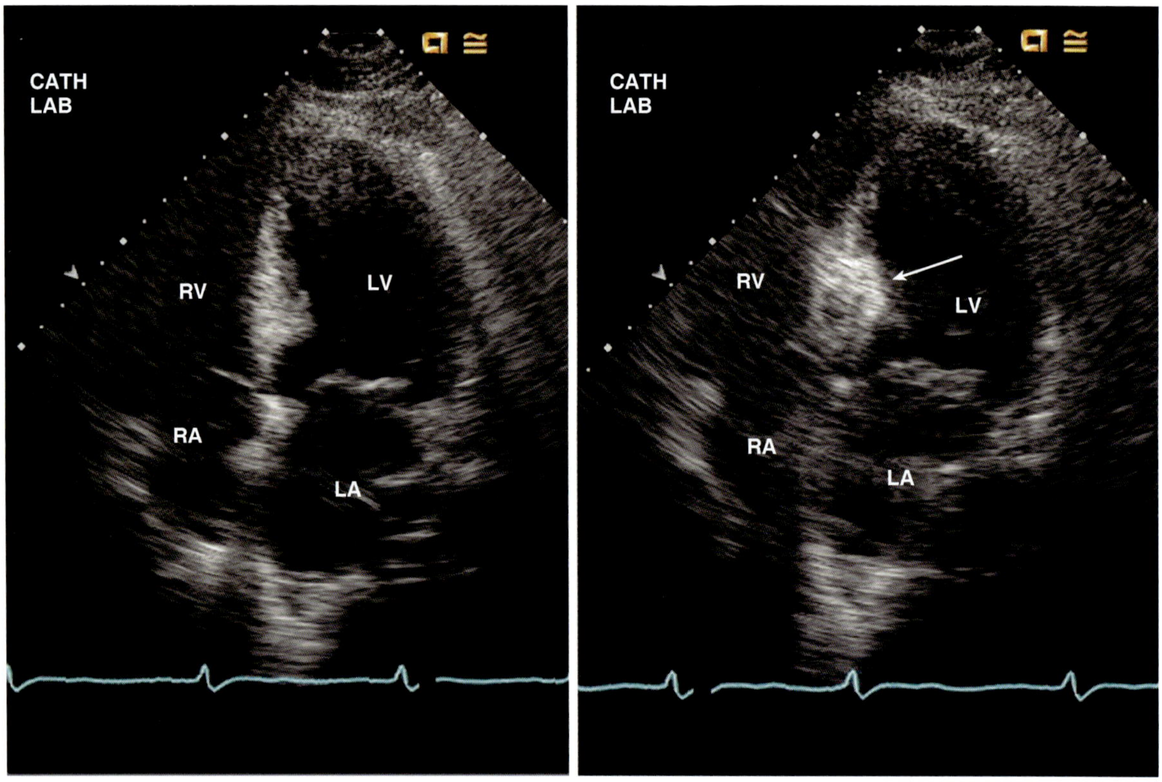

图 9-20 梗阻性肥厚型心肌病的患者接受室间隔导管消融术，在心导管室患者仰卧位记录心尖四腔心切面，左侧显示基线时的室间隔肥厚。右侧图像显示造影剂确认的室间隔（箭头），以明确将要注射消融剂的室间隔分支的灌注区域。

可适用于评估冠状动脉，因为共存的心外膜冠状动脉疾病可以解释一些肥厚型心肌病患者的症状。第二，记录静息及激发状态后左心室和主动脉的压力以及动力性流出道梗阻的增加或减少情况，缓慢地由左心室流出道和主动脉瓣“拉回”可提供更详细的血流动力学评估。这在主动脉瓣下及主动脉瓣区多处狭窄的患者是特别有用的。在手术室，如果怀疑有切除术后残余狭窄，直接测量左心室和主动脉压力可能会有帮助。

限制型心肌病

基本原理

限制型心肌病的特点是左心室收缩功能正常，由于心肌僵硬和增厚而舒张功能受损。心力衰竭症状是由于左心室舒张末期压力增高以及由于心脏舒张充盈受损导致运动时无法增加心输出量而引起的。值得注意的是，心力衰竭定义为无法维持正常的心输出量或者维持正常的心输出量时左心室舒张末期压力会升高——也可能发生在收缩功能正常的时候。在很多限制型心肌病患者，右心衰竭最初突出地表现为外周水肿和腹水。

随着病情进展，有些患者可从符合限制型心肌病的解剖学 / 血流动力学模式表现出一些符合扩张型心肌病的模式特征，最终图像也很难与扩张型心肌病相区别。

与扩张型心肌病相比，限制型心肌病是一种不常见的诊断。限制型心肌病的病因包括由全身性疾病引起的在心肌间质累积细胞或蛋白质，贮积性疾病引起的物质累积于心肌细胞内以及影响心内膜的一些疾病过程。一些具体的限制型心肌病的病因示例显示于表 9-1。

超声心动图方法

解剖学特征

在未经治疗的限制型心肌病患者，典型的超声心动图特征（图 9-21 和 9-22）包括：

- 非扩张、壁增厚的左心室
- 正常左心室收缩功能
- 异常左心室舒张功能
- 右心室游离壁增厚
- 双心房扩大
- 中度肺动脉高压

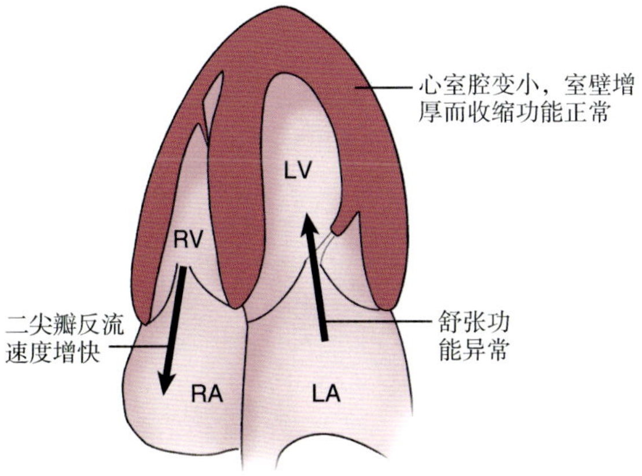

图 9-21 限制型心肌病典型特征的示意图，其中包括室壁增厚、左心室小及心脏舒张功能受损、左心房和右心房扩大，以及继发性肺动脉高压的体征［包括室间隔矛盾运动和三尖瓣（TR）高速反流］。

- 右心房压力升高

超声心动图检查通常无法辨识出限制型心肌病的原因，但是也有一些特征可以支持特定的诊断。传统的“斑点状”淀粉样变性心肌是非特异性的，特别是在谐波成像时。然而，淀粉样蛋白经常也会影响瓣膜（有弥漫的瓣叶增厚）、传导系统和冠状动脉微血管。血色素沉着症也会导致传导系统疾病，以及扩张或限制型心肌病。Fabry 病的特征包括对称或不对称性心室肥大（可能类似于肥厚型心肌病的表现）、传导受损，并且在疾病晚期出现主动脉根部扩张。将 Fabry 病与其他心室肥厚的疾病区别开来的表现是心内膜回声增强（图 9-23）。结节病经常导致传导缺陷及心包积液。在嗜酸粒细胞增多综合征，即使没有潜在的室壁运动异常也可见左心室血栓形成（特别是在心尖），可见左心室心尖逐渐“闭塞”（在血管造影时）或左心室心尖由一个回声团块填充（在超声心动图检查时）。血栓形成也会发生在二尖瓣后叶，导致二尖瓣后叶与心内膜黏连和明显的二尖瓣反流症状。放射治疗引起的心脏疾病表现为左右心室均呈限制型心肌病表现，可能加速瓣膜

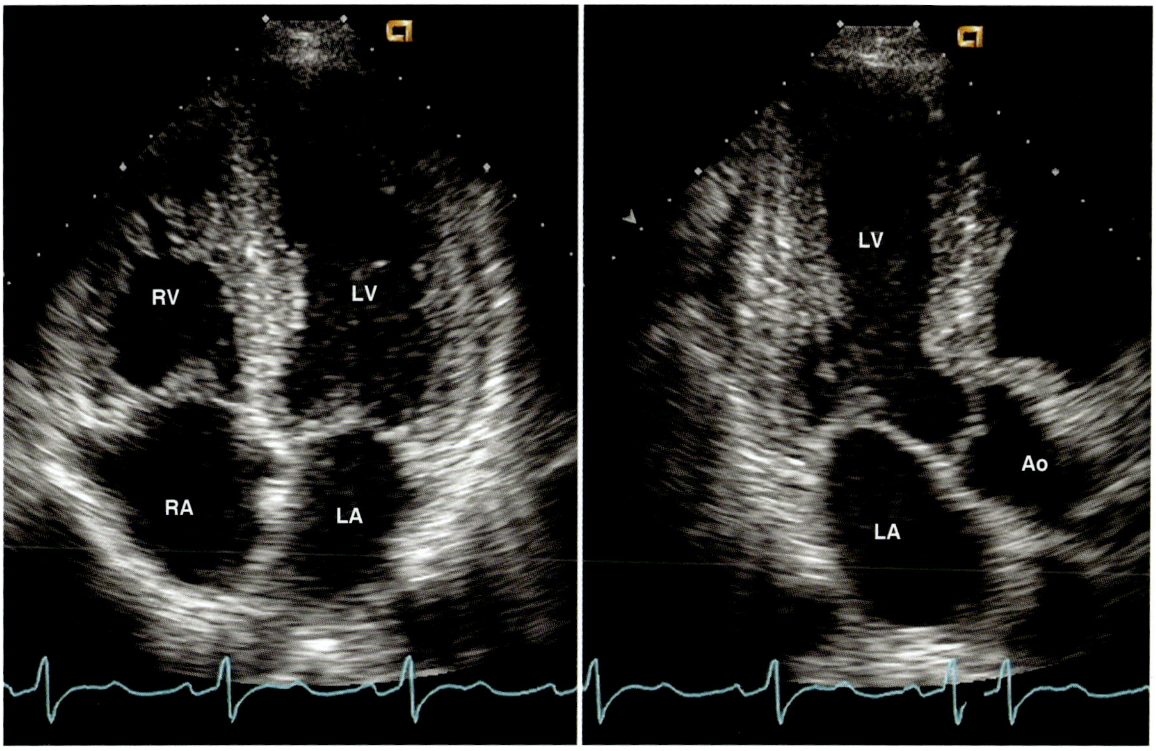

图 9-22 由于淀粉样变性引起的限制型心肌病，超声心动图心尖四腔心（左）与心尖两腔心（右）二维图像。可见双心室肥厚、双心房扩大，同时有左心室收缩及舒张功能不全。也可见瓣膜轻度、弥漫性增厚。

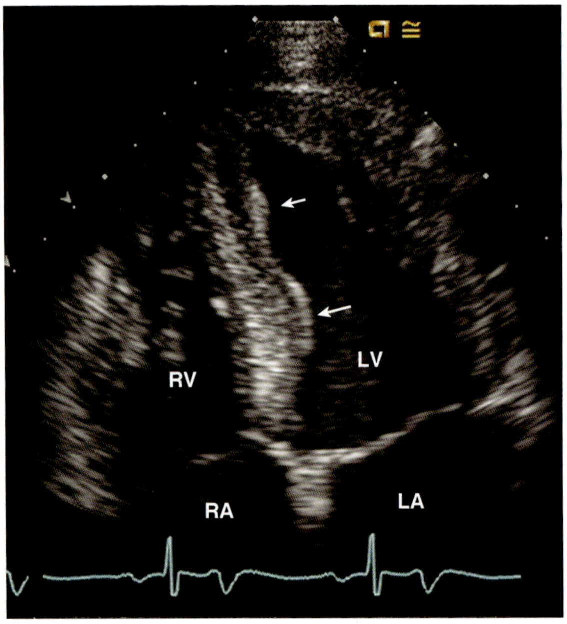

图 9-23 一名 48 岁患有 Fabry 病男性患者的心尖四腔心切面，显示左心室室壁厚度增加及心内膜回声增强，尤其是沿室间隔部分（箭头）。

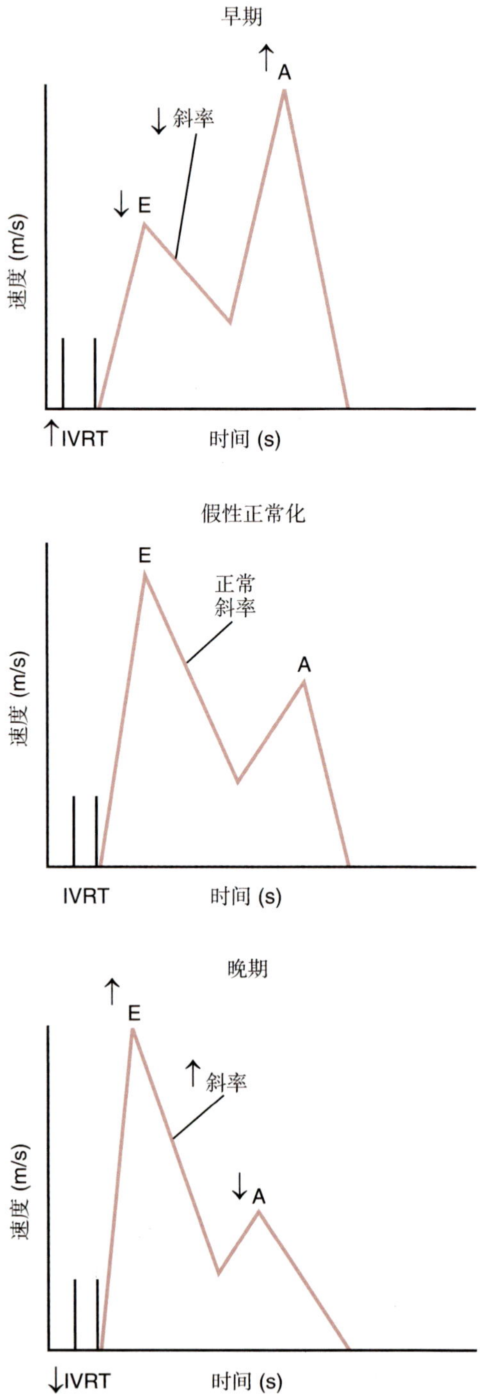

图 9-24 限制型心肌病的左心室舒张期充盈示意图。疾病早期，心室松弛异常明显，E 峰速度和早期减速斜坡下降，而等容舒张时间（IVRT）和 A 峰速度明显增加。假性正常化发生在左心室舒张末期压力上升时，因而导致相对正常的 E 峰和 A 峰速度。随着疾病进展，心室的顺应性下降，导致 E 峰速度升高，下降斜坡变陡，IVRT 变短，A 峰速度减少。

钙化及在辐射区域冠状动脉的粥样硬化。

舒张功能

这种疾病的患者左心室舒张充盈模式与左心室舒张功能异常是相平行的。然而，由于影响左心室舒张充盈的混杂因素众多（见第 7 章），以及左心室舒张充盈随着个体患者的病情进展而随时变化，解释起来很复杂。

在疾病早期，左心室舒张松弛受损表现为舒张早期左心室的充盈受损。多普勒左心室流入血流曲线显示 E 峰速度降低、A 峰速度增加、等容舒张时间延长、舒张早期减速斜率下降。二尖瓣环组织多普勒信号显示 E' 速度降低和 A' 速度增加（图 9-24）。肺静脉流量曲线显示舒张充盈相降低和正常的收缩充盈相，导致收缩期与舒张期肺静脉血流的比率降低。

限制型心肌病患者的右心房充盈模式，在肝静脉（或上腔静脉）记录上，可对应于体格检查时所见的颈静脉搏动。以此类推，典型的肝静脉血流模式显示为一个突出的逆向血流伴心房收缩（a 波），接着一个收缩期快速充盈曲线（x 下降）。舒张期的右心房充盈减少，对应 v 波和 y 下降减少。这些结果对应于心导管检查时记录的右心房压力模式；x 下降代表“下沉”，而减缓的收缩充盈相代表了下沉 -

平台模式的“平台”阶段。

随着病情进展，左心房压力升高，造成二尖瓣开放时从左心房到左心室的压力梯度增加。随着左心室舒张期顺应性降低，二尖瓣开放时增加的压力导致 *E* 峰速度增加和 *E* 峰减速斜率快速下降。*A* 峰速度降低是由于左心室舒张末期压力增加和心房收缩功能降低（图 9-25）。这样的舒张充盈模式在明确的限制型心肌病（可能恰好是其最初的临床表现）与出现于正常年轻个体的“大 *E*、小 *A*”模式相似。但是，可以将这种“假性正常化”的左心室充盈模式与正常充盈模式相区别开的特征有：

- 舒张早期减速时间减少
- *E′* 速度降低

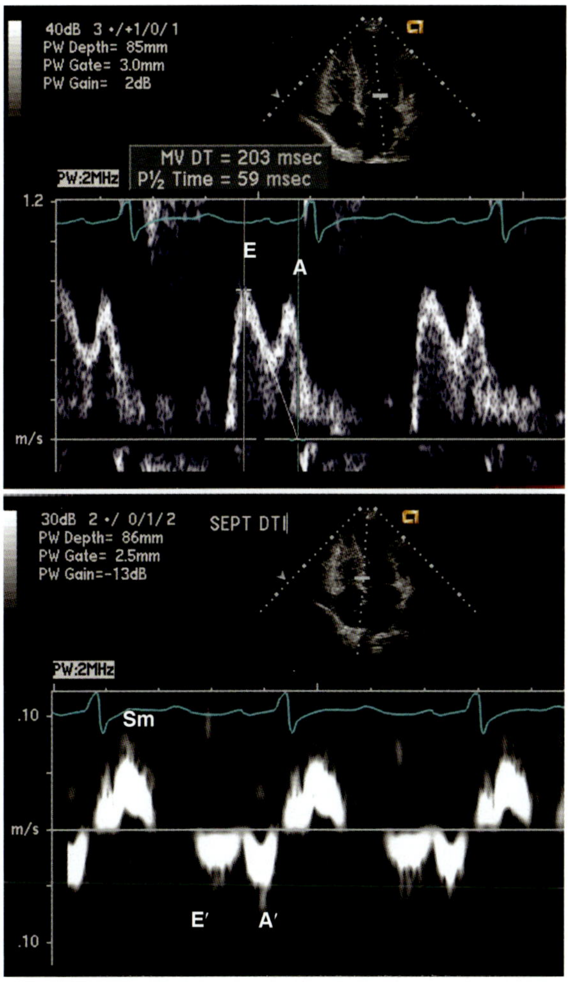

图 9-25　一例限制型心肌病患者显示左心室舒张充盈模式为假性正常化，*E* 速度略大于 A 速度（*上图*）。通过组织多普勒心肌速度（*下图*）显示早期运动速度（*E′*）低于心房收缩运动速度（*A′*），可将这种模式与正常区别开来。与图 9-22 是同一个患者。

- 肺静脉 *a* 波速度和时限增加。
- 患者的年龄、临床表现及其他超声心动图相关结果

左心室充盈模式为假性正常化时，二尖瓣环的 *E′* 速度显示明显减少，跨二尖瓣 *E* 峰与瓣环 *E′* 的比值与升高的左心室舒张末期压力相对应。此外，舒张期从肺静脉流入左心室的肺静脉血流是正常或增加的。随着心房的收缩，左心室充盈压的升高导致心房逆流入阻力更低的肺静脉的血流速度增加和持续时间延长。因此，肺静脉血流显示舒张相增加，收缩相减少，以及明显的 *a* 波逆流。这与正常的肺静脉流入曲线（收缩相和舒张相几乎相等，以及一个小 *a* 波）相反（图 9-26）。

在疾病晚期，可见左心室充盈的限制性模式为 *E* 峰速度增加和 *A* 峰速度降低，舒张早期减速斜率陡峭，等容舒张时间降低。

局限性/技术因素

将限制型心肌病与缩窄性心包炎区分开来是困难的。两者都有相似的临床表现，两者都表现为左心室收缩功能正常而舒张期充盈受损。区分这两种疾病的特征包括心房及心室的舒张期充盈模式、有或没有心包增厚、相关的肺动脉高压程度。然而，

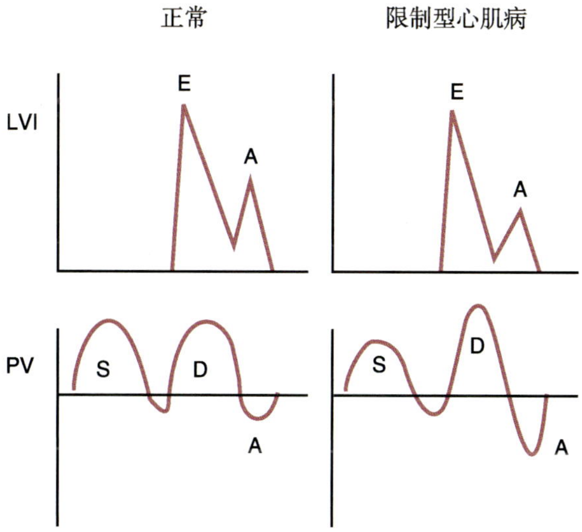

图 9-26　左心室流入（LVI）和肺静脉（PV）的多普勒血流模式示意图，图示正常舒张功能及在限制型心肌病中的表现。虽然流入模式表面上是相似的，“假性正常化”模式显示下降斜坡变陡和较低的 *A* 峰速度。与正常模式相比，肺静脉血流显示舒张期充盈增加以及明显的逆流 *A* 波。

没有一种单一的特征可作为诊断条件（见表 10-2）。

记录心房及心室充盈模式的多普勒信号时，注意技术细节是必要的，尤其是它们与呼吸相的关系。评估呼吸变化最可靠的方法是使用一个呼吸计来标记呼气和吸气的开始。记录多普勒信号之前，二维和彩色血流显像可用来帮助超声检查者确认在呼吸变化时，超声取样线和血流方向之间的夹角并没有显著的变化，因为呼吸的变化可能导致超声取样线和血流方向之间的夹角发生明显的变化，在连续波采样时由于多普勒方程仍错误地假设 Cos θ 等于 1，造成测得血流速度的明显变化。一旦确定超声取样线和血流方向之间的夹角不变，记录左心室舒张期流入血流的取样容积将被置于二尖瓣瓣尖。

记录右心房充盈模式时，直接于肋下切面将脉冲多普勒的取样容积放置在肝静脉中部。这一静脉直接连接下腔静脉和右心房，没有静脉瓣膜，并在肋下声窗十分方便，与超声检查束的方向平行。

由于从心尖切面记录左心房充盈的信号在肺静脉深度明显衰减，因此在技术上更具有挑战性。其他经胸二维声窗很少能够使超声检查束在与肺静脉血流方向保持近似平行的角度来探查。如果经胸探查肺静脉血流信号不足以及对患者管理的需要，经食管超声心动图检查是有益的。

组织多普勒二尖瓣环速度是在四腔心切面将小的取样体积(2mm)放置在二尖瓣环内侧。减少增益，壁滤波器设置在低频（50 ~ 100Hz），调节速度量尺以最佳显示波形的大小。

临床应用

在有心力衰竭症状的患者，仅通过临床可能不会怀疑是限制型心肌病的诊断。在某些病例中，超声心动图检查结果可提供第一个可能指向该诊断的线索。对已知的限制型心肌病患者，超声心动图可以用来跟踪疾病的进展。精确的检查并仔细注意技术细节，结合二维、多普勒和临床数据，可有助于将限制型心肌病与缩窄性心包炎区分开来。

替代方法

临床病史及实验室检查对于确定限制型心肌病的病因很重要。诊断评估也可以包括心导管术测量静息和容量负荷增加时的心内压力。心内膜活检可能具有诊断意义，尽管在很多这些疾病中因为心肌受累不均匀，所以其灵敏度较低。非心脏组织活检可有助于诊断淀粉样变性。胸部 CT 成像能够排除心包钙化或增厚。心脏磁共振成像可以检测由于血色素沉着症引起的心肌铁过多、由于结节病引起的晚期斑片状钆增强，也能将由于心肌受累引起的限制型心肌病同缩窄性心包炎区分开来。

其他心肌病

致心律失常性右心室发育不良

致心律失常性右心室发育不良（arrhythmogenic RV dysplasia，ARVD）是一种遗传性心肌病，其表现为纤维脂肪组织替换了右心室壁。临床表现为右心室收缩功能障碍、心律失常和猝死。超声心动图结果包括右心室扩张和收缩功能障碍，存在相对正常的左心室和肺动脉压力（图 9-27）。也可见隆凸的右心室小梁、调节束回声增强和小的右心室室壁瘤。然而，超声心动图结果变化相当大，而其他成像方法（如心脏磁共振成像）可能判断更准确。

孤立性左心室致密化不全

孤立性左心室致密化不全是一种遗传性心肌

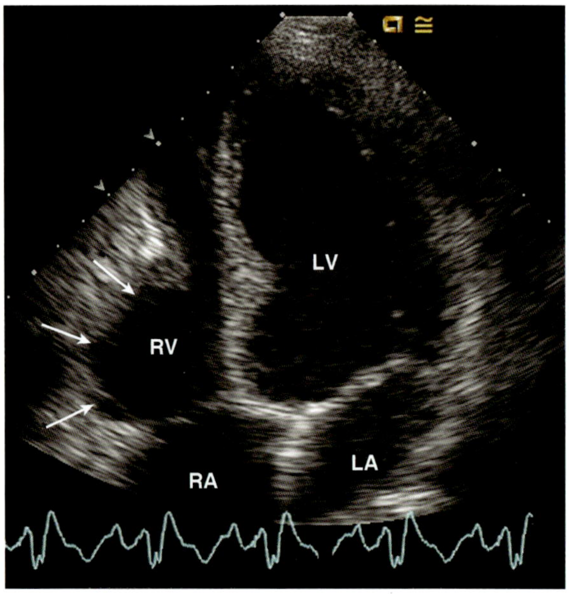

图 9-27　这个致心律失常性右心室发育不良的患者有猝死的病史，心尖四腔心切面显示只有轻微的右心室舒张和收缩功能障碍，但右心室游离壁有一个异常的突出（箭头）。

病，具有增厚的小梁交错的心肌、与心室相通的深隐窝，以及冠状动脉血流储备下降（图 9-28）。类似的心室小梁形成也可见于由神经肌肉疾病和其他疾病引起的继发性心肌病。心室致密化不全的特点与扩张型心肌病、肥厚型心肌病和限制型心肌病的临床表现有重叠。心室致密化不全的临床表现有心力衰竭、血栓事件、心律失常。显著的超声心动图特点是心尖部、侧壁中段和下壁中段室壁运动减弱和心肌增厚；收缩末期非致密心肌厚度与致密化心肌厚度的比值≥ 2 ∶ 1；彩色多普勒显示血流流入小梁隐窝。

高血压性心脏病

基本原理

高血压性心脏病是系统性高血压在终末器官的结果。慢性系统性压力超负荷的结果导致左心室肥大以维持正常室壁张力。最初，舒张功能受损，而收缩功能仍然是正常的。当长期高血压时，收缩功能障碍及心室扩张就有可能出现。合并慢性高血压的典型超声心动图发现包括（图 9-29）：

- 左心室肥大
- 舒张功能不全
- 主动脉根部扩张
- 主动脉瓣硬化
- 二尖瓣环钙化
- 左心房扩大
- 房颤

超声心动图方法

心室肥厚

标准成像切面显示向心性左心室肥厚，伴室壁厚度增加和心室腔不扩张（图 9-30）。与肥厚型心肌病相比，高血压性心脏病肥厚的模式普遍为对称性的，包括后壁基底段受累。通过二维或二维指导的 M 型记录确认舒张末期壁厚度增加（> 11mm）。假设肥厚是对称的，左心室重量可以通过 M 型数据预测，但建议最好通过二维数据计算（见第 6 章所述）。

舒张功能

左心室舒张功能的特点是舒张早期松弛障碍（图 9-31）。这导致等容舒张时间（IVRT）延长，*E* 峰速度降低，*E/A* 比值降低，二尖瓣减速时间延长。有趣的是，生理性肥厚或“运动员心脏”，即使室

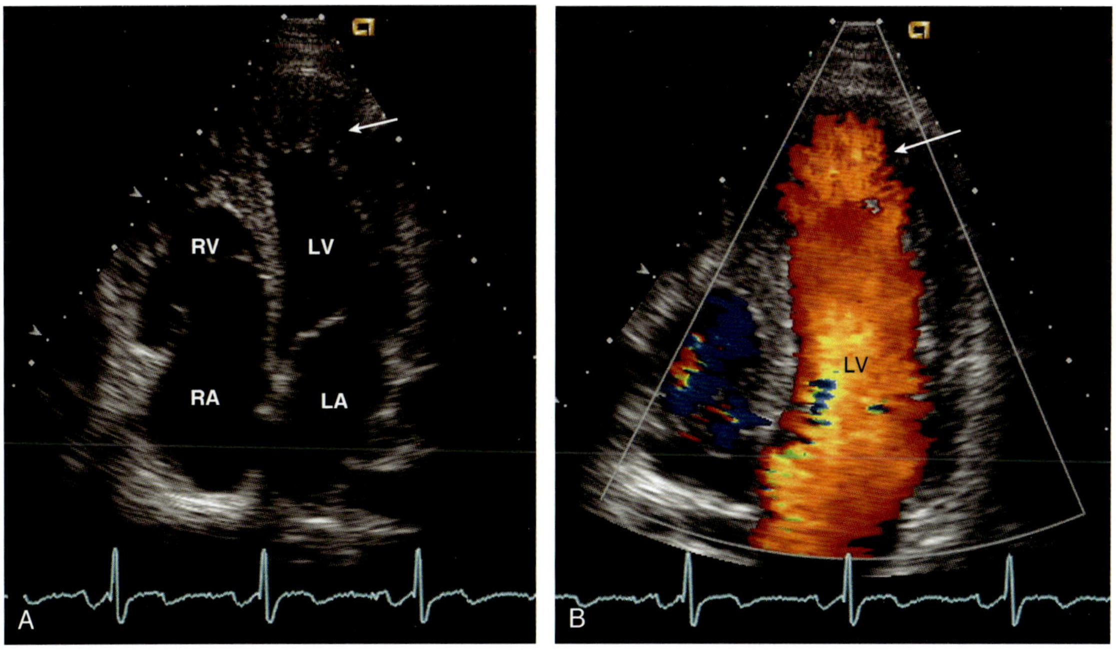

图 9-28 **A.** 左心室致密化不全的心尖四腔心切面显示增厚的室壁具有深的小梁隐窝（箭头）。彩色血流显像（**B**）显示心室内血流充填在心肌的小梁间。

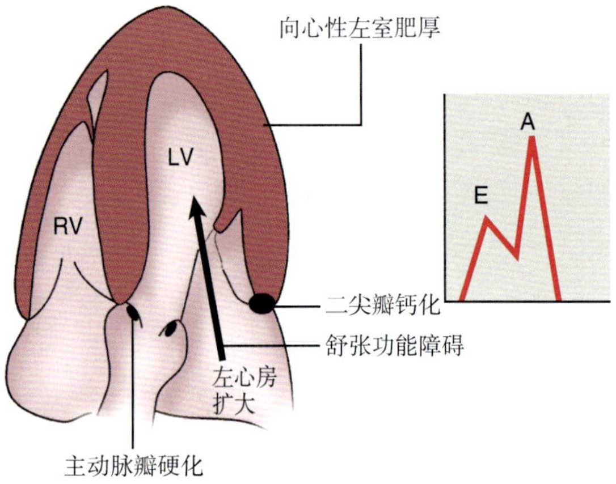

图 9-29 高血压性心脏病的心尖四腔心前向投照切面示意图。注意左心室向心性肥厚、二尖瓣钙化、左心房扩大、主动脉瓣硬化、主动脉根部扩张和舒张早期松弛障碍（$E < A$）。

壁增厚也未见舒张功能不全。在病理性肥厚（由于高血压），舒张功能不全往往是终末器官损害的最早证据，通常先于解剖学上显示明确的肥厚之前出现。

收缩功能

典型情况下，疾病早期收缩功能是保存完好的。除非存在冠状动脉疾病，否则不会出现节段性室壁运动异常。在小的、肥厚的、正常功能的左心室腔，收缩末期左心室腔中部梗阻可表现为多普勒速度曲线在收缩末期出现短暂的高速血流。这种心腔内的压力梯度比肥厚型心肌病的压力梯度持续时间更短，梗阻的位置是在心室中部而不是主动脉瓣下，没有收缩期二尖瓣叶前向运动。心室腔中部梗阻在血容量不足及收缩力增强时更严重。

其他超声心动图表现

主动脉根部扩张往往见于高血压患者，并且与升主动脉、主动脉弓和降主动脉的迂曲度增加有关。提示动脉粥样硬化的动脉壁不规则回声增强也可见到。在单纯的高血压，主动脉瓣环本身不扩张。主动脉瓣叶常显示硬化并合并轻度的主动脉瓣反流。二尖瓣钙化常见于慢性高血压患者，是这些患者轻至中度二尖瓣反流的原因之一。左心房扩大是由于长期的左心室舒张末压力增高和二尖瓣反流联合作

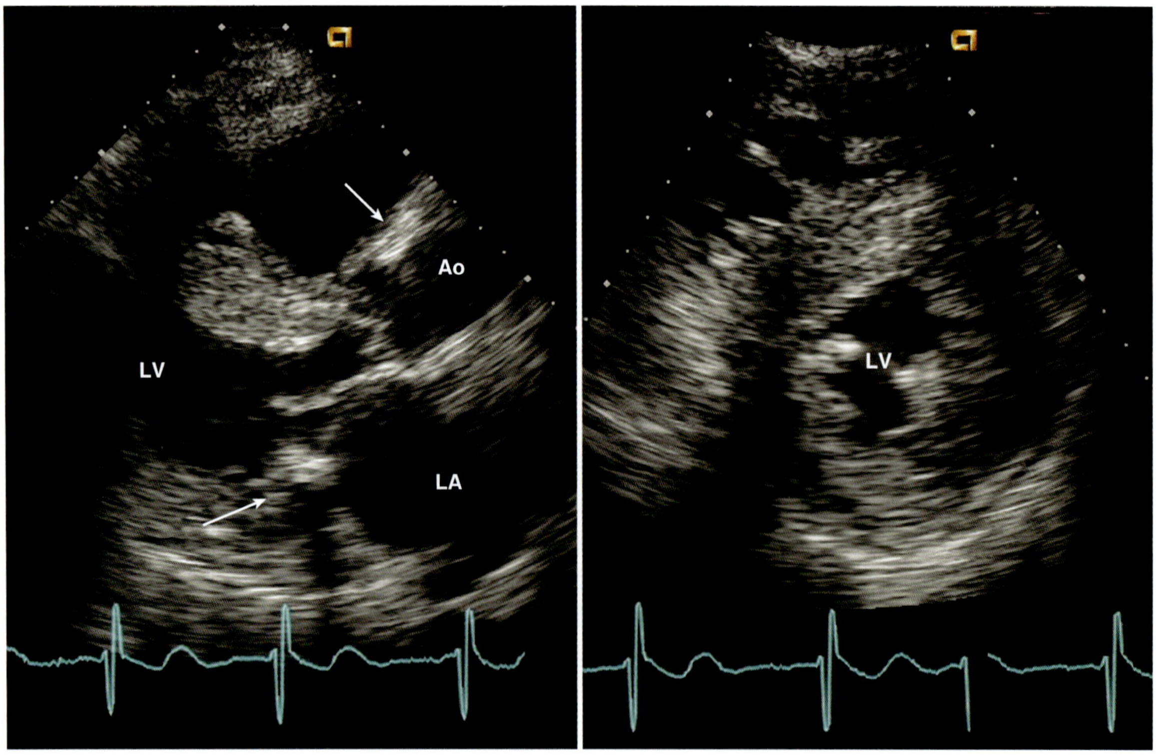

图 9-30 胸骨旁长轴切面（左）和短轴切面（右）显示典型的高血压性心脏病的超声心动图表现：向心性左心室肥厚、二尖瓣环钙化伴声影（大箭头处）、主动脉瓣硬化，并且升主动脉回声增强（小箭头处）。

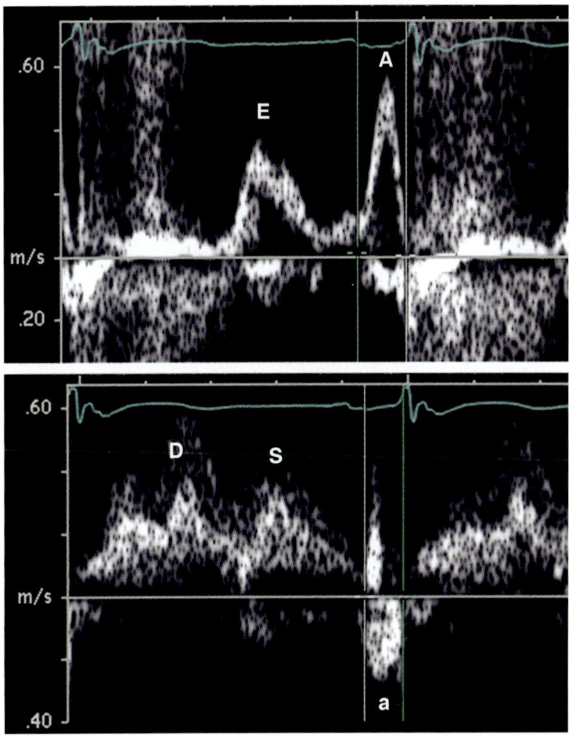

图 9-31 高血压和向心性肥厚患者的左心室流入（*上图*）和肺静脉血流（*下图*）。轻度舒张功能不全表现为 *E/A* 比值< 1 及 *E* 波下降时间延长的松弛障碍。然而，左心室舒张末压力正常，伴有速度较低、持续时间较短的肺静脉心房逆波（*a*）。

用所至。

局限性/技术因素

左心室质量的测定依赖于可以清晰界定心内膜和心外膜表面的良好的图像质量，以及在舒张末期和收缩末期可准确跟踪心内膜界线。二维或 M 型计算结果是否是最理想的仍存有争议，尤其是在大型患者群中考虑到测量的成本。将高血压性心脏病与肥厚型或限制型心脏病区分开来是基于心肌肥厚模式、超声心动图相关发现以及超声心动图和临床数据的整合。

临床应用

诊断和预后

通过超声心动图测量获得的左心室质量，是一个强有力的预测高血压患者临床结局的参数。在临界高血压的人群中，左心室质量增加提示非药物治疗人群中预后较差的一个亚组。在高血压患者，左心室肥厚程度反映了血压的慢性升高，在理论上可作为一个反映长时期内平均血压的指标。因此，左心室质量可能是一个比偶尔在医生办公室记录血压或者甚至 24 小时血压记录更加准确的评估高血压严重程度的方法。

药物治疗的选择

在理论上，基于非侵袭性的多普勒超声血流动力学评估使每个患者的高血压治疗都可以量身定做。因为血压等于心输出量乘以全身血管阻力，高血压可能是由于这个公式中一个或两个组成元素升高而产生的。使用非侵袭性的方法评估高血压患者的血流动力学参数，可以通过升主动脉血流的多普勒信号记录和二维测量主动脉直径来测量心输出量（见第 6 章）。全身血管阻力的估计是通过袖带测量的血压和多普勒测算的心输出量估测的。然而，在临床实践中，高血压的治疗方法是基于已有的经验，血流动力学的评估很少执行。

药物治疗的疗效

测定左心室质量可能是有效评估药物治疗长期影响的方法。并且，与其在疾病过程中偶尔测量几次血压，不如测量慢性高血压对终末器官左心室的影响。它是可信的，有效的降压治疗应该可以逆转终末器官的变化；具体而言，应该最终使左心室肥厚逆转。

心力衰竭症状的评估

慢性高血压患者，心力衰竭症状可能是由于左心室舒张或收缩功能障碍，合并冠状动脉疾病或瓣膜病所致。在疾病早期，病理性肥厚与舒张早期充盈受损相关。左心室充盈受损导致左心房压力升高，肺静脉压升高，从而引起呼吸困难。舒张功能障碍伴收缩功能保存的诊断可以由超声心动图检查做出，有着重要的临床意义，因为心力衰竭症状的治疗在舒张功能障碍与收缩功能障碍是非常不同的。

一种极端形式的收缩功能保存、左心室肥厚并存在心力衰竭的症状曾经见于高血压患者，被称为高血压性肥厚型心肌病。这种疾病的特点是正常或高动力性的收缩功能、向心性肥大、舒张功能不全、心室中部收缩晚期由于腔内梗阻存在压力梯度（图 9-18）。严格地说，这些表现并不是“心肌病”，也不是一种遗传疾病，仅仅代表高血压所致的严重的终末器官损害。然而，认识到这个特定的临床疾病，在怀疑为肥厚型或限制型心肌病的患者中应考虑这个诊断的可能性。

长期高血压的患者，即使没有合并冠状动脉疾病，也可能发生左心室收缩功能障碍。从生理上说，后负荷升高（如主动脉瓣狭窄）是收缩功能障碍的直接原因。然而，当收缩功能障碍长期存在，甚至强化的降压治疗也不能改善收缩功能时，提示心室收缩功能已发生了不可逆的变化。高血压性心脏病晚期的超声心动图表现与终末期扩张型心肌病相似。

替代方法

高血压患者是否需要常规行超声心动图检查是有争议的。在大部分医疗中心，基于间断在医生办公室测量的血压来进行医疗管理仍然是标准的做法。如有需要，估计长期的血压水平可通过 24 小时血压监测或评价其他终末器官损害（如肾功能、视网膜检查）。尽管心电图估计左心室肥厚的准确性和精确性比超声心动图差，但这两个诊断检查之间有一个相当大的成本差别。

心脏移植术后患者的评估

基本原理

心脏移植术后患者的超声心动图评估通常有以下三个目的：(1) 评估由具体临床问题所提示的心脏解剖学和生理学问题；(2) 通过非侵袭性方法诊断移植心脏的早期排异反应；或 (3) 对移植后冠状动脉疾病的诊断。

在心脏移植术后患者经常遇到的问题包括：

- 心包积液，特别是手术后早期
- 由于移植时心肌保存不足导致右心室收缩功能障碍，肺血管阻力持续升高，或移植排异
- 由于移植时心肌保存不足导致左心室收缩功能障碍，移植术后早期急性排异反应，移植后在较长一段时间合并冠状动脉疾病

由于有移植前的筛选，供心原发的瓣膜病并不常见。然而，由于心室功能障碍和瓣环扩张引起的二尖瓣或三尖瓣反流有时可见。舒张功能不全是早期排异反应的标志。

超声心动图方法

心脏移植后的正常表现

通常，如果没有围术期并发症或排异反应，右心室和左心室的大小、壁厚和收缩功能是正常的。然而，室间隔异常运动表现为收缩期室间隔前向运动伴有收缩期室间隔心肌的增厚程度轻微下降。瓣膜的解剖和功能都是正常的，伴有少量的二尖瓣、三尖瓣、肺动脉瓣反流，这与正常个体的发病率类似。因为缝合线与瓣膜有一定的距离以及外科手术术式的不同，主动脉和肺动脉的缝合线可能很难鉴别。术后早期可能看到少量心包积液，但很少有心包积液会持续几个星期。根据三尖瓣反流束的速度和右心房压力的估计值计算出的肺动脉压力可显示某种程度的持续升高。

如果手术方法包括吻合正常和供体的心房，心脏移植后正常的超声心动图会显示双房扩大，右心房和左心房的供体和受体心房之间会有不同程度的明显的脊（图 9-32）。注意不要把心房缝合线错误地认为是异常左心房团块（图 9-33）。当移植术式是将上腔静脉和下腔静脉吻合于右心房，将肺静脉袖组织吻合于左心房时，就很少会有心房的扩大和显而易见的缝合线。

异常表现的评估

移植术后怀疑心功能不全患者的超声心动图方

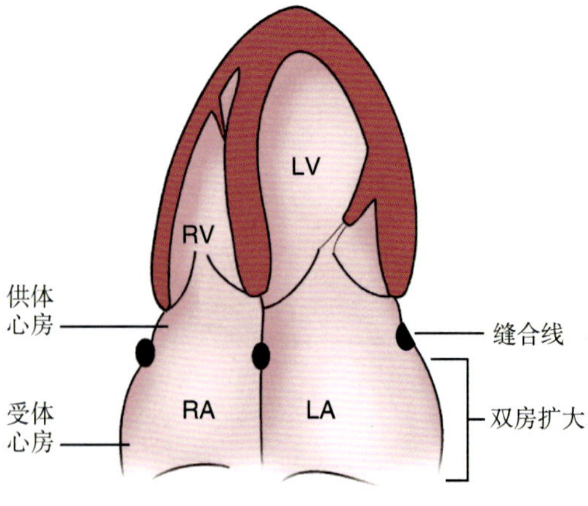

图 9-32 移植后心脏的示意图。值得注意的是缝合线在供体和原位心房之间导致双心房扩大的表现。右心室和左心室的大小和收缩功能是正常的。新近的外科技术中，心房缝合线已不存在了。

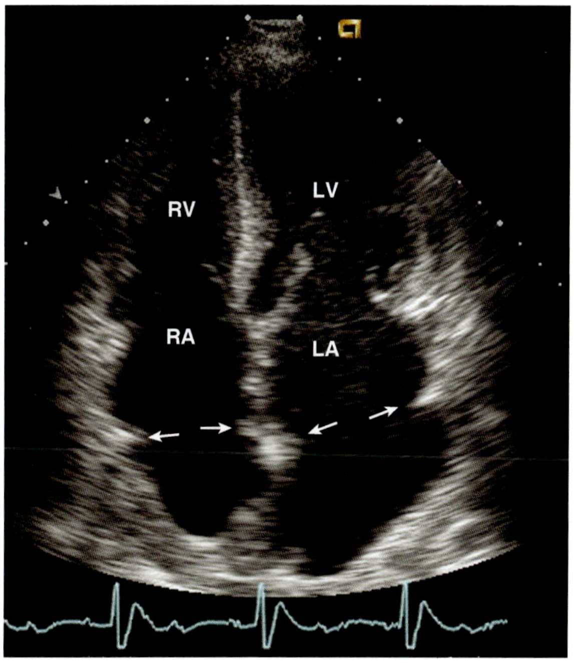

图 9-33 在一个移植后患者的心尖四腔心切面显示双房扩大及明显的缝合线（箭头）。

法与任何一位患者相似，但是可以预期有移植后的改变（如心房吻合线）。心包积液往往是由于术后心包粘连，所以如果怀疑有心包积液，从胸骨旁、心尖、肋下声窗的多个切面进行仔细检查是必要的。

移植排斥

急性严重的排斥反应，超声心动图检查显示左心室质量增加、左心室收缩功能下降，以及心肌的回声增强。然而，在轻度或早期排斥反应，二维超声心动图变化是细微的，是不精确的或重复性不好不足以指导调整患者的免疫抑制治疗。相反，建议超声心动图诊断早期排异的方法把重点放在舒张功能检查，尤其是舒张早期松弛的检查。急性排斥反应的多普勒变化包括：

- 压力半降时间减少（早期舒张减速斜率增加）
- 等容舒张时间减少
- *E* 峰速度增加

相对于患者自己的基线水平，具有显著意义的改变（定义为 *E* 波速度改变＞ 20% 和压力半降时间或 IVRT 改变＞ 15%）可诊断为排异反应。组织多普勒措施是敏感的，但不是专门用来检测排异反应。此外，许多移植后患者由于心脏去神经支配，有休息时的心动过速和 *E/A* 融合。一些移植中心发现这些措施临床上是有用的，但大多数中心继续依靠心内膜活检来检查排异反应。

移植冠状动脉病

由于心脏移植的生存率有了提高，越来越多的患者都可见到移植术后冠状动脉疾病。移植冠状动脉病不同于典型的动脉粥样硬化疾病，心外血管和微血管都存在弥漫性加速的血管内膜增生。超声心动图运动负荷试验的假阴性率很高，因为弥漫性病变过程掩盖了节段性室壁运动异常。多巴酚丁胺负荷超声心动图在这些患者中更准确，现在已在许多移植中心常规使用。然而，明确诊断可能还是需要冠状动脉造影，同时行冠状动脉内血管超声检查。

局限性/技术因素/替代方法

评价移植排斥反应的标准方法仍是经静脉心内膜活检。有些影像中心使用超声心动图（而不是透视）指导进行这个手术。因为超声心动图图像是断层扫描的，活检导管的任何部分在图像中都表现为“尖端”。因此，识别在顶端张开的钳子对正确识别活检位置是至关重要的。肋下切面往往是比较实用的，因为患者仰卧位时可获得清晰的右心室和室间隔的图像，而且超声心动图操作者也让开了消毒区域（通常采用的是在右颈内静脉穿刺的方法）。在某些情况下，心尖切面也可能有帮助。

肺心病

慢性和急性肺部疾病

慢性肺动脉高压，无论是否源于肺本身疾病、复发性肺栓塞或者原发性肺动脉高压，最终导致一系列临床症状和体征，称为肺源性心脏病。该临床综合征潜在的病理生理学变化是为了将血流射入高阻力的肺血管床，右心室慢性压力超负荷的改变。最初，代偿性右心室肥厚的发生有助于收缩功能的保存。随着时间的推移，右心室收缩功能恶化，右心室扩张和中到重度的三尖瓣反流，之后可见到相应的右心房扩大（图 9-34）。

急性肺栓塞时由于突然升高的肺血管阻力，也会影响右侧心脏功能。不论是慢性或急性肺动脉高

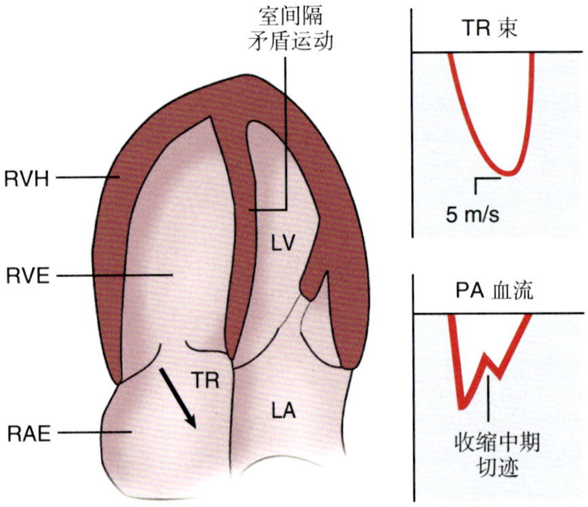

图 9-34 肺心病的主要特征示意图。可见右心室肥厚(RVH)和扩大(RVE)及室间隔的矛盾运动。继发的三尖瓣反流(TR)和右心房扩大（RAE）是很普遍的。肺动脉压力的升高反映为三尖瓣反流束的高速度和收缩中期肺动脉（PA）血流速度曲线有切迹。

压，超声心动图可能有助于评估患者的肺动脉压力和右心室功能。

超声心动图方法

肺动脉压力

非侵袭性的评价肺动脉压力的标准方法，如第 6 章所述，适用于怀疑或已知肺动脉高压的患者。最可靠的方法是记录最大的三尖瓣反流射流速度（V_{TR}），用来计算右心室到右心房的收缩期压力阶差（图 9-35）。需要小心仔细地从多个声窗（心尖、胸骨旁）获得三尖瓣反流束，并仔细地调整探头以获得一个超声波检查束和血流平行的角度。右心房压力（RAP）通过下腔静脉的宽度和呼吸变化规律来估测。肺动脉收缩压（PAP，没有肺动脉狭窄时）按如下公式计算：

$$\text{PAP} = 4V_{TR}^2 + \text{RAP}$$

肺动脉舒张压可通过肺动脉瓣反流时的多普勒速度曲线估计。肺血管床阻力（PVR）可通过三尖瓣反流束的速度与右心室流出道速度时间积分（VTI_{RVOT}）的比值，乘以 10 换算成 Wood 单位而估算出（见第 6 章）：

$$\text{PVR(Wood 单位)} = 10(V_{TR}/\text{VTI}_{RVOT})$$

肺动脉高压的间接征象通常提示肺动脉高压的存在，但不能代表确切的严重程度。例如，通过肺动脉瓣的 M 型记录显示 *a* 波降低及肺动脉瓣在收缩中期关闭。这种模式对于检测肺动脉高压具有合理的高度特异性（> 90%），但是灵敏度低（30% ～ 60%）。这个运动模式是与多普勒速度曲线相对应的，它显示了收缩中期突然的血流减速现象

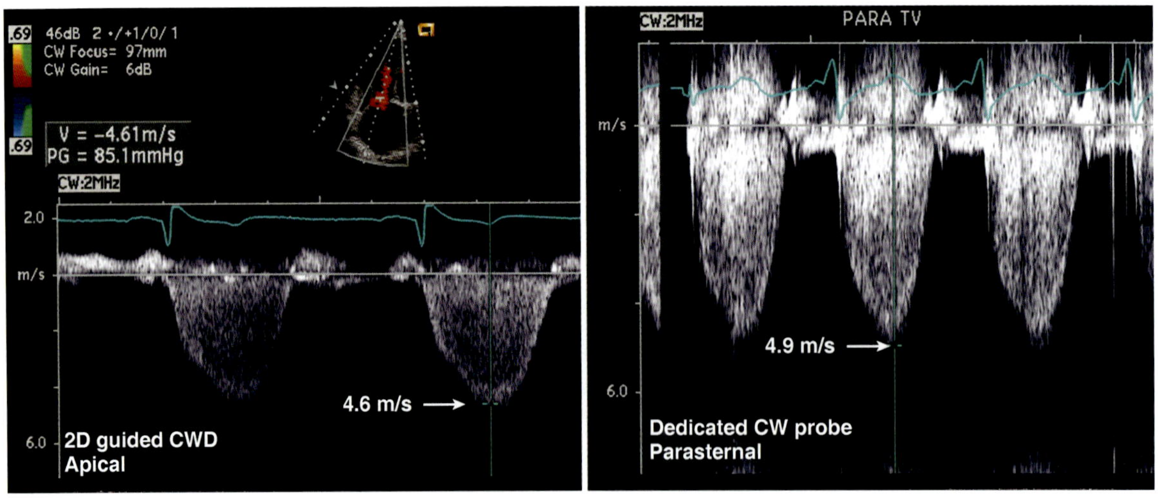

图 9-35 患有原发性肺动脉高压的患者三尖瓣反流束。利用二维和彩色引导连续波（CW）多普勒从心尖切面得到一个明确的信号，虽然信号强度低，最大射流速度只有 4.6 m/s。应用一个专门的连续波多普勒探头（右图）从胸骨旁切面提供一个更强的信号，而且得到一个更高的反流速度。最大速度为 4.9 m/s 的反流反映了右心室到右心房的压力差是 96 mmHg。右心房压力升高约 10 mmHg，所以估计肺动脉收缩压为 106 mmHg。注意曲线峰值微弱的线性信号（见右图第三搏心跳）。该微弱信号是由于一过性的时间效应，应小心避免测量速度时将这些信号包括进去。

(图9-36)。右心室压力过载，包括异常的室间隔运动，也可能是提示肺动脉高压存在的有价值的线索。

右心室压力超负荷

右心室对慢性压力超负荷的反应是肥大和扩张(图9-37)。观察右心室游离壁厚度增加的最好切面是剑下切面。室间隔的运动是异常或“矛盾”的，M型和二维成像都显示在收缩期室间隔前向运动。这种室间隔运动模式的一个合理解释是基于这样的概念：即室间隔在收缩期总是向着心脏质量的中心运动。随着右心室肥大，心脏的中心向前方移动，所以室间隔运动的方向转移向右心室的中心，而不是朝向左心室中心的正常运动模式。二维成像时，室间隔的曲率在收缩期和在舒张早到中期是反向的。相比之下，右心室容量负荷过重的特点是舒张晚期室间隔平直而在收缩期表现为正常曲率，是由于舒张期流入右心室的容量增加（与左心室比较），但收缩期心室压力正常（图9-38）。

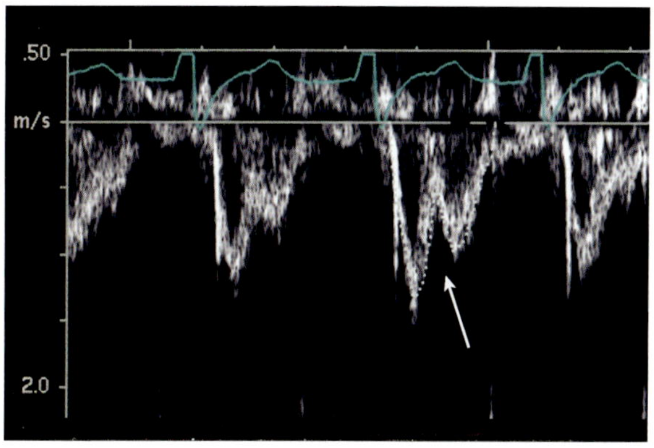

图 9-36 在重度肺动脉高压时肺动脉速度曲线显示收缩中期切迹（箭头）。

长期或急性肺动脉高压时，右心室收缩功能可能发生障碍，继发的扩张作为一种代偿机制可维持前向每搏量。然而，由于右心室扩张所造成的三尖瓣环扩张和乳头肌功能不全导致三尖瓣反流。结果叠加的容量负荷过重导致更严重的右心室扩张和三尖瓣反流症状。右心房扩张是由于右心房压力（*v*波）和容量（三尖瓣反流）两个负荷均过重所致。

继发性三尖瓣反流

继发于肺高压和（或）右心室收缩功能障碍的三尖瓣反流能通过胸骨旁、心尖、剑下切面的彩色多普勒血流显像被评估。严重反流可导致下腔静脉与肝静脉血流在收缩期倒流。需要仔细留意三尖瓣的解剖学改变以排除其他病因的三尖瓣反流（如赘生物、风湿、钙化、Ebstein畸形）。

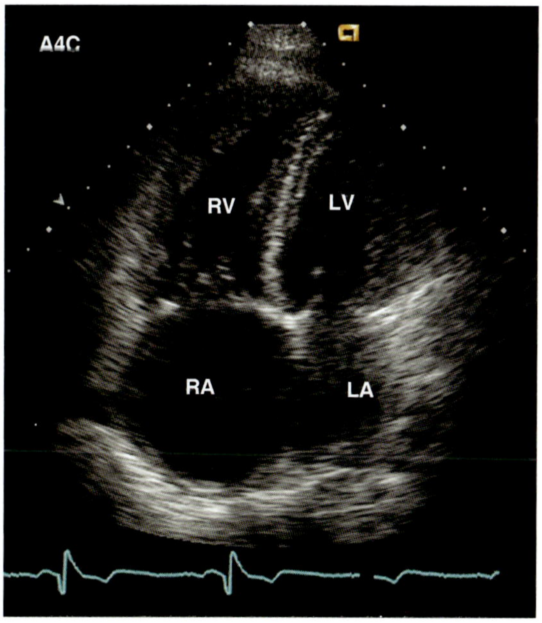

图 9-37 肺源性心脏病患者舒张末期的心尖四腔心切面。右心室扩张，右心室肥厚，室间隔矛盾运动，右心室收缩功能下降。

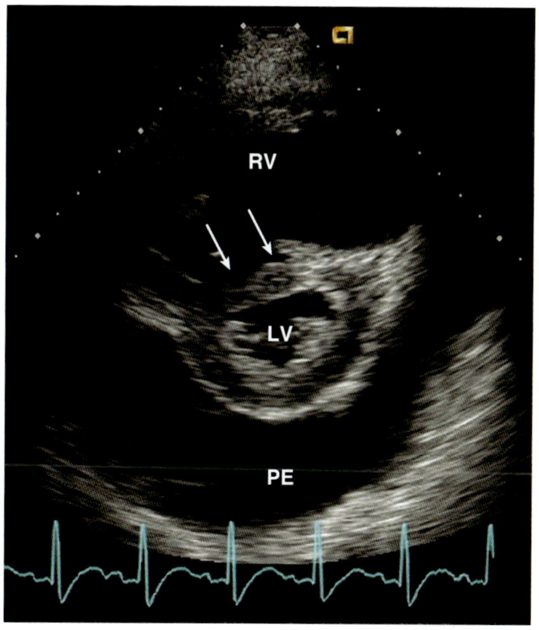

图 9-38 一个肺动脉高压和心包积液（PE）的患者胸骨旁短轴切面显示严重的右心室扩大伴心室舒张期室间隔平直表现（箭头）。

三尖瓣反流的连续波多普勒信号强度与反流的严重程度有关，但反流速度与右心室到右心房的压力差有关。急性三尖瓣反流时可见收缩晚期反流速度快速衰减，与右心房 v 波符合。

局限性/技术因素

超声心动图评价肺源性心脏病的主要局限性是超声波的组织穿透力不足，造成图像质量差和多普勒信号强度低。许多慢性肺病患者肺的过度扩张使标准的声窗显示不清。然而，现有的仪器使得几乎在所有患者都可以获得足够的图像质量。

评估肺动脉高压的严重程度取决于是否能使超声束和三尖瓣反流束成平行角度。在所有患者中肺动脉压力均可能被低估，尤其是当多普勒信号强度不理想的时候，或者多普勒数据和临床情况不符时。没有检测到可记录的三尖瓣反流未必表示肺动脉的压力是正常的。在这种情况下，应报告数据不足，并应考虑其他诊断方法。通过测量三尖瓣反流信号黑暗的边缘，可以避免高估肺动脉压力，但应避免由于一过性时间效应而使峰值速度谱轻微拓宽的边缘测量（见图 9-35）。

临床应用

在慢性肺病和右心衰竭的患者，超声心动图可以确认肺源性心脏病的临床诊断、评估肺动脉高压的程度，以及评估右心室大小和收缩功能障碍。

原发性肺动脉高压患者中，进行超声心动图检查以排除其他导致肺动脉高压的原因是至关重要的，如房间隔缺损或二尖瓣反流。此外，非侵袭性方法测量肺动脉压力现在已常规用于评价药物治疗的效果。

在急性肺血栓的患者，超声心动图成像可以显示残余的血栓来源于或通过（自深静脉血栓形成）右侧心腔。经食管超声心动图成像能显示位于主肺动脉、左右肺动脉的血栓。然而，通过超声心动图显示血栓从而诊断肺栓塞的敏感性是低的，因为在大多数情况下血栓位于更远端的肺血管。此外，因为可能受气管和支气管的影响，在所有患者中均检测到肺动脉分支是不现实的。肺栓塞的间接征象包括：

- 肺动脉压力升高
- 急性右心室压力超负荷的证据
- 右心室扩张和功能障碍
- 三尖瓣反流

类似的发现在慢性复发性肺栓塞的患者也可见到。这种肺栓塞的可能性应被充分考虑，甚至当这些患者存在不同的临床诊断或者寻找超声表现的原因时。后来被诊断为肺栓塞的患者经常在最初是因为非特异性的体征而就诊，这些包括“胸痛”、“呼吸困难”或“心力衰竭”。

替代方法

心导管检查可直接测量右心室和肺动脉压力，计算肺血管阻力。右心室的大小和收缩功能可由血管造影术来评价。

临床上，诊断肺栓塞的标准方法是 CT 肺动脉造影。当这个方法不可行时，放射性核素心室灌注扫描是合适的。直接注射造影剂进入主肺动脉行肺血管造影仅在其他方法不能确定的时候才偶尔需要。

（钟 优 译 齐 欣 校）

推荐阅读

扩张型心肌病

1. St John Sutton M: Doppler echocardiography in heart failure and cardiac resynchronization. In Otto CM (ed): The Practice of Clinical Echocardiography, 3rd ed. Philadelphia: Elsevier/Saunders Elsevier, 2007, pp 629–652.

Review of the echocardiographic approach to the patient with heart failure due to a dilated cardiomyopathy. This chapter addresses both systolic and diastolic dysfunction and right and left heart failure. The role of echocardiography in evaluation of ventricular assist devices is included along with a detailed discussion of resynchronization therapy.

2. Kirkpatrick JN, Vannan MA, Narula J, et al: Echocardiography in heart failure: Applications, utility and new horizons. J Am Coll Cardiol 50:381–396, 2007.
   This is a comprehensive review of the current echocardiographic approach to evaluation of patients with systolic and diastolic heart failure. There are excellent tables and references summarizing the numerous studies correlating echocardiographic data (including Doppler) with clinical outcomes in heart failure. Clear illustrations highlight newer echocardiographic approaches to diagnosis of heart failure including myocardial motion, strain and strain rate, tissue tracking, and three-dimensional (3D) echocardiography. 142 references.
3. Acquatella H: Echocardiography in Chagas heart disease. Circulation 115:1124–1131, 2007.
   Chagas' disease is endemic in Central and South America and is due to infection by the protozoa Trypanosoma cruzi. In the acute phase a pericardial effusion is common. Chronic disease develops over several decades. In the asymptomatic phase stress testing may be abnormal. As disease progresses apical aneurysms are common, but end-stage disease has an appearance similar to other causes of dilated cardiomyopathy.
4. Felker GM, Boehmer JP, Hruban RH, et al: Echocardiographic findings in fulminant and acute myocarditis. J Am Coll Cardiol 36:227–232, 2000.
   Myocarditis may present acutely after a viral prodrome (fulminant myocarditis) or may present with slowly progressive symptoms (acute myocarditis). On echocardiography there is severe LV systolic dysfunction with both fulminant and acute myocarditis. However, fulminant myocarditis is characterized by a relatively normal LV size and a high likelihood of recovery of systolic function within 6 months. With acute myocarditis the ventricle is more dilated and recovery is less likely.
5. Kurowski V, Kaiser A, von Hof K, et al: Apical and midventricular transient LV dysfunction syndrome (tako-tsubo cardiomyopathy): Frequency, mechanisms, and prognosis. Chest 132:809–816, 2007.
   Tako-tsubo cardiomyopathy typically occurs in postmenopausal women after a stressful event, and the electrocardiographic changes typically are greater than expected for the degree of cardiac enzyme elevation. In a registry of 3265 adults presenting with a troponin-positive acute coronary syndrome, only 1.2% met the criteria for tako-tsubo cardiomyopathy with transient LV dysfunction and normal coronary arteries. There was typical apical dilation and dyskinesis in 60% of patients, while the other 40% demonstrated a midventricular pattern of abnormal wall motion.
6. Kwan J, Shiota T, Agler DA, et al: Geometric differences of the mitral apparatus between ischemic and dilated cardiomyopathy with significant mitral regurgitation: Real-time three-dimensional echocardiographic study. Circulation 107:1135–1140, 2003.
   Real-time 3D echocardiography was used to study 26 patients with ischemic mitral regurgitation, 18 dilated cardiomyopathy patients with mitral regurgitation, and 8 control subjects. Asymmetric distortion of the angle between the annular plane and valve leaflets was seen with ischemic mitral regurgitation as compared with symmetric changes in patients with dilated cardiomyopathy.

肥厚型疾病

7. Woo A, Wigle ED, Rakowski H: Echocardiography in the evaluation and management of patients with hypertrophic cardiomyopathy. In Otto CM (ed): The Practice of Clinical Echocardiography, 3rd ed. Philadelphia: Elsevier/Saunders, 2007, pp 653–709.
   This chapter details the echocardiographic findings in hypertrophic cardiomyopathy and correlates the echocardiographic data with clinical, genetic, and pathophysiologic aspects of the disease process.
8. Nagueh SF, Mahmarian JJ: Noninvasive cardiac imaging in patients with hypertrophic cardiomyopathy. J Am Coll Cardiol 48:2410–2422, 2006.
   This is a detailed review of the echocardiographic evaluation of patients with hypertrophic cardiomyopathy including excellent illustrations of typical findings. The use of echocardiography in monitoring medical therapy, percutaneous and surgical interventions is discussed. Sections also address the role of nuclear and CMR imaging for hypertrophic cardiomyopathy.
9. Maron BJ, McKenna WJ, Danielson GK, et al: ACC/ESC clinical expert consensus document on hypertrophic cardiomyopathy: A report of the American College of Cardiology Task Force on Clinical Expert Consensus Documents and the European Society of Cardiology Committee for Practice Guidelines (Committee to Develop an Expert Consensus Document on Hypertrophic Cardiomyopathy). J Am Coll Cardiol 42:1687–1713, 2003.
   Consensus document with a detailed summary of the diagnosis, genetic aspects, natural history, medical and surgical therapy for hypertrophic cardiomyopathy. 273 references.
10. Nishimura RA, Holmes DR Jr: Clinical practice. Hypertrophic obstructive cardiomyopathy. N Engl J Med 350: 1320–1327, 2004.
   This review provides a concise summary of the pathophysiology, clinical presentation, and management options for hypertrophic cardiomyopathy.
11. Maron MS, Olivotto I, Zenovich AG, et al: Hypertrophic cardiomyopathy is predominantly a disease of left ventricular outflow tract obstruction. Circulation 114:2232–2239, 2006.
   Resting or latent outflow obstruction was present in 70% of 320 consecutive patients with hypertrophic cardiomyopathy. An outflow gradient >50 mm Hg was present at rest in 37% of subjects. Exercise stress testing in the remaining 201 patients demonstrated inducible obstruction in 106 (33% of total). Only 95 patients (30% of total) had nonobstructive disease with a gradient <30 mm Hg at rest and with exercise. Other provocative maneuvers, such as Valsalva, underestimated the presence and degree of outflow obstruction.
12. Ho CY, Sweitzer NK, McDonough B, et al: Assessment of diastolic function with Doppler tissue imaging to predict genotype in preclinical hypertrophic cardiomyopathy. Circulation 105:2992–2997, 2002.
   A myocardial tissue Doppler velocity (E′ < 15 cm/s) in combination with an elevated ejection fraction (≥68%) is specific (100%) for detection of genetically affected individuals without other phenotypic evidence for hypertrophic cardiomyopathy. However, the low sensitivity (44%) of E′ and ejection fraction suggests that continued periodic evaluation of individuals with a family history but no overt findings for hypertrophic cardiomyopathy is warranted.
13. Nagueh SF, Ommen SR, Lakkis NM, et al: Comparison of ethanol septal reduction therapy with surgical myectomy for the treatment of hypertrophic obstructive cardiomyopathy. J Am Coll Cardiol 38:1701–1706, 2001.
   Outcomes with surgical myotomy-myectomy and with alcohol septal ablation were similar when patients from two institutions were compared. The used of contrast echocardiography to guide the percutaneous septal ablation seems to reduce the incidence of complete heart block requiring pacemaker implantation.
14. Firoozi S, Elliott PM, Sharma S, et al: Septal myotomy-myectomy and transcoronary septal alcohol ablation in hypertrophic obstructive

cardiomyopathy: A comparison of clinical, haemodynamic and exercise outcomes. Eur Heart J 23:1617–1624, 2002.
In a comparison of 20 patients treated with septal ablation and 24 patients undergoing surgical myectomy for symptoms refractory to medical therapy, although the reduction in outflow gradient was similar with both approaches (from about 85–90 mm Hg to 15–20 mm Hg), myectomy was associated with a greater improvement in exercise tolerance.

15. Ward RP, Weinert L, Spencer KT, et al: Quantitative diagnosis of apical cardiomyopathy using contrast echocardiography. J Am Soc Echocardiogr 15:316–322, 2002.
Contrast echocardiography improves the accuracy of the echocardiographic diagnosis of apical cardiomyopathy and should be considered in patients with unexplained symmetric precordial T-wave inversion or increased apical uptake on single-photon emission computed tomography, but a nondiagnostic transthoracic echo. A contrast-enhanced apical thickness >2.0 cm was seen in those with apical hypertrophic cardiomyopathy.

16. Geske JB, Sorajja P, Nishimura RA, et al: Evaluation of left ventricular filling pressures by Doppler echocardiography in patients with hypertrophic cardiomyopathy: Correlation with direct left atrial pressure measurement at cardiac catheterization. Circulation 116:2702–2708, 2007.
In 100 symptomatic hypertrophic cardiomyopathy patients, Doppler data were compared to directly measured LA pressures, with simultaneous measurements in 42 subjects. Although Doppler E/E′ ratio statistically correlated with directly measured LA pressure, there was marked scatter in the data with wide 95% confidence limits of ±18 mm Hg. These findings suggest that noninvasive estimates of LV filling pressures are not accurate in hypertrophic cardiomyopathy patients, probably related to the multiple factors affecting diastolic function in these patients.

17. Abergel E, Chatellier G, Hagege AA, et al: Serial left ventricular adaptations in world-class professional cyclists: Implications for disease screening and follow-up. J Am Coll Cardiol 44: 144–149, 2004.
This study compared 286 cyclists who had participated in the Tour de France race with 52 sedentary controls. Over 50% of high-level endurance athletes had LV dilation (diastolic dimension >60 mm), and about 12% had a reduced (<52%) ejection fraction. An increased ventricular wall thickness was uncommon, was always <15 mm, and rarely (<1%) occurred without LV dilation. The relatively normal wall thickness helps distinguish normal cardiac changes due to physical conditioning from hypertrophic cardiomyopathy.

限制型心肌病

18. Naqvi TZ: Restrictive cardiomyopathy: diagnosis and prognostic implications. In Otto CM (ed): The Practice of Clinical Echocardiography, 3rd ed. Philadelphia: Elsevier/Saunders, 2007, pp 679–711.
Detailed discussion of the importance of echocardiography in the diagnosis, management, and evaluation of prognosis in patients with restrictive cardiomyopathies.

19. Bellavia D, Pellikka PA, Abraham TP, et al: Evidence of impaired left ventricular systolic function by Doppler myocardial imaging in patients with systemic amyloidosis and no evidence of cardiac involvement by standard two-dimensional and Doppler echocardiography. Am J Cardiol 101: 1039–1045, 2008.
In 42 patients with systemic amyloidosis and no 2D or Doppler echocardiographic evidence of cardiac involvement, Doppler tissue parameters were reduced as compared with controls, suggesting early myocardial involvement.

20. Heidenreich PA, Hancock SL, Vagelos RH, et al: Diastolic dysfunction after mediastinal irradiation. Am Heart J 150:977–982, 2005.
Echocardiographic evidence of diastolic dysfunction was present in 14% of 294 patients with a history of radiation therapy a mean of 15 years previously for Hodgkin's lymphoma. Exercise-induced ischemia was present in 23% of those with diastolic dysfunction as compared with 11% of those with normal diastolic parameters. The presence of diastolic dysfunction predicted a poorer long-term survival on multivariate analysis with a hazard ratio of 1.66 (95% confidence interval [CI] 1.06–2.4) as compared with those with normal diastolic function.

21. Pieroni M, Chimenti C, De Cobelli F, et al: Fabry's disease cardiomyopathy echocardiographic detection of endomyocardial glycosphingolipid compartmentalization. J Am Coll Cardiol 47:1663–1671, 2006.
Fabry's disease is an X-linked inherited deficiency in alpha-galactosidase A activity that results in glycolipid accumulation and tissue deposition. Ventricular hypertrophy typically is the first sign of cardiac involvement and occasionally is the presenting feature in heterozygous females. In a comparison of patients with Fabry's disease, hypertrophic cardiomyopathy, hypertensive heart disease and normal adults (40 subjects in each group), the echocardiographic finding of a bright endocardium (or "binary appearance of the endocardial border") had a sensitivity of 94% and specificity of 100% for diagnosis of Fabry's disease. This echocardiographic finding is due to endomyocardial glycosphingolipid compartmentalization, as verified on histologic studies.

22. Shah R, Ananthasubramaniam K: Evaluation of cardiac involvement in hypereosinophilic syndrome: Complementary roles of transthoracic, transesophageal, and contrast echocardiography. Echocardiography 23:689–691, 2006.

23. Benezet-Mazuecos J, Marcos-Alberca P, Farré J, et al: Images in cardiovascular medicine. Early differential resolution of right and left ventricular obliteration in Löffler endocarditis after chemotherapy and anticoagulation. Circulation 114:e635–e637, 2006.
These two case reports have excellent echocardiographic images of hypereosinophilic syndrome and a brief literature review. Cardiac involvement is present in 30% to 40% of patients with the primary hypereosinophilic syndrome and is common in other causes of hypereosinophilia. The differential diagnosis of apical obliteration includes apical hypertrophic cardiomyopathy or ventricular thrombus due to apical infarction. These diagnoses can be distinguished by clinical features, echocardiography and other imaging approaches, including CMR imaging.

24. Mehta D, Lubitz SA, Frankel Z, et al: Cardiac involvement in patients with sarcoidosis: Diagnostic and prognostic value of outpatient testing. Chest 133:1426–1435, 2008.
In 62 patients with a diagnosis of sarcoidosis, cardiac involvement was present in 39%. In those with cardiac involvement as compared with those without it, cardiac symptoms were more common (46% vs 5%), the 24-hour electrocardiogram more often was abnormal (50% vs 3%) and transthoracic echocardiography showed more abnormalities (25% vs 5%). Echocardiographic features suggesting cardiac involvement included an LV ejection fraction <45%, wall motion abnormalities, significant diastolic dysfunction, and RV systolic dysfunction in the absence of pulmonary hypertension. However, cardiac positron emission tomography and CMR imaging were more sensitive for detection of cardiac sarcoidosis.

其他心肌病

25. Yoerger DM, Marcus F, Sherrill D, et al: Echocardiographic findings in patients meeting task force criteria for

arrhythmogenic right ventricular dysplasia: New insights from the multidisciplinary study of right ventricular dysplasia. J Am Coll Cardiol 45: 860–865, 2005.
Diagnosis of ARVD is challenging because of the normal variation in RV shape, size, and function. In a series of 29 patients with diagnostic criteria for ARVD, compared to 29 control subjects, echocardiography showed a reduced RV fractional area change (27.2% ± 16% vs. 41.0% ± 7.1%, p = 0.0003). RV dimensions were increased with a dimension of the RV outflow tract >30 mm, measured in the long-axis view, present in 89% of cases, but only 14% of controls. Other findings in ARVD included prominent trabeculation (54%), increased echogenicity of the moderate band (34%), and focal aneurysms (17%).

26. Frischknecht BS, Jost CH, Oechslin EN, et al: Validation of noncompaction criteria in dilated cardiomyopathy, and valvular and hypertensive heart disease. J Am Soc Echocardiogr 18:865–872, 2005.
Echocardiographic criteria for isolated ventricular noncompaction (IVNC) were evaluated in patients with noncompaction, dilated cardiomyopathy, hypertensive heart disease, and valvular heart disease. In patients with IVNC, criteria were present as follows:
Thick ventricular wall with two-layered appearance (100%)
Ratio 2:1 of noncompacted to compacted myocardium at end-systole (100%)
Deep recesses with ventricular blood flow seen with color Doppler (95%)
Hypokinesis of the affected segments (89%)
Prominent trabecular meshwork at the apex or midventricular segments of the inferior and lateral walls (60%).
Each of these findings was seen in some patients with other types of heart disease, but the combination of findings was very specific for the diagnosis of IVNC.

高血压性心脏病

27. Gottdiener JS: Hypertension: impact of echocardiographic data on the mechanism of hypertension, treatment options, prognosis and assessment of therapy. In Otto CM (ed): The Practice of Clinical Echocardiography, 3rd ed. Philadelphia: Elsevier/Saunders, 2007, pp 816–847.
This chapter reviews approaches to evaluation of LV mass in population-based studies with emphasis on technique reproducibility and cost. The clinical relevance of echocardiography in determining the prognosis and in tailoring medical therapy in the hypertensive patient is discussed.

28. Fox ER, Alnabhan N, Penman AD, et al: Echocardiographic left ventricular mass index predicts incident stroke in African Americans: Atherosclerosis Risk in Communities (ARIC) Study. Stroke 38:2686–2691, 2007.
In this population-based study of 1792 African Americans, an increased LV mass index, measured by echocardiography, was more prevalent in those with stroke (62% vs 39%). Echocardiographic LV mass index was an independent predictor of stroke risk, even after correction for traditional risk factors.

29. Pierdomenico SD, Lapenna D, Cuccurullo F: Regression of echocardiographic left ventricular hypertrophy after 2 years of therapy reduces cardiovascular risk in patients with essential hypertension. Am J Hypertens 21:464–470, 2008.
In 387 hypertensive patients with LV hypertrophy by echocardiography, regression of hypertrophy after 2 years of medical therapy was associated with fewer cardiac and cerebrovascular events (RR 0.36, 95% CI 0.19–0.68, p = 0.002).

心脏移植后评估

29. Wu AH: End-stage heart failure: ventricular assist devices and the post-transplant patient. In Otto CM (ed): The Practice of Clinical Echocardiography, 3rd ed. Philadelphia: Elsevier/Saunders, 2007, pp. 735–752.
The structure and function of the normal transplanted heart are reviewed followed by a discussion of acute rejection and transplant vasculopathy. A detailed discussion of the echocardiographic evaluation of ventricular assist devices is included in this chapter. 71 references.

30. Sun JP, Niu J, Banbury MK, et al. Influence of different implantation techniques on long-term survival after orthotopic heart transplantation: an echocardiographic study. J Heart Lung Transplant 26:1243–1248, 2007.
Outcomes after heart transplantation were compared in groups defined by the type of surgical implantation (293 biatrial vs 322 bicaval). Preoperative characteristics and operative mortality were not different between groups. After transplantation the biatrial group had a greater degree of LA enlargement and a higher incidence of tricuspid regurgitation as compared with those with a bicaval anastomosis. In both groups, risk factors for mortality were LV ejection fraction, RV ejection fraction, and moderate to severe tricuspid regurgitation. Survival at 10 years was 79.9% in the biatrial group and 87.3% in the bicaval group (p < 0.05).

肺心病

31. Forfia PR, Wiegers SE: Echocardiographic findings in acute and chronic respiratory disease. In Otto CM (ed): The Practice of Clinical Echocardiography, 3rd ed. Philadelphia: Elsevier/Saunders, 2007, pp 848–876.
This chapter provides a detailed review of echocardiographic imaging and Doppler evaluation of the RV and noninvasive measurement of pulmonary pressures. The pathophysiologic response of the RV to chronic pressure or volume overload and the effect of pulmonary disease on the right heart are discussed. 200 references.

32. Willens HJ, Chirinos JA, Gomez-Marin O, et al: Noninvasive differentiation of pulmonary arterial and venous hypertension using conventional and Doppler tissue imaging echocardiography. J Am Soc Echocardiogr 21:715–719, 2008.
Elevated PAPs due to primary pulmonary arterial hypertension can be distinguished from elevated PAPs due to pulmonary venous hypertension (with an elevated LA and pulmonary wedge pressure) by an LV diastolic filling pattern showing decreased compliance and elevated filling pressures. An E/E′ ratio over 9.2 had a sensitivity of 95% and specificity of 96% for diagnosis of pulmonary venous hypertension.

33. Raymond RJ, Hinderliter AL, Willis PW, et al: Echocardiographic predictors of adverse outcomes in primary pulmonary hypertension. J Am Coll Cardiol 39:1214–1219, 2002.
In 81 patients with primary pulmonary hypertension, echocardiographic predictors of death or lung transplantation were pericardial effusion, indexed RA area, and paradoxical septal motion.

31. Cotton CL, Gandhi S, Vaitkus PT, et al: Role of echocardiography in detecting portopulmonary hypertension in liver transplant candidates. Liver Transpl 8:1051–1054, 2002.
In patients undergoing evaluation for orthotopic liver transplantation, echocardiographic estimates of pulmonary systolic pressure have a high negative predictive value (92%) for excluding significant portopulmonary hypertension. However, positive predictive value is low (38%) due to overestimation of PAPs by echocardiography, so that right heart catheterization is needed when the echocardiographic pulmonary pressure estimate is >50 mm Hg.

10 心包疾病

心包解剖和生理

心包由两层浆膜围绕一个闭合、复杂的潜在囊状腔隙构成。脏层心包是心外膜的延续。壁层心包由致密而菲薄的纤维构成，侧方贴近胸膜表面，下方在横膈中心腱转折。心包腔围绕左、右心室（LV 和 RV）和心室心尖部，呈与心室形状一致的单纯的椭圆体结构。在围绕体、肺静脉入口和大血管处，壁层和脏层心包汇合关闭囊腔，这些区域称为心包折返。心包腔在前方和侧方包绕右心房和右心耳，心包折返包绕上、下腔静脉进入右心房处。在上方，心包沿大血管延伸一小段距离，在大动脉后方形成小囊袋——*横窦*。心包腔延伸至左心房（LA）侧方，并在左心房后方四条肺静脉之间形成一盲袋——斜窦（图 10-1）。在正常情况下心包腔含有 5 ～ 10ml 的液体，可以通过超声检测到。

解剖上，心包将心脏与肺、胸腔和纵隔其他结构分隔开，起到防止感染的屏障及减少心脏在收缩、旋转和移位时与周围结构摩擦的作用。另外，心包提供半刚性外壳，影响心脏压力的分布，介导 RV 和 LV 舒张期充盈的相互作用。在受炎症、心包增厚、液体积聚等疾病过程的影响时，心包的重要性就更明显了。

心包炎

基本原理

心包炎是心包的炎症，可由各种不同的病因引起，包括细菌或病毒感染、外伤、尿毒症、透壁性心肌梗死等（表 10-1）。临床上，心包炎的诊断依据四项特征性表现中的至少两项：

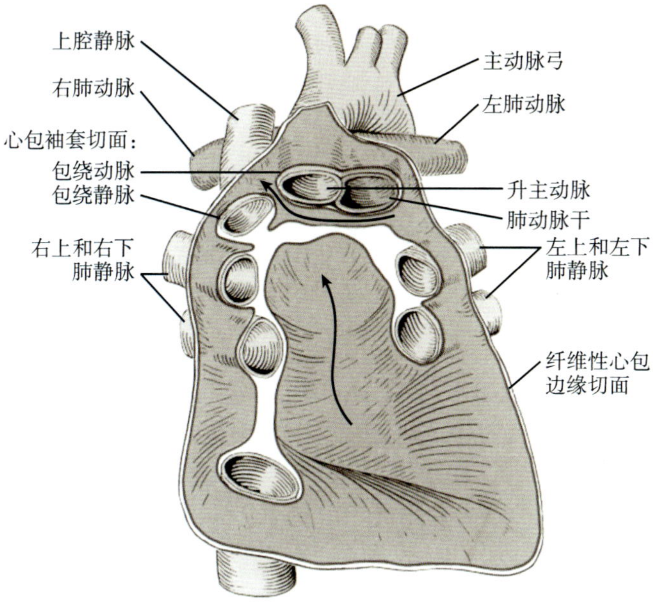

图 10-1 通过将心包与大动脉和静脉分离，剪开动脉与静脉周围的两处心包套，心脏后方的心包囊后壁被切开。水平箭头指示横窦；垂直箭头指示心包斜窦。(Reprinted with permission from Rosse C，Goddum-Rosse P: Hollinshead's Textbook of Anatomy，5th ed. Philadelphia: Lippincott-Raven，1997.)

表 10-1 心包疾病的原因
特发性
感染性
● 病毒
● 细菌性（葡萄球菌，肺炎球菌、结核菌）
● 寄生虫（棘球绦虫、阿米巴、弓形虫）
恶性肿瘤
● 转移性疾病（淋巴瘤、黑色素瘤）
● 直接蔓延（肺癌、乳腺癌）
● 原发心脏恶性肿瘤
炎症
● 心肌梗死后（Dressler 综合征）
● 尿毒症
● 系统性炎症性疾病（狼疮、硬皮病）
● 心脏手术后
● 放疗
心内 - 心包交通
● 胸部顿挫伤或贯通伤
● 导管操作后
● 心肌梗死后左心室破裂
● 主动脉夹层

- ❐ 典型胸痛
- ❐ 心电图广泛导联 ST 段抬高
- ❐ 听诊时有心包摩擦音
- ❐ 新发或增多的心包积液

尽管在大多数心包炎患者的病程中可能出现心包积液，但心包积液不是诊断心包炎的必要条件，存在心包积液也不一定诊断为心包炎。有意思的是，心包积液的量和体检时心包摩擦音的存在与否没有相关性。

超声心动图方法

在怀疑心包炎的患者，超声心动图可以显示各种量的心包积液或心包增厚伴或不伴心包积液，也可以完全正常。心包积液表现为围绕心脏的无回声区，在下面的部分会详细描述（图 10-2）。

*心包增厚*在二维（2D）成像上表现为心包回声增加，M 型超声表现为左心室后方多层反射回声（图 10-3）。但是，因为心包在图像上是强回声结构，区别正常与增厚的心包可能有困难，计算机断层扫描（CT）或心脏磁共振（CMR）对此更敏感。

当怀疑心包炎时，在多个声窗仔细进行超声心动图检查是必需的，因为心包积液或心包增厚可以

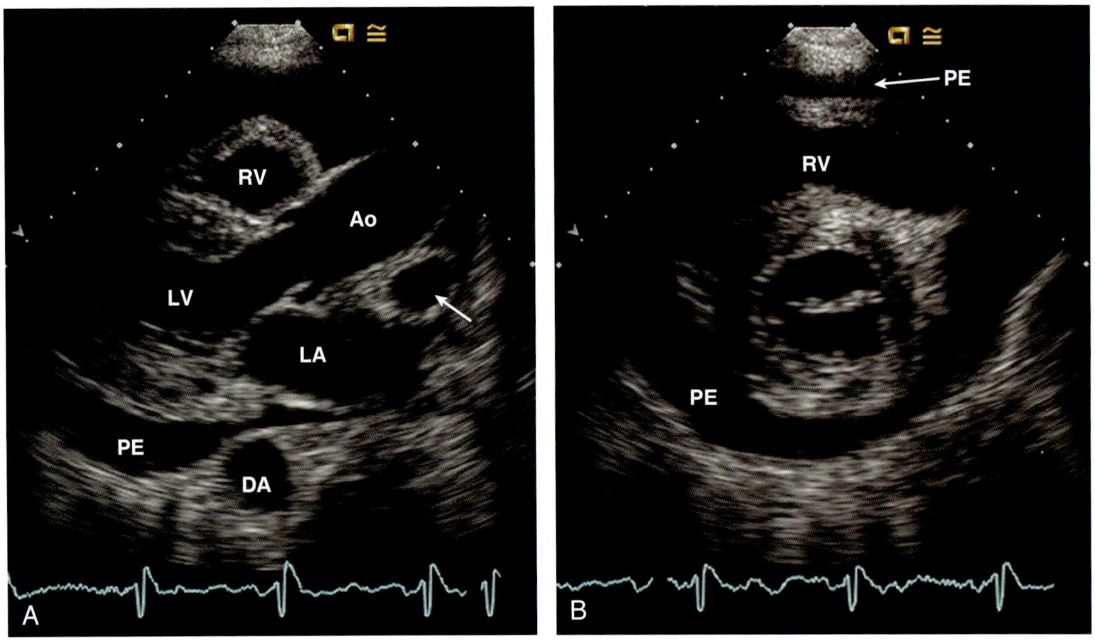

图 10-2 胸骨旁长轴（A）和短轴（B）切面显示中等心包积液（PE）围绕心脏。在长轴切面，积液在降主动脉前方，少量液体位于左心房（LA）后的斜窦内。横窦中的心包积液（在 Ao 后）勾画出右肺动脉（箭头），这在成人并不常见。右心室前方的心包积液在长轴和短轴切面都能看到。

是局限的，只能在一定的切面上显示。如果存在心包积液，应该注意有无心脏压塞的可能性。如果存在心包增厚，则应该考虑到有无心包缩窄的证据。

临床应用

心包炎是临床诊断，不能仅根据超声心动图诊断。超声心动图检查的目的是评估有无心包积液和心包增厚，还可半定量积液量，了解有无心脏压塞表现。

心包积液

基本原理

多种病因可以导致心包积液，鉴别诊断与心包炎相似（表 10-1）。心包积液引起的生理改变取决于积液量和积液形成的速度。缓慢积聚的积液，即使量很大（> 1000ml），心包内压力的增加也可以很小；而迅速增加的积液，很小量（50 ~ 100ml）都可能导致心包内压力显著增加（图 10-4）。

心包内压超过心腔内压时，将产生心脏压塞的病理生理改变，导致心脏充盈受限（图 10-5）。心

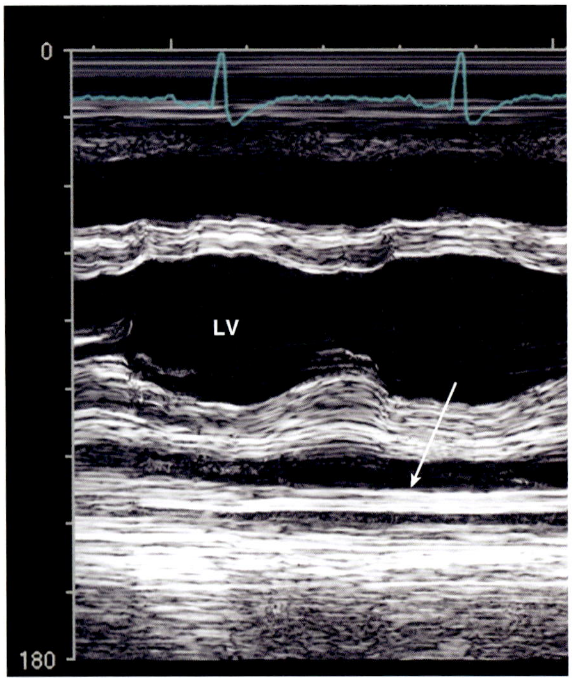

图 10-3 M 型超声上心包增厚表现为 LV 心外膜后方多层平行的致密回声（箭头）。该患者也有少量心包积液，在 M 型超声上显示为平坦的心包和移动的后壁之间的无回声区。

包内压增加时，各心腔的充盈异常相继出现。低压腔（心房）比高压腔（心室）受影响早。心包积液对心腔的压迫在心腔处于心动周期压力最低时最容易看到，例如心房的收缩期和心室的舒张期。充盈压代偿性升高以维持心输出量。心脏压塞充分进展时，所有心腔内舒张压都一样（且升高），使整个心脏暴露在增高的心包压下。

临床上，心脏压塞的生理改变表现为低心输出量症状、低血压和心动过速。体征有颈静脉压升高和奇脉（吸气时收缩压下降＞ 10mmHg）。奇脉与超声图像上左、右心室充盈与排空随呼吸相反的变化密切相关。

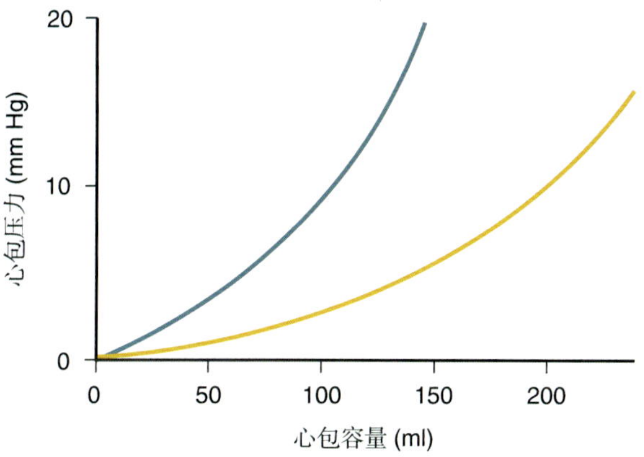

图 10-4 心包压力与心包容量的示意图：急性心包积液（蓝线，压力 - 容量关系陡峭）和慢性积液（黄线，大的容量可能仅导致轻微的压力上升）。

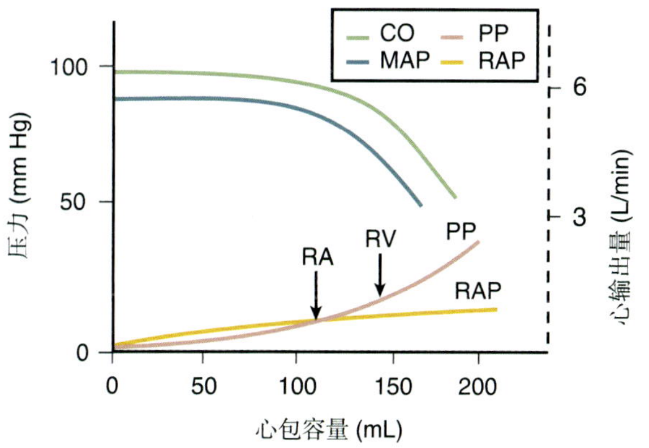

图 10-5 显示心包压力（PP）、RA 压、平均动脉压（MPA）和心输出量（CO）之间关系的示意图。注意当 PP 超过 RAP，MAP 和 CO 降低。当 RV 压力过高时（在箭头处），CO 和血压进一步降低。

心包积液的诊断

弥漫性积液

心包积液在二维超声上表现为紧邻心脏结构的无回声区。如果既往没有心包炎或手术史，心包积液通常是弥漫和对称的，心包脏层与壁层分离（图 10-6）。前心包相对的回声区，在后方无积液的情况下，最可能是心包脂肪垫。M 型超声有助于诊断，特别是少量积液，能显示平的心包反射回声和移动的心外膜回声，以及随心脏收缩与舒张两层间的分离。

在复发和慢性的心包疾病患者，积液内和脏层心包表面能见到纤维素沉积。当怀疑是恶性心包积液时，从一些非特异的表现鉴别原发与转移性病变是困难的。提示后者的特征包括结节、心肌受累和相应的临床表现（图 10-7）。

如果心包脏层与壁层分离距离小于 0.5cm，心包积液量被认为是小量，0.5 ~ 2.0cm 是中量，而大于 2.0cm 则是大量。临床上很少需要更精确的心包积液定量。

局限性积液

在术后或经皮操作或复发的心包炎患者，可以存在局限性心包积液（图 10-8）。这种情况下，积液被局限于小范围粘连的心包腔内，或者由若干个因粘连而分隔开的心包积液腔组成。认识局限性积液很重要，因为即使很少的局限性积液也可能影响血流动力学。另外，对局限性积液行经皮穿刺引流也很困难。

与胸腔积液鉴别

为明确排除局限性心包积液，需要从多个声窗仔细检查。胸骨旁长轴、短轴切面显示心底部积液的范围。需要注意的是心包积液既可以在左心房后（斜窦内），也可以在左心室后。应该仔细辨别冠状静脉窦和降主动脉，不要误认为是心包积液。实际上，这些结构对鉴别心包积液与胸腔积液有帮助，因为左侧胸腔积液延伸至降主动脉后外侧，而心包积液位于降主动脉前方（图 10-9）。当存在大量胸腔积液时，有时将探头放在患者的背部也能探及心脏图像（图 10-10）。

在心尖切面，侧方、中间和心尖的积液都能看到。在心尖四腔心切面，局限于右心房上方的无回

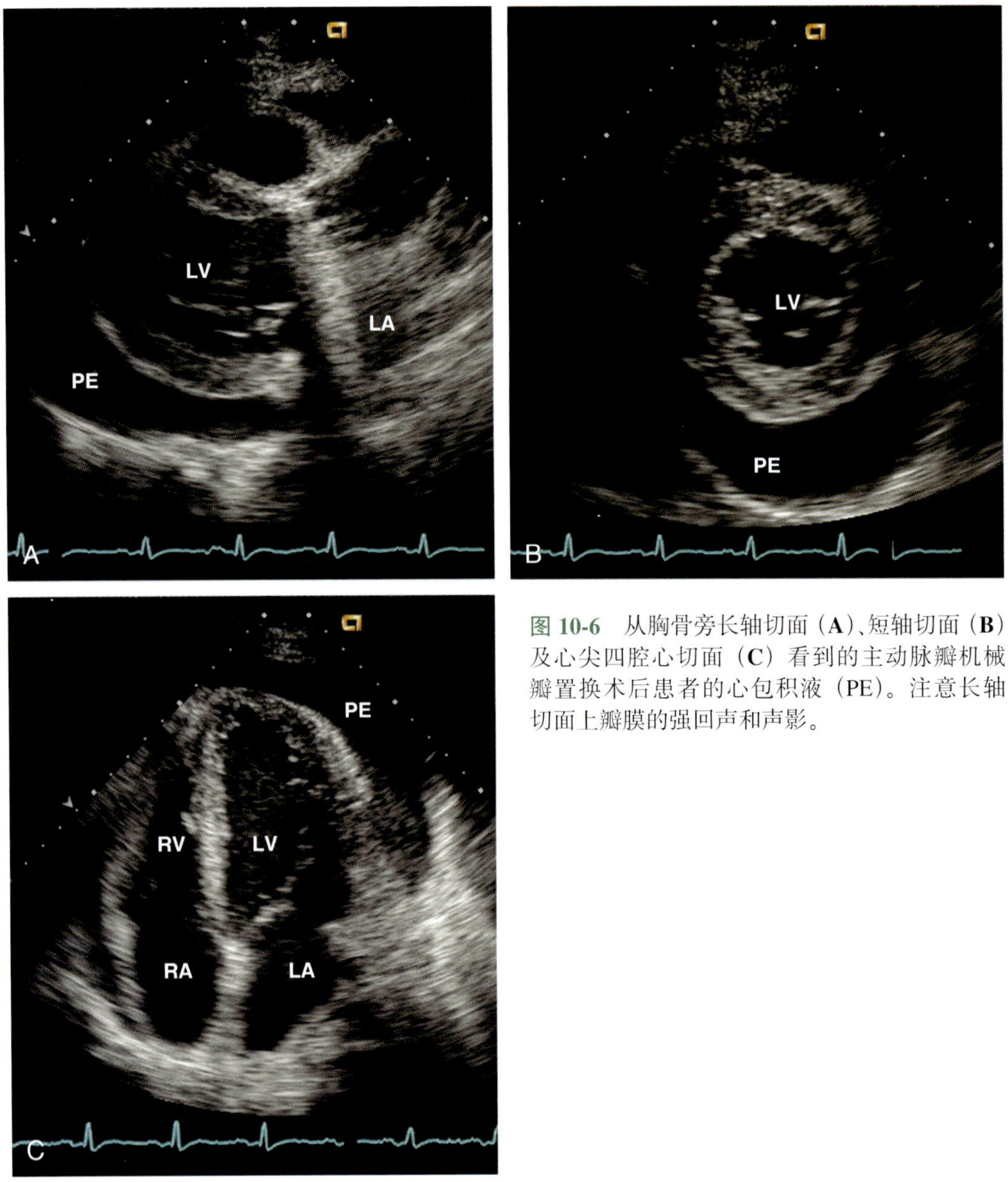

图 10-6 从胸骨旁长轴切面（A）、短轴切面（B）及心尖四腔心切面（C）看到的主动脉瓣机械瓣置换术后患者的心包积液（PE）。注意长轴切面上瓣膜的强回声和声影。

声区很可能是胸腔积液的表现。剑突下切面显示横膈与右心室之间的积液，在行超声引导下心包穿刺时尤其有帮助（图 10-11）。超声心动图检测心包积液的敏感性与特异性都很高。

心脏压塞的诊断

在中到大量弥漫性心包积液导致心脏压塞时，相关的生理改变可从超声心动图和多普勒检查中表现出来（图 10-12）：

- 右心房收缩期塌陷
- 右心室舒张期塌陷
- 左、右心室容量相反的呼吸变化
- 左、右心室充盈相反的呼吸变化
- 减低的舒张早期组织多普勒速度
- 下腔静脉淤血

右心房收缩期塌陷

当心包内压超过右心房收缩压（心房压力曲线的最低点）时，右心房游离壁发生塌陷。因为右心房游离壁是薄而有弹性的结构，短暂的右心房壁塌陷也可能在无心脏压塞时出现。但是右心房壁塌陷在心动周期里所占时间越长，心脏压塞的可能性越大。若超过收缩期的 1/3，对诊断心脏压塞的敏感

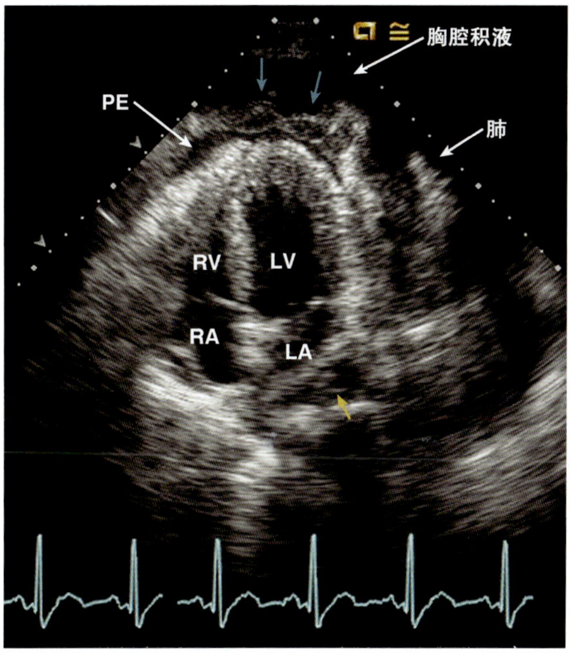

图 10-7 转移性淋巴瘤患者的心尖四腔心切面显示心尖局部小量的心包积液（PE）伴随心包显著增厚和不规整（青色箭头），提示肿瘤侵犯。胸腔积液伴压缩的肺组织也很明显。紧邻 LA 的少量积液（黄箭头）可能是心包斜窦的心包积液。

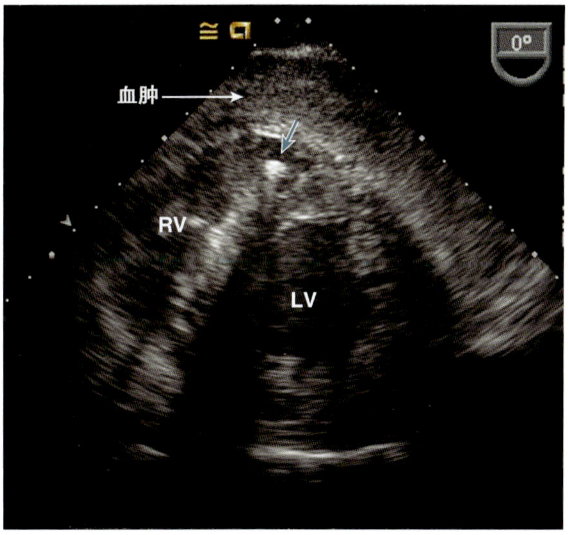

图 10-8 一名在电生理操作中出现急性低血压的患者，经食管经胃短轴切面显示心包腔内局限的血肿，伴右心室受压。右心室导管（青箭头）在室间隔部分投射出一个暗的声影。

性为 94%，特异性为 100%。因此需要仔细地逐帧分析二维图像来进行评估（图 10-13）。

右心室舒张期塌陷

当心包内压超过右心室舒张压而右心室游离壁

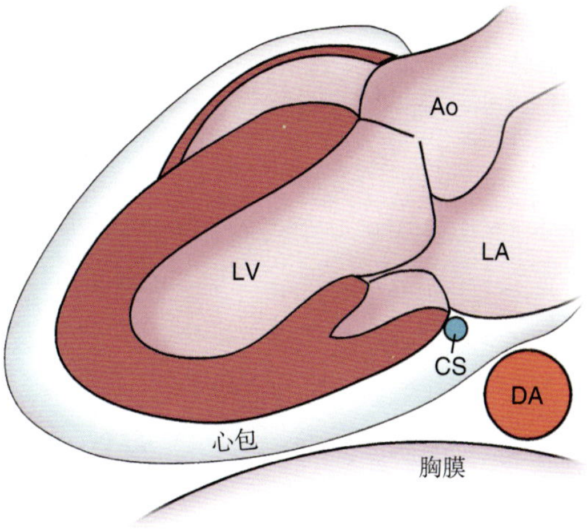

图 10-9 图示与左侧胸腔积液相比，心包积液与降主动脉（DA）之间的关系。心包积液位于左心房（LA）后方心包斜窦内，在降主动脉的前方。CS：冠状静脉窦。

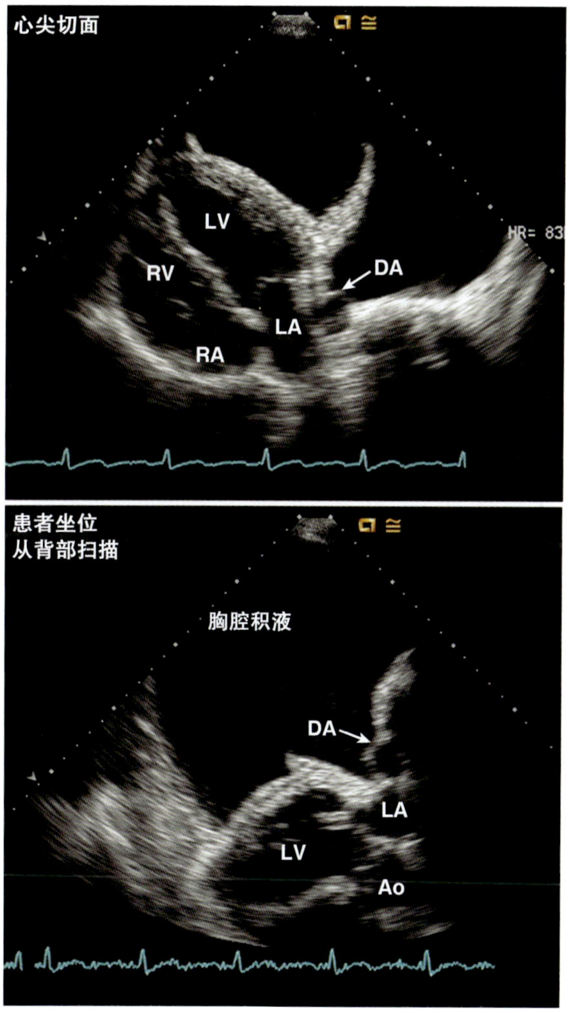

图 10-10 探头从心尖位置向外侧移动（*上图*）显示大量的胸腔积液。这可通过降主动脉（DA）的位置、存在压缩的肺以及识别紧邻心肌的两层心包，而与心包积液鉴别。探头从患者背部也可获得图像（*下图*），显示胸腔积液和降主动脉之间的关系。

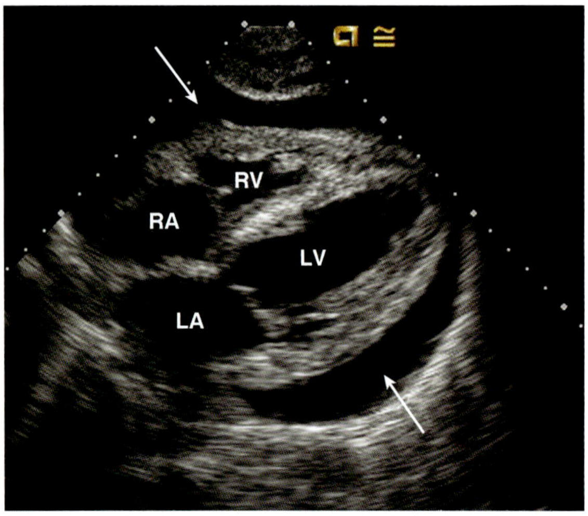

图 10-11 剑突下四腔心切面显示围绕左右心的心包积液（箭头）。

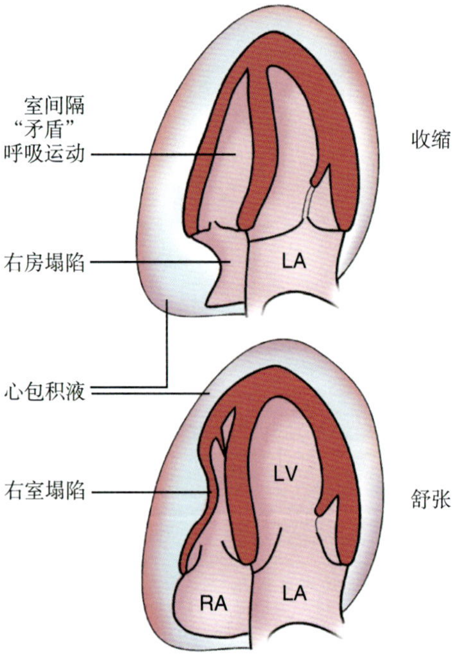

图 10-12 心脏压塞生理学与二维超声表现的示意图。

厚度及顺应性正常时，就可能发生右心室舒张期塌陷。如果存在右心室肥厚或心肌浸润性病变，即使心包与右心室存在压差，也不会使右心室游离壁内陷。观察右心室舒张期塌陷最好的切面是胸骨旁长轴或剑突下切面。有时二维图像不能清晰显示右心室壁运动的时相，通过右心室游离壁的 M 型超声更有帮助。右心室壁舒张期塌陷对诊断心脏压塞，比短时的右心房壁收缩期塌陷特异性更高（85% ~ 100%），但敏感性较低（60% ~ 90%）（图 10-14）。

心室容量的相反变化

存在心脏压塞时，二维图像可以看到左、右心室容量随呼吸的相反变化。心尖四腔心切面可以发现右心室容量吸气时增加（室间隔舒张期偏向左心室侧，而收缩期偏向右心室侧），呼气时减小（室

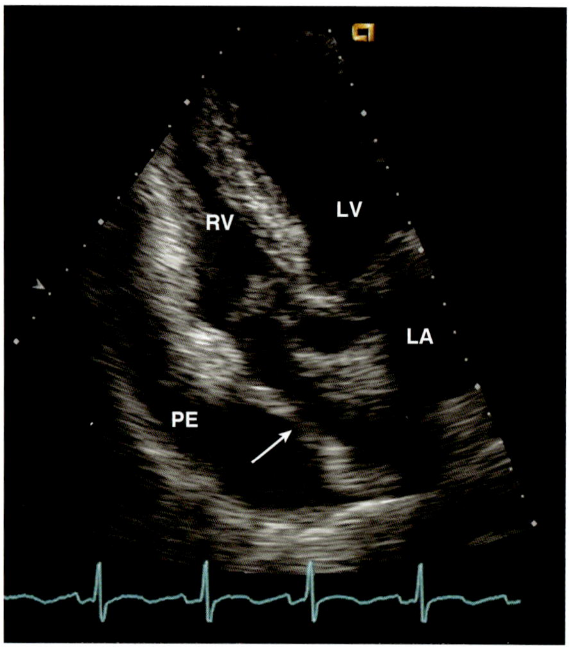

图 10-13 临床有心脏压塞的患者，心尖四腔心切面显示 RA 游离壁收缩期塌陷（箭头）。

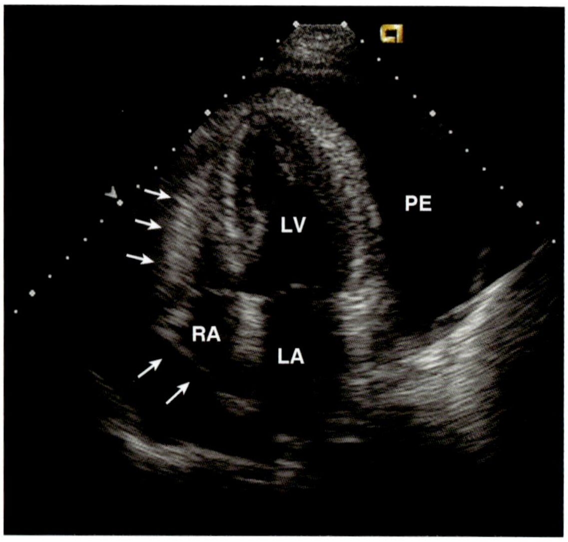

图 10-14 心尖四腔心切面显示大量心包积液和心脏压塞，导致 RV（箭头）和 RA 舒张期塌陷。

间隔运动正常)。这种运动形式与体检时的奇脉相关。产生这种现象的原因可能是心脏压塞时心包内总容量(心腔加心包积液)固定;吸气时胸腔内负压增加,使右心室充盈增加,将限制左心室舒张充盈。呼气时,则发生相反的变化。

舒张期充盈的呼吸变化

在发生心脏压塞时,反映左、右心室舒张期充盈的多普勒频谱也有相似的改变。吸气时,右心室舒张早期充盈速度增加,而左心室舒张期充盈减小(图 10-15 和 10-16)。另外,吸气时肺动脉时间 - 流速积分相应地增加,而主动脉时间 - 流速积分减小。在急性病患者,可能不容易显示这些改变,部分是因为呼吸时多普勒声束和血流之间的夹角变化引起血流速度的伪改变。在临界病例,用舒张期充盈呼吸变化率增加(超过 25%)来鉴别心脏压塞和正常呼吸变化可能比较敏感。心脏压塞的生理学不是全或无的现象,由于心包受压(心包压增加)的程度不同,患者可能表现为不同程度的血流动力学障碍。

组织多普勒舒张早期速度

当发生心脏压塞时,舒张早期二尖瓣环组织多普勒速度(E′)是减低的,在心包穿刺后恢复正常,这可能反映了心输出量的改变。但是,如果缺乏呼吸变化,这种表现的敏感性和特异性还未被评估。

下腔静脉淤血

下腔静脉淤血,下腔静脉扩张并且吸气时下腔静脉与右心房接合处内径减少< 50%,也是反映心脏压塞的敏感(97%)但非特异(40%)的指标。它提示心脏压塞的生理学变化——右心房压力增高。

局限性和替代方法

即使是局限性积液,只要从多个声窗、多个切面仔细观察,超声心动图对诊断心包积液也是很敏感的。某些部位的局限性积液比较难判定,特别是

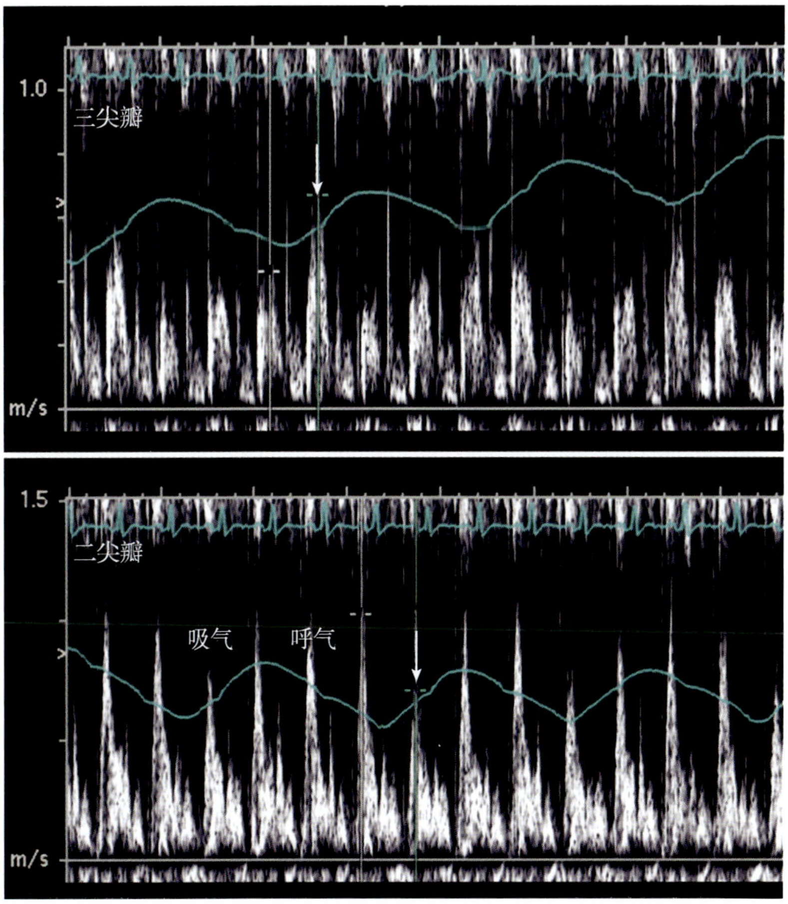

图 10-15 心脏压塞患者多普勒记录 LV 流入道血流和重叠的呼吸计描记显示在吸气后第一次心搏三尖瓣血流增加,二尖瓣血流减少(箭头),反映了 RV 和 LV 舒张期充盈的相反的呼吸变化。

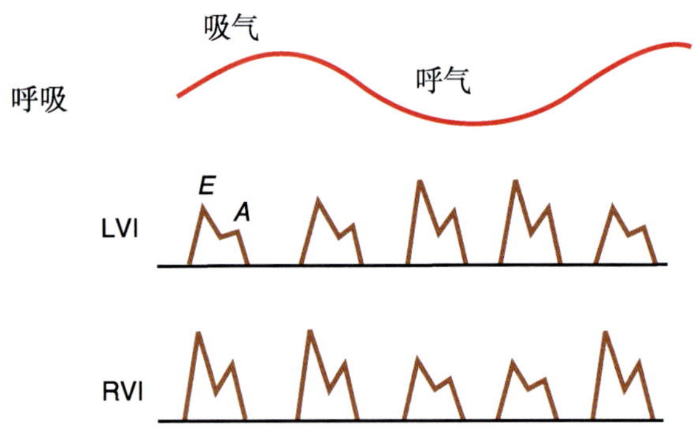

图 10-16 LV 和 RV 舒张期流入道血流（LVI 和 RVI）多普勒曲线和压塞的病生理示意图，显示吸气时 RV 舒张期充盈增加（LV 则减少）和呼气时相反的改变。

心房部位，因为积液可能被误认为是正常的心腔。心脏手术后的局限性积液，尤其是局限于后方时，经食管超声心动图（TEE）可能更容易检测到，并能确定积液的范围。

心包脂肪组织很常见，尤其是位于右心室前方时，可能被误认为是积液。与心包积液不同，脂肪组织表现为细微的回声，这有助于鉴别这种正常的表现。心包囊性变是少见的先天性充满液体的囊，多邻近右心。心包囊性变可能被超声漏掉，胸部 CT 或 CMR 是更好的评价方法。但是，当它存在时可能会被误诊为心包或胸腔积液。

心包积液的病因并非从超声心动图检查都能查清。对于已知患有恶性肿瘤的患者，发现心包不规则或心外膜肿块，那么恶性心包积液的可能性增加，但也可能是长期心包积液形成的纤维素。另外邻近心脏的肿块（在纵隔内）导致的积液，超声心动图有可能漏诊。对这些病例，广视角的断层显像技术（如 CT 或 MRI）有助于诊断。

显然，超声心动图不能确定心包积液的病因是否为炎症或感染。根据每个病例的相关临床表现，进行诊断性心包穿刺和（或）心包活检可确立正确的诊断。

因主动脉夹层或心脏破裂所致的心包积液（无论是心肌梗死还是操作所致的结果），很少能检测到破口位置，因此当存在这种可能性时，应该高度重视。在一些病例，左心室破口可能“包含”在粘连的心包内而形成假性室壁瘤。假性室壁瘤的定义是与心室相连的囊状结构，囊壁由心包构成。而真性室壁瘤的囊壁是由变薄的瘢痕化心肌构成（图 8-26）。

临床应用

心包积液的诊断

超声心动图是诊断心包积液的一种方法。在少数情况下（如术后患者），经胸超声心动图像不佳时可能需要行 TEE 或其他断层显像检查（MRI 或 CT）。超声心动图对心脏压塞的诊断也很有帮助，但需要结合其他临床资料。

评估一个患者是否有心脏压塞时，切记它是一种临床和血流动力学诊断。另外，不同程度心脏压塞的病生理改变都能见到。对于怀疑心脏压塞的患者，超声心动图最重要的表现是是否存在心包积液。没有心包积液可除外诊断，因此不能遗漏局限性积液。只有极少数情况下，心脏压塞是由纵隔其他部位受压引起的，如气压伤时的气体或肿瘤压迫。相反，如果一个患者有明确的心脏压塞临床证据，超声心动图发现中到大量的心包积液则可确定诊断；进一步的多普勒评估不是必需的，以免延误适当的处理。

在一些病例，当诊断不确定或临床证据可疑时，二维图像发现心腔塌陷、下腔静脉淤血，以及多普勒显示左、右心室充盈的显著呼吸变化，再结合临床表现，对诊断心脏压塞是有帮助的。其他有助于心脏压塞诊断的检查是右心导管，显示心输出量降低和相等的右心房、右心室舒张压和肺动脉楔压。

超声引导下心包穿刺

在超声引导下行经皮心包穿刺可以减少并发症，提高成功率。患者取准备穿刺的体位，用超声探测积液位置、从胸壁到心包的距离并避开干扰结构确定最佳穿刺途径。注意探头的角度和心包深度，标记准备穿刺的部位。在穿刺后，用标准切面估测残余液体量（图 10-17）。如果穿刺过程需要监测，探查声窗应该既能看到液体，又不影响无菌区（而且探头应该用无菌的套子）。注意用断层显像区别穿刺针尖是困难的，因为针的任何一段在图像平面上看起来都可以像是针尖。在内外和上下方向上扫描可以使这种误差最小。要确定针尖是否在心包腔里，也可通过注射少量无菌的盐水行超声造影检查。

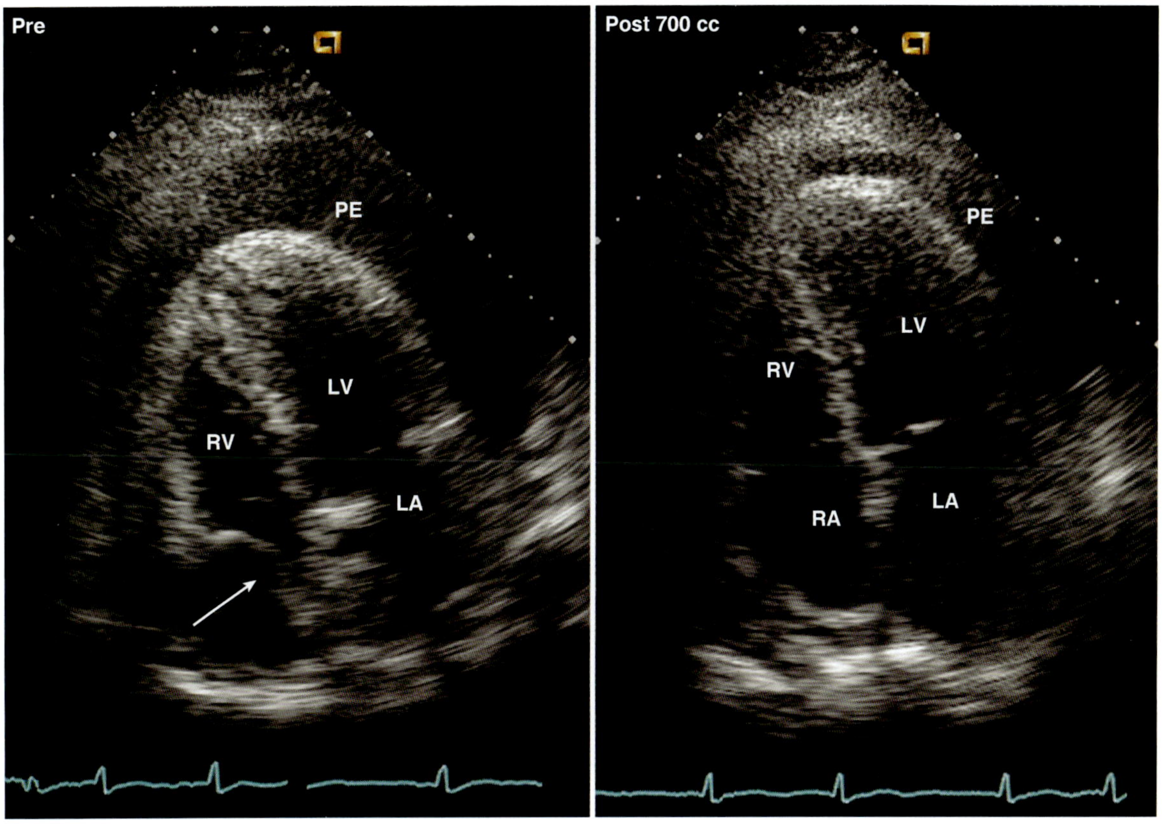

图 10-17 心尖四腔心切面显示在导管室心包穿刺引流 700ml 液体前后即刻的表现。在穿刺前图像（左）显示大量心包积液（PE），心室腔小，RA 塌陷（箭头）。心包穿刺后（右）显示积液减少，RV 和 LV 容量增加，RA 壁轮廓正常

缩窄性心包炎

基本原理

缩窄性心包炎的壁层和脏层心包粘连、增厚和纤维化，导致心包腔丢失和舒张期充盈受限。心包缩窄可发生在复发性心包炎、心脏手术后、放射治疗后和各种其他原因。缩窄性心包炎的诊断常会被延误，因为它的症状——低心输出量引起的乏力、不适是非特异的，而且体征（如颈静脉压升高、心音遥远）也不敏感或者仅发生在疾病后期（腹水和外周水肿）。

缩窄性心包炎的生理特点是因为异常的心包像硬"盒子"一样包住心脏，导致心脏舒张期充盈受限（图 10-18）。舒张早期充盈很快，并随着舒张期压力升高，很快心室充盈突然停止——当"盒子"满了时。典型的压力曲线（图 10-19）显示：

- 舒张早期心室压力短暂快速的降低，随之
- 舒张早期高的压力平台（平方根图形）
- 右心房压随心室充盈开始快速下降（y 降支）
- 右心室和肺动脉收缩压仅轻度升高
- 右室舒张期压力高原大于收缩压的 1/3
- 右心室和左心室舒张压相等，即使在给予容量负荷后

超声心动图方法

图像

在典型的缩窄性心包炎患者，左心室壁厚度、内径和收缩功能是正常的。因慢性左心房压增高导致左心房增大。心包增厚在二维图像表现为心包区回声增强（图 10-20）。因为心包增厚的空间分布可能是非对称的，需要从不同的切面仔细检查。从胸骨旁切面，M 型超声显示左心室心外膜后方的多层强回声，相互间平行移动。在低增益条件下强回声也存在。高时间分辨率的 M 型超声也能显示室间隔

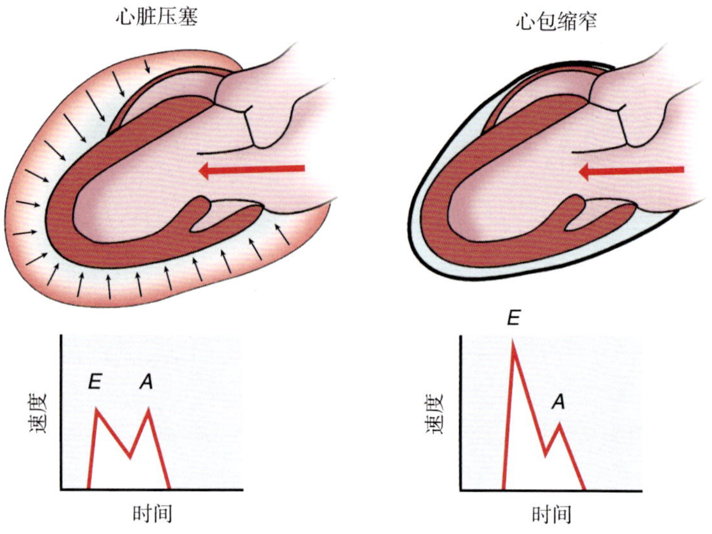

图 10-18 心脏压塞与心包缩窄比较的示意图。压塞存在时，由于心包压升高压迫心脏，舒张早期和晚期充盈都减少。缩窄时，舒张早期充盈快速，当容量受到僵硬的心包腔限制后突然结束。

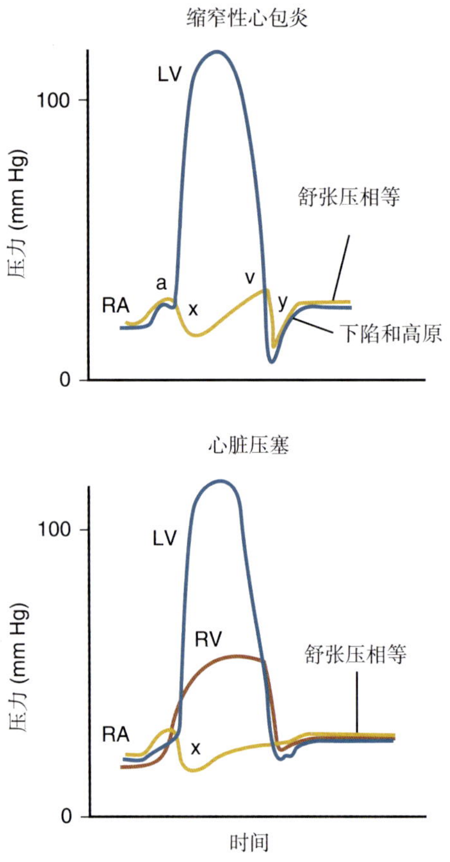

图 10-19 在心脏压塞和缩窄时典型的压力曲线。

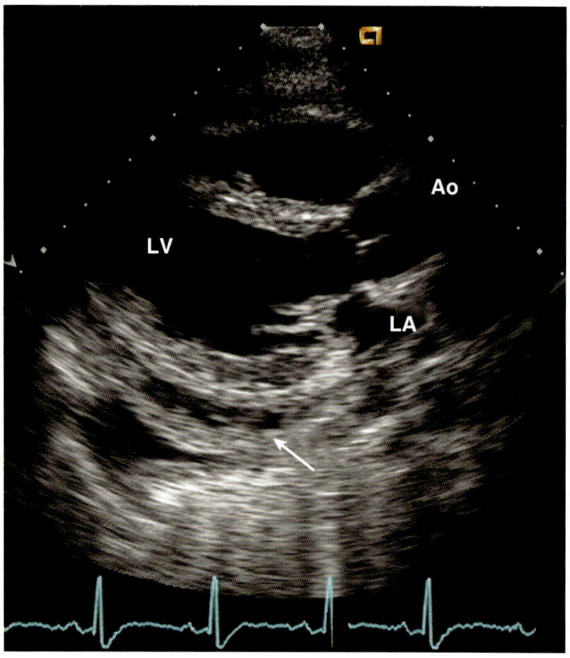

图 10-20 胸骨旁长轴切面显示缩窄性心包炎增厚的心包（箭头）和小量积液。

舒张早期突然向后的移动、舒张中期运动平直和心房收缩后突然向前移动（图 10-21）。这种运动形式是由于右心室舒张初期快速充盈，随后当压力曲线达到平台期左、右心室均等的充盈，在心房收缩后右心室充盈增加。由于舒张期充盈受损，左心室后壁心内膜显示在舒张期向后运动很小（从舒张早期至晚期运动幅度< 2mm）而导致舒张期后壁运动的“平直”形式。剑突下切面显示下腔静脉和肝静脉扩张，反映右心房压增高。

多普勒检查

缩窄性心包炎反映其异常血流动力学改变的多普勒表现（图 10-22）包括：

- ❐ 右心房和左心房充盈的特征性表现
- ❐ 左心室和右心室充盈的呼吸变化
- ❐ 等容松弛时间（IVRT）的呼吸变化

肝静脉血流的脉冲多普勒记录（从剑下切面）测量右心房压，显示明显的 *a* 波和深的 *y* 降支（图 10-23），以及吸气时显著增加的血流速度。肺静脉血流的脉冲多普勒记录（经胸心尖四腔心切面或 TEE）显示左心房压也有相似的表现，明显的 *a* 波和加深的 *y* 降支，显著的舒张期充盈和收缩期心房充盈减少。

右心室和左心室舒张期充盈都显示 *E* 峰速度增高，反映了由于最初房室压差增加导致的舒张早期快速充盈。随左心室压的增加，充盈突然停止，反映为 *E* 峰的减速时间缩短。舒张晚期由于左心室舒张压增加（平台）和增厚心包的限制，心室充盈很少。心室流入道的多普勒记录显示在心房收缩时非常小的 *A* 峰。

显著的左右心室舒张期流入道血流速度的相反呼吸变化是由于胸腔内压力变化对两侧心室的不同影响所致（图 10-24）。吸气时，胸内负压更低导致右心室舒张期充盈和流入道速度增加。相反，左心室充盈速度吸气时减少而呼气时增加。尽管在正常人充盈速度也有相似的变化，在缩窄性心包炎呼吸变化更明显（变化率＞ 25%）。

缩窄性心包炎患者的 IVRT——在多普勒频谱上从主动脉瓣关闭测到二尖瓣开放——吸气时平均增加 20%。缩窄性心包炎患者的组织多普勒表现包括舒张早期速度（*E'*）增加，与快速舒张早期充盈一致。

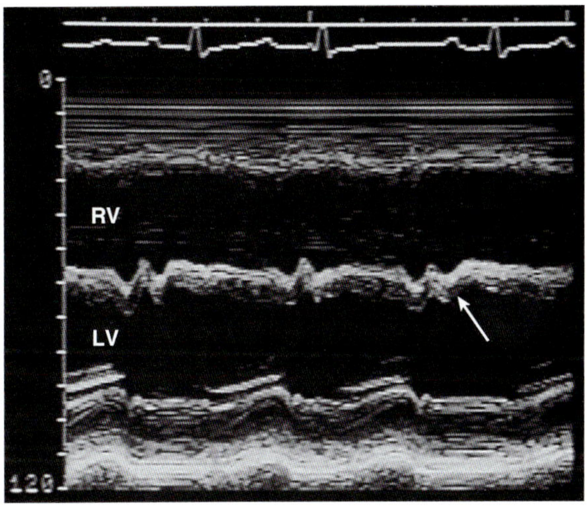

图 10-21 缩窄性心包炎的 M 型超声显示在 ECG 的 QRS 波前，心房收缩时室间隔快速前向运动（箭头）。

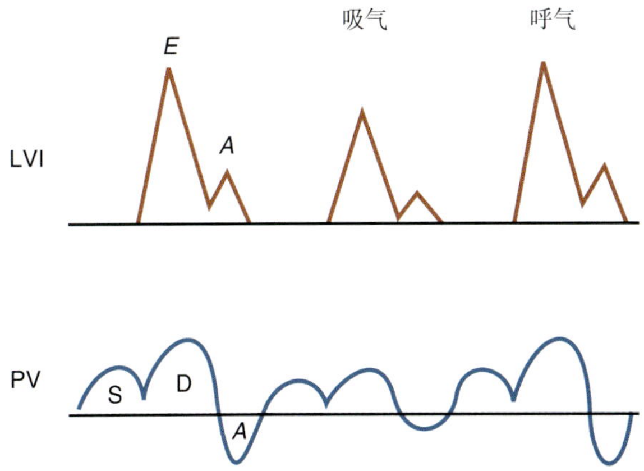

图 10-22 缩窄性心包炎的多普勒血流模式示意图。左心室流入（LVI）血流频谱显示，在吸气时舒张早期充盈下降；肺静脉（PV）频谱显示存在显著 *a* 波及钝的收缩期充盈波形。

缩窄性心包炎与限制型心肌病

虽然心脏压塞和缩窄性心包炎有相似的血流动力学改变，二者之间的鉴别通常只需简单基于是否存在心包积液（表 10-2）。鉴别缩窄性心包炎和限

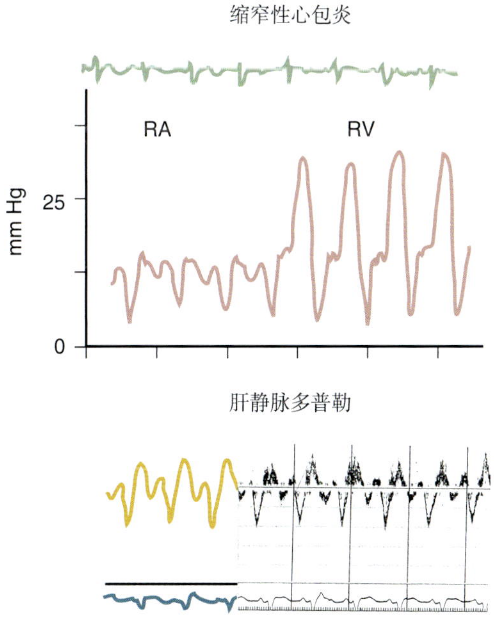

图 10-23 缩窄性心包炎患者的压力曲线和肝静脉血流。注意明显的 *a* 波、平直的舒张段和明显的 y 降支，组成了“平方根图形”或压力曲线的下降和平台。

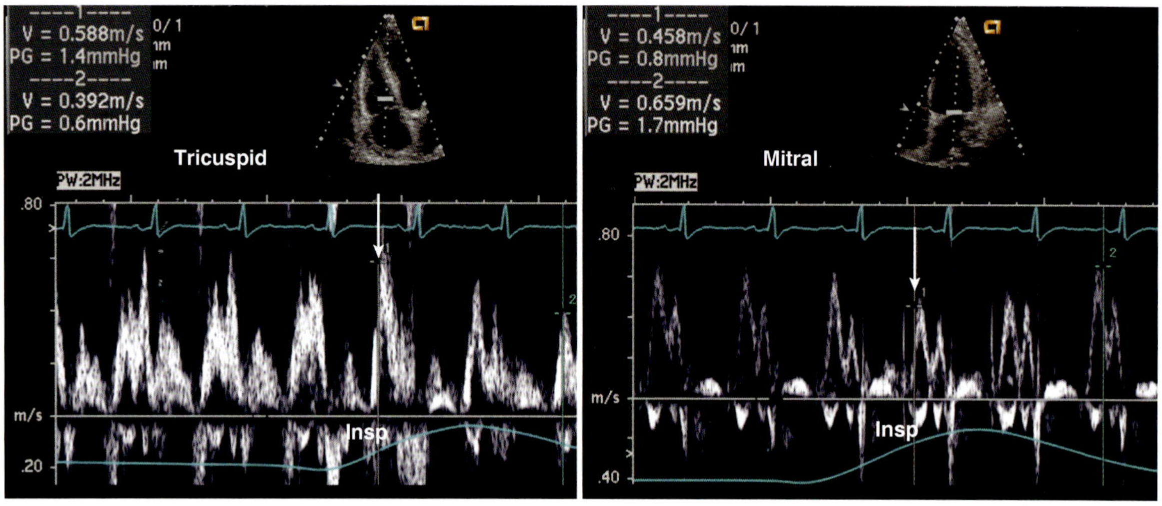

图 10-24 缩窄性心包炎患者 RV 和 LV 舒张期充盈的呼吸变化。在吸气后第一次心搏，三尖瓣血流增加而二尖瓣血流减小（箭头），与最大血流速度相比，减少超过 25%。

制型心肌病更为困难。二者都以静脉压升高和心排血量降低的体征和症状为临床特点，二维超声心动图都显示正常的左心室大小和收缩功能。心包增厚可能难以评价，其他二维和 M 型超声心动图表现又不能可靠地鉴别二者。支持缩窄性心包炎而非限制型心肌病的多普勒表现包括：心室容量和充盈参数相反的呼吸变化，即 *E* 峰呼吸变化率≥ 25%，以及肺动脉压力正常或仅轻度增高。但是，多普勒资料并不是完全准确的，因为两者的多普勒表现有重叠，并且限制型心肌病在疾病的不同阶段可能表现为不同的血流动力学特点（见第 9 章）。

局限性和替代方法

当缩窄性心包炎的诊断有疑问时，一些替代方法可能有帮助。胸部 CT 或 MRI 扫描检测心包增厚和钙化更佳，尤其是心包不对称增厚时（图 10-25）。有时心内膜活检能发现浸润性病变而确定限制型心肌病的诊断。缩窄性心包炎左右心导管显示四个心腔舒张期压力相等。

在某些患者（如放疗导致的心脏病），当缩窄性心包炎和限制型心肌病共存时，二者的鉴别是很复杂的。类似的，当缩窄性心包炎没有心包积液时，

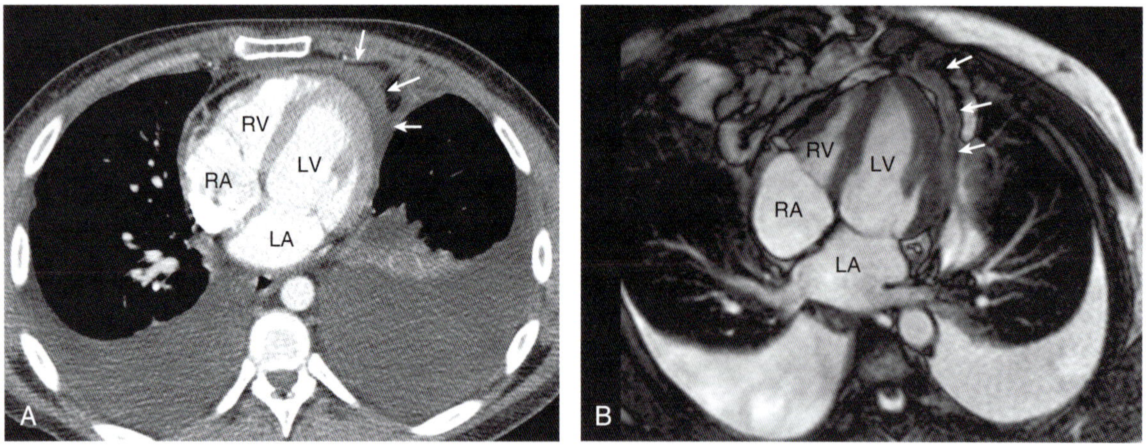

图 10-25 一名 15 年前曾行放疗的 32 岁男性，胸部 CT（**A**）显示心包增厚（箭头）和双侧胸腔积液。**B.** 在同一患者，相似的 CMR 切面显示增厚的心包为低信号带（箭头），位于 LV 侧、RV 前的心尖。

表 10-2　心脏压塞、缩窄性心包炎和限制型心肌病的比较

	心脏压塞	缩窄性心包炎	限制型心肌病
血流动力学			
右心房压	↑	↑	↑
RV/LV 充盈压	↑，RV=LV	↑，RV=LV	↑，LV ＞ RV
肺动脉压	正常	轻度升高（35 ~ 40mmHg，收缩期）	中 - 重度升高（≥ 60mmHg，收缩期）
RV 舒张压平台		＞ 1/3 峰值 RV 压	＜ 1/3 峰值 RV 压
放射性核素舒张期充盈			
		快速早期充盈，晚期充盈受损	受损的早期充盈
2D 超声			
	中等 - 大量 PE IVC 淤血	心包增厚无积液	LV 肥厚 收缩功能正常
多普勒超声			
	RV 和 LV 充盈的相反呼吸变化	LV 流入道 $E > a$ 肝静脉 y 斜率增加 肺静脉血流 = a 波显著，收缩相减少 IVRT 和 E 峰的呼吸变化	（1）疾病早期，左心室流入道 $e < A$ （2）疾病晚期 $E > a$ （3）恒定的 IVRT （4）缺少显著的呼吸变化
组织多普勒			
	↓E'，无呼吸变化	↑E'	↓E'，与不同程度的舒张功能减低一致
其他诊断试验			
	治疗性 / 诊断性心包穿刺	CT 或 MRI 心包增厚	心内膜活检

CT：计算机断层显像；IVRT：等容舒张时间；IVC：下腔静脉；MR：磁共振成像；PE：心包积液。

一些患者可能有渗出 - 缩窄性心包炎的临床表现。

临床应用

心包缩窄的诊断依然存在问题，因为超声心动图和多普勒检查没有单独的诊断特点。但是，对临床疑似的患者结合几项表现能大大提高诊断的可能性，并可确定某些病例。相反，在之前未考虑到该病的情况下（如患者表现为腹水，既往无心脏病史），超声和多普勒表现能提供诊断的第一线索。

（李卫虹　译　汪　芳　校）

推荐阅读

总述

1. Munt MI, Moss RR, Thompson CR: Pericardial disease. In Otto CM (ed) The Practice of Clinical Echocardiography, 3rd ed. Philadelphia: Elsevier/Saunders, 2007, pp 710–734.
   This comprehensive chapter provides additional information and illustrations about echocardiographic evaluation of pericardial disease. A detailed step-by-step protocol for echo-guided pericardiocentesis is provided. Case examples are included on the accompanying DVD. 128 references.
2. Goldstein J: Cardiac tamponade, constrictive pericarditis, and restrictive cardiomyopathy. Curr Probl Cardiol 29:503–567, 2004.
   This article reviews the physiology of the normal pericardium and the pathophysiology of cardiac tamponade, constrictive pericarditis, and restrictive cardiomyopathy. There are 21 figures illustrating the physiology of pericardial disease and findings on clinical imaging studies.
3. Maisch B, Seferovic P, Ristic A, et al: Guidelines on the diagnosis and management of pericardial diseases executive summary; The Task Force on the Diagnosis and Management of Pericardial Diseases of the European Society of Cardiology. Eur Heart J 25:587–610, 2004.
   This guideline document provides a comprehensive differential diagnosis of the causes of pericardial disease and criteria for diagnosis of cardiac tamponade and constrictive pericarditis. Detailed information on medical and surgical therapy for pericardial disease is provided. 245 references.
4. Ivens EL, Munt BI, Moss RR: Pericardial disease: what the general cardiologist needs to know. Heart 93:993–1000, 2007.
   The clinical presentation, echocardiographic findings, and clinical management of pericardial effusion, tamponade, constrictive pericarditis, transient constriction, and effusive-constrictive pericarditis are reviewed.
5. Little WC, Freeman GL: Pericardial disease. Circulation 113:1622–1632, 2006.
   This basic review of the etiology, pathophysiology, clinical presentation, and management of pericardial disease provides a useful overview of the topic.
6. Wann S, Passen E: Echocardiography in pericardial disease. J Am Soc Echocardiogr 21:7–13, 2008.
   This concise article provides a historical overview and summary of the echocardiographic findings in pericardial disease with 14 illustrations.

心包积液

7. Markiewicz W, Brik A, Brook G, et al: Pericardial rub in pericardial effusion: Lack of correlation with amount of fluid. Chest 77:643–646, 1980.
   In 76 patients with a pericardial effusion, a rub was noted on auscultation in 4 of 13 (30%) with a small effusion, 23 of 40 (58%) with a moderate effusion, and 10 of 23 (43%) patients with a large effusion. These findings suggest that the size of the effusion cannot be predicted from the presence or absence of a rub.
8. Markiewicz W, Monakier I, Brik A, et al: Clinical-echocardiographic correlations in pericardial effusion. Eur Heart J 3:260–266, 1982.
   Of 100 patients with an effusion on echocardiography, 49 had a clinical course consistent with acute pericarditis (idiopathic in 23, post-radiation therapy in 7, Dressler's syndrome in 7, purulent in 4, and other in 7). In the 51 patients with chronic pericarditis, the etiology was carcinoma in 20, heart disease in 12, uremia in 7, rheumatoid arthritis in 5, chronic idiopathic pericarditis in 4, and other in 3 patients.
9. Cho BC, Kang SM, Kim DH, et al: Clinical and echocardiographic characteristics of pericardial effusion in patients who underwent echocardiographically guided pericardiocentesis: Yonsei Cardiovascular Center experience, 1993–2003. Yonsei Med J 45:462–468, 2004.
   Over an 11-year period, 272 patients underwent echo-guided pericardiocentesis. Pericardial effusion was due to malignancy in 46%, post-cardiac surgery or percutaneous intervention in 20%, and tuberculous in 15%. Overall procedural success rate was 99% with a major complication rate of only 0.7%. Complications included two RV free wall perforations that required emergency surgery.

压塞生理学

10. Gillam LD, Guyer DE, Gibson TC, et al: Hydrodynamic compression of the right atrium: a new echocardiographic sign of cardiac tamponade. Circulation 68:294–301, 1983.
    RA free wall systolic inversion that persists for a third or more of the cycle length had a sensitivity of 94% and specificity of 100% for the diagnosis of tamponade physiology in 127 patients (19 with tamponade).
11. Leimgruber P, Klopfenstein HS, Wann LS, et al: The hemodynamic derangement associated with right ventricular diastolic collapse in cardiac tamponade: An experimental echocardiographic study. Circulation 68:612–620, 1983.
    In an experimental model, RV diastolic collapse occurred when intrapericardial pressure exceeded RV diastolic pressure and was associated with a 21% reduction in cardiac output (but no change in mean aortic pressure). Of note, RV diastolic collapse did not occur in the presence of RV hypertrophy.
12. Reddy PS, Curtiss EL, Uretsky BF: Spectrum of hemodynamic changes in cardiac tamponade. Am J Cardiol 55:1487–1491, 1990.
    The range of hemodynamic compromise that can be seen with tamponade physiology is emphasized in this study of 77 consecutive patients with >150 mL of pericardial fluid. In group I, intrapericardial pressures were less than RA and pulmonary artery wedge pressures. In group II, intrapericardial and RA pressures had equaled. In group III, intrapericardial, RA, and pulmonary artery wedge pressures were equal. All subjects improved after pericardiocentesis, with the greatest improvement seen in group III.
13. Gonzalez MS, Basnight MA, Appleton CP: Experimental pericardial effusion: Relation of abnormal respiratory variation in mitral flow velocity to hemodynamics and diastolic right heart collapse. J Am Coll Cardiol 17:239–248, 1991.
    Respiratory changes in LV diastolic filling are exaggerated in tamponade, with this variation occurring before equalization of intracardiac pressures and definite right-sided heart collapse. The presence of excessive respiratory variation, but not its magnitude, is predictive of tamponade physiology.
14. Himelman RB, Kircher B, Rockey DC, et al: Inferior vena cava plethora with blunted respiratory response: a sensitive echocardiographic sign of cardiac tamponade. J Am Coll Cardiol 12: 1470–1477, 1988.
    Dilation of the inferior vena cava reflects an elevated RA pressure. Plethora (marked dilation without respiratory variation) of the inferior vena cava had a sensitivity of 97% but a specificity of only 40% for the diagnosis of pericardial tamponade. False-positive results occurred in patients with RV failure, tricuspid regurgitation, and pulmonary hypertension.
15. Eisenberg MJ, Schiller NB: Bayes' theorem and the echocardiographic diagnosis of cardiac tamponade. Am J Cardiol 68:1242–1244, 1991.
    Using Bayes' theorem, the predictive values of RV collapse, RA collapse, and inferior vena cava plethora for the diagnosis of tamponade were calculated (using published sensitivities and specificities for these variables). When the pretest probability of tamponade is high (>50%), both RA and RV collapse have high positive and negative predictive values. With a medium

(10%) or low (1%) pretest likelihood, all three variables have a high (>97%) negative predictive value (i.e., tamponade can be excluded if absent) but a low positive predictive value.

限制型心包病

16. Hatle LK, Appleton CP, Popp RL: Differentiation of constrictive pericarditis and restrictive cardiomyopathy by Doppler echocardiography. *Circulation* 79:357–370, 1989.
Patients with constrictive pericarditis showed marked respiratory variation in LV and RV inflow velocities and IVRTs, while patients with restrictive cardiomyopathy did not have respiratory variation. With constrictive pericarditis, the first beat after inspiration showed a decrease in LV inflow velocity, an increase in RV inflow velocity, and an increase in LV IVRT. These changes resolve after pericardiectomy
17. Oh JF, Tajik AJ, Appleton CP, et al: Preload reduction to unmask the characteristic Doppler features of constrictive pericarditis: a new observation. Circulation 95:3799–3800, 1997.
Increased filling pressures can mask the reciprocal changes in RV and LV diastolic filling seen in patients with constrictive pericarditis. If this diagnosis is suspected on clinical grounds, repeat recordings of ventricular filling after decreasing filling volumes is warranted (for example, in the sitting rather than supine position).
18. Oki T, Tabata T, Yamada H, et al: Right and left ventricular wall motion velocities as diagnostic indicators of constrictive pericarditis. Am J Cardiol 81:465–470, 1998.
Doppler tissue imaging demonstrates an abrupt outward motion of the ventricular walls immediately after the early diastolic filling velocity in patients with constrictive pericarditis compared to normal subjects. This finding has potential value for diagnosis of constrictive pericarditis.
19. Abdalla AI, Murray RD, Lee JC, et al: Does rapid volume loading during transesophageal echocardiography differentiate constrictive pericarditis from restrictive cardiomyopathy? Echocardiography 19:125–134, 2002.
Rapid intravenous infusion of normal saline during TEE in patients with suspected diastolic dysfunction was well tolerated and enhanced the respiratory variation in the pulmonary vein diastolic flow curve seen in patients with constrictive pericarditis.
20. Sohn D, Kim Y, Kim H, et al: Unique features of early diastolic mitral annulus velocity in constrictive pericarditis. J Am Soc Echocardiogr 17:222–226, 2004.
Doppler tissue velocity data were evaluated before and after therapy in 17 patients with constrictive pericarditis and 8 patients with cardiac tamponade, compared to age- and sex-matched control subjects. Paralleling the findings of mitral inflow E velocities, tissue Doppler early-diastolic velocity is increased with constrictive pericarditis and reduced with tamponade physiology; both these changes resolved after pericardiocentesis or relief of constriction.
21. Sengupta P, Mohan J, Mehta V, et al: Accuracy and pitfalls of early diastolic motion of the mitral annulus for diagnosing constrictive pericarditis by tissue Doppler imaging. Am J Cardiol 93:886–890, 2004.
Doppler tissue velocity imaging in 87 subjects with suspected constrictive pericarditis were compared to 35 age- and sex-matched controls. Constrictive pericarditis was confirmed at surgery in 45 subjects (52%); the remainder were diagnosed with restrictive cardiomyopathy (13%), cor pulmonale (23%), or old pericardial effusion. Mitral annular tissue Doppler early-diastolic velocity (E′) was normal (≥8 cm/s) in 89% of the subjects with constrictive pericarditis. In contrast, E′ was reduced in most patients with restrictive cardiomyopathy.
22. Sagrista-Sauleda J, Angel J, Sanchez A, et al: Effusive-constrictive pericarditis. N Engl J Med 350:469–475, 2004.
Both pericardial effusion and constrictive pericarditis can coexist when there is excessive thickening and rigidity of the visceral pericardium (without adherence to the parietal pericardium). in a consecutive series of 1184 patients with pericarditis, 218 (18%) had tamponade physiology, and 15 (1.3% of total and 7% of those with tamponade) had effusive-constrictive pericarditis.
23. Yamada H, Tabata T, Jaffer S, et al: Clinical features of mixed physiology of constriction and restriction: Echocardiographic characteristics and clinical outcome Eur J Echocardiogr 8:185–194, 2007.
Echocardiographic findings consistent with combined constrictive pericarditis and restrictive cardiomyopathy were seen in 38 patients (mean age 57 ± 14 years, 8 females, 30 males). There was respiratory variation in LV and RV diastolic filling, but the degree of variation was only about 11% in those in sinus rhythm and 18% in those with an atrial arrhythmia. Pericardial thickening was present in all patients but was diffuse in only 24%; thickening was seen only adjacent to the right-heart chambers in 50% and the left heart in 26%. The cause of constriction/restriction was prior radiation therapy in 50%, coronary bypass surgery in 24%, and cardiac transplantation in 8%.

11 瓣膜狭窄

基本原理

瓣膜狭窄的评估途径

心脏瓣膜狭窄可能由于先天性瓣膜发育异常、炎症后病变（如风湿性）或与年龄有关的钙化引起。随着瓣口开放面积减小，血流梗阻的增加导致血流速度的加快和跨瓣压差的增大。在单发瓣膜狭窄的患者中，其瓣口面积减少到正常大小的 1/4 后，通常会出现典型的临床症状。在狭窄和反流的混合性病变中，如果单独评价，当每一病变的严重程度只有中度时就可能出现临床症状。

瓣膜狭窄的继发性改变包括特定心腔受压力负荷过度影响的反应。心室对压力负荷的反应为心肌肥厚；心房的反应为扩张。慢性压力负荷增加也可导致其他上游心腔和肺血管床的不可逆转的变化

（如二尖瓣狭窄）。

瓣膜狭窄患者的完整的超声心动图评价包括：

- 确定瓣膜狭窄病因的影像
- 狭窄程度的定量
- 共存瓣膜疾病的评价
- 左心室（LV）收缩功能的评价
- 其他上游心腔和肺血管床对慢性压力负荷增加的反应

超声心动图评估后再与相关临床资料结合，从而为患者提供完整的评价。

瓣膜狭窄的血流动力学

高速射流

狭窄瓣膜的血流动力学特点是在狭窄口处形成一个分层的高速射流。血流速度剖面图在射流的起始断面处相对较钝（或平），并且当射流达到其缩流最窄截面积时（在解剖狭窄口的稍下游处）仍较钝（图 11-1）。因此，血流最窄截面积（生理口面积）小于解剖口面积。生理口和解剖口面积的最大区别取决于孔口的几何形状和雷诺数（有关流体惯性和剪切应力属性的描述符号）。生理口面积与解剖口面积之比称为流量系数。

高速射流的长度也取决于孔口的几何形状，并随临床情况的不同而不同。例如，经过一个畸形、不规则、钙化的主动脉瓣形成非常短小的射流；经过一个平滑渐细的、对称的、风湿性二尖瓣口或先天性狭窄的半月瓣口形成较长的射流（图 11-2 和 11-3）。

压力阶差和流速的关系

根据非稳态 1/2 伯努利方程，狭窄瓣膜的跨瓣压差与射流速度的关系计算为：

$$\Delta P = \underbrace{\tfrac{1}{2}\rho(v_2^2 - v_1^2)}_{\text{对流加速度}} + \underbrace{\rho(dv/dt)dx}_{\text{局部加速度}} + \underbrace{R(v)}_{\text{黏性阻力}} \qquad (11\text{-}1)$$

ΔP 是跨瓣压差（mmHg），ρ 是血液密度（$1.06 \times 10^3\ kg/m^3$），v_2 是狭窄射流速度，v_1 是狭窄近心端速度，$(dv/dt)dx$ 是沿血流线各距离处速度的时间变量，R 是描述流体和孔隙黏滞损失的常数。大约在 1738 年，Daniel Bernoulli 通过对硬管中稳定的水流研究首先描述这个方程。后来的概念由 Euler 进一

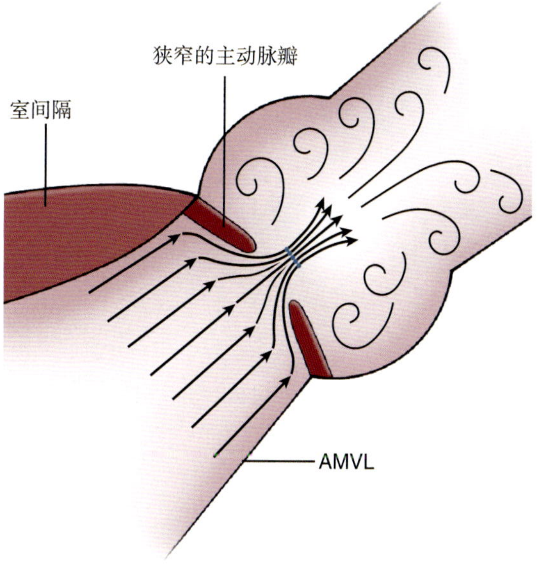

图 11-1 主动脉瓣狭窄收缩期的血流动力学示意图。左心室流出道被室间隔及二尖瓣前叶（AMVL）隔开。随着左心室流出道血流加速和汇集，如箭头方向所示，在主动脉瓣狭窄近心端血流速度剖面图相对平坦。当血流进入狭窄的孔口，邻近瓣膜的空间狭小地带处血流加速。在狭窄孔口处，形成一个高速层流射流，在孔口下游形成最窄血流（流颈，蓝线所示）。除了射流外，血流均受到干扰，血流中血细胞向多方向、以不同速度移动。（Reprinted with permission from Judge KW，Otto CM: Doppler echocardiographic evaluation of aortic stenosis. Cardiol Clin 8:203，1990.）

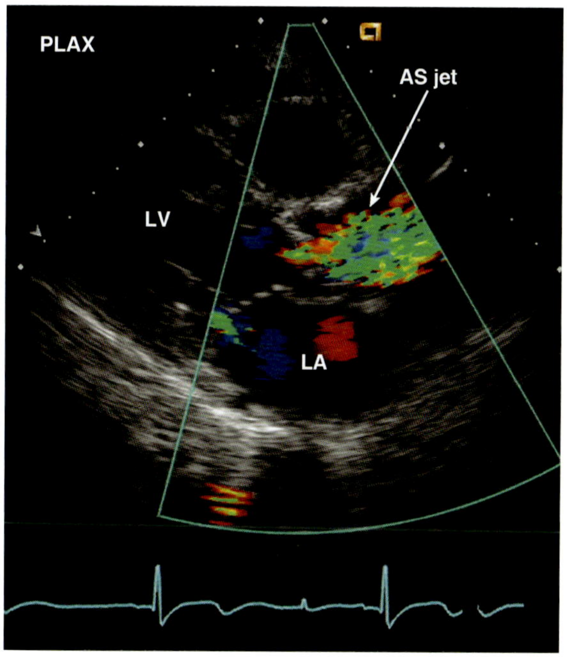

图 11-2 钙化性主动脉瓣狭窄的胸骨旁长轴切面彩色血流成像。狭窄后血流紊乱可识别瓣膜水平的血流受阻部位，但由于层流射流过短以致于不能清晰显示射流的方向。LA：左心房；LV：左心室；AS jet：主动脉瓣狭窄射流。

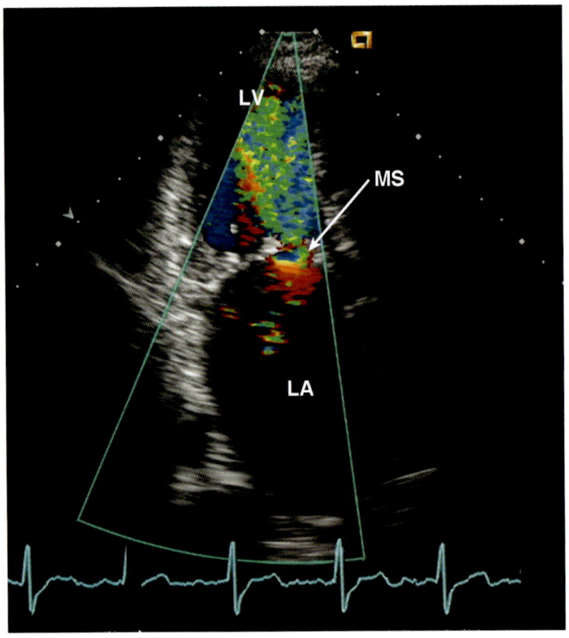

图 11-3 二尖瓣狭窄（MS）射流的心尖长轴切面彩色血流成像。注意长射流方向指向 LV 心尖，并显示瓣膜左心房侧界限清楚的近端等速表面积。

步扩充和完善。值得注意的是，尽管临床研究表明应用这些公式能够非常准确地预测压力阶差，但严格说这些公式并不适用于有顺应性的心腔及血管中搏动性血流。此方程在 1976 年由 Holen 第一次应用到狭窄二尖瓣的多普勒数据中，Hatle 在 1979 年应用于主动脉瓣狭窄。

去除黏性损失和加速度，代替已知的血液密度数值，并添加一个测量单位为米 / 秒（m/s）的速度和压力梯度为毫米汞柱（mmHg）的转换因子，伯努利方程可以简化为：

$$\Delta P = 4(v_2^2 - v_1^2) \quad (11\text{-}2)$$

如果近端速度小于 1m/s，这是瓣膜狭窄常见的情况，那么当它平方后会变得更小［例如，$(0.8)^2 = 0.64$］。因此，临床应用中近端速度往往可以忽略：

$$\Delta P = 4v^2 \quad (11\text{-}3)$$

这种简化的伯努利方程对于最大压力梯度（从最大速度）和平均压力梯度（在血流期结合瞬时压力差）的计算高度准确并可重复。

末梢血流紊乱

狭窄射流的远端，因多种血流速度及方向而变得杂乱无章，尽管可发展为湍流，对于严格的血流动力学定义，湍流可能没有发生。血流紊乱传播到远端的距离与狭窄严重度相关。此外，在流场下游出现的湍流能够准确地识别狭窄的解剖位置，例如，区别瓣下流出道狭窄（湍流在瓣膜心室侧）和瓣膜狭窄（湍流在瓣膜以远）。

近端血流模式

狭窄瓣膜的近端，血流平稳、规则（层流）伴有正常的血流速度。靠近狭窄瓣膜的空间流速剖面取决于瓣膜的解剖、流入道几何构型以及血流加速的程度，例如，在钙化的主动脉瓣狭窄，心室收缩期血液流动加速伴有流出道几何构型的尖细流，导致靠近狭窄瓣膜的流出道形成相对平稳的血流速度（一个“平”流剖面）。邻近孔隙处血流骤然加速形成高速射流，但这个近端加速区域空间小。先天性主动脉瓣狭窄在收缩期主动瓣叶圆顶处血流速度加速区血流剖面大于主动脉瓣钙化。然而，无论病因如何，主动脉瓣环近端血流模式相同，表现为相对平稳的流速剖面。

与此相反，二尖瓣狭窄的近端血流模式是完全不同的（图 11-4）。左心房（LA）到左心室的压力阶差驱动血流被动地从流入腔（左心房）突然进入狭窄的孔隙。显著的近端血流加速占到左心房相当大的面积。三维（3D）的速度剖面是弯曲的；也就是说，在通过狭窄的开口射流方向上邻近中心或在中心，血流速度更快，离狭窄口越远，血流速度越

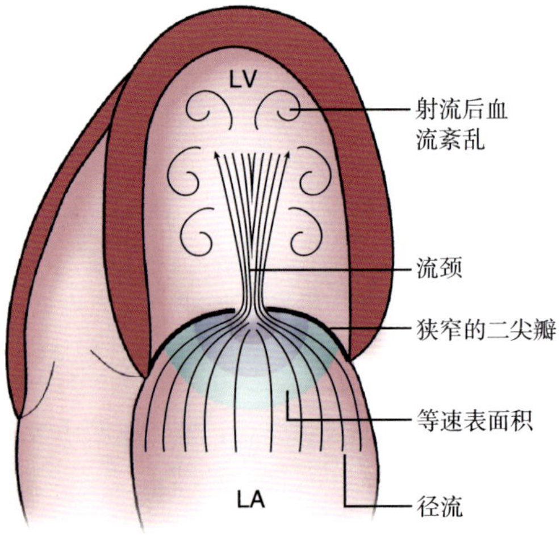

图 11-4 风湿性二尖瓣狭窄的血流动力学示意图。当接近狭窄口时流体加速，以几个弯曲的近端等速表面积表示。二尖瓣狭窄射流长，射流后血流紊乱发生于层流射流的邻近和远端。

慢。因此房室瓣近端血流剖面是半椭圆形的，不像狭窄半月瓣附近的血流剖面更加平坦。任何邻近狭窄孔近端的三维表面积所有的血流速度是相等的，可称为近端等速表面积（proximal isovelocity surface area，PISA）。

正如第 6 章中所描述的，这种流体模型的重要性在于通过血流横截面积以及空间流速的知识，能够计算出通过狭窄瓣膜的每搏量。这个概念适用于邻近狭窄主动脉瓣的层流剖面（用于连续方程），适用于二尖瓣狭窄的近端血流模型，也适用于反流病变中的近端等速表面积（见第 12 章）。

主动脉瓣狭窄

主动脉瓣的影像学诊断

成人主动脉瓣狭窄的主要病因为：

- 钙化性主动脉瓣狭窄
- 先天性主动脉瓣疾病（二瓣或单瓣化）
- 风湿性瓣膜病

钙化性主动脉瓣狭窄

成人主动脉瓣狭窄的常见原因是正常解剖三叶瓣年龄相关性钙化。钙化经过多年，进程缓慢，最初在二维超声表现为主动脉瓣“硬化”——局部回声增强，通常表现在瓣叶基底部，无明显左心室流出道梗阻。临床显著梗阻的年龄多见于 75 ~ 80 岁。当梗阻存在时，二维超声显示瓣叶回声明显增强，伴有钙化和收缩期开口减小。当怀疑有主动脉瓣狭窄时，通过二维超声或 M 型超声发现收缩期瓣叶分离距离超过 15mm 或更多时，可排除严重狭窄。当瓣叶不正常或收缩期瓣叶分离距离小于 15mm，根据狭窄孔隙的面积，梗阻程度可以分为轻、中、重度。在一些患者，通过良好的经胸（TTE）或者经食管（TEE）超声显像，用二维超声短轴切面直接测量瓣口面积是可行的。然而钙化的瓣口面积测量可能并不准确，因钙化退行性的孔隙是复杂的三维空间解剖结构。如果狭窄孔是非平面的，关键要确保切面与狭窄孔隙的最窄处在同一平面，否则瓣膜面积的测量可能会误导。即使在精准操作下，二维或三维超声测量的是狭窄孔的解剖瓣口面积，而多普勒数据提供的是功能性瓣口面积（图 11-5）。

二叶化主动脉瓣

70 岁以下重度主动脉瓣狭窄患者中存在先天性二叶化主动脉瓣者占 2/3，70 岁以上则占 1/3。狭窄严重的情况下，二叶化主动脉瓣继发钙化难以与三叶主动脉瓣钙化相区别，而在疾病的早期，胸骨旁短轴切面显示收缩期只有两个瓣叶可以明确主动脉瓣二叶化（图 11-6）。收缩期长轴切面显示瓣叶向主动脉膨出，形成“穹顶样”外观。M 型超声可通过偏心闭合线识别二叶瓣，但因 M 型超声取样位置可在瓣叶顶部或基底部造成测量位置的不同，从而误导了瓣叶分离的程度。同样，二维超声切面如果不能和最窄处瓣尖对齐，瓣口面积的测量也是错误的。三维超声可以提供更清楚的解剖瓣膜视野。

通常两个瓣叶的大小是不一样的，前叶（瓣叶开放前后排列）或右叶（瓣叶开放左右排列）更大一些。许多二叶瓣的大叶有脊，在舒张期闭合的瓣叶更像三叶瓣；准确识别瓣叶数目只能在收缩期。一旦二叶化主动脉瓣需要评价狭窄和（或）关闭不全时，需要做多普勒检查。主动脉瓣二叶化通常伴随着主动脉窦及升主动脉扩张。

风湿性主动脉瓣狭窄

风湿性瓣膜病多先累及二尖瓣，因此风湿性主动脉瓣狭窄多伴有二尖瓣病变。与风湿性二尖瓣狭窄的病理改变相似，风湿性病变导致主动脉瓣叶交界粘连。二维超声显示瓣叶边缘回声增强，交界粘连，瓣叶呈穹窿样改变。通常超声心动图类似于钙化性主动脉瓣狭窄的表现（而非存在风湿性二尖瓣疾病）。

先天性主动脉瓣狭窄

先天性主动脉瓣狭窄的诊断通常是在童年，但有些患者直到青年才出现症状，或者在儿童或青少年经历了外科瓣膜术后出现再狭窄。这些患者大多是单叶瓣伴有一个偏心孔隙和明显的收缩期穹窿。

鉴别诊断

左心室流出道梗阻的鉴别诊断包括：

- 固定的瓣下梗阻（瓣下隔膜或肌性狭窄）
- 动态瓣下梗阻（肥厚型心肌病）
- 瓣上狭窄

对于一个临床诊断为主动脉瓣狭窄的患者，超声心动图要明确梗阻的部位是否在瓣膜，或导致临

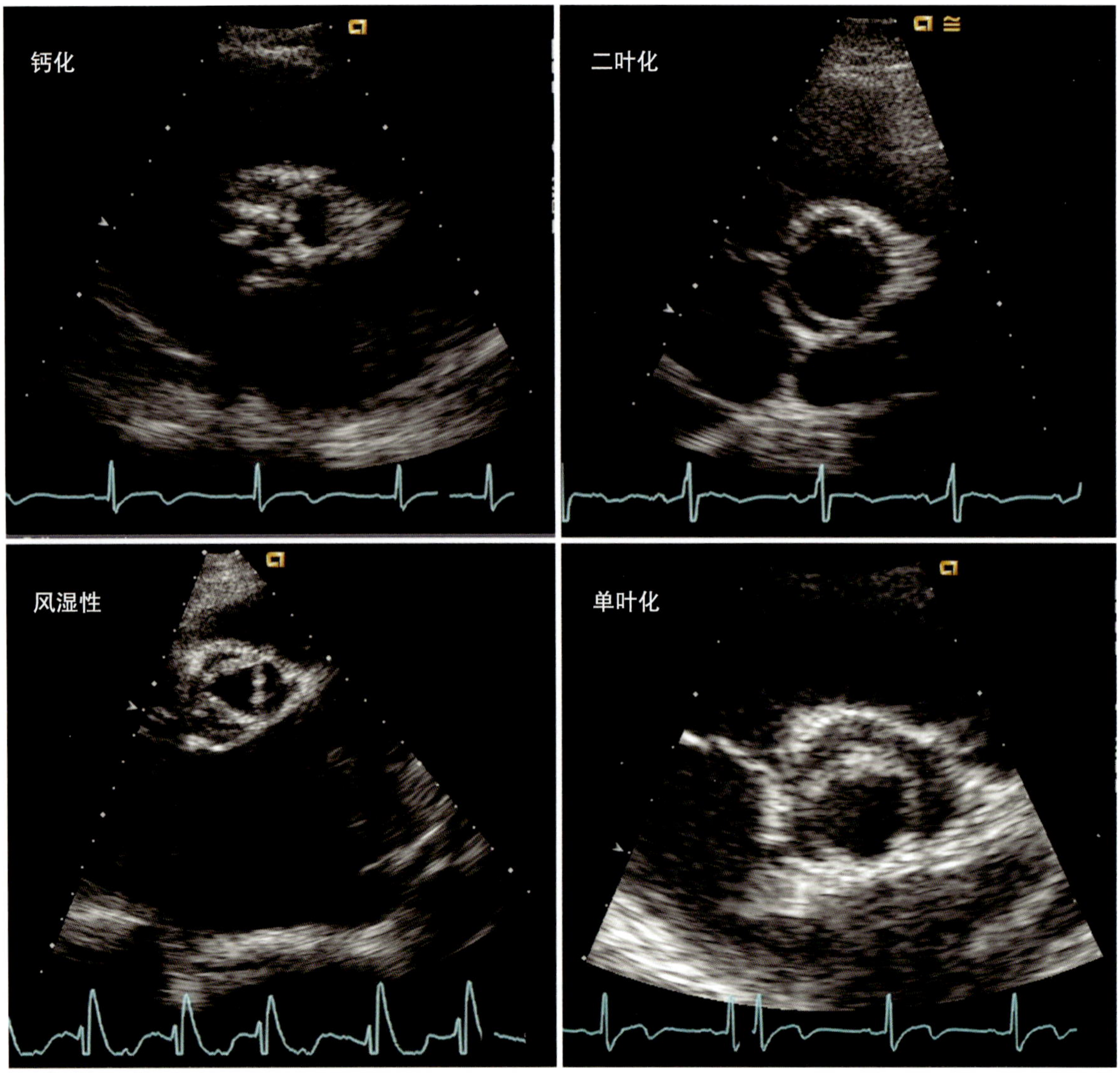

图 11-5 主动脉瓣狭窄（AS）四种最常见病因的胸骨旁收缩中期短轴切面。钙化的 AS 主要表现为瓣膜边缘的钙化结节，瓣叶回声增强不伴有交界粘连。钙化强回声限制了图像质量。在一个年轻的先天性主动脉瓣二叶化患者中，收缩期两个瓣叶（前叶伴有脊）开放。老年患者中，继发性钙化改变导致狭窄。风湿性狭窄的诊断特征是交界粘连伴有二尖瓣病变，并有特征性的收缩期主动脉瓣开放呈三角形。在年轻人中，主动脉瓣单叶化表现为只有一个附着点（在 6 点方向），瓣叶开放呈漏斗形。瓣口面积的测量是不准确的，除非测量切面是穹窿顶部的最窄处。

床症状的其他诊断（图 11-7）。

在年轻成人中，当多普勒检查存在明确升高的跨主动脉瓣压差，而主动脉瓣无明显狭窄时，应怀疑主动脉瓣下隔膜。当怀疑该诊断，经胸超声不能明确显示隔膜时，可以考虑做经食管超声。对于固定梗阻，无论是瓣下、瓣上或瓣环，射流的空间起源和连续波多普勒速度曲线的形状是相似的，但仔细的脉冲多普勒以及彩色血流显像可以通过检测狭窄后湍流以及流速增加的位点，来明确梗阻的位置。

在动态流出道梗阻中，收缩晚期的连续波多普勒曲线的时间和形状是完全不同的。此外，梗阻程度随刺激干预而显著变化，在第 9 章有详细介绍。在偶见同时伴发主动脉瓣狭窄及主动脉瓣下狭窄的患者中，高脉冲重复频率多普勒超声可有助于确定在每个梗阻部位的最大速度。

狭窄严重程度的定量

通过狭窄瓣膜的血流动力学公式可以准确地计算出主动脉瓣狭窄的严重程度。狭窄程度的评价标

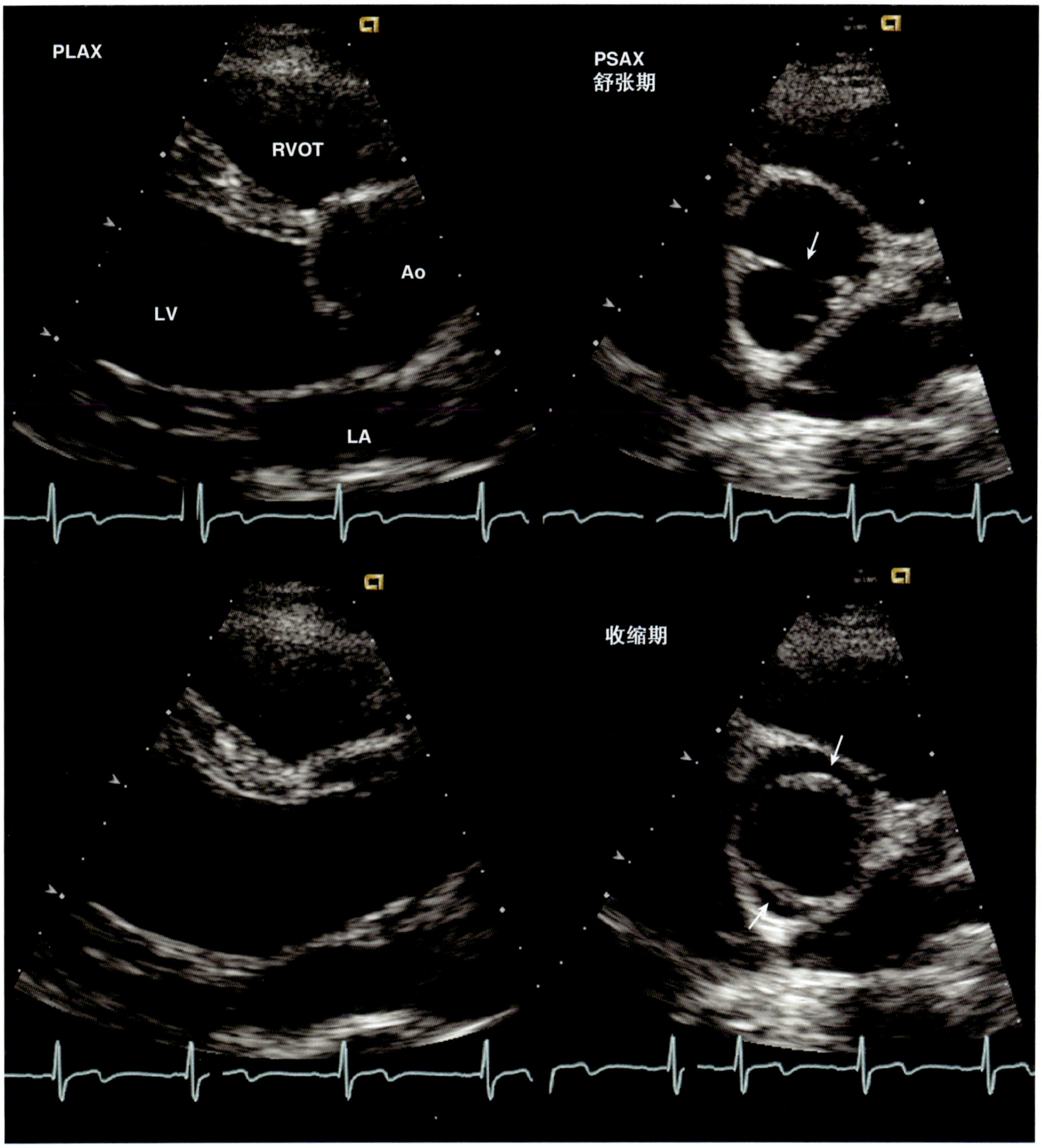

图 11-6 二叶化主动脉瓣舒张期（上）和收缩期（下）的胸骨旁长轴切面（PLAX）（左）及短轴切面（PSAX）（右）。箭头标记出胸骨旁长轴切面瓣叶舒张期下垂和收缩期穹窿顶部。收缩期在短轴切面只能看见两个瓣叶开放，交界位于 4 点和 10 点。

准包括：

- 主动脉瓣最大射流速度的测量
- 平均跨瓣压差的计算
- 测定瓣口面积的连续方程

压力阶差

通过简化的伯努利方程可以由最大主动脉瓣流速（V_{max}）计算出最大跨瓣压差（ΔP_{max}）（图 11-8）：

$$\Delta P_{max} = 4V_{max}^2 \quad (11\text{-}4)$$

平均跨瓣压差（ΔP_{mean}）通过数字化主动脉流速曲线（V_1 ~ Vn 是瞬时速度）以及射流收缩期的平均瞬时压差计算。

$$\Delta P_{mean} = \frac{4v21 + 4v22 + 4v23 + ... + 4v2n}{n} \quad (11\text{-}5)$$

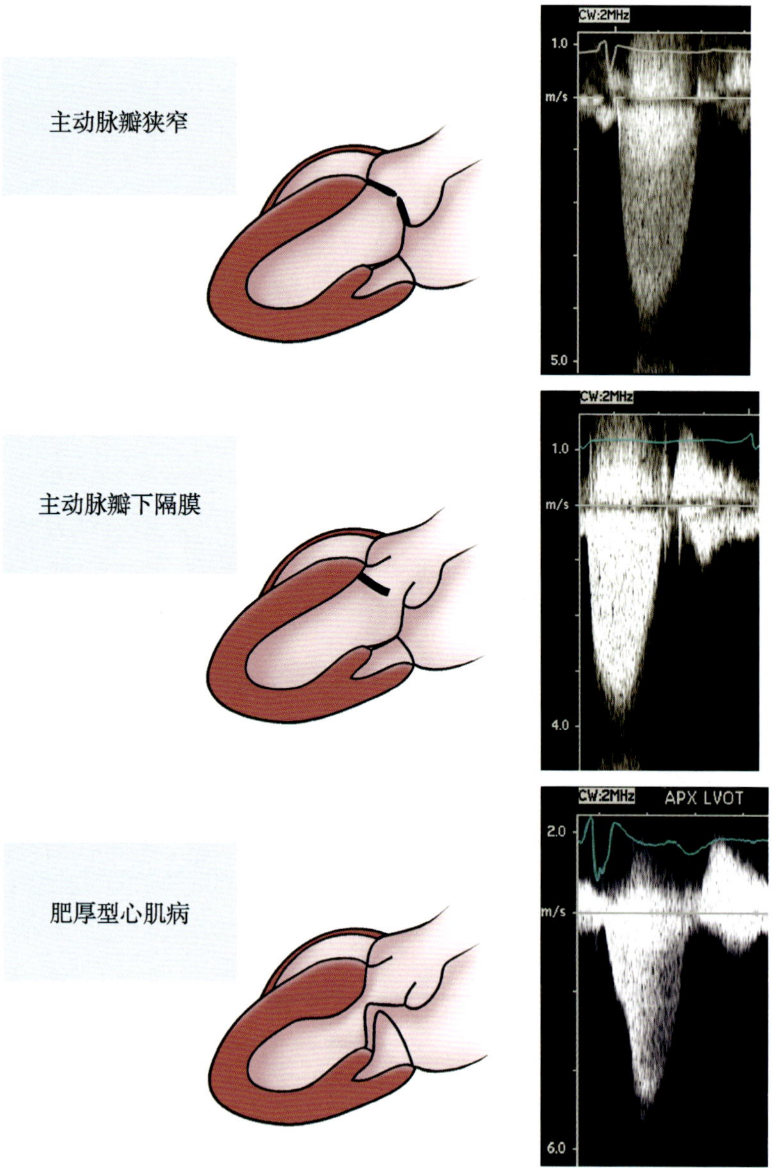

图 11-7 在主动脉瓣狭窄、由于主动脉瓣下隔膜造成的固定瓣下梗阻以及由肥厚型心肌病造成的动态梗阻中，连续波多普勒血流速度曲线的形态示例。主动脉瓣下狭窄和主动脉瓣狭窄的连续波多普勒曲线相似，瓣下狭窄的瓣叶粗颤导致收缩期速度曲线表面粗糙。这些都可以通过二维和彩色多普勒区别。动力性梗阻的曲线形状显著不同，速度峰值位于收缩后期。

有趣的是，主动脉瓣狭窄的实际压差和最大跨瓣压差密切并呈线性相关，所以平均压差可从回归方程中得出。

$$\Delta P_{\text{mean}} = 2.4(V_{\max})^2 \quad (11\text{-}6)$$

在严格注意操作下，经过大量体内、动物及临床试验证实多普勒测压差是准确的（表 11-1）。尽管多普勒最大压差和导管测压中的瞬时最大压差相关，多普勒平均压差和导管测压平均压差相关，但多普勒压差并不与导管测压中峰值对峰值压差相对应。事实上，峰值主动脉和左心室的压力峰值不同时出现，所以多普勒超声记录的瞬时速度都不是与严格的临床检测相匹配。只比较平均压差可避免个体患者中多普勒测压数据的误差（图 11-9）。

在患者管理中当比较非瞬间数据记录时生理性压差改变应该被考虑。压力阶差取决于流速和瓣口狭窄程度，因此在个别患者中当跨瓣血流量增加（如焦虑、运动）则跨瓣压差增加，跨瓣血流减少（如镇静、低血容量）则跨瓣压差减少。

压差对容积流量的依赖性对于成人慢性流量增加或减少的瓣膜狭窄程度的判断可导致错误结论。例如，一个伴发主动脉瓣反流的患者尽管有一个较高的跨瓣压差，但其狭窄程度只有中度。相反一个伴有左心室收缩功能不全或伴发二尖瓣关闭不全的

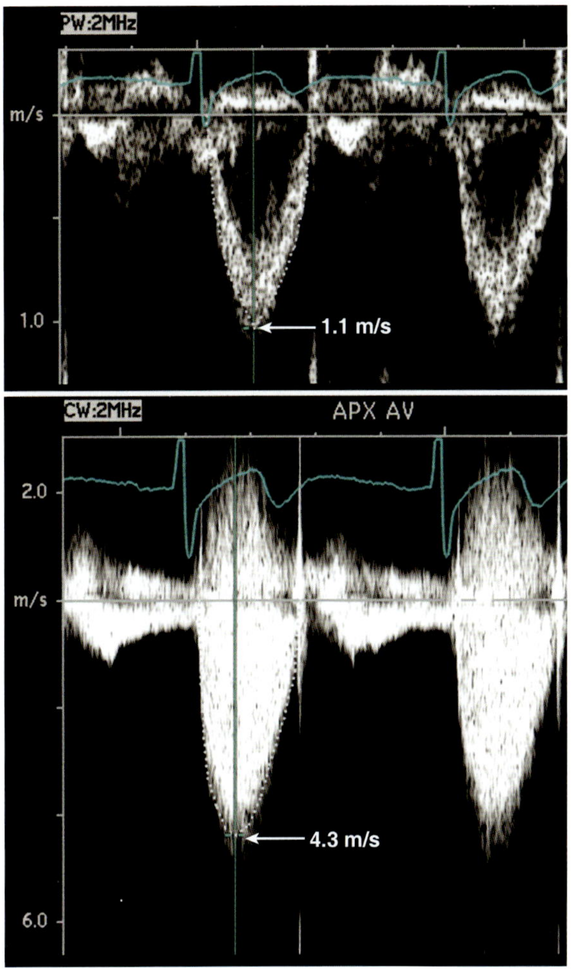

图 11-8　左心室流出道血流速度的脉冲多普勒（上）和主动脉瓣狭窄射流的连续波多普勒（下）。采用专用非成像探头从心尖途径通过仔细调整角度以确定最高流速射流来记录连续波多普勒图像。这代表了血流方向与狭窄射流间能取得最大平行截距的角度。最大压力阶差通过 $\Delta P=4v^2$ 计算，平均压力阶差由收缩射血期的瞬时阶差的积分所决定。流速比是 0.26。

患者，尽管狭窄严重但跨瓣压差较低。在成人主动脉瓣狭窄中这些并发病常见，所以对于评价狭窄程度瓣口面积是必不可少的。

瓣口面积的连续方程

主动脉瓣口面积的计算基于流体连续性。具体来说，每搏输出量（SV）在主动脉瓣近端和狭窄瓣口是相等的：

$$SV_{LVOT} = SV_{Ao} \qquad (11\text{-}7)$$

如果流体是一个空间平面层流速度剖面，

$$SV = CSA \times VTI \qquad (11\text{-}8)$$

CSA 为流体横截面积（cm^2），SV 为每搏量（cm^3），VTI 是速度 - 时间积分（cm）。因为主动脉射流及近端的流体是一个合理的平层速度剖面，

$$CSA_{LVOT} \times VTI_{LVOT} = CSA_{Ao} \times VTI_{Ao} \qquad (11\text{-}9)$$

所有公式中的变量除了主动脉瓣流体横截面积均可通过二维以及多普勒超声测出，CSA_{Ao} 就是狭窄的主动脉瓣口面积（AVA）。可将公式改为：

$$AVA = (CSA_{LVOT} \times VTI_{LVOT})/VTI_{Ao} \qquad (11\text{-}10)$$

因此，使用连续方程计算主动脉瓣口面积需要测量（图 11-10）：

- ❒ 左心室流出道（LVOT）直径
- ❒ LVOT 速度 - 时间积分（VTI）
- ❒ 主动脉瓣射流 VTI

LVOT 直径经过胸骨旁长轴收缩期中期二维超声测定，用于计算圆形流出道截面积。流出道 VTI 通过心尖切面由脉冲多普勒测得。主动脉瓣狭窄射流的 VTI 由连续波多普勒测定。

临床使用连续方程，可以通过以最大流速（V）替代 VTI 而使其简化，因为 LVOT 的形状和时相与主动脉瓣射流速度曲线相似，它们的比值几乎相同：

$$VTI_{LVOT}/VTI_{Ao} \cong V_{LVOT}/V_{Ao} \qquad (11\text{-}11)$$

简化的连续方程式为

$$AVA = CSA_{LVOT} \times (V_{LVOT}/V_{Ao}) \qquad (11\text{-}12)$$

为了精确计算瓣口面积，每一位患者都必须测量流出道直径。虽然女性的流出道直径有小于男性的倾向，并且在将婴儿到成人的所有年龄段个体都考虑在内时，流出道直径的大小与体型大小是相互关联的；而在成人中，性别或体型大小与流出道直径的相关性则不强。另一方面，对某个指定的成人患者来说，其流出道直径随时间的推移倾向于保持恒定。随访中流出道直径的显著差别更有可能代表了测量的误差，而非真实的时间间隔上的解剖学改变。因此，流出道流速与主动脉射流速度之比可用于随访个体患者的疾病进展。

流速比

虽然严格来讲流速比不能与瓣口面积相提并论，但事实上，其在经过了体型大小的“指数化”

表 11-1　确证瓣膜狭窄中多普勒压力阶差的相关研究（在体同步记录数据）

第一作者及发表年限	N	研究人群 / 模型	*R*	范围（mmHg）	SEE（mmHg）
Callahan 1985	120	瓣上梗阻	0.99（ΔP_{max}）	7 ~ 179	5.2
		（犬模型）	0.98（$\Delta P_{平均}$）	N/A	4.3
Smith 1985	88	瓣上梗阻	0.98（ΔP_{max}）	5 ~ 166	5.3
		（犬模型）	0.98（$\Delta P_{平均}$）	5 ~ 116	3.3
Currie 1985	100	主动脉瓣狭窄成人患者	0.92（ΔP_{max}）	2 ~ 180	15
			0.92（$\Delta P_{平均}$）	0 ~ 112	10
Smith 1986	33	主动脉瓣狭窄成人患者	0.85（ΔP_{max}）	27 ~ 138	N/A
Simpson 1985	24	主动脉瓣狭窄成人患者	0.98（ΔP_{max}）	0 ~ 120	N/A
Burwash 1993	98	慢性主动脉瓣狭窄	0.95（ΔP_{max}）	10 ~ 128	8.4
		（犬模型）	0.91（$\Delta P_{平均}$）	5 ~ 77	5.3

N/A：无明确结论。

Data from Callahan et al: Am J Cardiol 56:989–993，1985; Smith et al: J Am Coll Cardiol 6:1306–1314，1985; Currie et al: Circulation 71:1162–1169，1985; Smith et al: Am Heart J 111:245–252，1986; Simpson et al: Br Heart J 53:636–639，1985; Burwash et al: Am J Physiol 265（Heart Circ Physiol 34）:H734–H1743，1993.

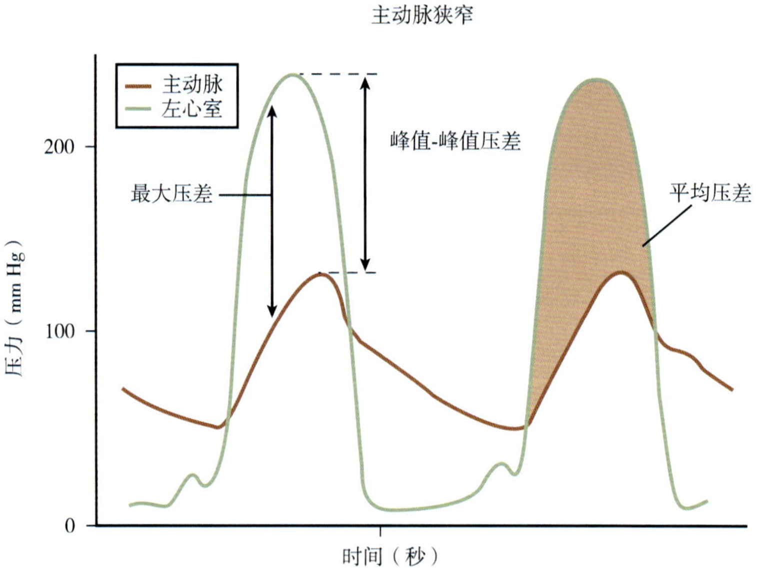

图 11-9　举例说明在有严重主动脉瓣狭窄的患者中使用导管测压得到的左心室和主动脉压力。注意最大瞬时压差大于峰值 - 峰值压差。阴影部分代表平均压差。

后也可作为测量狭窄严重程度的有效方法。显然，正常瓣口面积取决于体型大小；婴儿及儿童的瓣口面积较成人的小，体型大的成人瓣口面积可能较体型小者的瓣口面积大。将体型大小的影响考虑在内的办法是将瓣口面积“指数化”，也即通过体表面积（BSA）或一些其他体型大小的计算方法（如身高等）除以瓣口面积：

$$主动脉瓣指数 = AVA/BSA \quad (11\text{-}13)$$

另一种可替代的方法是将某一个体的“正常”瓣口面积的大小定义为流出道的大小。那么，从流出道到主动脉射流速度的增加就反映了瓣口面积狭窄的严重程度，而无需考虑体型大小的差别。如果：

$$\begin{aligned}&“正常”AVA = CSA_{LVOT}\ 和\\&实际\ AVA \cong “正常”AVA \times V_{LVOT}/V_{Ao},\\&然后，实际\ AVA/“正常”AVA \cong V_{LVOT}/V_{Ao}\end{aligned} \quad (11\text{-}14)$$

那么流速比接近 1 就表明轻度阻塞，流速比为 0.5 时表明瓣口面积为正常值的 1/2，而流速比为 0.25 时表明瓣口面积减小为大约正常值的 1/4（图 11-8）。

技术因素和潜在难点

与 Gorlin 公式通过侵袭性方法测量压力阶差及心输出量来计算瓣口面积相比，连续方程瓣口面积的计算结果证实是可靠的（表 11-2）。多普勒超声和侵袭性方法测量瓣膜面积的某些偏差是由于侵袭性数据的测量变异性及 Gorlin 公式本身的局限性造成的。然而，在记录多普勒及二维超声数据时的技术性因素及侵袭性技术的测量变异性也是重要的影响因素（表 11-3）。

如果仔细留意操作技术细节，有经验的实验室能够获得几乎所有主动脉瓣狭窄成人患者的精确的非侵袭性数据，用于计算跨主动脉瓣压力阶差及瓣膜面积。然而，对主动脉瓣狭窄严重程度的精确的非侵袭性定量测量是一个需要高度技术要求的操作过程，在临床应用过程中各个实验室均可见到显著的学习曲线效应。在多普勒测量方法中存在一些潜在的难点，在下文中详述。每一实验室都应通过与其他有经验的超声心动图室或诊断检查室进行比较，确保自己所获得测量数据的准确性。

主动脉射流。由于主动脉瓣狭窄的高流速（通常为 3 ~ 7 m/s），因而需要连续波（CW）多普勒超声来精确测量主动脉射流信号。当怀疑存在主动脉瓣狭窄时，应该选用配有非成像专用的连续波多

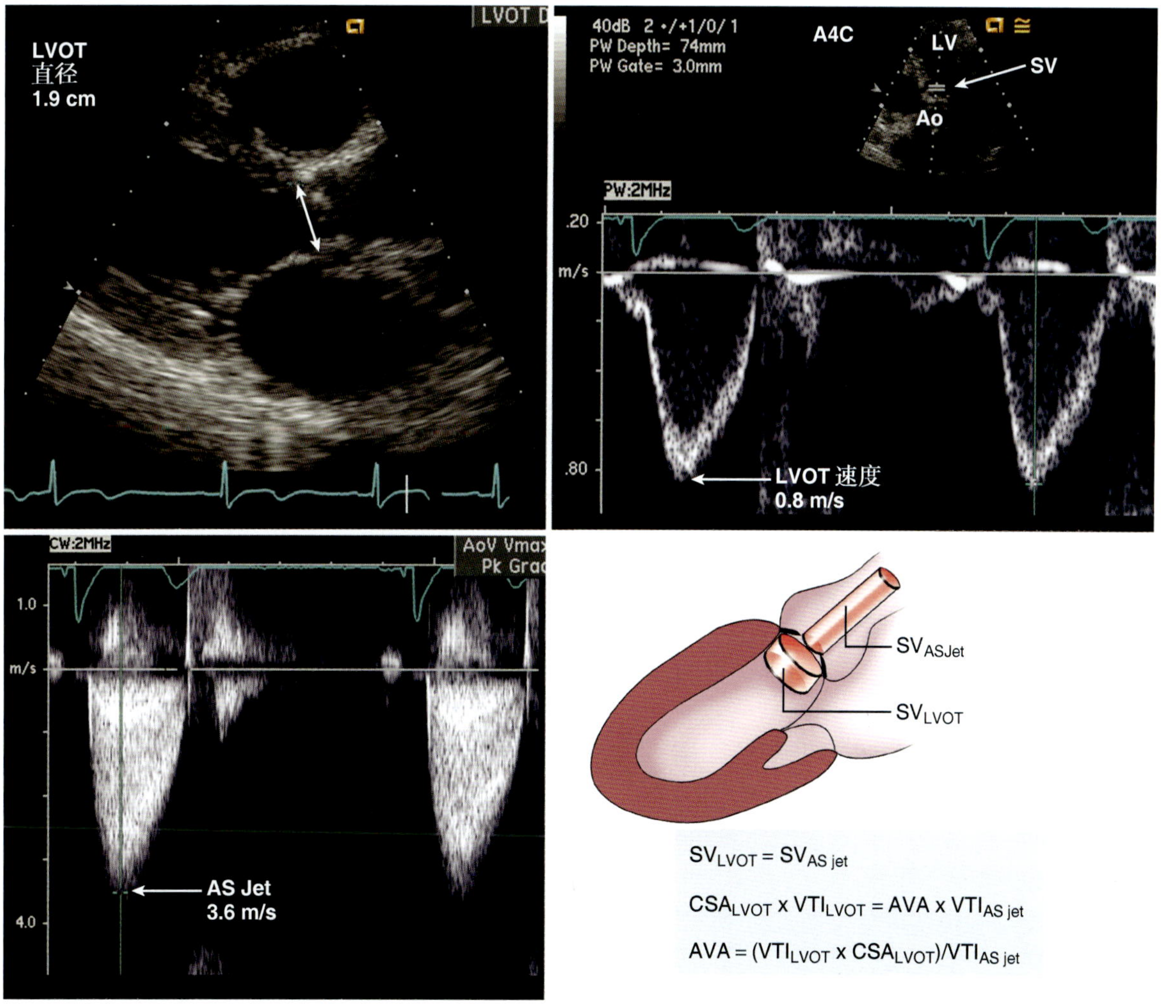

图 11-10 主动脉瓣口面积（AVA）连续方程的计算要求通过胸骨旁长轴切面测量左心室流出道（LVOT）直径，用于循环横断面积的计算（*上右*），要求用脉冲多普勒从心尖途径（*上左*）记录 LVOT 速度 - 时间积分（VTI），经任意能显示最高血流信号的窗口，应用连续波多普勒记录主动脉瓣狭窄射流（AS-jet）的 VTI。

表 11-2 主动脉瓣面积测定的相关研究

第一作者及发表年限	对比	N	研究人群	R*	范围（cm^2）	SEE*（cm^2）
Hakki 1981	简化 *vs.* 原始 Gorlin 公式	60	主动脉瓣狭窄	0.96	0.2 ~ 2.0	0.10
Skjaerpe 1985	Cont eq. *vs.* Gorlin	30	主动脉瓣狭窄	0.89	0.4 ~ 2.4	0.12
Zoghbi 1986	Cont eq. *vs.* Gorlin	39	主动脉瓣狭窄	0.95	0.4 ~ 2.0	0.15
Otto 1986	Cont eq. *vs.* Gorlin	48	主动脉瓣狭窄	0.71	0.2 ~ 3.7	0.32
Teirstein 1986	Cont eq. *vs.* Gorlin	30	主动脉瓣狭窄	0.88	0.3 ~ 1.6	0.17
Oh 1988	Cont eq. *vs.* Gorlin	100	主动脉瓣狭窄	0.83	0.2 ~ 1.8	0.19
Danielson 1989	Cont eq. *vs.* Gorlin	100	主动脉瓣狭窄	0.96	0.4 ~ 2.0	—
Cannon 1985	Gorlin *vs.* 瓣膜开口录像	42	猪瓣膜搏动血流模型	0.87	0.6 ~ 2.5	0.28
	新公式 *vs.* 实际瓣口面积	42	猪瓣膜搏动血流模型	0.98	0.6 ~ 2.5	0.11
Segal 1987	Cont eq *vs.* 实际瓣口面积		离体带孔板搏动血流	0.99	0.05 ~ 0.5	0.016
	Gorlin 公式 *vs.* 实际瓣口面积			0.87		0.047
Cannon 1988	Gorlin *vs.* 已知瓣口面积	135	人工主动脉瓣	0.39	0.6 ~ 2.3	—
Nishimura 1988	Cont eq *vs.* Gorlin	55	Pre-BAV	0.72	0.2 ~ 0.9	0.10
			Post-BAV	0.61	0.5 ~ 1.3	0.17
Desnoyers 1988	Cont eq *vs.* Gorlin	42	Pre-BAV	0.74	0.3 ~ 1.3	—
Tribouilloy 1994	TEE *vs.* cont eq	54	主动脉瓣狭窄	0.96	0.3 ~ 2.0	0.11
	TEE *vs.* Gorlin			0.90		0.12
Cormier 1996	TEE *vs.* Gorlin	45	主动脉瓣狭窄	0.74	0.5 ~ 1.4	—
Kim 1997	TEE *vs.* Gorlin	81	主动脉瓣狭窄	0.89	0.4 ~ 2.0	0.04

BAV：球囊主动脉瓣膜成形术；Cont eq：连续方程；Gorlin：Gorlin 公式瓣膜面积；TEE：经食管超声心动图二维瓣膜测面仪。
* 如未公开声明，则相关统计学计算均源于上表中所提供的原始数据。空白处表明可用于计算的数据为无效数据。
Data from Hakki et al: Circulation 63:1050–1055，1981; Skjaerpe et al: Circulation 72:810–818，1985; Zoghbi et al: Circulation 73:452–459，1986; Otto et al: J Am Coll Cardiol 7:509–517，1986; Teirstein et al: J Am Coll Cardiol 8:1059–1065，1986; Oh et al: J Am Coll Cardiol 11:1227–1234，1988; Danielson et al: Am J Cardiol 63:1107–1111，1989; Cannon et al: Circulation 71:1170–1178，1985; Segal et al: J Am Coll Cardiol 9:1294–1305，1987; Cannon et al: Am J Cardiol 62:113–116，1988; Nishimura et al: Circulation 78:791–799，1988; Desnoyers et al: Am J Cardiol 62:1078–1084，1988; Tribouilloy et al: Am Heart J 128:526–532，1994; Cormier et al: Am J Cardiol 77:882–885，1996; Kim et al: Am J Cardiol 79:436–441，1997.

普勒超声探头进行检查。该小“印迹”专用探头有较小的覆盖区，能够得到最佳位置及角度的超声束。此外，专用 CW 探头较同时具有成像及多普勒功能的探头相比，有更高的信噪比。

在记录主动脉射流速度信号的过程中，需要进行最大频移的搜索。那么可以假设这一信号代表了超声束与射流方向之间形成的近似平行的截距角度（θ）。通过平行校正，余弦 cosine θ 等于 1，因而在多普勒方程式中可以被忽略（见第 1 章）。任何从平行截距角度的偏移都会导致对射流速度的低估。例如，当实际流速为 5m/s 时，如截距角度为 30° 则会导致测量出的流速为 4.3 m/s。由于流速在伯努利方程中取二次方，因而对流速的低估会导致计算压力阶差时出现大的错误。然而，如果平行截距角度在 15° 以内，则流速测量的误差将等于或小于 5%。

主动脉射流的方向通常相对偏离主动脉瓣平面和主动脉长轴方向，因而难以通过 2D 图像预测出其射流方向。有时通过彩色血流图像可以直观显示

表 11-3 主动脉瓣狭窄超声评估的难点

技术方面
声波存取
AS 射流与超声束间截距角
流出道直径成像
呼吸运动
学习曲线效应
结果判读方面
识别血流信号的起源（AS *vs.* MR）
心脏搏动间变异性（AF，PVC）
观察者内及观察者间测量变异性
计算误差
生理学方面
心率或每搏输出量的暂时变化
流速依赖以及容量流率 ΔP
AS 严重程度的进展
参考标准方面
最大值 *vs.* 峰间 ΔP
连续性方程 *vs.* Gorlin 公式瓣口面积

射流方向，但是更多时候无法确定钙化性狭窄短射流的方向。甚至当在单个断层平面可见到射流方向时，在立面图中仍不能发现射流方向。

使超声束与方向未知的主动脉射流进行平行校正这一问题的较实用的解决方法是从一些有最佳患者定位和多个探头角度的声窗中进行仔细的搜索。那么可以假设所获得的最高流速信号代表了最大平行截距角度。最低限度，应从在检查床上左侧卧位患者的心尖途径，从右侧卧位患者的右侧胸骨旁位置以及仰卧位伴颈部伸展的患者的胸骨上切迹处扫查主动脉射流。在某些病例中可从肋骨下或左侧胸骨旁窗口记录到最高流速信号。

当 CW 束与主动脉射流成一条直线时，可见到平滑的流速曲线、其上清晰的峰速以及沿着流速曲线外缘的谱系的模糊变暗。可听到高频及高调的信号。做波谱记录应该用恰当的流速标尺（至少较观察到的最大射流速度高 1m/s），壁滤波器设定在高水平上，逐渐调整增益以清晰确定最大流速。在暗速度包裹的边缘测量最大速度。VTI 通过全收缩期流速曲线的数字化进行判断。

需要小心谨慎识别高速射流的起源。如果未充分注意到射流的时限、形状以及舒张期相关血流曲线，其他高速收缩期射流（表 11-4，图 11-11）可能会被误认为主动脉瓣狭窄。在一些病例中，二维“引导下”的连续波多普勒超声应用非成像探头记录最佳信号质量，有助于正确识别射流。

流出道直径。LVOT 直径在收缩中期测量，与狭窄主动脉瓣平面接近且平行，从室间隔心内膜回声的白 / 黑界面到二尖瓣前叶基底部的白 / 黑界面。胸骨旁长轴切面提供最精确的测量方法，因为其依赖超声束的中轴（而不是侧面）的分辨力。假设流出道横断面积（CSA）为圆形，那么

$$CSA_{LVOT} = \pi(D/2)^2 \qquad (11\text{-}15)$$

注意流出道直径测量的微小错误可能导致流出道横断面积计算的较大错误。

此外，在评估主动脉瓣狭窄严重性所进行的测量中，流出道测量显示出最大的观察者内部及观察者间的差异性。多个测量值求平均值以最小化这种潜在的误差来源。

流出道速度。应用脉冲多普勒超声从心尖途径记录流出道收缩流速信号。心尖前翘角度四腔心切面或心尖长轴切面均可用于测量。3 ~ 5mm 长度的取样容积放置在刚刚靠近狭窄射流的加速区域。通过在射流中开始取样容积，并慢慢从心尖途径调整定位，直到获得界限清楚的峰速度及波谱稍宽的平滑速度曲线，从而确保准确定位。存在动脉瓣关闭咔嗒声（而不是开放喀喇声）表明取样容积与瓣膜直接毗连。最初选择的传感器位置表明二维成像上的超声束与流出道长轴间的平行度调准。然后根据可闻及的多普勒信号及速度曲线调整传感器的位置

表 11-4 误认为主动脉瓣狭窄的其他高速收缩射流

主动脉瓣下梗阻（固有病变或动力性梗阻）
二尖瓣反流
三尖瓣反流
室间隔缺损
肺动脉瓣或肺动脉分支狭窄
外周血管狭窄（如锁骨下动脉）

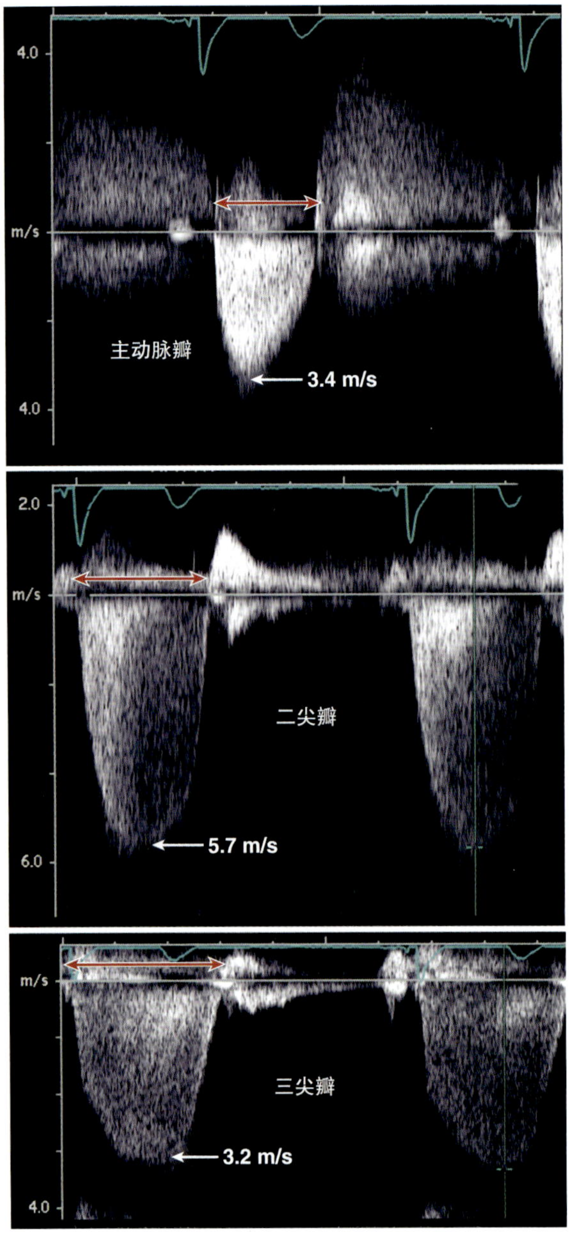

图 11-11 在同时患有主动脉瓣中度狭窄、二尖瓣轻度反流和严重肺动脉高压的某位患者上，从心尖途径记录的三个背离传感器方向的不同流速收缩期射流图像。这三个血流信号可根据时限、形状和舒张期相关血流信号进行鉴别。

和角度来记录近端血流加速区的最高速度信号。此外，可通过在每个心尖视图上侧跨流出道移动取样容积来记录平流速度剖面图。

这一取样容积的定位规则的原理是需要在同一解剖部位记录流出道直径及速度信号以精确计算经主动脉每搏输出量。与需要在 2D 超声束和流出道间进行垂直定向来精确测量流出道直径相比，需要在多普勒超声束和血流方向间进行平行定位以精确测定流速；因而，不可避免地是，只能从不同声窗非同时获得这两个记录。均通过紧邻狭窄瓣膜处进行测量可以提供一个参考点，以确保两个测量均在同一空间位置上进行。

在最致密波谱信号边缘测定流出道速度的最大值。通过描记收缩期流量曲线的模态速度测量速度 - 时间积分（VTI）。壁滤波器设置到足够低以能清晰界定出收缩射血期。

共存的瓣膜病

以主动脉瓣狭窄为主的患者中有较高比例（~80%）也同时患有轻度或中度主动脉瓣反流。反流的程度可通过第 12 章中所描述的方法评估。虽然合并主动脉瓣反流会导致经主动脉瓣压力阶差增加（由于经主动脉瓣血流量增加），但瓣膜面积的计算仍然精确。这是因为连续方程中的每搏输出量仍然代表的是经主动脉每搏输出量。

由于主动脉瓣钙化性狭窄的成人患者的二尖瓣环钙化，因而其合并二尖瓣反流也较为常见。而且，二尖瓣反流的严重程度也可通过第 12 章中所描述的方法评估。当存在二尖瓣反流时应特别注意 AVA 的计算。否则，如果由于跨主动脉瓣容积流量低而导致跨主动脉瓣压力阶差低时，有可能会漏诊严重的主动脉瓣狭窄。

患有风湿性主动脉瓣狭窄的患者也可能合并显著的二尖瓣狭窄、二尖瓣反流或者混合型二尖瓣病变。主动脉瓣狭窄严重程度的评估不受这些共存病变的影响，除了前述提到的如果跨主动脉瓣容积流率降低而导致跨主动脉瓣压力阶差低的可能性时。

左心室的继发改变

左心室对主动脉瓣狭窄的慢性压力负荷过度的继发改变是向心性肥大——由于室壁厚度增加而致左心室质量增加，但无心腔扩大。心室肥大有使左室壁应力正常化的趋势，由于

$$\text{室壁应力} \cong (R/Th) \times P \qquad (11\text{-}16)$$

在此公式中 R 代表心室半径，Th 代表室壁厚度，P 代表左心室压力。相对室壁厚度（室壁厚度与半

径的比）是一个简单而有用的心室肥大的测量方法。如第 6 章所讲述的可以从舒张末期心内膜及心外膜的描记来计算左心室质量（可以进行体型大小的指数化）。

在主动脉瓣狭窄中，左心室收缩功能区域保持完好直至病程的终末期。当出现左心室收缩功能不全时，可能是由于流出道梗阻导致后负荷增加所致，因此当进行瓣膜置换术后可以逆转这种左心室收缩功能不全的情况。正如第 6 章中所讲述的那样，心室收缩功能可以定性或定量评价。在未进行手术的主动脉瓣狭窄成人患者中，甚至仅进行一个定性的评价也具有重大的预后意义。

临床应用

干预时限的判定

怀疑为主动脉瓣狭窄的成人患者应选择多普勒超声心动图作为诊断性检查（表 11-5）。如前所述，一项完备的超声心动图检查应包括狭窄严重程度的评价、左心室收缩功能的评估以及共存瓣膜病变的评定。主动脉瓣瓣叶存在不规则局部增厚而无流出道梗阻（射流速度 < 2.6 m/s）的病变称为“主动脉瓣硬化症”。当存在主动脉瓣硬化症时，不必进一步评估瓣膜狭窄的严重程度，虽然一部分这类患者经过数年后疾病会有所进展。

当存在流出道梗阻，根据射流速度、平均阶差和瓣膜面积可将狭窄严重程度分为轻度、中度或重度（表 11-6）。轻度狭窄的特征为主动脉射流速度在 2.6 ~ 3 m/s 之间。虽然需要谨慎操作以确保射流速度测量的准确性，但很少需要其他评估狭窄严重程度的措施；主动脉射流与多普勒超声束间的非平行截距角度能导致对射流速度的低估，从而会得出不存在严重狭窄的错误结论。

当主动脉射流速度在 3 ~ 4 m/s 之间时，必须计算平均阶差和瓣膜面积，因为这些患者中的一部分会有中度或者甚至轻度的狭窄，而其他人可能会有重度狭窄和相对低的心输出量。识别重度狭窄非常关键，因为当出现临床症状和严重梗阻时适宜进行瓣膜置换术治疗（图 11-12）。连续方程中瓣膜面积 > 1.5 cm^2 时仅符合轻度主动脉瓣狭窄的诊断。瓣膜面积在 1.0 ~ 1.5 cm^2 时归类为中度主动脉瓣狭窄，但在一些较小的成年人中其梗阻的程度可能仅为轻度；在这种情况下，考虑到流出道与主动脉流速比或者用体型大小对瓣膜面积进行指数化有助于判断病变程度。当瓣膜面积 < 1.0 cm^2、射流速度 < 4.0 m/s 以及左心室收缩功能受损时，必须考虑存在“低压力阶差低心输出量”主动脉瓣狭窄的可能性。进一步的评估包括瓣膜钙化的程度以及在一些挑选的病例中进行多巴酚丁胺负荷超声心动图（见下文）。

表 11-5　主动脉瓣狭窄的超声心动图路径

瓣膜解剖，狭窄病因

排除其他导致左心室流出道梗阻的原因

狭窄严重程度
- 射流速度
- 平均压力阶差
- 连续方程瓣膜面积

左心室
- 内径 / 容积
- 肥厚
- 射血分数
- 舒张功能

主动脉
- 在窦部及升主动脉中部的主动脉直径
- 如果存在二叶主动脉瓣时缩窄的评估

主动脉瓣反流
- 流颈的宽度
- 定量测量（如程度大于轻度）

二尖瓣反流
- 机制
- 严重程度

肺动脉压

射流速度 > 4.0 m/s 证实存在严重狭窄，但仍推荐进行瓣膜面积计算以证实这一诊断，并且识别患有狭窄及反流的混合型瓣膜病变患者。在临床实践中，当射流速度很高（> 5.0 m/s）并且瓣膜严重钙化而收缩期开放程度严重下降时可能就没有必要计算瓣膜面积。主动脉瓣射流速度超过 4.0 m/s 而瓣膜面积为 1.0 ~ 1.5 cm^2 的主动脉瓣狭窄成人患者，如果同时存在中度或重度主动脉瓣反流或者患者体型较大（表 11-7）时，可能会由于主动脉瓣疾病（适

表 11-6 狭窄严重程度的分类

	主动脉瓣硬化	轻度	中度	重度
主动脉瓣狭窄				
主动脉射流速度（m/s）	< 2.6 m/s	2.6 ~ 3.0	3 ~ 4	> 4
平均压力阶差（mm Hg）	—	< 20（30*）	20 ~ 40	> 40（50*）
AVA（cm^2）	—	> 1.5	1.0 ~ 1.5	< 1.0
流速比		> 0.50	0.25 ~ 0.50	< 0.25
指数化 AVA（cm^2/m^2）		> 0.85	0.60 ~ 0.85	< 0.6
		轻度	中度	重度
二尖瓣狭窄				
平均压力阶差（mm Hg）		5	5 ~ 10	> 10
MVA（cm^2）		> 1.5	1.0 ~ 1.5	< 1.0
肺动脉收缩压（mm Hg）		< 30	30 ~ 50	> 50

AVA：主动脉瓣口面积；MVA：二尖瓣口面积。
* 圆括号中显示 ESC 指南中所应用的更高的平均压力阶差截点。

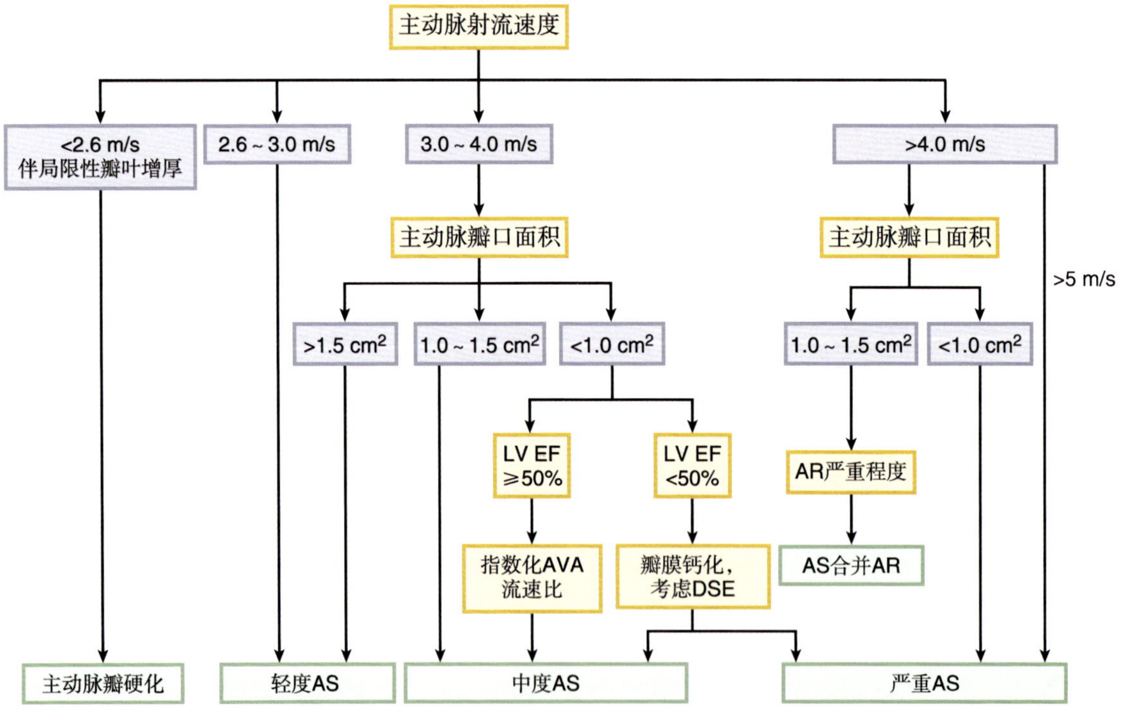

图 11-12 当图像显示瓣膜存在解剖异常而怀疑主动脉瓣狭窄（AS）时，超声心动图评估推荐路径流程图。黄色框表明超声心动图测量方法，蓝色框表明狭窄严重程度的测量标准，绿色框表明根据这些定量测量方法做出的狭窄严重程度的分类。AR：主动脉瓣反流；AVA：主动脉瓣口面积；DSE：多巴酚丁胺负荷超声心动图；LV EF：左心室射血分数。

合瓣膜置换术）而出现临床症状。在这些患有瓣膜狭窄及反流的混合型瓣膜病变患者中，是根据对狭窄程度的多方面测量（除了瓣膜面积外，还包括射流速度和平均阶差）、对反流严重程度的定量评估以及临床症状和功能状态的仔细评估进行决策制订的。

无症状主动脉瓣狭窄的进展和预后

在随着时间的推移观察个体患者的过程中，技术的重复性与其准确度一样重要。多普勒超声数据的重复性包括：

- 记录的变异性（如截距角、壁滤波器、信号强度、声窗）
- 测量的变异性（如识别最大速度、流出道直径）
- 生理的变异性（如心率、每搏量或压力阶差的暂时变化）

主动脉射流最大流速测量是可重复的，在观察者内部的变异性为 3.2%，在观察者之间的变异性为 3.1%。通过两个有经验的超声检查工作者记录的流出道速度也是可再现的，观察者内部和观察者间的变异性分别为 3% 和 3.9%。流出道直径的测量方法显示出最大的变异性，观察者内部和观察者之间的平均变异系数分别为 5.1% 和 7.9%。这些变异性表明对于中位值来说，最大射流速度的变异性为大于 0.2 m/s，流出道速度的变异性为大于 0.1 m/s，流出道直径为大于 0.2 cm，AVA 为大于 0.15 cm^2。

多普勒超声心动图一直用于随访无临床症状的成人主动脉瓣狭窄患者的疾病进展。来自于这些研究中的一些观察结果有显著意义。第一，疾病的预后取决于是否存在临床症状，不取决于本身血流动力学的严重程度。在有临床症状和无临床症状的成人患者之间，所有血流动力学严重程度的测量结果存在明显的重叠，而且在无临床症状的个体中观察到射流速度大于 4 m/s 也并非罕见。第二，不同患者间的血流动力学进展程度是可变的。一般而言，射流速度每年增加 0.3 m/s，平均压力阶差每年增加约 7mmHg，瓣膜面积每年减少约 0.1cm^2。第三，虽然血流动力学的进展可能表现为主动脉射流速度（和跨主动脉瓣压力阶差）的增加，但如果同时存在经主动脉瓣容积流率的下降，那么也可能疾病进展时不出现射流速度的变化（图 11-13）。

在无临床症状的主动脉瓣狭窄患者中，临床结果的判定高度依赖于多普勒射流速度的测定。在那些最初射流速度小于 3 m/s 的患者中，需要瓣膜置换术的临床症状发生率为每年 8%，相比而言，那些最初射流速度在 3 ~ 4m/s 之间的患者为每年 17%，而那些大于 4 m/s 者则为每年 40%（图 11-14）。虽然一旦基线检查已经确立诊断，患者仍需进行临床随访可能是有争议的，但由于瓣膜置换时间由临床症状的出现时间决定，而主动脉瓣狭窄成人患者常有重要的共患疾病，所以在患者管理中对血流动力学严重程度的了解很重要。因此，临床上病情稳定的患者，当射流速度小于 3m/s 时，提示应每 2 ~ 3 年重复进行超声心动图检查，而那些射流速度更高些的患者适合每年重复超声检查。

表 11-7 主动脉瓣狭窄严重程度测量偏倚的可能原因

通过流速或压力阶差而非通过瓣膜面积进行严重 AS 估测（AS 流速 > 4 m/s 和 AVA > 1.0 cm^2）
LVOT 直径的高估
LVOT 流速记录时过于靠近瓣膜
经主动脉流量高的原因：
• 中到重度主动脉瓣反流
• 高输出状态
• 高大体型
通过瓣膜面积而非通过流速或压力阶差进行严重 AS 估测（AS 流速≤ 4 m/s 和 AVA ≤ 1.0 cm^2）
LVOT 直径的低估
LVOT 流速记录时离瓣膜过远
体型小
经主动脉流量低的原因：
• 低射血分数
• 心室腔小
• 中到重度二尖瓣反流
• 中到重度二尖瓣狭窄
AS：主动脉瓣狭窄；AVA：主动脉瓣口面积；LVOT：左心室流出道。

主动脉瓣狭窄伴左心室收缩功能障碍的评价

在有显著左心室收缩功能障碍及主动脉瓣狭窄的患者中，对狭窄严重性的评估存在一定的问题。甚至在有严重狭窄的患者中，由于经主动脉瓣容积

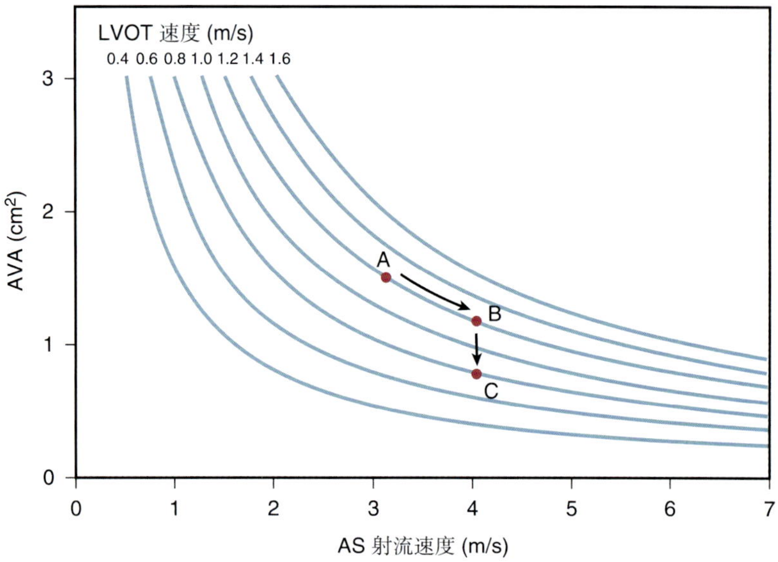

图 11-13 左心室流出道（LVOT）速度在 0.4 ~ 1.6 m/s 范围时，主动脉瓣口面积（AVA）和 AS 射流速度之间的关系曲线。在所示范例中，患者最初射流速度为 3m/s、瓣口面积为 1.5 cm^2（**A**）。随着狭窄程度加重，射流速度增加到 4.0m/s，瓣膜面积下降到 1.2cm^2（**B**）。然而，随着疾病进一步进展（**C**），射流速度不变仍为 4 m/s，在经主动脉瓣容积流量下降的情况下（LVOT 速度由 1.2 降至 0.8 m/s），瓣口面积下降为 0.8 cm^2。

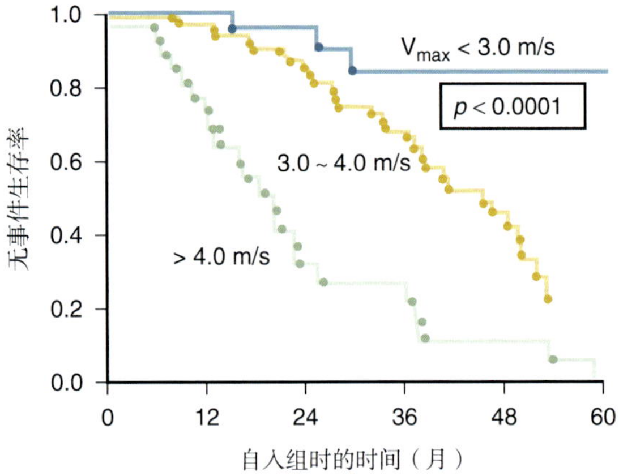

图 11-14 Cox 回归分析显示了由入组时主动脉射流速度界定的 AS 组中无事件生存率（时序检验 P=0.0001）。（From Otto CM, Burwash IG, Legget ME, et al: A prospective study of asymptomatic valvular aortic stenosis. Clinical, echocardiographic, and exercise predictors of outcome. Circulation 95:2262–2270, 1997. Used with permission.）

流率低而导致其压力阶差低。相反，当存在心室功能障碍时，即使狭窄不严重，其瓣口面积受流速的影响小于压力阶差的影响，因而实际瓣口面积的变化与流速大小相平行，而计算出的瓣口面积则可能减小了。甚至当左心室射血分数正常时，如果左心室较小，如在老年女性或高血压患者中，其经主动脉瓣容积流量可能也会小。

考虑到治疗的选择、共存病症以及对药物治疗的反应，对低输出量低压力阶差的主动脉瓣狭窄的评估具有一定的挑战性，其评估包括对左心室功能障碍的其他方面原因的评估、主动脉瓣解剖（如存在双瓣）的评估以及瓣叶的钙化。在所选择的病例中，多巴酚丁胺负荷超声心动图试验的评估较为有效。在基线水平测定主动脉射流速度、平均阶差以及连续方程瓣口面积，然后注射多巴酚丁胺，逐渐加量至最大剂量 20 μg/(kg · min)（图 11-15）。伴随经主动脉瓣容积流率的增加，瓣膜面积的显著增加反映了瓣叶柔软、活动性好（轻 - 中度狭窄），而瓣膜面积固定则表明瓣叶僵硬不能进一步开放。符合严重狭窄的负荷发现包括终末瓣膜面积 < 1.0 cm^2，同时射流速度 > 4.0 m/s 或者平均压力梯度 > 40 mm Hg。缺乏收缩储备能力——在应用多巴酚丁胺的情况下经主动脉瓣容积流率或左心室射血分数增加达不到 20% 以上——是预后不良的预兆。可以在推荐阅读 11 ~ 13 中找到关于这一问题的更详细的讨论。

二尖瓣狭窄

二尖瓣的影像学诊断

二尖瓣狭窄患者的超声心动图评估包括如下：

- 瓣膜解剖结构、活动度及钙化
- 跨二尖瓣平均压力阶差
- 二维超声测定二尖瓣膜面积
- 多普勒压力减半时间（T½）法测定瓣膜面积
- 肺动脉压

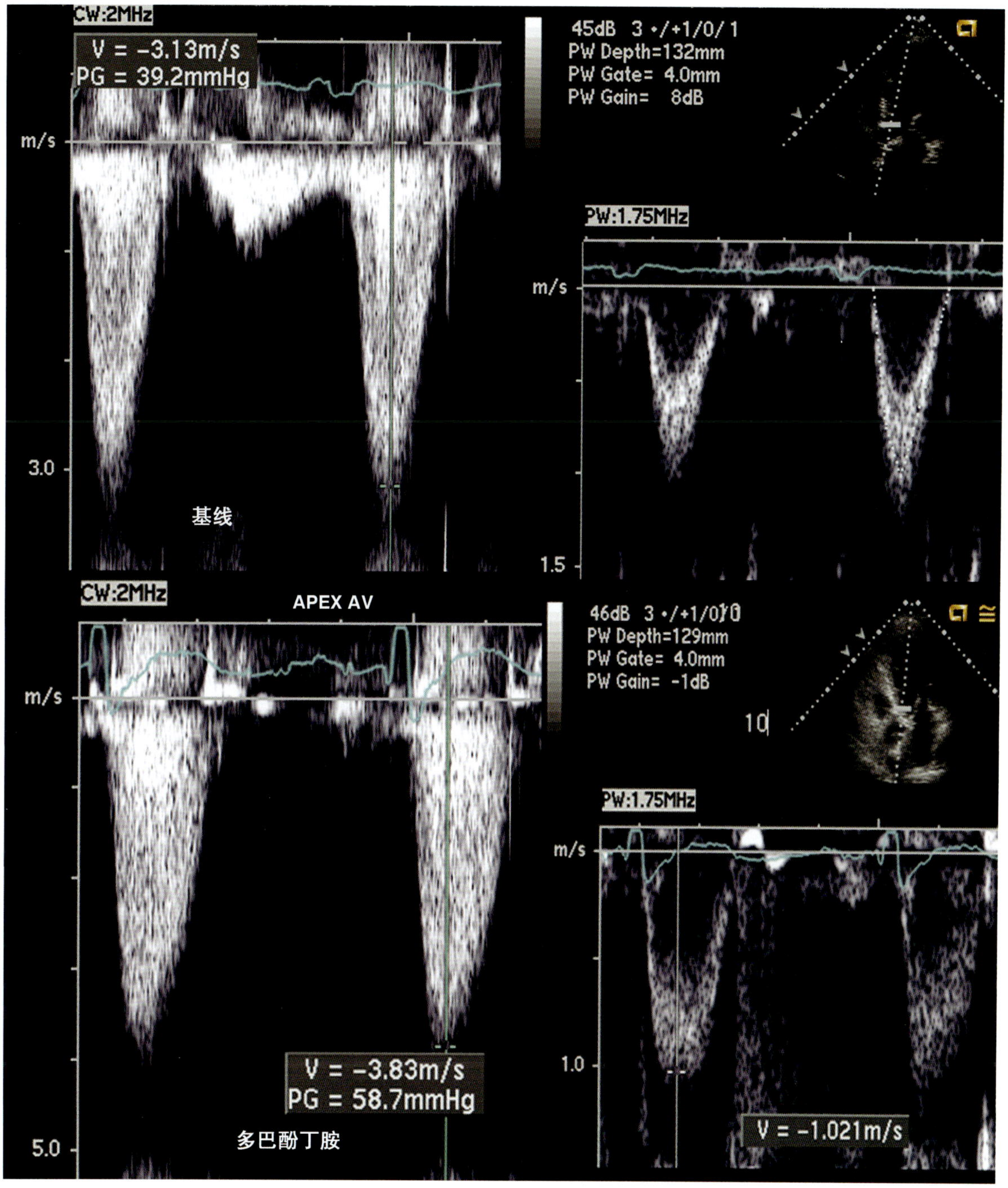

图 11-15 对该名患有心力衰竭及主动脉瓣钙化的 84 岁老年男性进行了多巴酚丁胺负荷超声心动图试验，图像显示主动脉瓣射流速度（左）和左心室流出道速度（右）的静息数据（上）和负荷数据（下）。静息时，其左心室射血分数（EF）为 33%，主动脉瓣射流速度为 3.3m/s，连续方程瓣膜面积为 1.0 cm^2。多巴酚丁胺为 10 μg/(kg· min) 时，EF 增至 42%，跨瓣容积流率增加由流出道速度增加所证实。主动脉射流速度增至 3.8m/s，连续方程瓣膜面积仍为 1.0 cm^2 无显著变化。这种对多巴酚丁胺的反应表明存在固定瓣膜梗阻，正如二维图像上所显示的严重瓣膜钙化一样。

- 伴发二尖瓣反流

风湿性疾病

风湿性疾病主要影响二尖瓣，并且几乎一直是二尖瓣狭窄的重要病因。风湿性瓣膜疾病的特征是瓣叶交界处融合，从而导致瓣叶在舒张期呈弓形或拱形突出（图 11-16）。瓣叶的基底部和中部向心室尖方向运动，而瓣叶的尖部则运动受限，原因是其

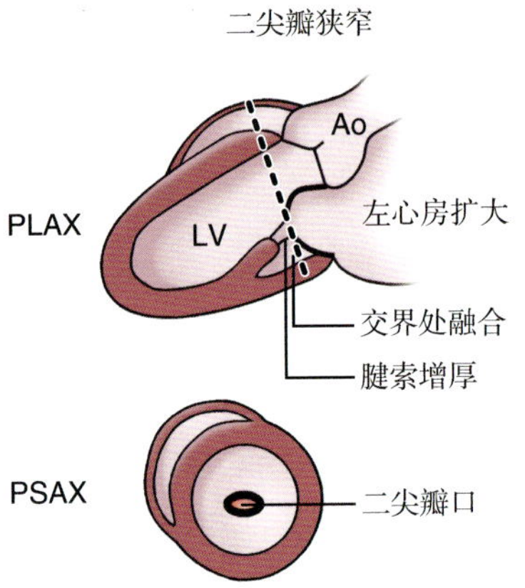

图 11-16 二尖瓣狭窄的二维超声心动图示意图。在胸骨旁长轴切面（PLAX），可见交界处融合伴舒张期二尖瓣瓣叶的拱形突出，以及腱索的增厚及融合。在胸骨旁短轴（PSAX）切面图像中，在二尖瓣口水平可通过描记法测定瓣膜开口面积。在长轴图像上用虚线表明了短轴切面的探查平面。

前瓣叶及后瓣叶沿着中间和侧面的交界处融合。虽然经常出现的是瓣叶尖部增厚，但瓣叶的其他部分也会显示出程度不同的增厚和/或钙化。如果瓣叶的基底部及中部相对稀薄，那么瓣叶的活动是正常的，不同于交界处融合的情况。风湿性疾病的典型病程也会影响到瓣膜下的区域，导致二尖瓣腱索的融合、缩短、纤维化以及钙化。

在风湿性二尖瓣狭窄中，通过经胸超声心动图（TTE）的胸骨旁和心尖切面（图 11-17），二维超声心动图可详细评价二尖瓣结构，包括评估二尖瓣的瓣叶厚度、瓣叶活动度、钙化程度以及瓣下结构受累的程度。偶尔如果 TTE 图像欠佳，可能需要行经食管超声心动图（TEE）成像来评估二尖瓣解剖结构，尽管由于二尖瓣及瓣环钙化的阴影及回声反射可能限制了其对瓣下疾病的分辨力。

二尖瓣环钙化

老年人在进行超声心动图检查时常可发现二尖瓣环钙化。轻度二尖瓣环钙化似乎作为一个独立的钙化区域，位于二尖瓣后环的左心室侧、靠近二尖瓣后瓣叶的基底部。在更严重的二尖瓣环钙化中，超声可见到包括整个二尖瓣后环在内的半椭圆形的回声均增强。在二尖瓣前叶和主动脉根部之间的纤维连续区域很少受累。超声心动图发现二尖瓣环钙化，正如主动脉瓣硬化一样，表明心血管预后不良的风险较高，甚至当瓣膜功能相对正常的时候亦如

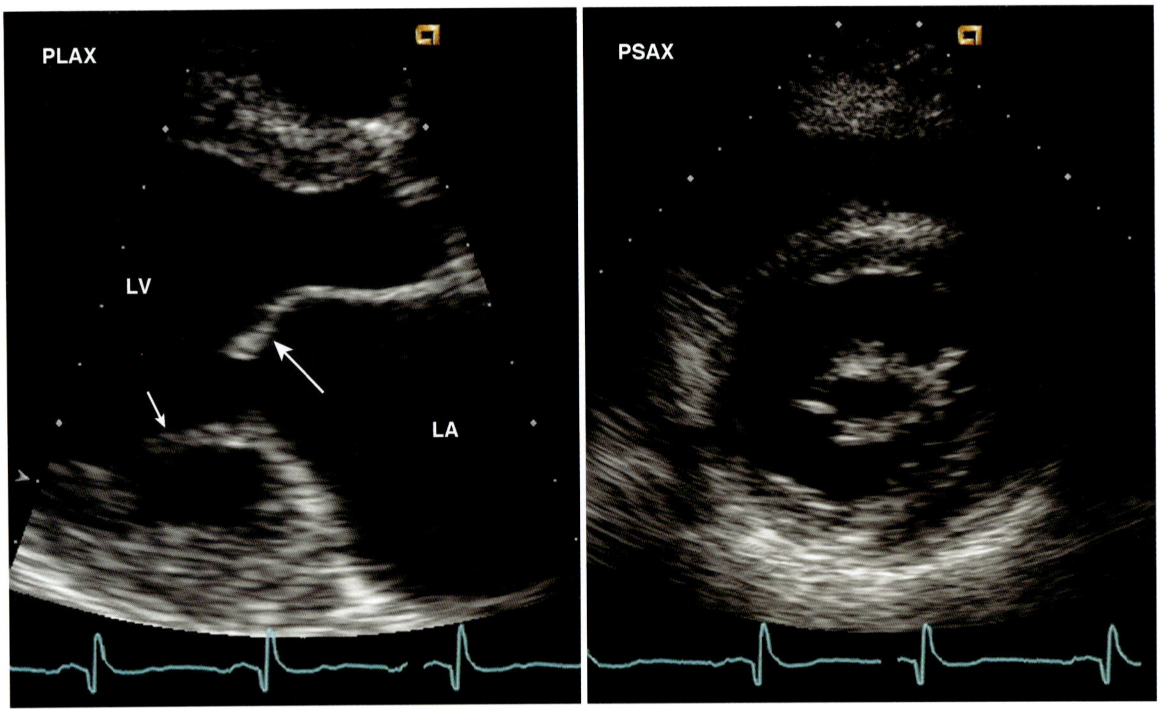

图 11-17 胸骨旁长轴（PLAX）切面（左）显示轻度风湿性二尖瓣狭窄患者的二尖瓣前叶由于交界处融合导致典型的拱形突出（长箭头）。也可显示腱索增厚及融合（小箭头）。存在左心房（LA）增大。如果能仔细地从心尖到心底部进行缓慢扫描以确定二尖瓣最小开口平面，那么胸骨旁短轴（PSAX）切面（右）能够用于精确测量二尖瓣口面积。

此。由于二尖瓣环的僵硬度增强，二尖瓣环钙化可能会导致轻到中度的二尖瓣反流。偶尔二尖瓣环钙化会扩展至二尖瓣瓣叶本身的基底部，但罕有由于舒张期血流面积变窄而造成功能性二尖瓣狭窄的情况（图 11-18）。通过谨慎的成像技术可显示薄且活动好的无交界部融合的瓣叶尖部，从而可区分钙化性瓣膜狭窄与风湿性疾病。

鉴别诊断

在行超声心动图检查疑似二尖瓣狭窄的患者中，最初的鉴别诊断应包括导致肺充血的其他疾病。标准的超声多普勒评估能揭示有无左心室收缩功能障碍、主动脉瓣疾病或者二尖瓣反流的存在。也应考虑到左心室舒张功能障碍的可能性。心房黏液瘤或其他心房肿瘤阻塞左心室流入道而类似二尖瓣狭窄临床表现的一些少见情况，能够通过二维成像容易地诊断出（见第 15 章）。罕见情况下，会在成人中发现由于三房心导致轻度梗阻的患者。

二尖瓣狭窄严重程度的定量

压力阶差

应用简化伯努利方程能通过经二尖瓣的流速曲线确定舒张期的平均跨二尖瓣压力阶差（图 11-19）：

$$\text{平均二尖瓣}\ \Delta P = \frac{4v21 + 4v22 + 4v23 + ... + 4v2n}{n} \qquad (11\text{-}17)$$

伴随严重的瓣膜狭窄，平均压力阶差可能会高达 20 ～ 30 mmHg，但通常情况下仅 5 ～ 15 mmHg。严重二尖瓣狭窄的压力阶差的变异性是由于其对容积流率及瓣膜面积的依赖所致。严重二尖瓣狭窄可能伴有低心搏量（由于左心室舒张期充盈受限），导致相对低的平均压力阶差。如果容积流率增大，例如在锻炼时，就会见到跨瓣压力阶差的升高。至于其他类型的瓣膜狭窄，考虑到压力阶差和容积流率的情况下，瓣膜面积的计算有助于对二尖瓣狭窄严重性进行定量评估。

二尖瓣膜面积

二维超声瓣膜面积。与主动脉瓣狭窄相比，风湿性二尖瓣狭窄的三维解剖结构因带有平面椭圆孔而更加简单，平面椭圆孔在舒张中期的定位相对恒定（图 11-20）。因此舒张期瓣口二维短轴图像可供面积法直接测定瓣膜面积。这一方法通过与外科

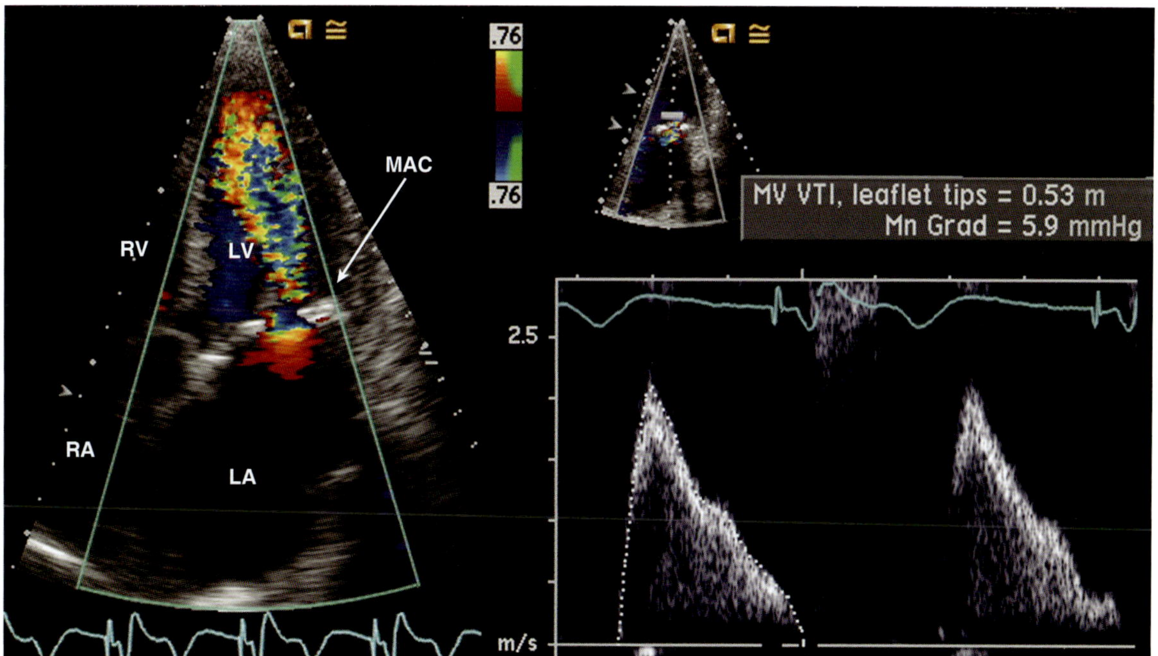

图 11-18 在有严重二尖瓣环钙化（MAC）的老年患者中，彩色多普勒（左）心尖切面可见累及二尖瓣瓣叶的钙化病变伴窄的前向血流射流。跨瓣脉冲多普勒流速曲线可见压力阶差升高（6 mmHg）以及压力持续时间轻度延长，符合轻度功能性二尖瓣狭窄。

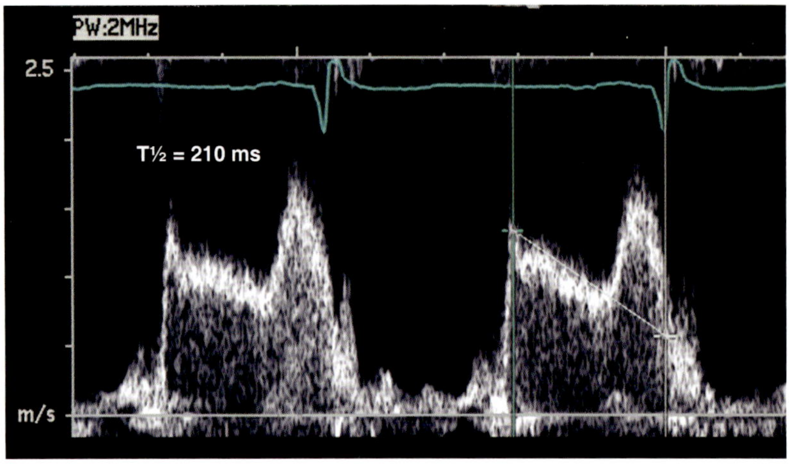

图 11-19 跨二尖瓣流量曲线（与图 11-17 为同一患者）。应用这一速度曲线，压力阶差能通过伯努利方程计算出来，瓣膜面积能通过压力减半时间法（T½）计算出来。图像中记录到界限清楚的最大流速和清晰界定的线性减速斜率。由于存在窦性心律因而可见到 *A* 速度。

手术中测量的瓣膜面积和导管插入术测定的瓣膜面积相比，具有很高的相关性。由于二尖瓣流入区域的形态与漏斗相似，在瓣叶尖部开口最窄，因而重要之处是要从心尖处开始二维扫描，慢慢向二尖瓣移动图像平面以确定最小开口。通过低度整体二维增益调整可追踪到黑 / 白界面的内侧缘。考虑到这一技术的精确性，二维超声二尖瓣口面积（mitral valve area，MVA）法可在图像质量合适时随时进行二尖瓣狭窄患者的面积测定。

压力减半时间瓣膜面积。压力减半时间（T½）计算瓣膜面积的方法是根据这一观念，即跨狭窄瓣口压力衰减率取决于瓣口的大小：瓣口越小，压力衰减率越慢（图 11-21 和 11-22）。左心房和左心室对压力衰减率的影响假定可以忽略不计——这一假设不一定被确证，尤其是在刚完成经皮瓣口成形术者。

压力减半时间定义为舒张早期最大跨瓣压差时间点与压差降至最大值一半的时间点的时间间隔（以毫秒计）。最初是应用侵袭性方法测量左心房和左心室压力评估这一概念，结果显示对于某一确定个体其 T½ 是恒定的，即使在运动锻炼导致容积流

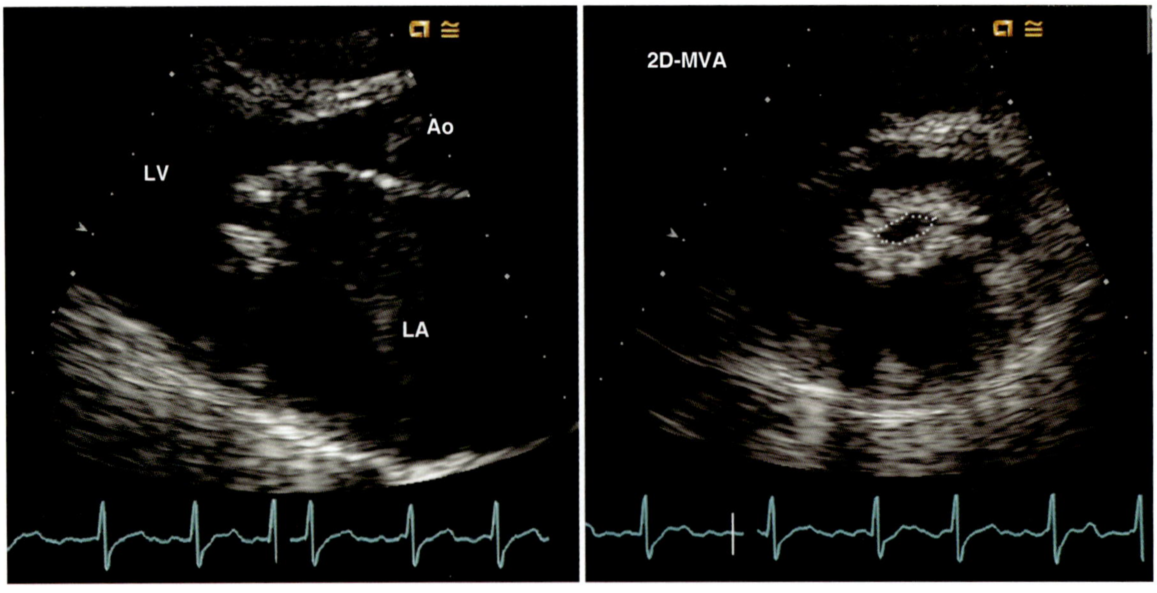

图 11-20 瓣尖部增厚及钙化的严重二尖瓣狭窄的长轴（左）和短轴（右）观。显示舒张期拱形突出及严重交界处融合。二维面积法测定瓣膜开口面积为 0.6 cm²。此外还存在严重左心房增大。

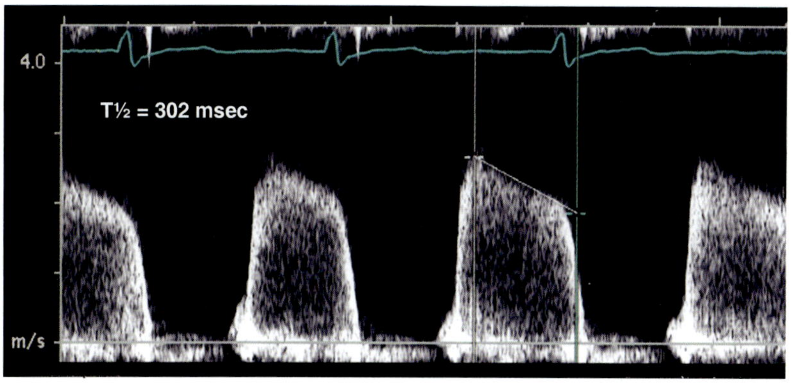

图 11-21 T½ 测量严重 MS 显示在图 11-20 中。T½ 为 302 ms 时，相应瓣膜面积为 0.7cm²。该患者正处于房颤中，所以未见到 *A* 波。

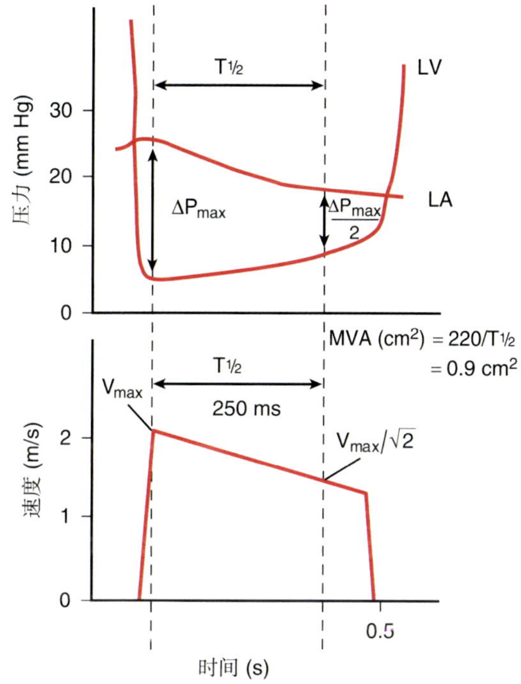

图 11-22 在二尖瓣狭窄中左心房和左心室压力与多普勒流速曲线之间关系的示意图。最大速度及舒张期斜率的确定如图所示，得出 T½ 为 250ms，对应的 MVA 为 0.9 cm²。由于存在房颤而在图中未见到 *A* 波。

率变化时亦如此，这表明这种测量方法对于某个确定瓣膜区域狭窄程度的测量结果是恒定的。

此后这一概念也适用到跨二尖瓣多普勒流量速度曲线中。鉴于速度和压力阶差间的二次方关系，压力减半时间可以通过多普勒频谱流速曲线确定这一时间间隔，即从二尖瓣最大流速（V_{max}）时间点到流速降至 $V_{max}/\sqrt{2}$ 的时间点的时间间隔。最初的研究对多普勒减半时间数据与侵袭性 Gorlin 公式方法测定的瓣膜面积进行比较，发现两者存在线性相关，减半时间近似 220ms 对应的瓣膜面积为 1cm²。经验公式为：

$$MVA = 220/T_{1/2} \quad (11\text{-}18)$$

该公式被推荐使用，并且已经在一些临床研究中显示出与侵袭性瓣膜面积计算方法良好的相关性（表 11-8）。

连续方程二尖瓣口面积测定。用于计算瓣膜面积的连续性原理也适用于二尖瓣口面积的计算：

$$MVA = 跨二尖瓣\ SV/VTI_{MS\ jet} \quad (11\text{-}19)$$

公式中 SV 为每搏输出量（cm³），VTI 为二尖瓣狭窄射流中的速度 - 时间积分（cm），MVA（cm²）为二尖瓣口面积。通过 LVOT CSA 和 VTI（无主动脉瓣或二尖瓣反流的情况下）或者肺动脉直径和 VTI 均能确定每搏输出量。注意只要没有显著的二尖瓣反流，在上述任意位点测得的每搏输出量都能精确代表跨二尖瓣容积流量。

理论上，甚至当存在二尖瓣反流时，二尖瓣狭窄的跨二尖瓣容积流率都可以通过 PISA 法精确测定。调整彩色多普勒血流参数以显示二尖瓣口左心房侧界限清楚的半球形假频表面积。该处的流速等同于尼奎斯特极限（“假频”速度）。假频边界的表面积能够当做半球的表面积计算出来，而该半球的直径可从彩色血流图像测量出来。将该面积乘以已知的流速得出容积流率，后者可与经二尖瓣速度 - 时间积分联合用于连续方程中。这种方法的一个难点是容积流率必须在舒张充盈期整合；一个单一的彩色图像仅在舒张期的一个时间点得出容积流率。由于这一问题，近端等速表面积法尚未广泛应用于二尖瓣狭窄中。

表 11-8 二尖瓣口面积测定的相关研究

第一作者及发表年限	对比	*N*	研究人群	*R*	范围（cm^2）	SEE*（cm^2）
Gorlin 1951	MVA 通过 Gorlin 公式计算 *vs.* 直接尸检或外科手术	11	MS	0.89	0.5 ~ 1.5	0.15
Libanoff 1968	T½ 静息 *vs.* 运动时	20	二尖瓣疾病	0.98	20 ~ 340 ms	21ms
Henry 1975	二维超声 *vs.* 手术时直接测量	20	经手术的 MS 患者	0.92	0.5 ~ 3.5	—
Holen 1977	MVA 多普勒测量 *vs.* Gorlin 公式计算	10	MS	0.98	0.6 ~ 3.4	0.18
Hatle 1979	T½ *vs.* Gorlin 公式计算 MVA	32	MS	0.74	0.6 ~ 3.4	0.18
Smith 1986	二维超声 *vs.* Gorlin 公式	37	单独 MS	0.83	0.4 ~ 2.3	0.26
		35	此前曾行瓣口开大术	0.58		0.28
	T½ MVA *vs.* Gorlin 公式	(37)	单独 MS	0.85		0.22
		(35)	此前曾行瓣口开大术	0.90		0.14
Come 1988	T½ MVA *vs.* Gorlin 公式	37	MBC 之前	0.51	0.6 ~ 1.3	—
			MBC 之后	0.47	1.2 ~ 3.8	—
	Gorlin *vs.* Gorlin		重复心导管检查	0.74	0.4 ~ 1.4	—
Thomas 1988	预测 *vs.* 实时 T½	18	MBC 之前	0.93 ~ 0.96		
			MBC 之后	0.52 ~ 0.66		
Chen 1989	T½ MVA *vs.* Gorlin 公式	18	MBC 之前	0.81	0.4 ~ 1.2	0.11
			MBC 之后即刻	0.84	1.3 ~ 2.6	0.20
			MBC 之后 24 ~ 48 h	0.72	1.3 ~ 2.6	0.49
Faletra 1996	二维超声 *vs.* 直接测量	30	经外科 MVR 的 MS 患者	0.95	0.6 ~ 2.0	0.06
	T½ *vs.* 直接测量	30		0.80		0.09
	Cont eq *vs.* 直接测量	30		0.87		0.09
	流量面积 *vs.* 直接测量	30		0.54		0.10

Cont eq：连续方程；Gorlin：Gorlin 公式瓣膜面积；MBC：二尖瓣球囊分离术；MS：二尖瓣狭窄；MVA：二尖瓣口面积；MVR：二尖瓣置换术；T½：压力减半时间。

Data from Gorlin et al: Am Heart J 41:1–29，1951; Libanoff et al: Circulation 38:144–150，1968; Henry et al: Circulation 51:827-831，1975; Holen et al: Acta Med Scand 201:83–88，1977; Hatle et al: Circulation 60:1096–1104，1979; Smith et al: Circulation 73:100-107，1986; Come et al: Am J Cardiol 61:817–825，1988; Thomas et al: Circulation 78:980–993，1988; Chen et al: J Am Coll Cardiol 13:1309–1313，1989; Faletra et al: J Am Coll Cardiol 28:1190–1197，1996.

技术因素和潜在难点

对于任何心内血流，精确的压力阶差计算依赖于精确的速度测量，后者要求血流方向与多普勒超声束成近平行的截距角（表 11-9）。几乎总是能够从心尖途径记录到二尖瓣狭窄射流，但仍需要仔细地定位探头及成角才能记录最佳信号。彩色血流图像有助于在给定的解剖断面上确定射流方向。依据最大射流速度，可以用常规脉冲、高脉冲重复频率或者连续多普勒超声记录出速度曲线。脉冲多普勒由于有较好的信噪比，可能较连续多普勒对最大流速和舒张早期斜率的分辨力更高。

已证实在二维短轴图像上用直接面积法测量二尖瓣口面积的方法在大部分临床情况中是有效的。

然而，如果图像质量差或者瓣膜解剖扭曲变形，则可能很难确定瓣膜面积。如果增益设置过高可能会低估瓣膜面积，而如果未记录到瓣叶尖部的最小面积就可能会高估瓣膜面积。降低增益设置和在短轴平面从心尖到心底部做细致地扫描有助于避免这些潜在的问题。

压力减半时间瓣膜面积计算法在某些临床情况下有显著的临床限制。当合并主动脉瓣反流时，出现既经二尖瓣前向血流又经主动脉瓣后向血流的左心室充盈（图 11-23）。这可能导致左心室舒张压较无主动脉瓣反流时更加迅速地升高，导致 T½ 的测量结果更短。相反，如果严重主动脉瓣反流妨碍二尖瓣瓣叶开放，功能性二尖瓣狭窄可能会重叠于解剖性二尖瓣狭窄上，则 T½ 的测量结果会延长。在临床实践中，如果二维超声显示风湿性二尖瓣狭窄并且仅有轻到中度主动脉瓣反流存在，减半时间法仍是评估狭窄严重性的有效方法。如果主动脉瓣反流严重，或者如果二尖瓣解剖结构不规则，那么就应该考虑到共存病变的潜在影响。

减半时间法主要假设左心房和左心室的顺应性未显著影响跨狭窄瓣口的压力阶差衰减率。虽然这一假设似乎在临床症状稳定的二尖瓣狭窄患者中较为可信，但是在刚刚完成经导管二尖瓣膜成形术后这一时期的患者中还不能证明这一假设合理。在解除二尖瓣狭窄后，左心房压下降、左心室充盈增加，伴随左心房和左心室的顺应性与之相反的改变。在术后的 24 ~ 72 小时期间，还不能达到平衡状态，T½ 法可能不能精确地反映瓣口面积。在这段调整期后，心房和心室的顺应性稳定，减半时间法可在此提供有益的信息。

甚至在生理情况稳定的条件下，仍需要仔细记录二尖瓣狭窄的流速曲线以精确测量 T½。重要的是使截距角与血流平行并且在整个舒张期保持恒定，以避免曲线形态的失真。应该准确界定舒张早期最大流速和减速斜率。此外，如果减速斜率呈线性，减半时间法则是最简单且可重复的检测方法。如果甚至在仔细调整探头位置及角度后仍不能获得线性斜率，那么就应该使用曲线的舒张中期斜率来测量。

表 11-9　在二尖瓣狭窄严重度评估中的难点

压力阶差
二尖瓣狭窄射流与超声束之间的截距角
心房颤动中心搏间变异性
对跨瓣容积流率的依赖（如运动、共存的二尖瓣反流）
2D 瓣膜面积
成像方向
断层平面
2D 增益设置
孔口测量中观察者内部和观察者间的变异性
声学存取不佳
瓣膜成形术后的瓣膜解剖变形
T½ 瓣膜面积
V_{max} 与舒张早期斜率的界定
非线性舒张早期流速斜率
具有舒张早期斜率叠加波的窦性心律
并发主动脉瓣反流的影响
瓣口扩张术后即刻左心室及左心房顺应性的改变
连续方程二尖瓣口面积
精确测量经二尖瓣每搏输出量

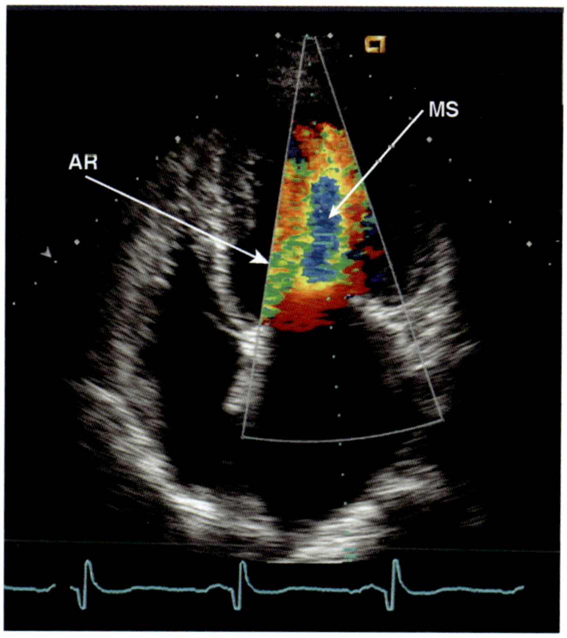

图 11-23　心尖四腔心切面显示风湿性疾病患者的二尖瓣狭窄（MS）射流及主动脉瓣反流（AR）射流的彩色血流成像。虽然 AR 对左心室压力的影响通常还不足以使 T½ 法（压力减半瓣膜面积计算法）失效，仍需仔细地正确识别脉冲多普勒和连续波多普勒记录的个别信号。

在心房颤动中，由于平均阶差会随着 RR 间期改变，应使一些心搏平均化。尽管舒张期时长有所变化，但减半时间会相对恒定，只有那些舒张充盈期足够长可以清晰显示舒张早期斜率的搏动才适合于测量。虽然当窦性心律时，减半时间（T½）法是精确的，但是由于心房收缩导致流速的增加可能使舒张早期斜率变模糊，尤其是当心率快时，因此减半时间测量法除非在心率慢到可以清晰界定舒张中期斜率时才可能得以应用。

连续方程二尖瓣口面积测定法在没有合并显著二尖瓣反流的患者中是最精确的。在这一亚组中，连续方程计算法为减半时间法提供了一个有效的备选方案，尤其是在心腔顺应性改变的情况下。就像在主动脉瓣狭窄中一样，连续方程法的精确性依赖于二尖瓣狭窄射流和超声束间的平行截距角，以及经过直径和速度记录仔细计算得出的每搏量。在成人患者中由于透声条件不理想，可能难以精确测量肺动脉直径以计算每搏输出量。左心室流出道直径几乎总是能可靠地描记。然而，很多二尖瓣狭窄患者不同程度地合并主动脉瓣或二尖瓣反流，以致于经主动脉瓣每搏输出量与经二尖瓣每搏输出量不相等。

二尖瓣狭窄的后果

左心房增大和血栓

二尖瓣狭窄的慢性压力负荷过度导致左心房逐渐扩大，范围从早期或轻度二尖瓣狭窄的左心房轻度扩大到长期严重二尖瓣狭窄的左心房容积严重扩大。结合狭窄瓣膜所致的低容积流率，左心房增大导致血流淤滞和血栓形成。血栓优先选择位于左心耳，但是也可作为沿着心房壁或房间隔分布的突出的或分层的血栓出现在心房体部（图 11-24）。左心房血栓最常见于心房颤动的情况中，但甚至也可出现在窦性心律情况中。

TTE 对左心房血栓的检出有高度特异性（即如果 TTE 上能见到左心房血栓，那么该检查结果很可能是真实的），但是其敏感性低于 50%。这种情况可能部分归因于在成人中进行左心房血栓成像的困难性。有时候能在主动脉瓣水平的侧角成像胸骨旁短轴切面或稍向上成角的心尖两腔心切面显示出左心耳结构；然而，通常情况是根本就看不到左心耳。当超声能见到左心耳时，由于超声体表成像时在左心房深度的超声组织穿透力差及超声束宽伪像的影响，通常得到的图像质量太差以致于不能可靠地排除心房血栓。

TEE 对左心房血栓的检出有高度的敏感性（~ 99%）和特异性（~ 99%）。应用多平面探头可以在多个成像平面清晰地描绘出左心耳图像。此外，较高的传感器频率（5 ~ 7 MHz）和较低的成像深度最终可得到高分辨力的图像。虽然心耳血栓常常突入心腔，在心房体部尤其是沿房间隔分布的分层血栓可能会更加难以识别。

肺动脉高压

在二尖瓣狭窄中，左心房压力升高导致肺静脉高压及随之而来的肺动脉高压。最初，肺动脉压的升高是“被动的”；跨肺血管床的压力差（肺动脉压减去左心房压）是正常的。在这种情况下，虽然肺动脉压力是升高的，但肺血管阻力是正常的，并且在解除了二尖瓣狭窄后肺动脉压力会降至正常。随着肺静脉高压的长期存在，肺血管床可出现不可逆的改变，导致肺血管阻力升高和二尖瓣狭窄解除后肺动脉高压仍持续存在。

在二尖瓣狭窄的患者中当存在 M 型超声肺动脉瓣收缩中期部分关闭（或“切迹”）、血流开始到

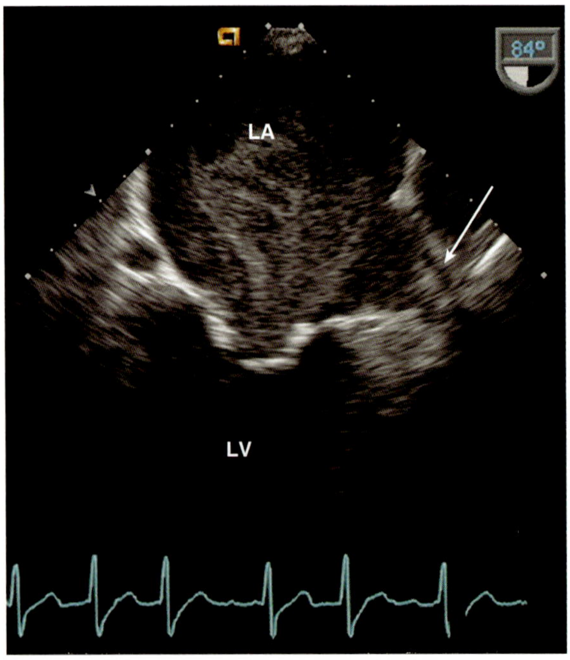

图 11-24 TEE 成像上所示二尖瓣狭窄患者增大的左心房和左心耳血栓的回声密度的自然对比。

最大流速的间期短、或者在右心室（RV）流出道速度曲线上的收缩中期陡然下降时，可以怀疑存在肺动脉高压。由于严重的肺动脉高压，二维超声可以显示右心室肥厚和增大、间隔的矛盾运动和继发于瓣环扩张的三尖瓣反流。

从三尖瓣反流射流的速度和下腔静脉的形态可以对肺动脉高压的程度进行定量。通过连续波多普勒三尖瓣反流射流的记录，应用简化的伯努利方程计算右心室到右心房（RV-RA）的最大收缩压差。将这一压差与右心房压的估测值相加。如第 6 章所描述，右心房压是根据下腔静脉进入右心房时的大小及随呼吸的变异基础上估测出来的。肺动脉高压与二尖瓣狭窄程度不成比例的情况增加了合并肺部疾病的可能性。如第 6 章所述方法也能评估肺血管阻力。

当临床症状较预料中的狭窄程度严重时，推荐应用运动试验来评估从静息到运动的肺动脉压力变化。从静息和刚刚运动后测得的三尖瓣反流射流结果计算肺动脉压。对运动变化的最大值的精确估计必须要求在运动后快速获取数据。

二尖瓣反流

二尖瓣狭窄的患者并发某些程度的二尖瓣反流较为常见。二尖瓣反流的严重程度可以应用标准技术评估出来（见第 12 章），并且是决定适宜治疗方案的重要因素。例如，显著的二尖瓣反流是外科或经皮瓣口交界扩大术的禁忌证。并发二尖瓣反流升高了跨二尖瓣的压力阶差（由于跨二尖瓣容积流率升高），但 2D 超声和 T½ 法对瓣膜面积的计算仍较为精确。

其他共存瓣膜病变

风湿病的进程也能影响主动脉瓣（发生频率上仅次于二尖瓣），并且较少影响三尖瓣。主动脉瓣受累可能会导致狭窄和（或）反流，这可用适当的二维和多普勒超声技术评估。在二尖瓣狭窄存在的情况下，由于左心室内合并了两束舒张期的湍流，通过彩色血流成像对主动脉瓣反流的评估可能会变得复杂。在紧邻主动脉瓣的短轴切面进行主动脉瓣反流射流成像，以及应用其他多普勒方法评估主动脉瓣反流严重程度将避免这一潜在问题。

二维成像可能难以正确评估风湿性三尖瓣狭窄。其多普勒血流形式与二尖瓣狭窄相似，并且可以应用相同的定量方法评估瓣膜狭窄的严重程度。甚至在风湿性疾病未累及三尖瓣时，在二尖瓣狭窄的患者中也常见到显著的三尖瓣反流（由于肺动脉高压和瓣环扩张）。在术前仔细评估三尖瓣反流严重程度尤其重要，以确定在二尖瓣手术时是否需要行三尖瓣成形术。

左心室的继发改变

二尖瓣狭窄患者的左心室小而室壁厚度和收缩功能正常，虽然由于跨二尖瓣口的血流受限导致舒张功能受损。存在左心室扩张提示并发显著的二尖瓣或主动脉瓣反流，或者存在原发心肌功能障碍（心肌病或缺血性疾病）。

临床应用

诊断、血流动力学进展和干预时限

超声多普勒是评价二尖瓣狭窄存在与否及严重程度的标准临床方法（表 11-10）。单独应用超声多普勒及临床数据可以随访疾病的进展及确定干预时限。很少需要通过心导管检查进行评估。

经皮瓣膜成形术的术前和术后

在能进行经皮球囊二尖瓣瓣口扩张术的潜在候选者中，超声心动图评估二尖瓣形态在预测血流动力学结果和操作并发症的风险方面对于患者的选择很重要。通过一个定性的评估、一个附加的评分系统（表 11-11 和 11-12）或者对瓣叶活动度的定量测

表 11-10　二尖瓣狭窄的超声心动图方法

瓣膜形态学
排除导致临床表现的其他原因
二尖瓣狭窄严重程度
• 平均跨瓣压力阶差
• 二维瓣膜面积
• T½ 瓣膜面积
共存二尖瓣反流
左心房增大
肺动脉压（源于 TR 射流及 IVC）
TEE 评估左心房血栓，如果计划进行 MBC
共存的三尖瓣反流的严重程度

MBC：二尖瓣球囊分离术；TR：三尖瓣反流；IVC：下腔静脉。

量，可以描述二尖瓣的形态。无论应用何种途径，需要考虑到的重要特征是瓣叶的活动度、瓣叶的厚度、瓣叶和结合处的钙化以及瓣下结构的受累（图 11-25）。一般而言，最佳的血流动力学结果是见到薄而活动度好的瓣叶，有交界处融合但很少有钙化或腱索下结构增厚。然而，有些瓣膜结构相对较差的患者确实进行了经皮瓣口扩张术以解除二尖瓣狭窄。值得注意的是，有最严重的钙化和瓣膜畸形（以及最严重的狭窄）患者，更有可能遭受手术操作相关的致残和致死。

另一个需要考虑的因素是并发二尖瓣反流的程度，因为在中度或重度反流存在时，经皮瓣口扩张

表 11-11 二维超声心动图记录的二尖瓣形态

分级*	活动度	肥厚	钙化	瓣下增厚
1	瓣叶活动好，仅瓣尖活动受限	瓣叶厚度接近正常（4 ~ 5 mm）	有一处超声辉度升高区	二尖瓣瓣叶下部轻微增厚
2	瓣叶中部及基底部活动正常	瓣叶中部正常，边缘部分相对增厚（5 ~ 8 mm）	散在超声亮区局限于瓣叶边缘	腱索结构增厚扩展至腱索长度的三分之一部分
3	舒张期瓣膜继续前向运动，主要从基底部	增厚扩展至整个瓣叶（5 ~ 8 mm）	超声亮区扩展至瓣叶中部	增厚扩展至腱索的远侧三分之一部分
4	无或极微弱的舒张期瓣叶前向运动	所有瓣叶组织均明显增厚（> 8 ~ 10 mm）	超声亮区广泛出现于整个瓣叶相关结构的大部分区域	腱索结构的广泛增厚及缩短向下扩展至乳头肌

* 超声心动图的总评分可通过分析二尖瓣瓣叶活动度、瓣膜及瓣下增厚情况、钙化而得出。根据上述标准将每一项分级为 0 至 4 分。总评分为 0 至 16 分。

From Wilkins GT，Weyman AE，Abascal VM et al: Br Heart J 60:299–308，1988.

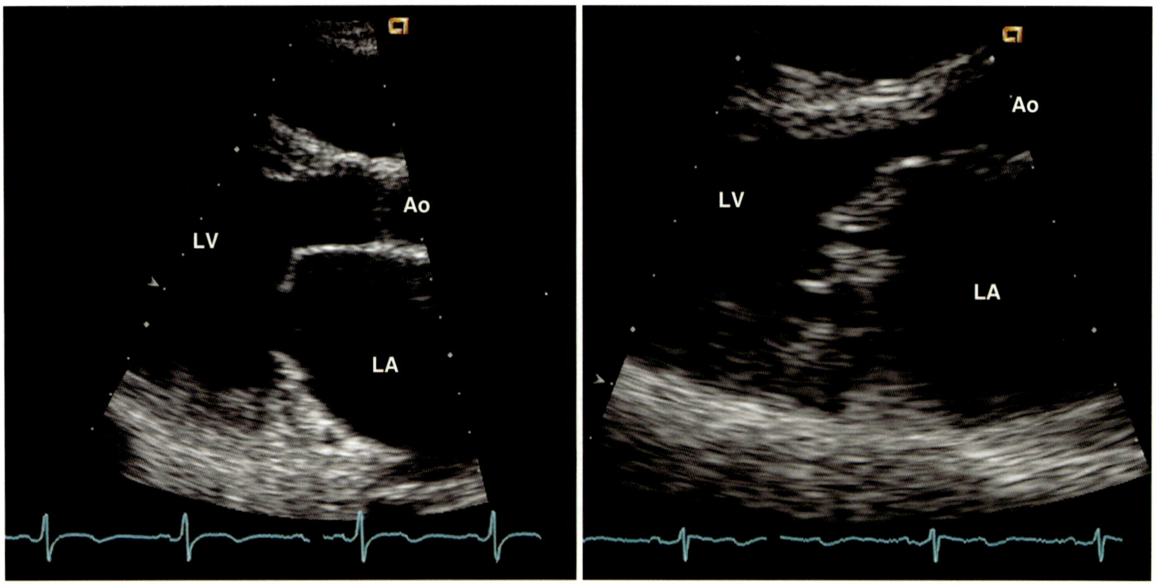

图 11-25 两个二尖瓣狭窄患者的胸骨旁长轴观，一个为良好的（左）而另一个为不良的（右）二尖瓣瓣膜结构，前者适合进行球囊瓣膜成形术，而后者不适合。瓣膜结构良好的特征是相对薄，可通过二尖瓣前瓣叶的“拱形突出”证明瓣叶柔韧、活动好，以及较少的钙化或瓣下结构受累。另一不同患者的同一平面观（右）显示瓣叶的广泛钙化及活动差，较少的舒张期拱形突出和广泛的瓣下结构受累。

表 11-12 二尖瓣狭窄解剖的法国三组分级

超声心动图分级	二尖瓣解剖
分级 1	活动良好未钙化的二尖瓣前叶及轻度瓣下病变（即≥ 10mm 长度的细腱索）
分级 2	活动良好未钙化的二尖瓣前叶及重度瓣下病变（即< 10mm 长度的粗腱索）
分级 3	通过 X 线透视检查评估的任何程度的二尖瓣钙化，无论瓣下结构状态如何

Reprinted from Iung B, Cormier B, Discimetiere P, et al: J Am Coll Cardiol 27:407–414, 1996. Copyright 1996, with permission from American College of Cardiology Foundation.

术是禁忌的。此外，由于操作过程中导管可能触动任一左心房血栓，因此在操作前需要应用 TEE 来评估左心房血栓。TTE 或 TEE 成像可能用于操作中监测导管和球囊的位置（图 11-26）以及评估血流动力学结果（图 11-27）。

在经皮瓣口扩张术后，超声多普勒检查可识别并发症、评估血流动力学结果，并为未来疾病进展提供基线参考状态。潜在并发症包括：(1) 二尖瓣反流严重程度加重以及 (2) 在经房间隔穿刺的部位存在房间隔缺损（通常较小）。应用标准超声多普勒技术可评估血流动力学结果，另一方面还应知道在瓣口开大术后即刻应用减半时间法所作评估的潜在不准确性。多普勒技术也有助于评估术后肺动脉收缩压。球囊二尖瓣口扩张术后长期预后的预测因子包括瓣膜面积、二尖瓣反流严重程度以及二尖瓣形态学评分（图 11-28）。

孕妇呼吸困难的评估

当妊娠伴呼吸困难的患者需要进行超声心动图检查时，应考虑到二尖瓣狭窄的可能性。二尖瓣狭窄所致的症状通常最初出现于代谢需求和容积流率增加的妊娠期间，而通过听诊可能不能识别出心脏杂音。谨慎的瓣膜成像和跨二尖瓣流量速度曲线记录可供排除或确诊这一可能性。

三尖瓣狭窄

三尖瓣狭窄在成人心脏病中罕见，几乎所有的患者归因于风湿性疾病伴有风湿性二尖瓣病变。类癌性心脏病可影响三尖瓣和肺动脉，导致狭窄或关

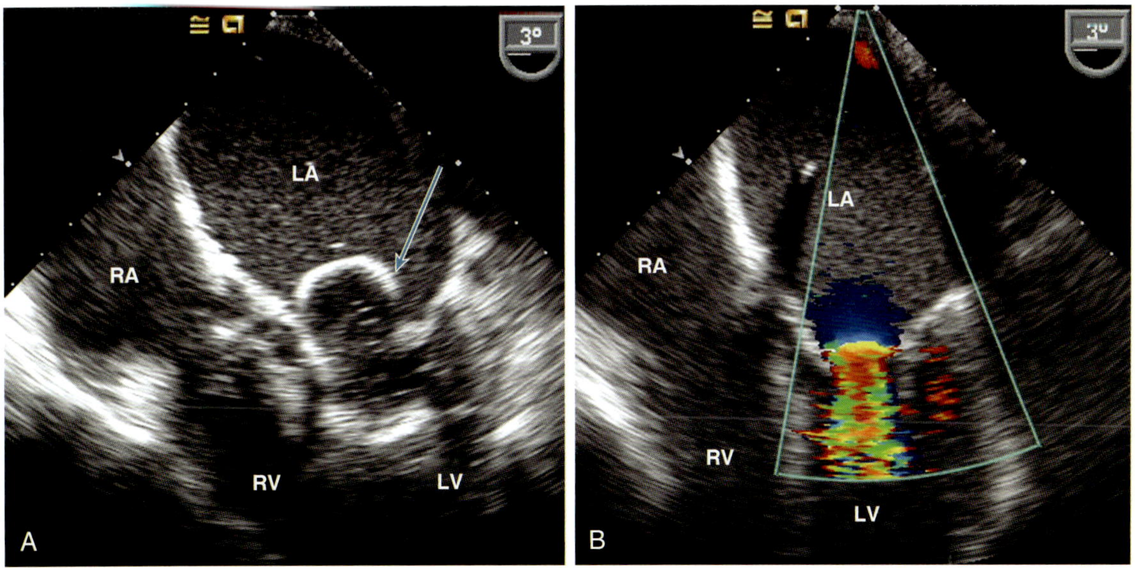

图 11-26 在经皮球囊二尖瓣交界分离术中进行的 TEE 检查显示（**A**）在二尖瓣扩张过程中的球囊充气（蓝色箭头）。球囊狭窄的中段位于瓣叶尖部，连续的球囊充盈用于扩开融合的交界处结构。球囊移除后进行的彩色多普勒检查显示（**B**）某些残留的二尖瓣狭窄伴瓣叶尖部的血流加速和假频信号。左心房内出现导管的阴影伪像。

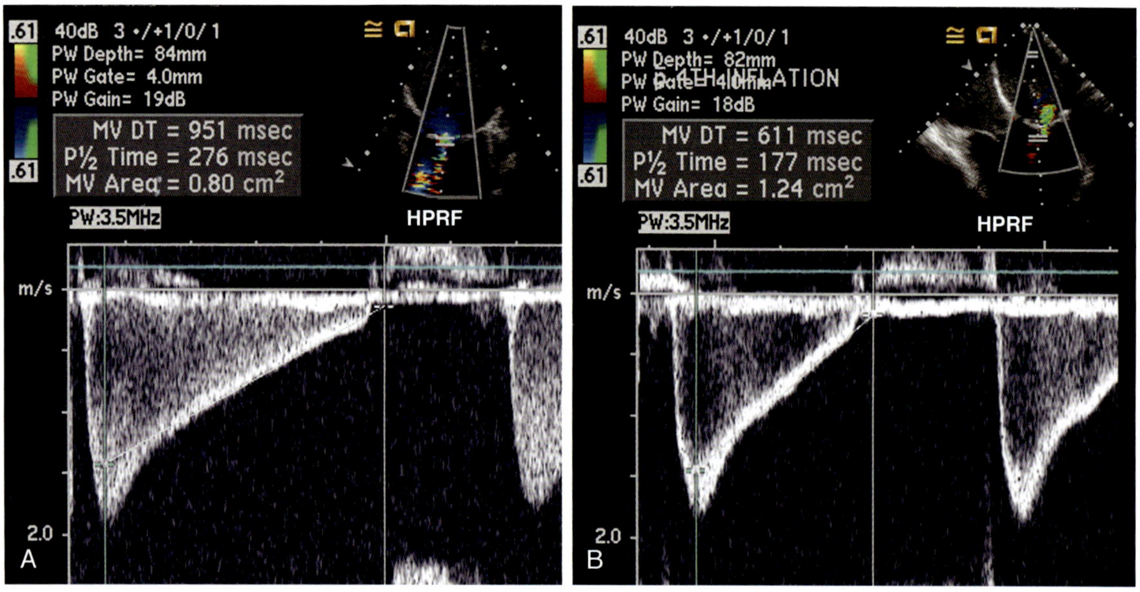

图 11-27 TEE 方法记录的经皮二尖瓣瓣膜成形术的术前（A）和术后（B）跨狭窄二尖瓣的多普勒流速曲线。T½（或 P½）由 276 下降至 177ms，表明瓣膜面积从 0.8 增至 1.2cm²。这在瓣膜面积增加程度上是欠佳的，但彩色血流也显示了 MR 严重度的增加，这限制了二尖瓣进一步的扩张。注意 T½ 是从血流信号的线性舒张中期节段计算出来的，反推血流的起始，忽略了舒张早期短而陡峭的下降段。

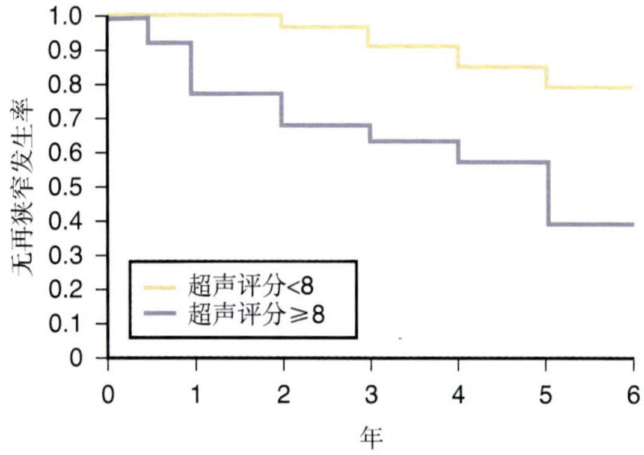

图 11-28 在 181 例最初成功进行二尖瓣瓣膜成形术未发生再狭窄的患者中，在超声评分小于 8（n=73）或者超声评分≥ 8 的患者中充分采集超声心动图数据。狭窄定义为瓣膜面积小于 1.5 cm² 以及较最初获得的瓣膜面积减少 50%。(From Wang A，Krasuski RA，Warner JJ，et al.: Serial echocardiographic evaluation of restenosis after successful percutaneous mitral commissurotomy. J Am Coll Cardiol 39:328–334，2002.)

闭不全。右心房肿瘤、大的赘生物或心房栓子（可能形成于静脉床）能够阻塞右心房内血流，类似于三尖瓣狭窄。

二维图像显示三尖瓣叶增厚和缩短（图 11-29）。交界粘连和舒张期呈弓形提示风湿性改变。与二尖瓣方法相似，多普勒记录的跨瓣血流速度可计算出平均压差和 T½ 瓣口面积。

肺动脉瓣狭窄

肺动脉瓣狭窄大部分归因于先天性心脏病，是童年外科修复手术遗留的残余狭窄或者是临床不明显的梗阻。肺动脉瓣狭窄可伴发其他畸形如心室反位（先天性矫正性大动脉转位）或法洛四联症。

二维超声图像显示肺动脉瓣叶增厚和收缩期呈圆顶状。根据伯努利方程通过多普勒计算出最大及平均压差（图 11-30）。通常无需计算肺动脉瓣口面积，但连续方程适用，使用适当的位置计算每搏量。肺动脉狭窄后扩张可能存在。二维超声判断肺动脉瓣上或瓣下狭窄是困难的。彩色血流和常规多普勒对于确定狭窄后湍流位置（以及梗阻位置）有益。

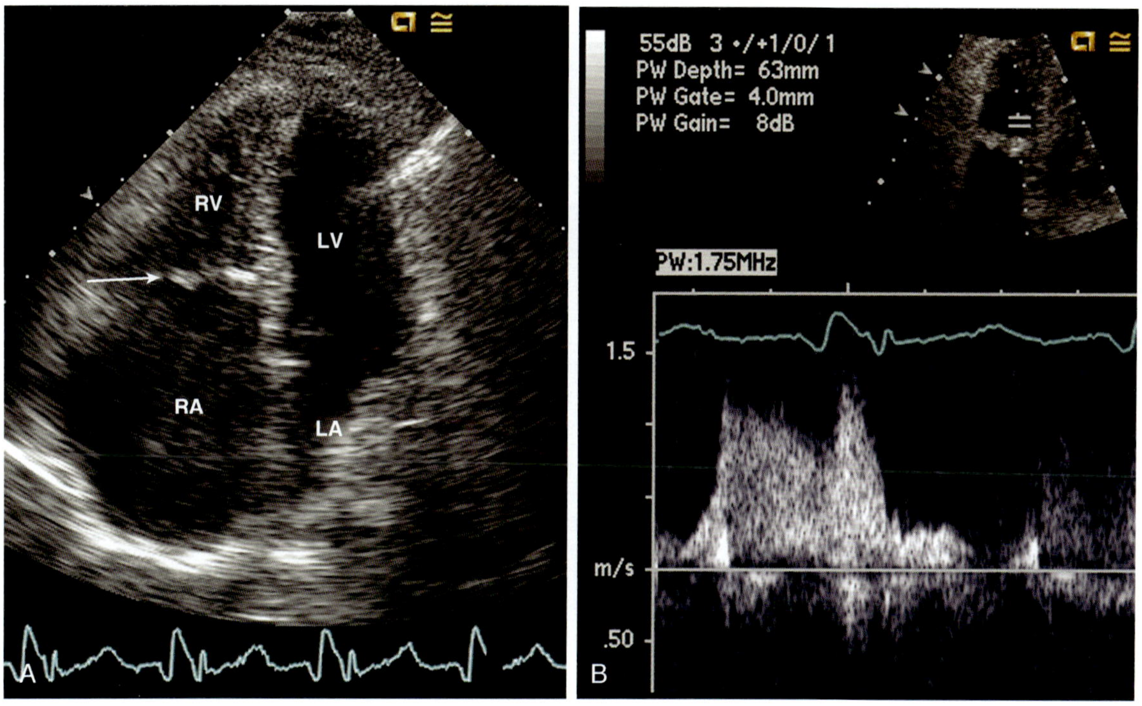

图 11-29 心尖四腔心切面显示风湿性三尖瓣狭窄伴有增厚的瓣叶（箭头）和扩大的右心房（**A**）。右心室多普勒血流频谱显示轻度增加的平均跨瓣压差和延长的减速时间（**B**）。

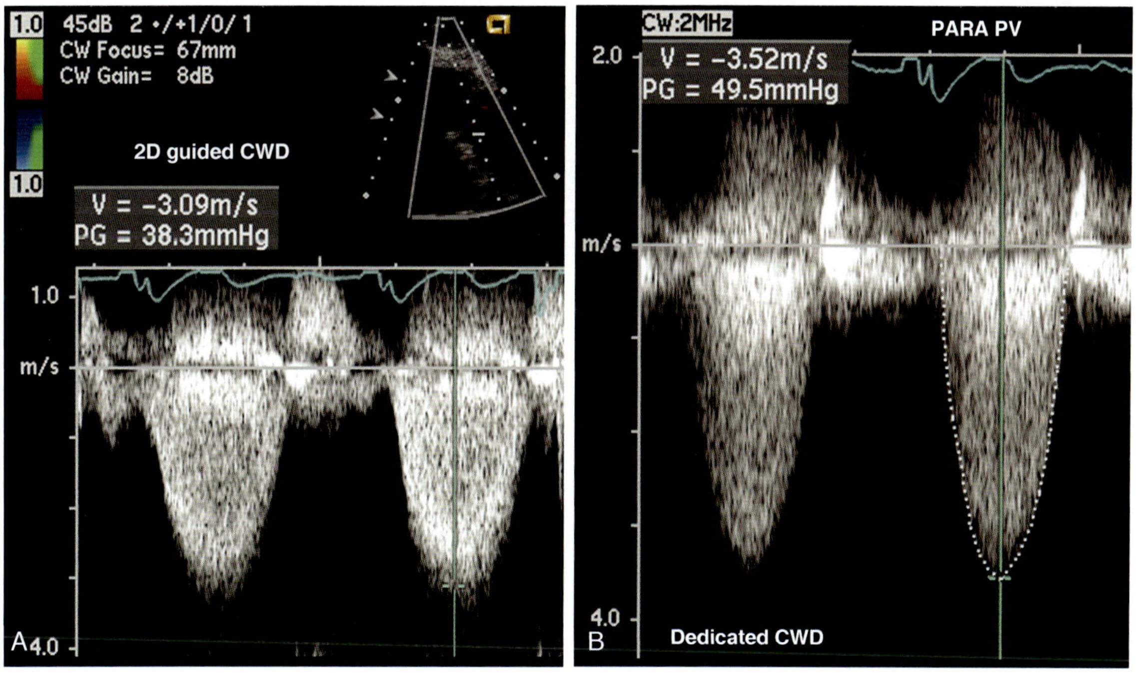

图 11-30 一例 26 岁女性患者，法洛四联症术后的肺动脉瓣残余狭窄。使用二维超声引导下的连续多普勒，经胸骨旁右心室流出道切面测定最大流速 3.1m/s，而通过一个专门的连续多普勒探头测定的最大流速是 3.5m/s。因为较小的传感器可以更好地成角以平行于射流，且非成像探头有更好的多普勒信噪比。

（唐秀杰　译　郑春华　校）

推荐阅读

指南

1. Baumgartner H, Hung J, Bermejo J, et al: Echocardiographic assessment of valve stenosis: ESE/ASE recommendations for clinical practice. J Am Soc Echocardiogr 22:1–23, 2009.
This consensus document reviews approaches to evaluation of valve stenosis. Recommendations are provided for which measurements to use in clinical practice along with details on data acquisition and measurements. Tables summarize the formulas with advantages and limitations of each. A comprehensive list of references is included.
2. Bonow RO, Carabello BA, Chatterjee K, et al: ACC/AHA 2006 guidelines for the management of patients with valvular heart disease: a report of the American College of Cardiology/American Heart Association Task Force on Practice Guidelines (Writing Committee to Develop Guidelines for the Management of Patients with Valvular Heart Disease). J Am Coll Cardiol 48:e1–e148, 2006.
These detailed guidelines for management of adults with valvular heart disease include definitions of hemodynamic severity for valve stenosis and valve regurgitation.

血流动力学

3. Garcia D, Kadem L, Savery D, et al: Analytical modeling of the instantaneous maximal transvalvular pressure gradient in aortic stenosis. J Biomech 39:3036–3044, 2006.
The time dependence of the velocity in the vena contracta of a stenotic valve and the effects of volume flow rate are analyzed to describe the instantaneous pressure gradient across the valve in systole. References to the literature on fluid dynamics are provided.

主动脉瓣狭窄

4. Rosenhek R: Aortic stenosis: Echocardiographic evaluation of disease severity, disease progression and the role of echocardiography in clinical decision making. In Otto CM (ed): The Practice of Clinical Echocardiography, 3rd ed. Philadelphia: Saunders Elsevier, 2007, pp 516–551.
Advanced discussion of the echocardiographic approach to evaluation of aortic stenosis severity with a review of the impact of echocardiographic findings on the clinical decision-making process; 236 references. Topics covered include stress echocardiography for detection of symptom onset and evaluation of low-output aortic stenosis, the effect of arterial hypertension on evaluation of aortic stenosis severity, other measures of stenosis severity, and the role of echocardiography in following progressive disease.
5. Otto CM: Valvular aortic stenosis: disease severity and timing of intervention. J Am Coll Cardiol 47:2141–2151, 2006.
This review summarizes the standard approach to clinical evaluation of aortic stenosis severity (velocity, gradient, and valve area) and explores the potential utility of more sophisticated echocardiography measures of disease severity, as well as other approaches including serum brain natriuretic peptide (BNP) levels and exercise testing. The effects of hypertension, aortic root dilation, coronary disease, LV dysfunction and atrial fibrillation on evaluation of stenosis severity are considered. A practical approach for clinical decision making is proposed.
6. Roberts WC, Ko JM: Frequency by decades of unicuspid, bicuspid, and tricuspid aortic valves in adults having isolated aortic valve replacement for aortic stenosis, with or without associated aortic regurgitation. Circulation 111:920–925, 2005.
In adults undergoing aortic valve replacement for severe aortic stenosis, over 50% have a congenital bicuspid valve. In those age 50 to 70 years, about two thirds have a bicuspid valve, but even in those over age 70 years, a bicuspid valve is present in about 40%. When the number of leaflets cannot be determined with certainty on echocardiography due to leaflet calcification, a bicuspid valve is likely, especially in patients under age 70 years.
7. Goland S, Trento A, Iida K, et al: Assessment of aortic stenosis by three-dimensional echocardiography: An accurate and novel approach. Heart 93:801–807, 2007.
Aortic valve area was determined on TEE images by planimetry of valve from real-time 3D images, 2D images, and 3D-guided 2D images of the valve orifice. These three methods correlated with each other, but the 3D approaches showed less interobserver variability. Direct planimetry of valve area showed reasonable correlation with Doppler continuity equation and catheter-derived valve areas in this small series of patients. Further clinical experience with 3D guidance of 2D measurements is needed.
8. Kadem L, Dumesnil JG, Rieu R, et al: Impact of systemic hypertension on the assessment of aortic stenosis. Heart 91:354–361, 2005.
An animal model of aortic stenosis was used to examine the impact of systemic hypertension on measures of aortic stenosis severity. Hypertension resulted in about a 30% increase in valve area and a 40% decrease in maximum and mean pressure gradient, suggesting that concurrent hypertension might result in underestimation of stenosis severity by Doppler echocardiography. In this situation, re-evaluation after blood pressure control is appropriate.
9. Little SH, Chan KL, Burwash IG: Impact of blood pressure on the Doppler echocardiographic assessment of severity of aortic stenosis. Heart 93:848–855, 2007.
In 22 adults with aortic stenosis, blood pressure was increased acutely using handgrip exercise or phenylephrine infusion. An acute increase in blood pressure did not significantly change valve gradient, but valve area decreased in association with a decrease in mean transvalvular flow rate. Changes in blood pressure can result in an increase or decrease in measures of stenosis severity, even when the underlying severity of valve disease is unchanged.
10. Lancellotti P, Karsera D, Tumminello G, et al: Determinants of an abnormal response to exercise in patients with asymptomatic valvular aortic stenosis. Eur J Echocardiogr 9:338–343, 2008.
Exercise stress testing was abnormal in 60 of 128 asymptomatic adults with aortic stenosis. Multivariate predictors of an abnormal stress test were a greater increase in transaortic pressure gradient with exercise and limited contractile reserve (e.g., a smaller increase in ejection fraction from rest to exercise). See related articles in PubMed for other references on exercise testing in aortic stenosis patients.
11. Bergler-Klein J, Mundigler G, Pibarot P, et al: B-type natriuretic peptide in low-flow, low-gradient aortic stenosis: relationship to hemodynamics and clinical outcome: Results from the Multicenter Truly or Pseudo-Severe Aortic Stenosis (TOPAS) study. Circulation 115:2848–2855, 2007.
In 69 patients with low-flow aortic stenosis (indexed valve area $<0.6\ cm^2/m^2$, mean gradient ≤ 40 mm Hg, and LV ejection fraction $\leq 40\%$), the dobutamine stress echocardiography (DSE) change in valve area versus change in flow rate was normalized to a flow rate of 250 mL/s to determine "projected valve area." A projected valve area $\leq 1.0\ cm^2$ was defined as true severe aortic stenosis. Brain natriuretic peptide levels were higher in those with true severe aortic stenosis as compared with pseudo-aortic stenosis and also were a strong predictor of clinical outcome after valve replacement.
12. Bermejo J, Yotti R: Low-gradient aortic valve stenosis: Value and limitations of dobutamine stress testing. Heart 93:298–302, 2007.
This concise review of the role of dobutamine stress echocardiography (DSE) in clinical decision making discusses potential mechanisms for flow dependence of stenosis severity measures and summarizes the clinical literature. With severe aortic stenosis, outcome with medical therapy is very poor even when there is concurrent LV dysfunction, so that valve

replacement should be considered in most of these patients unless the DSE shows that stenosis is not severe.

13. Hachicha Z, Dumesnil JG, Bogaty P, et al: Paradoxical low-flow, low-gradient severe aortic stenosis despite preserved ejection fraction is associated with higher afterload and reduced survival. Circulation 115:2856–2864, 2007.
In adults with severe aortic stenosis the transvalvular gradient and velocity may be low even with a normal LV ejection fraction if there is a low antegrade volume flow rate across the aortic valve. The cause of the low stroke volume typically is concentric LV hypertrophy with small ventricular volumes. Low-output aortic stenosis with a normal ejection fraction is associated with a poor clinical outcome.
14. Moss RR, Ivens E, Pasupati S, et al: Role of echocardiography in percutaneous aortic valve implantation. J Am Coll Cardiol Img 1:15–24, 2008.
Placement of an aortic valve prosthesis via a percutaneous approach requires careful guidance of the position of the valve in the aortic annulus. TTE is used for sizing of the device based on annular measurements. TEE is used during the procedure to guide device positioning and for early detection of complications.

二尖瓣狭窄

15. Iung B, Vahanian A: Echocardiography in the patient undergoing catheter balloon mitral valvuloplasty: patient selection, hemodynamic results, complications and long term outcome. In Otto CM (ed): The Practice of Clinical Echocardiography, 3rd ed. Philadelphia: Saunders Elsevier, 2007, pp 481–501.
Review of the use of echocardiography in patient selection, prediction of hemodynamic results, diagnosis of complications, and long-term outcome after mitral valvuloplasty. Research applications and alternate approaches are also discussed. 120 references.
16. Carabello BA: Modern management of mitral stenosis. Circulation 112: 432–437, 2005.
Contemporary review of the clinical presentation, diagnosis, natural history, and therapy for mitral stenosis.
17. Henry WL, Griffith JM, Michaelis LL, et al: Measurement of mitral orifice area in patients with mitral valve disease by real-time, two-dimensional echocardiography. Circulation 51: 827–831, 1975.
Validation of 2D echo planimetry of MVA compared with measurements at operation. 2D echo valve area was within 0.3 cm² of surgical area in 12 of 14 (86%) patients.
18. Holen J, Aaslid R, Landmark K, et al: Determination of pressure gradient in mitral stenosis with a non-invasive ultrasound Doppler technique. Acta Med Scand 199:455–460, 1976.
Original description of Doppler measurement of transmitral pressure gradients.
19. Hatle L, Angelsen B, Tromsdal A: Noninvasive assessment of atrioventricular pressure half-time by Doppler ultrasound. Circulation 60:1096–1104, 1979.
Application of T½ concept to Doppler data.
20. Xie MX, Wang XF, Cheng TO, et al: Comparison of accuracy of mitral valve area in mitral stenosis by real-time, three-dimensional echocardiography versus two-dimensional echocardiography versus Doppler pressure half-time. Am J Cardiol 95:1496–1499, 2005.
In 30 patients with mitral stenosis, real-time 3D measurement of MVA correlated well with 2D planimetry and $T_{1/2}$ methods for valve area determination.
21. Pérez de Isla L, Casanova C, Almería C, et al: Which method should be the reference method to evaluate the severity of rheumatic mitral stenosis? Gorlin's method versus 3D-echo. Eur J Echocardiogr 8:470–473, 2007.
In 26 patients with mitral stenosis who underwent echocardiography and catheterization, 3D measurement of valve area correlated more closely than Gorlin formula valve area with the mean of three standard methods (2D planimetry, $T_{1/2}$, and PISA).
22. Messika-Zeitoun D, Meizels A, Cachier A, et al: Echocardiographic evaluation of the mitral valve area before and after percutaneous mitral commissurotomy: the pressure half-time method revisited. J Am Soc Echocardiogr 18:1409–1414, 2005.
In 120 patients undergoing balloon mitral commissurotomy, 2D valve area increased on average from about 1.0 to 1.8 cm² and mean gradient decreased from 10 to 5 mm Hg. The T½ method underestimated the improvement in valve area and correlated poorly with 2D valve area. The T½ approach should be used with caution in the first 24–48 hours after commissurotomy.
23. Kim HK, Kim YJ, Hwang SJ, et al: Hemodynamic and prognostic implications of net atrioventricular compliance in patients with mitral stenosis. J Am Soc Echocardiogr 21:482–486, 2008.
Net atrioventricular compliance (C_n) can be calculated from 2D planimetry of MVA (2D-MVA in cm²) and the deceleration slope of the transmitral E wave (E slope in cm/s²) in units of mL/mm Hg using the equation:
$C_n = 1270(2D\text{-}MVA/E\ slope)$
A $C_n < 4$ mL/mm Hg was associated with an increased likelihood of mitral valve commissurotomy or replacement during an average follow-up of 2 years.
24. Izgi C, Ozdemir N, Cevik C, et al: Mitral valve resistance as a determinant of resting and stress pulmonary artery pressure in patients with mitral stenosis: a dobutamine stress study. J Am Soc Echocardiogr 20:1160–1166, 2007.
The major hemodynamic effect of mitral stenosis is an excessive increase in pulmonary pressure with exercise. In 20 patients with isolated mitral stenosis (average valve area about 1.6 cm²), pulmonary systolic pressure increased from 39 to 60 mm Hg with dobutamine stress. Stress pulmonary pressure was the only independent predictor of exercise capacity.
25. Messika-Zeitoun D, Brochet E, Holmin C, et al: Three-dimensional evaluation of the mitral valve area and commissural opening before and after percutaneous mitral commissurotomy in patients with mitral stenosis. Eur Heart J 28:72–79, 2007.
Real-time 3D measurement of valve area correlates well with 2D planimetry of valve area and does not provide an advantage for experienced echocardiographers. However, with less experienced operators the real-time 3D measurement is more accurate than 2D planimetry. Real-time 3D echocardiography also allows evaluation of commissural opening in mitral stenosis before and after procedures.

三尖瓣狭窄

26. Anwar AM, Geleijnse ML, Soliman OI, et al: Evaluation of rheumatic tricuspid valve stenosis by real-time three-dimensional echocardiography. Heart 93:363–364, 2007.
Tricuspid stenosis affects about 8% of patients with rheumatic mitral valve disease but may be underappreciated on standard 2D and Doppler approaches. This article describes the real-time 3D findings in five adults with rheumatic tricuspid stenosis. Unique measurements that are possible on real-time 3D imaging (and not standard 2D imaging) include commissural width and planimetry of valve area.

肺动脉瓣狭窄

27. Lurz P, Coats L, Khambadkone S, et al: Percutaneous pulmonary valve implantation: impact of evolving technology and learning curve on clinical outcome. Circulation 117:1964–1972, 2008.
In 155 patients with pulmonic stenosis and/or regurgitation, percutaneous valve implantation resulted in an average reduction in the RV outflow gradient from 37 to 17 mm Hg. Survival at 83 months was 97%, and freedom from reoperation was 70% at 70 months. Echocardiography is a key element in patient evaluation before, during, and after the procedure.

12 瓣膜反流

超声心动图对瓣膜反流患者的评估包括瓣膜的解剖、反流的严重程度、容量负荷增加导致的腔室扩大、心室功能情况和肺动脉高压的程度。在有些患者，瓣膜反流的临床意义在于异常反流是否存在，而不是反流的严重程度。例如，在一例胸痛患者中探及主动脉瓣反流伴有主动脉扩张，应怀疑存在主动脉夹层。而另外一些情况（如二尖瓣脱垂），瓣膜的反流程度则成为是否进行外科干预临床决策的基础因素。在原发性瓣膜疾病导致的慢性反流性疾病中，反流的程度和左心室对慢性容量负荷过重的反应是决定瓣膜手术时机的最重要因素。

基本原理

瓣膜反流的病因

瓣膜反流可以是先天性的，也可以是因瓣叶的异常或瓣叶支撑结构的异常后天获得。例如，升主动脉或主动脉窦的扩张，可以在瓣叶解剖结构正常的情况下导致主动脉瓣反流。同样，左心室扩张也可以在二尖瓣瓣叶和腱索正常的情况下导致二尖瓣反流。在多数患者，超声心动图检查可以检出瓣膜反流的病因。有时某一个特定的病因不明确，但在鉴别时可将反流原因局限在几种最可能的情况。检查还可以提供病程上反流是急性或慢性的线索。

在评估主动脉瓣和二尖瓣的解剖和反流的病因时，若经胸超声心动图（TTE）的图像不佳，经食管超声心动图(TEE)会有帮助。合并主动脉疾病时，经胸超声心动图的图像多不理想，此时需经食管超声心动图显示病变的范围和程度。

瓣膜反流的流体动力学

瓣膜反流的流体动力学（图 12-1）在许多方面与狭窄瓣膜的流体动力学相似，并有以下特征：

- 反流口面积（regurgitant orifice area，ROA）
- 高速的反流束
- 近端血流汇聚区域
- 下游血流的涡流
- 前向血流容量增加

尽管瓣膜不能充分闭合在解剖学上十分复杂，瓣膜可以被想象成有一个反流口，而在这个生理学名词的反流口内，通过高速、层流的反流束（表 12-1）。这束血流的瞬时速度（v）与跨过此瓣膜的瞬时压差（ΔP）有关，如简化伯努利方程所示：$\Delta P = 4v^2$。用连续（CW）多普勒频谱记录此高速血流束，可以评价瓣膜两侧两个心腔的压力差随时间的不同而变化。

在反流瓣膜的上游一侧，存在接近瓣膜口的血流加速现象。这样就可以确定一个近端等速表面积(proximal isovelocity surface area，PISA)，与二尖瓣狭窄时在左心房侧观察到的相仿。PISA 乘以混叠速度，给定量评估每搏反流量提供了一种方法。反流束当中最狭窄的那一段，即流颈，正好出现在反流口的稍远端。流颈直径反映 ROA。

当高速血流束进入接受反流的腔室后，血流的形式变得紊乱、非层流，有多种血流速度、多个血流方向。反流束下游的涡流大小，受到生理学因素和技术因素的双重影响，故对反流严重程度的评估帮助较小（表 12-2）。另外，反流束的形态和方向受到反流口的解剖情况和朝向、跨瓣膜的驱动力以及接受腔室的大小和顺应性的综合影响。反流束在反流入口距离腔室壁相对较远时，好像是“被拽”向邻近的腔室壁（例如，二尖瓣反流在左心房中），也可以“被拽着”流向其他血流流动的方向（例如，主动脉瓣反流和二尖瓣狭窄）。贴向腔室壁的偏心性反流束在二维（2D）彩色显像时，彩色反流束的面积较小（在三维显像时容积也较小）。这是因为被反流束拖拽进去的血流成分只是出现在一侧，而不像中心型反流，拖拽进去的血流成分出现在各个侧面。

容量负荷过重

在瓣膜反流的患者当中，总每搏量是指一个单

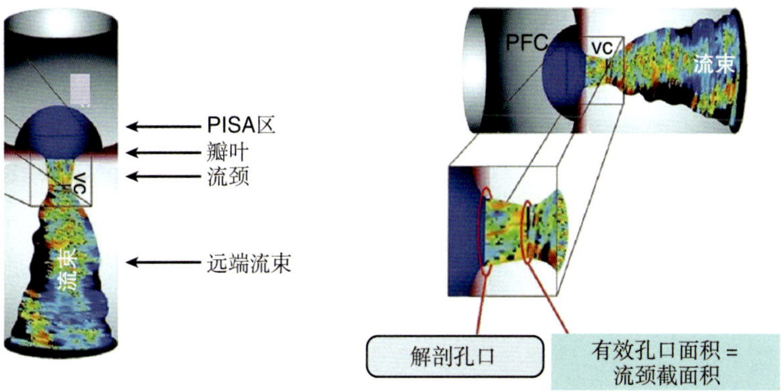

图 12-1 左图，反流束的三个组成部分：近端等速表面积区（PISA），即近端血流汇聚区（PFC）；流颈区（VC）；远端流束。右图，有效反流口面积（ROA）是反流束最窄处的孔口面积，一般在瓣叶解剖孔口的远端。(Adapted from Roberts BJ，Grayburn P: Color flow imaging of the vena contracta in mitral regurgitation: Technical considerations. J Am Soc Echocardiogr 16:1002–1006，2003)。

表 12-1 瓣膜反流的流体动力学和诊断方法的关系

流体动力学特征	诊断方法
通过反流口的反流容积量	应用连续方程测反流口面积
反流口高速的反流束	连续多普勒曲线的压力 - 速度图
近端血流汇聚	近端等速表面积
下游血流的涡流	接受反流的心腔内射流面积
跨瓣膜增加的容量	反流瓣膜的前向血流量减去参照瓣膜的前向血流量

表 12-2 影响反流束大小和形态的因素

生理性因素
反流容量
驱动压力
反流口的大小和形态
接受腔室壁的顺应性
(接受腔室) 壁 (与反流束的相互) 碰撞
(反流) 在心动周期中的相对时间
合并存在的其他射流和血流的影响
技术性因素
超声仪的增益
脉冲接收频率
探头频率
帧频
图像切面
深度
信号强度

次心搏心室泵出的血液总量。前向每搏量是输送到外周循环的血液容量，而反流量则为通过不正常的瓣膜返回的血液容量（图 12–2）。

慢性瓣膜反流导致心室容量负荷的逐渐增加。左心室容量负荷过重，导致左心室腔的扩张而室壁厚度正常，从而左心室的质量增加。慢性左心室容量负荷过重的一个重要临床特征为，在没有临床症状的情况下发生收缩功能不可逆的降低。实际上，尽管射血分数正常，不可逆的收缩功能降低可能已经发生了。这是因为反流时，心室的负荷情况发生了改变。

用超声心动图对左心室大小和收缩功能进行系列、连续评估是临床评估的标准方法，但有两个因素对其可靠性可能有一定限制。首先，图像质量和记录技术不理想会导致测量数据有误。测量心腔内径时要小心，确保与左心室的长轴和短轴垂直，调整仪器的参数至心内膜的清晰度合适。计算心室容积时，描绘舒张末期和收缩末期心内膜边缘的准确性，依赖于心内膜界线清楚、心室长轴没有缩减的标准切面，以及训练有素并且有经验的操作者。

其次，还必须考虑到所测左心室数据的可重复性。总的可重复性包括记录时的变异偏差、测量时的变异偏差以及生理性的变异（如心率和负荷状态），这些均可影响测量结果。从二维指导的 M 型图像测定数据的可重复性来看，如果收缩末期内径或舒张末期内径，在间隔一定时期的两次测定中相差 8mm 以上，才能表示有确定的临床变化。在同一个研究室的系列连续检查当中，如果用二维超声心动图发现左心室容量或射血分数出现 10% 以上的变化，才表明有显著的改变。

瓣膜反流的检测

瓣膜反流可用以下两种方法检测

- ❒ 彩色血流显像
- ❒ 连续多普勒超声

尽管二维图像可对瓣膜的解剖情况、腔室的扩张和功能状态提供详细的信息，但它只能提供瓣膜关闭不全的间接证据。在左心房和左心室扩大的情况下发现二尖瓣有解剖学的异常提示二尖瓣反流可能存在，但有必要用多普勒检查来直接证实或排除二尖瓣反流。有几种 M 型检查的现象被证实在瓣膜反流诊断中有特异性（如 AR 时二尖瓣前叶的高频扑动），但敏感性不足，在临床上怀疑反流诊断时，没有这些现象并不足以排除反流。

用彩色血流显像方法探测反流，是用对反流口下游血流的检测来显现的。当仪器调节和检查技术达最佳状态时，与血管造影相比，彩色血流显像对瓣膜反流的检测是极其敏感（> 90%）和特异的（接

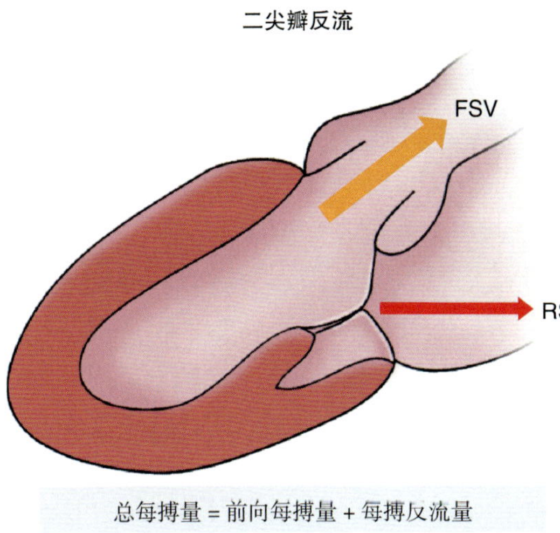

图 12-2 二尖瓣反流时，总每搏量为每搏反流量和前向每搏量之和（RSV 和 FSV）。FSV：前向每搏量；RSV：每搏反流量。

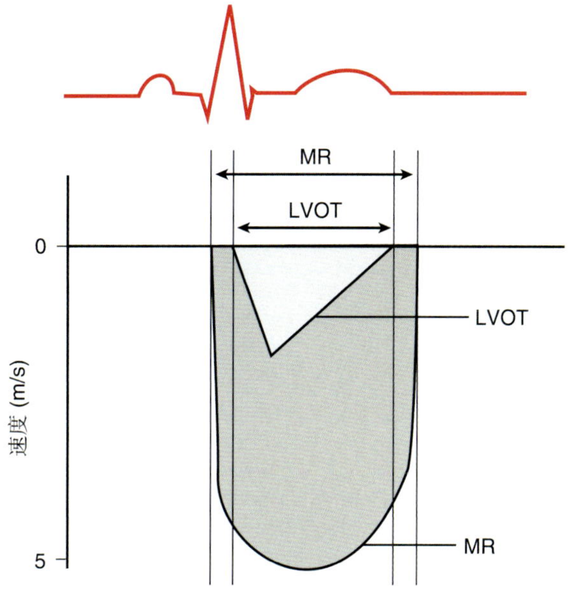

图 12-3 二尖瓣反流（MR）和左心室流出道（LVOT）血流信号的相对时间。MR 始于等容收缩期的起始，结束于等容舒张期的末尾。而左心室流出道的血流信号较短，只出现在收缩期。

近 100%）。实际上，彩色血流显像可以敏感到发现听诊听不到的反流。正如血管造影的证据所证明，这些病例大多数是真正的阳性病例。彩色血流显像也可出现假阳性，如在对血流信号的起源和时间出现误判时。例如，正常的肺静脉血流进入左心房时可被误认为是二尖瓣反流。当由于透声窗条件不好或由于测距远而使超声波弱化，从而使（血流）信号强度过弱时，也可以出现假阴性结果。假阴性结果还可以出现在彩色血流处理参数设置不当或检查者未能多切面地显示瓣膜。彩色血流显像检测瓣膜反流的其他参数包括帧频率、尼奎斯特极限、彩色增益和彩色速度 / 方差显示方式。

CW 多普勒用于检测反流，是基于其可对流经反流口的高速血流进行测定。CW 的优势为心尖切面的瓣膜水平波幅宽。可通过频谱的速度、形状、时程、相关前向血流信号来识别反流信号，正确识别信号起源（图 12-3）。

正常个体的瓣膜反流

较小程度的反流，亦即通常所说的生理性反流，在除此之外都正常的个体当中存在的百分比很高（图 12-4）。一般来说，生理性反流是指：

- 在空间上，反流局限在瓣膜闭合处的紧邻区域
- 持续时间短
- 只有少量的反流容积

当仔细寻找时，正常个体中检测到反流的百分比为：MR 70% ～ 80%，三尖瓣反流 80% ～ 90%，肺动脉瓣反流 70% ～ 80%。这种较小程度的反流是正常的，没有负面的临床意义。在除此之外超声心动图都正常的年轻个体当中，发现 AR 的百分比很小（5%），但检测到 AR 的发生率随年龄而增加。较小程度 AR 的临床意义不明。

评估反流程度的方法

一般用半定量的方法来描述瓣膜反流的程度，例如，用彩色反流束面积法（表 12-3）将反流描述为轻度、中度或重度。其他半定量评估方法还有：

- 流颈
- 压力降半时间（评估 AR）
- 远端血流逆流

另外，还有几种被证明在评估反流严重程度方面有效的定量指标（表 12-4），包括：

图 12-4 一名正常个体的“生理性”二尖瓣反流举例，左侧为彩色多普勒图像，右侧为连续多普勒图像。彩色血流信号局限于瓣膜对合点附近的小片区域（箭头）。与前向血流相比，连续多普勒信号的密度低，波形不完整，只在收缩早期可见（箭头）。

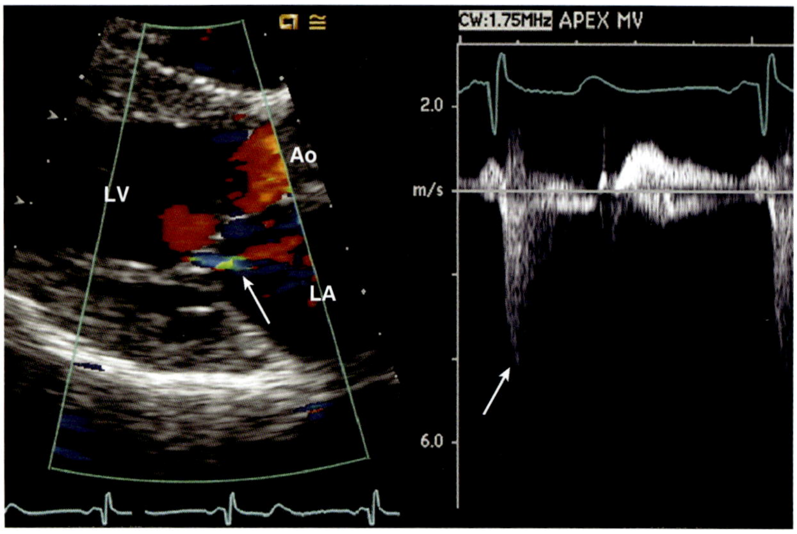

- 反流容积
- 反流分数
- 反流口面积（ROA）

反流容积（RV）是指跨过瓣膜反流回来的容积流率，用瞬时流率即每秒多少毫升表示，或更恰当地平均到心动周期上，用每搏心跳多少毫升表示。反流容积可用三种不同方法计算：

- PISA 法的流率，
- 通过反流瓣膜的前向血流量减去通过另一可参照瓣膜的前向血流量，或
- 二维方法计算的总的左心室每搏量（$SV_{总}$）减去多普勒方法计算的前向左心室每搏量。

反流分数（RF）为

$$RF = RV/SV_{总} \tag{12-1}$$

ROA 是根据连续方程原理，从反流容积和反流束的速度 - 时间积分（VTI_{RJ}）计算出来的。因为反流口近端与反流口处的反流容积是相等的，

表 12-3 瓣膜反流的多普勒评估

方法	多普勒参数	局限性	对应的介入方法
彩色血流显像	反流束起源 反流束方向 反流束大小	随技术和生理因素有变动	血管造影
连续多普勒	信号密度 速度曲线形状	定性评估	血流动力学
流颈宽度	反流束起源宽度	数值小，测定时需小心	无
近端等速表面积法（PISA）	计算 RV 和 ROA	偏心反流束准确性差 只能测峰值（速度）	无
两处的容积流量	计算 RV 和 ROA	烦人的（费时）	介入性的 RV 和 RF
远端血流逆流	肺静脉（MR）或 主动脉（AR）	定性评估，受左心房压和 AF 影响（MR）	无

AF：心房颤动；AR：主动脉瓣反流；MR：二尖瓣反流；RF：反流分数；ROA：反流口面积；RV：反流容积。

图 12-4　验证多普勒超声心动图定量评估反流严重程度的相关研究

第一作者及发表年份	方法	参照标准	*N*	*R*	SEE
彩色反流束面积					
Spain 1989	彩色反流束面积	左室导管法，TD CO	15 名 MR 患者	0.62（RF）	—
Tribouilloy 1992	反流束起源处宽度	左室导管法，TD CO	31 名 MR 患者	0.85（RSV）	—
Enriquez-Sarano1993	彩色反流束面积	多普勒法测定的两处 SV	80 名 MR 患者	0.69（RF）	4.4 cm^2
流颈					
Tribouilloy 2000	流颈速度	多普勒法的 EROA 及 RV	79 名 AR 患者	0.89（EROA） 0.90（RV）	0.08 cm^2 18 mL
Hall 1997	流颈宽度	多普勒法的 EROA 及 RV	80 名 MR 患者	0.86 0.85（RV）	0.15 cm^2 20 mL
PISA					
Recusani 1991	PISA（半球形）	旋转流量计	体外试验，持续流动	0.94 ~ 0.99(流率)	1 ~ 1.6 L/min
Utsunomiya 1991	PISA（半球形）	用秒表和汽缸测定的实际流率	体外试验，搏动性流动	0.99 (流率)	0.53 L/min
Vandervoort 1993	PISA	实际流率	体外试验，稳定流动	0.98 ~ 0.99(流率)	—
Giesler 1993	PISA	左室导管法，Fick 法 CO	16 名 MR 患者	0.88（RSV）	17 mL
Chen 1993	PISA	多普勒法测定的两处 SV	46 名 MR 患者	0.94（RSV）	18 mL
连续多普勒					
Teague 1986	AR 压力降半时间	左室导管法，Fick 法 CO	32 名 AR 患者	~ 0.88（RF）	11%
Masuyama 1986	AR 压力降半时间	左室导管法，ID CO	20 名 AR 患者	~ 0.89（RF）	—
两处的容积流量					
Ascah 1985	跨二尖瓣与跨主动脉瓣 SV 相比	EM-flow	30 个犬模型中流率	0.83（RF）	—
Kitabatake 1985	跨主动脉瓣与跨肺动脉瓣 SV 相比	左室导管法，TD CO	20 名 AR 患者	0.94（RF）	—
Rokey 1986	跨二尖瓣与跨主动脉瓣 SV 相比	左室导管法，TD CO	19 名 MR 和 6 名 AR 患者	0.91（RF）	7%
远端血流逆流					
Boughner 1975	降 Ao 舒张期血流逆流	左室导管法，Fick 法 CO	15 名 AR 患者	0.91（RF）	—
Touche 1985	降 Ao 舒张期血流逆流	左室导管法，TD CO	30 名 AR 患者	0.92（RF）	8.8%

AO：主动脉；AR：主动脉瓣反流；CO：心输出量；EM-Flow：电磁流量计测定的容积流率；EROA：有效反流口面积；ID：扩张指示器；MR：二尖瓣反流；PISA：近端等速表面积法；RF：反流分数；RSV：每搏反流量；SEE：标准误；SV：每搏量；TD：热稀释法。

数据来源：Spain et al: J Am Coll Cardiol 13:585-590,1989;Tribouilloy et al: Circulation 85:1248-1253,1992; Enriquez-Saranoetal: J Am Coll Cardiol 21:1211-1219,1993; Tribouilloy et al: Circulation 102:558-564,2000; Hall et al: Circulation 95:636-642,1997; Recusani et al: Circulation 83:594-604,1991; Utsunomiya et al: J Am Soc Echocardiol 4:338-348,1991; Vandervoort et al: J Am Coll Cardiol 22:535–541,1993; Giesler et al: Am J Cardiol 71:217-224,1993; Chen et al: J Am Coll Cardiol 21:374-383, 1993; Teague et al: J Am Coll Cardiol 8:592–599,1986; Masuyama et al: Circulation 73:460-466,1986; Ascah et al: Circulation 72:377-383,1985; Kitabatake et al: Circulation 72:523-529,1985; Rokey et al: J Am Coll Cardiol 7:1273-1278,1986; Boughner et al: Circulation 52:874-879,1975; Touche et al: Circulation 72:819-824,1985.

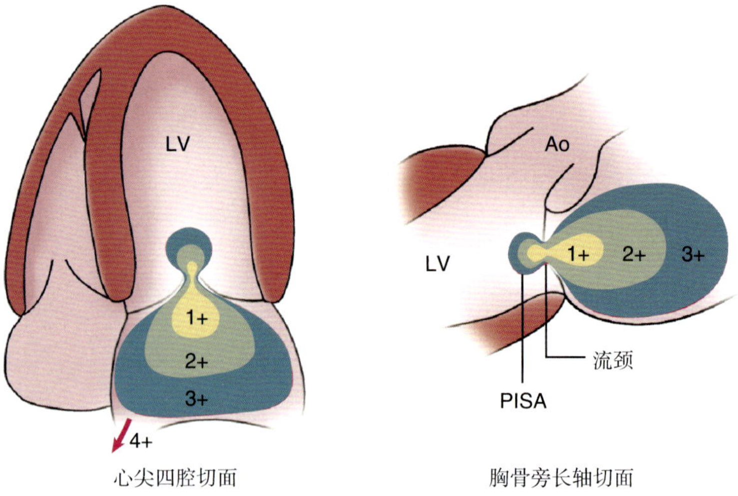

图 12-5 彩色多普勒评估二尖瓣反流（MR）。胸骨旁及心尖切面提供反流束的几何形状和方向。在胸骨旁切面可能显示出流颈，在心尖切面可能更好显示。近端血流汇聚区一般在心尖切面测定。不同色彩标明出轻、中、重度反流。严重 MR（4+）伴有肺静脉内收缩期血流逆流（红色箭头）。

$$RV = ROA \times VTI_{RJ} \quad (12\text{-}2)$$

因此，求出 ROA，

$$ROA = RV/VTI_{RJ} \quad (12\text{-}3)$$

RV 用 cm^3 表示，VTI_{RJ} 用 cm 表示，ROA 则用 cm^2 表示。

彩色多普勒显像

反流束面积

快速筛选显著反流时，常根据接受反流束的腔室中反流涡流的大小而定。用彩色血流显像评估血流涡流的大小，至少要用两个切面。在每个断面图像切面中，查看有无对应期其他异常血流信号（如收缩期的 MR、舒张期的 AR）。相对于接受腔室的大小，反流束的大小提供了一个反流严重程度的定性参数，从 0 级（轻）到 4+ 级（重）。此指数对轻度反流最为有用，但在中度反流和重度反流的患者之间，有许多患者的反流束面积是重叠的（图 12-5 和 12-6）。在定性描述反流束的起源和方向方面，彩色多普勒显像对有些患者是一个有用的方法。但是在接受腔室内，反流束的延伸长度在评价疾病严重程度方面是一个不可靠的指标，在处理患者时不应该再使用。

因为彩色血流显像本质上是脉冲多普勒超声，在其基础上加上一些信号处理和显示方法处理，故需牢记信号混叠还是存在的。但是，血流显像是依靠多普勒信号的时间和空间位置显现，而非绝对的血流速度，所以信号混叠并不限制血流显像的有效性。事实上，在许多情况下由于出现彩色血流信号不一致，反而增加了对异常血流的识别。另外，在超声束与反流束的方向不平行、存在截距角度的超声窗切面，血流显像也可完成。这些超声窗允许我们缩短超声探头与关注区域的距离，获取更好的信

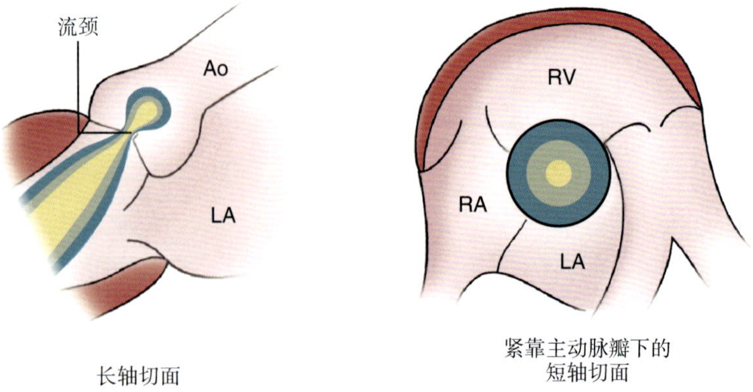

图 12-6 在胸骨旁长轴和短轴切面，用彩色血流标测法评估主动脉瓣反流严重程度。在长轴及短轴切面，均可显示流颈。由于反流束在方向上常偏心，在形状上常不对称，在临床实际工作中，常需多平面显示。

噪比。例如，AR 在胸骨旁长轴切面可以最好地显现。尽管 AR 的反流束在胸骨旁长轴切面与超声束近似垂直，但反流束内的多方向血流的特征，使这种舒张期的血流涡流被探测到成为可能。不过，此切面不能准确地测定血流速度，一方面因为不平行的截距角度，另一方面因为速度超出了脉冲多普勒的尼奎斯特极限。

彩色血流显像显示的反流束因超声仪、探头频率、仪器的特殊设置不同而不同。对所见彩色血流的解释依赖于对特定仪器的经验、对视觉显示仪器设置影响的知识。在大多数仪器上，"variance" 色阶设置可以使一个绿色反流信号叠加在原来正常的红、蓝血流色彩模式上。"velocity" 色阶设置可以在反流束上产生红 - 蓝、白像素的马赛克效果。此设置的目的是在切面图像的模式上，检测出异常血流信号的位置和时程，只需准确地显示出血流涡流的边界，确切的彩色等级并不特别重要。

无论用 "variance" 色阶设置还是 "velocity" 色阶设置，异常彩色模式显然与脉冲多普勒彩色血流显像在物理学上给出的异常血流不同。异常彩色模式甚至可出现于正常心腔内的血流状态。例如，通过主动脉瓣的前向血液层流，其速度超过尼奎斯特极限，产生混叠，导致一个 "异常的" 彩色效果。相反，异常血流的流速在指定深度仍在尼奎斯特极限内时，异常血流也可以不呈现为 variance 或马赛克模式。例如，低速的肺动脉瓣反流，即使血流模式异常，也呈现为一致的颜色。对每一个实验室来说，如果仪器调节和血流标测的设置是标准化的，对不同病例之间彩色显像的解释会是很一致的。彩色血流显像的仪器推荐设置为：

- 最大图像深度时的尼奎斯特极限（60 ~ 80 cm/s）
- 彩色增益调节为稍低于非移动目标造成的散在斑点
- 帧频调至最大（如窄扇角、浅深度）
- 彩色速度 / 方差显示尺度一致

评估与瓣膜关闭和 QRS 波群相关的血流信号的确切时间，可有助于正确识别血流信号。用彩色血流显像时，时间分辨率被空间分辨率牺牲掉了，它的帧频比脉冲或连续多普勒的取样速度低很多。同时记录心电图导联是必要的，可以逐帧分析彩色多普勒显像，确认涡流出现的时间。当彩色血流速度信号的时间不清楚时，采用二维引导下的彩色 M 型模式会有帮助，它提供较高的时间分辨率。彩色 M 型多普勒，是用较高的取样速度对一条直线上的各个深度（y 轴）进行（彩色血流）信号的横轴（x 轴）时间显示（图 12-7）。因此，彩色 M 型追踪模式可评价血流涡流的时间与瓣膜开闭的关系。

流颈

流颈（vena contracta，VC）（也有译为射流缩），是指流动束的最窄处直径，它反映反流口的直径。此指标的优点为它独立于容量流率和驱动压力，也相对不受仪器调节的影响。不过，流颈的直径数值范围窄，获取理想图像在进行测量时必须耐心。为

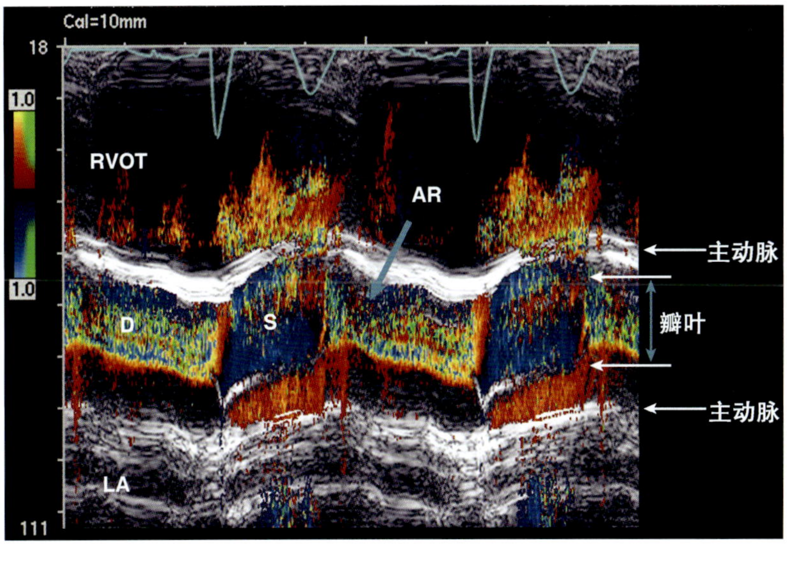

图 12-7 从胸骨旁右心室流出道（RVOT）切面记录的主动脉瓣反流（AR）的彩色 M 型图像，显示出主动脉前、后壁。此 M 型彩色追踪描记法时间分辨率高，显示出因 AR 而产生的舒张期（D）彩色马赛克，以及收缩期（S）在开放的主动脉瓣瓣叶之间相对均匀的蓝色。

使图像在时间分辨率和空间分辨率上均达最佳，测定流颈的切面推荐为：

- 与射流宽度垂直
- 用 Zoom 方式（局部放大）
- 窄扇角
- 最低深度

有时，需与标准的图像切面呈一定角度，使之既能显示近端的加速区域，也能显示下游的血流扩张区域，从而精确识别流颈（图 12-8）。

当反流孔径不变时，流颈的直径可以随血流动力学的改变而不同，例如在二尖瓣脱垂出现的收缩晚期 MR。不过，在急性反流的情况下，当反流束的面积会误导严重程度的评估时，流颈的宽度还能保持准确。

近端血流汇聚法

彩色血流显像给我们提供了一个计算反向容积流率的方法，它是根据测定反流口近端血流汇聚区域而计算的。在瓣膜平面的近端，血流加速，从理论上讲，产生一系列等速度的"表面"，这些等速度的"表面"引导高速度的血流束进入反流口。紧邻反流口处，这些等速表面的面积小，血流速度快；距反流口的距离越远，等速表面的面积越大，血流速度越低。根据多普勒技术的容积流量计算原理，在反流血流的时间段内平均后，PISA 的容积流率（此处为反流血流）为（图 12-9）：

$$\text{反流流率} = \text{PISA} \times \text{混叠速度} \qquad (12\text{-}4)$$

PISA 的速度是由彩色血流显像时能清楚显示一个红 - 蓝界面时的血流混叠速度测定的（图 12-10）。这个界面的速度是已知的，它等于彩色血流标尺的尼奎斯特极限。通过缩小标尺速度范围，和 / 或调动彩色速度基线，可以最大程度地显示 PISA 的大小，更准确地计算反流流率。

反流口近端等速表面的典型形状为半球形，越靠近反流口，其形状越倾向于半椭圆形（图 12-11）。将其假定为半球形，测定从混叠速度至反流口的距离，通过计算半球的表面积得出 PISA：

$$\text{PISA} = 2\pi r^2 \qquad (12\text{-}5)$$

可以看到，用 PISA 法计算反流容积与从狭窄瓣膜近端计算每搏量的方法是相似的。两种方法的不同点在于：（1）近端速度的流线形状不同；（2）在指定位置测定速度不是用脉冲多普勒，而是用彩色血流；（3）当使用单幅图时，需按不同时间进行平均。

将 PISA 法与通过反流口的 CW 多普勒 VTI 结合起来用公式 12-3 可计算出 ROA。大部分临床医

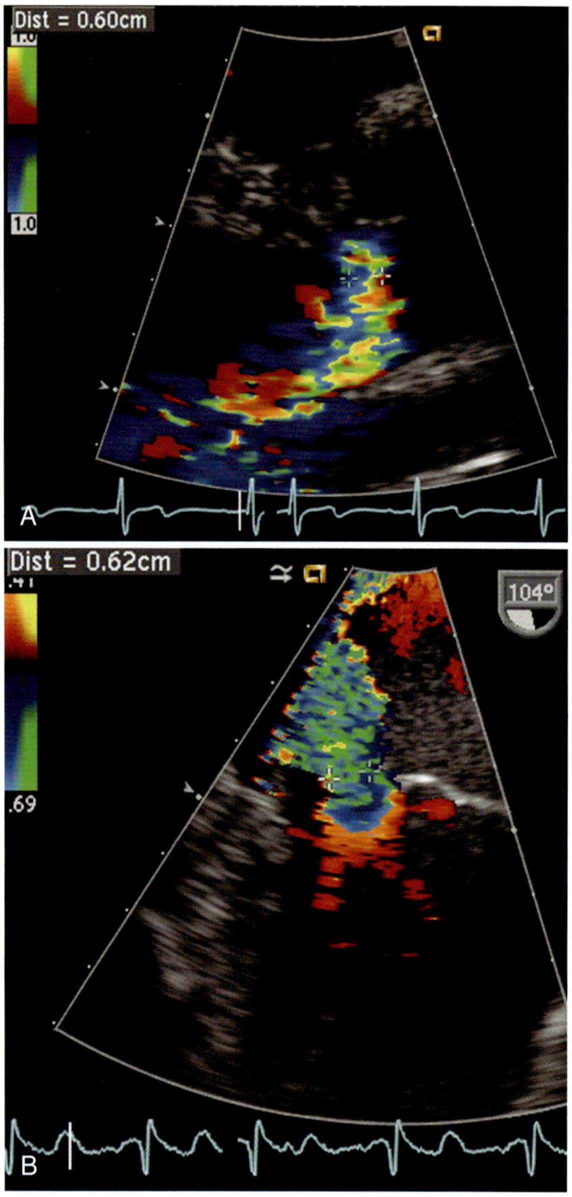

图 12-8 A. TTE 的胸骨旁长轴切面，主动脉瓣偏心型反流束的流颈测定。长轴切面可显示近端血流汇聚区和流束下游的扩张，汇聚后的最窄段为流颈。垂直于血流方向测定流颈。B. TEE 图像，二尖瓣反流束的 PISA 和左心房内血流扩散之间的窄颈，测定为流颈宽度。尽管已经采用窄扇角和局部放大模式提高测量精确度，仍未获取与反流束方向垂直的 TEE 切面。

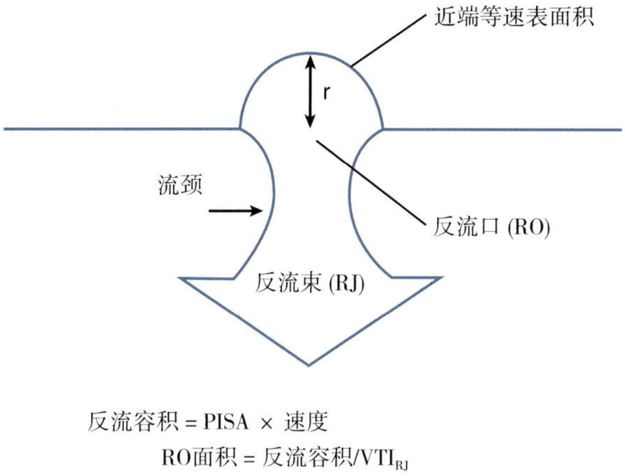

图 12-9 反流口近端的血流加速，产生向心性的近端等速表面积（PISA）。其半径（*r*）用于计算 PISA。彩色多普勒混叠速度用于计算瞬时反流率。结合连续多普勒记录的反流束最大速度，计算反流口面积。

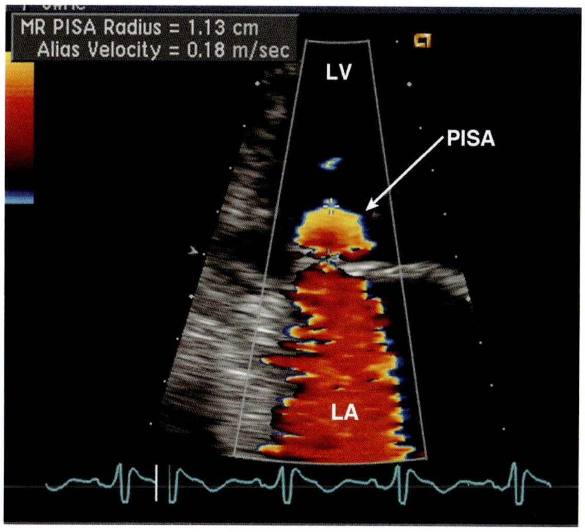

图 12-10 一名扩张型心肌病患者中二尖瓣反流（MR）显示其近端等速表面积（PISA）。采用减少探测深度、缩窄扇角和局部放大模式，使 PISA 最佳。另外，调整彩色速度尺度使混叠速度远离探头方向，将 PISA 调至最大。混叠速度为 18 cm/s 时，PISA 半径为 1.1 cm（表面积 =$2\pi r^2$ =7.6 cm^2），表明瞬时反流率为 137mL/s。反流束最大速度为 4.3 m/s，故反流口面积（ROA）为 0.32 cm^2，为中度 MR。

生并不将反流时间内的 PISA 值进行平均，而是直接用最大反流流率（R_{FR}，用 mL/s 表示）和最大二尖瓣反流速度（V_{MR}，用 cm/s 表示）计算瞬时最大反流口面积（ROA_{max}，用 cm^2 表示）：

$$ROA_{max} = R_{FR}/V_{MR} \quad (12\text{-}6)$$

这种方法假定 R_{FR} 和 V_{MR} 发生在心动周期的同一时刻。记录 PISA 时，超声束需与血流方向平行，一般选用心尖四腔切面观察 MR，采用窄扇角和局部放大（Zoom）模式，调节混叠速度而使观察混叠半球的边界最清晰。如果 PISA 呈椭圆形或瓣膜不

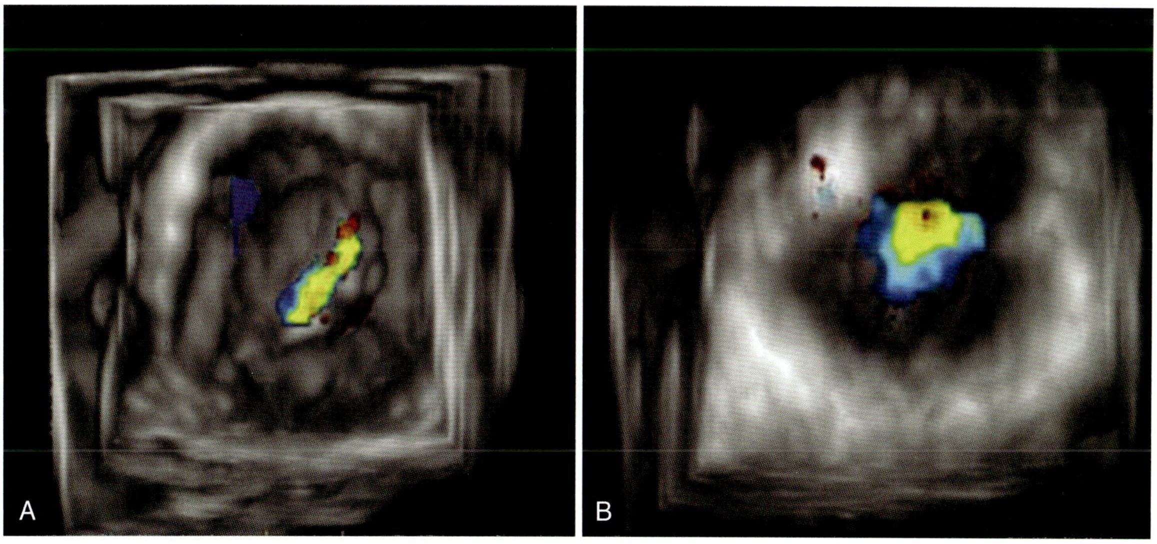

图 12-11 在二尖瓣反流患者，三维超声心动图显示近端汇聚区的形态变异。**A.** 在功能性 MR 患者，从左心房侧观看的彩色三维显像，显示沿着整个瓣叶对合线，PISA 呈现为一个长而微弯曲的几何形态。**B.** 在 MV 脱垂患者，PISA 形态较圆，只出现在瓣叶脱垂区。(From Matsumura Y, Fukuda S, Tran H, et al: Geometry of the proximal isovelocity surface area in mitral regurgitation by 3-dimensional color Doppler echocardiography: difference between functional mitral regurgitation and prolapse regurgitation. Am Heart J 2008;155:231–238)。

在一个平面，则应采用其他方法或计算时做合适的校正。

连续多普勒方法

连续多普勒频谱显示方法对评估瓣膜反流程度可提供以下几种类型的信息：

- 与前向血流相比，信号的密度
- 前向血流速度
- 时间 - 速度曲线（频谱的形状）

首先，信号的密度与反流信号中血细胞的数量成正比。因为超声束相对较宽，超声束整个长度上的信号均被记录到，当调整超声束到合适的方向时，大部分的反流束可被包括进来记录到。比较同一瓣膜的前向血流与反流信号的频谱密度，对整体反流程度的定性评估特别有帮助（图 12-12）。信号稀疏反映反流轻，而与正向血流频谱密度几乎相等的反流则反映反流严重。与前向血流相比，中度反流的信号强度居中。

其次，通过反流口的前向血流可提供有用的信息。反流可使通过瓣膜的前向血流容积流率增加，表现为通过该瓣膜的前向血流速度增加。反流程度越重，前向血流速度越大。当然，瓣膜同时合并狭窄的可能性也要考虑。

第三，速度频谱的形状依赖于时间与跨反流瓣膜压差变化的关系。正如伯努利方程所述，每一时刻的瞬时速度与瞬时的跨瓣压差有关。一般情况下，左心室收缩压为 100 ~ 140mmHg，左心房压为 5 ~ 15mmHg，故左心房与左心室收缩期压差为 85 ~ 135mmHg。所以，MR 的速度曲线典型为最大速度 5 ~ 6 m/s。心室功能正常时，在峰值速度前快速加速，之后在收缩期维持高速度，并且在二尖瓣舒张期开放前速度快速下降。在收缩末期，左心房压力的上升（*v* 波），导致收缩晚期瞬时压差和瞬时速度的下降（图 12-13）。

同理，AR 的速度曲线形状也依赖于跨主动脉瓣的舒张期压力阶差变化时程。当左心室舒张末压（EDP）低，而主动脉的 EDP 正常或轻度减低时，在跨主动脉瓣两侧呈现大的压力阶差（导致高的速度），持续整个舒张期，并且压力降低的速度慢（图 12-14）。急剧或严重的反流会使左心室与主动脉的压力更快达到平衡，呈现为舒张期的速度下降更快。

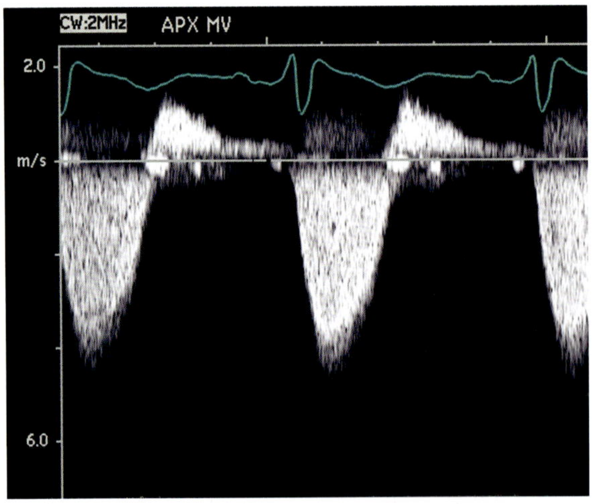

图 12-12　在图 12-10 的同一患者，连续多普勒频谱显示，相对于舒张期二尖瓣前向血流，二尖瓣反流的致密信号。因左心室收缩压低，最高反流速度只有 4.3m/s，且收缩晚期速度快速下降，对应于左心房的 *v* 波。

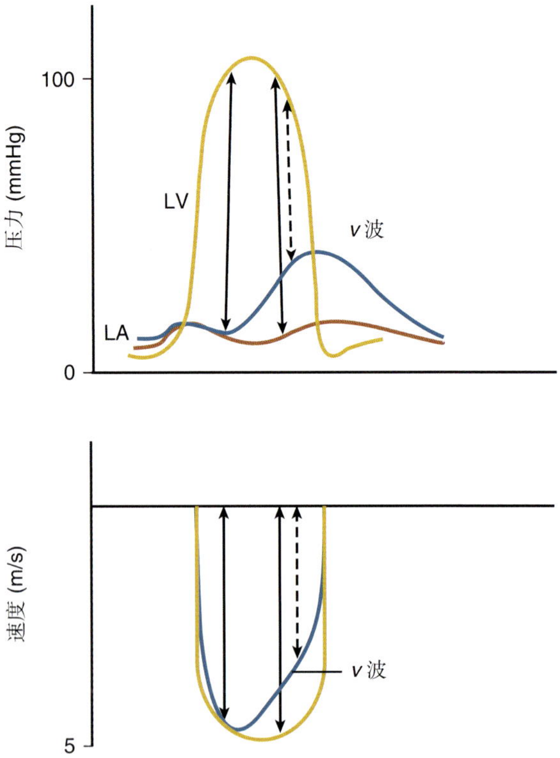

图 12-13　显示慢性（黄线）和急性（蓝线）二尖瓣反流时左心室（LV）和左心房（LA）压力以及多普勒速度曲线。注意速度曲线的形状反映左心房与左心室压差的形状。所以，左心房压力在收缩晚期的上升（*v* 波），反映在多普勒速度曲线上为一个比较快的下降。

CW 多普勒的可靠性在很大程度上依赖于记录资料的技术和对资料的解释。为获取最佳的高速反流信号，需要：

- 频谱扫描速度调为 100 mm/s
- 调整速度增益使关注的信号适合并充满荧屏
- High-pass（“壁”）滤波调为最大程度
- 黑白增益和动态增益调整到可以显示速度曲线的暗色外边缘
- 多个超声窗检查
- 调整超声探头的位置和角度

患者采取最佳体位、多超声窗检查，并调整探头方向以使超声束与反流束近似平行，来避免低估速度。与普通二维指导的 CW 探头相比，使用专门、小的 CW 探头可使检查更为方便，提供更好的信噪比图像。另外，二维图像会使检查者分心，从而找不到速度最高的信号。彩色血流图像在 CW 最佳定位方面的价值有限，它只提供二维信息，血流束的方向在空间上的仰俯角度仍然不知道。时序因素也影响资料质量，如果反流束的方向（及多普勒超声束与反流束的夹角）在反流期内有变化，应谨慎解释速度曲线的形状。

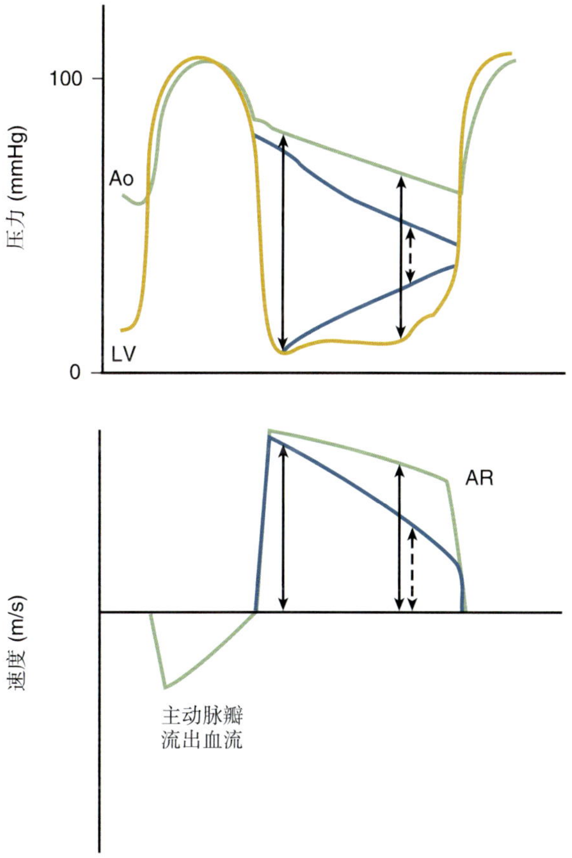

图 12-14　左心室和中心主动脉（Ao）压力曲线，及其对应的慢性（绿线）和急性（蓝线）主动脉瓣反流（AR）的多普勒速度曲线。正如伯努利方程所述，速度曲线的形状与跨瓣的瞬时压力阶差有关。在急性 AR，主动脉压下降较快，左心室（LV）舒张压上升较快，导致多普勒曲线的下降坡度较陡。

远心端血流逆流

当房室瓣反流足够严重时，反流束会使相当容量的血流出现位移，在进入心房的静脉中可见血液逆流。严重三尖瓣反流时，正常情况下在收缩期从上、下腔静脉进入右心房的血流出现逆流。将脉冲多普勒取样容积置于肝中心静脉，将显示此逆流（图 12-15）。严重 MR 会使正常情况下从肺静脉进入左心房的血流变为逆流。由于信号衰减，TTE 在此深度显示逆流可能有些困难，而用 TEE 方法则容易显示（图 12-16）。

半月瓣反流，在血流通过关闭不全的瓣膜进入心室时，会导致相关大血管内的血流逆流。从瓣膜平面至此血流逆流延伸位置的距离与反流容量成正比。例如，主动脉瓣严重反流时，在腹主动脉可见全舒张期逆流。而中度反流时，此全舒张期逆流只延伸到降主动脉胸段的近端。

心腔内两处位点的容积流量

每次心搏的反流容积，可从心腔内两处的二维

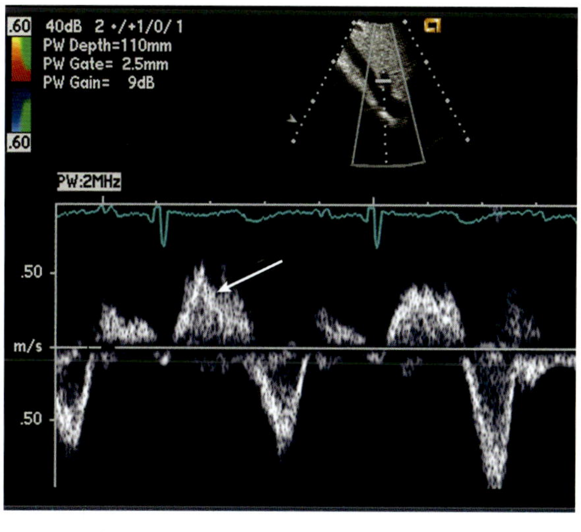

图 12-15　当取样容积置于剑突下切面的肝中心静脉内，在肝静脉的速度曲线上可见严重三尖瓣反流的收缩期血流逆流（箭头所指）。另可见舒张期流向右心房的前向血流。

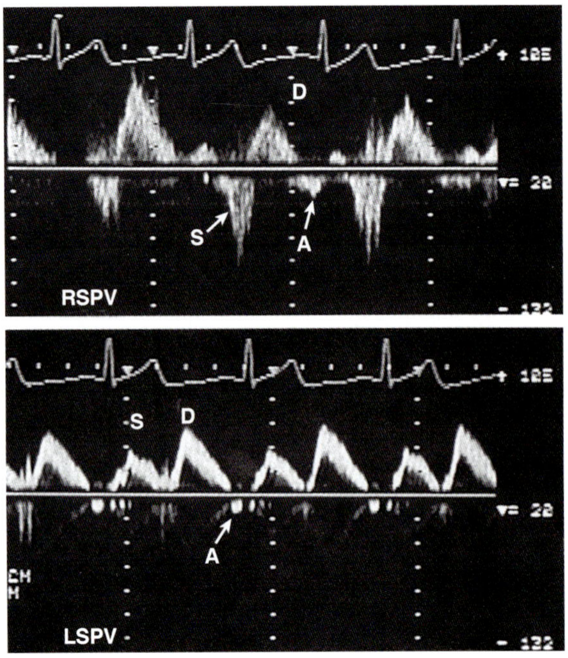

图 12-16 在一例偏心型、反流束射向前内侧的严重二尖瓣反流患者，右上肺静脉（RSPV）的 TEE 多普勒速度曲线上显示收缩期（S）血流逆流（*上图*），而在左上肺静脉（LSPV）的速度曲线上，收缩期血流逆流的信号模糊顿挫（*下图*）。A：左心房逆流；D：舒张期血流。

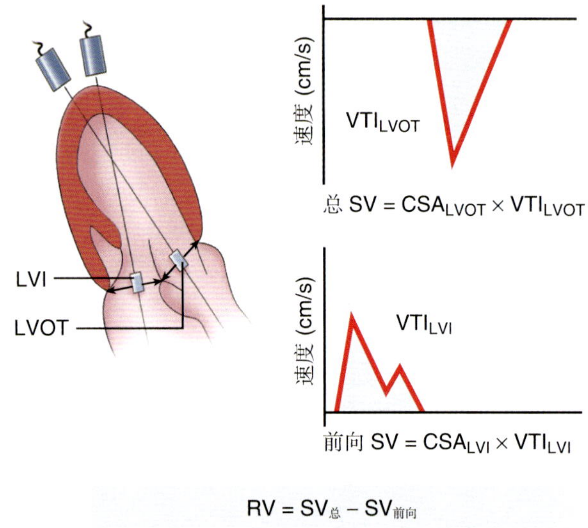

图 12-17 图示通过测定心腔内两处的跨瓣膜容积流率计算主动脉瓣每搏反流量。跨主动脉瓣流量，代表总的每搏量（SV），是从左心室流出道（LVOT）的横截面积（CSA）和速度 - 时间积分（VTI）计算出来的。跨二尖瓣的流量，代表前向每搏量，是通过跨二尖瓣瓣环的左心室流入血流（LVI）的 CSA 和 VTI 计算出来的。每搏反流量是总 SV 与前向 SV 之差。

直径结合脉冲多普勒的血流速度计算出来。总每搏量是从反流瓣膜的前向血流计算出来，即血流的截面积（CSA）乘以跨瓣膜血流的 VTI。前向每搏量则从另一（非反流）瓣膜的前向血流计算得出（图 12-17）。

例如，AR 时，跨主动脉瓣的每搏量（SV）代表总的左心室每搏量，用下式计算：

$$SV_{总} = CSA_{LVOT} \times VTI_{LVOT} \quad (12\text{-}7)$$

其中 CSA_{LVOT} 为左心室流出道的截面积，VTI 为左心室流出道的速度 - 时间积分。前向每搏量用通过二尖瓣环（MA）的前向血流来代表，因为每次心搏充盈心室的血液量等于传输到身体（外周）的血液量，可用下式计算：

$$SV_{前向} = CSA_{MA} \times VTI_{MA} \quad (12\text{-}8)$$

AR 时，测定前向每搏量的位点还可以选择肺动脉和右心室流入区域。反流容积为：

$$RV = SV_{总} - SV_{前向} \quad (12\text{-}9)$$

RF 和 ROA 可用公式 12-1 和 12-3 计算出来。另外，总每搏量还可以从 LV 的 2D 或 3D 图像上，通过识别舒张末期和收缩末期的心内膜边缘计算得出。

在动物模型和选择的患者系列中，从心腔内两处的容积流量计算出的反流量和反流分数已被证实是准确的。但直径测定时小的误差会导致面积计算上大的误差，因为两者是平方关系（$CSA = \pi r^2$）。容积流量计算方面其他潜在缺点在第 6 章讨论。当图像质量良好时，这种方法可明白准确地定量评估反流严重程度。在其他情况下，可以通过对比反流瓣膜和对应瓣膜的前向 VTI（或峰值速度），作为相对每搏量的一个指标。

局限性和替代方法

超声心动图是评估瓣膜反流的临床标准。当将评估反流严重程度的几种潜在方法整合为一个总结报告时，超声心动图的诊断价值最为显著。不是抛弃掉某种方法，而是几种方法互相检查、交叉核对。当某一方法与其他方法结果不同，而其他方法的图像质量较好时，该方法的误差和局限性将被辨认出。由于瓣膜反流是动态的，随负荷状态不同而变化，在做超声心动图检查时有必要记录血压。

TTE 图像不理想时，TEE 是下一步。如果临床决策需要进一步的资料，可考虑其他手段。心脏磁共振（CMR）成像可定量测定心室大小、收缩功能、反流量和反流分数（图 12-18）。心导管检查可用来测定心腔内的压力、用造影方法显示反流以及定量计算反流严重程度。

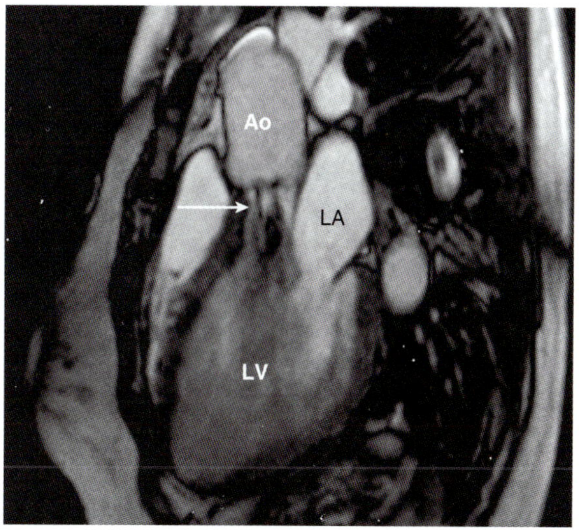

图 12-18 心脏磁共振成像显示由于二叶化主动脉瓣导致的主动脉瓣反流。用这种脉冲序列，二尖瓣反流在浅色的左室腔内显示为黑色的空隙。

主动脉瓣反流

对 AR 患者来说，超声心动图检查不仅评估是否存在反流，还要确定病因、反流严重程度、反流对心室大小和功能的影响以及其他相关问题。

瓣膜装置的诊断显像

AR 既可由主动脉异常引起，也可由瓣叶本身的异常引起(表 12-5)。导致主动脉瓣狭窄的疾病(先天性二叶瓣、钙化性瓣膜疾病和风湿性病变）也可导致主动脉瓣反流，因为瓣叶的弹性改变或形状改变导致瓣叶在舒张期对合不良。这些疾病的二维超声心动图表现已在第 11 章讨论。

其他导致 AR 的疾病包括黏液样瓣膜疾病，既侵犯主动脉瓣也侵犯二尖瓣。二维超声心动图上显示瓣叶变厚、变长，舒张期轻度垂向左心室流出道。每个瓣叶的正常半圆柱形状在舒张期遭到扭曲，故在短轴切面上可以截取到瓣叶中心的“脸对脸”现象，导致不确切的超声“团块”假象。

心内膜炎导致 AR，既可由于感染性瓣叶穿孔所致，也可因出现赘生物导致舒张期瓣叶关闭变形造成（图 12-19）。导致 AR 的主动脉瓣瓣叶的少见异常包括：先天性瓣叶开窗、非细菌性血栓性心内膜炎（如系统性红斑狼疮）、浸润性疾病（如淀粉样变性病）、系统性炎症性疾病（如强直性脊柱炎）、黏多糖贮积症、糖原贮积病等。

主动脉的异常可导致 AR。即使当瓣叶本身正常时，也可因支撑瓣叶的几何结构改变导致 AR。主动脉瓣环不是一个独立的平面环，而是一个复杂的、皇冠形状的结构。瓣叶与此结构连合部的三个点相连，三个最低点与每个瓣膜的中部相连。在主动脉基底部的这个区域扩张，常称之为瓣环扩张，导致瓣叶牵伸，不能充分闭合。需要注意的是，相邻瓣叶在正常情况下是重叠的（有一个双层并置区域）。所以，轻度瓣环扩张并不会导致瓣膜关闭不全。瓣环扩张可有多种原因，包括慢性高血压、囊性中层坏死或马方综合征。马方综合征的特征为正常的窦管结合消失，瓣环和瓦氏窦扩张（见第 16 章）。在囊性中层坏死患者，窦和升主动脉均可扩张，但窦管结合常可辨认出。二叶式主动脉瓣病变常有显著的主动脉窦和升主动脉扩张。梅毒性主动脉炎

表 12-5 主动脉瓣反流的病因
瓣叶异常
先天性二叶瓣
钙化性瓣膜疾病
风湿性瓣膜疾病
黏液样瓣膜疾病
心内膜炎
非细菌性血栓性心内膜炎
主动脉异常
马方综合征
二叶式主动脉瓣疾病
高血压性主动脉扩张
囊性中层坏死
主动脉夹层
系统性炎症性疾病

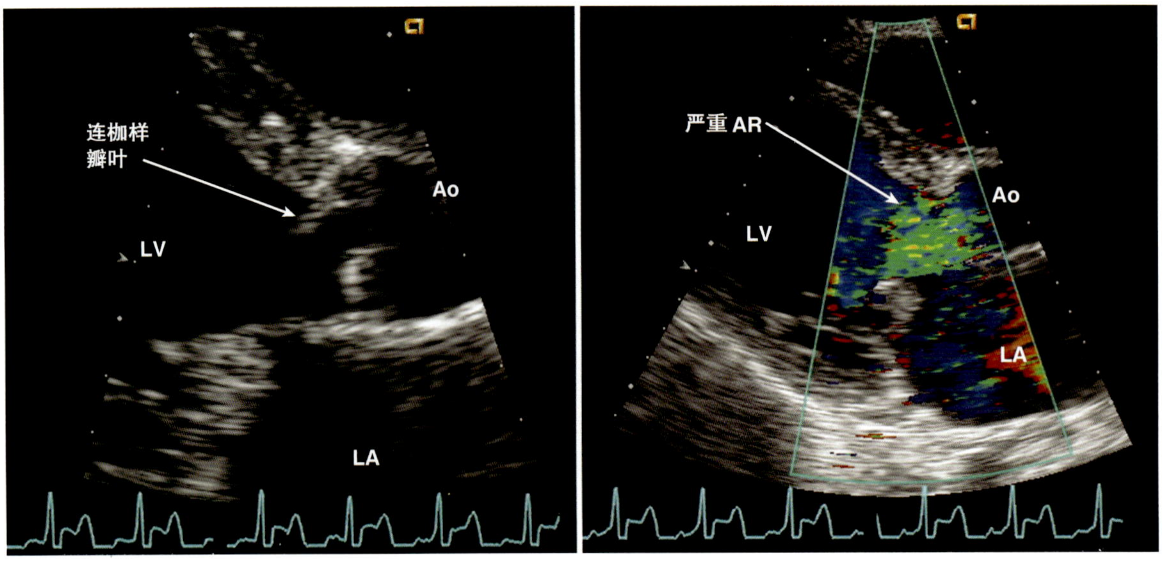

图 12-19　胸骨旁长轴切面显示心内膜炎所致的连枷样主动脉瓣瓣叶（左），彩色血流显像显示宽的主动脉瓣反流（AR）束（右）。

导致的 AR 在美国罕见，其特征为扩张的升主动脉广泛钙化。主动脉夹层导致 AR，可因瓣环扩张所致的瓣叶不能充分闭合，也可因假腔撕裂到主动脉瓣环下，导致连枷状瓣叶（见第 16 章）。

用超声心动图对怀疑 AR 的患者进行评估时，其鉴别诊断依赖于其特殊适应证。若听诊时发现舒张期杂音，鉴别诊断应包括肺动脉瓣反流、二尖瓣和三尖瓣狭窄以及（罕见的）冠状动静脉瘘。在有些病例，一个连续性杂音（如动脉导管未闭）患者，只听到舒张期杂音。如果担心主动脉夹层伴有 AR，鉴别诊断的重点在升主动脉。

左心室的反应

在 AR 导致的慢性容量负荷过重的作用下，左心室发生进行性扩张和球形度增加。起初左心室收缩功能保持正常。随着 AR 程度逐渐进展，左心室舒张期仍保持较好的顺应性，所以 EDP 仍保持正常。一般来说，左心室大小在数年内缓慢扩大，而收缩功能不受损害。但在血流动力学显著的慢性容量负荷过重的作用下，左心室收缩功能不全最终会发生。在有些患者，尽管没有临床症状，不可逆的左心室收缩功能不全已然发生。

与慢性反流相反，在急性 AR，容量负荷过重的出现到出现临床表现的时间短，意味着显著的左心室扩张还没有发生。急、慢性 AR 的生理学差别可反映在二维超声心动图和多普勒检查上（表 12-6）。

主动脉瓣反流的间接征象

除主动脉瓣膜的解剖异常和容量负荷过重导致的继发性左心室扩张外，AR 患者还可见到其他异常：

- E 点与室间隔的距离（EPSS）增加
- 二尖瓣前叶的高频扑动
- 二尖瓣前叶的反向“穹窿样”改变
- 反流束对室间隔或二尖瓣造成的病损

如果反流束冲击二尖瓣前叶，可导致瓣叶开

图 12-6　慢性与急性主动脉瓣反流对比[*]

参数	慢性	急性
病因学（举例）	二叶瓣 高血压	心内膜炎 主动脉夹层
左室大小	扩张	正常
左室舒张末压	正常	升高
脉压	宽	窄
连续多普勒坡度	平坦	陡峭

放受阻，使二尖瓣舒张早期前向运动产生的 E 点与室间隔最大后向运动产生的点之间的距离增加（即 EPSS 增加）。二尖瓣前叶的高频扑动源于反流束的冲击，在 M 型超声（帧频高）可见，而在二维超声（由于帧频相对低）罕见（图 12-20）（在近几年的新型仪器上并不罕见——译者注）。

在二维的长轴和短轴切面上，二尖瓣前叶在舒张期可出现形态上的弯曲，凹面朝向室间隔，异常弯曲的部位与反流束的冲击方向相符。在短轴切面，可见一个反向弯曲的分离区在空间位置上与反流束（冲击处）相对应。正常情况下，二尖瓣前叶舒张期在长轴切面上表现为直线，在短轴切面上表现为弯向室间隔，而此时正好相反。观察到的这种现象，被称为反向“穹窿样”改变，因二尖瓣前叶的这种改变与风湿性二尖瓣狭窄的表现正好相反而得名。随着慢性反流的血流涡流对室间隔和二尖瓣前叶的不断冲击，导致局部纤维变性损害。这种反流束造成的损害，可被病理医生在尸检时辨认出来，在二维显像时表现为局部回声增强。

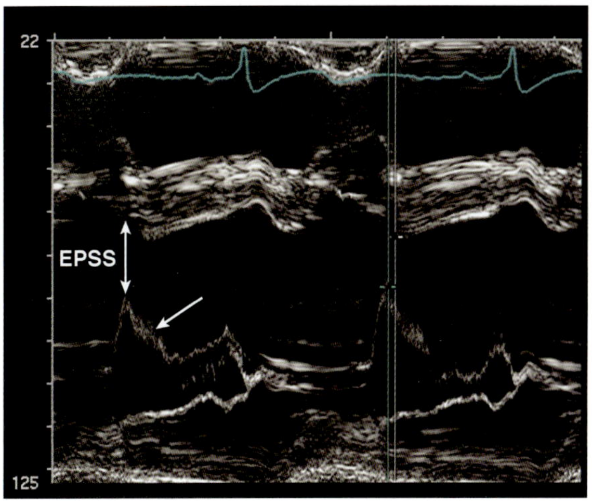

图 12-20 M 型描记图显示 E 点与室间隔的距离（EPSS）增加，由于主动脉瓣反流束的冲击导致二尖瓣前叶高频扑动（箭头）。

AR 的这些间接征象都不能够提供定量资料，它们的存在提示一个以前未被怀疑的诊断，提醒我们直接用多普勒检查。认识到 AR 对二尖瓣前叶运动的影响和反流束的损害表现，使我们避免对这些发现做出错误解释。

主动脉瓣反流严重程度评估

筛选性检查

用彩色血流显像和 CW 多普勒对 AR 进行筛选是常规超声心动图检查的一部分（图 12-21 和 12-22）。胸骨旁长轴和短轴切面有助于精确确定反流束的来源，并允许测定反流束的宽度和截面积。轻度 AR 只填充左心室流出道的一小部分面积，而中度至重度反流则填充左心室流出道直径或面积的较大百分比（图 12-23）。偏心型反流束会斜着穿过流出道，使反流束的大小测定较为困难。填充流出道 25% 以内的中心型反流束符合轻度反流。

一般习惯在心尖切面，用 CW 多普勒来记录主

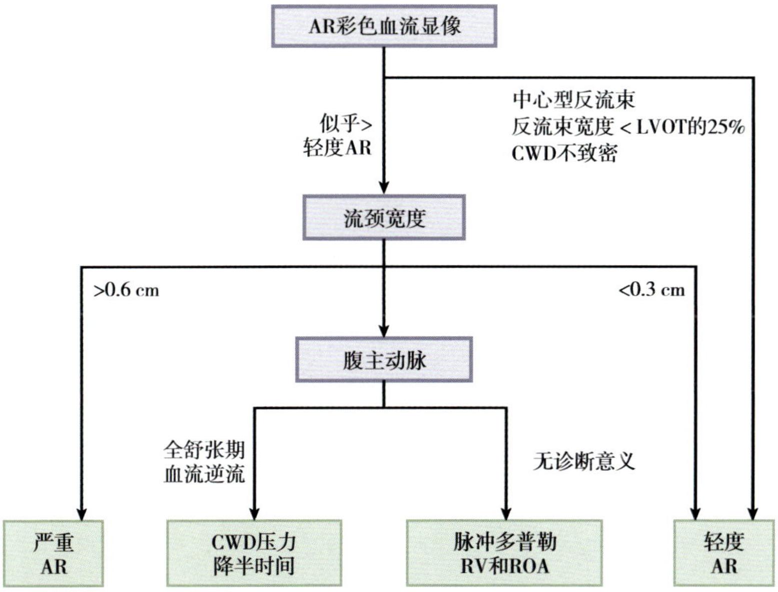

图 12-21 超声心动图定量评估主动脉瓣反流（AR）严重程度的方法。CWD：连续多普勒；LVOT：左心室流出道；ROA：反流口面积；RV：反流容积。

动脉瓣前向血流信号，如果存在 AR，细心调整角度可用来探测 AR 信号。如果舒张期信号微弱或不存在，表明不存在显著反流。

流颈

如果筛选性检查提示 AR 在轻度以上，下一步就是测定流颈的宽度，在有些患者紧接着做 AR 严重程度的定量评估（表 12-7）。流颈从胸骨旁长轴切面，用彩色血流显示，并使用局部放大模式和窄扇角，使时间分辨率和空间分辨率最佳化。在长轴切面上，需细心地内外调整角度来鉴别出反流束的最窄段（图 12-8）。流颈的宽度小于 0.3cm 符合轻

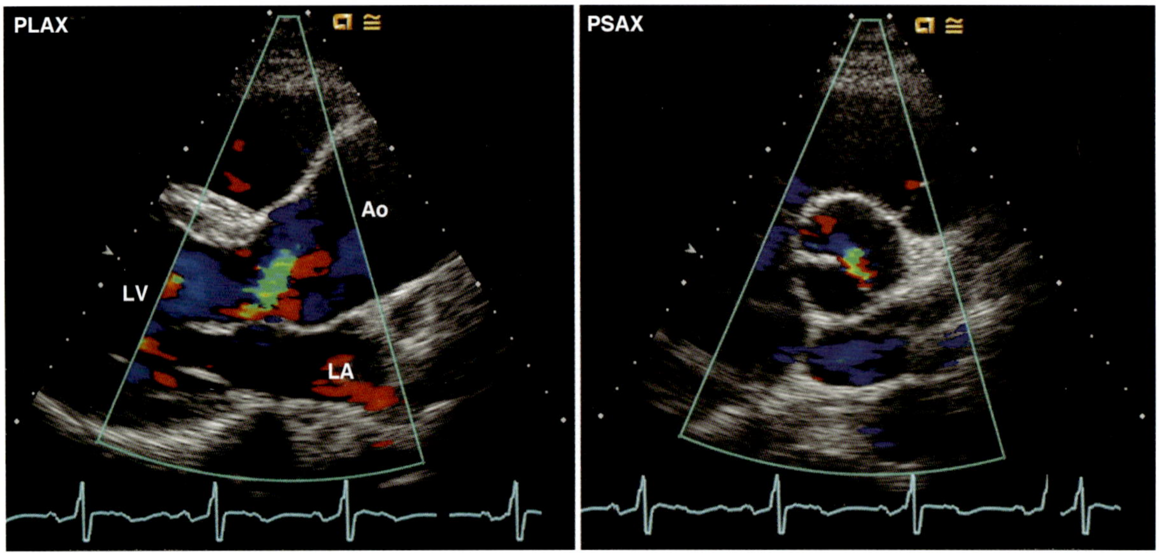

图 12-22　轻度主动脉瓣反流患者的胸骨旁长轴（PLAX）切面（左）和短轴（PSAX）切面（右）的彩色多普勒显像。在长轴切面，可见一束窄而偏心的反流；而在短轴切面，相对于流出道的面积，在反流口可见一束截面积小的反流。

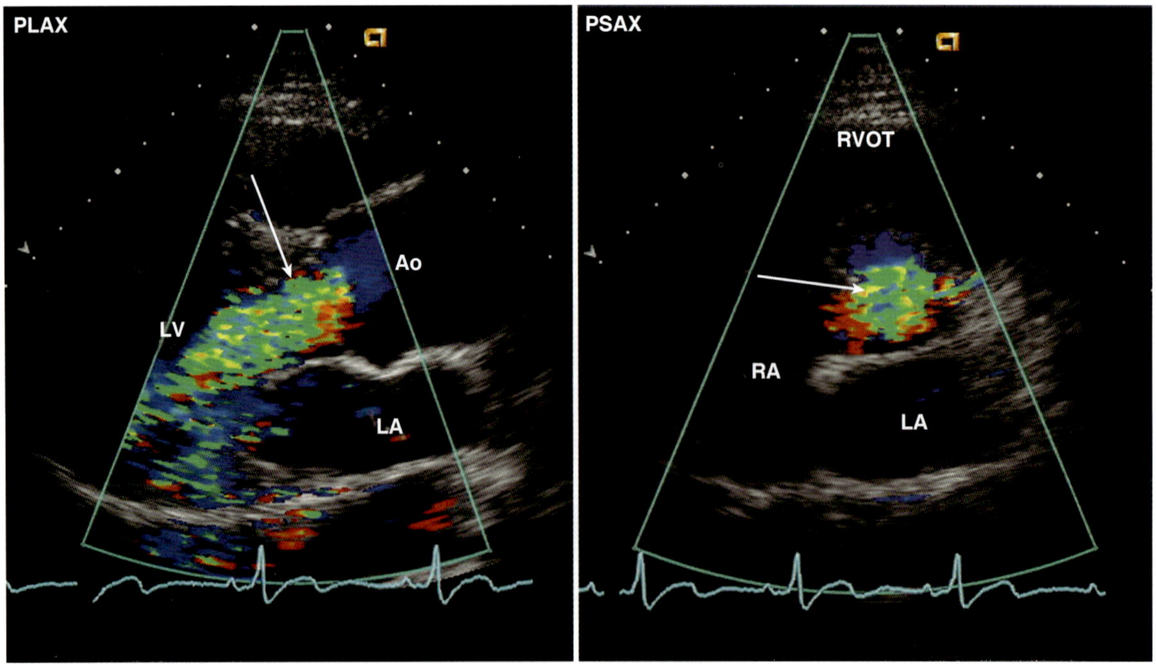

图 12-23　重度主动脉瓣反流患者的胸骨旁长轴（PLAX）切面（左）和短轴（PSAX）切面（右）的彩色多普勒显像。在两个切面，均可见血流涡流充满流出道。

表 12-7 主动脉瓣反流严重程度的定量评估（ASE 指南）

指标	轻度	中度	重度
反流束宽度 / LVOT（%）	< 25	25 ~ 65	> 65
流颈（cm）	< 0.3	0.3 ~ 0.6	> 0.6
压力降半时间（ms）	> 500	200 ~ 500	< 200
反流容积（mL 每搏）	< 30	30 ~ 60	> 60
反流分数（%）	< 30	30 ~ 50	> 50
反流口面积（cm^2）	< 0.1	0.1 ~ 0.3	> 0.3

度反流，则不用再做进一步评估。更大的流颈宽度或图像质量差，提示需进一步做反流严重程度评价。对偏心性反流束，流颈的直径测定应与反流束的长轴垂直，而非与流出道的长轴垂直。

主动脉血流逆流

在严重 AR，在腹主动脉近段可见全舒张期血流逆流，可在剑突下超声窗记录到（图 12–24）。这与物理检查中发现的股动脉舒张期反流征（DeRosier 征）类似。腹主动脉全舒张期逆流，诊断严重 AR 既敏感（100%）又特异（97%）。在动脉导管未闭时可出现假阳性结果。此时，血流在舒张期从主动脉进入肺动脉，而不是进入左心室。在胸降主动脉近心端较多的全舒张期血流逆流，对诊断严重 AR 也是敏感的，但特异性较差，因为在一些只有中度反流的患者中也可以看到这种现象（图 12–25）。

连续多普勒

用 CW 多普勒获取的 AR 频谱，起始于主动脉瓣关闭（在等容舒张期内），快速增长到最高 3 ~ 5 m/s 的反流流速，在之后的舒张期内速度逐渐下降。在等容收缩期内，反流速度骤然下降，在主动脉瓣开放时，反流速度回到基线水平。与前向血流速度频谱相比，反流信号的相对密度，是反流严重程度的一个指标。在中度或重度反流，在舒张期的任何时间都容易记录到；而轻度反流不一定出现在整个舒张期，可只在舒张期开始或结尾记录到反流信号。观察到的这种现象可能是由于信号强度低，或者是由于舒张期内反流束方向的变化，导致显著的夹角变化。

CW 多普勒时间 - 速度曲线的形态依赖于随时间而变化的舒张期跨瓣瞬时压力阶差。因此，它既反映反流的严重程度，也反映反流的快慢。慢性严重 AR 导致主动脉脉压增高，主动脉舒张末压降低。即使左心室舒张末期压力保持较低，主动脉压力的快速下降，反映在多普勒速度时表现为速度下降更快，舒张期下降坡度较陡（图 12-26）。因此，舒张期下降坡度提供了主动脉瓣反流严重程度评估的一个半定量方法。平坡（压力降半时间 > 500 ms）符合轻度反流，而陡坡（压力降半时间 < 200 ms）表

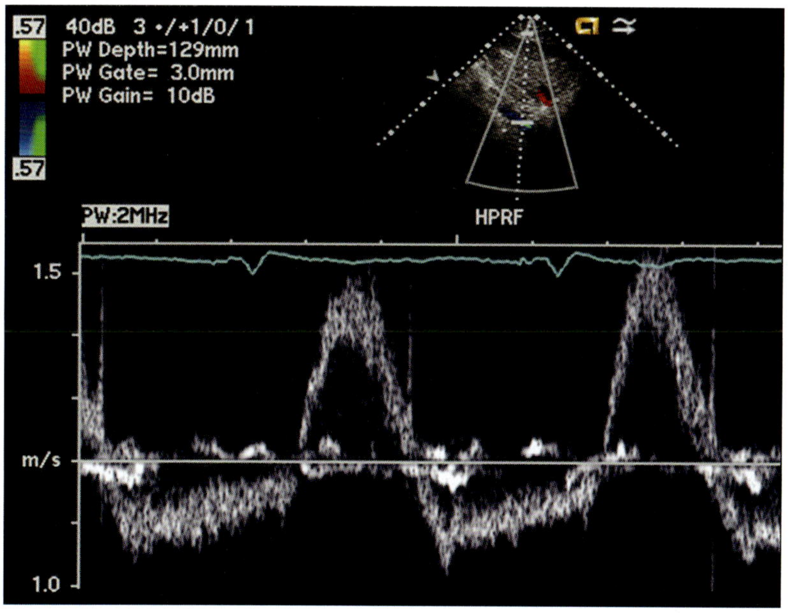

图 12-24 从剑突下窗口获取的腹主动脉近段多普勒速度曲线，显示全舒张期血流逆流，符合严重主动脉瓣反流。

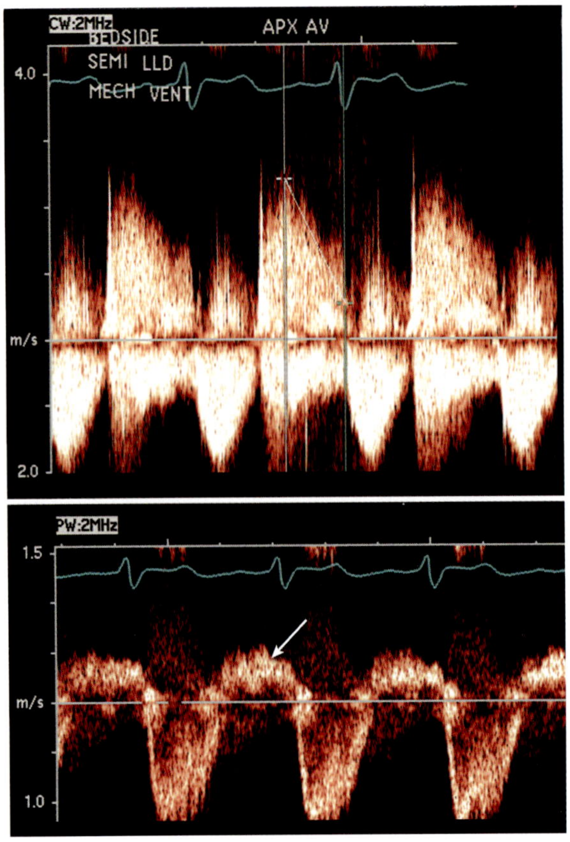

图 12-25 在与图 12-19 相同的急性主动脉瓣反流患者，显示致密的连续多普勒信号，下降坡度陡峭（*上图*）；在胸骨上窝窗口记录的胸降主动脉内可见全舒张期血流逆流（*下图*）。

明为严重反流。

不过，除 AR 严重程度外，其他因素也影响左心室和主动脉的舒张期压力，随之影响跨越反流瓣膜两侧的压差（和反流速度）的变化过程。急性反流时，尽管严重程度只属中等，左心室顺应性却不能像慢性容量负荷过重时的反应一样，有一个缓慢适应过程，可见到左心室舒张末压显著升高。在极端病例中，主动脉与左心室的舒张期压力可以达到平衡，产生一个三角形的 CW 速度信号，即形成从最快血流速度直接到基线水平的直线样下降坡度。其他影响左心室舒张期压力（如收缩功能不全、缺血）或主动脉舒张期压力（如败血症、动脉导管未闭）的因素也将影响 AR 速度曲线的形态。

AR 的 CW 信号最好从心尖超声窗获取，并使反流束方向与血流方向平行。偶尔，偏心性反流束，不论射向前或后，最好由胸骨旁切面记录。如果锁骨上窝切面的信号强度合适，可探测到与心尖部信号近似的信号（但，当然是倒着的）。

反流容积和反流分数

主动脉瓣反流容积和反流分数可通过计算跨主动脉和跨二尖瓣的容积流量差值获得。另外，在 AR 的特别病例，前向每搏量和总每搏量在同一个解剖位置可以计算出，例如在胸降主动脉近端。AR 时，可出现主动脉收缩期显著扩张，故前向血流速度积分必须乘以主动脉的收缩期面积。舒张

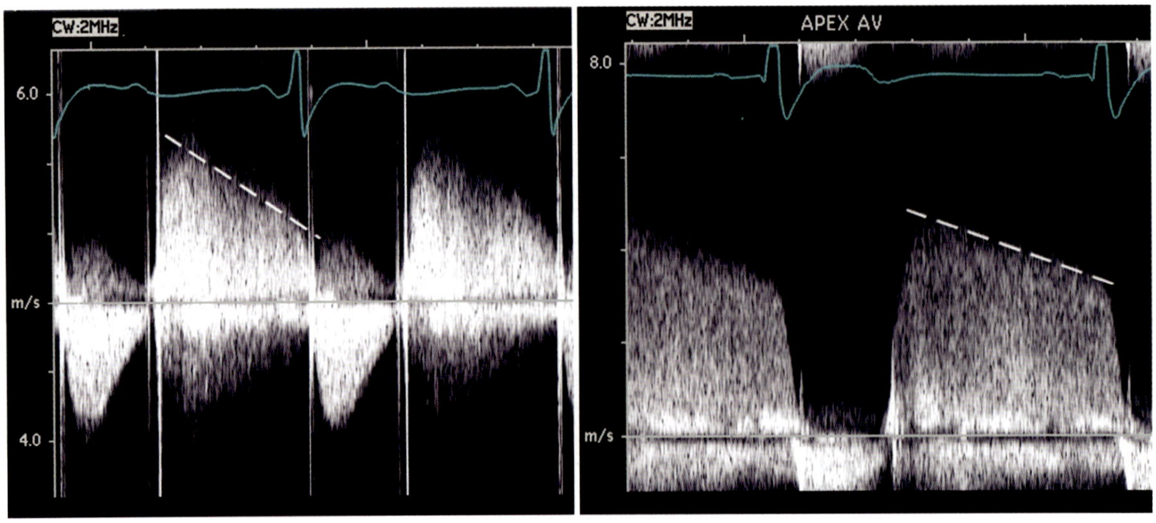

图 12-26 两例患者的 CW 多普勒图像，*左图*患者为主动脉夹层所致的急性主动脉瓣反流，*右图*患者为钙化性主动脉瓣疾病导致的慢性反流。显示出不同临床情况，下降坡度的不同。

期逆流血流的速度积分也应该乘以舒张期主动脉面积。可用二维短轴图像或主动脉弓处的 M 型显像测量收缩期和舒张期面积。需要注意的是，这种定量评估措施是半定量措施的逻辑延伸，它依赖于 AR 患者主动脉内全舒张期血流逆流是否出现，以及这种逆流在空间上出现的程度。

临床应用

主动脉瓣反流的诊断应用

AR 的临床诊断需用超声心动图检查肯定或排除。因这种方法的敏感性和特异性高，其诊断结果可靠性高。另外，还可获取瓣膜疾病的病因信息、左心室扩张的程度以及其他相关方面的状态。因其他一些适应证而检查超声心动图时，若发现 AR，检查者也有必要仔细寻找反流的原因。反流可能是主动脉扩张或影响主动脉瓣叶疾病的首个线索。

慢性无症状主动脉瓣反流的外科干预时机

无症状患者的外科干预时机是个问题，因为左心室功能的测定依赖于负荷状态，而瓣膜反流的出现又改变了这种负荷状态。收缩末期容积或内径是相对独立于负荷之外的心室功能评估指标。几项研究在检查 AR 换瓣术后的结果显示，左心室收缩末期内径小于 55mm 是换瓣术后左心室收缩功能维持不变（或改善）和良好预后的预测指标（图 12-27）。现如今，还没有进行任何一项前瞻性、随机对照、无症状患者的外科干预临床试验，但是对进行性左心室扩大或有左心室收缩功能减低其他证据的患者有指征进行外科干预已经达成共识（见推荐阅读 1 和 2）。在无症状但有显著反流的患者，推荐每年检查超声心动图，评估左心室大小和收缩功能的变化，选择换瓣的最佳时机。

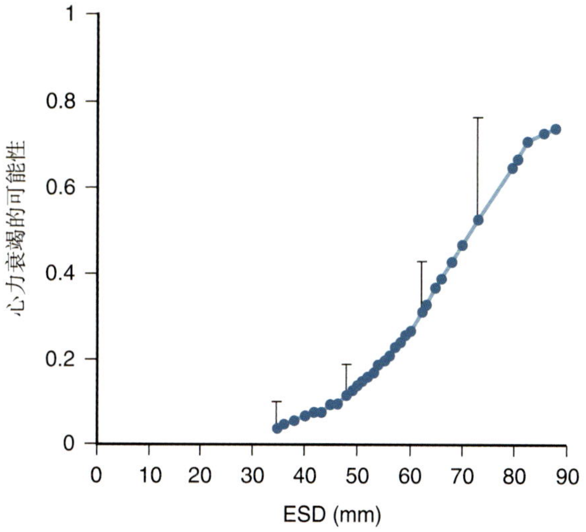

图 12-27 在一项 87 例主动脉瓣反流成年患者的前瞻性研究中，主动脉瓣换瓣术后心力衰竭的可能性（y 轴）与术前收缩末期内径（ESD）（x 轴）关系的点线图。（From Tornos MP, Olona M, Permanyer-Miralda G, et al: Heart failure after aortic valve replacement for aortic regurgitation: Prospective 20-year study. Am Hear J 136（Pt 1）: 681-687, 1998.）

二尖瓣反流

二尖瓣装置的诊断显像

从功能上讲，二尖瓣装置包括几个部分：

- 左心房壁
- 二尖瓣环
- 前叶和后叶
- 腱索
- 乳头肌
- 乳头肌附着处的左室心肌

上述任何一个部件出现功能不全或解剖上出现改变，均可导致 MR（图 12-28）。瓣环的扩张可由左心房或左心室扩张引发，产生瓣叶对合不良，导致 MR。正常二尖瓣装置为一个马鞍形的椭圆，在心尖四腔切面可见其最靠心尖的部位，在长轴切面可见其最靠心底的部位。正如我们在主动脉瓣已经注意到的，二尖瓣瓣叶也有一个正常的对合重叠区

二尖瓣反流的机制

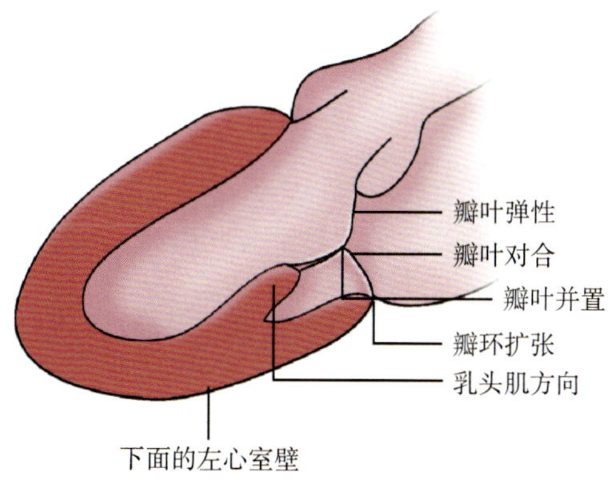

图 12-28 示意图：二尖瓣装置的任何一部分异常均可造成二尖瓣反流。

(或称并置区)，故可以耐受一定程度的瓣环扩张而不出现显著反流。

正常情况下，收缩期二尖瓣环的面积比舒张期小。当环的僵硬度增加时，例如二尖瓣环钙化(MAC)，环的收缩受到损害，导致 MR。MAC 在二维图像上的典型表现为紧邻后叶连接处的、左心室侧的瓣环回声增强。由于钙化的出现，可见声影。在短轴切面，钙化或局限或广泛，累及整个 U 形环后区。二尖瓣前叶至主动脉后壁的连续区域罕见受累。MAC 一般见于老年人，或患有肾衰竭或高血压的年轻人。

二尖瓣瓣叶的疾病包括黏液样病变、风湿性疾病、心内膜炎、马方综合征，以及罕见疾病如浸润性疾病（淀粉样变、结节样变、黏多糖贮积症）和全身炎症性疾病（系统性红斑狼疮、风湿性关节炎）。黏液样二尖瓣疾病的特征为瓣叶和腱索的增厚和冗长，伴有收缩期部分瓣叶的过度运动和下垂（图 12-29）。此病的严重程度差别很大，轻者可以只有瓣叶收缩期向左心房轻微移位的二尖瓣脱垂，重者黏液样病变可严重侵犯两个瓣膜，导致全部脱垂或连枷状瓣叶。腱索断裂或伸长，使收缩期腱索不能有足够的牵拉力拉紧关闭的瓣膜，导致 MR。腱索延长导致全部瓣叶或部分瓣叶弓形凸向左心房，瓣叶尖端仍指向心尖。腱索断裂时，瓣叶出现连枷段，瓣叶收缩期移位到左心房，瓣叶的尖端指向其他地方而非心尖（图 12-30）。

与风湿性二尖瓣狭窄一样，风湿性 MR 的特征为瓣叶交界处有一定程度的融合，但腱索的融合和缩短更为突出。心内膜炎则通过瓣叶的破坏、穿孔和变形而导致 MR。马方综合征可伴有前叶的冗长，收缩期向左心房下垂。浸润性疾病导致瓣叶不规则增厚以及不能完全对合。众所周知，与年龄相关的二尖瓣瓣叶退行性病变（伴或不伴 MAC）很常见，其表现为二尖瓣瓣叶不规则的增厚区，回声增强。

缺血性 MR 可由节段性左心室功能障碍，伴有乳头肌收缩异常或支撑乳头肌的心室壁收缩异常引起。在心肌梗死患者，心肌瘢痕化导致静息时出现 MR。在静息时心肌功能正常、负荷时可诱发缺血

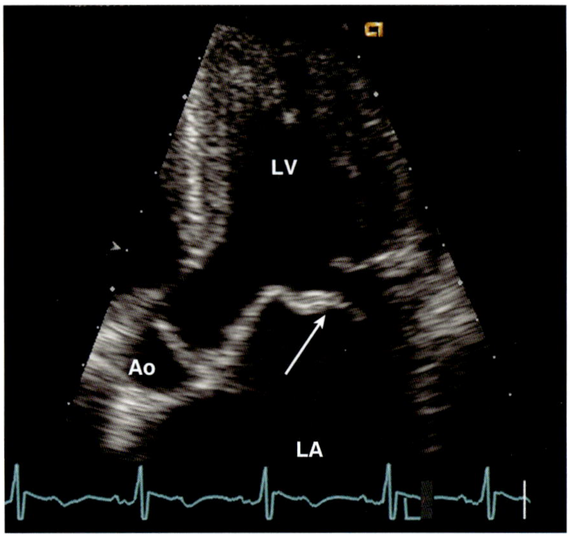

图 12-30　在一例黏液样瓣膜疾病的年轻男性患者，心尖四腔切面显示二尖瓣前叶呈部分连枷样改变。注意连枷段的尖端（箭头）没有指向心尖。

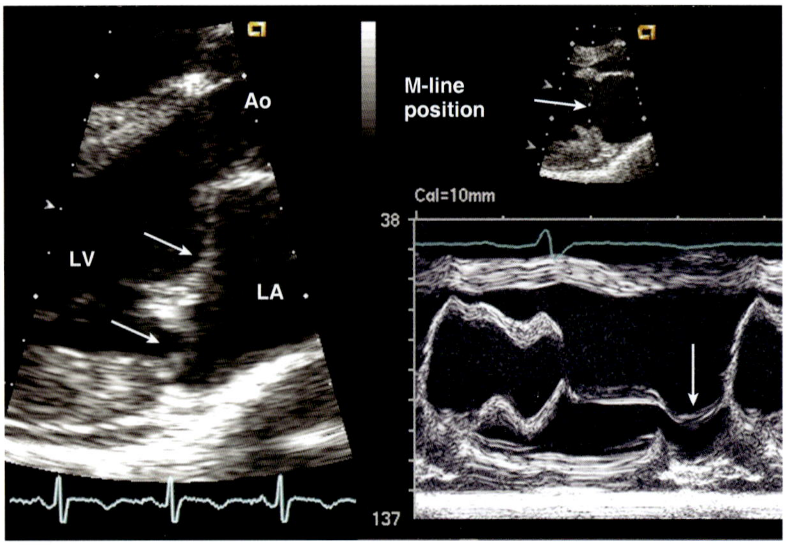

图 12-29　二尖瓣脱垂的年轻女性患者胸骨旁长轴（左）和 M 型图像（右）。二维图像可见两个瓣叶脱垂（箭头），M 型图像显示瓣叶收缩晚期的后向运动（箭头）。

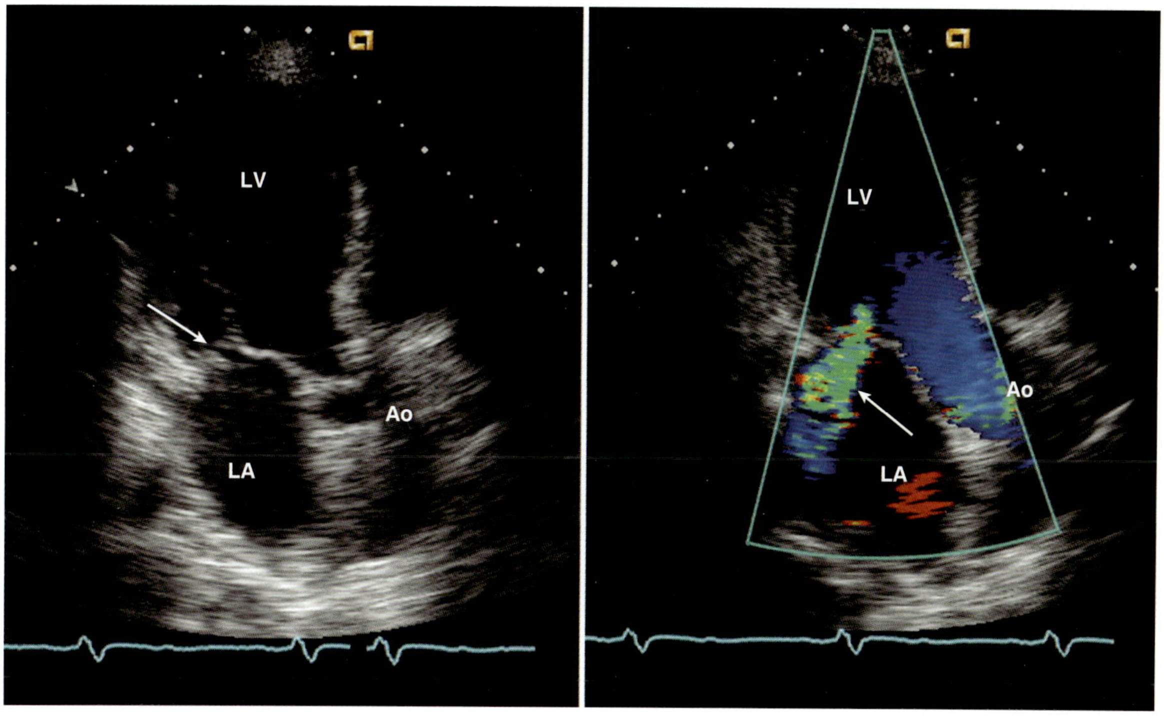

图 12-31 心尖长轴切面显示，由于乳头肌功能不全导致的缺血性二尖瓣反流（MR），MR 反流束方向指向后面。注意在二维图像上后叶的束带样改变（即被牵拉——译者注）。

的患者，MR 可间断出现。缺血性 MR 特征为瓣叶运动受限，导致二尖瓣收缩期的幕状或束带样表现（图 12-31）。

乳头肌断裂可以作为急性心肌梗死的并发症。如果整个乳头肌从其下面的左心室壁上断裂下来，由于产生急性、严重的二尖瓣反流，几乎没有患者能存活下来。在确实存活下来的患者，超声心动图检查可发现，前叶和后叶的连枷段上附着有一个团块（断裂下来的乳头肌，因为每个乳头肌都与两个瓣叶相连）（图 8-29）。断裂下来的乳头肌头端收缩期见于左心房，舒张期见于左心室。多普勒检查可见严重二尖瓣反流。部分乳头肌断裂，定义为几个头端的一个出现断裂或乳头肌基底部的部分断裂。部分断裂比完全断裂更为常见，因为这些患者可以存活到接受检查性评估的时候。这种情况下，超声心动图显示一个细小、过度活动的乳头肌，如果一个头端断裂，可见脱垂的瓣叶附着一个团块收缩期进入左心房。

在瓣叶和腱索正常的患者，由于左心室扩张和收缩功能不全导致的 MR，常被称为功能性 MR（图 12-32）。功能性 MR 的机制仍有争议，有的研究认为是乳头肌的方向异常所致，而其他研究提出为瓣环的扩张造成。

显然，一些 MR 是由于用超声心动图可获得可靠诊断（风湿性或黏液样疾病）的、有独特解剖表现的疾病所致；而在另一些情况下，其解剖特征存

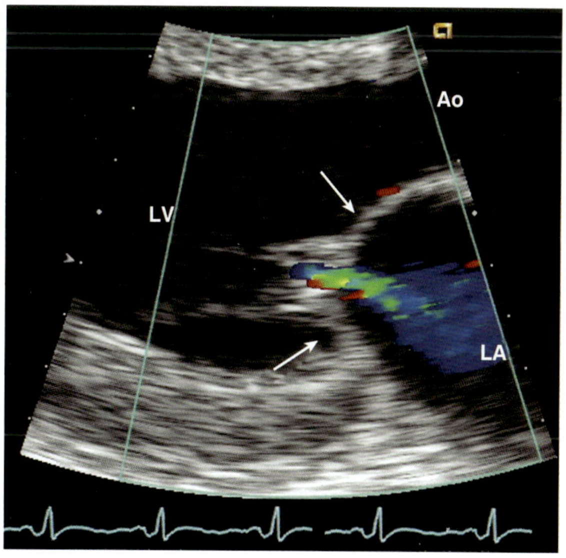

图 12-32 在胸骨旁长轴切面，可见由于扩张型心肌病导致的中心型二尖瓣反流（MR）。因二尖瓣和腱索均正常，被称为功能性 MR。由于左心室扩张，二尖瓣装置被扭曲，瓣叶被牵拉，瓣叶关闭平面（箭头）呈“帐篷样”改变。

在大量重叠（退行性或浸润性瓣叶异常）。在有些病例，很难确定 MR 是心室扩大和收缩功能减低的原因还是后果。当病因不明确时，超声心动图室的医生可以描述解剖情况，并指出这些表现的可能原因，尽管特异性的组织学诊断仍不知道。

左心室、左心房和肺血管系统的反应

MR 导致左心室容量负荷过重，其原因为总的左心室每搏量增加，血液既前向射入主动脉，又通过二尖瓣反流入左心房。在急性 MR，左心室排空更完全（即 EF 增加），通过这种方法使心脏前向输出量得以维持。在慢性代偿性的反流，左心室舒张期容量增加，而 EF 正常，这样使收缩末期容量保持在正常范围或只是轻度增加。尽管 MR 患者看起来由于射血入低压的左心房而使后负荷降低，射血力量的降低效果被心室腔大小增加而室壁厚度不增加而平衡掉。因此，慢性 MR 的后负荷正常，EF 通常也在正常范围（不增加）。

在慢性反流，当反流容积增加时，总的左心室每搏量增加，左心室出现进行性扩张。与 AR 一样，在没有症状的情况下，不可逆的左心室收缩功能下降会悄悄出现。左心房逐渐扩张以容纳反流的血液，并维持正常左心房压力。左心房顺应性增加，即左心房的压力 - 容量曲线移向右下。在急性 MR，反流血液被排入一个小而顺应性差的左心房，导致左心房压力显著升高和左心房压力曲线的 *v* 波。

为适应慢性 MR 时的左心房压力慢性轻度升高，或急性反流时的急性严重升高，肺动脉压被动地升高。当左心房压力慢慢升高时，肺血管阻力会增加。对 MR 患者的超声心动图评估，包括用三尖瓣反流速度计算出的无创性肺动脉压力测定和右心房压的估测。

二尖瓣反流严重程度评估

筛选性检查

MR 的基本筛选性检查包括彩色多普勒显像和 CW 多普勒超声（图 12-33）。彩色多普勒显像可观察到有无 MR，并可将轻度反流从中、重度反流中区分出来。反流束的形状和方向对诊断有帮助。偏心型反流束提示为病理性反流，并提供有关反流机制的线索。后叶异常倾向于造成前向的反流束（图 12-34），而前叶或乳头肌功能不全倾向于导致后向的反流束（图 12-35）。左心室或二尖瓣环扩张则导致一个中心型、对称的反流束。除胸骨旁长轴切面和短轴切面外，心尖四腔和心尖长轴切面会有帮助，因为它们近似互相垂直。不过，由于在左心房深度的信号衰减，如果超声的穿透力不理想，会限制心尖各切面的应用。在一个非倾斜的切面，发现一个中心型反流束，面积小于 4.0 cm^2 或小于左心房面

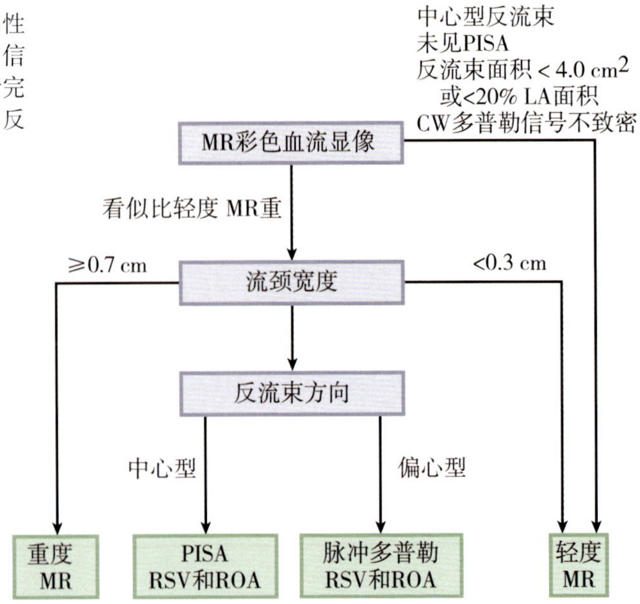

图 12-33 二尖瓣反流（MR）严重程度的定量评估方法。在窦性心律患者，肺静脉内收缩期血流逆流的评估可提供有用的附加信息。在中、重度患者，常需 TEE 图像来对 MR 的严重程度进行完全评估。CWD：连续多普勒；PISA：近端等速表面积；ROA：反流口面积；RV：反流容积。

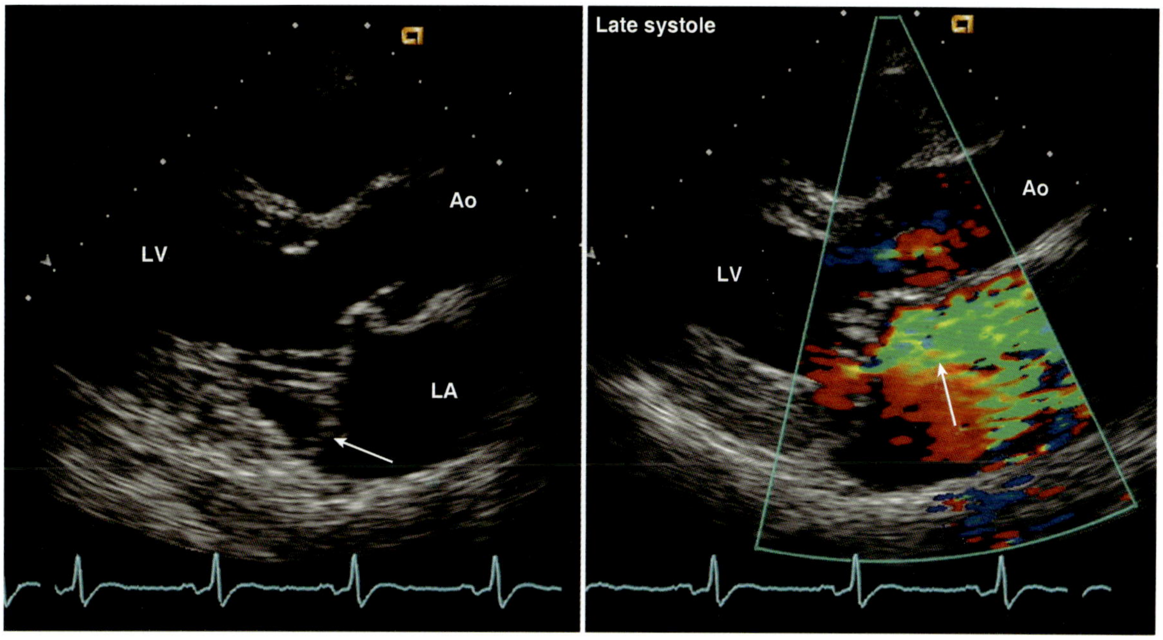

图 12-34 这位患有后叶脱垂（左）的年轻妇女，二尖瓣反流（MR）朝向前方（右）。用逐帧分析和连续多普勒方法，显示 MR 只发生在收缩后半期。

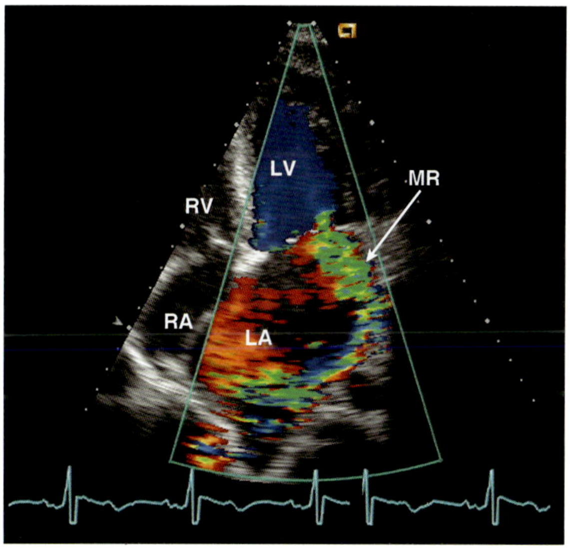

图 12-35 在一位二尖瓣前叶部分连枷样改变的患者，其心尖四腔切面可见偏心型的二尖瓣反流（MR）束（箭头）朝向后部和外侧，在图 12-30 也有显示。

积的 20%，符合轻度 MR。

MR 的 CW 多普勒频谱显示，在等容收缩时速度急剧上升，从基线水平到最高速度 5 ~ 6 m/s，与左心室压力上升的速度或称 *dP/dt* 平行。在整个收缩期，反流速度持续在一个高水平，如果左心房压力正常，其曲线与左心室压力的升降平行。在等容舒张时，反流速度快速回归基线。与前向血流相比，MR 信号的频谱密度与 MR 的严重程度相关。另外，显著反流与流经二尖瓣的容积流量增加造成的前向血流速度增加有关。

在急性 MR（表 12-8），左心房压力在收缩晚期升高。由于未扩张的左心房压力 - 容量曲线陡峭，可能会出现一个 *v* 波。在这种情况下，左心房与左心室之间的压力阶差刚开始是大的，但之后随着左心房压力的升高，收缩晚期开始平衡。其对应的多普勒速度曲线刚开始显示为高速，在收缩中、晚期速度较快下降。多普勒速度的这种模式也被称为 *v* 波（图 12-13）。

流颈

若彩色多普勒显像显示有偏心型或大的反流，或 CW 多普勒提示有轻度以上的 MR，应测定流颈直径（表 12-9）。在 MR 患者，流颈最好在胸骨旁长轴切面观察。在胸骨旁切面图像欠佳时，心尖四腔和心尖长轴切面可以使用。心尖两腔切面不可靠，因为尽管反流不严重，此图像切面的反流束宽度也可以较宽泛。流颈的宽度也可用 TEE 图像测定。流颈的宽度 > 0.3cm 表明需要进一步用定量方法评估反流的严重程度。

表 12-8 慢性与急性二尖瓣反流对比

指标	慢性	急性
病因（举例）	黏液样瓣膜病变 瓣环扩张	心内膜炎 乳头肌断裂 腱索断裂
左室大小	扩张	正常
左室收缩功能	初期增强，长期可以正常或减弱	增强
左房大小	增大	正常
连续多普勒	整个收缩期高速度	收缩晚期速度下降（*v* 波）

表 12-9 二尖瓣反流严重程度定量评估（ASE 指南）

指标	轻度	中度	重度
反流束面积（左房面积的 %）	< 20%	20% ~ 40%	> 40%
流颈宽度（cm）	< 0.3	0.3 ~ 0.7	≥ 0.7
反流容积（mL）	< 30	30 ~ 60	> 60
反流分数（%）	< 30	30 ~ 50	> 50
反流口面积（cm^2）	< 0.2	0.2 ~ 0.4	> 0.4

近端等速表面积（PISA）

对于中心型反流束，反流容量和反流口面积可以用 PISA 法计算得出。PISA 法最好选用心尖四腔切面，使用窄扇角、浅的深度和局部放大模式。PISA 法也可用 TEE 途径获取图像。其混叠速度调整到呈现清晰的、可识别出半球形的 PISA 图像，一般尼奎斯特极限在 20 ~ 40 cm/s。用公式 12-4 可计算出瞬时的反流容积流率。用 CW 多普勒测定的 MR 反流束最大速度，代入公式 12-6 计算得出 ROA。

反流容积和反流口面积

当反流束为偏心型的或等速表面积不是半球形的情况下，PISA 法比较不准确。在这种情况下，用脉冲多普勒的容积流率法定量评估 MR 较为合适。二尖瓣反流容积（$RV_{二尖瓣}$）可以通过流经二尖瓣测定的总的左心室每搏量（$SV_{二尖瓣}$）减去从左心室流出道测定的前向每搏量（SV_{LVOT}）计算得出（图 12-36）：

$$RV_{二尖瓣} = SV_{二尖瓣} - SV_{LVOT}$$

测定前向每搏量的替代位点为三尖瓣和肺动脉。用此反流容积和 CW 多普勒测定的 MR 反流束的 VTI 可计算得出 ROA（公式 12-3）。.

肺静脉血流逆流

当 MR 的反流束进入左心房时，它一定会挤压已经存在于左心房腔内的血液。严重反流时，可见肺静脉内收缩期血流逆流。使用 TTE 时，大部分患者从心尖四腔切面可记录到右下肺静脉的血流模式，有些成年患者在此深度信噪比不理想。使用 TEE，可用高分辨率记录到肺静脉血流模式。对于偏心型反流束，记录到全部四支肺静脉特别有帮助，因为收缩期血流逆流的模式在不同肺静脉分支可能不一致。

假阴性结果（即严重反流而肺静脉血流模式正常）可出现在左心房严重扩大而顺应性好的情况下。此时，左心房可以包容所有多余的血容量，而不被挤压进入肺静脉。假阳性结果（即反流不严重，但肺静脉出现收缩期血流逆流或模糊的结果）可出现在偏心型反流束直接进入一支肺静脉，尽管反流不严重，导致一支肺静脉的血流逆流。假阳性结果还可以发生在非窦性心律患者，因为收缩期心房的正常充盈模式，依赖于之前心房收缩的排空。影响心房血流流入模式的生理学因素包括呼吸时相、心脏节律、心房和肺静脉的顺应性、心室舒张期充盈情况和年龄。所以，静脉收缩期血流逆流的有无和严重程度，在窦性心律患者是评估房室瓣反流严重程度的有帮助的附加措施，但并不是特异性的表现。

临床应用

二尖瓣反流的诊断和严重程度

用二维显像确定 MR 的病因常具有重要临床意义。尽管对超声心动图的解释有高度不一致性，用其评估反流严重程度也具有临床重要性（图 12-37）。在评估反流的严重程度时，超声心动图医

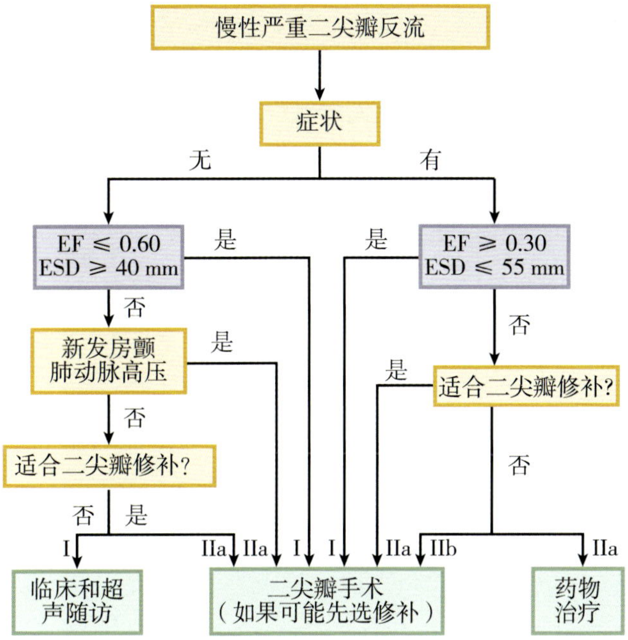

图 12-38 慢性严重二尖瓣反流患者外科干预时机的临床决策流程图。罗马数字指 ACC/AHA 对操作的推荐级别：(I) 应该做；(IIa) 合理的；(IIb) 可以考虑；(III) 应该不做。EF：射血分数；ESD：收缩末期内径。(From Otto CM [ed]: Valvular Heart Disease, 3rd ed. Philadelphia: Elsevier/Saunders, 2007.)

30%，几乎总是二尖瓣和主动脉瓣同时受累。风湿性三尖瓣疾病一般较轻微，二维超声心动图较难发现，除非仔细认真地专门观察瓣叶的图像，寻找瓣叶边缘融合的证据。风湿性三尖瓣关闭不全较风湿性三尖瓣狭窄常见。

类癌心脏病是一种罕见疾病，但超声心动图表现有特异性。此病（可见合并肝转移性类癌瘤）的特征为三尖瓣瓣叶增厚、缩短、活动度差，造成三尖瓣反流，较少造成三尖瓣狭窄（见图 15-10）。肺动脉瓣也可受累。心内膜炎可以侵犯三尖瓣，导致三尖瓣反流，最常见于有静脉药物滥用（吸毒）史的患者。

三尖瓣的 Ebstein 畸形是一种先天性异常，三尖瓣的一个或一个以上瓣叶从三尖瓣瓣环的位置向心尖移位（见图 17-12）。最常见的是隔瓣瓣叶，可以单独受累，也可能与前瓣和后瓣瓣叶一起向心尖移位。向心尖部移位的程度差别很大。正常情况下，三尖瓣的嵌入平面比二尖瓣的附着平面稍微向心尖靠近一点。当二尖瓣和三尖瓣的平面分离超过 1cm 时，要考虑 Ebstein 畸形。从泵血腔分离排除的右心室部分，被称为房化的右心室，因为它从功能上实际已经成为右心房的一部分。右心房可以出现严重扩大，因为心室基底部的“房化”，加上三尖瓣反流造成的心房扩张。若三尖瓣反流显著，也可见右心室扩大。

右心室和右心房扩张

血流动力学上，由于容量负荷过重，显著的三尖瓣反流可导致进行性右心室和右心房扩大。这种扩张会使反流病因的评估复杂化，因为扩张本身会进一步加剧反流的严重程度。

右心室容量负荷过重致使室间隔异常运动。其 M 型超声特征为舒张期室间隔后向运动，因为右心室的充盈超过左心室的充盈；收缩期室间隔前向运动。这种情况被称为室间隔矛盾运动。在二维短轴显像时，因为舒张期跨过三尖瓣充盈右心室的每搏血量增加，舒张期室间隔显得“平坦”。收缩期，室间隔向心脏中心运动。正常情况下，朝向左心室的中间移动；当严重右心室扩张存在时，室间隔向右心室中线运动。

右心室扩张和室间隔矛盾运动二维图像的鉴别诊断包括右心室容量负荷过重的其他原因，如房间隔缺损、部分肺静脉异常回流、肺动脉瓣疾病造成的压力负荷过重、左心疾病或肺本身疾病导致的肺动脉高压。

三尖瓣反流的严重程度评估

三尖瓣反流可用彩色多普勒显像对流颈宽度或反流束面积进行测定。流颈的宽度大于 0.7cm 是最

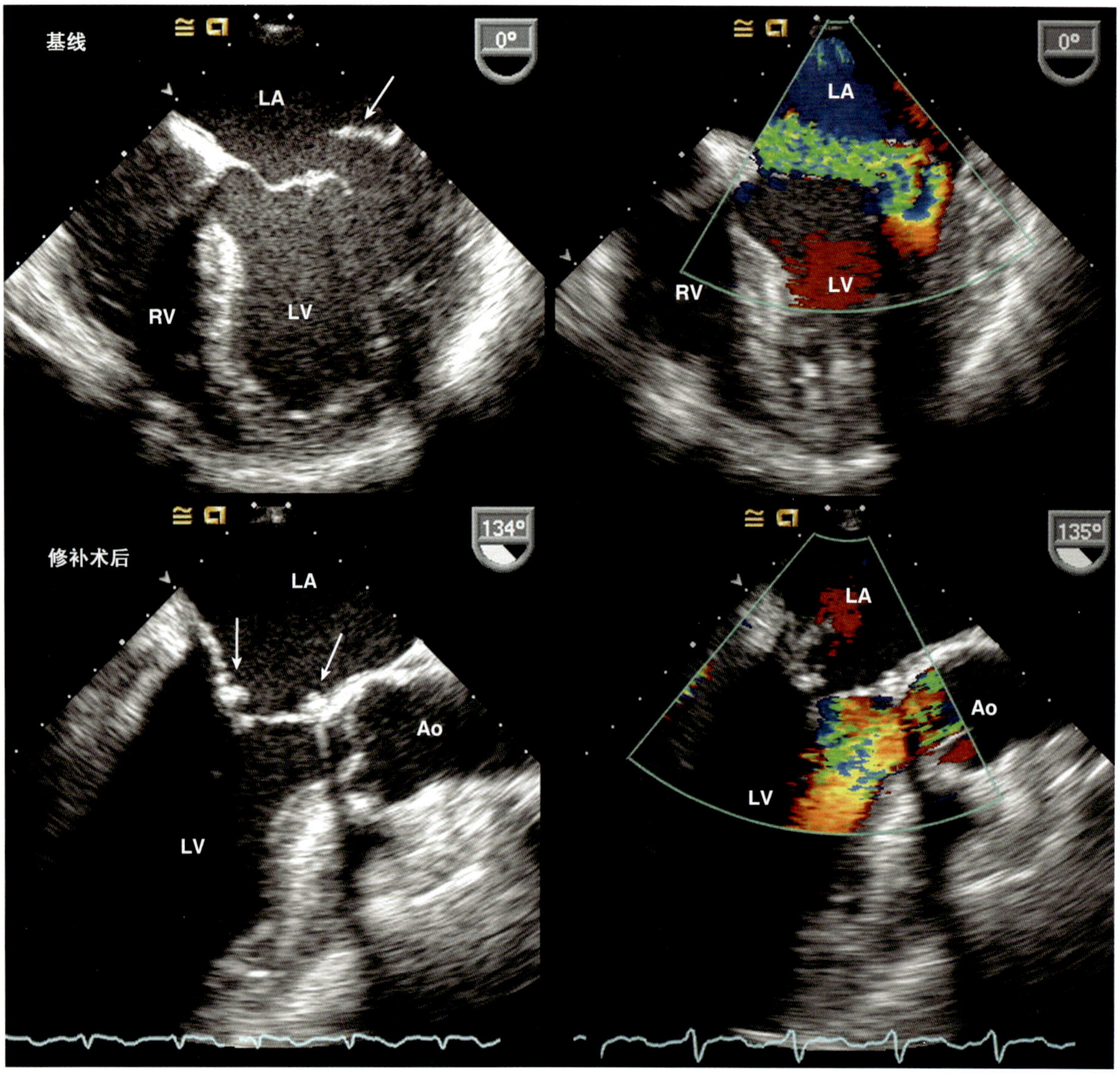

图 12-39　一名二尖瓣黏液样病变的患者二尖瓣修补术前（上）及术后（下）用 TEE 术中监测的二维（左）及彩色多普勒（右）图像。修补前，四腔切面可见严重二尖瓣脱垂，伴部分连枷样瓣叶，中 - 重度二尖瓣反流。修补后，长轴切面可见使瓣环成形的环（箭头）。在与基线检查相似的负荷状态时，未检测到反流。

为准确的方法，对严重三尖瓣反流的诊断敏感性为 89%，特异性为 93%。用彩色多普勒反流束面积时，轻度反流的特征为收缩期小反流束，邻近瓣膜关闭平面，反流束面积< 5 cm^2。中度反流时（彩色反流束）充盈右心房的 5 ~ 10 cm^2 面积，而严重反流时，则充盈扩大右心房的 10 cm^2 以上面积（图 12-40 和 12-41）。评估三尖瓣反流的有用切面包括胸骨旁短轴切面、右心室流入道切面和心尖四腔切面。在轻 - 中度三尖瓣反流，反流束常朝向房间隔，需与腔静脉的回流或房间隔缺损的血流分辨开。用 PISA 法或脉冲多普勒方法计算反流容积或反流口面积在三尖瓣反流很少实施。

严重三尖瓣反流导致上、下腔静脉收缩期出现血流逆流，类似于物理检查时发现的颈静脉收缩期搏动。下腔静脉血流最好在肝中心静脉记录，此处的血流管道在剑突下窗口与超声束平行，而且记录点与右心房之间没有静脉瓣阻隔（图 12-14）。与严重 MR 时的肺静脉血流逆流一样，肝静脉收缩期血流逆流对判断严重三尖瓣反流有特异性，此特异性表现只在窦性心律时存在。因为右心房的正常收缩期充盈部分依靠前一期的心房收缩产生的排空，心房收缩的丧失将影响收缩期的血流模式。

三尖瓣反流束的最大速度，反映跨三尖瓣的最大压力阶差，而不反映反流的严重程度。严重三尖瓣反流而右心室收缩压正常（如三尖瓣心内膜炎所见），最大反流速度较低（图 12-42）。轻度三尖瓣反流而存在肺动脉高压（如原发性肺动脉高压所见），则呈现高的最大反流速度。不过，相对于前向血流信号密度，CW 信号密度的确与反流严重程度有关。另外，速度 - 时间曲线的形状显示瞬时跨瓣压差的时间进程。急性三尖瓣反流时，在右心房压力曲线上看到的 *v* 波，导致收缩晚期三尖瓣反流速度的快速下降，与急性 MR 看到的类似。

临床应用

针对三尖瓣反流的评估，使用多普勒超声心动图是标准的临床方法。心导管的评估价值甚至也受到限制，因为导管需要跨过三尖瓣才能进行右心室造影，而放置导管本身可诱发反流。

在将进行二尖瓣手术的患者当中，三尖瓣反流严重程度的评估特别重要。许多这种患者合并显著的三尖瓣反流。如果没有认识到三尖瓣显著反流，而没有同时进行治疗（三尖瓣瓣环成形术），许多临床症状术后会持续存在。

在进行三尖瓣修补术或心内膜炎外科手术时，术中 TEE 检查可以使外科手术操作更完美，可测定修补术后的功能。

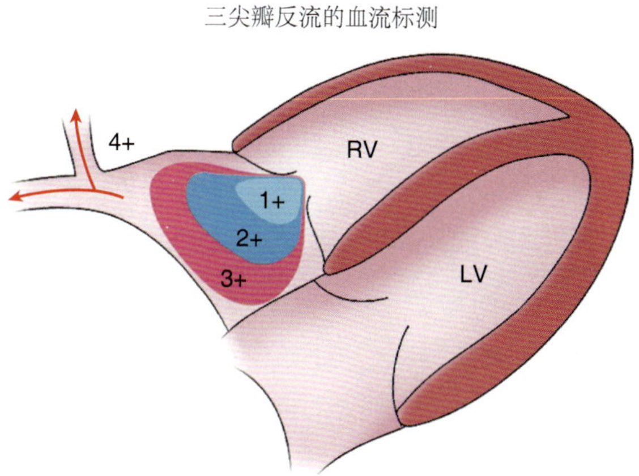

图 12-40 三尖瓣反流严重程度半定量评估的血流标测示意图。严重三尖瓣反流(4+)伴有肝静脉收缩期逆流(红色箭头)。

肺动脉瓣反流

肺动脉瓣反流常为良性。在许多正常的个体当中可以见到，表现为通过肺动脉瓣的舒张期少量回流（图 12-43）。病理性肺动脉瓣反流多为先天性肺动脉瓣疾病的表现，或是未经治疗的轻度病变，或是肺动脉瓣手术后的残余反流。成年人中，显著肺动脉瓣反流的最常见原因为既往法洛四联症手术史。后天获得性的肺动脉瓣反流罕见，可由心内膜炎、类癌综合征或黏液样瓣膜疾病引起。

因为超声窗不好，评估成年人肺动脉瓣膜的解剖情况受到限制。在先天性疾病，可见瓣叶增厚、变形。在心内膜炎，可检出瓣膜赘生物，但肺动脉瓣受累最为少见。与三尖瓣受累时相仿，类癌综合征导致

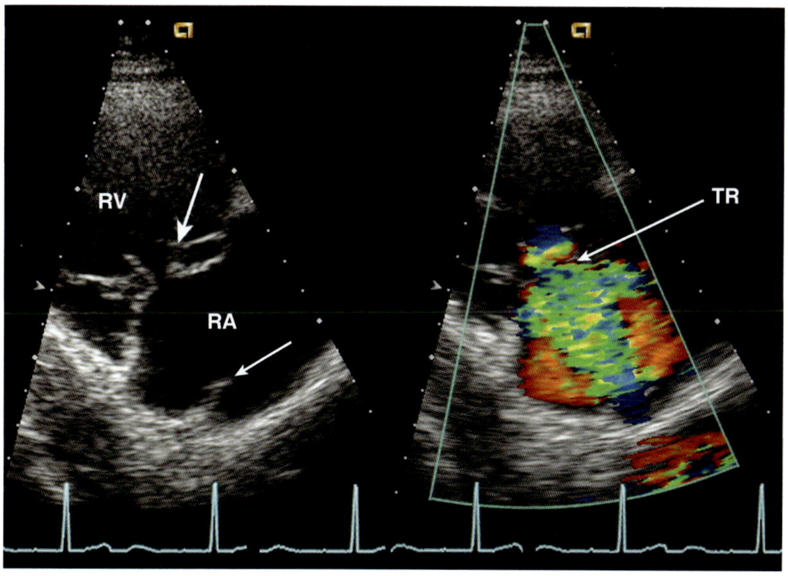

图 12-41 在胸骨旁右心室流入道切面，可见三尖瓣不能对合（大箭头），进入右心房的下腔静脉入口处可见明显的欧氏瓣（小箭头）。彩色多普勒显示严重三尖瓣反流，表现为宽的流颈（箭头）和充盈右心房的血流涡流。

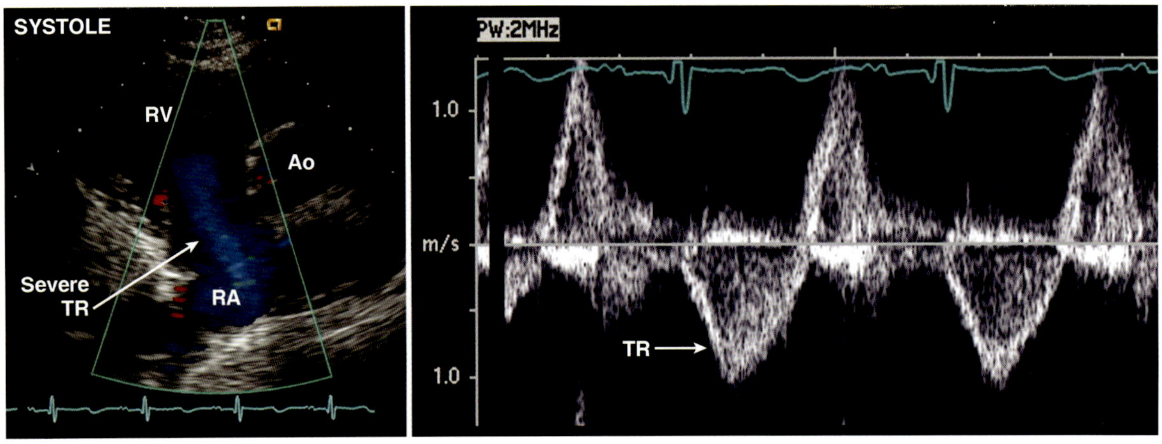

图 12-42 右心室和肺动脉压正常情况下的严重三尖瓣反流，彩色血流显像（左）及脉冲多普勒（右）显示为低速、层流。

肺动脉瓣瓣叶变短、增厚，会引起狭窄和（或）反流。黏液样肺动脉瓣膜病变罕见，引起瓣叶增厚、冗长，导致收缩期（可能应为舒张期——译者注）下垂。

肺动脉瓣反流的诊断，依靠右心室流出道确凿的舒张期血流证据，即常规的脉冲多普勒或彩色多普勒血流显像。彩色显像上舒张期血流的宽度，可提供肺动脉瓣反流严重程度的半定量评估指标。与 AR 类似，CW 多普勒的密度和形状也提供了反流严重程度的指示。显著反流时，可见主肺动脉内全舒张期血流逆流，此时应与动脉导管未闭的舒张期血流逆流鉴别。

在未校正的或残存的先天性心脏病成年患者中，评估肺动脉瓣反流具有重要性（见图 17-30 和 17-31）。在这些患者中，肺动脉瓣的反流程度是决定是否做外科手术以及外科手术有无特殊设计的因素之一。

肺动脉瓣反流的速度曲线反映肺动脉与右心室之间的压力阶差。肺动脉与右心室间的舒张末瞬时压力阶差（按 $4v^2$ 计算得出）加上估计的右心室舒张压（从下腔静脉大小和呼吸时相的变化估计）可以得出肺动脉舒张压的估测值。在两处的资料都可以准确记录的情况下，这种方法估测出的肺动脉压补充、完善了通过三尖瓣反流计算的收缩压估测值，而且可以作为一个内部验证数据（肺动脉收缩压、舒张压估测值互为验证）。

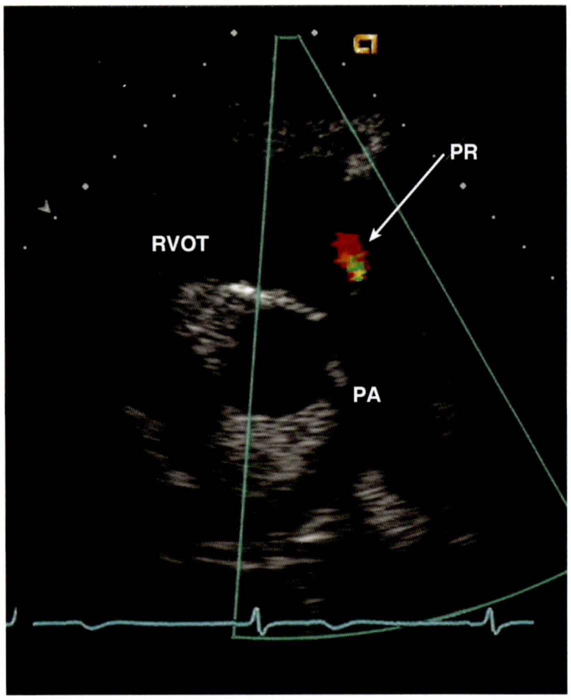

图 12-43 右心室流出道切面的彩色血流显像显示少量肺动脉瓣反流（PR）。

（李明洲 译 齐 欣 校）

推荐阅读

总述

1. Otto CM: Timing of intervention for chronic valve regurgitation: the role of echocardiography. In Otto CM (ed): The Practice of Clinical Echocardiography, 3rd ed. Philadelphia: Elsevier/Saunders, 2007, pp 430–458.
Comprehensive chapter discussing the key factors in clinical decision making and the pathophysiology of chronic valvular regurgitation in adults. The natural history, predictors of outcome after valve surgery, the echocardiographic approach, and alternate diagnostic approaches are discussed in detail for aortic and for mitral regurgitation.
2. Bekeredjian R, Grayburn PA: Valvular heart disease: Aortic regurgitation. Circulation 112:125–134, 2005.
The combined LV pressure and volume overload due to AR account for the physical

examination findings of a wide pulse pressure and bounding peripheral pulses. Echocardiography allows diagnosis of the cause and severity of AR and is one of the primary factors in determining timing of valve replacement. Potential future approaches to medical therapy are discussed.

3. Braverman AC, Beardslee MA: The bicuspid aortic valve. In Otto CM, Bonow RO (eds): Valvular Heart Disease, 3rd ed. Philadelphia: Elsevier/Saunders, 2009, Chapter 11.

   A bicuspid aortic valve occurs in about 1% of the population, and most of these patients will require surgical intervention for regurgitation, stenosis, or aortic root dilation during their lifetime. Familial occurrence is seen in 9% of first-degree relatives with an autosomal dominant inheritance pattern with incomplete penetrance.

4. Fedak P, McCarthy PM, Bonow RO: Evolving concepts and technologies in mitral valve repair. Circulation 117:963–974, 2008.

   A detailed review of normal and abnormal mitral valve anatomy and function is provided, followed by a summary of current (and potential future) approaches to valve repair for regurgitation.

瓣膜反流定量

5. Hung J: Quantitation of valvular regurgitation. In Otto CM (ed): The Practice of Clinical Echocardiography, 3rd ed. Philadelphia: Elsevier/Saunders, 2007, pp 405–429.

   Advanced chapter on echocardiographic quantitation of valvular regurgitation. Both conventional and alternate methods for measurement are discussed, the literature validating these approaches is summarized, and technical aspects of data acquisitions are highlighted. 105 references.

6. Otto CM, Schwaegler RG: Valve regurgitation. In Echocardiography Review Guide. Philadelphia: Elsevier/Saunders, 2007, pp 201–230.

   This review guide summarizes basic principles, provides additional examples of images and Doppler data, reviews technical aspects of data acquisition and measurement, and demonstrates calculations for quantitation of regurgitant severity. Self-assessment questions with explanations of the answers are provided.

7. Zoghbi WA, Enriquez-Sarano M, Foster E, et al: Recommendations for evaluation of the severity of native valvular regurgitation with two-dimensional and Doppler echocardiography. J Am Soc Echocardiogr 16:777–802, 2003.

   Clear recommendations and detailed description of methods for quantitation of valvular regurgitation by echocardiography. Essential reading for all echocardiographers.

8. Robert BJ, Grayburn PA: Color flow imaging of the vena contracta in mitral regurgitation: technical considerations. J Am Soc Echocardiogr 16:1002–1006, 2003.

   Summary of the hemodynamics of valve regurgitation and the approach to recording and measuring the vena contracta. The authors emphasize the use of axial beam resolution, a narrow sector, fast frame rate, and zoom mode to improve accuracy of this approach.

9. Kim YJ, Jones M, Greenberg NL, et al: Evaluation of left ventricular contractile function using noninvasively determined single-beat end-systolic elastance in mitral regurgitation: Experimental validation and clinical application. J Am Soc Echocardiogr 20:1086–1092, 2007.

   The effects of chronic regurgitation on ventricular volumes and function area key element in clinical decision making. Measurement of end-systolic elastance (E_{ES} in mm Hg/mL) from a single beat using noninvasive data is proposed using the equations:

   $E_{ES} = [DBP - 0.9 \times SBP + \alpha \times (DBP - EDP) \times ET/PEP]/SV$

   where $\alpha = 1.171 \times EF + 0.022$

   Based on cuff measurement of diastolic (DBP) and systolic (SBP) blood pressure; 2D ejection fraction (EF) determination; and Doppler measurement of ejection time (ET), pre-ejection period (PEP), and stroke volume (SV). LV EDP was assumed to be 10 mm Hg for this estimate. In an experimental model, E_{ES} correlated well with invasively determined elastance. In a series of 105 patients undergoing valve repair for MR, preoperative E_{ES} and end-systolic volume correlated with postoperative EF. An E_{ES} = 1.0 mm Hg/mL predicted postoperative LV dysfunction with a sensitivity of 87% and specificity of 76%.

10. Foster E, Wasserman HS, Gray W, et al: Quantitative assessment of severity of mitral regurgitation by serial echocardiography in a multicenter clinical trial of percutaneous mitral valve repair. Am J Cardiol 100: 1577–1583, 2007.

    In a multicenter trial, 85% of required quantitative Doppler measures of regurgitant severity could be measured including vena contracta width, regurgitant volume, regurgitant fraction, and effective regurgitant orifice area (ROA). These data support the concept that quantitative assessment of valve disease severity is feasible in clinical trials and may help define mechanisms of benefit, in addition to serving as secondary endpoints.

11. Matsumura Y, Fukuda S, Tran H, et al: Geometry of the proximal isovelocity surface area in mitral regurgitation by 3-dimensional color Doppler echocardiography: Difference between functional mitral regurgitation and prolapse regurgitation. Am Heart J 155:231–238, 2008.

    The 3D anatomy of the PISA was examined in 27 patients with functional MR and 27 with mitral valve (MV) prolapse. In functional MR the PISA is elongated with a horizontal length longer than in MV prolapse patients. The consequence of this non-hemispherical geometry is underestimation of ROA by the PISA approach by 24% with functional MR but not with MV prolapse.

12. Velayudhan DE, Brown TM, Nanda NC, et al: Quantification of tricuspid regurgitation by live three-dimensional transthoracic echocardiographic measurements of vena contracta area. Echocardiography 23:793–800, 2006.

    In 93 consecutive patients, 3D measurements of tricuspid regurgitant vena contracta area correlated well with conventional 2D echocardiographic measures of regurgitant severity.

反流的解剖学和机制

13. Levine RA, Schwammenthal E: Ischemic mitral regurgitation on the threshold of a solution: From paradoxes to unifying concepts. Circulation 112:745–758, 2005.

    Ischemic MR is associated with worse outcomes in adults with ischemic heart disease and heart failure. Experimental and echocardiographic studies have provided insight into the mechanism of ischemic MR based on the balance of forces acting on the mitral leaflet in systole, with tethering of leaflet closure contributing to dynamic incompetence of valve closure. This review article discusses and illustrates these mechanisms and the implications for medical and surgical therapy.

14. de Waroux JB, Pouleur AC, Goffinet C, et al: Functional anatomy of aortic regurgitation: accuracy, prediction of surgical repairability, and outcome implications of transesophageal echocardiography. Circulation 116(11 Suppl):I264–I269, 2007.

    The mechanisms of AR, as assessed by TEE in 163 consecutive patients undergoing surgery for regurgitation, were aortic dilation in 25%, cusp prolapse in 38%, and restrictive cusp motion or endocarditis in 36%. The agreement between TEE and direct inspection was 93% for mechanism of regurgitation, and TEE correctly predicted the surgical procedure (repair vs replacement) in 88%. Repair was most often accomplished by valve resuspension in an aortic graft.

15. Sukmawan R, Watanabe N, Ogasawara Y, et al: Geometric changes of tricuspid valve tenting in tricuspid regurgitation secondary to pulmonary hypertension quantified by novel system with transthoracic real-time 3-dimensional echocardiography. J Am Soc Echocardiogr 20:470–476, 2007.

    In a comparison of 17 pulmonary hypertension patients with tricuspid regurgitation to 13 control subjects, 3D echocardiography showed tenting of the tricuspid vale leaflets and annular dilation as the primary mechanisms of tricuspid regurgitation.

16. Song JM, Kim MJ, Kim YJ, et al: Three-dimensional characteristics of functional mitral regurgitation in patients with severe left ventricular dysfunction: A real-time three-dimensional colour Doppler echocardiography study. Heart 94:590–596, 2008.
    Functional MR is associated with diverse leaflet anatomic configurations. The shape of the regurgitant orifice is determined by the shape and site of anterior leaflet bending. Several small regurgitant orifices may be present when the tenting area is small.
17. Gutiérrez-Chico JL, Zamorano Gómez JL, Rodrigo-López JL, et al: Accuracy of real-time 3-dimensional echocardiography in the assessment of mitral prolapse. Is transesophageal echocardiography still mandatory? Am Heart J 155:694–698, 2008.
    Real-time 3D TTE was as accurate as multiplane 2D TEE imaging for determination of which scallops of the leaflets were prolapsing in a series of 41 patients. False negatives occurred with 2 cases each of prolapse of the A2 and P1 scallops. Accuracy was 100% for prolapse of the P2 scallop.
18. Veronesi F, Corsi C, Sugeng L, et al: Quantification of mitral apparatus dynamics in functional and ischemic mitral regurgitation using real-time 3-dimensional echocardiography. J Am Soc Echocardiogr 21:347–354, 2008.
    Real-time 3D echocardiography was used to evaluated mitral annular dilation and papillary muscle displacement in patients with MR due to dilated cardiomyopathy or ischemic disease. Dilated cardiomyopathy patients had a dilated annulus with symmetric papillary muscle alignment, whereas patients with ischemic disease had less annular dilation and greater asymmetry of the papillary muscles.

临床应用

19. Reimold SC, Orav EJ, Come PC, et al: Progressive enlargement of the regurgitant orifice in patients with chronic aortic regurgitation. J Am Soc Echocardiogr 11:259–265, 1998.
    In a prospective study of 59 patients with audible AR murmurs, aortic regurgitant jet width increased by 0.04 ± 0.01cm/yr, and ROA increased by 0.01 ± 0.01 cm²/yr. Rate of progression was not related to the cause of AR, gender, or baseline regurgitant severity.
20. Grigioni F, Enriquez-Sarano M, Zehr KJ, et al: Ischemic mitral regurgitation: long-term outcome and prognostic implications with quantitative Doppler assessment. Circulation 103:1759–1764, 2001.
    Quantitative Doppler measures of MR severity, including regurgitant volume and ROA, are predictors of clinical outcome after myocardial infarction.
21. Monin JL, Dehant P, Roiron C, et al: Functional assessment of mitral regurgitation by transthoracic echocardiography using standardized imaging planes: Diagnostic accuracy and outcome implications. J Am Coll Cardiol 46:302–309, 2005.
    With current instrumentation and harmonic imaging, TTE correctly predicted the likelihood of valve repair in 97% of 270 patients undergoing surgery for MR. TEE provided additional significant information in only 2 patients. Accuracy of standard 2D image planes on TTE imaging for localization of prolapsed segments was 91%, as compared to 93% for TEE in the 190 patients with MV prolapse.
22. Kerr AJ, Raffel OC, Whalley GA, et al: Elevated B-type natriuretic peptide despite normal left ventricular function on rest and exercise stress echocardiography in mitral regurgitation. Eur Heart J 29:363–370, 2008.
    In 33 asymptomatic patients with significant MR and normal LV function, an elevated serum brain natriuretic peptide (BNP) level predicted an excessive rise in pulmonary pressure with exercise. The systolic PA pressure with exercise in those with an elevated BNP was 70 ± 20 mm Hg as compared to 48 ± 11 mm Hg in those with a normal BNP.
23. Enriquez-Sarano M, Avierinos JF, Messika-Zeitoun D, et al: Quantitative determinants of the outcome of asymptomatic mitral regurgitation. N Engl J Med 352:875–883, 2005.
    This prospective study of 456 patients with chronic MR is the first to demonstrate that quantitative Doppler calculations of regurgitant severity predict long-term clinical outcome. Patients with an effective ROA ≥0.4 cm² had a 5-year survival rate of 58 ± 9%, as compared with 78% expected survival. As compared with patients with a ROA <0.2 cm², patients with a ROA ≥0.4 cm² had more than five times the risk of death from cardiac causes and cardiac events. Those with an orifice area of 0.20 to 0.39 cm² had intermediate outcomes.
24. Evangelista A, Tornos P, Sambola A, et al: Long-term vasodilator therapy in patients with severe aortic regurgitation. N Engl J Med 353:1342–1349, 2005.
    In 95 adults with asymptomatic severe AR, randomization to treatment with nifedipine versus enalapril versus no treatment showed no beneficial effect of vasodilator therapy on the rate of LV dilation (assessed by echocardiography) or the need for aortic valve replacement.
25. Detaint D, Messika-Zeitoun D, Maalouf J, et al: Quantitative echocardiographic determinants of clinical outcome in asymptomatic patients with aortic regurgitation. J Am Coll Cardiol Img 1:1–11, 2008.
    Quantitative measures of AR severity were strong predictors of clinical outcome in a prospective study of 251 asymptomatic adults with isolated AR and normal LV function. Survival at 10 years in those with severe AR (ROA = 0.3 cm² and RV = 60 mL) was 69 ± 9% as compared with a survival of 92 ± 4% in those with mild AR (ROA <0.1 cm² and RV <30 mL).
26. Vinereanu D, Turner MS, Bleasdale RA, et al: Mechanisms of reduction of mitral regurgitation by cardiac resynchronization therapy. J Am Soc Echocardiogr 20:54–62, 2007.
    In 22 patients undergoing resynchronization therapy for severe heart failure, severity of MR improved with a decrease in vena contracta diameter from 5.2 ± 1.7 to 4.0 ± 1.7 mm with biventricular pacing. This improvement was associated with an increase in LV longitudinal function and reduction in subvalvular traction.

评价瓣膜反流的替代方法

27. Shavelle DM: Cardiac catheterization and angiography for evaluation of valvular disease. In Otto CM, Bonow RB (eds): Valvular Heart Disease, 3rd ed. Philadelphia: Elsevier/Saunders, 2009, Chapter 6; and Garcia M: Cardiac magnetic resonance and computed tomography in valve disease. In Otto CM, Bonow RB (eds): Valvular Heart Disease, 3rd ed. Philadelphia: Saunders Elsevier, 2009, Chapter 7.
    Chapters reviewing the role of cardiac catheterization, CMR imaging, and computed tomography in the evaluation of patients with valvular heart disease.
28. Cawley PJ, Otto CM: Cardiovascular magnetic resonance imaging for valvular heart disease: Technique and validation. Circulation 119:468–478, 2009.
    This article reviews the literature validating the use of cardiac magnetic resonance (CMR) imaging for evaluation of valvular heart disease. Regurgitation can be quantitated based on differences in RV and LV stroke volume measured from anatomic images, using flow volumes based on velocity data in the great vessels (Q-flow) or a combination of these approaches. CMR may be useful in patients where echocardiographic data are nondiagnostic or discrepant with other clinical data.

13 人工瓣膜

超声心动图对人工瓣膜的评价在很多方面与自体瓣膜疾病的评价是一样的，但也有一些重要的不同点。第一，人工瓣膜有多种，其各自的基本设计不同，从而流体力学不同；瓣膜大小不同，从而血流速度不同。第二，人工瓣膜的功能障碍机制和自体瓣膜疾病多少有些不同。第三，是人工装置成像的技术因素，特别是声影问题，在疑有人工瓣膜功能障碍时，严重影响了诊断（表 13-1）。

鉴于每年人工瓣膜置换数量越来越多，人工瓣膜患者的存活时间越来越长，超声心动图被越来越多地要求评价人工瓣膜功能。要对患者个体采取适当的措施，既需要了解超声心动图评估的基本方法（如本章所述），也需要对不同大小和类型的人工瓣膜的特殊的流体力学有详细的了解（见推荐阅读）。

基本原理

人工瓣膜类型

人工瓣膜的三种类型（图 13-1 和 13-2）是：

- 组织瓣膜，或生物瓣膜
- 同种组织瓣膜
- 机械瓣

表 13-1 不同类型瓣膜的比较

正常	自体瓣膜	生物瓣	机械瓣
流体力学	中心性瓣口，层流，低钝的血流频谱	中心性瓣口，层流，低钝的血流频谱	复杂的流体力学，随瓣膜类型而定
前向流速	正常	增快	增快
正常反流	轻微，中心性	轻微，中心性	轻微，倾斜射流
功能障碍机制	多样的	组织退变，心内膜炎，血管翳长入，缝合环裂	机械故障，心内膜炎，血管翳长入，血栓，缝合环裂
成像的技术现状	在某些病例钙化可能会造成声影	来自缝合环的声影	多重反射和声影

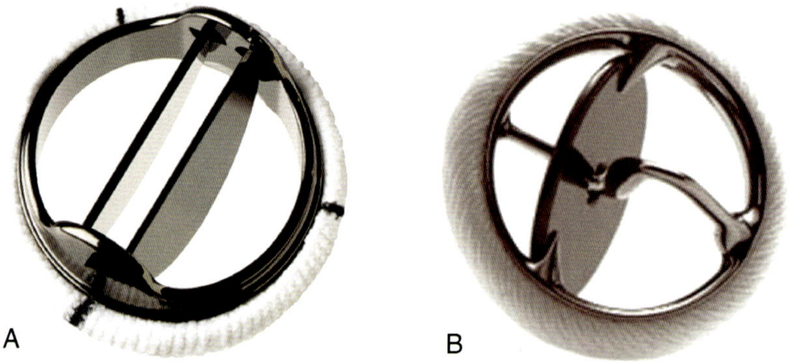

图 13-1 两种典型的机械瓣：**A**. 一个双叶瓣（St. Jude Medical Regent 瓣）；**B**. 一个侧倾碟瓣（Medtronic Hall 瓣）。其他特殊瓣叶类型的图像可以用网络搜索找到。（**A**, Copyright St. Jude Medical Inc. St. Paul, Minnesota. **B**, Copyright Medtronic, Inc., Minneapolis, Minnesota.）

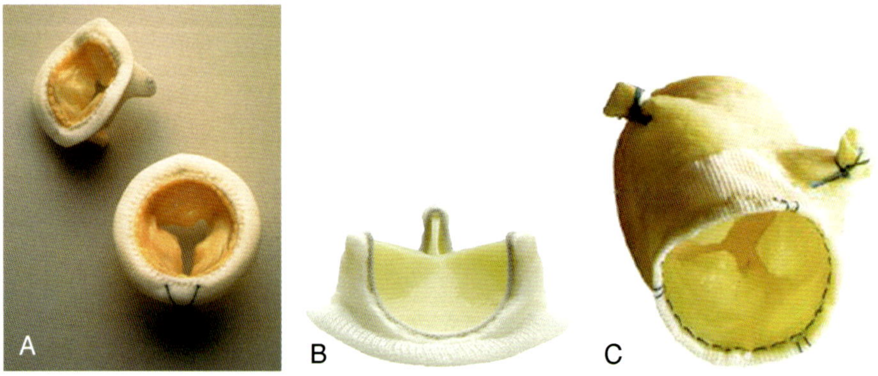

图 13-2 三种人工组织瓣膜举例：Medtronic Mosaic 有瓣架瓣（**A**）、Carpentier Edwards Perimount 主动脉瓣（**B**）和 Medtronic 无瓣架自由式瓣（**C**）。（**A** and **C**, Copyright Medtronic, Inc., Minneapolis, Minnesota. **B**, Copyright Edwards Lifesciences LLC, Irvine, California.）

生物瓣

组织瓣膜由三个在解剖结构上近似于自体主动脉瓣的生物瓣叶组成。对于有瓣架人工瓣膜，其瓣叶（典型的是猪的）或者是心包瓣膜（通常是牛或马的）塑形类似正常瓣叶，并安装在王冠状的主动脉瓣环上，这种瓣环是一个用布包裹的坚硬支撑物，并在三个交界处均有一个突起的“支架”（图 13-3）。市场上可买到的瓣膜有不同的支

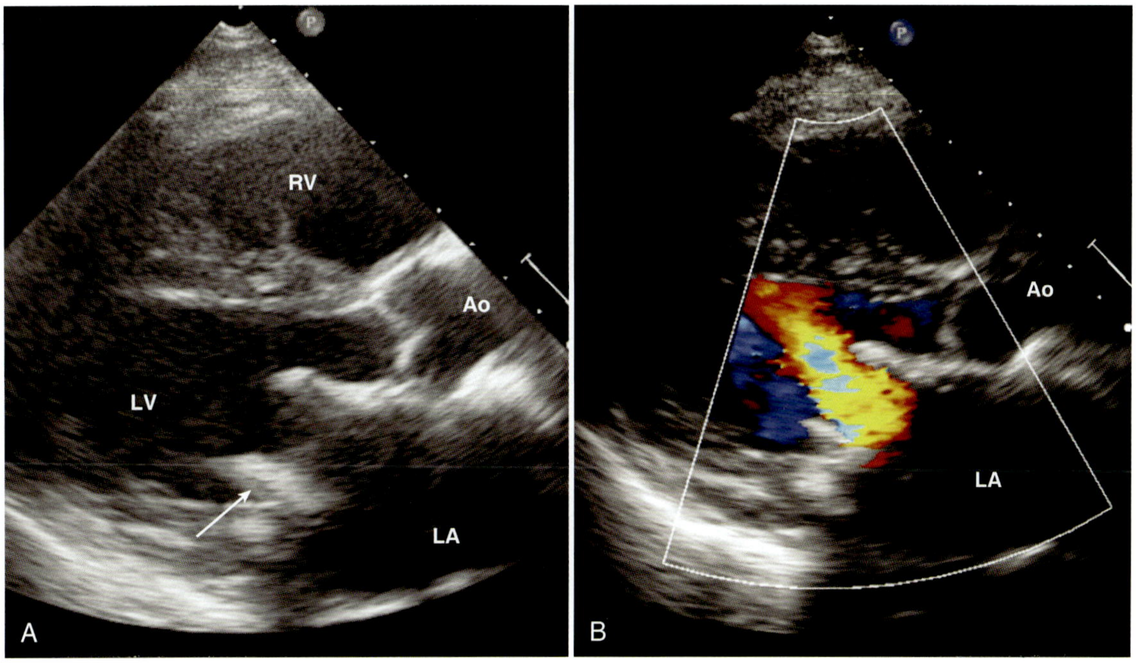

图 13-3 有瓣架二尖瓣人工生物瓣的胸骨旁长轴观。**A.** 瓣叶立柱（箭头）突入心室腔，伴彩色多普勒中所见的朝向室间隔的前向血流（**B**）。

撑结构和瓣叶类型，一些瓣膜有抗钙化处理。新近一代的有瓣架组织瓣膜包括 Edwards Magna 和 Medtronic Mosaic 瓣。老一些的有瓣架异种瓣膜包括 Carpentier-Edwards 猪瓣膜、Hancock 猪瓣膜以及 Ionescu-Shiley 牛心包瓣膜。“无瓣架”组织瓣膜也已经开发出来，是用有弹性的织物或组织做成袖口，来代替硬的支架来支撑瓣叶。无瓣架瓣膜常是复合性组织瓣膜和主动脉根部植入术的一部分，例如 Medtronic 自由式瓣膜和根部。

通常生物瓣膜在外科植入时用心肺转流术来支持循环。更新的瓣膜植入术的方法包括经心尖外科方法和非外科的经皮方法。用于导管植入术的生物瓣膜被安装在一个可压缩的支架上，其设计与其他无瓣架生物瓣膜类似（见推荐阅读 34-36）。

同种瓣

同种瓣是尸检中得到的低温冷藏的人类主动脉瓣或肺动脉瓣。主动脉瓣、升主动脉和二尖瓣前叶通常一起保存，在主动脉位或肺动脉位移植时作适当修剪。虽然同种瓣的血流动力学与自体瓣膜相似，但由于患者流出道被同种瓣环占据了空间，相比正常自体瓣膜其血流速度略高、瓣口面积略小。由于同种瓣远期有严重的组织钙化，故通常只用于有复杂的主动脉根部脓肿的成年患者。

机械瓣

目前有很多种机械瓣。另外，几种过去植入的机械瓣类型还在一些患者中保有。目前植入的机械瓣的两种基本类型是：

- 双叶瓣，有两个半圆形的碟片，铰合开放时形成两个大的侧孔和一个较小的中心孔（图 13-4 和 13-5）。
- 侧倾碟瓣，其单一的圆形碟片开放时与瓣环平面呈一定角度，活动时受一个更小的“牢笼”约束，即一个中心性的支柱，或一个位于瓣环上的斜槽。

过去也曾应用过球笼机械瓣，并仍有可能偶尔遇见。对于球笼瓣，当瓣膜开放时，球形阀进入金属“笼”中；在关闭位时，则填塞瓣口（像在一个液压升降台上）。

带瓣管道

当既需要一个新的血流通路，也需要一个瓣膜时，带瓣管道即可用于先天性心脏外科和升主动脉修补。管道可为生物性的（例如同种移植物）或人工材料（例如 Gore-Tex 或 Dacron 人工血管）。管道可能组配一个有瓣架的组织瓣膜或者机械瓣，其流

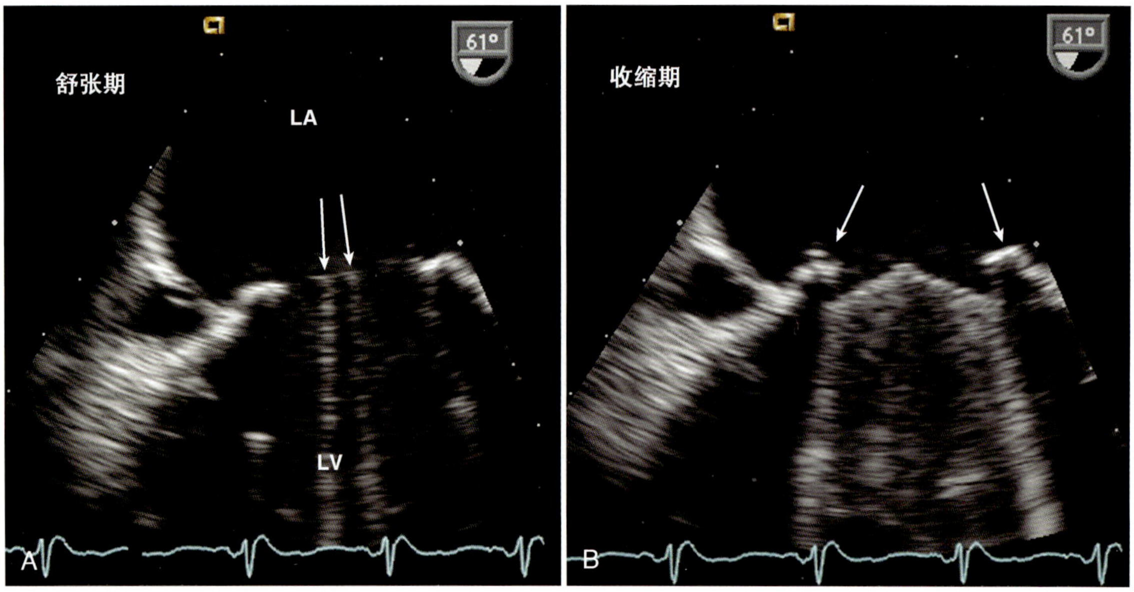

图 13-4 舒张期（A）和收缩期（B）的二尖瓣人工双叶瓣经食管超声心动图所见。在舒张期，可见缝合环和两个平行开放的叶片（箭头）。在收缩期，两个叶片关闭，略呈钝角，并可看到来自叶片的混响和缝合环的声影（箭头），遮蔽了瓣叶的 LV 侧。

体力学与移植于自体瓣环上的那些瓣叶相似。无瓣架瓣膜和根部假体也可用于这种情况。

人工瓣膜功能障碍的机制

影响人工瓣膜的疾病过程的类型与那些自体瓣膜疾病明显不同，并可归为三组：

- 结构障碍
- 血栓并发症
- 心内膜炎

原发性结构障碍

生物瓣正确开放或关闭的障碍（机械障碍）通常为缓慢进展的组织退变所致，即瓣叶的纤维化钙化导致开放阻力增加（狭窄）或瓣膜关闭时对合不良（反流）。通常组织瓣膜障碍发生于瓣膜植入后 10 年或 10 年以上。急性的生物瓣狭窄很

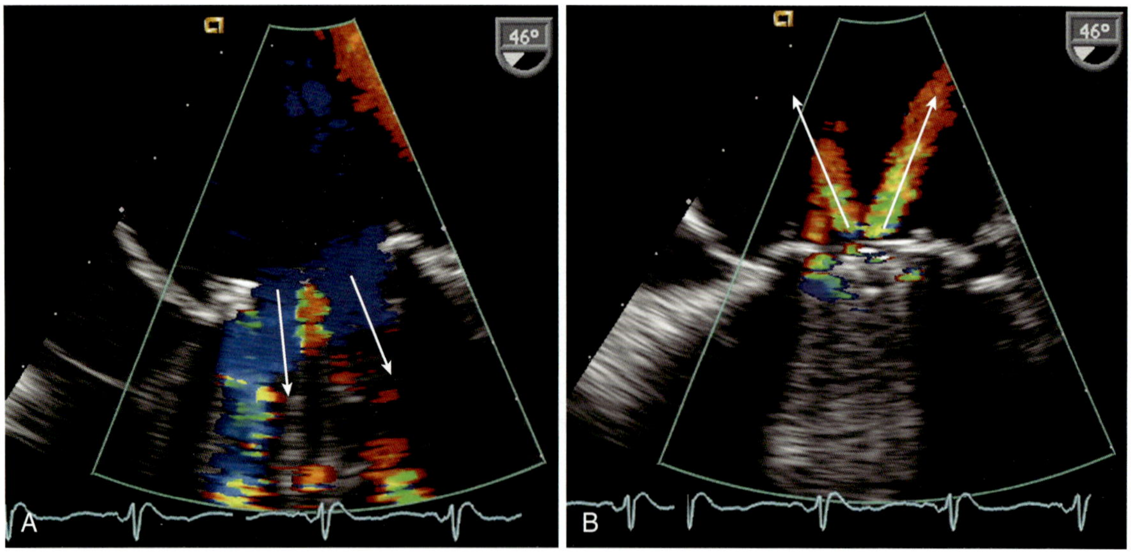

图 13-5 双叶二尖瓣人工瓣膜的舒张期（A）彩色血流显像，显示了通过两个大的侧面瓣口（箭头）及小的中心性瓣口的因局部血流加速而表现为红色的过瓣血流。在收缩期（B），可以看到两束正常的反流（箭头）。

少见。急性生物瓣反流可见于瓣叶撕裂，常邻近钙化部位。

机械瓣故障可见于由于设计缺陷或人工材料的磨损及撕裂导致的碟片脱离或瓣叶关闭不全。不过，这些并发症只见于老一代的瓣叶（可能仍在少数患者中保有）。现代瓣叶可靠，而且很耐用。机械瓣狭窄或反流经常缘于血栓形成或瓣周血管翳内生，影响了碟片活动或关闭。

对于生物瓣和机械瓣，瓣周反流可发生于缝合环周围，是由于术后缝合材料的损失，常与瓣环的纤维化钙化疾病有关。术后晚期新出现的瓣周反流很可能是由于感染性过程（心内膜炎）导致了瓣叶撕裂。

血栓栓塞并发症

人工瓣膜，尤其是机械瓣，有血栓形成的倾向，并可能导致体循环栓塞事件或瓣叶功能障碍。由于声影及混响，除了那些很大的团块，超声心动图对人工瓣膜血栓的评价是有限的。另外，临床事件可能与超出了临床超声分辨力的更小血凝块有关。这样，超声心动图并不能排除人工瓣膜血栓的可能性；在有栓塞事件的患者中，人工瓣膜本身就是心脏的“栓子来源”。

心内膜炎

人工瓣膜感染是一个严重的临床问题，所以怀疑心内膜炎就是人工瓣膜患者行超声心动图的常见指征。生物瓣心内膜炎也可能导致赘生物，与自体瓣膜患者中所见一样。然而对于机械瓣，感染常常在瓣周，而且可能没有散在的赘生物存在。

超声评价的技术因素

超声心动图评价人工瓣膜面临两大挑战。必须将人工瓣膜的正常血流动力学和人工瓣膜功能障碍区分开来。然而，超声心动图评价人工瓣膜的最大的技术局限在于声影问题。生物瓣和机械瓣的缝合环以及机械瓣的叶片都是很强的回声反射体，导致了声影和混响（图 13-6）。这些混响和声影遮盖了瓣叶本身的运动并且阻碍了声影区域的图像和多普勒异常的检出。在检查中，相当多的工作是针对利用声窗和切面来避免这些成像的伪像。经食管超声心动图（TEE）对评价二尖瓣人工瓣膜尤其有用，

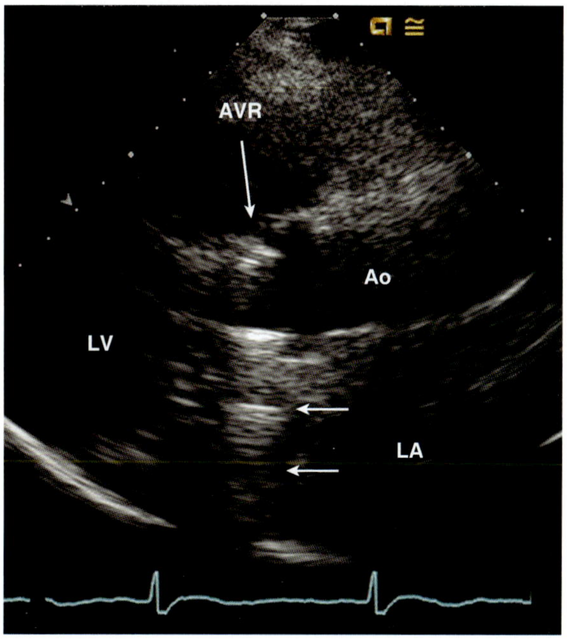

图 13-6 舒张期双叶主动脉机械瓣（AVR）的胸骨旁长轴观。由于来自瓣叶缝合环的声影和混响（箭头），致使叶片难以显示。

因为它可以提供从瓣叶左心房（LA）侧观察的声学途径。

超声心动图方法

成像

生物瓣

*主动脉同种瓣膜*除了在左心室流出道（LVOT）和升主动脉近端和远端缝合部位有些增厚外，与自体瓣膜表现一致。通常同种移植物用迷你根部技术植入，即用同种移植物替代自体主动脉的一部分。这一方法需要冠状动脉的重建。过去，主动脉同种移植物有时被放在患者自体主动脉内，并进行适当的调整，以保持冠状动脉口的开放。在心内膜炎患者中，相连的二尖瓣前叶同种移植物可能被用于修补室间隔缺损或脓腔。同种移植物的超声心动图表现除了相关的外科改变外，与自体主动脉瓣表现非常近似。标准的胸骨旁长轴和短轴成像平面可以提供瓣叶解剖和运动的最佳显像。

*带瓣架的人工组织瓣膜*和自体主动脉瓣一样有一个三叶瓣结构。通过瓣叶的 M 型在收缩期（主动脉瓣位）或舒张期（二尖瓣位）显示典型的“盒

样”开放，与一个自体主动脉瓣叶所见一样。然而，由于传统的瓣叶设计，强回声的缝合环和支柱可能限制了观察瓣叶，而且对于不同产品，其支撑结构有特征性的超声表现。由于外科医生选择瓣叶喜好有明显不同，所以了解你所在单位最常遇见的瓣叶类型的图像或实物会很有帮助（图 13-7）。无瓣架人工生物瓣除了在术后早期主动脉根部的回声增强外，其超声心动图表现非常近似于自体主动脉瓣（图 13-8）。这种瓣叶最好是在开始研究前回顾记录或询问患者是否进行过心脏外科手术来进行识别。经皮置换的瓣叶（图 13-9）除了瓣环周围厚度增加外，表现与自体瓣膜一致。

人工组织瓣膜，尤其是二尖瓣位的瓣叶，可以通过 TEE 方法得到改善了的图像，用这种方法可以使超声束垂直于瓣叶，而没有中间结构的干扰。对于人工主动脉瓣，由于缝合环后部声影遮蔽了瓣叶，TEE 超声图像就不是那么有帮助了。当瓣叶本身图像不是最佳时，多普勒数据可能提供有价值的信息。

生物瓣的寿命通常受限于缓慢进展的组织衰变，即由于瓣叶产生纤维化钙化改变而导致了瓣叶变形（引起反流）和 / 或僵硬度增加（引起狭窄）。尽管由于声影和混响，瓣叶图像常常不是最佳，但超声心动图仍能检出瓣叶的回声增强和不正常。

机械瓣

由于严重的混响和声影，通过经胸方法（TTE）的机械瓣超声图像令人失望。虽然图像可能提供诸如人工瓣膜类型的线索（如“超薄”的双叶或侧倾碟瓣和“高耸”的球笼瓣），但显然更简单的方法是通过患者的医疗记录或瓣叶的身份卡片得到确切的瓣叶类型和大小。评价叶片运动经常很困难。例如，侧倾碟瓣的前缘产生横贯图像的很强的混响，而遮蔽了碟片自身的运动。另外，由于瓣环内人工瓣膜的植入方向并不标准，所以总是得到对应人工瓣膜的倾斜成像平面。由于用垂直于开放双叶瓣的断层显像平面，可以清晰识别两个叶片，故最佳成像平面是在多平面 TEE 成像中。

技术局限性使得识别人工瓣膜的心内膜炎或血栓形成变得困难，因为这些异常可能被混响或声影所遮蔽或隐藏。TEE 成像对于识别二尖瓣人工瓣膜心房面的血栓或感染性赘生物有帮助，因为在经胸超声中，左心房不论是在胸骨旁还是心尖声窗，都由于人工瓣膜而被“遮蔽”。对于一个有主动脉瓣机械瓣的患者，TTE 方法就可以通过胸骨旁或心尖声窗很好地评价主动脉瓣下区域。在这种情况下，由于人工瓣膜后部的声影遮盖了流出道，故 TEE 图像就不是太有用了。

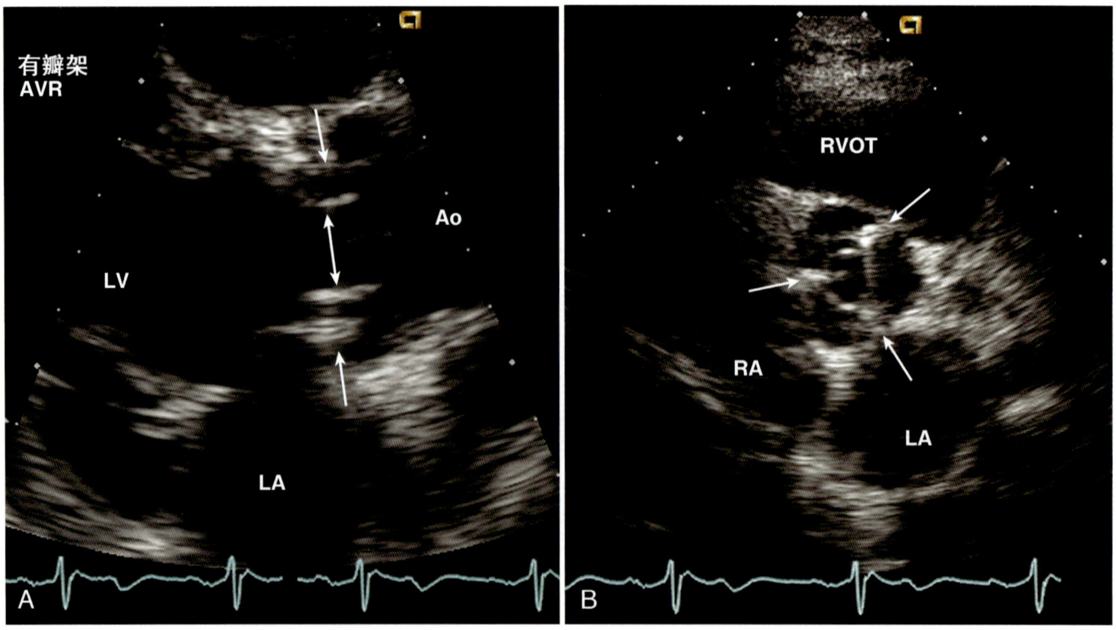

图 13-7 A. 正常的有瓣架主动脉瓣置换（AVR）的胸骨旁长轴观。可见位于两个细薄、开放的叶片间的瓣口（双箭头）和窦内所见的瓣架的立柱（箭头）。B. 在短轴观，可见三个叶片的三角形开放及位于自体瓣叶交界处的三个立柱（箭头）。

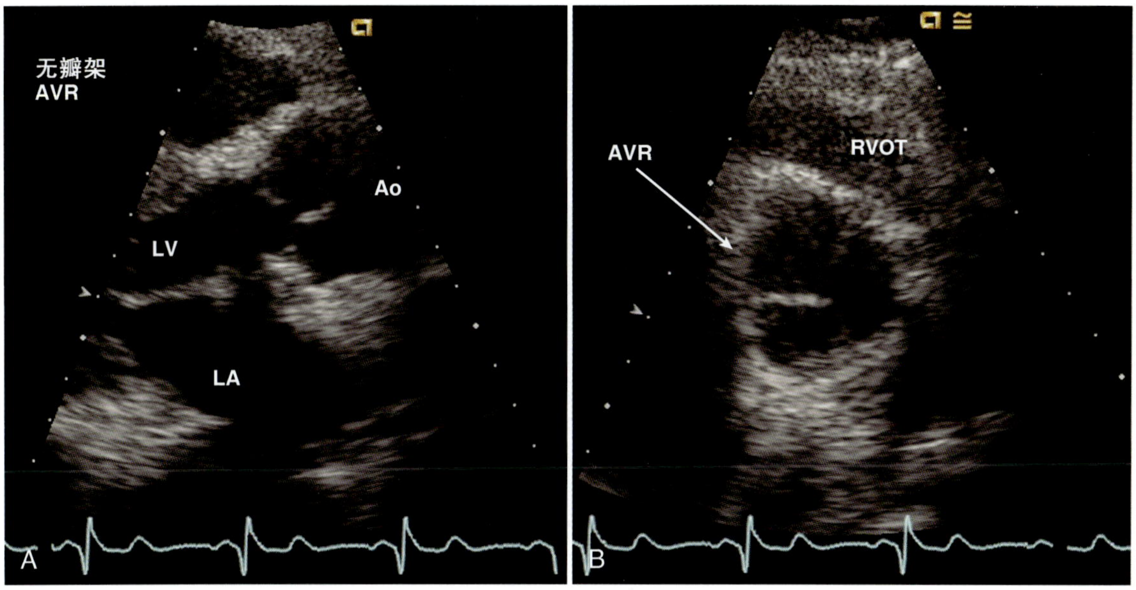

图 13-8　舒张期主动脉瓣位的无瓣架组织瓣膜（AVR）的胸骨旁长轴（**A**）和短轴观（**B**）。除了主动脉根部的轻度回声增强外，瓣膜外观与自体三叶主动脉瓣相似。

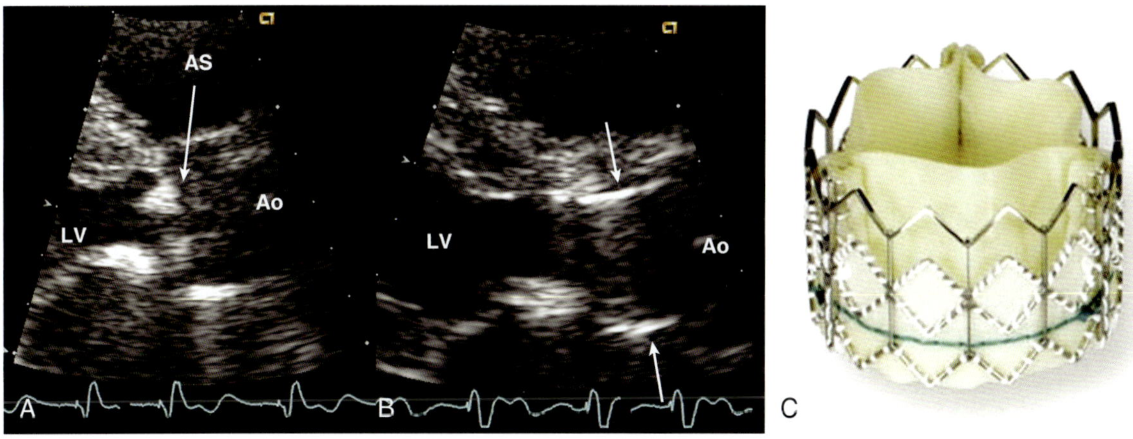

图 13-9　胸骨旁长轴观放大显示了钙化性主动脉瓣狭窄（AS）（**A**）以及随后经皮置换的人工主动脉瓣（**B**）。可见瓣叶罩笼（箭头），对应于 Edwards SAPEIN 经导管心脏瓣的照片（**C**）。

微泡现象

在某些人工机械瓣患者中偶可见自发显影现象。这种现象与有 LA 扩大和低速度血流患者中所见的 LA 自发显影相似，后者据报道与血栓形成的高倾向性有关。但是，即使是在非低血流状态下，人工瓣膜中也可见到少数几个在瓣叶下游的明亮且不固定的回声点。人工瓣膜自发显影的假想机制是由于瓣叶和缝合环撞击产生的微泡现象。

带瓣管道

由于管道人工材料所致的声衰减，导致管道中的生物瓣或机械瓣（如右心室至肺动脉）的超声成像可能很困难。值得注意的是，带瓣管道狭窄可能是人工瓣膜狭窄或纤维组织沿管道向内生长的结果。另外，也可能在近端或远端的吻合处有残余或后来进展的狭窄。管道狭窄部位的成像常常很困难，但是仔细的多普勒检查可以检出异常的血流速度。连续多普勒（CW）用于评价最大血流速度，而脉冲多普勒或彩色血流成像则用于对沿管道长轴方向的梗阻水平进行定位。

正常多普勒表现

人工瓣膜"咔嗒"声

机械瓣叶片（或生物瓣的组织瓣叶）的运动产生一个短促、强烈的多普勒信号，在频谱上表现为一个短时浓密的窄带（图 13-10）。听起来，这个信号和听诊时听到的一样。然而不同于听诊的是，在分析频谱时，瓣叶开放和关闭的"咔嗒"活动通常都能看到。瓣叶启闭相关多普勒信号与在自体瓣膜看到的那些一样，只不过更强。叶片的运动也导致彩色血流的伪像，即彩色信号覆盖了图像的很大面积，而且每个心动周期都不同。

前向血流模式和速度

生物瓣在三瓣叶朝向一个环形瓣口开放方面与自体主动脉瓣是相似的（收缩期主动脉瓣位或舒张期二尖瓣位），即前向层流并有一个相对低钝的频谱。在二尖瓣位，生物瓣的定位导致大多数患者的流入道血流朝向室间隔前中部，而不是在自体瓣膜中所见的朝向心尖。这导致了舒张中期的反向涡流，可见于心尖四腔观。

不同机械瓣的血流模式相当不同，而且无一与正常自体瓣膜的血流类似。双叶机械瓣有复杂的流体力学，从而影响了多普勒超声心动图对这些瓣膜的评价。瓣叶开放时，有两个侧面的大瓣口和一个"缝隙样"的窄小的中心性瓣口。其血流速度模式为对应三个瓣口的三个波峰，在每个瓣口中心的流速更高。细窄的中心性瓣口内的局部加速阻力导致了机械瓣这一区域的局部高压力梯度、而且经常比过瓣的总压差还要高。

侧倾碟瓣的流体力学以开放位时的两个瓣口为特征，其中一个比另一个更大（大的对小的），并且其血流沿着开放碟片的倾斜面加速，从而成为一种不对称的血流模式。这种血流模式的细微差别取决于碟片的类型（凸面对凹面）以及缝合环的设计。

当球笼瓣处于开放位时，血流通过缝合环并从球形阀的周边绕行。当球笼瓣关闭时，可以看到当球体坐于缝合环上时沿其周边的微量反流。

人工瓣膜的正常流速、压差和瓣叶面积取决于瓣叶类型、大小和位置。与正常瓣膜相比，人工瓣膜都有一定程度的固有的狭窄。通过一个功能正常的人工瓣膜的前向流速和压差都高于相应的正常自体瓣膜。同样，人工瓣膜的有效瓣口面积小于正常自体瓣膜。虽然制造商有每种瓣膜体外的血流特性数据，但由于瓣的类型和大小数目惊人，故在体的超声心动图数据仍很缺乏。即使在大型研究中，只有少部分患者拥有相同的瓣叶类型、位置和大小。在一些适用的正常人工瓣膜的多普勒研究中，数据常常以不同方式存在。某些研究报道每个变量的平均值 ± 标准差；其他则为范围。几种常见人工瓣

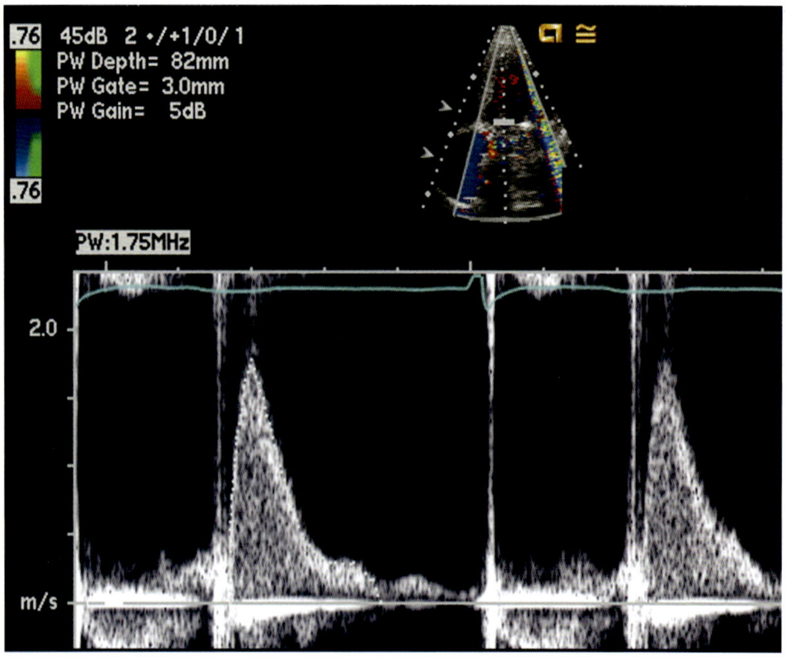

图13-10 通过置换的二尖瓣机械瓣的LV流入道血流显示了增快的前向流速（与自体瓣膜相比），但是急速下降的压力减半时间提示并没有明显狭窄。

表13-2 主动脉瓣人工瓣膜的正常多普勒数据

瓣叶类型	大小（mm）	峰压（mmHg）	平均压差（mmHg）	峰值流速（m/s）	有效瓣口面积（cm^2）
机械瓣					
双叶瓣 (St-Jude Medical))	19	35.17±11.16	18.96±6.27	2.86±0.48	1.01±0.24
	21	28.34±9.94	15.82±5.67	2.63±0.48	1.33±0.32
	23	25.28±7.68	13.77±5.33	2.57±0.44	1.6±0.43
	25	22.57±7.68	12.65±5.14	2.4±0.45	1.93±0.45
	27	19.85±7.55	11.18±4.82	2.24±0.42	2.35±0.59
	29	17.72±6.42	9.86±2.9	2±0.1	2.81±0.57
	31	16.0	10±6	2.1±0.6	3.08±1.09
侧倾碟瓣（Medtronic-Hall）	20	34.37±13.06	17.08±5.28	2.9±0.4	1.21±0.45
	21	26.86±10.54	14.1±5.93	2.42±0.36	1.08±0.17
	23	26.86±8.85	13.5±4.79	2.43±0.59	1.36±0.39
	25	17.13±7.04	9.53±4.26	2.29±0.5	1.9±0.47
	27	18.66±9.71	8.66±5.56	2.07±0.53	1.9±0.16
双叶瓣（ATS Open Pivot）	16	47.7±12	27±7.3	3.44±0.47	0.61±0.09
	19	47±12.6	26.2±7.9	3.41±0.43	0.96±0.18
	21	25.5±6.1	14.4±3.5	2.4±0.39	1.58±0.37
	23	19±7	12±4	—	1.8±0.2
	25	17±8	11±4	—	2.2±0.4
	27	14±4	9±2	—	2.5±0.3
	29	11±3	8±2	—	3.1±0.3
侧倾碟瓣（Björk-Shiley）	17	—	—	4.1	—
	19	27.0	—	3.8	1.1
	21	38.94±11.93	21.8±3.4	2.92±0.88	1.1±0.25
	23	33.86±11	17.34±6.86	2.42±0.4	1.22±20.23
	25	20.39±7.07	11.5±4.55	2.06±0.28	1.8±0.32
	27	19.44±7.99	10.67±4.31	1.77±0.12	2.6
	29	21.1±7.1	—	1.87±0.18	2.52±0.69
	31	—	—	2.1±0.14	—
双叶瓣（Carbomedics）	17	33.4±13.2	20.1±7.1	—	1.02±0.2
	19	33.3±11.19	11.61±5.08	3.09±0.38	1.25±0.36
	21	26.31±10.25	12.68±4.29	2.61±0.51	1.42±0.36
	23	24.61±6.93	11.33±3.8	2.42±0.37	1.69±0.29
	25	20.25±8.69	9.34±4.65	2.250±.34	2.04±0.37
	27	19.05±7.04	8.41±2.83	2.18±0.36	2.55±0.34
	29	12.53±4.69	5.8±3.2	1.93±0.25	2.63±0.38

表13-2 主动脉瓣人工瓣膜的正常多普勒数据（续）

瓣叶类型	大小（mm）	峰压（mmHg）	平均压差（mmHg）	峰值流速（m/s）	有效瓣口面积（cm^2）
生物瓣					
有瓣架组织瓣膜	19	43.48±12.72	25.6±8.02	—	0.85±0.17
(Carpentier-Edwards)	21	27.73±7.6	17.25±6.24	2.37±0.54	1.48±0.3
	23	28.93±7.49	15.92±6.43	2.76±0.4	1.69±0.45
	25	23.95±7.05	12.76±4.43	2.38±0.47	1.94±0.45
	27	22.14±8.24	12.33±5.59	2.31±0.39	2.25±0.55
	29	22.0	9.92±2.9	2.44±0.43	2.84±0.51
	31	—	—	2.41±0.13	—
有瓣架组织瓣膜	19	32.13±3.35	24.19±8.6	2.83±0.14	1.21±0.31
(Carpentier-Edwards 心包瓣膜)	21	25.69±9.9	20.3±9.08	2.59±0.42	1.47±0.36
	23	21.72±8.57	13.01±5.27	2.29±0.45	1.75±0.28
	25	16.46±5.41	9.04±2.27	2.02±0.31	—
	27	19.2±0	5.6	1.6	—
	29	17.6±0	11.6	2.1	—
无瓣架组织瓣膜	19	—	12±4.8	—	1.2±50.1
(CryoLife-O' Brien Stentless)	21	—	10.33±2	—	1.57±0.6
	23	—	8.5	—	2.2
	25	—	7.9	—	2.3
	27	—	7.4	—	2.7
无瓣架组织瓣膜	19	30.9±11.7	15.4±7.4	—	1±0.3
(Edwards Prima Stentless)	21	31.22±17.35	16.36±11.36	—	1.25±0.29
	23	23.39±10.17	11.52±5.26	2.8±0.4	1.49±0.46
	25	19.74±10.36	10.77±9.32	2.7±0.3	1.7±0.55
	27	15.9±7.3	7.1±3.7	—	2±0.6
	29	11.21±8.6	5.03±4.53	—	2.49±0.52
无瓣架组织瓣膜	19	—	13.0	—	—
(Medtronic Freestyle Stentless)	21	—	7.99±2.6	—	1.6±0.32
	23	—	7.24±2.5	—	1.9±0.5
	25	—	5.35±1.5	—	2.03±0.41
	27	—	4.72±1.6	—	2.5±0.47
有瓣架组织瓣膜	21	—	12.43±7.3	—	2.1±0.8
(Medtronic Mosaic Porcine)	23	—	12.47±7.4	—	2.1±0.8
	25	—	10.08±5.1	—	2.1±1.6
	27	—	9.0	—	—
	29	—	9.0	—	—

数据来自 Rosenhek R, Binder T, Maurer G, et al. Normal values for Doppler echocardiographic assessment of heart valve prostheses. J Am Soc Echocardiogr 16:1116–1127, 2003.
其他类型瓣膜的资料和参考数据见原文。

膜的预期的正常速度、压差和瓣口面积见表 13-2 和 13-3。

一般来说，越大的瓣，流速和压差越低，有效瓣口面积越大。人工二尖瓣比人工主动脉瓣流速更低。要注意的是，很多较小的人工主动脉瓣即使瓣叶功能正常，仍会有与临床狭窄一致的血流动力学。人工二尖瓣有较低的流速和压差，部分缘于较大的瓣叶型号以及在舒张期从心房到心室较低压差下的被动的血流。与人工主动脉瓣相比，后者在收缩期存在主动的射血和更高的 LV 至主动脉的压差。

对于一个既定的人工瓣膜类型和大小，其报道的“正常”值范围很广，可能与每名患者的解剖特点和植入细节有关。但是不应低估过瓣流速和压差与过瓣容积流率的相互影响。即使是功能正常的人工瓣膜，高心输出量（例如术后、妊娠或败血症）都会导致高流速和压差。“正常”流速的这种差异性可以通过校正容积率计算有效瓣口面积来补偿。

一个有用的临床方法是获得每个瓣膜置换后患者的基线多普勒超声研究（但不是在术后即刻）。然后，获得的变量就可以作为该患者的“正常”参

表13-3 二尖瓣人工瓣膜的正常多普勒数据

瓣叶类型	大小（mm）	峰压（mmHg）	平均压差（mmHg）	峰值流速（m/s）	T½（ms）	有效瓣口面积（cm^2）
机械瓣						
双叶瓣（Carbomedics）	23	—	—	1.9±0.1	126±7	—
	25	10.3±2.3	3.6±0.6	1.3±0.1	93±8	2.9±0.8
	27	8.79±3.46	3.46±1.03	1.61±0.3	89±20	2.9±0.75
	29	8.78±2.9	3.39±0.97	1.52±0.3	88±17	2.3±0.4
	31	8.87±2.34	3.32±0.87	1.61±0.29	92±24	2.3±0.4
	33	8.8±2.2	4.8±2.5	1.5±0.2	93±12	2.8±1.14
双叶瓣（St. Jude Medical）	23	—	4.0	1.5	160	1.0
	25	—	2.5±1	1.34±1.12	75±4	1.35±0.17
	27	11±4	5±1.82	1.61±0.29	75±10	1.67±0.17
	29	10±3	4.15±1.8	1.57±0.29	85±10	1.75±0.24
	31	12±6	4.46±2.22	1.59±0.33	74±13	2.03±0.32
侧倾碟瓣（Medtronic-Hall）	27	—	—	1.4	78	—
	29	—	—	1.57±0.1	69±15	—
	31	—	—	1.45±0.12	77±17	—
生物瓣膜						
有瓣架组织瓣膜（Carpentier-Edwards）	27	—	6±2	1.7±0.3	98±28	—
	29	—	4.7±2	1.76±0.27	92±14	—
	31	—	4.4±2	1.54±0.15	92±19	—
	33	—	6±3	—	93±12	—
有瓣架组织瓣膜（Carpentier-Edwards pericardial）	27	—	3.6	1.6	100	—
	29	—	5.25±2.36	1.67±0.3	110±15	—
	31	—	4.05±0.83	1.53±0.1	90±11	—
	33	—	1.0	0.8	80	—
有瓣架组织瓣膜（Medtronic Intact Porcine）	29	—	3.5±0.51	1.6±0.22	—	—
	31	—	4.2±1.44	1.6±0.26	—	—
	33	—	4±1.3	1.4±0.24	—	—
	35	—	3.2±1.77	1.3±0.5	—	—

From Rosenhek R, Binder T, Maurer G, et al.: Normal values for Doppler echocardiographic assessment of heart valve prostheses. J Am Soc Echocardiogr 16:1116–1127, 2003.

其他类型瓣膜的资料和参考数据见原文。

考值。每个患者作为自身的对照，这能帮助检出随着时间推移人工瓣膜功能的变化。有时植入的瓣膜对比患者体型相对要小，虽然瓣膜功能正常，但导致了“患者 - 人工瓣膜不匹配（patient-prosthesis mismatch，PPM）”，使基线血流动力学与狭窄一致（高流速，小瓣口面积）。术后基线研究可帮助区分 PPM 和机械瓣功能障碍所致的进行性狭窄。在一些患者中，主动脉瓣位的无瓣架瓣膜在术后早期流速较高，而在随后的 1~2 年流速逐渐降到正常范围，大概与瓣环和流出道部位的几何重塑有关。

正常人工瓣膜反流

正常功能的人工瓣膜意味着在几乎所有的机械瓣和高比例（30% 至 50%）的生物瓣中都有很少量的瓣叶反流。反流的空间模式符合每种瓣叶类型的流体力学。生物瓣通常有少量中心性反流。

当双叶瓣关闭时，在平行于瓣叶开放面的平面可以看到两束十字交叉的反流（图 13-5）。在垂直平面，可以看到两束更小的交叉反流束。侧倾碟瓣中，反流发生于关闭线处，且主要的反流束位于大瓣口的边缘并背离缝合环。如果是单叶瓣并有一个中心立柱（如 Medtronic-Hall 瓣），可想而知，会在碟片中心孔附近见到一束较小的中心性反流束。人工瓣膜在瓣环的定位是不同的，这取决于外科方法，所以碟片开放位置和反流束的位置相应地也不同。另外，也可见到很少量的瓣周反流束。人工瓣膜功能正常时反流总量很少。

在 TTE 检查中，区分开正常和病理性人工瓣膜反流，尤其在二尖瓣位，可能很困难。在彩色多普勒成像中，正常人工瓣膜反流多显色均匀、几乎没有涡流，而病理性反流显示为湍流和涡流，表现为“五彩镶嵌样”的血流模式。在 CW 多普勒检查中，正常人工瓣膜反流信号强度低，并可能只持续部分心动周期。在 TEE 成像中，可以识别每种类型的人工瓣膜反流的正常形式；要注意的是，正常反流多显色较均匀，即使在反流束面积相对较大的情况下。生理性反流起源于缝合环内，每种类型瓣叶各具有其典型模式。病理性反流常表现为：

- 一个异常或很大的射流束
- 彩色血流显示为明显的涡流
- 射流常起自缝合环周围
- 在二尖瓣左心室侧可见近端的血流加速部位

人工瓣膜狭窄

压力阶差

用于评价自体瓣膜狭窄的原则也可以用于评价可疑的人工瓣膜狭窄。保持平行的取样角度，通过连续多普勒记录过瓣的前向流速，用伯努利方程（$4v^2$）计算最大瞬时压差和平均压差。虽然通过人工瓣膜的最大流速高于自体瓣膜，但其流速曲线的形状是三角形的（相对于主动脉瓣狭窄的圆形轮廓）。因此，在相同的最大前向流速时，计算而得的人工瓣膜平均压差小于自体瓣膜（图 13-11）。

多普勒超声计算的跨人工生物瓣的最大和平均压差与直接测量的压差比较吻合（表 13-4）。由于每种类型的人工瓣膜流体力学不同，所以机械瓣的情况更复杂。理论上，不管狭窄包括一个还是多个瓣口，通过一个既定程度的狭窄的压差应是相同的，伯努利方程适用于每个瓣口。这样，36mmHg 的最大压差就会对应跨瓣的一个或多个 3m/s 的射流束。然而，只有局部加速和黏滞力能够被忽略的情况下这个理论才是正确的。在某些类型的瓣膜中，局部

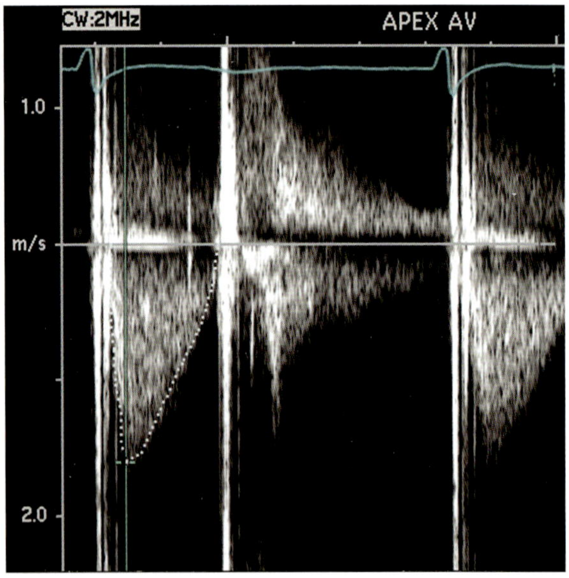

图13-11 通过置换的正常主动脉瓣的前向流速。与自体瓣膜相比，前向流速轻度增快，但血流曲线是三角形的，提示为正常血流模式。有明显的人工瓣膜咔嗒现象。根据舒张期信号的时程、速度和形状，舒张期血流为二尖瓣血流。该患者同时置换了二尖瓣机械瓣（注意在第二个心动周期中相邻的两个瓣膜的咔嗒音）。

表13-4 多普勒超声计算的人工瓣膜平均压差与有创性数据的比较（相关系列研究）

第一作者/发表年限	瓣叶类型（位置）	*n*	*r*	SEE（mmHg）	平均差
Sagar 1986	Hancock & B.S（二尖瓣）.	19	0.93	2.5	—
Sagar 1986	Hancock & B.S.（主动脉瓣）	11	0.94	7.4	—
Wilkins 1986	Mixed（二尖瓣）	11	0.96	—	—
	Mixed（主动脉瓣）	20	0.94	3	—
	Mixed（二尖瓣）	20	0.97	1.2	—
Baumgartner 1990	St. Jude	体外	0.98	1.9	10 ±3 mmHg
	Hancock	体外	0.98	1.4	2±1 mmHg
Stewart 1991	生物瓣（主动脉瓣）	体外	0.78 ~ 0.98	—	多普勒估测过高
Baumgartner 1992	St. Jude	体外	0.98	2.0	13±8 mmHg
	Medtronic-Hall	体外	0.99	0.5	0.8±0.6 mmHg
	Starr-Edwards	体外	0.97	2.0	8±4 mmHg
	Hancock	体外	0.99	1.5	1.9±1.6

B.S.：Bjork-Shiley 侧倾机械碟瓣；SEE：估测的标准误。
参考文献见推荐阅读和 Sagar et al：J Am Coll Cardiol 7：681-687，1986.

更高的压差的确存在。这种现象已经在双叶瓣中很详尽地研究过了。

瓣叶开放时，双叶瓣有一个细窄的、缝隙样的中心性瓣口，两侧是两个较大的半圆形瓣口（图 13-12）。这一细窄的中心性瓣口由两个平行的碟片围成，它们几乎与缝合环平面垂直。中心性的细窄血流中，加速力导致局部的高压差（和相应的高流速），到远离瓣口的地方压力迅速下降。因此，在瓣上与瓣口中心的压差比瓣上和瓣下的压差要大。由于连续多普勒超声记录到的是沿超声束方向的最大流速，故其所记录到的是这个更高的局部速度。尽管能正确测量到这个局部高压差，但受专注的是瓣上和瓣下的压差。这解释了为什么虽然多普勒和有创性的压差测量方法相关性高，但回归曲线斜率显示多普勒方法总是"高估"总体跨瓣压差。如果没有认识到压力恢复的这一现象，则这种高估可大到足以做出严重狭窄的错误诊断。

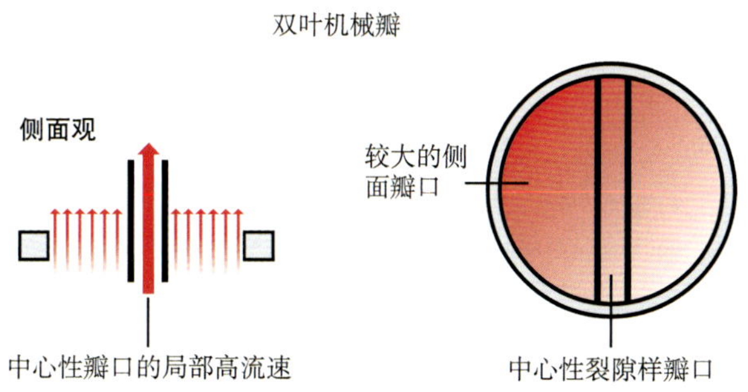

图 13-12 开放位的双叶机械瓣的侧面（左）及正面（右）观的示意图。两个较大的侧面瓣口分列于与局部高流速的血流（以及局部高压差）有关的中心性裂隙样瓣口两旁。

有意思的是，当存在人工瓣膜狭窄时，跨双叶瓣压差的高估并不那么重要。这一现象的原理可能为随瓣叶开放减小，中心性瓣口的大小也逐渐减小。临床上，这提出了一个两难的问题，即跨双叶瓣的高流速到底是代表了瓣叶功能正常，只是高估了压差，还是瓣叶狭窄，正确估计了升高的压差。术后的基线研究再次为疑有继发的瓣叶功能障碍提供了一个对照标准。

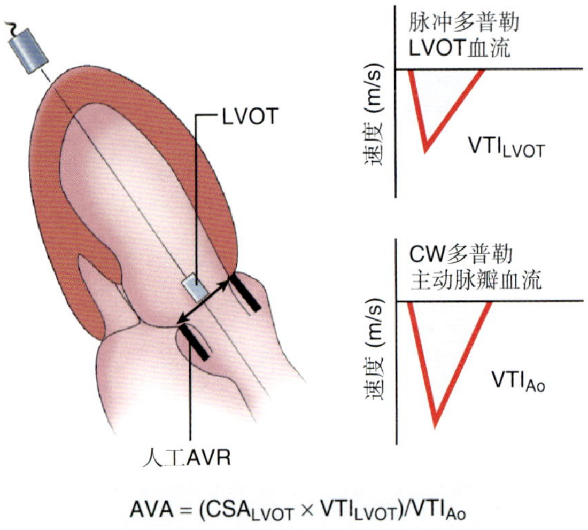

图13-13 连续方程可用于主动脉瓣置换术（AVR）中主动脉瓣口面积（AVA）的计算。在心尖将取样容积放在紧邻人工瓣膜的位置，应用脉冲多普勒记录左心室流出道（LVOT）的血流。LVOT直径在胸骨旁长轴观测量用于计算血流的圆形横截面积（CSA）。连续多普勒（CW）用于从任一产生最大流速的射流的声窗来记录跨人工瓣膜的血流信号（VTI：速度-时间积分）。

瓣口面积

即使准确测量，人工瓣膜的跨瓣流速也有生理性限制，即流速随着既定瓣口面积容积流率的变化而变化。某一患者功能正常的人工瓣膜可能有：

- 心输出量增加时的跨瓣高流速（如运动、贫血、发热），或
- 心输出量减少时的跨瓣低流速（如左心室功能障碍）。

基于以上原因，一种不依赖于流量的人工瓣膜功能测量方法对临床更有用处。

主动脉瓣。主动脉生物瓣的流体力学与自体主动脉瓣近似，那么顺理成章的是，假设计算瓣口面积的连续方程也适用于主动脉生物瓣（图 13-13）。事实上，对疑有主动脉生物瓣狭窄的患者进行多普勒超声主动脉瓣口面积（AVA_{prost}）和有创性测量瓣口面积的直接比较已表明二者有相当的关联。对于一个自体主动脉瓣，连续方程的组成要素包括左心室流出道速度 - 时间积分（VTI_{LVOT}）、左心室流出道横截面积（CSA_{LVOT}）和主动脉射血速度 - 时间积分（VTI_{Ao}）。那么，连续方程就是

$$AVA_{prost} = (CSA_{LVOT} \times VTI_{LVOT})/VTI_{Ao}$$

左心室流出道速度是将取样容积放在紧邻人工瓣膜的位置，在心尖应用脉冲多普勒记录所得，并要避免紧邻瓣叶的小范围的血流加速。主动脉射流速度与自体瓣膜狭窄一样，是用连续波多普勒从任一产生最大速度信号的声窗记录而得。LVOT 直径是在收缩中期从胸骨旁长轴切面自室间隔心内膜面至二尖瓣前叶平行于并紧邻主动脉瓣叶测得（图 13-14）。由于瓣的大小与缝合环的外径而非瓣下血流部位的有效直径有关，故直接测量流出道直径比选用移植的人工瓣膜大小更好。照例，圆形的横截瓣口面积是测得这个直径后用公式 $\pi(D/2)^2$ 计算而得。

对主动脉机械瓣应用连续方程更有问题。假定，过瓣速度 - 时间积分是对过瓣容积流率的准确反映，那么计算而得的瓣口面积应是准确的。记住，连续方程是假定在狭窄的瓣口（或流颈）及邻近瓣叶处是一个层流速度模式。显然，这个假设对双叶瓣并非如此。中心性瓣口的局部高流速会导致对过瓣容积流率测量的严重错误，继而低估瓣叶面积。然而对侧倾碟瓣和球笼瓣来说，有限的数据提示尽管其流体力学复杂，连续方程还是准确的，因为连续波速度信号提供了过瓣的空间平均血流速度的近似值（表 13-5）。

评价可疑的主动脉人工瓣膜狭窄的另一方法是测量过瓣速度的"递升"。流出道速度和主动脉射流速度的比反映了狭窄的程度——如果没有梗阻存在，这些流速会近乎相等，比值近于 1；如果狭窄程度增加，主动脉射流速度会增快，而流出道速度没有变化，导致比值逐步小于 1。既然所有的人工瓣膜都肯定有某些程度的狭窄，那么跨主动脉人工瓣膜的"正常"流速比就是在 0.35~0.50 之间，而自体主动脉瓣是在 0.75~0.90 之间。

速度比有一些优点是因为：

- 将容积流率考虑在内
- 不要求测量流出道直径
- 容易测量并有可重复性
- 可作为基线"正常"值，用作随访研究中的对照

一些研究者主张在除外人工瓣膜狭窄时，在血流率增加时（如运动时）来测量流速比，以增加其特异度。

二尖瓣。人工二尖瓣瓣口面积（mitral valve area，MVA）与自体二尖瓣狭窄一样，能用压力减

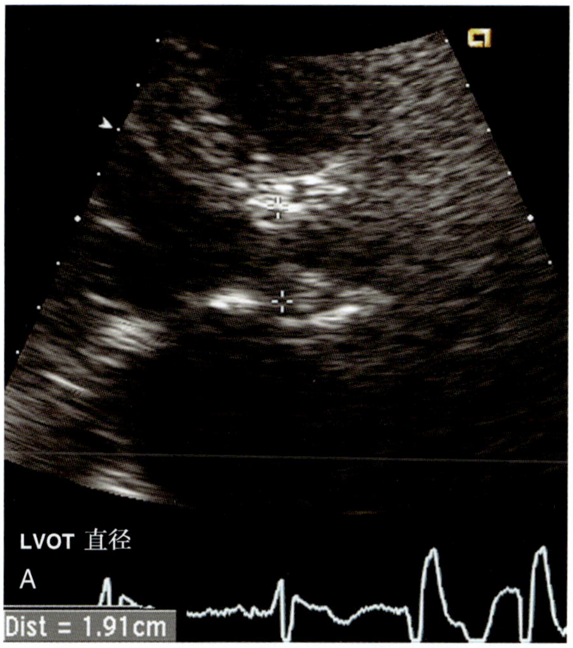

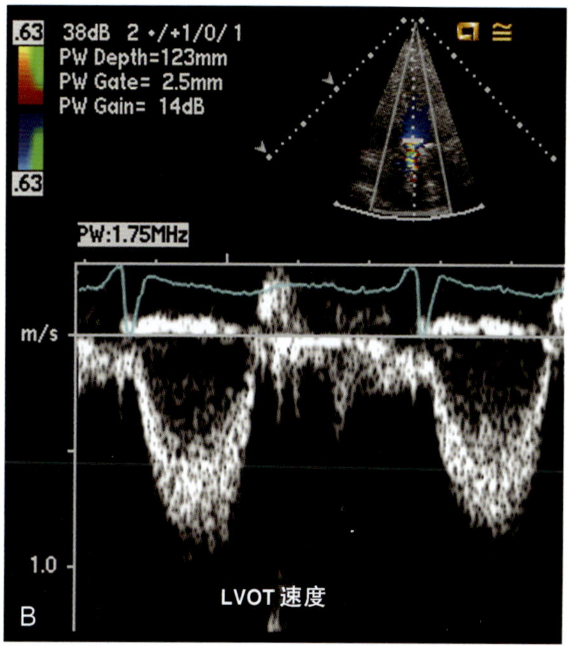

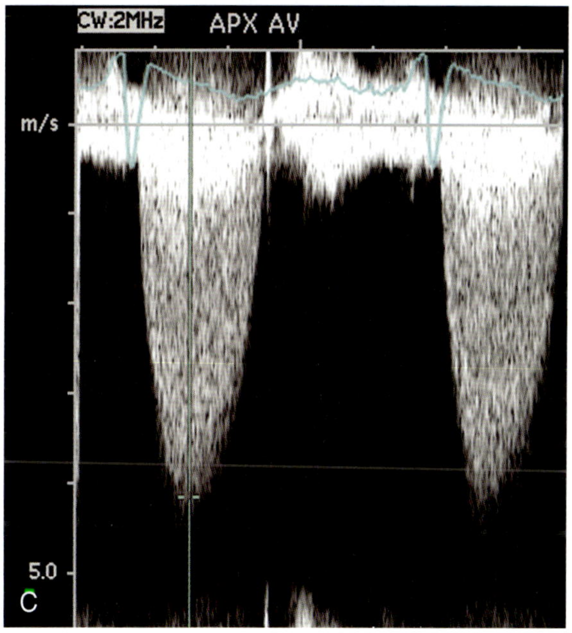

图 13-14 连续方程的人工瓣瓣口面积是由测量胸骨旁长轴的收缩中期直径（1.9cm）（**A**）、从心尖用脉冲多普勒测得的流出道速度（0.75m/s）（**B**）和从任一产生最大流速的射流的声窗记录得到的跨瓣连续多普勒血流信号（4.1m/s）（**C**）计算而得。计算得到的瓣叶面积 $0.5cm^2$，符合重度人工瓣膜狭窄。

半时间（T½）的方法进行评估。人工瓣膜的正常减半时间预计比自体瓣膜更长，其特定的值取决于瓣叶类型和大小。对二尖瓣生物瓣，瓣叶面积评估公式与自体瓣膜一样：

$$MVA = 220/T_{½}$$

如第 11 章所说，压力减半时间（T½）以毫秒计。

有些令人惊讶的是，经验常数 220 也能为机械瓣提供二尖瓣面积的合理的近似值。对一个双叶瓣，中心性缝隙样瓣口的局部高流速影响了计算压力阶差的准确性。然而，由于 T½ 的测量依赖于与最大流速有关的速度减低的时程，而不是速度本身，故其受影响较小。

使用前向过主动脉或肺动脉瓣的每搏量，连续方程瓣口面积公式也可用于计算人工二尖瓣面积（在没有二尖瓣反流的情况下）。

过二尖瓣生物瓣的前向流速曲线可从心尖用脉冲、高脉冲重复频率或连续多普勒超声记录到。需要注意的是探头的放置，因为流入道与心室腔间有一定斜度。一些超声工作者发现，应用彩色血流

表13-5　多普勒超声测定人工瓣膜面积的可行性（相关系列研究）

第一作者及发表年限	瓣叶类型（位置）	n	比较	r	SEE	平均差
Sagar 1986	Hancock 和 B.S.（二尖瓣）	12	T½ *vs.* Gorlin	0.98	0.1 cm^2	—
Wilkins 1986	猪瓣膜（二尖瓣）	8	T½ *vs.* Gorlin	0.65	—	—
Rothbart 1990	生物瓣（主动脉瓣）	22	Cont eq *vs.* Gorlin at cath	0.93	—	—
Chafizadeh 1991	St. Jude（主动脉瓣）	67	Cont eq *vs.* 实际瓣口面积	0.83	—	多普勒有效瓣口面积比实际瓣口面积小
Baumgartner 1992	St. Jude	体外	Cont eq *vs.* Gorlin	0.99	0.08	0.4 ~ 0.6 cm^2
	Medtronic-Hall	体外		0.97	0.10	0 ~ 0.25 cm^2
	Hancock（主动脉瓣）	体外		0.93	0.10	0.4 ~ 0.25 cm^2

B.S.：Bjorl-Shiley 侧倾机械碟瓣；Cont eq：用多普勒和二维数据的连续方程测得的瓣叶面积；Gorlin：以有创性数据用 Gorlin 公式测得的瓣叶面积；T½：多普勒压力减半时间方法。

参考文献见推荐阅读和 Sagar et al：J Am Coll Cardiol 7：681-687，1986.

成像帮助调整多普勒声束平行于流入道血流是有帮助的。在二尖瓣置换术后的很多患者中，流入道血流均朝向室间隔前中部。在这些患者中，低位的胸骨旁声窗可能提供记录前向流速的最佳取样角度。与自体二尖瓣狭窄一样，多普勒获取的参数要经过调整，以显示一个光滑的减速斜面，获得较准确的血流参数。

人工瓣膜反流

反流的检出

在第 12 章描述的评价自体瓣膜反流的超声心动图方法也适用于人工瓣膜反流的评价。自体或人工瓣膜的主要区别在于：

- 人工瓣膜有更高的前向流速
- 正常人工瓣膜反流的程度大于在正常人中所见的微量的自体瓣膜反流
- 声影、混响和波宽伪像都使得人工瓣膜的评价更困难

这些区别降低了 TTE 成像检出人工瓣膜反流的敏感度，所以经常需要进行 TEE 成像。

TTE 彩色多普勒血流成像对检出人工瓣膜反流是有帮助的，尤其是当超声束能通过心腔接收到反流血流，而没有首先横穿人工瓣膜时。对主动脉瓣而言，由于超声信号到达左心室流出道部位时还没有截取到人工瓣膜，从而避免了声影问题，所以胸骨旁和心尖切面都是有益的。对于二尖瓣，如果能得到一个切面，其瓣叶左心房侧没有被人工瓣膜遮蔽，那么胸骨旁方法也是有益的。由于声影，心尖切面常常受限，但是偶尔瓣周射流可经这一方法被识别出来。除了声影，人工瓣膜患者的彩色伪像也很明显，这可能影响异常血流信号的检出。

连续波多普勒对检出人工瓣膜反流也是有帮助的，优点是在人工瓣膜深度的超声波束较宽和高信噪比，增加了较弱的信号或反常射流（即瓣周反流）检出的可能性（图 13-15）。掌握反流信号的时间性对正确识别多普勒信号的来源十分重要。很多实验室发现用连续波多普勒在开始时将超声束调整到平行于瓣叶血流方向，然后逐渐在更大范围内慢慢环形扫描以识别出任何潜在的瓣周射流，对检查人工瓣膜有帮助（图 13-16）。

由于声影和混响问题，即使最小心地进行 TTE 检查，对于人工瓣膜反流的检出和定量其敏

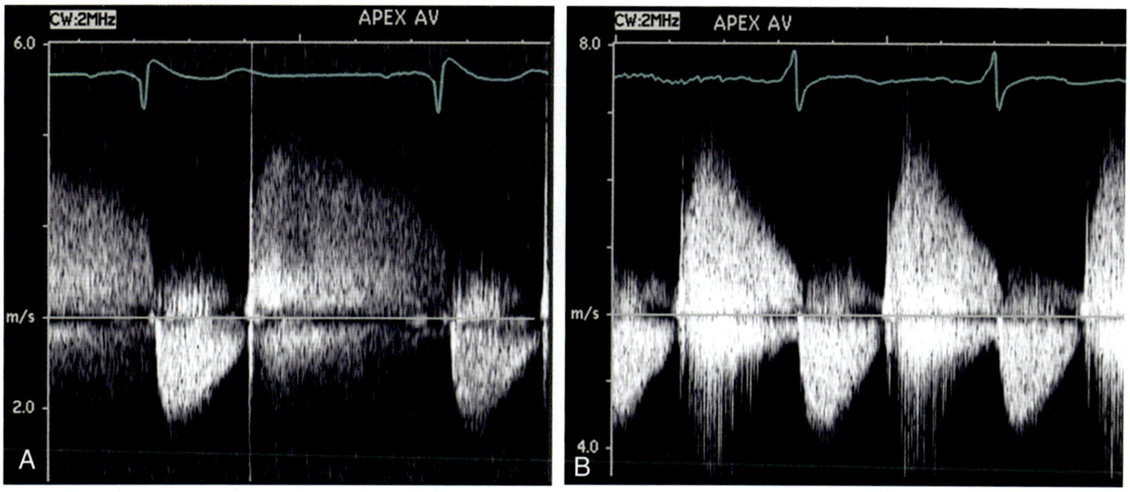

图 13-15 **A.** 在一主动脉生物瓣置换术后患者中，连续多普勒信号显示轻微的主动脉瓣反流（AR）。**B.** 一年后，此患者出现新的心力衰竭症状（为瓣膜置换后 11 年）。目前连续多普勒信号显示严重的主动脉瓣反流，较前向血流存在密集信号及陡的减速时间。由于经主动脉瓣的血容量增加，故前向流速增加。手术时看到邻近钙化处的瓣叶撕裂。

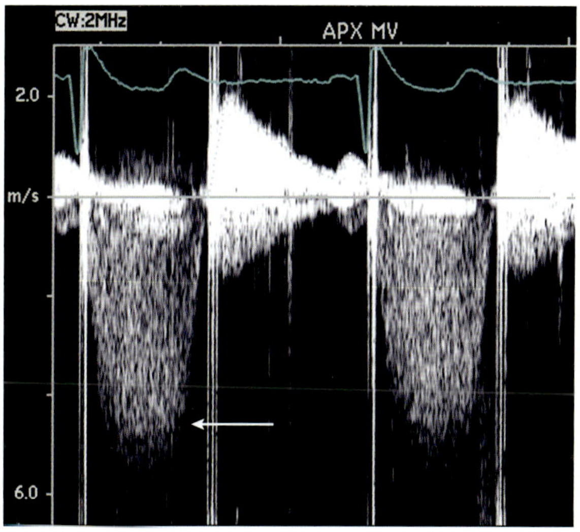

图 13-16 从心尖声窗获得的人工二尖瓣反流的连续多普勒记录。反流信号（箭头示）在二尖瓣关闭咔嗒音后即刻开始，并持续至舒张期过人工瓣膜的前向血流出现。反流信号不如前向血流密集，提示反流不严重。但是，由于用 TTE 方法时声影可能导致低估二尖瓣机械瓣反流程度，故还是推荐使用 TEE。

感度仍低。尤其是在二尖瓣位，TEE 方法既可提供改善了的图像质量，也可提供从左心房侧探查瓣叶的机会——也就是，声影现在会遮蔽左心室，而不是左心房。因此，当怀疑人工二尖瓣反流时推荐行 TEE 检查（图 13-17）。显示出人工瓣膜反流的 TTE 检查在临床上很有用（阳性预测值高），但是很少能准确定量二尖瓣反流的严重程度。未显示人工瓣膜反流的 TTE 检查也不能排除这一可能性（阴性预测值低）。

反流的严重程度和病因

当检出了人工瓣膜反流时，评价和解释的第一步即存在的是“正常的”、还是病理性的人工瓣膜反流。尽管过瓣的正常回流只代表了少量血液，TEE 成像的彩色射流却可能在面积上相当大。区别所在就是每种类型瓣的特征性模式、均匀显色模式而不是在病理性反流中所见的马赛克乱流，以及缺乏提示严重反流的其他特点（增大的前向流速、腔室大小和功能、肺动脉高压）。

生物瓣的病理性反流通常是由于瓣叶的退行性变。这可以是缓慢进展伴中心性反流的严重程度逐渐增加或很快发生，伴邻近纤维化钙化结节处的瓣尖破损。机械瓣反流最常见的原因是缝合环周围的血管翳向内生长或血栓形成导致的关闭不全（图 13-18）。

人工瓣膜瓣周的反流最常见于机械瓣，但也可见于生物瓣。在 TTE 成像中，区分人工瓣膜和人工瓣膜瓣周的反流很困难；大多数病例都需采用 TEE。人工瓣膜瓣周反流的病因学是一个瘢痕和 / 或钙化的瓣环导致固定瓣叶的缝线裂开或是瓣周脓肿伴组织破坏（图 13-19）。反向射流起自缝合环外，

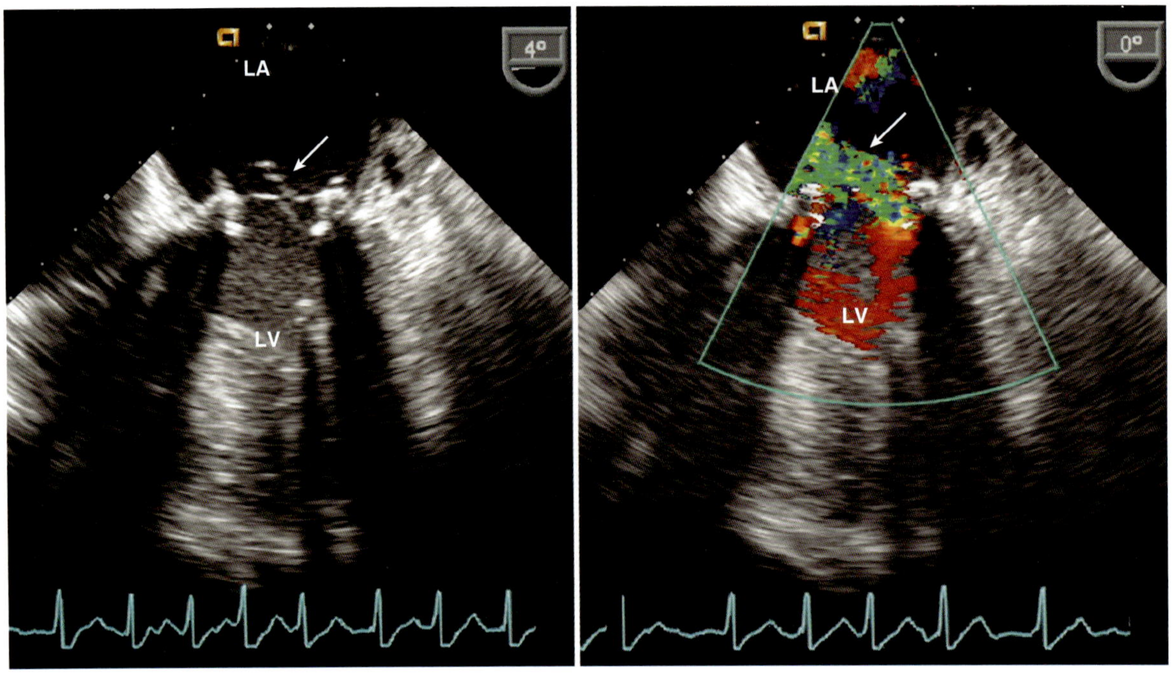

图 13-17 经食管超声心动图显示了二维图像上有瓣架的二尖瓣人工组织瓣伴一连枷瓣叶（箭头），原因是心内膜炎（左）。彩色血流显示过瓣反流的偏心射流束并伴较宽的流颈，与严重的人工瓣膜反流一致（右）。

伴延伸入接受心腔内的异常射流。可能会存在一束或多束瓣周射流。彩色血流成像可能会显示反流口近端的血流加速（在二尖瓣的左心室侧），帮助识别出信号在瓣周的起源。植入后即刻，术中 TEE 成像所见的少量瓣周反流可能是正常的，而且常常没有远期的临床不利后果。

人工瓣膜反流严重程度的评价比自体瓣膜更有挑战性，而且经常需要 TEE 成像。但是以下方法依然有用：

- 反流束的形状、起源以及方向
- 流颈直径（如果能看见的话）
- 连续多普勒的强度和形状
- 远端血流倒流的证据（比如主动脉瓣反流中降主动脉的舒张期血流）（图 13-20）
- 过人工瓣膜的前向流速

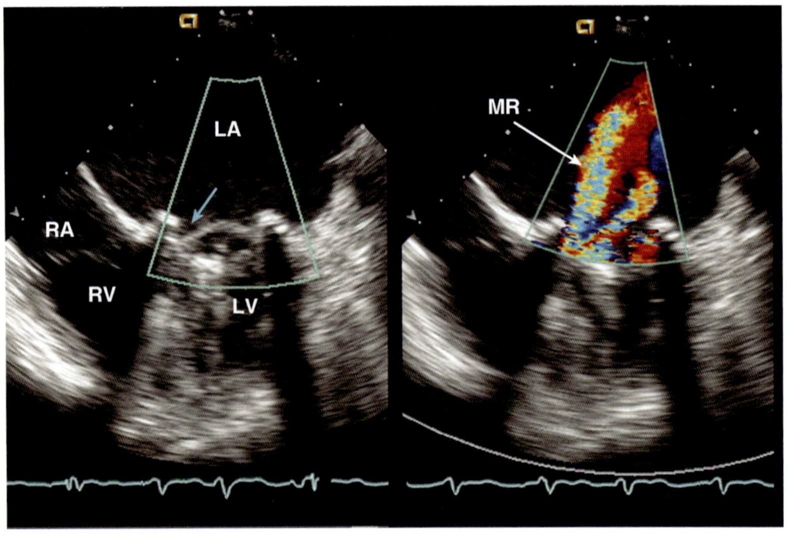

图 13-18 二尖瓣人工瓣膜反流（MR）患者的术中经食管超声图像。二维图像（左）显示内侧瓣叶关闭不全（箭头）。彩色血流成像（右）证实了严重的二尖瓣人工瓣膜 MR（箭头）伴宽大的流颈。关闭不全由于残余的自体瓣膜组织阻挡所致，手术结束前转动瓣叶开放平面，瓣功能恢复正常。

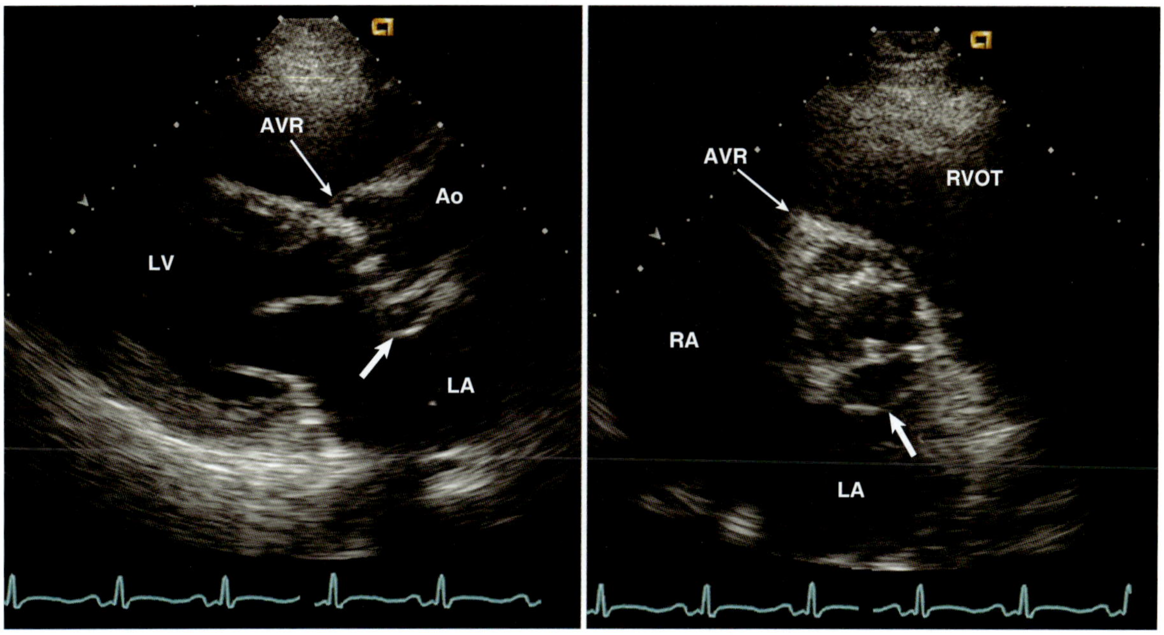

图 13-19 有人工瓣膜心内膜炎患者的经胸成像中，主动脉反流的原因很明显即在长轴（左）和短轴（右）均见到位于主动脉人工组织瓣膜（AVR）后方的回声失落（箭头）。

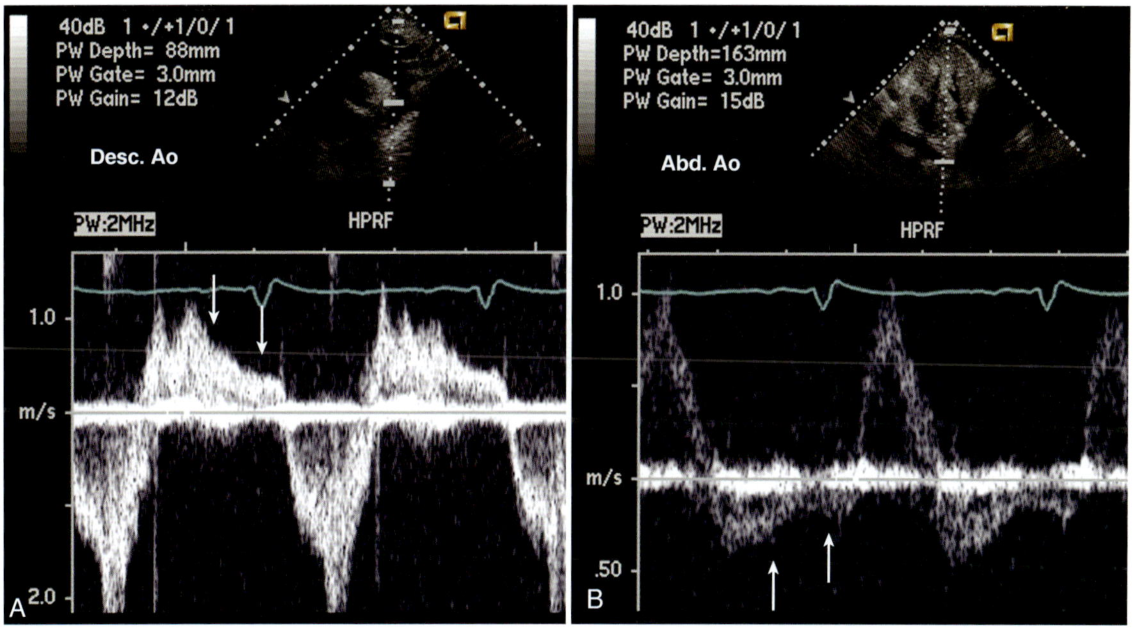

图 13-20 对于一名置换了主动脉人工瓣膜的患者，多普勒评价主动脉远端反流有助益。本例显示了胸骨上窝观所见的胸降主动脉（A）和剑下观所见的腹主动脉的全舒张期反流（B），均符合严重主动脉人工瓣膜反流。

- 估测肺动脉压（尤其是有二尖瓣反流时）

反流量和瓣口面积的计算更困难，因为过人工瓣膜的前向血流速率的计算还是个问题，而且射流常为偏心性，限制了近端等速表面积（PISA）血流汇聚方法的应用。不过，临床决策的做出经常是基于病理性人工瓣膜反流及其临床后果（溶血、心衰等）的存在，而不是严重程度的精确测量。

其他超声心动图表现

除了对人工瓣膜的直接成像和对反流的多普勒探查，在超声心动图检查中的几个其他表现对人工瓣膜功能的全面阐释做出了补充：

- 左心室大小、肥厚和收缩功能
- 过人工瓣膜的前向流速
- 肺动脉压

例如，对主动脉瓣狭窄进行主动脉瓣置换术后，持续的左心室肥厚增加了人工瓣膜狭窄或患者 - 人工瓣膜不匹配的可能性（见下）。在其他病例中，LV 扩大可能提示主动脉或二尖瓣人工瓣膜反流导致容量负荷增加。一个高动力性（但是以前正常）的左心室可能表明有人工二尖瓣反流。当对某些患者而言，区分持续的人工瓣膜异常和新的病理性发现有困难时，多次检查间的变化就有意义了。

前向流速的增加可能是由于人工瓣膜反流，而不是人工瓣膜狭窄引起的容量增加所致。在这种情况下，尽管计算出的压差更高，瓣口面积并不改变。另外，过人工瓣膜的流速增加可能是由于高心输出量状态（如发烧、贫血或焦虑）所致。在这种情况下，通过其他心脏瓣膜的前向流速将同比例增加。

尽管在成功的二尖瓣手术后，肺动脉高压仍可能持续，但重新出现的肺动脉高压（在术后早期下降后）可能与人工瓣膜功能障碍有关。

局限性和替代方法

TTE 评价人工瓣膜的主要局限性是技术上的，尤其是混响、伪像和声影。这些问题最终可能在某种程度上用 TEE 方法将声影投射在相反方向而被避开。混响和其他伪像在这两种方法中仍是个问题。

其他局限性包括高估双叶机械瓣的跨瓣压差、对机械瓣口面积计算的有限性、区别“正常”和病理性人工瓣膜反流的问题。

重要的是，在评价自体瓣膜中导致错误的相同因素也是评价人工瓣膜的局限性所在。值得注意的是，这些因素包括超声组织穿透力、多普勒角度依赖性、直径的准确测量、正确的成像定位以及正确识别多普勒信号的来源。

当超声心动图检查为阴性或与其他临床表现不一致时，就需要采取其他诊断性步骤。可以实施心导管检查，直接测量心内压力以确认跨瓣压差和肺动脉压。结合心输出量的测量，可计算 Gorlin 公式瓣口面积和肺血管阻力。造影性评价（LV 造影评价二尖瓣反流，主动脉根部造影评价主动脉瓣反流）在评价人工瓣膜反流的半定量分级（0 至 4+）或计算反流容积和结合其他心输出量定量数据计算反流分数中有帮助。当怀疑瓣叶血栓时，透视是一种测量双叶和单叶机械瓣叶片开放角度的简单方法。磁共振成像和计算机断层扫描成像在评价人工瓣膜中应用有限，但对某些选择性病例或许有益。

临床应用

人工瓣膜狭窄

超声心动图是评估可疑人工瓣膜狭窄的初选诊断方法。前向流速和跨人工瓣膜的压差，尤其是与患者以前的资料对比，可能具有诊断性。主动脉位（图 13-21 和 13-22）或肺动脉位的瓣叶可用连续方程计算瓣口面积，而二尖瓣位或三尖瓣位（图 13-23）的瓣叶可用 T½ 法计算瓣口面积。除了在双叶机械瓣的多普勒评估中高估平均跨瓣压差外，这一方法在针对一名患者评价其随时间的变化中仍是有帮助的。

跨瓣前向流速增快的鉴别诊断包括高心输出量状态或并存瓣叶反流以及人工瓣膜狭窄。严重的人工瓣膜或人工瓣膜周反流束可能明显增加跨瓣前向血流的容积流率，导致高流速和跨瓣高压差，然而瓣口面积保持相对正常。

仔细进行检查，几乎所有患者的跨人工瓣膜的前向流速都可以记录到。当信号强度不是最佳时，可能需要用创伤性评价方法。这多半见于对管道中人工瓣膜（通常是右心室或右心房到肺动脉）的评价。在这种情况下，瓣叶因移植物的声影很难成像，而且很难获得一个多普勒声束平行于过人工瓣膜血流的声窗。

患者–人工瓣膜不匹配

对于某些患者，即使人工瓣膜本身功能正常，可植入人工瓣膜的大小仍导致血流不足以满足患者

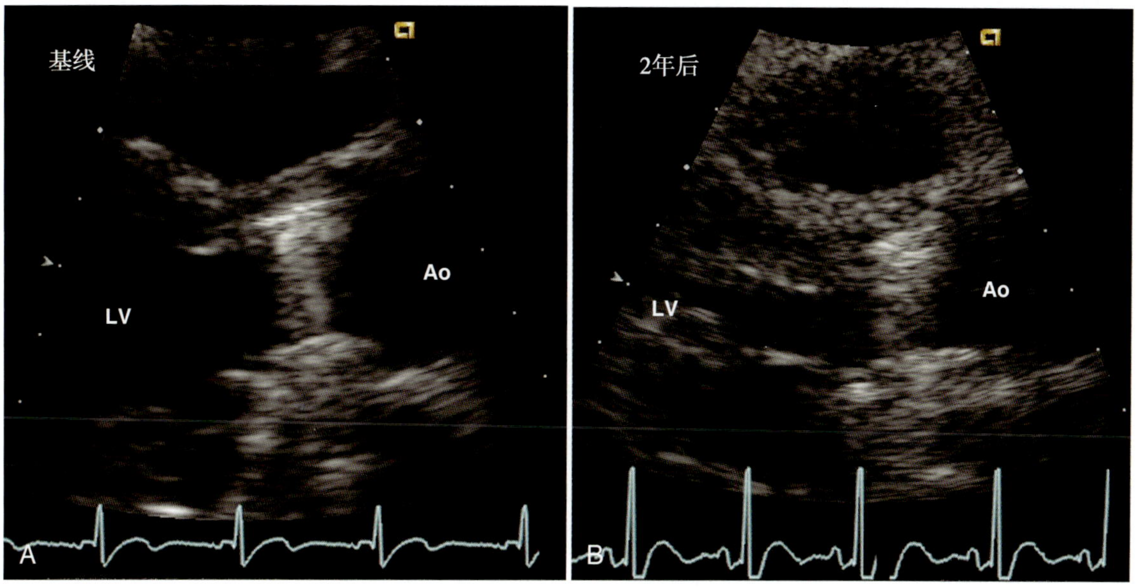

图13-21 一名置换了主动脉人工机械瓣的56岁男性，现有心力衰竭并未充分抗凝。对比两年前（**A**）及目前（**B**）的胸骨旁长轴观的二维图像，室间隔明显增厚，但碟片的运动均显示不佳。

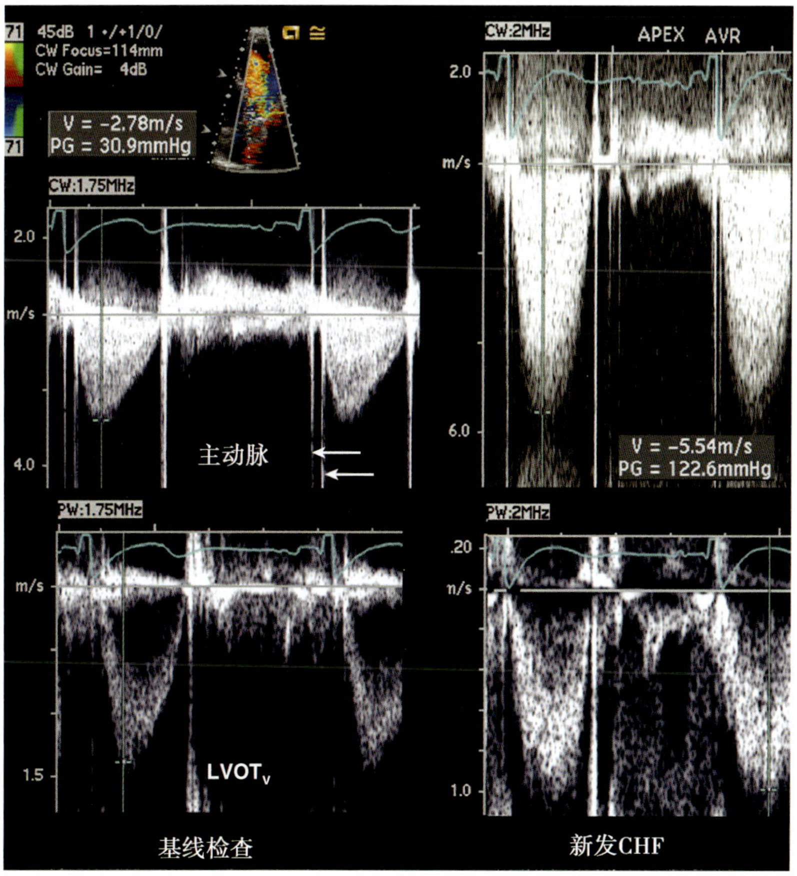

图 13-22 和图 13-21 为同一个患者，多普勒资料具有诊断意义，即主动脉瓣的连续多普勒信号（*上图*）自基础水平的 2.8m/s（最大压差 31mmHg）（*左图*）增至两年后的 5.5m/s（最大压差 123mmHg）（*右图*），同时左心室流出道流速下降（*下图*），并伴心输出量下降。患者同时置换了二尖瓣机械瓣，两个人工瓣膜的咔嗒音（箭头）提示了这一点。

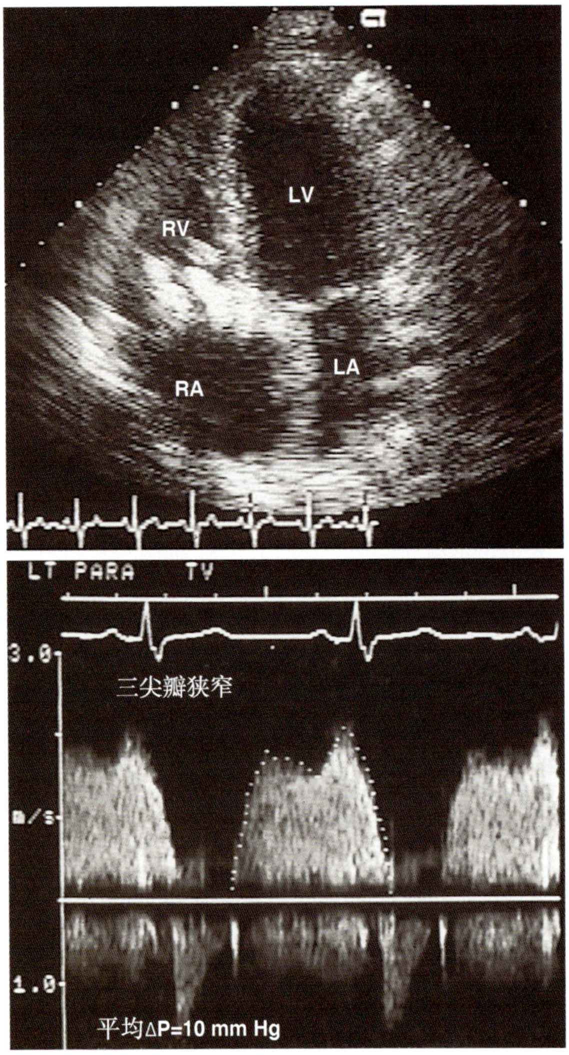

图 13-23 一名 36 岁男性，既往因心内膜炎进行了三尖瓣置换术，现有右心衰竭。心尖四腔观显示严重钙化的猪三尖瓣（*上图*）伴前向流速增快和压力降半时间延长（*下图*）。

的代谢需要。这种情况称作“患者 - 人工瓣膜不匹配（PPM）”，定义为校正的有效瓣口面积≥ 0.85 cm^2/m^2，而且是高跨瓣压差、持续性心室肥厚和主动脉瓣置换术后心脏事件发生率增加的预测因子。在严重 PPM 且瓣口面积< 0.65cm^2/m^2 时，较小的瓣口面积的影响尤其要引起注意。PPM 可能在基于患者体型和瓣环直径的基础上选择人工瓣膜以拥有足够的校正瓣口面积而避免。在某些情况下，可能需要扩大瓣环或采用其他方法来植入合适大小的瓣叶或免于人工瓣膜。

人工瓣膜反流

TTE 可以准确诊断主动脉人工瓣膜反流和鉴别正常和病理性反流（图 13-24 和 13-25）。然而，由于声影，检出二尖瓣人工瓣膜反流的敏感度较低，而且鉴别正常和病理性反流更困难。当临床方面怀疑这一诊断时，需要行 TEE 成像。TEE 成像对检出人工瓣膜反流和可靠区分人工瓣膜和人工瓣膜的瓣周反流有很高的准确度。[译者注：国内患者的声窗较好，TTE 图像质量可能优于国外患者，很多二尖瓣人工瓣膜的瓣周反流可以通过 TTE 超声、结合灵活的操作手法得以检出；当然，如果能进一步实施 TEE 方法，可以获得更确实的超声依据来明确诊断。]

人工瓣膜心内膜炎

由于混响和声影，用 TTE 检出人工瓣膜上的赘生物很困难（图 13-26 和 13-27）。在 TTE 检查中怀疑人工瓣膜心内膜炎可能性增加的特征包括瓣叶功能障碍的多普勒证据（不论是由于关闭不全引起的反流，还是由于瓣叶流入面感染性血管翳引起的狭窄）、瓣叶不稳定的证据（也就是“摆动”）、不能解释的肺动脉压力升高或心腔径线的间断变化。人工瓣膜心内膜炎常累及缝合环和瓣环，导致瓣周脓肿形成（“环形”脓肿），而不是在自体瓣膜感染中所见的典型的赘生物。在 TTE 中识别脓肿可能受限。

因此，鉴于评估可疑的人工瓣膜心内膜炎的技术与病理特点，在大多数这类患者中需要行 TEE 成像。TEE 对于检出人工瓣膜心内膜炎和 / 或脓肿形成有较高的敏感度。与自体瓣膜心内膜炎（见第 14 章）一样，心脏脓肿可能回声很强或相对无回声。持续的感染也可能导致动脉瘤，而不是脓腔（图 13-28）。

人工瓣膜血栓形成

在有栓塞事件而推测是继发于人工瓣膜血栓的患者，如果血栓很小或在栓塞事件后新血栓尚未形成，即使是 TEE，结果也可能是阴性的。当血栓已用 TEE 证实，这一发现在一些病例中对患者的处理可能很重要。然而，即使 TEE 成像是阴性的，有

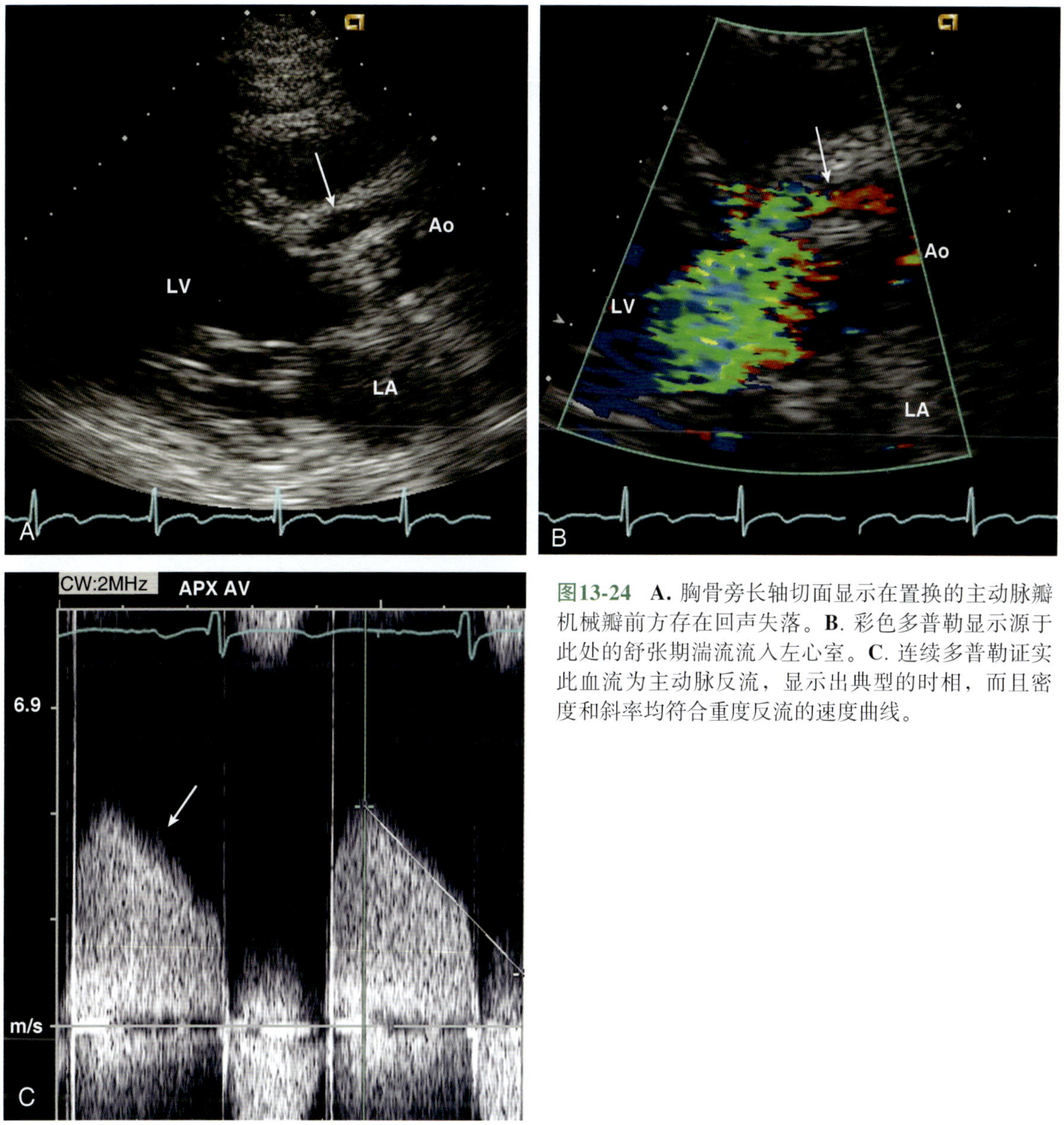

图13-24 **A.** 胸骨旁长轴切面显示在置换的主动脉瓣机械瓣前方存在回声失落。**B.** 彩色多普勒显示源于此处的舒张期湍流流入左心室。**C.** 连续多普勒证实此血流为主动脉反流，显示出典型的时相，而且密度和斜率均符合重度反流的速度曲线。

人工瓣膜（尤其是机械瓣）患者的一个栓塞事件仍推测与存在人工瓣膜有关。因此，在检查之前就应考虑到研究结果的潜在的临床并发症。如果治疗和随后的处理不管血栓是否被证实都是一样的，那么 TEE 可能就没必要了。如果证实血栓或排除其他可能的异常会影响患者的治疗，那么 TEE 就适用。当然，由于人工瓣膜心内膜炎引起的感染性血管翳在超声成像中不能与血栓相鉴别。不论何时，当观察到与瓣叶有关的异常肿物时，都要仔细进行临床和细菌学相关检查（图 13-29）。

植入术后人工瓣膜的基线功能

推荐对所有患者进行人工瓣膜植入术后的超声心动图基线检查。因为即便给定了大小、类型和位置，跨人工瓣膜的正常前向流速和正常反流程度仍有很大变化范围。应对每个患者在植入后很快建立基础的多普勒研究资料，以便将来疑有人工瓣膜功能障碍时作为参考点。大约在手术后 6 ~ 8 周进行基础研究是个合理的时间，因为患者术后已经恢复，准备回来进行心脏随访，而且血流动力学状态稳定

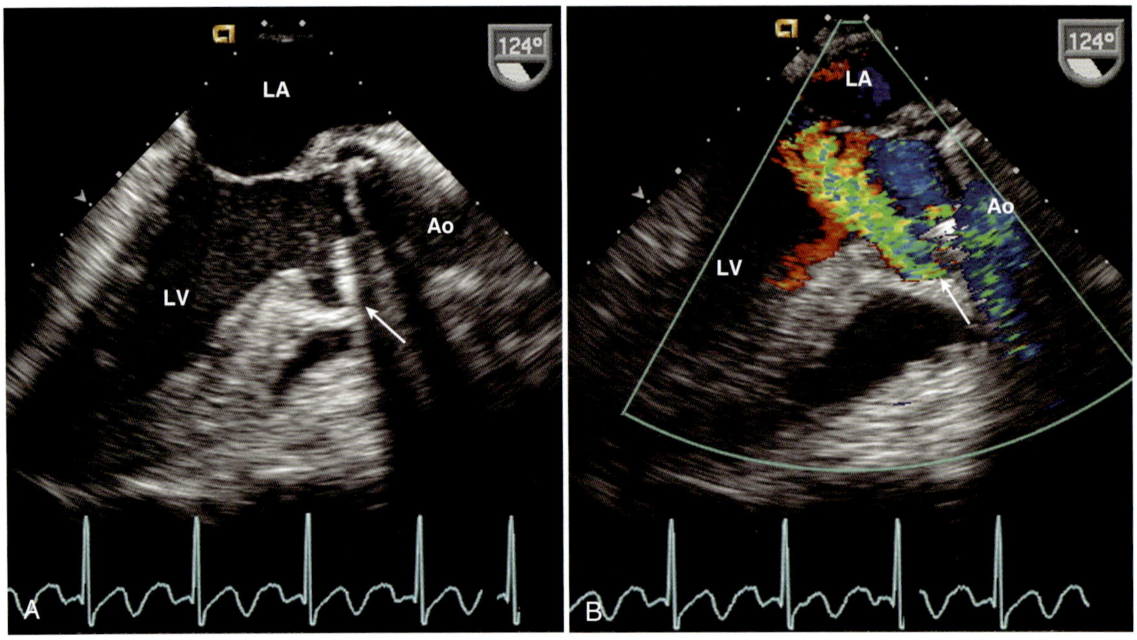

图13-25 与图13-24为同一患者的TEE图像，更清楚地显示了邻近室间隔的瓣周裂隙（箭头）。食管探头放置于有利位置，以使人工瓣膜声影阻挡不到感兴趣区。彩色多普勒显示反流束源于此处。

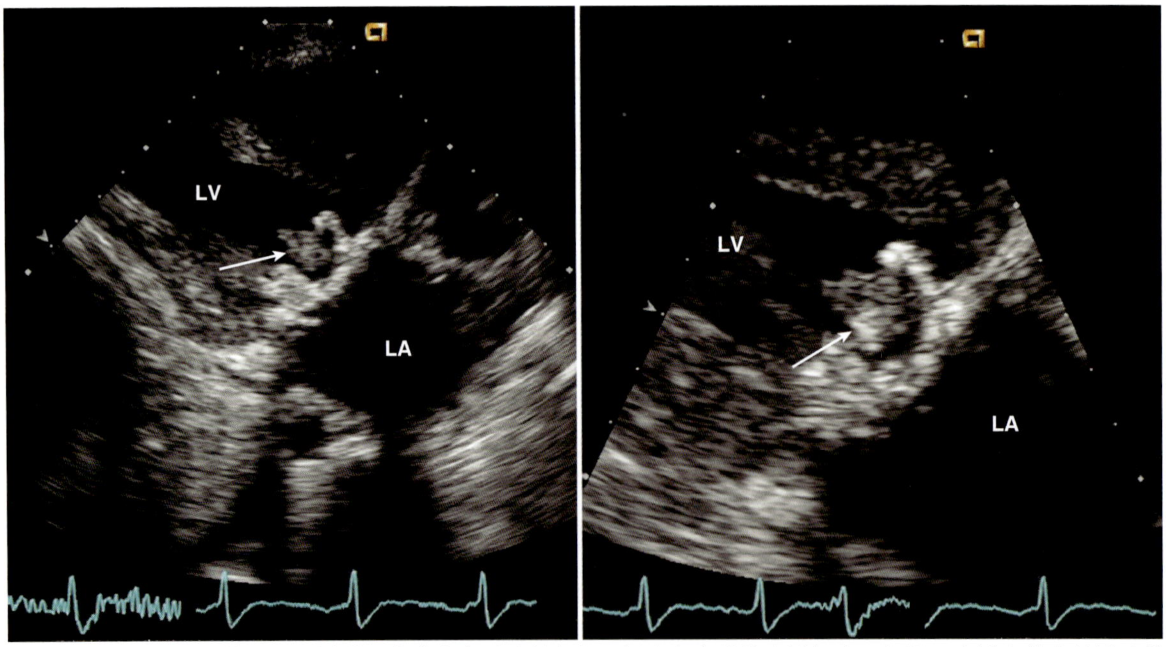

图13-26 虽然经胸图像对人工瓣膜心内膜炎常无诊断意义，但这名患者的有瓣架人工组织二尖瓣上较大的瓣叶赘生物在低位胸骨旁长轴观上却很明显（箭头）。右图中，深度被调浅以提高图像分辨力，显示了人工瓣膜立柱内侧的赘生物。

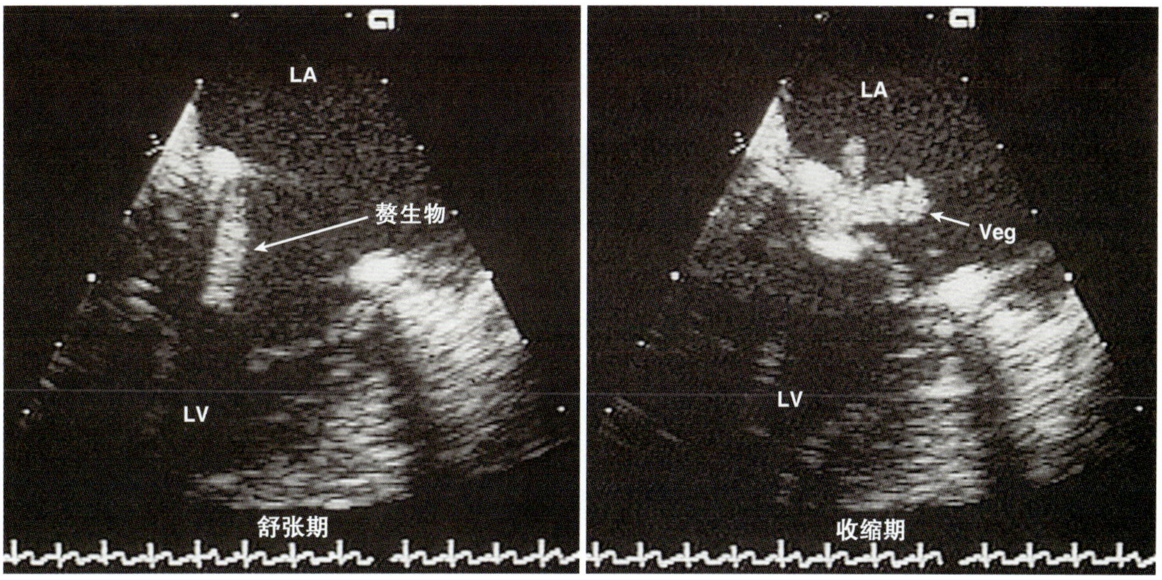

图13-27 猪二尖瓣人工瓣膜的心内膜炎，在经食管成像上可见舒张期一较大赘生物脱入左心室（左），收缩期脱入左心房（右）。

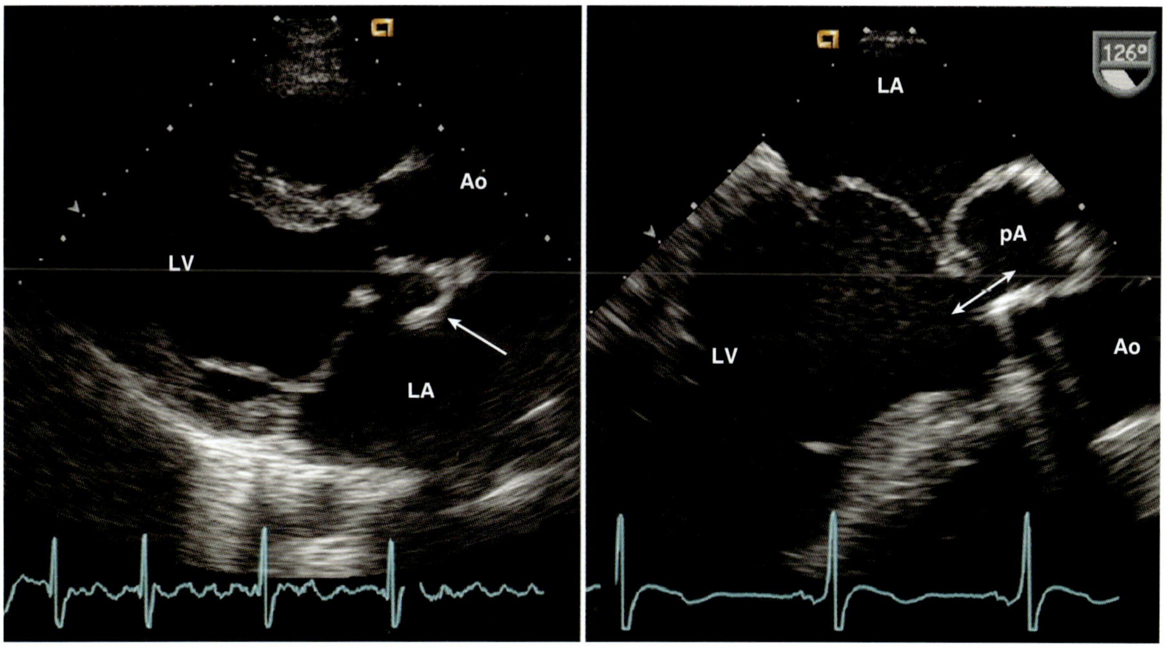

图13-28 一名置换了主动脉机械瓣的28岁男性，其二尖瓣、主动脉瓣间的纤维膜性动脉瘤。经胸长轴成像（左）显示了位于主动脉人工瓣膜后方和二尖瓣前叶基底的假性动脉瘤（箭头）。相应的经食管图像（右）显示了假性动脉瘤的细颈部（双箭头）。彩色多普勒血流成像显示收缩期血流从左心室进入假性动脉瘤，以及舒张期伴发的假性动脉瘤塌陷。

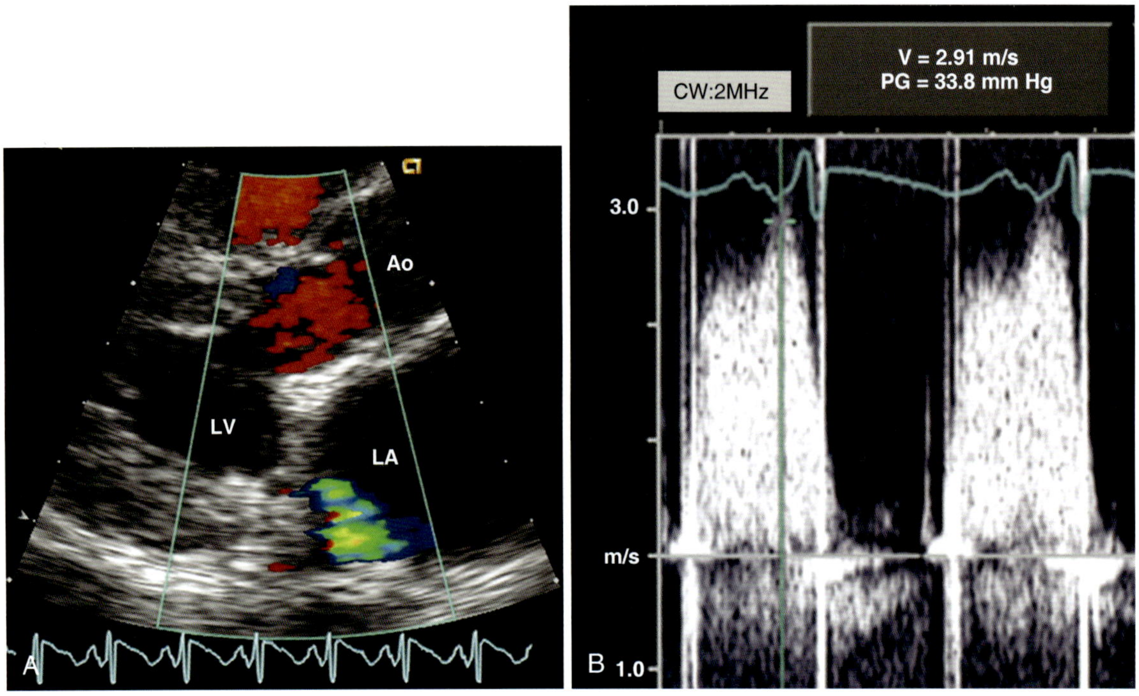

图13-29 一名有二尖瓣机械瓣的孕妇，未充分抗凝并存在严重肺水肿。经胸胸骨旁长轴观（**A**）显示只有轻度反流。**B**. 心尖切面的连续多普勒显示很高的前向血流速度，其最大压差34mmHg、平均压差25mmHg。由于*a*波叠加在舒张期减速支上，故很难测量出压力降半时间。（From Stout KK, Otto CM: Pregnancy in women with valvular heart disease. Heart 93:552–558, 2007.）

并有正常的心输出量。在这一时间安排检查也使得对左心室肥厚或扩大的逆转、左心室收缩功能恢复、肺动脉压力变化和其他换瓣术后远期效果的初步评价成为可能。

（孙 琳 译 郑春华 校）

推荐阅读

总论

1. Zabalgoitia M: Echocardiographic recognition and quantitation of prosthetic valve dysfunction. In Otto CM (ed): The Practice of Clinical Echocardiography, 3rd ed. Philadelphia: Elsevier/Saunders, 2007, pp 577–604.
Advanced-level review and discussion of echocardiographic evaluation of prosthetic valve dysfunction. Numerous tables summarize normal values for prosthetic valves and findings reported with abnormal valve function. Excellent photographs and echocardiographic images of each valve type. Complications reviewed include mechanical failure, thrombosis, endocarditis, PPM, prosthetic stenosis, and regurgitation.
2. Dumesnil J, Pibarot P: Prosthetic heart valves: Selection of the optimal prosthesis and long-term management. Circulation 119:1034–1048, 2009.
Review of the different types of prosthetic valves, clinical considerations in the choice of valve prosthesis, patient-prosthesis mismatch, long-term outcome, and recommendations for management. Tables of normal values for prosthetic valves are included.
3. Zoghbi WA: Echocardiographic recognition of unusual complications after surgery on the great vessels and cardiac valves. In Otto CM (ed): The Practice of Clinical Echocardiography, 3rd ed. Philadelphia: Elsevier/Saunders, 2007, pp 605–626.
Discussion and examples of prosthetic valve complications including aortic pseudoaneurysms, LV pseudoaneurysm, aneurysm of the mitral-aortic intravalvular fibrosa, and intracardiac fistula after valve surgery.
4. O'Gara PT: Prosthetic heart valves: selection, management and outcomes. In Otto CM, Bonow RO (eds): Valvular Heart Disease, 3rd ed. Philadelphia: Elsevier/Saunders, 2009, Chapter 23.
Clinical review of prosthetic heart valves with sections on hemodynamics and long-term outcome for each valve type, medical management of patients with prosthetic valves, and evaluation and treatment of prosthetic valve dysfunction.
5. Van den Brink RB: Evaluation of prosthetic heart valves by transesophageal echocardiography: Problems, pitfalls, and timing of echocardiography. Semin Cardiothorac Vasc Anesth 10:89–100, 2006.
Review of the TEE approach to evaluation of prosthetic valve function with algorithms for evaluation of abnormal findings. Clear summary with excellent illustrations.

正常多普勒血流模式

6. Yoganathan AP, Travis BR: Fluid dynamics of prosthetic valves. In Otto CM (ed): The Practice of Clinical

Echocardiography, 3rd ed. Philadelphia: Elsevier/Saunders, 2007, pp 552–576.
Review of the basic principles of fluid dynamics and the application of fluid dynamics to evaluation of prosthetic heart valves. Extensive tables summarize in vitro data for each valve type and size. Illustrations show the flow patterns for each valve type. Mathematical descriptions of fluid dynamics are included.

7. Rosenhek R, Binder T, Maurer G, et al: Normal values for Doppler echocardiographic assessment of heart valve prostheses. J Am Soc Echocardiogr 16:1116–1127, 2003.
The article provides very detailed tables of the expected normal Doppler flow patterns for several valve types and sizes in the aortic and mitral positions. A useful reference table to have in the echocardiography laboratory.
8. Cheng R, Lai YG, Chandran KB: Three-dimensional fluid-structure interaction simulation of bileaflet mechanical heart valve flow dynamics. Ann Biomed Eng 32:1471–1483, 2004.
Flow dynamic analysis of mechanical valve closure shows that there are large wall shear stresses at the leaflet edge during impact, along with large negative pressure transients and vortical flow development. These factors can result in microcavitation adjacent to the valve, as frequently observed on clinical studies of patients with mechanical prosthetic valves.

多普勒超声压差的验证

9. Baumgartner H, Khan S, DeRobertis M, et al: Discrepancies between Doppler and catheter gradients in aortic prosthetic valves in vitro. A manifestation of localized gradients and pressure recovery. Circulation 82:1467–1475, 1990.
In vitro study emphasizing the importance of pressure recovery downstream from the valve as a cause of discrepancies between Doppler and invasive pressure gradient measurements, with an overestimation of 13% ± 11% for mean gradients across the Hancock bioprosthetic valve. High localized gradients in the narrow central orifice at the valve plane of the St. Jude (bileaflet) valve were measured accurately by Doppler echo. However, this localized gradient was greater than the gradient measured 30 mm downstream from the valve.
10. Wilkins GT, Gillam LD, Kritzer GL, et al: Validation of continuous-wave Doppler echocardiographic measurements of mitral and tricuspid prosthetic valve gradients: A simultaneous Doppler-catheter study. Circulation 74:786–795, 1986.
Simultaneous Doppler and catheter pressure gradients were measured across prosthetic mitral valves in 12 patients, showing an excellent correlation for both porcine and mechanical valves.
11. Burstow DJ, Nishimura RA, Bailey KR, et al: Continuous wave Doppler echocardiographic measurement of prosthetic valve gradients. A simultaneous Doppler-catheter correlative study. Circulation 80: 504–514, 1989.
Simultaneous Doppler and catheter pressure gradients were measured in 36 patients. Correlations for maximum and mean pressure gradients were excellent for both aortic and mitral prostheses and for bioprosthetic and mechanical valves.
12. Stewart SF, Nast EP, Arabia FA, et al: Errors in pressure gradient measurement by continuous-wave Doppler ultrasound: Type, size and age effects in bioprosthetic aortic valves. J Am Coll Cardiol 18:769–779, 1991.
Consistent overestimation of pressure gradients across prosthetic valves as measured by Doppler echocardiography was observed in detailed in vitro studies of four types of bioprosthetic valves. Pressure recovery downstream did not account for this overestimation. Instead, this error may be related to neglect of proximal velocities in the Bernoulli equation. For example, a mean proximal velocity of 0.66 ± 0.02 m/s at a mean flow rate of 5.6 L/min would result in an error of 1.74 ± 0.10 mm Hg for mean gradient and 3.48 ± 0.21 mm Hg for maximum gradient. These differences are even larger at higher flow rates.
13. Baumgartner H, Khan S, DeRobertis M, et al: Effect of prosthetic aortic valve design on the Doppler-catheter gradient correlation: an in vitro study of normal St. Jude, Medtronic-Hall, Starr-Edwards and Hancock valves. J Am Coll Cardiol 19:324–332, 1992.
This in vitro study shows that smaller valve sizes have higher antegrade velocities and pressure gradients than larger valve sizes. The 19-mm St. Jude and Hancock valves can have velocities as high as 4.7 m/s with a gradient of 89 mm Hg even with normal prosthetic valve function. Doppler gradients consistently overestimated catheter gradients for St. Jude and Starr-Edwards valves (differences as great as 44 mm Hg were seen). Agreement was closer for Hancock and Medtronic-Hall valves.

人工瓣膜面积

14. Chafizadeh ER, Zoghbi WA: Doppler echocardiographic assessment of the St. Jude medical prosthetic valve in the aortic position using the continuity equation. Circulation 83:213–223, 1991.
In 67 patients with recent implantation (and clinically normal valve function) of St. Jude aortic valve prostheses, continuity equation valve areas (0.73–4.23 cm²) correlated well with the reported actual orifice area (r = 0.83). The Doppler velocity index—the ratio of LVOT to aortic jet velocity—provides a useful simple index of valve function and is less dependent on valve size.
15. Baumgartner H, Khan SS, DeRobertis M, et al: Doppler assessment of prosthetic valve orifice area: An in vitro study. Circulation 85:2275–2283, 1992.
Continuity equation valve areas correlated well with invasively derived Gorlin formula valve areas for St. Jude, Medtronic-Hall, and Hancock aortic valves in a pulsatile flow model. However, valve area of St. Jude valves was significantly underestimated due to the localized high velocities in the narrow central orifice. Valve areas decrease with low flow in Hancock valves consistent with incomplete opening of the leaflets at low flow rates.
16. Rothbart RM, Castriz JL, Harding LV, et al: Determination of aortic valve area by two-dimensional and Doppler echocardiography in patients with normal and stenotic bioprosthetic valves. J Am Coll Cardiol 15:817–824, 1990.
In 22 patients undergoing catheterization for suspected dysfunction of bioprosthetic aortic valves, Doppler continuity equation valve areas agreed well with invasively determined Gorlin valve areas.
17. Dumesnil JG, Honos GN, Lemieux M, Beauchemin J: Validation and applications of indexed aortic prosthetic valve areas calculated by Doppler echocardiography. J Am Coll Cardiol 16:637–643, 1990.
In 31 patients with a Medtronics Intact Bioprosthesis in the aortic position, both standard and simplified continuity equation valve areas correlated well with in vivo and known in vitro prosthetic valve areas (r = 0.86, standard error of the estimate = 0.16 cm²).
18. Chambers JB, Cochrane T, Black MM, Jackson G: The Gorlin formula validated against directly observed orifice area in porcine mitral bioprostheses. J Am Coll Cardiol 13:348–353, 1989.
In an in vitro pulsatile flow system, measured orifice area and the modified Gorlin relation (Q/V_{max}) correlated well (r = 0.88). Maximum valve orifice area, measured by a high-speed video camera, decreased at low-flow rates for all four Carpentier-Edwards prostheses.

多普勒超声表现的自然史

19. Palka P, Harrocks S, Lange A, et al: Primary aortic valve replacement with cryopreserved aortic allograft: An echocardiographic follow-up study of 570 patients. Circulation 105:61–66, 2002.

Echocardiography was performed a mean of 6.8 years after aortic homograft valve replacement. Significant aortic regurgitation was present in 15% and aortic stenosis was present in 3%. The root replacement technique of homograft insertion was associated with the best long-term hemodynamics.

20. Bach DS, Goldman B, Verrier E, et al: Eight-year hemodynamic follow-up after aortic valve replacement with the Toronto SPV stentless aortic valve. Semin Thorac Cardiovasc Surg 13:173–179, 2001.
In 470 patients with stentless aortic valve replacements, a progressive decrease in LV mass and increase in LVOT diameter and valve area were seen over 8 years of follow-up. The prevalence of more than mild aortic regurgitation was only 2.5% at 6 years and 4.5% at 8 years.
21. Banbury MK, Cosgrove DM 3rd, Thomas JD, et al: Hemodynamic stability during 17 years of the Carpentier-Edwards aortic pericardial bioprosthesis. Ann Thorac Surg 73:1460–1465, 2002.
Echocardiography in 85 patients showed that valve area and mean gradient remained stable over 17 years of follow-up but there was a progressive increase in aortic regurgitation from none to 1–2+. However, at 17 years, less than 10% had developed 3 or 4+ aortic regurgitation.
22. Dellgren G, David TE, Raanani E, et al: Late hemodynamic and clinical outcomes of aortic valve replacement with the Carpentier-Edwards Perimount pericardial bioprosthesis. J Thorac Cardiovasc Surg 124:146–154, 2002.
Echocardiography was performed in about 50% of a group of 254 patients at a mean of 5.6 years after valve replacement. The peak prosthetic valve gradient was 23.2 ± 9.6 with a mean gradient of 12.3 ± 4.8 mm Hg. Trivial to mild aortic regurgitation was present in 94%, with moderate-to-severe aortic regurgitation in 4% of survivors.

瓣膜狭窄和患者 - 人工瓣膜不匹配

23. Pibarot P, Dumesnil JG: Prosthesis-patient mismatch: Definition, clinical impact, and prevention. Heart 92:1022–1029, 2006.
This article defines patient-prosthesis mismatch, describes the hemodynamics, and reviews the impact on short- and long-term clinical outcomes. Tables and charts provide reference data on expected orifice areas for different types of prosthetic valves, and algorithms for patient evaluation are proposed.
24. Bleiziffer S, Eichinger WB, Hettich I, et al: Prediction of valve prosthesis-patient mismatch prior to aortic valve replacement: which is the best method? Heart 93:615–620, 2007.
In a series of 383 patients who underwent aortic valve replacement, moderate PPM occurred in 33% and severe PPM in 6%. The best preoperative predictor of PPM was based on the predicted effective orifice area derived from echocardiographic studies. In comparison, in vitro data for geometric orifice area was unreliable for predicting PPM.
25. Baumgartner H, Schima H, Kuhn P: Effect of prosthetic valve malfunction on the Doppler-catheter gradient relation for bileaflet aortic valve prostheses. Circulation 87:1320–1327, 1993.
Malfunction of bileaflet mechanical valves was simulated in a pulsatile flow model by restricting opening of one leaflet. While Doppler and catheter gradients correlated well for each degree of prosthetic valve stenosis, the slope of the regression line progressively approached 1 with increasing stenosis. Thus, while Doppler overestimates bileaflet prosthetic valve gradients with normal valve function, the Doppler gradients are accurate when stenosis is present. The mechanism of this observation most likely is a reduction in the central orifice size. Clinically, these findings suggest that the development of stenosis of a bileaflet mechanical valve may not be reflected in increases in velocity across the prosthesis.
26. Roudaut R, Serri K, Lafitte S: Thrombosis of prosthetic heart valves: Diagnosis and therapeutic considerations. Heart 93:137–142, 2007.
The incidence of mechanical prosthetic valve thrombosis ranges from 0.3% to 1.3% per patient year, with thromboembolic complications occurring in 0.7% to 6% per patient year. The diagnosis is often made on TTE by demonstration of an increased transvalvular gradient and deceased effective orifice area. Visualization of the size of the thrombus on TEE is important, because decisions about surgical versus thrombolytic therapy are guided, in part, by thrombus size.

人工瓣膜反流

27. Vitarelli A, Conde Y, Cimino E, et al: Assessment of severity of mechanical prosthetic mitral regurgitation by transoesophageal echocardiography. Heart 90:539–544, 2004.
TEE evaluation of prosthetic mitral regurgitation was compared to cardiac catheterization in 47 patients. Severe prosthetic regurgitation was correctly identified, with the most useful Doppler measures being the vena contracta width and assessment of the proximal flow convergence region. Pulmonary vein systolic flow patterns were helpful only in those in normal sinus rhythm.
28. Rahko PS: Assessing prosthetic mitral valve regurgitation by transoesophageal echo/Doppler. Heart 90:476–478, 2004.
This editorial provides a concise overview of the key issues in TEE evaluation of prosthetic valve regurgitation. The TEE exam should be complete, including multiplane imaging at a minimum of 30 increments, measurement of vena contracta width, CW Doppler interrogation, and evaluation of the proximal flow convergence region. Regurgitant orifice area should be calculated when feasible. The final determination of regurgitant severity relies on integration of multiple imaging and Doppler parameters.
29. Baumgartner H, Khan S, DeRobertis M, et al: Color Doppler regurgitant characteristics of normal mechanical mitral valve prostheses in vitro. Circulation 85:323–332, 1992.
Patterns of normal regurgitation for bileaflet and tilting-disk mechanical mitral valves in a pulsatile flow model are described. Bileaflet valves showed two converging jets from the pivot points, a small central jet, and a variable number of peripheral jets. Normal bileaflet regurgitant jets showed little signal aliasing. Tilting-disk (with a central strut and hole) valves showed a large central jet and one or two small peripheral jets. The large central jet showed aliasing extending distally into the atrium.
30. Flachskampf FA, O'Shea JP, Griffin BP, et al: Patterns of normal transvalvular regurgitation in mechanical valve prostheses. J Am Coll Cardiol 18:1493–1498, 1991.
In an in vitro system, bileaflet valves showed peripheral convergent jets in a plane parallel to the two disk axes and several diverging jets in the orthogonal place. Tilting-disk (with central strut and hole) valves showed a prominent central jet with minor jets along the periphery of the disk.
31. Garcia MJ, Vandervoort P, Stewart WJ, et al: Mechanisms of hemolysis with mitral prosthetic regurgitation. Study using transesophageal echocardiography and fluid dynamic simulation. J Am Coll Cardiol 27:399–406, 1996.
In 27 patients with prosthetic regurgitation, echocardiographic factors associated with hemolysis (present in 16 patients) were examined. Hemolysis was associated with a paravalvular origin of the regurgitant jet (8/16 with hemolysis vs. 2/11 without hemolysis). In addition, patterns of flow fragmentation, collision, or rapid acceleration were associated with hemolysis.

人工瓣膜的运动研究

32. van den Brink RB, Verhuel HA, Visser CA, et al: Value of exercise Doppler echocardiography in patients with prosthetic or bioprosthetic cardiac valves. Am J Cardiol 69:367–372, 1992.
In 61 asymptomatic patients with an aortic (n = 24) or mitral (n = 39) prosthetic valve, postexercise Doppler data could be obtained within 60 seconds in 92%. In the mitral group, heart rate increased from 80 ± 12 to 116 ± 14 bpm, mean gradient from 6 to 14 mm Hg,

and pulmonary artery systolic pressure from 34 to 57 mm Hg. In the aortic group, heart rate increased from 74 ± 0 to 105 ± 18 bpm and mean gradient from 24 (range 12–50) to 39 (range 18–100) mm Hg.

33. Pibarot P, Dumesnil JG, Briand M, et al: Hemodynamic performance during maximum exercise in adult patients with the Ross operation and comparison with normal controls and patients with aortic bioprostheses. Am J Cardiol 86:982–988, 2000.

    Doppler echocardiography was used to evaluate rest and exercise hemodynamics in 20 adults after pulmonic autograft aortic valve replacement (Ross procedure) compared to 12 normal subjects. Aortic valve hemodynamics were similar in both groups, but the pulmonic homograft had a smaller valve area index at rest (1.10 ± 0.46 cm^2/m^2 vs. 1.95 ± 0.41 cm^2/m^2). The peak exercise gradient across the pulmonic homograft was 21 ± 14 mm Hg in the Ross group.

34. Hobson NA, Wilkinson GA, Cooper GJ, et al: Hemodynamic assessment of mitral mechanical prostheses under high flow conditions: comparison between dynamic exercise and dobutamine stress. J Heart Valve Dis 15:87–91, 2006.

    Both exercise and dobutamine stress studies were performed in 23 adults about 3 months after mechanical mitral valve replacement. Exercise stress resulted in a greater increase in transvalvular gradient, shorter diastolic filling, and higher transmitral volume flow rate. However, dobutamine resulted in a greater increase in effective orifice area, with a corresponding smaller increase in pressure gradient.

经皮瓣膜植入

35. Munt B: Percutaneous aortic valve implantation. In Otto CM, Bonow RO (eds): Valvular Heart Disease, 3rd ed. Philadelphia: Elsevier/Saunders, 2009, Chapter 13.

    This chapter reviews the literature on types of percutaneous valves, implantation techniques, patient selection, immediate hemodynamic results, and intermediate clinical outcomes. The role of echocardiography in patient selection, monitoring the procedure, and in follow-up is emphasized.

36. Grube E, Schuler G, Buellesfeld L, et al: Percutaneous aortic valve replacement for severe aortic stenosis in high-risk patients using the second- and current third-generation self-expanding CoreValve prosthesis: Device success and 30-day clinical outcome. J Am Coll Cardiol 50:69–76, 2007.

    In 86 patients with severe symptomatic aortic stenosis and a very high surgical risk, percutaneous aortic valve replacement (CoreValve) was successful in 88%, with a 30-day mortality of 12%. Transvalvular mean gradient decreased from a average of 44 mm Hg to 9 mm Hg.

37. Webb JG, Pasupati S, Humphries K, et al: Percutaneous transarterial aortic valve replacement in selected high-risk patients with aortic stenosis. Circulation 116:755–763, 2007.

    In 50 adults with severe symptomatic aortic stenosis but very high surgical risk, percutaneous aortic valve implantation (Cribier Edwards) was successfully performed in 86% with a 30-day mortality of 12%. Aortic valve area determined by echocardiography increased from 0.6 ± 0.2 to 1.7 ± 0.4 cm^2, and there was an increase in LV ejection fraction, decrease in mitral regurgitation, and improvement in functional class.

14 心内膜炎

超声心动图是评估感染性心内膜炎患者的一项基本检查。超声心动图检查如发现瓣膜赘生物，结合临床和微生物学相关资料，即可对感染性心内膜炎做出准确的诊断。另外，超声心动图检查还可用于评估瓣膜功能以及检测并发症，如瓣周脓肿或瘘管。此项检查有助于给患者选择最佳的治疗方案。

对部分感染性心内膜炎患者，经胸超声心动图（TTE）检查已经可以作出诊断，但对瓣膜赘生物及其并发症，经食管超声心动图（TEE）检查具有更高的敏感性和特异性。对疑似心内膜炎的患者，如食管超声检查确定瓣膜结构和功能正常，则可以排除心内膜炎的诊断。

基本原理

病理检查证实有活动性感染引起的瓣膜赘生物、局部的组织破坏和/或瓣周脓肿是诊断感染性心内膜炎的最可靠证据。在临床上，心内膜炎的诊断则需要结合心脏超声、实验室检查和体格检查等多方面的检查结果（如表14-1所示）。诊断心内膜炎的主要标准是持续性的典型菌血症和心内膜受累的超声心动图证据。次要标准包括非特异性的细菌学和超声心动图发现，以及心内膜炎的易发因素（如持续存在瓣膜疾病或者静脉吸毒者）、血管事件（肺循环或体循环栓塞）、免疫学方面的表现（如肾小球肾炎）和全身感染的征象（如发热）。

对感染性心内膜炎患者进行超声心动图检查的目的是：

- 确定是否有瓣膜赘生物存在及其位置、大小和数量。
- 评估受累瓣膜的功能异常情况，特别是瓣膜反流。
- 明确受累瓣膜的解剖结构和任何有关的瓣膜疾病。
- 评估瓣膜病对心腔结构和功能的影响，特别是左心室大小和收缩功能。
- 检测心内膜炎的其他并发症（如瓣周脓肿，心包积液等）
- 判断临床转归过程，评估体循环栓塞的危险度以及是否需要外科干预治疗。

表14-1　修订的诊断感染性心内膜炎的DUKE标准

病理标准

微生物学：赘生物、赘生物栓塞部位或心内脓肿的标本培养的组织学检查，证明有病原微生物

病理性损害：经组织学检查确定为活动性内膜炎所致的心内赘生物或心内脓肿

临床标准

确诊心内膜炎：	2 个主要标准 *或*
	1 个主要标准 +3 个次要标准 *或*
	5 个次要标准
可疑心内膜炎：	1 个主要标准 +1 个次要标准 *或*
	3 个次要标准

主要标准

感染性心内膜炎血培养阳性

- 在两次血培养中均分离出可致感染性心内膜炎的典型微生物，如草绿色链球菌 *、金黄色葡萄球菌、Bovis 链球菌、HACEK 族细菌或肠球菌（在缺乏明确病灶时），*或*
- 持续血培养阳性，发现感染性心内膜炎的致病微生物，其定义为：
  - 间隔 12 小时以上的多次血培养阳性，*或*
  - 间隔至少 1 小时的 3 次血培养全部阳性或 4 次及 4 次以上培养中大部分阳性
- 伯内特立克次体培养阳性或抗 I 期 IgG 抗体滴度＞ 1∶800

心内膜受累的证据

- 感染性心内膜炎超声检查阳性
  - 在瓣膜、瓣环或反流血液冲击的部位或移植的瓣膜上发现振动的块状物，不能用其他解剖异常解释，或
  - 脓肿，或
  - 人工瓣膜出现部分断裂，*或*
- 新出现的瓣膜反流（以前存在的杂音强度改变或加重）

次要标准

- 易患因素：心脏病基础或静脉使用毒品史
- 发热：≥ 38℃（100.4 ℉）
- 血管征象：大动脉栓塞、脓毒性肺梗死、真菌性动脉瘤、颅内出血、结膜出血、Janeway 结
- 免疫学异常：肾小球肾炎、Osler 小结、Roth 斑、类风湿因子阳性
- 微生物学证据：血培养阳性（但没有达到前述的主要标准）[†]或与感染性心内膜炎相一致的活动性感染的血清学证据。

HACEK：嗜血杆菌、放线共生杆菌、人心杆菌、埃肯菌和金氏杆菌。

[*] 包括营养变异的菌株。

[†]除外单次凝固酶阴性葡萄球菌阳性或不引起感染性心内膜炎的微生物培养阳性。

From Durack DT, Lukes AS, Bright DK: New criteria for diagnosis of infective endocarditis: utilization of specific echocardiographic findings.Duke Endocarditis Service. Am J Med 96:200–209, 1994. With a modification by Li JS, Sexton DJ, Mick N, et al: Proposed modification to the Duke criteria for the diagnosis of infective endocarditis. Clin Infect Dis 30:633–638, 2000.

临床判断患心内膜炎的可能性较小时，超声心动图可作为排除心内膜炎的检查手段。在这样的病例，超声检查的目的是：

- ❒ 确定是否有瓣膜赘生物
- ❒ 评估瓣叶的解剖结构和功能，以及可能会增加感染心内膜炎概率的解剖和生理因素（如主动脉瓣的二叶畸形，二尖瓣黏液样变性）。

如果发现异常，则需要根据临床诊断心内膜炎

各项指标进行全面的检测。

超声心动图方法

瓣膜赘生物

经胸超声心动图

在二维超声中，典型的瓣膜赘生物的特征具有如下表现：

- 不规则的团块状、异常回声
- 附着在瓣叶的上游侧
- 运动模式取决于正常的瓣叶运动，但更为凌乱。

例如，主动脉瓣上的赘生物在舒张期脱入左心室流出道，在收缩期进入主动脉根部（图 14-1）。赘生物附着于主动脉瓣的左心室侧，在舒张期瓣叶运动曲线会出现快速的摆动，超出正常瓣叶的运动幅度（在 M 型超声上最容易记录到）。二尖瓣的赘生物附着于瓣叶的左心房侧，收缩期脱入左心房，舒张期进入左心室并且超过二尖瓣正常的开放幅度（图 14-2）。

瓣叶赘生物大小不等，小赘生物目前影像技术发现不了，大赘生物长度可以超过 3cm。虽然瓣叶损伤常常发生于中央闭合线的位置，但是赘生物可以附着于瓣叶任何位置。有时候不止一个瓣叶受累，有的瓣叶是感染的直接蔓延，有的是单独感染。这里要强调的是，即使一个瓣叶上已经确定有赘生物，所有的瓣叶也都需要仔细检查。大多数情况下，心内膜炎多发生于既往异常的瓣叶。

必须在多个声窗和二维切面观察瓣叶上的赘生物。因为赘生物是一个独特结构，只有在某个特定的解剖切面才可以看到。需要在不同的标准切面之间缓慢扫描，例如，从胸骨旁长轴切面到右心室流出道切面－——可以增加瓣叶赘生物的检出率。不同的垂直切面可以保证瓣叶的每段都可被检查到。对于可疑的心内膜炎患者，需要全面扫描各个切面（包括胸骨旁、心尖、剑突下、胸骨上窝切面）来仔细检测瓣膜。资料报道经胸超声检测瓣膜赘生物的敏感性从不足 50% 到高达 90% 不等（表 14-2）。从某种程度上说，随着 20 世纪 70 年代末期二维超声的出现，到 80 年代超声机器硬件改进及图形质量的不断提高，经胸超声检测的敏感性在不断提高。

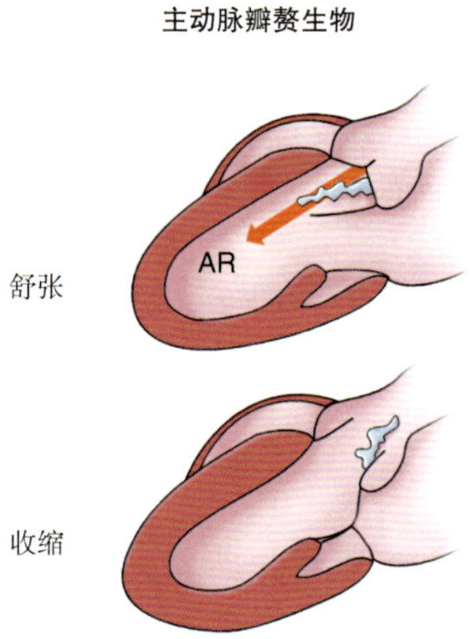

图14-1 主动脉瓣赘生物的示意图。赘生物在主动脉瓣叶的左心室侧，并在舒张期脱入到左心室流出道。

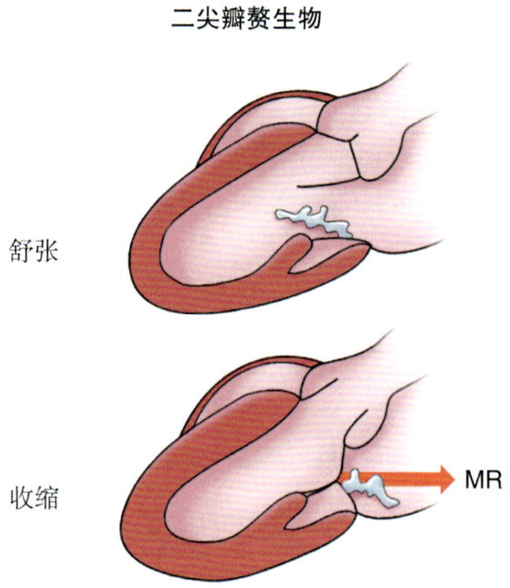

图14-2 二尖瓣赘生物的示意图显示赘生物附着于二尖瓣瓣叶的左心房侧，并在收缩期脱入左心房。

三维超声有可能会增加经胸超声检测瓣膜赘生物的准确性，虽然目前还没有被证实。

主动脉瓣。 主动脉瓣的赘生物大多数在胸骨旁长轴和短轴切面检测出来。因为赘生物经常在非常规的位置，所以仔细变化角度来扫描不同切面，包括长轴切面从中部到外侧以及短轴切面的从下到上。选用合适深度穿透模式，调节增益和参数，以获取最佳的图像。发现附着于瓣叶的左心室侧团块样回声、有独立的运动模式以及在舒张期脱入左心

表14-2 超声心动图诊断瓣膜赘生物的准确性（选择性研究）

第一作者和发表年限	入选标准	瓣膜数量	人工瓣比例	经胸超声		经食管超声	
				敏感性	特异性	敏感性	特异性
Mugge 1989	确诊心内膜炎（外科或尸检证实）	91	24%	53/91（58%）	—	82/91（90%）	—
Jaffe 1990	确诊心内膜炎（外科或尸检证实）	38	16%	38/44（86%）	—	—	—
Burger 1991	可疑心内膜炎（临床标准）	101	—	35/39（90%）	61/62（98%）	—	—
Shively 1991	可疑心内膜炎（临床标准）	6	18%	7/16（44%）	49/50（98%）	15/16（94%）	50/50（100%）
Pedersen 1991	可疑心内膜炎（临床标准）	24	42%	5/10（50%）	13/14（93%）	10/10（100%）	14/14（100%）
Danie l993	人工瓣膜（外科证实的心内膜炎）	33	100%	12/33（36%）	—	27/32（82%）	—
Sochowski 1993	TTE 检查阴性的可疑心内膜炎（临床标准）	65	12%	—	—	阴性预测值 = 56/65（86%）	
Shapiro 1994	可疑心内膜炎（临床标准）	68	—	23/34（68%）	31/34（91%）	33/34（97%）	31/34（91%）

Data from Mugge et al: J Am Coll Cardiol 14:631–638, 1989; Jaffe et al: J Am Coll Cardiol 15:1227–1233, 1990; Burger et al: Angiology 42:552–560, 1991; Shively et al: J Am Coll Cardiol 18:391–397, 1991; Pedersen et al: Chest 100:351–356, 1991; Daniel et al: Am J Cardiol 71:210–215, 1993; Sochowski, Chan: J Am Coll Cardiol 21:216–221, 1993; Shapiro et al: Chest 105:377, 1994.

室流出道，就可以诊断为瓣叶的赘生物（图 14-3）。M 型超声可以记录到团块的快速摆动。

附着于瓣叶的主动脉侧或者缺少独立的运动模式是赘生物的不典型表现。如果瓣叶有解剖结构异常，赘生物的确诊是困难的。例如，瓣叶钙化强回声干扰会使赘生物很难看清楚。在这种情况下，发现赘生物独立的运动模式和舒张期脱入左心室特别有助于帮助诊断。与以前的超声检查结果比较，近期的形态改变提示瓣膜感染的可能性增大。没有明显的改变提示急性感染的可能性较小。

有些检查所见易于与主动脉瓣的赘生物相混淆，包括钙化性结节、人工瓣膜以及正常瓣叶的附着带或者正常瓣叶的中心闭合点结节（Arantius 小结）所形成的超声伪像。偶尔，也可见一种叫 Lambl 结节的线样回声，这是正常变异。表现为主动脉瓣心室侧靠近闭合线位置会出现很小的纤维样凸起，随着年龄的增大，这种变异出现的比例在不断增加。而且由于图像质量不断提升，这些结构会被越来越多地看到。

在主动脉瓣的心尖切面，包括心尖五腔心切面和心尖长轴切面，都可以看到主动脉瓣的赘生物。如果在心尖切面和胸骨旁长轴切面都发现异常，就可以减少因伪像干扰引起误诊的可能性，因为瓣叶上异常回声和瓣叶的关系在两组切面上是完全不同的。

对于确诊或可疑的主动脉瓣赘生物，由于瓣叶的破坏，需要应用二维或三维图像对瓣叶的功能进行评估。具体细节在以后章节会有讨论。

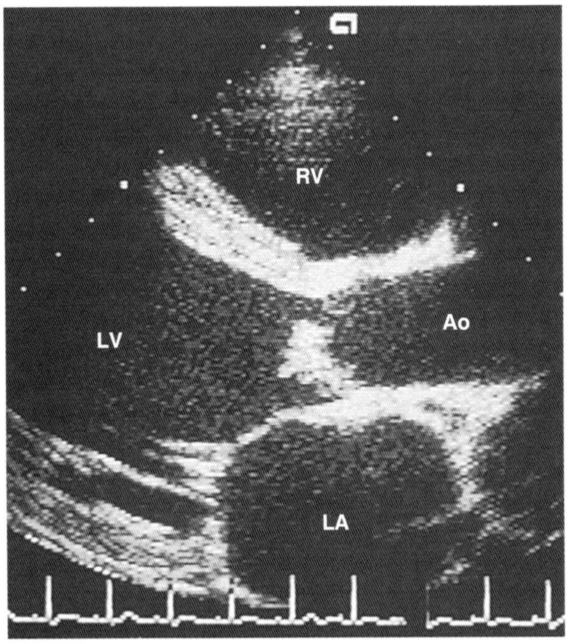

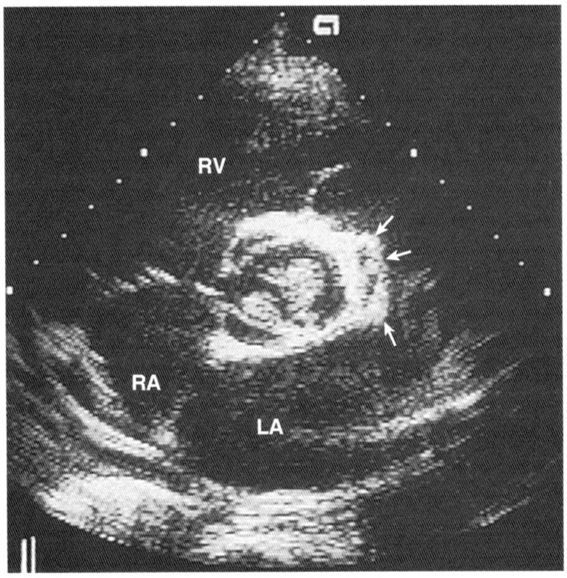

图 14-3　一位金黄色葡萄球菌感染的 29 岁心内膜炎患者，有静脉吸毒病史。经胸超声观察到在胸骨旁长轴（*上图*）和短轴切面（*下图*）主动脉瓣有赘生物。赘生物为不规则的团块样回声，并黏附在主动脉瓣叶的左心室侧，舒张期赘生物脱入到左心室流出道（长轴切面），收缩期又甩入到主动脉根部（短轴切面）。主动脉瓣有严重的关闭不全。短轴切面还可以看到瓣周脓肿（三个箭头）。

二尖瓣。典型的二尖瓣赘生物常附着于瓣叶的心房侧。诊断要点包括快速独立的运动模式，于收缩期脱入左心房及瓣叶功能明显异常。在胸骨旁长轴切面和短轴切面仔细扫描瓣叶的结构以确定是否有赘生物形成、赘生物大小及在瓣叶上的位置。心尖四腔切面、二腔切面、长轴切面有助于看清楚瓣叶和赘生物的解剖结构，有利于区分瓣膜上真正的赘生物和超声伪像。

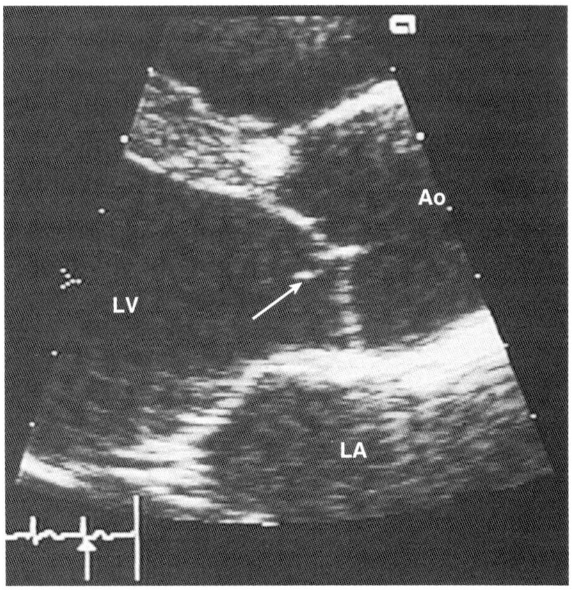

图 14-4　在主动脉瓣闭合线上的 Lambl 结节会被误认为瓣膜赘生物。

与主动脉瓣一样，二尖瓣宽声影的超声伪像也可被误认为赘生物。特别要注意的是，在心尖四腔切面二尖瓣前叶心房侧看似团块状的强回声可能是瓣叶钙化或人工瓣引起的伪像。二尖瓣其他一些病理性改变，例如瓣叶的严重黏液样变、部分的连伽状瓣叶和乳头肌断裂，是很难与瓣膜的赘生物相区分的（图 14-6）。比较以前的检查结果将有助于区分瓣膜的急性感染过程或在慢性病变基础上发生。心内膜炎也可以发生在正常瓣膜上。累及二尖瓣的心内膜炎，常会有二尖瓣反流，但也不是每个都发生。

三尖瓣。大部分三尖瓣心内膜炎发生在静脉吸毒患者，常有金黄色葡萄球菌感染形成大的赘生物。三尖瓣赘生物的诊断依据为在右心室流入道切面可以看到一个大的摆动的团块状回声，附着于瓣叶的心房侧，并在收缩期脱入右心房（图 14-7）。当超声检查观察到赘生物的运动曲线和摆动幅度时，就可理解为什么三尖瓣心内膜炎常见并发症是肺部的脓毒栓子。心尖四腔和剑突下四腔可以用来进一步评价三尖瓣感染的形成和发展。从这些切面也可评价三尖瓣反流的严重程度和观察由此引起的右心房和右室的扩大。

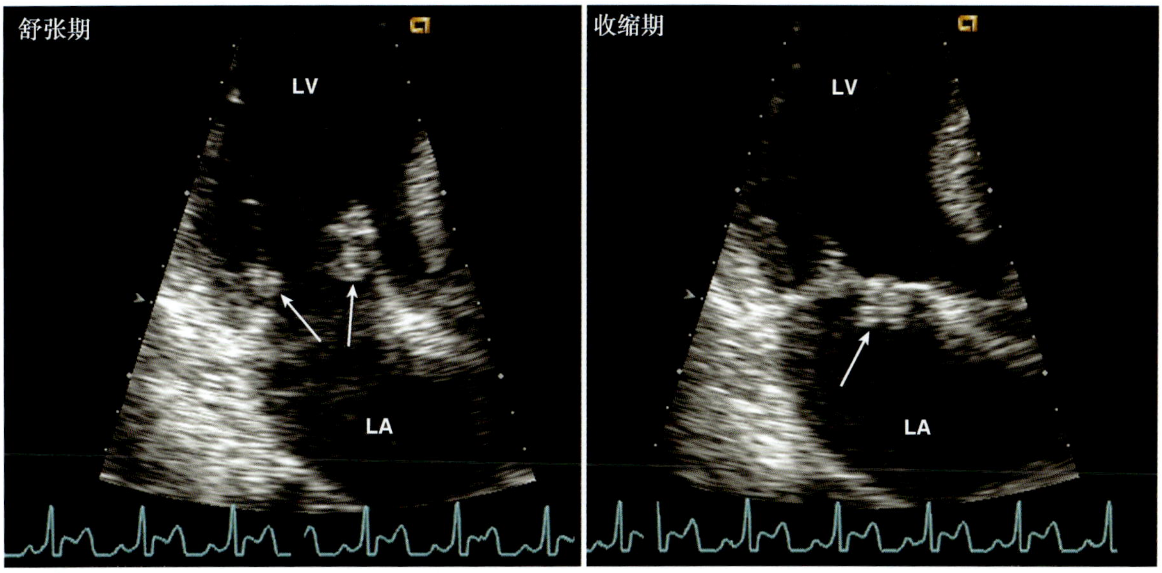

图 14-5 左心室长轴切面二尖瓣前叶左心房面在舒张期可见典型的赘生物（左），在收缩期赘生物随着瓣叶运动脱入左心房（右）。

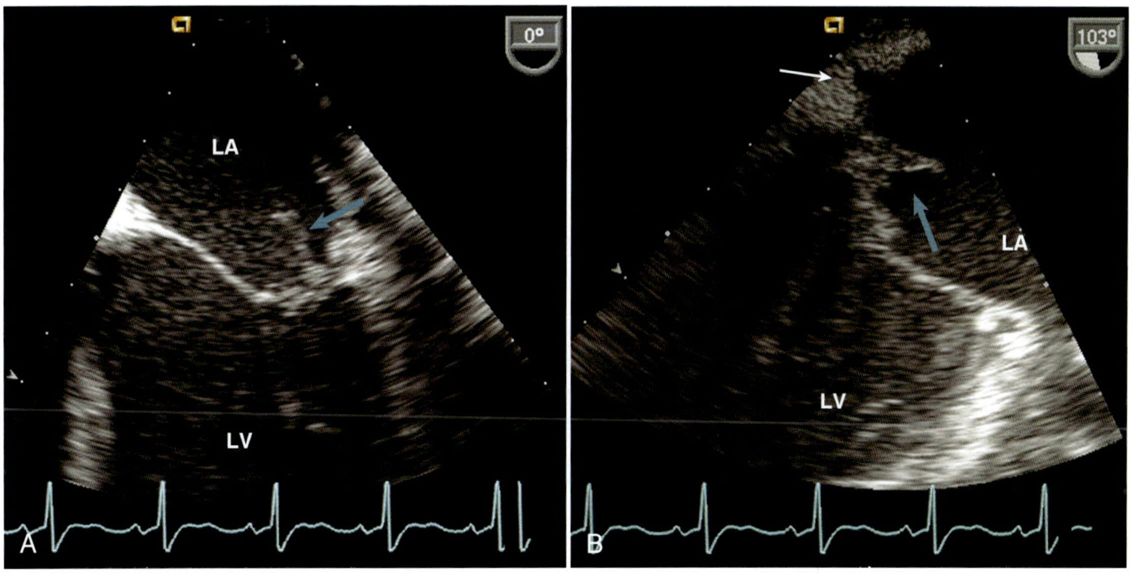

图14-6 一位22岁男性患者，有静脉吸毒及菌血症病史，TEE图像显示在正常二尖瓣叶上有赘生物形成（**A**）。旋转探头至103°切面（**B**），可以看到赘生物附着于瓣叶根部（青色箭头），瓣周似有脓肿。白色箭头所示环状回声为正常冠状动脉回旋支 。

经食管成像

食管超声应该在多个切面检查主动脉瓣，包括标准长轴切面（典型位置在大约 120°）和短轴切面（大约在 45°）。与经胸超声一样，食管超声也需要仔细扫描各个切面，如长轴切面从中部到侧面和短轴切面从上到下，以充分评价瓣叶的解剖结构，提高瓣叶赘生物的检出敏感性（图 14-8 和 14-9）。当图像不清晰时，主动脉瓣的瓣叶易误看成瓣叶上的团块状回声。为避免将二者混淆，要在多个切面观察解剖结构和评估运动模式（赘生物运动方式是快速摆动、独立的，与正常瓣叶的运动方式有区别）。为了避免潜在错误，应采用更高的探头频率及放大感兴趣的区域以进一步提高图像质量，但同时应避免把小的瓣叶解剖变异当作异常。有时应用经胃心

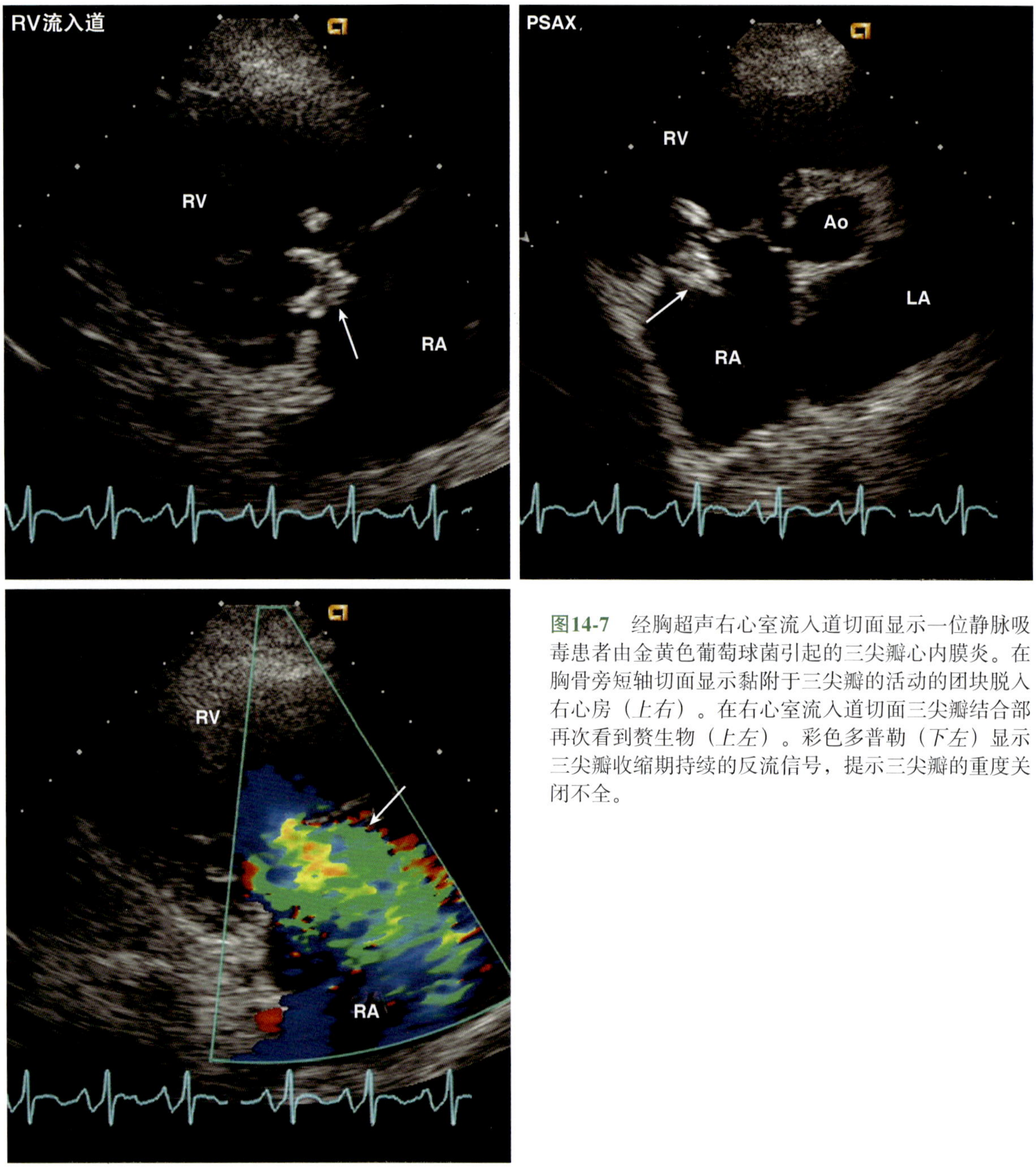

图14-7　经胸超声右心室流入道切面显示一位静脉吸毒患者由金黄色葡萄球菌引起的三尖瓣心内膜炎。在胸骨旁短轴切面显示黏附于三尖瓣的活动的团块脱入右心房（*上右*）。在右心室流入道切面三尖瓣结合部再次看到赘生物（*上左*）。彩色多普勒（*下左*）显示三尖瓣收缩期持续的反流信号，提示三尖瓣的重度关闭不全。

尖切面显示主动脉瓣时，由于探头和主动脉瓣距离较远的关系，图像质量并不一定优于经胸超声。

在食管上段超声可以清晰显示二尖瓣。由于探头发出的声波和二尖瓣是垂直的，从 0~180° 缓慢转动探头可以在多个切面获得清晰的图像。特别要重点观察标准四腔切面（0°）、两腔切面（60°）和长轴切面（120°）。在以上切面用彩色血流图可以评估二尖瓣的反流程度。由于二尖瓣和胸壁距离的原因，食管超声比经胸超声可获得更清晰的图像和重要的临床数据（图 14-10 和 14-11）。

TEE 四腔心切面和经胃切面可以观察三尖瓣。因为三尖瓣比二尖瓣更接近胸壁，经胸超声往往更适合三尖瓣病变的诊断。对累及左侧瓣膜的疾病，经食管超声更有诊断价值。当怀疑起搏电极感染时，经食管超声也具有诊断价值。

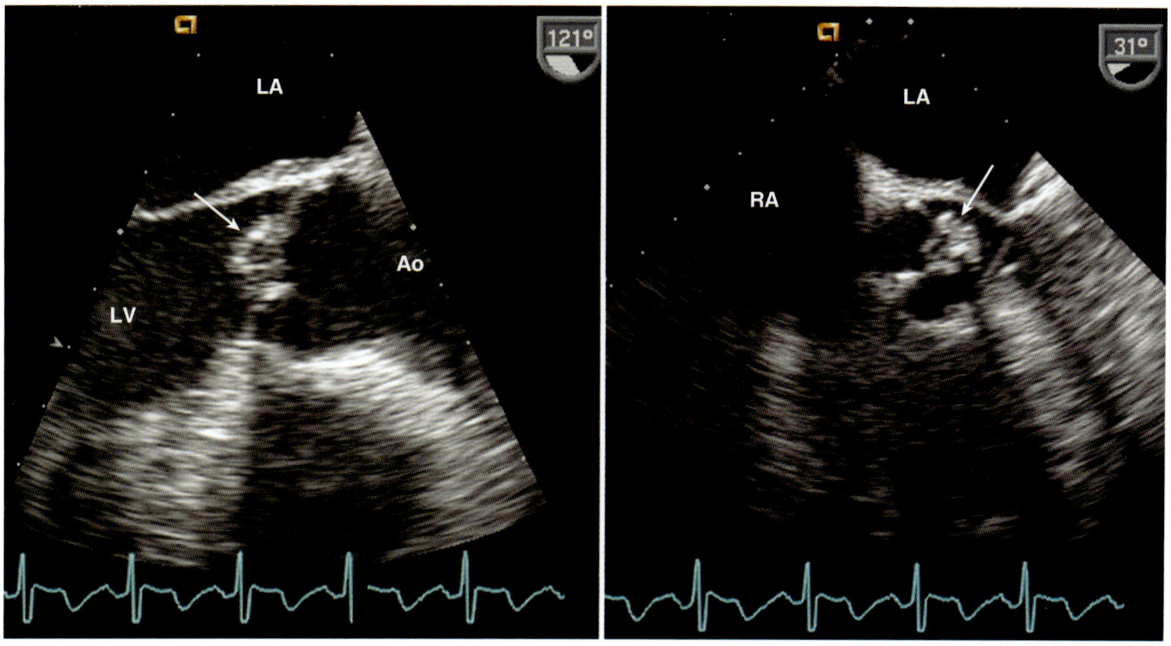

图14-8 经食管超声的主动脉瓣长轴（左）和短轴（右）切面上显示瓣叶赘生物。

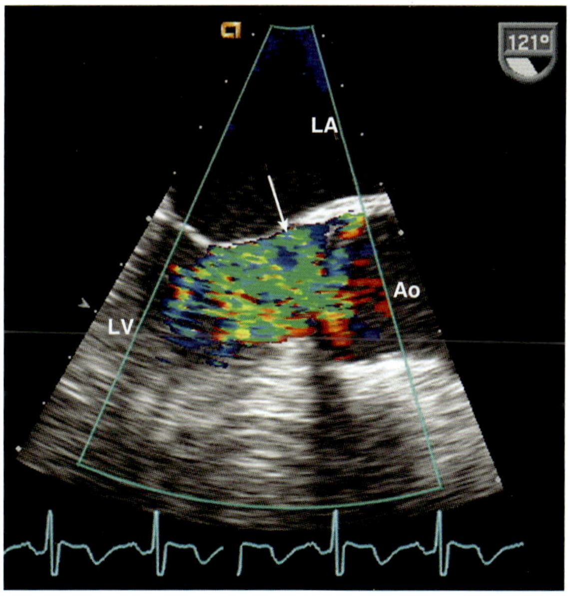

图14-9 TEE长轴切面彩色多普勒显示同一患者（图14-8）由于主动脉瓣破坏引起的急性重度主动脉瓣反流（AR）。

超声心动图检测赘生物的诊断准确性

虽然已经有很多资料通过比较超声检查和手术或尸解的结果来评价超声检测赘生物的敏感性，但在分析评价超声检测赘生物的特异性方面资料很少。上面的研究在设计方面存在两个问题。第一，大部分研究只包括确诊的心内膜炎患者。而没有包含没有疾病的研究对象。第二，虽然外科手术或尸解是确诊瓣膜感染的标准，但只有患者病情加重需要外科治疗或患者死亡才能入选研究。对那些在超声看来正常的瓣膜用这种直接的方法来入选是不可行的。

一些研究（表 14-2）注意到上面研究的缺陷而入选所有怀疑患心内膜炎的患者，并且以临床结果而不是瓣膜的直接探查作为诊断参考标准。所有那些研究都证实经胸超声（93% ~ 98%）和经食管超声（100%）在心内膜炎的排除诊断中有很高的特异性。

超声检测的特异性取决于瓣膜赘生物和心腔内其他团块及超声伪像的鉴别。易被误认为赘生物的超声心动图所见：

- 乳头肌弹性纤维瘤
- 二尖瓣黏液样变
- 非细菌性血栓性心内膜炎
- 系统性红斑狼疮
- 血栓（特别是有人工瓣时）
- 宽大的超声伪像
- 正常的瓣叶变异（如 Lambl 结节和 Arantius 小结）

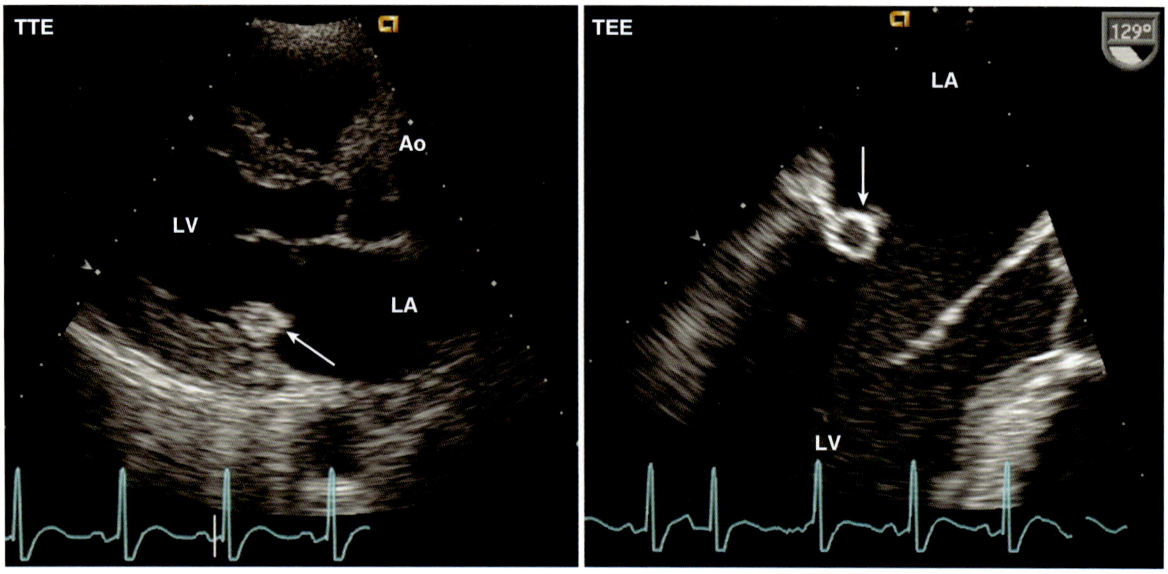

图 14-10 经胸（TTE）（左）和经食管（TEE）（右）超声显示真菌性心内膜炎。TTE 图像可以显示二尖瓣不规则的赘生物，但 TEE 图像显示更佳，可以显示赘生物呈强回声球形，有细小的蒂附着于瓣膜。

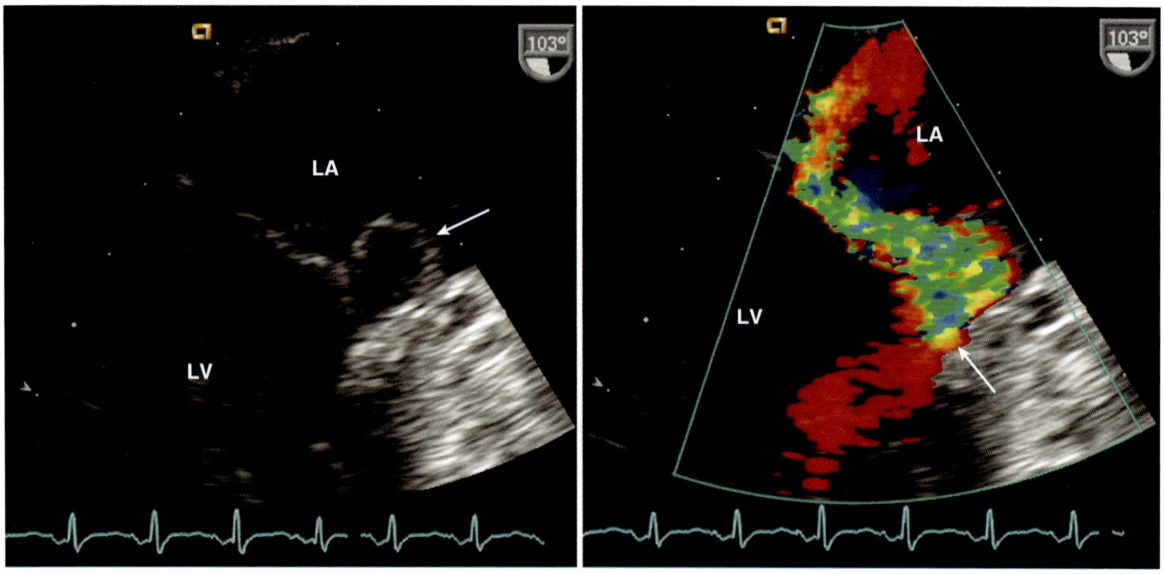

图14-11 28岁患者有外周动脉栓塞病史及血培养金黄色葡萄球菌阳性。经食管超声左心室两腔切面显示二尖瓣后叶明显脱垂（左），彩色血流多普勒（右）显示二尖瓣重度关闭不全引起的宽大、加速的偏心反流束。结合患者病史及血培养结果，考虑为心内膜炎引起的假性二尖瓣瘤并瓣叶穿孔。

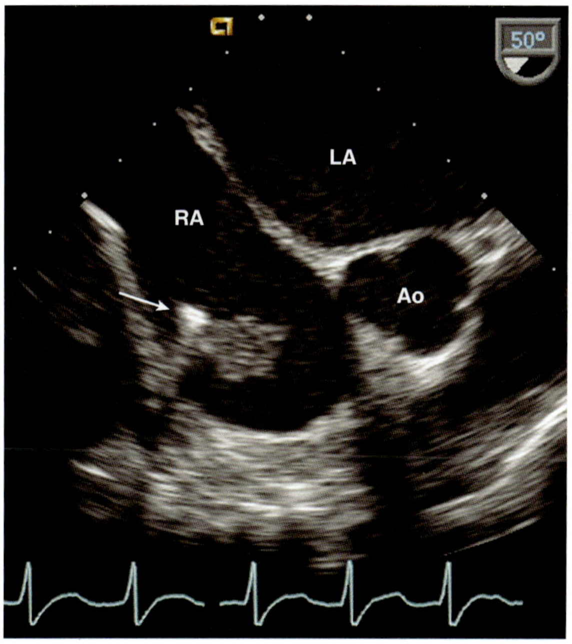

图14-12 经食管短轴切面显示右心房内起搏电极（箭头）上附着一个活动的、强回声的赘生物或血栓。起搏电极的声影非常明显。

对于瓣叶不正常的患者（如黏液样变、钙化），特别是有部分连枷瓣或腱索断裂时，区分不正常组织和瓣叶赘生物很困难。参考既往检查结果往往是有用的。多个切面仔细观查可以减少误把超声伪像当作赘生物。注意不是所有的赘生物都是典型的。一些赘生物可以长在瓣叶血流下游侧或者没有独立的运动方式。这些不典型表现会降低超声检测瓣叶赘生物的敏感性和特异性。

心内膜炎引起的瓣膜功能异常

感染引起的瓣叶结构的破坏和赘生物引起的瓣叶闭合不良可导致瓣膜的反流。反流可发生在瓣叶闭合线位置或者瓣叶穿孔的位置。反流的程度从无到轻度、中度、重度不等。脉冲多普勒、彩色血流频谱、连续多普勒可用于评估心内膜炎患者瓣膜反流的程度。在 12 章会有具体的描述以及急性反流和慢性反流的特征鉴别。因为心内膜炎经常发生在不正常的瓣叶，急性反流和慢性反流混淆在一起，故超声表现为反流的加重。

心内膜炎引起瓣叶狭窄是比较少见的。偶尔，大的赘生物部分地堵在瓣叶的开口处会引起一定程度的功能性狭窄。

虽然接近 90% 的心内膜炎患者会出现新的心脏杂音，但是约有 10% 的患者没有杂音，多普勒检查也没有发现反流。这种情况大多发生于赘生物位于瓣叶的基底段，对瓣叶闭合的影响较小。在这部分亚组中超声检查更为重要，因为这些患者没有被临床怀疑为心内膜炎，而是由于别的原因作超声心动检查而发现的。

其他超声心动图发现

除了对瓣膜病变进行直接评估外，超声检查还包括评估心腔大小和功能。急性主动脉瓣反流仅能导致左心室轻度扩大，但在慢性轻中度病变基础上发生亚急性和急性病变可以引起心室明显扩大。主动脉瓣的多个瓣叶破坏可引起连枷样主动脉瓣（图 14-18 和 14-19）。二尖瓣反流可导致左心房和左心室扩大。左心室收缩功能异常见于长期的瓣膜病或者急性感染过程。二尖瓣反流引起左心房压升高或者主动脉瓣反流引起左心室舒张末压升高，都可以导致肺动脉压升高。心内膜炎时常会看到少量心包积液。大量心包积液可能是瓣周脓肿蔓延到心包导致化脓性心包炎而引起。

瓣周脓肿和心肌瘘管的诊断

与其他部位的脓肿不一样，心腔内脓肿在超声检查中既可以表现为无回声，也可以表现有回声。典型脓肿发生在邻近感染的瓣环位置，而且主动脉瓣比二尖瓣更常见。主动脉瓣瓣周脓肿在超声上表现为瓣叶回声面积增大或者室间隔基底段的无回声区或者主动脉根部后壁增厚（图 14-13）。累及主动脉瓣的感染可以蔓延到邻近的二尖瓣前叶，表现为瓣叶组织的增厚或者瓣膜的反流和（或）瓣叶穿孔（图 14-14）。主动脉壁的感染可引起瓦氏窦瘤形成，在窦瘤破裂前超声检测表现为窦部扩张和变形。这代表脓肿直接和血流相交通。

主动脉瓣脓肿破裂有几种类型。无冠窦部位的脓肿可以在瓦氏窦位置破裂到右心室流出道（主动脉右心室漏）或者通过左心室流出道穿过室间隔破裂到右心室（室间隔缺损）（图 14-15 和 14-16）。主动脉到右心室的瘘管在多普勒表现为双期的左向右的血流，而室间隔缺损表现为以收缩期为主的血流。破裂也可发生在从左心室到二尖瓣和主动脉瓣间的

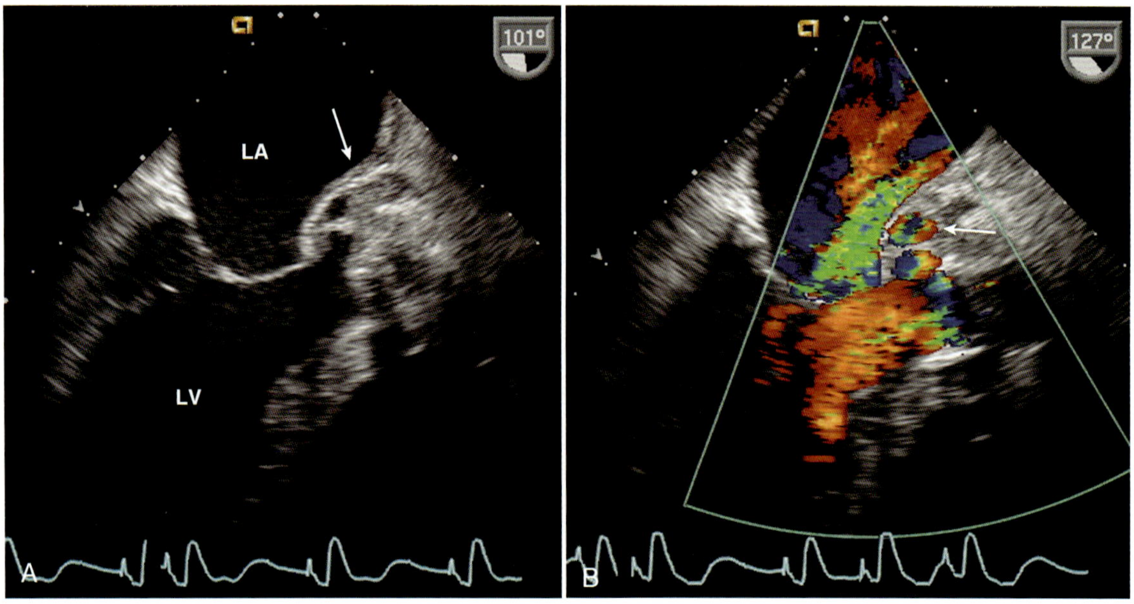

图14-13 A. TEE长轴切面显示主动脉瓣心内膜炎，经胸超声显示的赘生物在经食管超声中显示为主动脉瓣环和主动脉窦部不规则的强回声区域。B. 彩色多普勒超声显示为二尖瓣反流和主动脉瓣瓣环强回声区的异常血流。外科手术证实为瓣周脓肿形成。

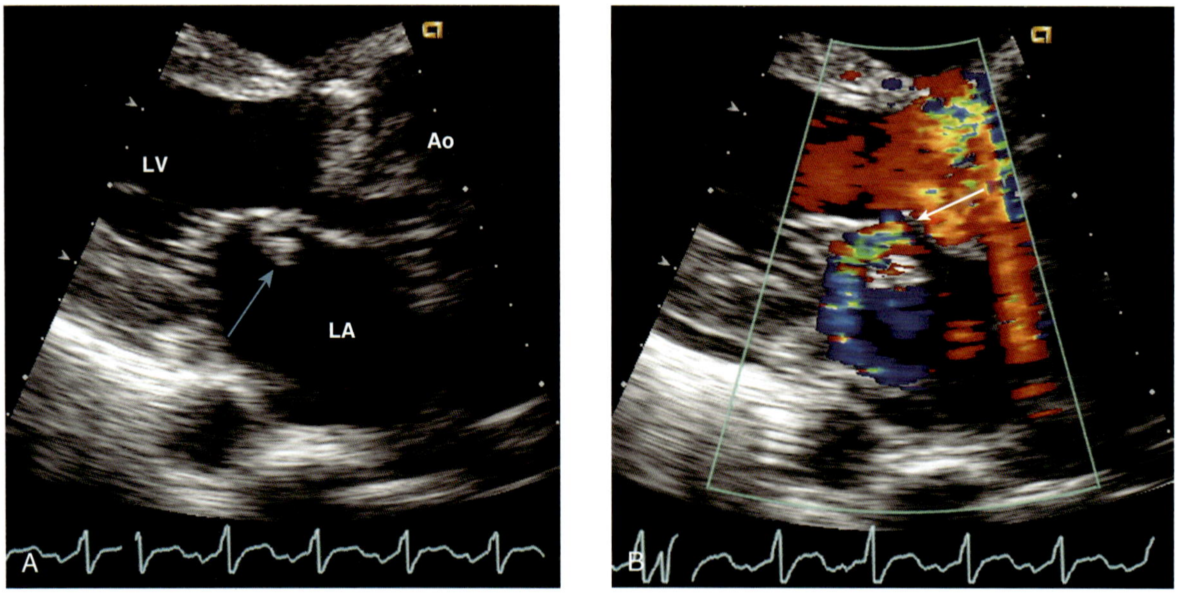

图14-4 A. 主动脉瓣心内膜炎延伸到二尖瓣前叶伴赘生物形成（青色箭头）。B. 彩色多普勒证实二尖瓣赘生物区域有花色偏心血流冲向左心房，提示存在二尖瓣穿孔。

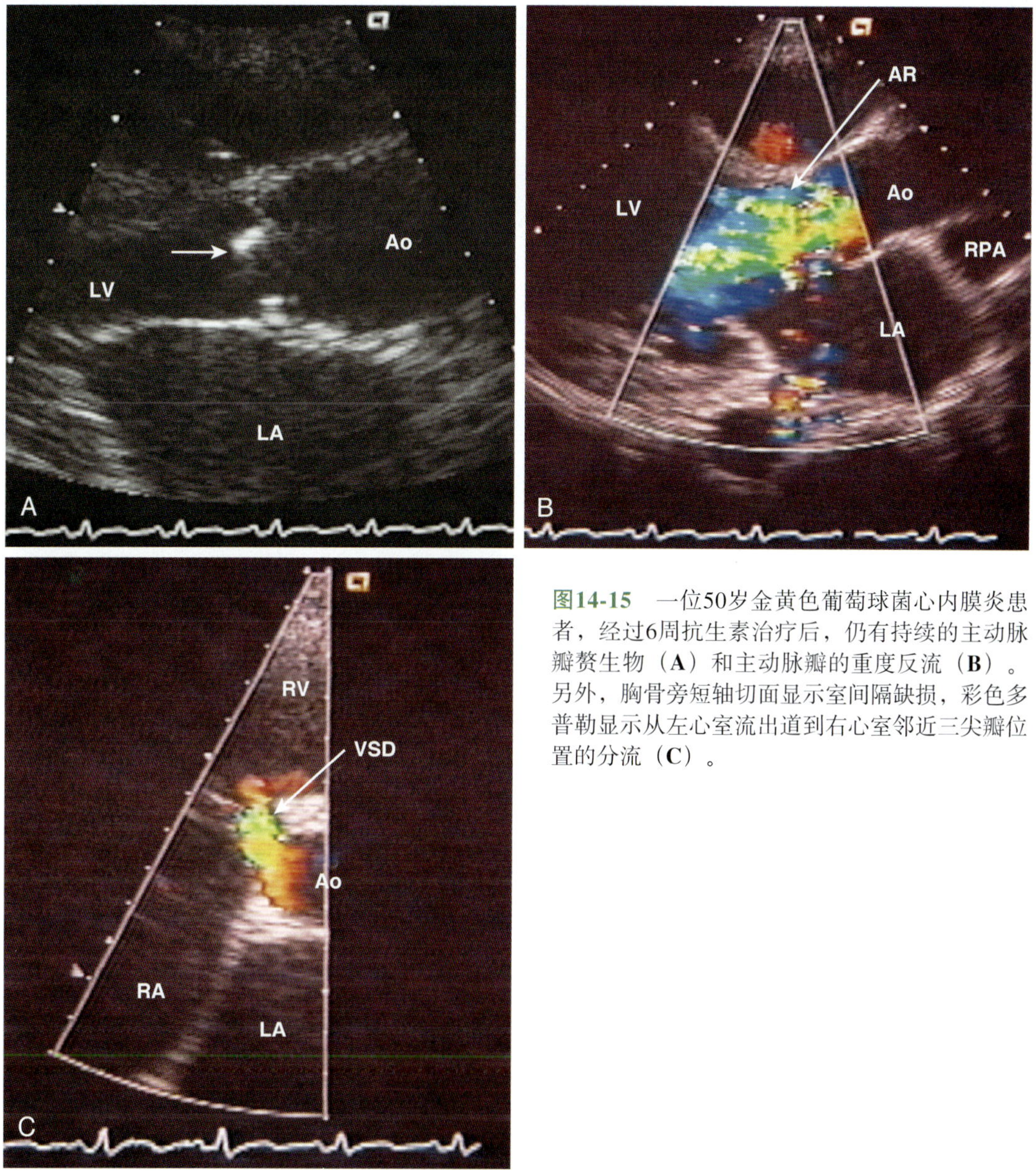

图14-15 一位50岁金黄色葡萄球菌心内膜炎患者，经过6周抗生素治疗后，仍有持续的主动脉瓣赘生物（**A**）和主动脉瓣的重度反流（**B**）。另外，胸骨旁短轴切面显示室间隔缺损，彩色多普勒显示从左心室流出道到右心室邻近三尖瓣位置的分流（**C**）。

瘘管，能观测到左心室流出道和脓肿腔之间有交通血流（图 14-17）。

右冠窦能破裂到右心室或者右心房，而且能累及邻近的室间隔三尖瓣。另外，破裂也可能发生于从主动脉或者左心室流出道到右侧心腔。注意破裂发生于左心室和右心房的间隔时可以引起室房交通。主动脉瓣的左冠窦能破裂入左心房或右心房，或者感染可以直接蔓延到房间隔。

二尖瓣脓肿表现为瓣叶增厚和回声增强。感染可以蔓延到心室肌的外层或心包腔内。经胸超声确诊比较困难。当临床怀疑心内膜炎时，应行食管超声检查。二尖瓣心内膜炎少见的并发症为假性瓣叶瘤，表现为直到感染治愈后仍持续存在瓣膜形态异常。

三尖瓣心内膜炎可以形成环形脓肿，表现为瓣叶增厚、瓣环回声增强。

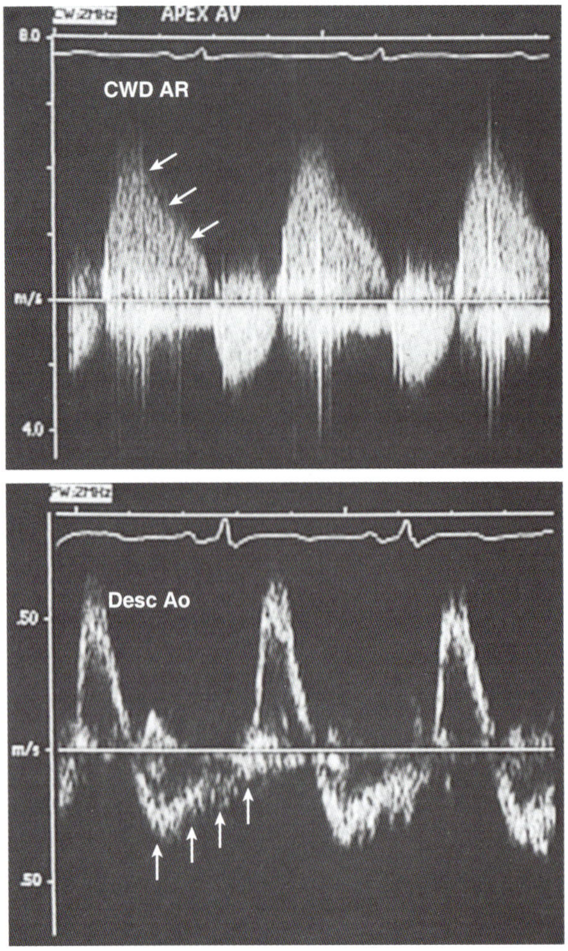

图 14-16 在与图 14-15 相同的患者中，可见主动脉瓣的急性重度反流，表现为致密的连续多普勒信号伴下降支陡直（上图），近端腹主动脉出现全舒张期逆向血流（下图）。

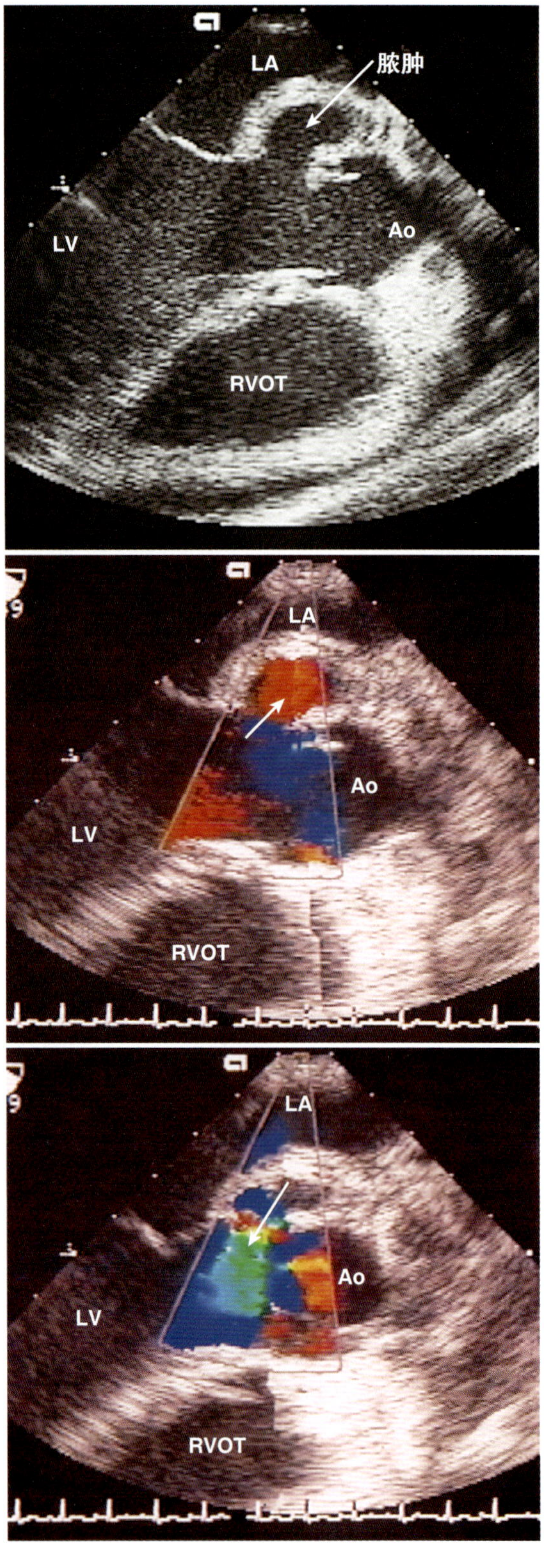

图14-17 26岁女性患者，既往有静脉吸毒及金黄色葡萄球菌感染心内膜炎病史，TEE显示二尖瓣-主动脉瓣纤维连接处形成瓣周脓肿（上图），彩色多普勒显示脓腔和左心室流出道相交通，收缩期左心室血流进入脓腔（中图），舒张期脓腔血流返回到左心室（下图）。

与经食管超声相比，经胸超声诊断瓣周脓肿的敏感性和特异性明显降低（表 14-3），因为经胸超声的组织穿透力低，导致图像质量不佳。高度怀疑瓣周脓肿时，需要有超声专家进行检查，查找任何提示瓣周脓肿的微小异常。但是，有时即使经过多个切面仔细检查，经胸超声确诊也是不太容易的。食管超声对人工瓣心内膜炎患者特别重要，因为人工瓣心内膜炎并发瓣周脓肿是比较常见的，脓肿回声很容易与人工瓣的回声混淆在一起（表 14-3）。

高质量食管超声图像提高了诊断瓣周脓肿的敏感性（87%）和特异性（96%）。另外，二维超声发现异常区域的回声增加或者邻近瓣膜的异常无回声区，彩色多普勒和脉冲多普勒可以证实疑为瓣周脓肿的异常区域与血流相交通即可作出诊断。

表14-3 超声心动诊断人工瓣瓣周脓肿的准确性（选择性系列研究）

第一作者及发表时间	研究入选标准	瓣膜数量	人工瓣比例	经胸超声		经食管超声	
				敏感性	特异性	敏感性	特异性
Daniel 1991	外科或尸检证实的心内膜炎	137	25%	13/46（28%）	90/91（99%）	40/46（87%）	87/91（96%）
Laffe 1990	外科或尸检证实的心内膜炎	7	—	5/7（71%）	—	—	—
Kayalis 1992	外科或尸检证实的心内膜炎	55	46%	13/24（54%）	—	24/24（100%）	—

Data from Daniel et al: N Engl J Med 324:795-800, 1991; Jaffe et al: J Am Coll Cardiol 15:1227-1233, 1990; Karalis et al: Circulation 86:353-362, 1992.

局限性 / 技术因素

活动期赘生物与治愈后赘生物的比较

一系列关于心内膜炎治疗的研究发现，随着治疗的进行，瓣叶赘生物的外形会逐渐减小、活动度会减低、回声强度会增加。但是，赘生物也可以突然从心腔内消失，引起栓塞；或者大小保持不变；或者经过一个急性事件后变大。因此，有活动性感染的心内膜炎患者如果最近发生过栓塞，则可以看不见赘生物。相反，既往有心内膜炎的患者，如果没有活动性感染，赘生物可以持续性保持不变。单纯超声既不能排除心内膜炎的诊断，也不能确定心内膜炎的诊断。超声检查需结合临床表现（发热、体循环栓塞、新出现杂音、心内膜炎的外周表现）和微生物的培养结果来诊断，具体见表 14-1。显然，超声检查也不能提供引起感染微生物的有关信息。尽管某种特定的病原菌（真菌、流感嗜血杆菌）可引起较大赘生物，但超声所见不能作为病因诊断的依据。

非细菌性血栓性心内膜炎

如同以前描述的恶性肿瘤和系统性红斑狼疮一样，非细菌性血栓性心内膜炎的超声心动图表现和感染性心内膜炎相似。虽然非细菌性血栓性心内膜炎的赘生物似乎更小、更接近瓣叶基底段，并且超声下密度不均匀，缺少独立运动模式，但正确诊断仍需要结合临床和微生物检查（图 14-18）。

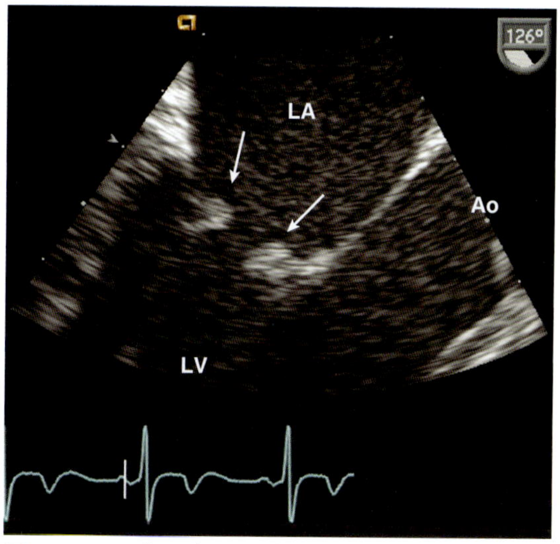

图14-18 一位49岁红斑狼疮患者，食管超声显示二尖瓣团块（箭头），提示非细菌性血栓性心内膜炎。

潜在瓣膜病的赘生物的诊断

心内膜炎常常发生于既往异常的瓣膜，因为局部血流紊乱增加了细菌微生物的驻留的可能性。当既往瓣膜病有明显的解剖异常时，例如主动脉瓣的二叶畸形，诊断瓣叶合并赘生物没有问题，但瓣叶异常也常常使确诊或排除诊断更加困难。例如主动脉瓣钙化狭窄，瓣叶上不规则的强回声既可能是赘生物形成，也可能是瓣叶的纤维化改变。看到团块的独立的快速运动模式和舒张期脱入左室流出道，则更有利于确诊，但缺少上述发现也不能排除赘生物形成。

另外，当二尖瓣黏液样变性时，超声发现单独的活动性团块附着于瓣叶上并于收缩期脱入左心房，既可能是赘生物，也可能是瓣叶连枷样变和腱索粘连。当瓣叶既往有病变时，TEE 检查可以改善图像质量，有利于确诊。任何情况下，结合临床表现仔细检查更有利于正确诊断。

人工瓣膜心内膜炎

对可疑人工瓣心内膜炎进行评估是比较困难的，有两个原因。第一，感染常发生在人工瓣的环形缝合部位，这导致赘生物回声不连续。第二，人工瓣的强回声干扰了超声检测其他的异常回声。经胸超声观察人工二尖瓣时有一个特殊问题，人工瓣的强回声覆盖了左心房，故瓣周脓肿和人工瓣的功能异常都很难被检测出来（见第 13 章）。人工主动脉瓣的声场阴影不是大问题，因为主动脉瓣的反流可以从心尖切面和胸骨旁切面进行评估，而且没有人工瓣的回声干扰。但是，由于人工瓣前半部分遮蔽后半部分，瓣叶的图像质量可能欠佳。

对于可疑人工瓣心内膜炎患者不能确诊时，经胸超声能提供诊断的线索。例如，由于声场阴影和彩色的伪像影响，彩色多普勒不能诊断反流，连续多普勒的仔细检查可以提供反流的信号（图 14-19 和 14-20）。对于重度反流的评估更要仔细，仅有反流形成但无法对反流进行定性的评估时，更要慎重。人工瓣功能异常其他的线索包括瓣膜前向血流速度增快（由于瓣膜反流造成前负荷增加）及肺动脉高压引起的三尖瓣反流速度增快。

无论任何时候，怀疑人工瓣心内膜炎时，都应该想到应用 TEE 检查（图 14-21 至 14-23）。除非经胸超声已经确诊或食管超声的结果不能改变患者的治疗，否则都应该进行食管超声检查，这项技术能保证诊断人工瓣心内膜炎、瓣周脓肿、人工二尖瓣反流的高敏感性和高特异性。

心内膜炎很少会因为感染瓣叶上的团块阻碍人工瓣的瓣叶开放而引起人工瓣的狭窄。而且，经胸超声很难发现感染引起的团块。人工瓣狭窄的诊断依据为跨瓣压差增加和瓣口面积减少（连续多普勒压力和减半时间测定）。

对具体患者而言，人工瓣的外形或者血流特征的变化比对某一点检测发现异常更有诊断意义。当患者临床表现正常，对比以前的检查结果有利于做出正确的诊断。

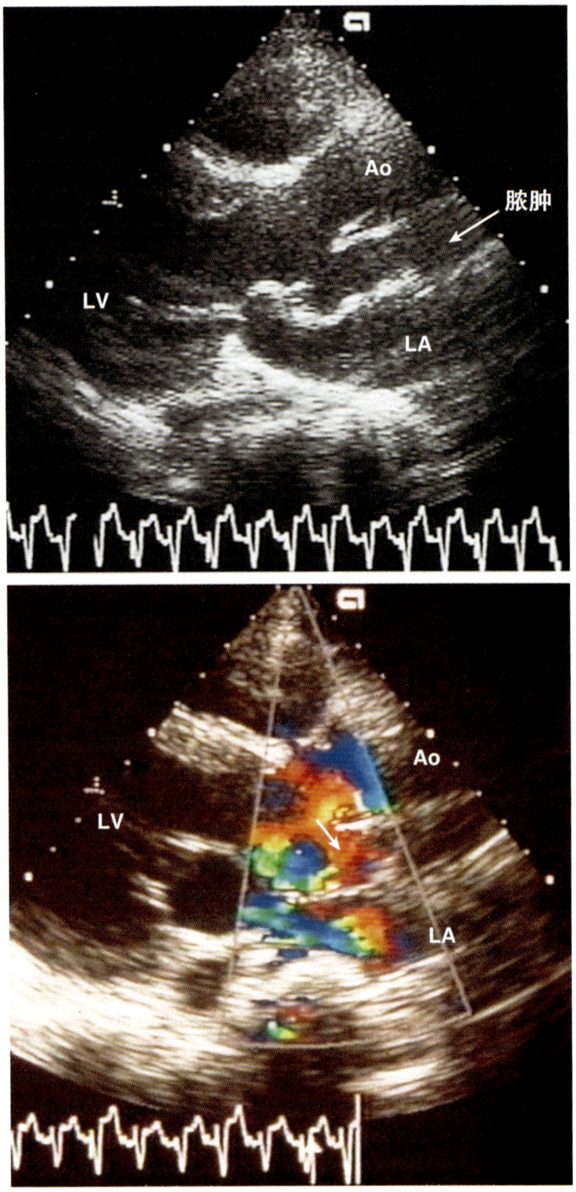

图14-19 既往因为感染性心内膜炎进行主动脉瓣置换术的24岁女性，再次由于金黄色葡萄球菌感染导致人工瓣后方的瓣周脓肿形成（或假性动脉瘤）。经胸超声胸骨旁短轴切面显示脓腔靠近左心房（*上图*）。彩色多普勒显示脓腔通过瘘管和左心房相通（*下图*）。

临床应用

可疑心内膜炎

尽管经食管超声在检测瓣膜赘生物方面比经

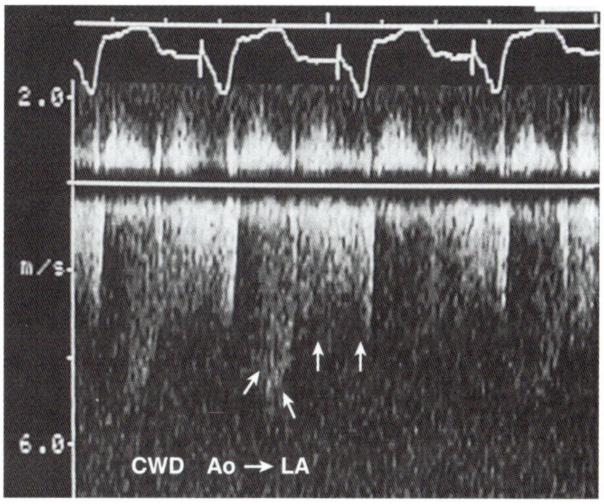

图14-20 同一患者（图14-19）连续多普勒显示在收缩期和舒张期（箭头）连续的高速血流，符合从高压（主动脉）到低压（左心房）腔有瘘管的表现。

胸超声更加敏感和特异，但经胸超声具有费用低廉和风险低的优点，故仍是低危患者的优先选择（图14-24）。基于经胸超声检测瓣膜赘生物的敏感性为80%，特异性为98%，其发现赘生物的阳性似然比为40（一个相当好的检查），而阴性似然比为0.2（只是一个一般性检查）。没有做超声检查前，如果一个患者诊断为心内膜炎的可能性为50%，经胸超声检查正常，其患心内膜炎的可能性将降至10%。相反，用敏感性为97%和特异性为91%的食管超声来诊断瓣膜赘生物，其阴性似然比为0.03，也就是说如果食管超声检查正常，则可以有把握地排除心内膜炎的诊断。如果一个患者术前诊断为心内膜炎的可能性为50%，食管超声检查正常，则其患心内膜炎的可能性将降至1.5%。但是食管超声会把一些东西误认为赘生物，其阳性似然比只是10.7，虽然不如经胸超声那么高，但仍然是一项相当不错的检查。

对于有心内膜炎高危因素或者经胸超声不能做出诊断的患者，食管超声检查是一项非常合适的选择（表14-4）。高危患者包括：人工瓣膜置换、先天性心脏病（CHD）、既往有心内膜炎、新出现的心力衰竭、新出现的房室传导阻滞和社区获得性葡萄球菌菌血症。对上述的高危患者，经胸超声也是需要的。其检查包括用CW测量高速血流、标准化测量心腔大小、评估左心室收缩功能和测量肺动脉压。对于经胸超声已经确诊赘生物的患者，食管超声检查也是合理的，特别是具有高危因素或有瓣周脓肿累及主动脉瓣时。如果患者有瓣周脓肿形成的迹象（包括持续性发热、反复的菌血症和新出现的房室传导阻滞）时，食管超声检查也是一个适合的选择。

心内膜炎患者的心功能评估

对于明确诊断的心内膜炎患者，超声心动图检查是一项非常重要的辅助检查，其有助于临床判断是否需要外科干预和近期及远期预后。超声心动图常常能清楚地确定哪一个或者多个瓣叶受感染。

超声心动图发现急性重度瓣膜反流和瓣周脓肿

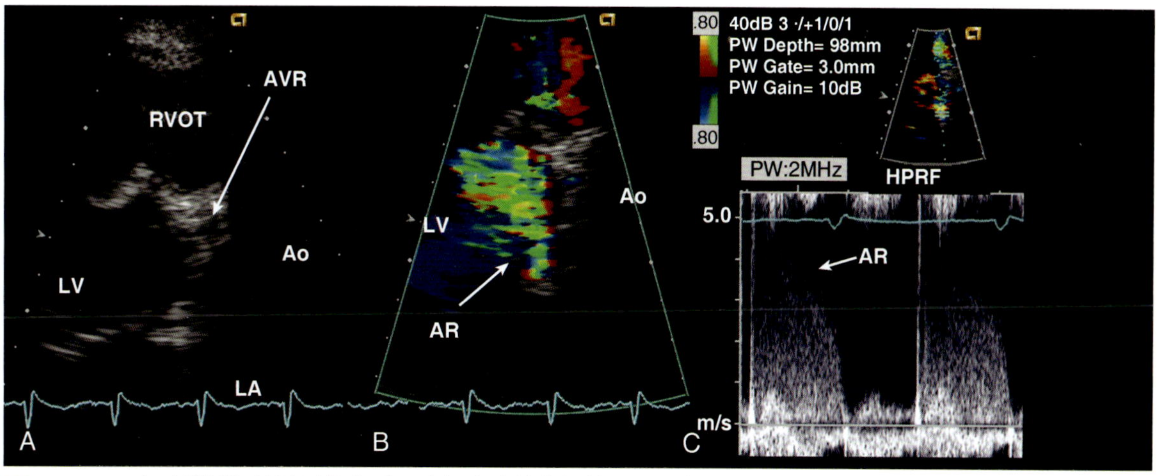

图14-21 A. 主动脉瓣机械瓣置换术后经胸超声胸骨旁长轴切面不容易显示清楚。B. 但彩色多普勒显示舒张期涡流，提示主动脉瓣反流起自人工瓣瓣环后方。C. 高脉冲重复频率（HPFR）多普勒证实高速血流信号起源于这个位置。

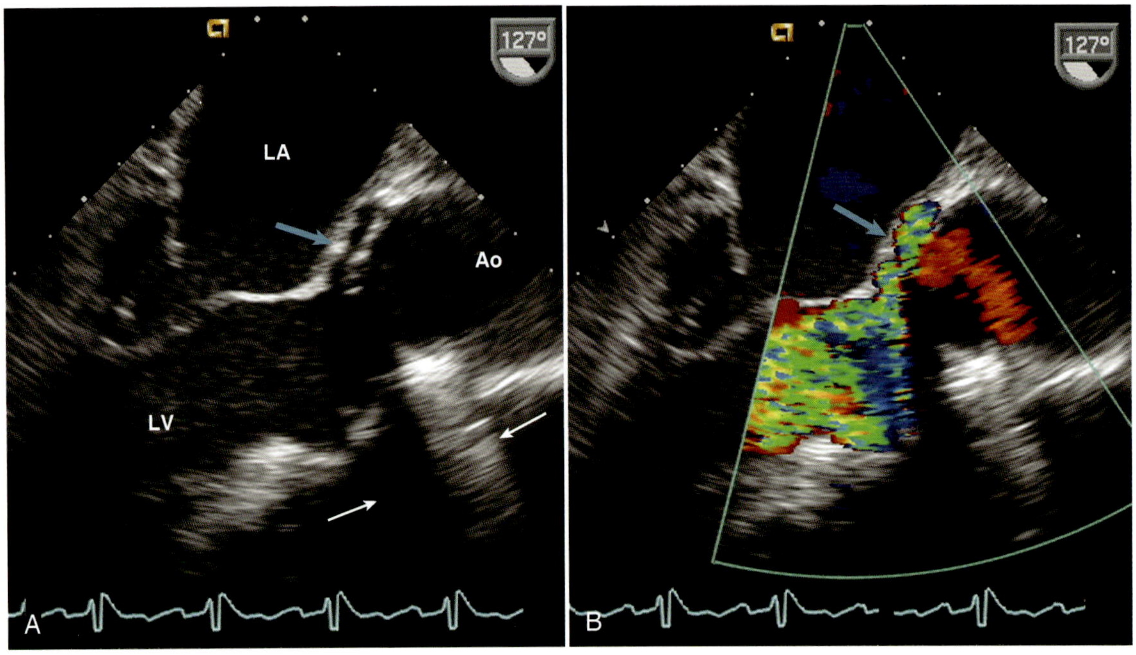

图14-22 同一患者（图14-21）TEE的长轴切面显示在二尖瓣前叶和人工主动脉瓣环之间有明显的缝隙（青色箭头）(**A**) 。但人工瓣前方因为瓣叶的强回声干扰而显示不清。**B**. 彩色多普勒显示异常回声区有舒张期异常血流，提示瓣周漏以及瓣叶开裂。

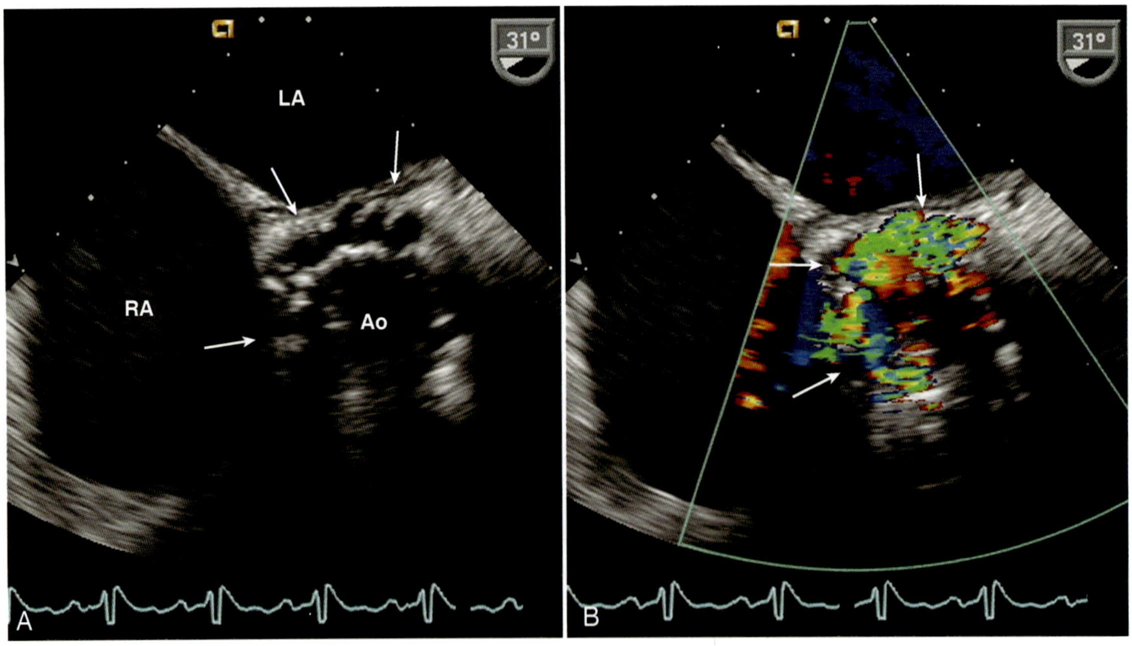

图 14-23 **A**. 同一患者（图 14-22）TEE 短轴切面显示环绕人工瓣后方的不规则的裂隙。**B**. 彩色多普勒证实瓣叶开裂及瓣周漏。

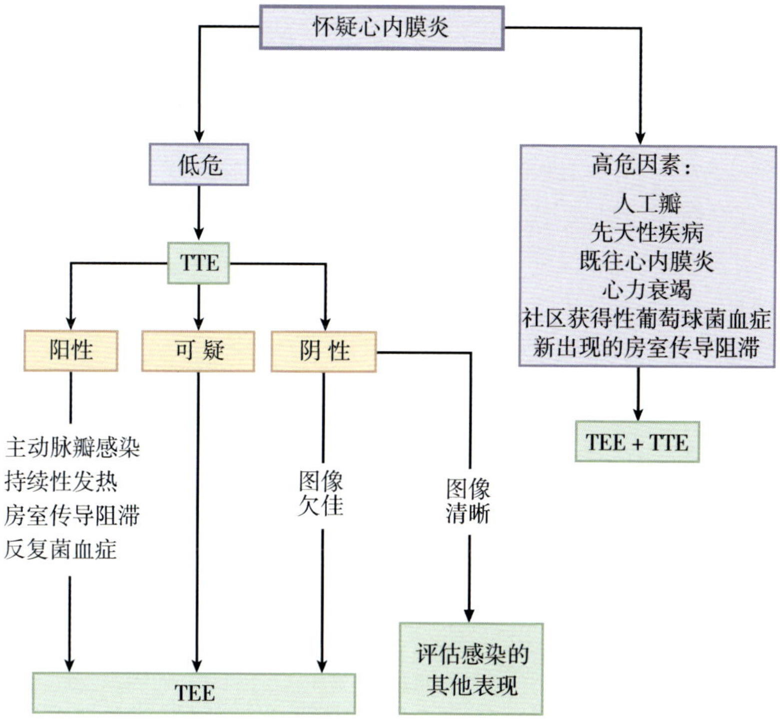

图14-24 超声心动图在心内膜炎诊断中作用的流程图。

是手术的明确适应证。结合超声心动图发现左心室功能异常、多个瓣叶受累、继发肺动脉高压将对决定手术方案和手术时间具有重要的指导意义。

反复发作的体循环栓塞是公认的瓣膜置换的适应证。但是手术和超声心动图检查的赘生物大小和外形的关系仍有争议。如果排除在超声检查前已经发生体循环栓塞的患者，几项研究都发现这样的趋势：赘生物直径超过 1cm 时，体循环栓塞有更高的发生率（图 14-25）。但是别的研究也有不同的结论。流感嗜血杆菌感染或者二尖瓣受累也可以增加体循环栓塞的发生率。最近有研究对心内膜炎患者进行连续的 TEE 检查，通过判断赘生物的大小来预测抗微生物治疗是否有效。但这种方法的性价比及患者的接受程度不明。

在当今时代，随着外科手术的快速发展，患者在早期就可以进行瓣膜置换手术，所以严重的反流和心力衰竭并不能预测患者的死亡率。随着抗生素治疗和适当的外科干预，引起住院患者死亡的危险因素已经改变为人工瓣的感染、体循环栓塞、金黄色葡萄球菌感染。患者的长期预后与以下因素有关：瓣膜损伤程度、慢性瓣膜反流对心功能和肺动脉压的影响以及再次发生心内膜炎的概率等。

表 14-4 ACC/AHA 2006 对感染性心内膜炎行超声心动图的推荐*

	TTE	TEE
可疑心内膜炎:		
1. 瓣膜赘生物的检测（血培养阳性或阴性）	推荐	
2. 有心脏疾病，血培养阳性，TTE 没有明确诊断		推荐
3. 无已知原因的持续的葡萄球菌血症		合理的
4. 医源性葡萄球菌菌血症		可以考虑
已知心内膜炎:		
1. 评价瓣膜血流动力学	推荐	推荐，如果 TTE 不能诊断
2. 检测和评估并发症（脓肿、穿孔、分流）	推荐	推荐
3. 高危患者瓣膜功能的再评估（包括器官受累较重，临床症状恶化，持续性发热或间歇性发热，新出现杂音，持续性菌血症）	推荐	
人工瓣心内膜炎:		
1. 诊断和检测并发症	优先选择 TEE	推荐
2. 人工瓣患者，有持续性发热而无菌血症或新的杂音	合理的	
3. 在抗生素治疗期间人工瓣心内膜炎的再评估，无临床恶化	可以考虑	
术前管理:		
1. 已知感染性心内膜炎患者的术前评估		推荐
2. 感染性心内膜炎行瓣膜手术患者的术中 TEE		推荐

*推荐：Ⅰ级；合理的：Ⅱa 级；可以考虑：Ⅱb 级。
TEE：经食管超声心动图；TTE：经胸超声心动图。
Derived from Bonow R et al.: Valve Disease Guidelines, 2006.
Table from Otto, Schwaegler: Echo Review Guide, Philadelphia: Elsevier/Saunders, 2007, p 260.

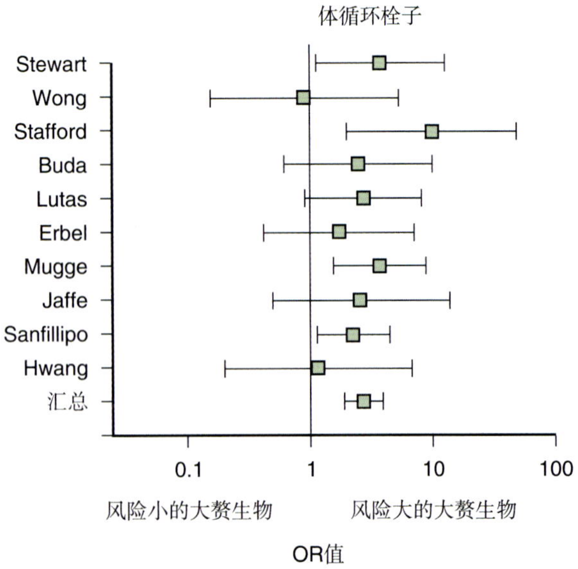

图14-25 超声测量赘生物大小和体循环栓塞风险的meta分析。10项研究中每一个研究的OR值和汇总结果的OR值及95%可信区间。OR值>1说明赘生物越大，体循环栓塞的风险越大。数据来自Stewart et al: Circulation 61:374-380, 1980; Wong et al: Arch Intern Med 143:1874, 1983; Stafford et al: Br Heart J 53:310-313, 1985; Buda et al: Am Heart J 112:1291, 1986; Lutas et al: Am Heart J 112:107, 1986; Erbel et al: Eur Heart J 9:43–53, 1988; Mugge et al: J Am Coll Cardiol 14:631, 1989: Jaffe et al: J Am Coll Cardiol 12:1227, 1990; Sanfillipo et al: J Am Coll Cardiol 18:1191–1199, 1991; Hwang et al: Cardiology 83:250–257, 1993. (Reprinted from Tischler MD, Vaitkus PT: The ability of vegetation size on echocardiography to predict clinical complications: a metaanalysis. J Am Soc Echocardiogr 10:562–568, 1997.)

（侯海军　译　齐　欣　校）

推荐阅读

总论

1. Cabell CH: Clinical decision making in patients with endocarditis: The role of echocardiography. In Otto CM (ed): The Practice of Clinical Echocardiography, 3rd ed. Philadelphia: Elsevier/Saunders, 2007, pp 501–515.
Review of the current role of echocardiography in management of the patient with suspected or known endocarditis. In addition to a review of the literature, this chapter provides useful tips on the echocardiographic approach with clear illustrations.
2. Haldar SM, O'Gara PT: Infective endocarditis: diagnosis and management. Nat Clin Pract Cardiovasc Med 3:310–317, 2006.
Concise review of the diagnostic criteria, imaging approach, antibiotic therapy, and management of complications in endocarditis. Indications for surgical intervention are discussed.
3. Bashore TM, Cabell C, Fowler V Jr: Update on infective endocarditis. Curr Probl Cardiol 31:274–352, 2006.
A comprehensive review of the epidemiology, pathophysiology, and clinical outcomes with infective endocarditis is followed by a detailed discussion of clinical diagnosis, echocardiographic diagnosis, and therapy.

临床诊断

4. Durack DT, Lukes AS, Bright DK: New criteria for diagnosis of infective endocarditis: Utilization of specific echocardiographic findings. Duke Endocarditis Service. Am J Med 96:200–209, 1994.
Proposed criteria for the clinical diagnosis of endocarditis as detailed in Table 14–1 incorporate echocardiographic findings as a key factor in the diagnosis. Includes validation of sensitivity and specificity of this approach compared to older diagnostic approaches. The Duke criteria are used at many medical centers.
5. Li JS, Sexton DJ, Mick N, et al: Proposed modifications to the Duke criteria for the diagnosis of infective endocarditis. Clin Infect Dis 30: 633–638, 2000.
Modification of the Duke criteria to eliminate nonspecific echocardiographic findings, add evidence for Q-fever as a major criteria, and change the major criteria for S. aureus *bacteremia to include any cause of bacteremia. Possible endocarditis is defined as one major plus one minor, or three minor criteria. Table 14–1 includes these modifications.*
6. Dodds GA, Sexton DJ, Durack DT, et al: Negative predictive value of the Duke criteria for infective endocarditis. Am J Cardiol 77:403–407, 1996.
In 405 episodes of suspected endocarditis, 52 were classified as "rejected" endocarditis based on the Duke criteria. With clinical outcome used as the standard of reference, none of these patients subsequently developed endocarditis, although one had possible endocarditis at autopsy, indicating a negative-predictive value of the Duke criteria of at least 92%.

超声心动图诊断

7. Daniel WG, Mugge A, Grote J, et al: Comparison of transthoracic and transesophageal echocardiography for detection of abnormalities of prosthetic and bioprosthetic valves in the mitral and aortic positions. Am J Cardiol 71:210–215, 1993.
Detection of prosthetic valve endocarditis was enhanced by TEE imaging. Of 148 prosthetic valves, 124 were abnormal at surgery or autopsy (33 endocarditis, 8 thrombi, and 83 degeneration). Endocarditis was correctly identified in 12 of 36 (36%) by TTE and 27 of 33 (82%) by TEE.
8. Lowry RW, Zoghbi WA, Baker WB, et al: Clinical impact of transesophageal echocardiography in the diagnosis and management of infective endocarditis. Am J Cardiol 73:1089–1091, 1994.
In 93 consecutive patients undergoing TEE imaging for suspected endocarditis, the negative predictive value of TEE was 100% for native valves and 90% for prosthetic valves. TEE resulted in a change in the subsequent diagnostic or therapeutic plan in greater than 90% of patients.
9. Lindner JR, Case RA, Dent JM, et al: Diagnostic value of echocardiography in suspected endocarditis: an evaluation based on the pretest probability of disease. Circulation 93:730–736, 1996.
This study suggests that echocardiography is not necessary in patients with a low pre-test likelihood of the diagnosis. In those with an intermediate or high pre-test likelihood (positive blood cultures plus new murmur or predisposing heart disease), TTE should be performed first. TEE is needed primarily when the TTE study is technically inadequate, indicates an intermediate probability of endocarditis, or a prosthetic valve is present.
10. Heidenreich PA, Masoudi FA, Maini B, et al: Echocardiography in patients with suspected endocarditis: A cost-effectiveness analysis. Am J Med 107:198–208, 1999.
The effect of TTE and TEE imaging on quality-adjusted life years was evaluated using a decision tree and Markov model. With a pre-test likelihood between 4% and 60%, as commonly seen in clinical practice, TEE results in lower costs and improved outcomes compared with TTE. TTE alone was useful only in patients with a very low pre-test likelihood.
11. Chirillo F, Pedrocco A, De Leo A, et al: Impact of harmonic imaging on transthoracic echocardiographic identification of infective endocarditis and its complications. Heart 91:329–333, 2005.
Detection of valvular vegetations on TTE imaging was improved with harmonic imaging. However, paravalvular abscess often was missed on a TTE examination, even with harmonic imaging, when compared to TEE diagnosis.
12. Kort S: Real-time 3-dimensional echocardiography for prosthetic valve endocarditis: Initial experience. J Am Soc Echocardiogr 19:130–139, 2006.
The potential value of real-time 3D imaging for diagnosis of prosthetic valve endocarditis is illustrated in four case examples.

瓣周感染

13. Daniel WG, Mugge A, Martin RP, et al: Improvement in the diagnosis of abscesses associated with endocarditis by transesophageal echocardiography. N Engl J Med 324:795–800, 1991.
In 118 consecutive patients with endocarditis, 44 (37%) had surgical or autopsy evidence of abscess formation. Abscesses were more common with infection with Staphylococcus (52% of cases) and with aortic valve involvement. The hospital mortality rate in patients with an abscess was 23% versus 14% in the remainder of the study group. TEE imaging was much more sensitive than TTE for diagnosis of paravalvular abscess.
14. Karalis DG, Bansal RC, Huack AJ, et al: Transesophageal echocardiographic recognition of subaortic complications in aortic valve endocarditis: Clinical and surgical implications. Circulation 86:353–362, 1992.
Detailed description (with illustrations) of the patterns of paravalvular and subaortic abscess formation in patients with aortic valve endocarditis. The authors note that eccentric jets of mitral regurgitation in patients with aortic valve endocarditis raise the possibility of involvement (perforation) of the anterior mitral leaflet by the infectious process.
15. Hill EE, Herijgers P, Claus P, et al: Abscess in infective endocarditis: the value of transesophageal echocardiography and outcome: A 5-year study. Am Heart J 154: 923–928, 2007.
In 115 endocarditis patients, abscess was found at surgery in 44 (38%) patients. Of these 44 abscesses, only 21 (48%) were detected preoperatively on TEE imaging. False-negative TEE studies most often were related to location of the abscess adjacent to mitral annular calcification or with prosthetic valve dehiscence.
16. Anguera I, Miro JM, Vilacosta I, et al: Aorto-cavitary fistulous tract formation in infective endocarditis: Clinical and echocardiographic features of 76 cases and risk factors for mortality. Eur Heart J 26:288–297, 2005.
The prevalence of a fistula from the aorta to a cardiac chamber was 1.6% in a series of 4681 adults with endocarditis, occurring in

0.4% of intravenous drug users, 1.8% of other native valve endocarditis patients, and 3.5% of prosthetic valve endocarditis cases. The fistula was detected on TTE in only 53% of cases but was seen on TEE in 97%. The fistula was frequently accompanied by an abscess, originated equally from all three aortic sinuses, and entered all four cardiac chambers in equal proportions. Overall mortality in patients with an aorto-cavity fistula was 41% despite surgical intervention in 87% of cases.

栓塞事件的危险

17. Steckelberg JM, Murphy JG, Ballard D, et al: Emboli in infective endocarditis: The prognostic value of echocardiography. Ann Intern Med 114:635–640, 1991.
In 207 patients with endocarditis, the likelihood of first embolic events was 6.2 per 1000 patient days (95% confidence interval, 4.2–9.2). The risk of embolic events was related to infection with Streptococcus viridans infections but not to vegetation size. The likelihood of embolization decreased over time, falling to 1.2 per 1000 patient days after 2 weeks of therapy.

18. Sanfilippo AJ, Picard MH, Newell JB, et al: Echocardiographic assessment of patients with infectious endocarditis: prediction of risk for complications. J Am Coll Cardiol 18:1191–1199, 1991.
In 204 patients with endocarditis, multivariate predictors of complications (persistent fever, congestive heart failure, systemic emboli, surgery, and mortality) were vegetation size, extent, and mobility. The authors propose an echo score for vegetation appearance to predict the likelihood of complications.

19. Di Salvo G, Habib G, Pergola V, et al: Echocardiography predicts embolic events in infective endocarditis. J Am Coll Cardiol 37:1069–1076, 2001.
In 178 patients with endocarditis, embolic events occurred in 37% when a careful search for both clinical and silent embolic events was performed. On multivariate analysis, the only predictors of embolic events were vegetation length and mobility. In the 30 patients with large (>15 mm) mobile vegetations, embolic events occurred in 83%.

20. Vilacosta I, Graupner C, San Roman JA, et al: Risk of embolization after institution of antibiotic therapy for infective endocarditis. J Am Coll Cardiol 39:1489–1495, 2002.
In 217 episodes of left-sided endocarditis, 13% had embolic events after initiation of antibiotic therapy (within 2 weeks in 65%). Risk factors for embolism were an increasing vegetation size despite antibiotic therapy, mitral valve involvement, infection with Staphylococcus, and embolization before the onset of antibiotic therapy.

21. Thuny F, Di Salvo G, Belliard O, et al: Risk of embolism and death in infective endocarditis: Prognostic value of echocardiography: A prospective multicenter study. Circulation 112: 69–75, 2005.
In 384 consecutive endocarditis patients, embolism occurred in a total of 34%, with 7.5% having embolic events after initiation of antibiotic therapy. The risk of total embolic events was higher with infection with S. aureus or Streptococcus bovis. However, vegetation length > 1 cm and vegetation mobility were independent predictors of embolic events on antibiotic therapy. Vegetation length > 1.5 cm also predicted higher 1-year mortality.

22. Dickerman SA, Abrutyn E, Barsic B, et al: The relationship between the initiation of antimicrobial therapy and the incidence of stroke in infective endocarditis: an analysis from the ICE Prospective Cohort Study (ICE-PCS). Am Heart J 154:1086–1094, 2007.
The incidence of stroke in adults with endocarditis in the first week after diagnosis is 4.82/1000 patient days, but this incidence falls to 1.71/1000 patient days after 1 week of therapy and continues to decline with further therapy. In the 1437 patients, only 3.1% suffered a stroke. These data suggest surgical intervention is not appropriate solely for prevention of embolic events.

人工瓣膜和瓣架感染

23. Lo R, D'Anca M, Cohen T, Kerwin T: Incidence and prognosis of pacemaker lead-associated masses: a study of 1,569 transesophageal echocardiograms. J Invasive Cardiol 18:599–601, 2006.
In a series of 1569 TEE studies, pacer leads were visualized in the right heart in 125 patients. An echogenic mass was seen attached to the pacer lead in 12% of these patients and was probably due to endocarditis in 60%. Treatment included antibiotics alone (6 of 9 cases) or antibiotics plus lead extraction (3 cases). In the 5% of patients with a pacer lead-associated mass but no other clinical evidence of endocarditis, management included anticoagulation or watchful waiting; there were no adverse outcomes in this subset of patients.

24. Habib G, Thuny F, Avierinos JF: Prosthetic valve endocarditis: current approach and therapeutic options. Prog Cardiovasc Dis 50:274–281, 2008.
This review summarizes the clinical presentation, diagnosis and management of prosthetic valve endocarditis. Diagnosis is more difficult than in patients with native valve disease, and TEE is needed in nearly all patients to evaluate for prosthetic valve periannular infection. Clinical outcomes remain poor, and surgical intervention often is needed.

非细菌性血栓性心内膜炎

25. Roldan CA: Echocardiographic findings in systemic disease characterized by immune-mediated injury. In Otto CM (ed): The Practice of Clinical Echocardiography, 3rd ed. Philadelphia: Elsevier/Saunders, 2007, pp 877–901.
Excellent summary of echocardiographic findings that might be mistaken for endocarditis including findings in patients with systemic lupus erythematosus, rheumatoid arthritis, ankylosing spondylitis, scleroderma, and other connective tissue disorders. Detailed tables and illustrations. 172 references.

26. Roldan CA: Valvular and coronary disease in systemic inflammatory diseases: Systemic disorders in heart disease. Heart 94:1089–1101, 2008.
A concise review of the cardiac findings in patients with systemic lupus erythematosus, rheumatoid arthritis, ankylosing spondylitis, scleroderma, polymyositis/dermatomyositis, and mixed connective tissue disease

27. Roldan CA, Shively BK, Crawford MH: An echocardiographic study of valvular heart disease associated with systemic lupus erythematosus. N Engl J Med 335:1424–1430, 1996.
Valvular abnormalities were seen on echocardiography in two thirds of 69 patients with lupus. Valve thickening was most common, but vegetations were seen in 43% and significant valvular regurgitation was seen in 25%. Echocardiographic findings often changed on follow-up examination, with some patients having resolution of valvular abnormalities and others having increased valve dysfunction.

28. Edoute Y, Haim N, Rinkevich D, et al: Cardiac valvular vegetations in cancer patients: A prospective echocardiographic study of 200 patients. Am J Med 102:252–258, 1997.
In 200 ambulatory patients with solid tumors, echocardiography showed valvular vegetations (most often on the aortic or mitral valve) in 19% of patients. Cardiac abnormalities were most common in patients with carcinoma of the pancreas and lung and with lymphoma. Systemic thromboembolism occurred in 11% of the total study group.

29. Asopa S, Patel A, Khan OA, et al: Non-bacterial thrombotic endocarditis. Eur J Cardiothorac Surg 32:696–701, 2007.
In-depth review of the epidemiology, pathophysiology, clinical presentation, diagnosis, and management of nonbacterial thrombotic endocarditis. The role of echocardiography in patients with clinical findings suggesting endocarditis is emphasized. 41 references.

长期预后

30. Delahaye F, Alla F, Béguinot I, et al; AEPEI Group: In-hospital mortality of infective endocarditis: Prognostic factors and evolution over an 8 year period. Scand J Infect Dis 39:849–857, 2007.

In 559 cases of definite endocarditis, in-hospital mortality was 17%. Multivariate predictors of mortality were heart failure, immunosuppression, diabetes, left-sided endocarditis, septic shock, coma scale score, cerebral hemorrhage, and C-reactive protein levels. Infection with S. aureus was not a predictor of outcome in this cohort.

31. San Román JA, López J, Vilacosta I, et al: Prognostic stratification of patients with left-sided endocarditis determined at admission. Am J Med 120:369.e1–369.e7, 2007.

High-risk patients with left-sided endocarditis can be identified at admission as those with heart failure, S. aureus infection, or para-annular complications.

32. Hill EE, Herijgers P, Claus P, et al: Infective endocarditis: changing epidemiology and predictors of 6 month mortality: a prospective cohort study. Eur Heart J 28:196–203, 2007.

In 193 patients with 203 episodes of definite endocarditis, 6-month mortality was 22%, but mortality was highest in those who had contraindications to surgical intervention (74%), lowest in those treated medically without a surgical indication (7%), and intermediate in the 63% of the total who underwent surgery (16%). The most common indications for surgery were heart failure, severe valve regurgitation, failure of medical therapy, perivalvular extension, and large vegetations with high embolic risk. Comorbidities that precluded surgical intervention included poor cardiopulmonary status and major cerebrovascular events. Predictors of 6-month mortality on multivariate logistic regressions analysis were age, causative organism, and treatment group. Compared with historical series, more patients now have prosthetic valve endocarditis or nosocomial sources of infection, and more patients undergo surgical intervention.

33. Yoshinaga M, Niwa K, Niwa A, et al: Risk factors for in-hospital mortality during infective endocarditis in patients with congenital heart disease. Am J Cardiol 101:114–118, 2008.

In a retrospective, observational cohort study, 137 patients (mean age 12 years, range 1 month to 62 years) with congenital heart disease met criteria for definite endocarditis by the modified Duke criteria. Independent risk factors for mortality were vegetation size ≥ 20 mm, age <1 year, heart failure, and infection with S. aureus. Surgical intervention was associated with a lower in-hospital mortality (odds ratio 0.045, 95% confidence interval 0.003–0.70)

临床指南

34. Baddour LM, Wilson WR, Bayer AS, et al: Infective endocarditis: diagnosis, antimicrobial therapy, and management of complications: A statement for healthcare professionals from the Committee on Rheumatic Fever, Endocarditis, and Kawasaki Disease, Council on Cardiovascular Disease in the Young, and the Councils on Clinical Cardiology, Stroke, and Cardiovascular Surgery and Anesthesia, American Heart Association: endorsed by the Infectious Diseases Society of America. Circulation 111:e394–e434, 2005.

This comprehensive document reviews the literature and presents the American Heart Association scientific statement on diagnosis and management of endocarditis. The role of echocardiography is discussed in detail, including a flow chart of the use of TTE versus TEE imaging when endocarditis is suspected. Medical and surgical therapy also are reviewed. 281 references.

5. Wilson W, Taubert KA, Gewitz M, et al: Prevention of infective endocarditis: guidelines from the American Heart Association: a guideline from the American Heart Association Rheumatic Fever, Endocarditis, and Kawasaki Disease Committee, Council on Cardiovascular Disease in the Young, and the Council on Clinical Cardiology, Council on Cardiovascular Surgery and Anesthesia, and the Quality of Care and Outcomes Research Interdisciplinary Working Group. Circulation 116:1736–1754, 2007.

Endocarditis prophylaxis is no longer recommended for most patients with native valvular heart disease undergoing dental or other procedures. Endocarditis prophylaxis continues to be recommended in high-risk patients, including those with:

- *Prosthetic cardiac valve or prosthetic material used for cardiac valve repair*
- *Previous infective endocarditis*
- *Congenital heart disease (CHD) as follows:*
  - *Unrepaired cyanotic CHD including palliative shunts and conduits*
  - *Completely repaired CHD with prosthetic material or device, whether placed by surgery or catheter intervention, during the first 6 months after the procedure*
  - *Repaired CHD with residual defects at the site or adjacent to the site of a prosthetic patch or prosthetic device (which inhibit endothelialization)*
- *Cardiac transplant recipients who develop cardiac valvulopathy*

15 心脏占位及潜在心源性栓塞

心脏占位是指心腔内或紧邻心脏的异常结构。有三种基本类型：

- 肿瘤
- 血栓
- 赘生物

异常占位病变需与一些正常心脏结构的非寻常征象相鉴别——后者可被误认为明显“占位”。与其他断层影像技术比较，超声心动图具备动态评价心腔内占位的优势，因此既可评估占位的解剖范围，又可评价其生理后果。另外，可对易形成占位的相关异常（如赘生物引起的瓣膜反流）和条件（如心尖室壁瘤致左心室血栓、风湿性二尖瓣狭窄致左心房内血栓）进行评估。超声心动图的劣势包括某些患者图像质量不佳，与计算机断层扫描（CT）及磁共振成像（MRI）图像比较相对视角窄小，存在误将超声伪像当做解剖占位的可能性。

基本原理

确定可能心脏占位的第一步是确定超声心动图所见是一个真正的肿物，而非超声伪像。正如第 1 章所讨论的那样，伪像的形成与电子干扰、超声探头 / 系统的固有特性或各种影响反射超声波信号成像的物理因素有关。这些因素包括声束宽度干扰、近场震荡及多通道干扰等。选择合适探头、扫描技术以及多声窗评价会有助于对真正的解剖结构与人造伪像进行鉴别。

除了超声伪像，有几种正常结构以及正常变异可被误认为心脏占位（表 15-1）。在心室内，正常肌小梁、异常肌小梁或腱索（心室网状结构或假腱索）（图 15-1）、肌束（如调节束）或乳头肌等均可能被误认为异常结构。

瓣膜解剖包括广泛变异，正常结构的形态（常不被认识）如主动脉瓣结节（阿郎希乌斯结节）有

表 15-1 可能被误认为异常占位的心脏结构

左心房	扩张的冠状静脉窦（永存左位上腔静脉）
	左上肺静脉和左心耳之间的嵴
	心脏移植后心房内缝合线
	来自主动脉瓣钙化、人工瓣膜以及心房周围其他回声靶标的声束伪像
	房间隔瘤
右心房	终嵴
	Chiari 网（欧氏瓣残留）
	房间隔内脂肪瘤样增生
	右心耳小梁
	心脏移植后心房内缝合线
	起搏导线、Swan-Ganz 导管或中心静脉管
左心室	乳头肌
	左室网状结构
	显著心尖肌小梁
	显著二尖瓣环钙化
右心室	调节束
	乳头肌
	起搏导线或 Swan-Ganz 导管
主动脉瓣	阿郎希乌斯结节
	Lambl 赘生物
	舒张期瓣膜基底部正面观
二尖瓣	冗长的腱索
	黏液变的二尖瓣组织
肺动脉	左心耳（紧邻肺动脉）
心包	心外膜脂肪组织
	慢性心包积液时纤维素沉积

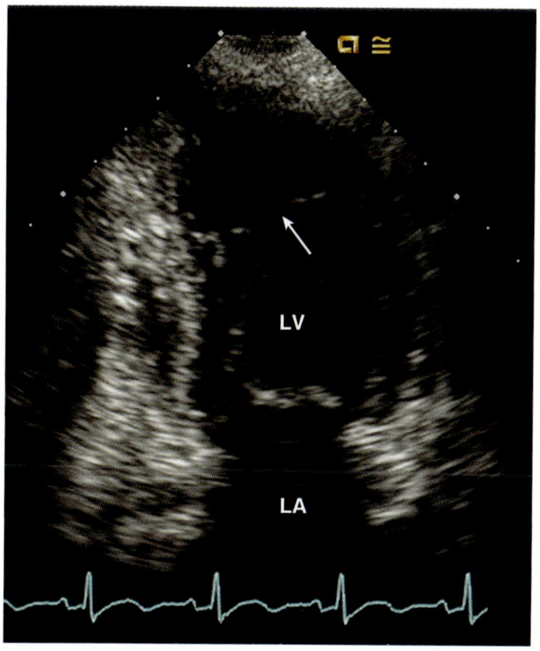

图15-1 一例35岁妇女未见异常的超声心动图，心尖四腔切面显示左心室异常肌小梁或网状结构，箭头所示。

时会被错误地认为心脏肿物。瓣体如果被垂直扫描 [(相当于正面观察（*en face*）瓣体部位] 可被显示为占位。在心房内，腔静脉入口处的正常嵴（图 15-2 和 15-3）、正常肌小梁（图 15-4）、术后改变（图 9-33 移植后改变）以及心房周围结构导致的心房游离壁轮廓变形（图 15-5），均可被错误地诊断为心脏占位。

超声心动图对心腔内占位的确定性诊断依赖于：

- 高清晰的图像质量：需要应用高频（5 或 7.5 MHz）短焦距探头来经胸评价心尖部，应用经食管超声心动图来评价心底结构（如左心房、二尖瓣）
- 整个心动周期内，经多声窗观察识别同一解剖区域的心脏占位，这样可以尽量避免超声伪像
- 了解正常的心脏结构、正常变异，以及类似心脏占位的手术后改变
- 在做最终超声诊断时应结合其他的超声表现（如怀疑左心房血栓时伴随风湿性二尖瓣狭窄和左心房扩大）和临床资料

一旦明确心脏占位的诊断后，下一步要做的就是明确占位可能的性质：肿瘤、赘生物还是血栓。单纯依靠超声征象通常不能做出明确的诊断，因为占位结构的显微和细菌特性不能确定。但结合超声影像特征、临床资料、超声辅助征象可作出相对合理且安全的诊断。

感染性心脏占位

感染性心脏占位包括瓣膜赘生物，这可在感染性心内膜炎的患者见到（细菌和真菌）。非感染性赘生物可见于非细菌血栓性内膜炎（消耗性心内膜

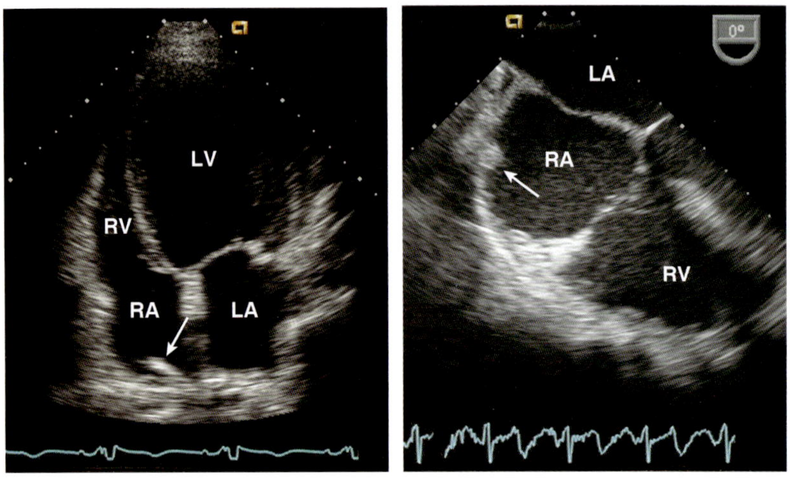

图15-2 右心房正常终嵴形态（箭头）。*左图为经胸超声心动图心尖四腔心切面，右图为经食管超声心动图。*

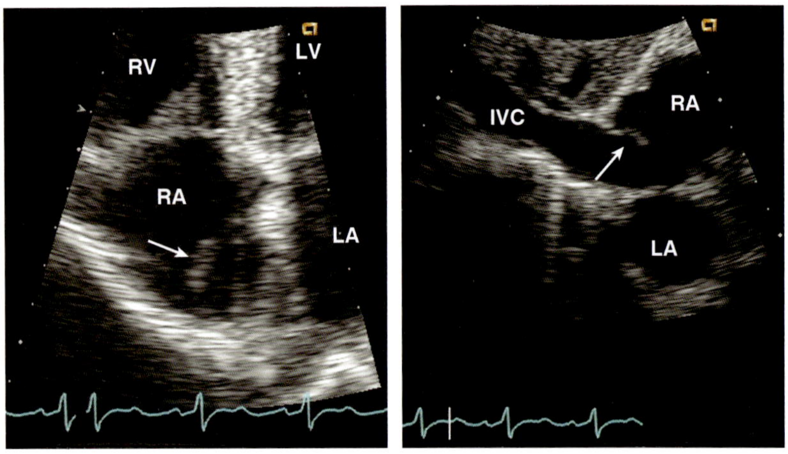

图 15-3 心尖四腔心切面在下腔静脉进入右心房的入口处可见明显的瓣膜（左），可被误认为心脏占位；剑下切面（右）可更加清楚地显示下腔静脉（IVC）及瓣膜（箭头）。

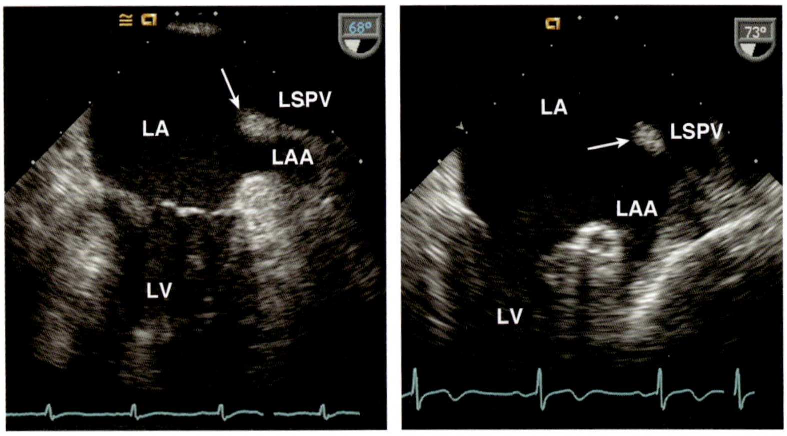

图15-4 左上肺静脉（LSPV）和左心耳（LAA）之间的嵴可被误认为占位，经食管超声图像显示两个不同患者的这一嵴（箭头），有时该嵴在胸骨旁短轴切面和心尖两腔心切面非常明显。

炎）。赘生物通常形态不规则，附着于瓣膜的上游侧（即二尖瓣的左心房侧，主动脉瓣的左心室侧），运动混乱（与瓣膜自身的运动不同）（图 14-1 和 14-2）。瓣膜反流常常出现，但并非总是伴有心内膜炎。由赘生物所导致的狭窄非常少见。瓣周脓肿可表现为心脏占位，可能在经胸超声心动图（TTE）上难以识别，但经食管超声心动图（TEE）对其诊断有非常高的敏感性和特异性。感染性心脏占位在

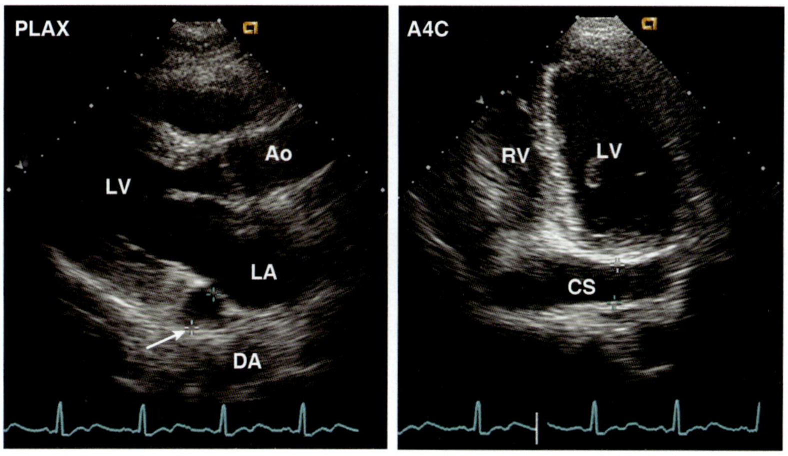

图15-5 胸骨旁长轴切面显示永存左上腔静脉导致左心房后方的冠状静脉窦（CS）扩张（左）。如果窦壁回声缺失，左心房的异常轮廓可能被误认为心房占位。旋转探头至低位四腔心切面显示冠状静脉窦与右心房连接（右）。DA：降主动脉。

第 14 章详细讨论。

心脏肿瘤

非原发性

非原发性心脏肿瘤是原发性心脏肿瘤的近 20 倍。肿瘤可通过邻近恶性肿瘤（肺、乳腺）直接侵犯、淋巴传播或从远处转移而来（淋巴瘤、黑色素瘤）。恶性肿瘤患者的尸体解剖系列研究显示有接近 10% 的病例心脏受累及，尽管在临床上能识别的心脏受累并非常见。黑色素瘤心包转移的发生率最高，但鉴于黑色素瘤患者相对很少，心脏肿瘤更可能代表更加普遍的恶性肿瘤，见表 15-2。

几乎 3/4 的心脏转移瘤是源于肺、乳腺或是血源性恶性肿瘤。与获得性免疫缺陷综合征有关的淋巴瘤可频繁且广泛地累及心脏。

非原发性心脏肿瘤可通过以下方式作用于心脏：

- 侵犯心包、心外膜、心肌或心内膜
- 产生生物活性物质；或
- 治疗的心脏毒性效应（如放疗或化疗）。

心脏恶性肿瘤最常侵及心包和心外膜（接近 75% 的转移性心脏疾病），表现为心包积液，有或没有心脏压塞的生理过程（图 15-6 和 15-7）。因为

表 15-2 成人心脏转移瘤的来源（按频率排列）

肺
淋巴
乳腺
白血病
胃
黑色素瘤
肝
结肠

Data from Abraham KP, Reddy V, Gattuso P: Neoplasms metastatic to the heart: Review of 3314 consecutive autopsies. Am J Cardiovasc Pathol 3:195–198, 1990.

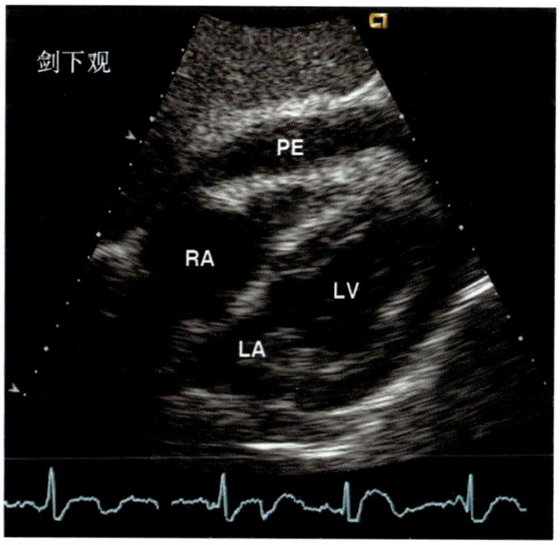

图15-6 56岁男性表现出不适和乏力，被诊断为心脏压塞。剑下观显示中等量的心包积液（PE）伴随右心受压。行治疗性心包穿刺术细胞学检查发现恶性细胞，符合腺癌。转移瘤多侵犯心包，尽管以心脏压塞为首发症状并不多见。

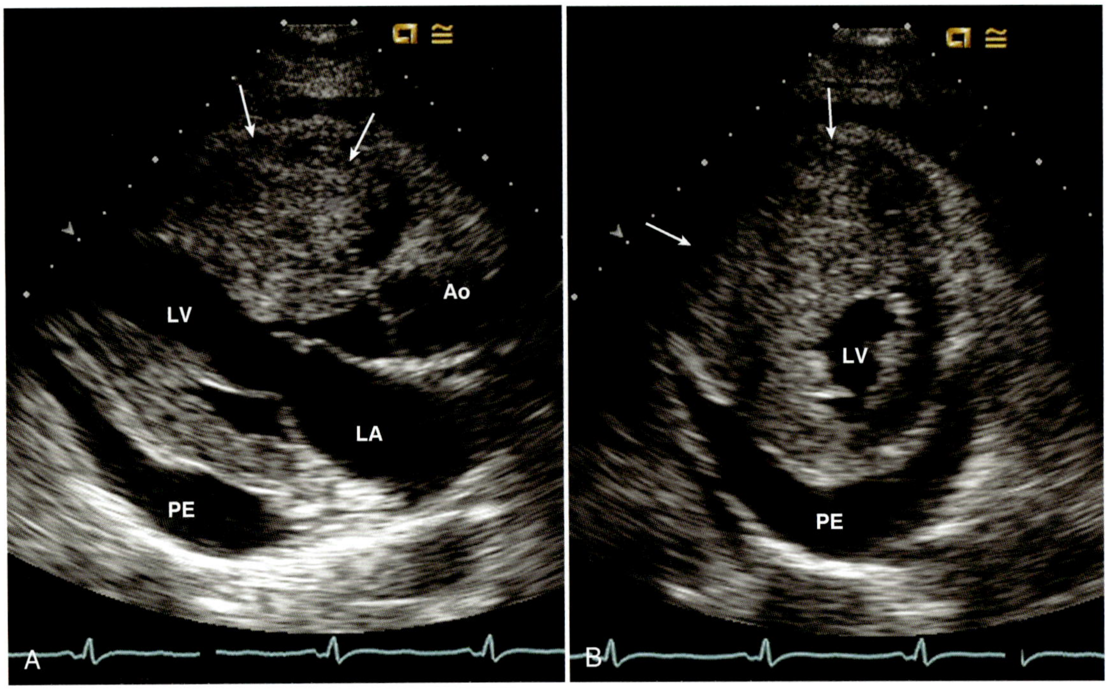

图15-7 肝细胞癌转移累及心肌，右心室游离壁显著增厚（箭头），胸骨旁长轴（**A**）和短轴（**B**）切面可见右心室腔几乎闭塞。可以看到心包积液（PE）。

大多数情况下，超声心动图明确心包积液的病因是不可能的，对已知患恶性肿瘤的患者发现心包积液（特别是心脏压塞）应提示临床医生心脏受累及的可能性。确定诊断需要检查心包积液以及（如果需要）心包活检。对已知恶性肿瘤患者的心包积液鉴别诊断包括放射性心包炎和特发性心包炎（这在癌症患者很常见），以及转移性疾患。恶性心包积液初始诊断后，应反复进行超声心动图检查以评估治疗干预效果及随访复发的积液。

转移性肿瘤侵及心肌的概率虽低于心包，但的确会发生，尤其是淋巴瘤或黑色素瘤患者。心肌内占位可突入或压迫心室腔，导致血流动力学损害。心内膜受累很少见到。

肾细胞癌沿下腔静脉向上蔓延应该是被超声心动图工作者所认识的一种肿瘤侵及心脏的特殊类型（图 15-8 和图 15-9）。肿瘤的指状凸起可从下腔静脉突入右心房，可逆向追溯肿瘤至肾（从剑下切面）。为了充分描述肿瘤的范围，需要结合其他的广角成像技术。子宫肿瘤有时也会呈现同样方式。

肿瘤也可间接影响心脏结构，如类癌心脏病所见（图 15-10）。肝内转移性类癌组织产生生物活性物质，包括 5- 羟色胺，它会导致右心系统瓣膜及心内膜异常。典型改变包括三尖瓣和肺动脉瓣的增厚、收缩及僵硬，常导致瓣膜反流，或者瓣膜狭窄（不常见）。左侧瓣膜受累非常少见，可能是由于活性分子经肺循环后浓度减低。虽然转移性类癌疾病非常少见，但超声心动图所见是特定的，可能使以前未予以考虑本病的患者得以确诊。尽管仅有 1/3 的类癌患者累及心脏，但一半的死亡是缘于三尖瓣反流所致的心力衰竭。

原发性

与体内各处的肿瘤一样，心脏原发性良性与恶性肿瘤的鉴别依靠其组织病理特征、侵犯邻近组织的趋势或远处转移能力（表 15-3）。尽管 75% 左右的原发肿瘤为良性，如果阻挡正常血流方式，病理为良性的肿瘤可会产生恶性的血流动力学后果。因此，超声心动图检查包括明确心脏肿瘤的解剖范围及其生理结果。

良性原发性心脏肿瘤

黏液瘤占原发性心脏肿瘤的 27%。心脏黏液瘤多为单发，起源于房间隔的卵圆孔处，突入左心房

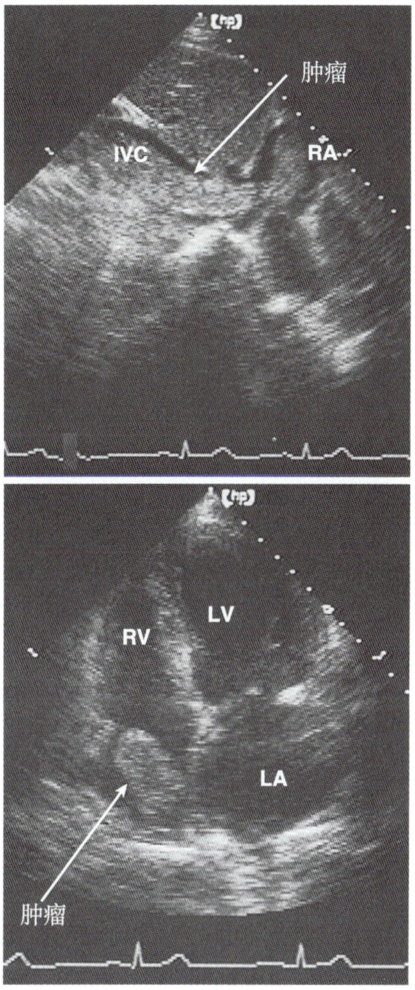

图 15-8 剑下切面显示肾细胞癌沿下腔静脉（IVC）向上延伸（*上图*）；在心尖四腔心切面（*下图*）突入右心房，并跨过三尖瓣进入右心室。这个肿瘤在外科手术时被摘除。

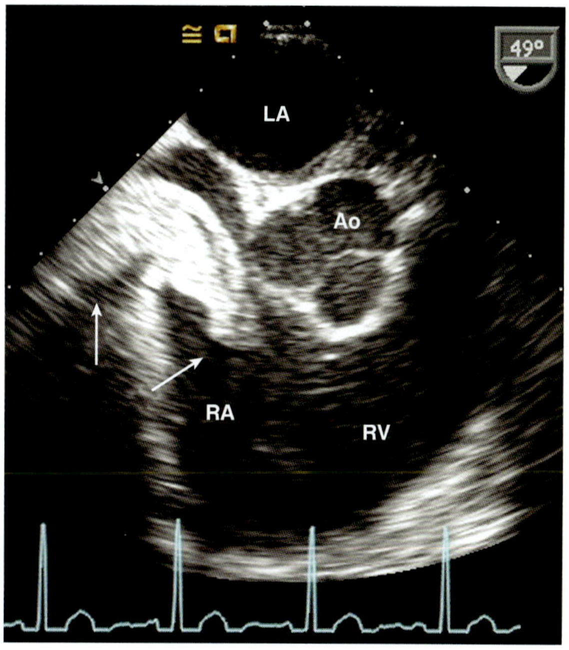

图15-9 在另外一不同的肾细胞癌患者，TEE影像显示肿瘤从下腔静脉延伸入右心房，未累及房壁、间隔或瓣膜。

（约占 75% 的病例）（图 15-11）。其他起源部位包括右心房（18%）、左心室（4%）和右心室（4%）。有时一个患者可有多处起源（5% 病例）。

心脏黏液瘤的临床表现包括常规的症状（发热、全身乏力）、临床上明显的栓塞事件，以及二尖瓣梗阻的征象。有时因为其他临床指征而进行检查时，黏液瘤为一个意外发现。

左心房黏液瘤几乎可以充满整个心房（图 15-12），舒张期伴有肿瘤跨过二尖瓣环进入左心室（听诊时会听到“扑通”的声音）。肿瘤呈现不规则形状，以组织突出呈叶状或葡萄株样外观为特点。肿瘤的

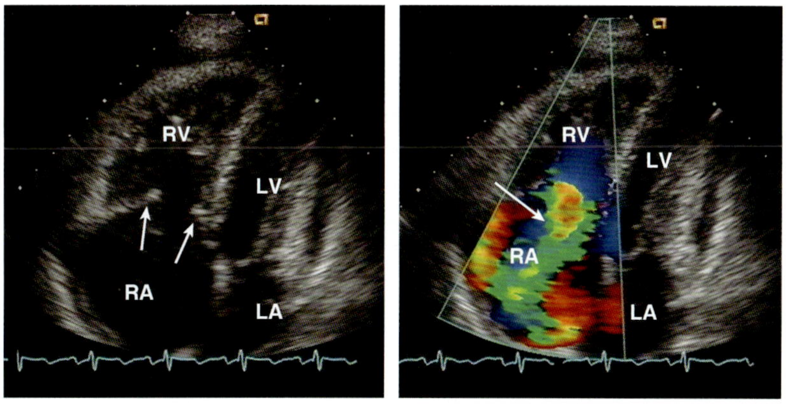

图15-10 类癌心脏病患者在心尖四腔心切面（*左*）显示三尖瓣增厚、缩短（箭头）；彩色血流显像在收缩末显示三尖瓣轻度狭窄伴重度反流（*右*）。

表 15-3 成人原发性心脏肿瘤

良性	
黏液瘤	27%
脂肪瘤	10%
乳头状弹性纤维瘤	10%
血管瘤	3%
房室结间皮瘤	1%
恶性	
血管肉瘤	9%
横纹肌肉瘤	5%
间皮肉瘤	4%
纤维肉瘤	3%
恶性淋巴瘤	2%
骨外骨肉瘤	1%
囊肿	
心包	18%
支气管源性	2%

Data from McAllister HA, Fenoglio JJ: Tumors of the cardiovascular system. In Atlas of Tumor Pathology, Fascicle 15, 2nd Series. Bethesda, MD: Armed Forces Institute of Pathology, 1978.

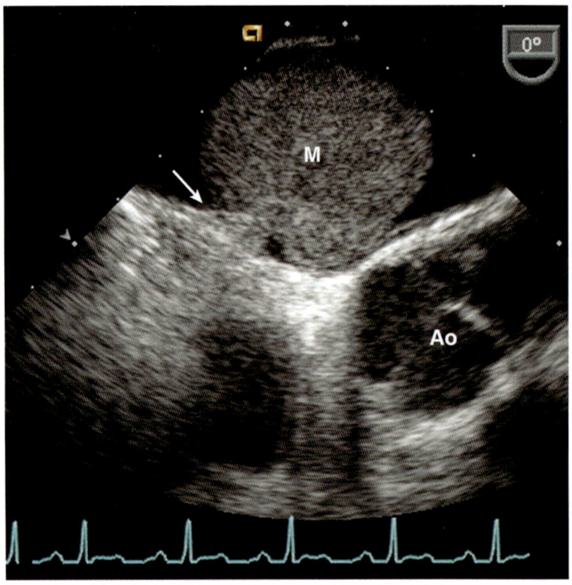

图15-11 TEE显示左心房黏液瘤（M）源于附着于房间隔卵圆孔处的细小蒂（箭头）。

声学特征为非均质性，一些区域可有钙化影。

肿瘤引起左心室舒张期充盈功能性梗阻的程度可以通过彩色多普勒成像定性评估以及压力减半时间法定量评估。在制订手术方案时，多声窗细致的超声心动图检查，包括经食管超声心动图检查是需要的。

超声心动图检查的重要目标是：

- 识别肿瘤附着的部位
- 明确肿瘤未波及瓣膜本身

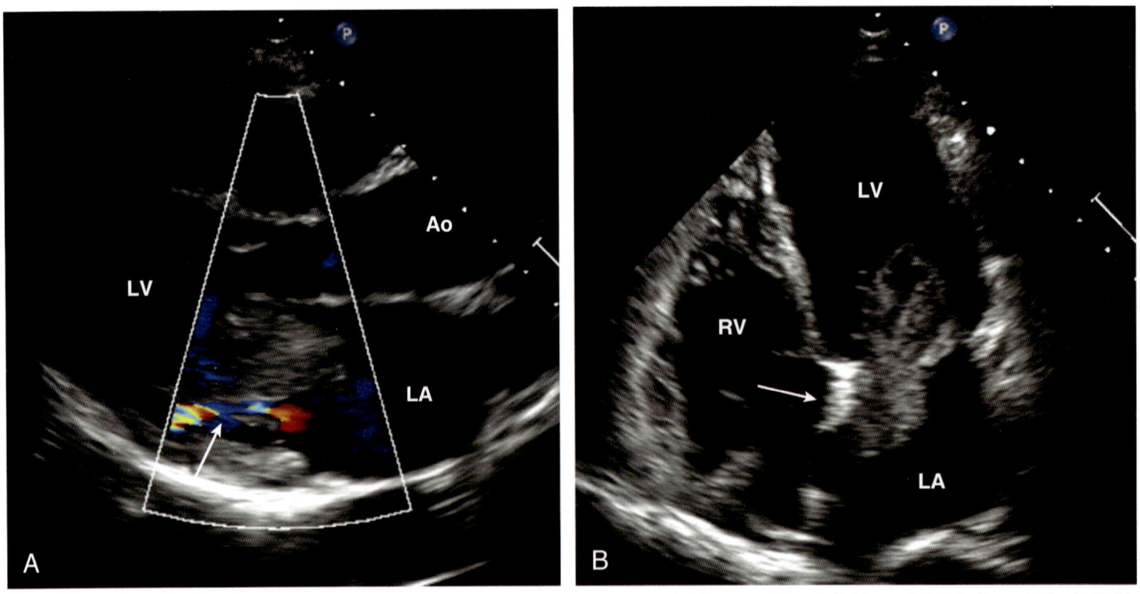

图15-12 胸骨旁长轴切面（A）显示左心房黏液瘤舒张期突入二尖瓣口，引起功能性二尖瓣狭窄，彩色多普勒显示细小过瓣血流束（箭头）。心尖切面（B）显示黏液瘤附着于房间隔（箭头），回声不均质。

- 排除多发性肿瘤的可能

术后，超声心动图应阐明黏液瘤是否完全彻底地切除。随后应进行长期的随访，因为有黏液瘤复发的报道，尤其是有这种疾病家族史、多发黏液瘤、未彻底全层切除的患者。

超声心动图评价源于其他部位的黏液瘤方法与左心房黏液瘤相同，对这些特定部位的黏液瘤要做影像及多普勒检查的调整。同样，应该强调的是直到病理结果证实前，根据临床特征、解剖部位以及超声心动图形态做出黏液瘤的诊断是推测性的。一个典型黏液瘤的诊断可能被病理最后证实为转移性或原发性恶性肿瘤。因此，超声心动图检查应尽量全面，以便排除肿瘤的组织浸润、多部位受累或非典型征象。

乳头状弹性纤维瘤是一种起源于瓣膜组织的良性肿瘤，因此类似于瓣膜上的赘生物。乳头状弹性纤维瘤可表现为附着于主动脉瓣或二尖瓣的小肿物，其活动独立于正常瓣膜（图 15-13）。乳头状弹性纤维瘤也可附着于三尖瓣、肺动脉瓣或非瓣膜区域。与赘生物不同，乳头状弹性纤维瘤多见于瓣膜的下游面（非血流冲击面，二尖瓣左心室面、主动脉瓣的主动脉面）。组织形态学类似于小的 Lambl 赘生物，后者在健康老年人中可以见到。通常情况下，小的乳头状弹性纤维瘤无明显临床意义；较大的瓣膜肿瘤与栓塞事件的关系存在争议。另外，曾经有叠加性血栓形成引起全身性栓塞事件的相关报道。通常，TEE 图像对这些肿瘤显示更加清楚。

其他成人的心脏良性肿瘤包括血管瘤和房室结间皮瘤。

房间隔脂肪瘤样增生表现为心脏占位时可被误认为肿瘤。脂肪瘤样增生常累及房间隔富含脂肪组织的上缘及下缘，卵圆孔处不被累及（图 15-14）。有时可见房间隔椭圆形对称性肥厚。如果超声心动图不能确定房间隔肥厚的病因，CT 扫描可以通过显示脂肪组织的放射性特征来明确房间隔脂肪瘤样增生的诊断。

恶性原发性心脏肿瘤

原发性恶性心脏肿瘤非常少见。在成人，有时可以见到血管肉瘤、横纹肌肉瘤（图 15-15）、间皮肉瘤以及纤维肉瘤（表 15-2）。临床表现差异较大，从超声心动图检查偶然发现或非特异全身征象（发热、全身不适、乏力等），到心脏压塞的症状和体征。因为转移性肿瘤的可能性远大于原发起源，全面评估应包括寻找肿瘤的潜在来源。最终的诊断依靠心脏肿瘤组织学检查。

超声心动图检查应着重以下几点：

- 肿瘤侵及的解剖部位和范围
- 肿瘤引起的生理结果（如瓣膜反流、心腔闭塞、梗阻）
- 伴随征象（心包积液、心脏压塞生理学证据）

结合其他影像技术，通过判定肿瘤能否被切除或评价减症手术是否可能有效，来指导肿瘤的治疗。应特别注意是否侵犯瓣膜、冠状动脉或传导组织。

技术因素 / 替代方法

尽管评价心脏占位超声心动图有明确的优越性，但也同样有明显的劣势。这包括：(1) 透声窗不佳，导致声学图像不理想，致使确定肿瘤部位及范围的可靠性受限，或导致漏诊（TEE 仅在部分患者可能消除这种局限性）；(2) 为了发现及全面评价心脏肿瘤，需要进行仔细、一丝不苟的检查（相对于其他检查而言，超声心动图检查十分依赖操作

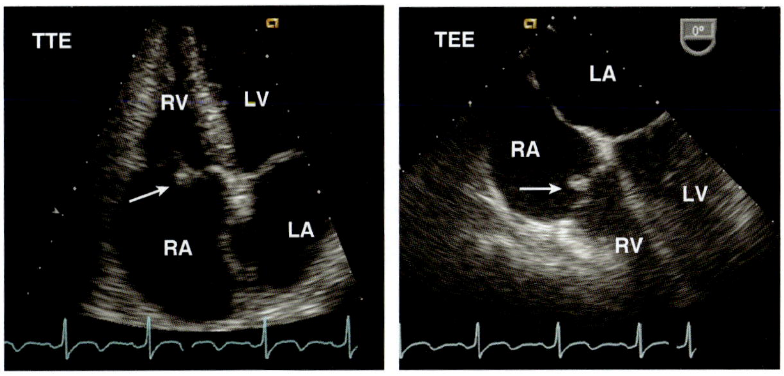

图 15-13 一例 56 岁女性患者因不典型胸痛进行运动超声心动图检查：TTE（左）和 TEE（右）图像显示微小占位，提示乳头状弹性纤维瘤（箭头示），附着于三尖瓣隔瓣（有独立的运动）。

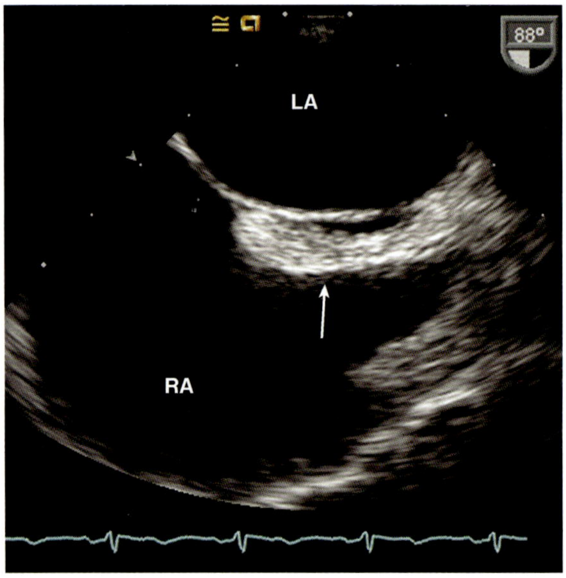

图15-14 TEE成像可见房间隔脂肪瘤样肥厚（箭头），卵圆孔区未受累为典型表现。

者的经验，可以观察到明显的获得理想数据的学习曲线）；(3) 超声心动图与生俱来的视野限制（是指难以评估纵隔、肺内心脏周围的结构）。其他断层扫描技术（如CT、CMR）具有广角视野的优势，可以对心内、心外肿瘤浸润程度的关系进行评估。通常，对于一个具体患者，为了使做出的临床决定更加理想，明智的选择是同时应用超声心动图技术（详细评估心内的浸润程度、评价肿瘤的生理后果）和CT或CMR（评估可能的心外浸润）。CT和CMR可以提供超声心动图不能获得的组织学特性（图15-16）。

左心室血栓

易感因素

左心室内形成血栓易发生于血流停滞或低速血流区域。最熟悉的例子是室壁瘤内，其内可见到低速涡流血流。在不太严重的室壁运动异常（心尖不运动）及广泛性左心室功能障碍（扩张型心肌病）血流可出现停滞，无上述两种状态，血栓很少会发生。左心室假性室壁瘤也常伴有血栓形成，在这种情况下，血栓内衬在被心包包绕之心室破裂处（图8-27）。

即使超声心动图检查未发现明确血栓，在左心室室壁瘤、心尖无运动或广泛的左心室收缩功能障碍（射血分数低于20%）时，血栓形成的可能性仍然很高。有建议对心尖血流方式进行多普勒分析，以发现那种处于血栓形成高危状态的血流模式。心尖血流停滞或心尖周围血流持续涡流的证据，被认为患者处于心尖血栓的高危状态。

左心室血栓的识别

超声心动图识别左心室血栓的敏感性高度依赖于操作者（表15-4）。仔细全面的超声心动图检查

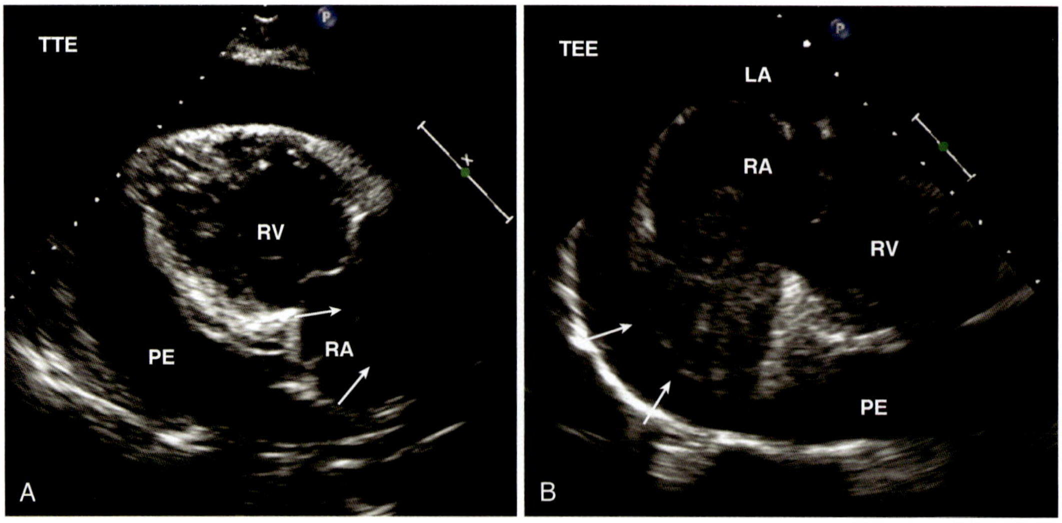

图 15-15 此45岁男性患者诊断为原发性心脏血管肉瘤，以心包积液为其症状。TTE右心室流入道切面（A）显示心包积液（PE），右心房内隐约显示占位（箭头）。（B）TEE图像显示右心房内肿瘤，并显示累及右心房壁（箭头）。

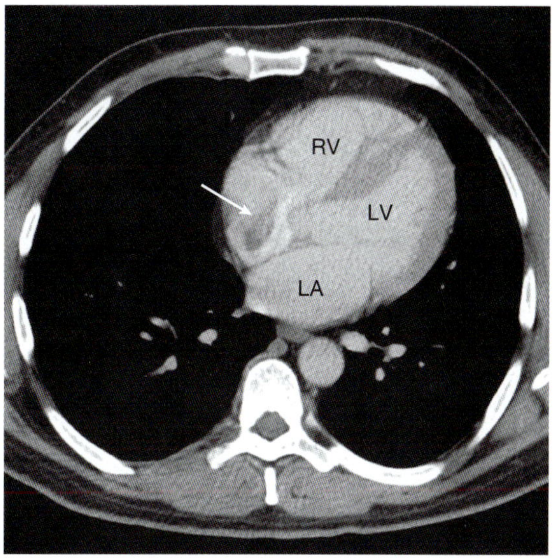

图15-16 在同一患者（图15-9）CT 扫描显示肿瘤为在显影的右心房内充盈缺损（箭头），宽阔的CT视角可充分显示肿瘤的范围，从肾沿下腔静脉延伸至右心。

不仅需要常规标准切面，也需要各种角度的心尖切面观，并注意应用高频近焦探头来提高近场分辨率。从标准心尖四腔心切面观，以及向外侧移动并内侧倾斜观察心尖短轴切面时应用 5 或 7.5 MHz 的探头是非常有用的。多切面扫描心尖有助于鉴别心尖部血栓与显著心尖肌小梁或假腱索，后者是附着于室壁小梁的强回声线样结构。血栓回声常常（并非总是）强于其下面的心肌回声，且轮廓上与心内膜边界有区别。

如果应用凸阵探头（排除了声束震荡伪像）可见团块状回声，且明显区别于心内膜，并位于室壁异常运动的区域内，则左心室血栓的诊断是相当可靠的（图 15-17）。分层血栓的诊断可能有问题，除非血栓与下面心肌的界限非常清晰，但当心尖变得圆隆、不运动伴有心尖心肌异常肥厚，也应该高度怀疑。

临床意义

在一些病例尽管仔细检查心尖图像仍欠清晰。在这种情况下，明确排除心尖血栓的诊断不太可能。即使如此，临床处理决策（如长期抗凝）更多依赖于总体左心室功能或左室心尖室壁瘤的存在，而非超声心动图显示血栓存在与否。

表 15-4 心腔内血栓形成诊断检查的敏感性和特异性

检查方法	敏感性（%）	特异性（%）
左心房血栓		
TTE*	53 ~ 63	95 ~ 99
TEE†	99	100
增强 CT‡	36 ~ 100	72 ~ 94
对比血管造影‡	70	88
CMR‖	100	94
左心室血栓		
TTE§	92 ~ 95	86 ~ 88
TEE¶	40±14	96±3.6
LV 血管造影**	26 ~ 31	—
增强 CMR¶	88 ~ 93	85 ~ 99

*Shrestha et al: Am J Cardiol 48:954–960, 1981; Chiang et al: J Ultrasound Med 6:525–529, 1987; Bansal et al: Am J Cardiol 64:243–246, 1989.

†Aschenberg et al: J Am Coll Cardiol 7: 163–166, 1986; Olson et al: J Am Soc Echocordior 5:52–56, 1992; Hwang et al: Am J Cardiol 72: 677, 1993.

‡Tang et al: J Interv Card Electrophysiol 22:199, 2008; Patel et al: Heart Rhythm 5:253, 2008; Gottlieb et al: J Cardiovasc Electrophysiol 19:247, 2008.

§Visser et al: Chest 83:228–232, 1983; Stratton et al: Circulation 66:156–165, 1982.

¶Srichai et al: Am Heart J 152:75, 2006.

‖Ohyama et al: Stroke 34:2436, 2003.

**Reeder et al: Mayo Clin Proc 56:77, 1981.

CMR：心脏磁共振成像；CT：计算机断层扫描成像；TEE：经食管超声心动图；TTE：经胸超声心动图。

超声心动图显示左心室血栓存在强烈提示随后栓塞事件发生，尤其血栓突入心腔或显示独自活动。不突入心腔的血栓发生栓塞事件的概率较低。

替代方法

TTE 是识别左心室血栓的首选手段。TEE 对此帮助不大，且敏感性较低。TEE 标准切面很难显示心尖部，且心尖部远离探头处在声束远场，所以心尖部的细微分辨率较低。左心室对比造影及核素心室显影对左心室血栓诊断的敏感度和特异度很低。在研究方面，铟 -114 标记的血小板通过 γ- 照相显

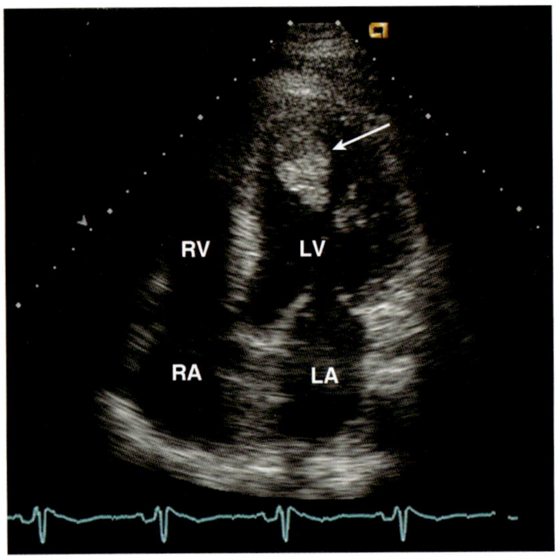

图15-17 扩张型心肌病患者在心尖四腔心切面可见在无运动能力的心尖区有一突起的血栓（箭头）。

像显示出非常高的特异性，但这一方法不能常规应用于临床。对比剂增强的CMR对左心室血栓有较高的敏感性和特异性，应用于一些选择病例是恰当的。

左心房血栓

易感因素

当左心房内血流停滞时血栓易形成。通常，左心房内血流变慢与下列因素相关：

- 心房增大
- 二尖瓣疾病
- 心房颤动

左心房血栓发生率最高的是风湿性二尖瓣狭窄及房颤患者。在二尖瓣狭窄或左心功能不良存在时，即使窦性心律且左心房中等程度增大的患者也可形成血栓。二尖瓣反流的患者血栓并不常见，推测可能是高速反流的血流束破坏了左心房内血流淤滞的区域。

左心房血栓的识别

经胸超声心动图对左心房内血栓的识别受两个方面的限制：

1. 左心房位于胸骨旁及心尖声窗的远场，限制了左心房结构及可能血栓的识别。
2. 大部分血栓位于左心耳，而此部位经胸超声心动图难以显示。

经食管超声心动图对左心房血栓的诊断有高度敏感性和较高的阴性预测值。当左心房血栓的存在与否对患者处理的临床决策十分重要时，TEE检查是恰当的选择。通过TEE途径，左心房靠近探头，应用7.5MHz探头至少可以从两个垂直切面观察（图15-18）。理想状态下，评价左心耳时采用窄角视角和高频探头，始终将左心耳处于扫描扇角中心，先从扇面0°开始，然后缓慢旋转扇面角度至180°，以评价可能的血栓。另外，在食管高位从0°～180°旋转探头（非扇面角度），可以评价心房体部和房间隔。

血流停滞在经食管超声心动图上表现为自显影现象，就是说低速血流声学反射在超声心动图上表现为白色涡流（图15-19）。然而，自显影现象依赖于探头频率、仪器增益的技术因素及血流模式。这一发现与左心房血栓形成及栓塞事件发生的危险增加密切相关。

在左心耳记录的多普勒血流频谱可能对确定高危血栓形成的患者有帮助（图15-20）。将脉冲多普勒取样容积置于左心房内距左心耳开口1cm处，正常收缩期速度为0.4m/s；如低于此值，可能会存在

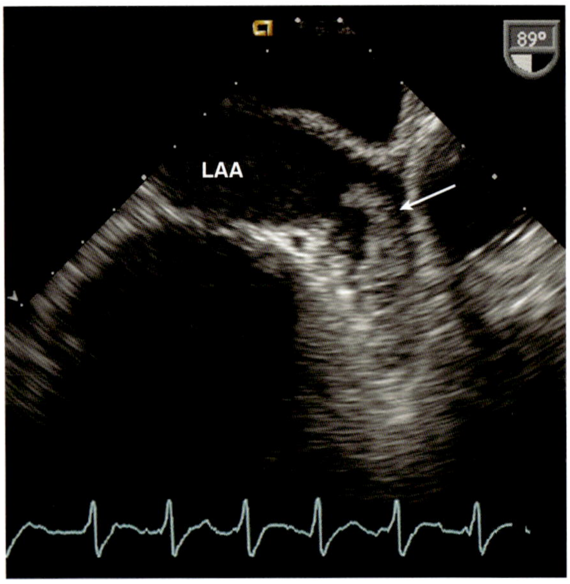

图15-18 TEE显示左心耳内的左心房血栓（箭头），血栓采用两个正交切面，用放大模式和高频探头（7MHz）观察。

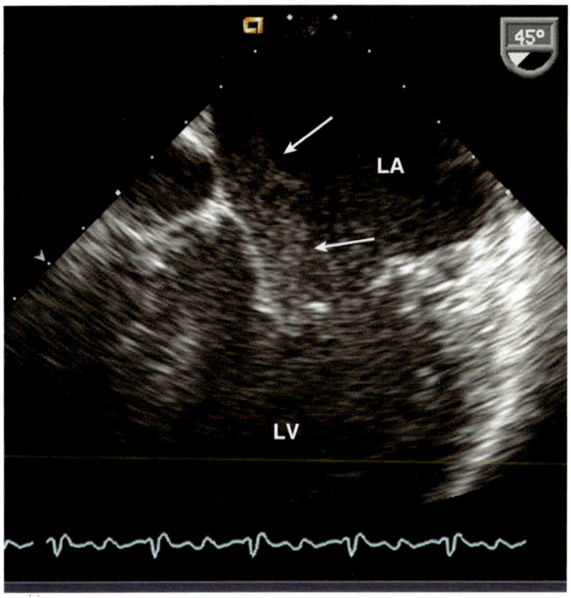

图15-19 TEE在一心房颤动、左心室收缩功能障碍的患者显示左心房内自显影。在左心房内二维实时显像可见漩涡高密度状强回声（箭头）。

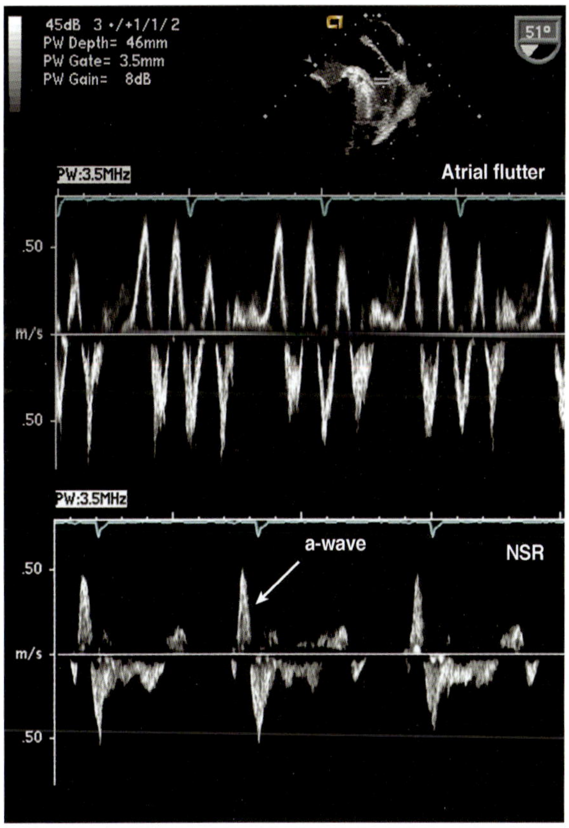

图 15-20 TEE 记录左心耳内血流模式：心房扑动（上）和窦性节律（下）。注意在窦性心律及心房扑动的 P 波时流出心耳的流速都大于 40 cm/s。相反，心房颤动时血流速度很慢且不规则，导致心耳血流淤滞。NSR：正常窦性心律。

血栓形成的危险性。

在一些患者左心耳可以经胸骨旁途径显示，将探头置于主动脉瓣短轴切面，向下及外侧倾斜来显示肺动脉下方的三角形心耳。从心尖两腔心切面，通过轻微向上倾斜探头可以显示左心耳。如果在二尖瓣狭窄和房颤的患者发现实质回声光团，则左心房内血栓诊断的特异性会很高（图 15-21）。然而，经胸途径发现左心房血栓的敏感性很低。即使超声心动图在临床上怀疑左心房血栓的患者未能发现血栓，仍不能排除这一可能性。

预后/临床意义

左心房内血栓的重要性取决于临床状况。在一刚出现房颤和栓塞事件的患者，不管超声影像发现与否，最大可能的原因是左心房内血栓，因此左心房内血栓能否显示不太可能改变临床处理的决策。相比之下，在风湿性二尖瓣狭窄患者，左心房内血栓形成是二尖瓣球囊扩张的禁忌证。在电复律前及实施介入或电生理操作（导管或器械将经左心房）之前，均要行 TEE 评价左心房内是否有血栓，如二尖瓣瓣膜成形或房颤消融术。

替代方法

尽管关于超声心动图与 CT 或 CMR 直接比较的报道不多，据报道这些影像模式对左心房内血栓高度敏感。也有报道，在有创操作中，可应用心内超声心动图来评价左心房内血栓。

右心血栓

尽管在右心室极度扩张及收缩功能障碍的患者有报道，右心系统内血栓是少见的。右心系统内最可能的是静脉血栓，它是自外周静脉向肺动脉通行过程中栓塞或卡在三尖瓣或右心室肌小梁中（图 15-22）。血栓亦可在留置导管或起搏导线上形成。尽管右心血栓有时可以经精细的 TTE 显像发现（图 15-23），但 TEE 可以更好地显示右心血栓的存在、范围及其附着。

当在右心内发现活动性声影目标时，对血栓同欧氏瓣遗迹、微气泡或震荡伪像进行鉴别十分重要。欧氏瓣遗迹（是下腔静脉瓣胚胎期的残存部分）是

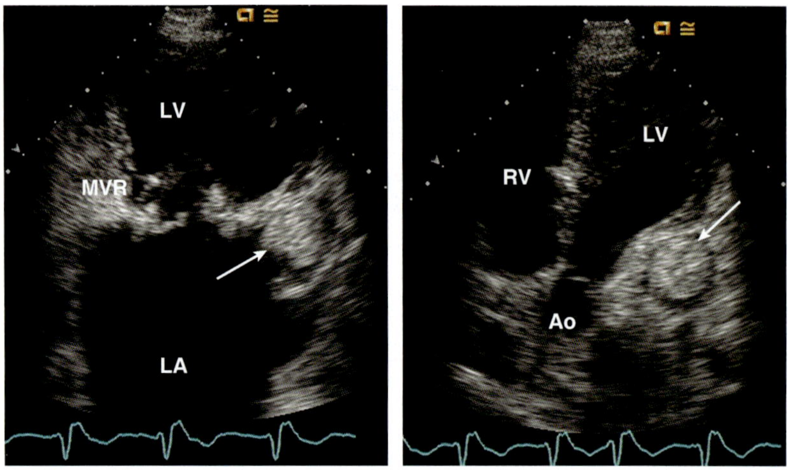

图15-21 经胸心尖两腔心切面（左）显示左心耳内明确的血栓（箭头）。心尖四腔心切面向前倾斜探头也可显示左心耳内血栓（右）。MVR：二尖瓣瓣膜置换。

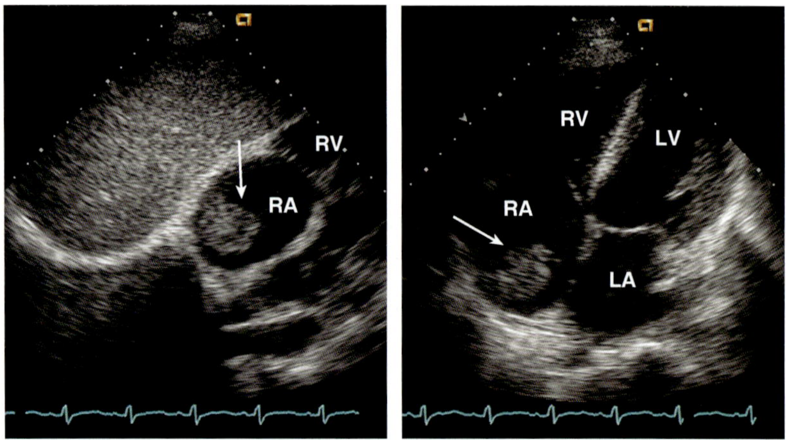

图 15-22 剑下切面（左）及心尖四腔心（右）显示右心房内血栓（箭头）。这可能代表一个来自外周静脉的转移性血栓。

附着在上、下腔静脉与右心房连接处活动的线样结构。它们可以很冗长地跨过心房附着于卵圆孔处，有时被称作 Chiari 网。但无论如何在舒张期不可能向前跨过三尖瓣。微泡是一种包裹性空气泡，发生在留置静脉通路的患者；在连续的心动周期中，表现为在心脏不同部位出现的离散声影目标。

心源性栓塞

基本原理

在全身栓塞事件患者怀疑栓子来源于心脏时，超声心动图应识别：

- 异常心脏占位（如 LV 血栓、LA 肿瘤、瓣膜赘生物）
- 具有使患者易致血栓形成的异常状态（如 LV 室壁瘤、二尖瓣狭窄、心房血流淤滞）
- 存在形成系统栓塞潜在通道的异常畸形（卵圆孔未闭、房间隔缺损）
- 主动脉粥样斑块（atheroma），伴或不伴有突入性血栓

需要注意的是栓塞事件迹象出现后，超声心动图不能显示心脏内血栓的存在，即使它是临床事件的病因，因为此时心脏血栓已经变成栓子，已在心脏内消失。心脏内血栓的复发可能还没有出现。

心源性栓塞的识别

在新近发生栓塞事件的患者，超声心动图发现一异常心脏内占位，极有可能一部分占位发生了栓

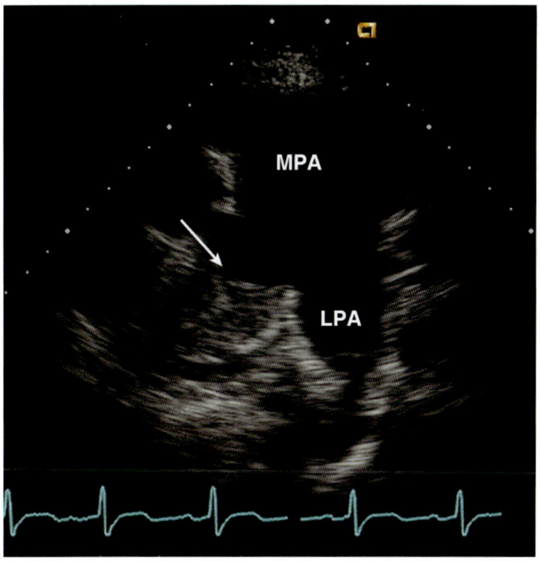

图15-23 一位63岁妇女因反复肺动脉栓塞而进行外科摘除血栓，经胸超声心动图观察主肺动脉（MPA）及左右肺动脉分叉时，显示一强回声光团几乎充满右肺动脉（箭头）。LPA：左肺动脉。

塞，导致临床事件。与临床系统栓塞事件密切相关的心脏占位包括：

- 瓣膜赘生物
- 左心室和左心房血栓
- 心脏肿瘤（尤其是左心房黏液瘤）

在发生可疑系统性栓塞事件的患者中，TTE 序列研究发现，接近 10% ~ 15% 被明确为心脏来源。在一定程度上，与较低的心脏血栓起源确诊率与栓塞事件发生后才进行超声影像检查（当占位已离开心脏）有关。另一方面，许多栓塞患者，栓子来源于心脏外（如颈动脉或升主动脉粥样斑块伴或不伴叠加的血栓形成），或心脏血栓刚刚形成就发生栓塞。在后一种状况，寻找心脏内血栓形成的易感因素就非常重要了，即使在检查时心内血栓并没有被探及。

易感因素

心尖部室壁瘤伴发血栓的概率很高。其他如节段性室壁运动异常及广泛性收缩功能障碍易发生左心室血栓。假性室壁瘤常常毫无例外地伴有血栓内衬于假瘤腔内。

风湿性二尖瓣狭窄伴有左心房内血栓形成。心房颤动，即使不与二尖瓣疾患共存，也与全身栓塞事件密切相关，这归结于左心房内血栓的形成。在一个系统栓塞事件，同时伴发阵发性或持续性房颤的患者，左心房内血栓可能是经食管超声心动图检查也不能发现其栓子块的一种状态，但临床上应用系统抗凝治疗防止心房内血栓复发的措施是正确的。

心脏内血栓可发生在先天性心脏病患者，尤其是伴有心房扩大或心室功能障碍。患房间隔缺损的患者可发生源于外周静脉血栓的“矛盾性”系统栓塞事件。即使主要是左向右分流时，由于血流或短暂右心房 - 左心房压力差的变化，血栓可能会从右心房进入左心房。伴有较大室间隔缺损的 Eisenmenger 综合征的患者处于来自外周静脉系统栓塞事件的高度危险。当然，在患有小室间隔缺损的成年人，发生矛盾性栓塞事件的可能性不大，因为高于右心室很多的左心室压限制了右心室进入左心室的血流。

人工瓣膜是栓塞事件的另外一个潜在来源；与生物瓣比较，机械瓣的发生率较高。即使经食管超声心动图检查，由于来自人工瓣及缝线声影和震荡的影响，显示人工瓣膜微小血栓是非常困难的。因此，当发生栓塞事件时，有证据显示抗凝效果欠佳；或其他临床因素被排除后，常常做出主观推测性诊断，即使抗凝治疗看起来已经足够。在这些患者，超声心动图的主要目的是评价人工瓣膜的功能（因为明显的血栓会引起狭窄和 / 或反流）以及排除其他的心内血栓形成源（如合并左心室收缩功能障碍）。

经食管超声心动图可以更加清晰地显示左心房内结构，可以识别与全身栓塞事件有关的解剖变异及疾病过程，尽管这种关联是否有确切的因果关系或超声发现是否为危险因素的指标仍不清楚：

- 卵圆孔未闭
- 房间隔瘤
- 在排除外源性声学造影原因后，左心房内涡状血流存在（认为代表血流停滞，常被称作自显影）
- 动脉粥样硬化

卵圆孔未闭约占非选择尸解研究病例的 25%-35%。在胎儿发育过程中，未完全关闭的房间隔使来自胎盘富氧的血流从右心房进入左心房，然后进入大脑。这一潜在的分流在婴儿出生后几天绝大多数融合。如果覆盖卵圆孔的活瓣未完全融合，通常不会有血流跨过房间隔的通道。活瓣在功能上是闭合的（正常左心房的压力高于右心房压）。如果短暂性右心房压力超过左心房时（如咳嗽或 Valsalva 动作时），或右心房压力长期超过左心房（肺栓塞或慢性肺疾病），可有血流从右心房跨过房间隔进入左心房。

经食管彩色多普勒超声心动图显示 PFO 的可能性占 5% ~ 10%，如果经胸超声心动图检查这一数字更小。通过静脉注射显影剂的方法（如振荡的生理盐水），可显示右侧心内结构。在右心房出现后 1 ~ 3 个心动周期，跨过房间隔进入左心房内的显影剂呈现明亮对比回声（图 15-24）。采取合适切面使造影效果不能削弱左侧心脏内微气泡的识别是非常重要的。通常通过一帧帧回放分析可以找到显影剂的起源。采用声学显影剂的方法，可以在静息状态下发现卵圆孔未闭占人群的 5%。如果在注射造影剂时同时做短暂增加右心房压力的动作，经声学显影食管超声心动图检查可发现约 25% 的卵圆孔未闭，与尸解研究检出率相近（图 15-25）。

在外周静脉注射激活的生理盐水造影剂后，较小的微气泡可通过肺毛细血管进入左心房；通常是在右心房内显影剂出现后，通过肺毛细血管后的微气泡在稍后经过肺静脉进入左心房；而在卵圆孔未闭或房间隔缺损的患者，左心房内在 1 ~ 3 个心动周期内即出现显影剂，而经过肺毛细血管进入左心房的造影剂一般要超过 3 个心动周期。

在患有一过性、病因不清脑卒中的年轻患者（< 45 岁），人群中的 PFO 发生率较高，提示在这些患者，血栓跨过房间隔可能是引起全身栓塞事件的一个显著因素。常常存在可识别的来自外周静脉的血栓。尽管双盲试验的结果还没有报道，在发生全身栓塞事件的患者，实施经皮封堵器封堵卵圆孔越来越多。心内超声或经食管超声心动图可用来监测卵圆孔或房间隔缺损的封堵过程（图 15-26）。

房间隔膨出瘤的定义为在缺乏慢性左心房或右心房压力升高的状况下，卵圆孔区域一过性隆起超过 15mm（以房间隔为平面）（图 15-27）。房间隔膨出瘤 90% 伴随有穿孔。迄今为止经胸超声心动图很少能做出诊断，这是由于其图像质量不佳的原因，且这一发现无重要的临床价值。得益于 TEE 对房间隔良好的显示，对这一解剖变异的识别明显增加。有几篇报道提示这一畸形与全身性栓塞事件的危险性增加相关。

当左心房内血流淤滞时会出现自显影现象。TEE 发现这一现象比 TTE 更常见，由于前者使用频率更高，且从食管观察左心房距离更近，但一些患者经胸也可以发现。自显影现象与左心房扩大及血栓形成有关。当确切的血栓未发现时，可将其视为血栓前状态的一个标志。在一些极其罕见的二尖瓣狭窄自显影患者，由于显影作用，二维超声心动图可以显示跨过狭窄二尖瓣口的舒张期血流束。

当左心室内血流淤滞时，也可出现自显影现象，如左心室心尖室壁瘤区域。自显影现象也常在人工瓣膜发现。这一自显影机制可能是不同的，可能与机械瓣膜关闭时的机械作用使空气解溶（游离）或形成微泡腔有关。当然，人工二尖瓣瓣膜患者也可由于其慢性疾患致心房扩大和房颤而出现左心房血流淤滞。

胸部降主动脉粥样斑块与一过性脑卒中危险性增高相关。这一区域由于局部边界模糊的内膜增厚及回声不均质而被识别。如果粥样硬化厚度超过 4mm，出现溃疡，有区域性不规则活动出现则为复

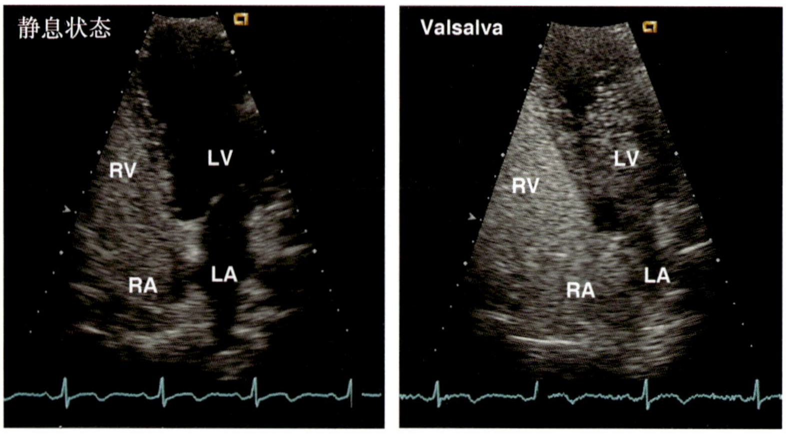

图15-24 TTE显示卵圆孔未闭。静息状态时（左），生理盐水造影剂充满右心，未见造影剂进入左心。做Valsalva动作时同时进行第二次造影，见右心显影三个心动周期后左心房、左心室出现造影剂（右）。

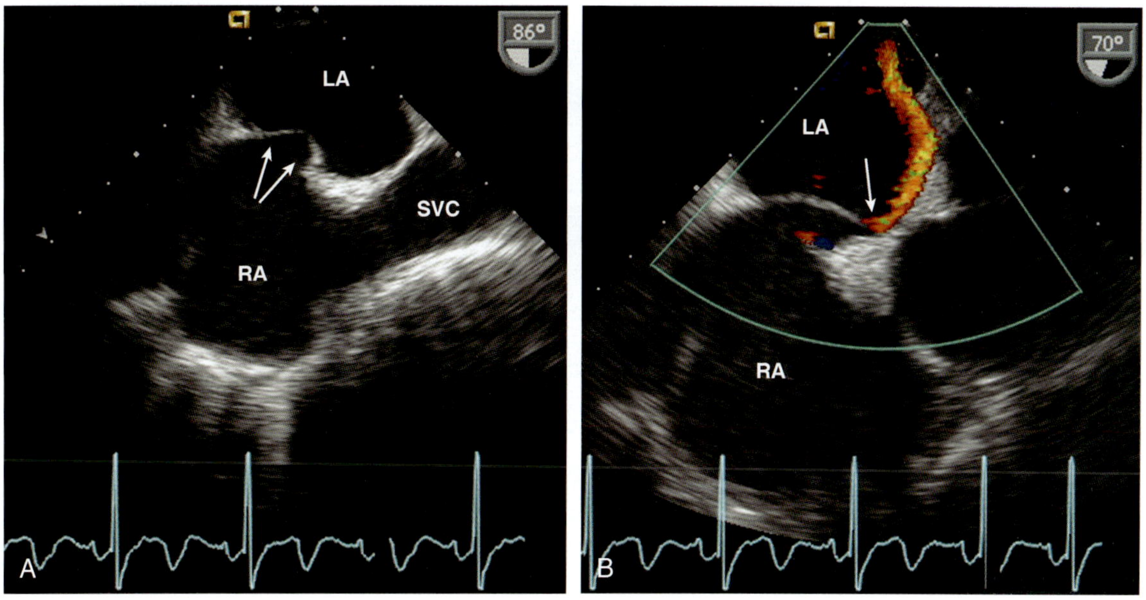

图 15-25 **A.** TEE 在上腔静脉和右心房长轴切面显示房间隔瘤（箭头）。这是评价卵圆孔未闭（PFO）的有用切面，彩色多普勒显示右心房跨越 PFO 入左心房的细小五彩血流（箭头）（**B**）。

杂性粥样斑块（见推荐阅读 31 和 32 以及第 16 章）。

系统栓塞事件患者超声心动图检查指征

目前对系统栓塞事件潜在心源性病因的了解并不完全，对于可疑系统栓塞事件患者的经胸及经食管超声心动图检查指征有很大争议。系统栓塞事件的 PFO 发生率约为 30%，而对照组仅为 10%。系统栓塞事件的主动脉粥样斑块检出率约为 20%，而对照组仅为 4%。系统栓塞事件患者的其他发现为：左心房内血栓 9%，自显影现象 17%，房间隔膨出瘤 13%。这些发现在起因不明的脑卒中（没有原发脑血管疾病及其他病因）患者最高。这些超声发现与临床栓塞事件发生的潜在因果关系仍然存在较大争议，在下面推荐阅读的部分有讨论。

现代 ACC/AHA 指南建议对神经及其他血管阻塞事件的患者进行超声心动图检查：

- 任何年龄当有较大的外周或内脏动脉突然堵塞
- 脑血管栓塞事件的年轻患者（< 45）
- 老年人无明显其他脑血管疾病的神经事件
- 超声心动图发现可能改变临床治疗决策的患者

对患有可疑脑血管疾病或伴有其他引起脑血管事件明显因素的老年患者是否需要进行超声心动图检查仍存在争议。在适宜情况下，如果 TTE 无发现，TEE 应该实施，因为它对 PFO、左心房血栓、房间隔膨出瘤、瓣膜反流以及微小心内肿瘤具有高敏感性。

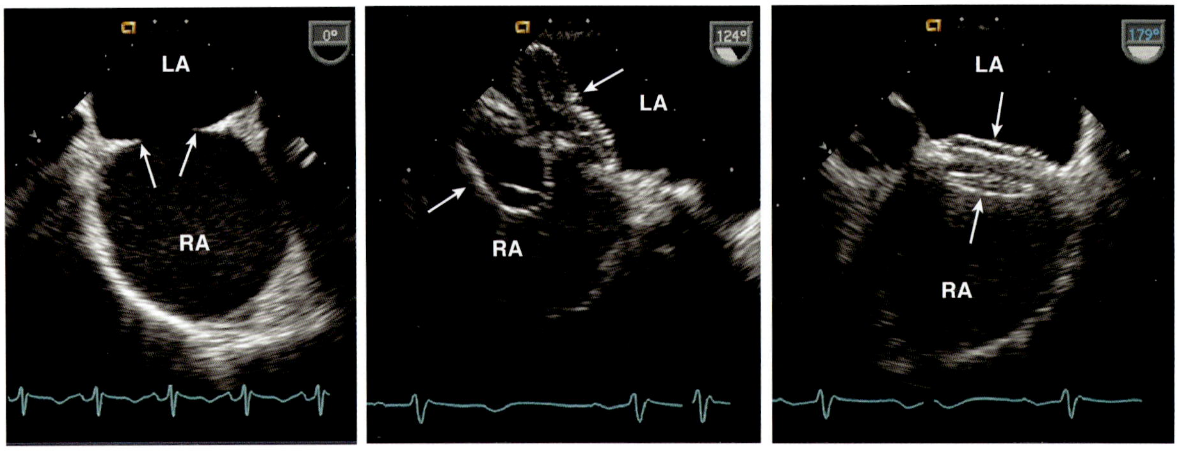

图15-26 TEE显示经皮房间隔缺损封堵装置释放过程的影像图：（1）继发孔缺损（左）；（2）封堵器跨过房间隔，左心房面封堵器已牵拉到位且右心房面封堵器被释放（中）；（3）左右心房面封堵器完全释放后将房间隔缺损封堵（右）。

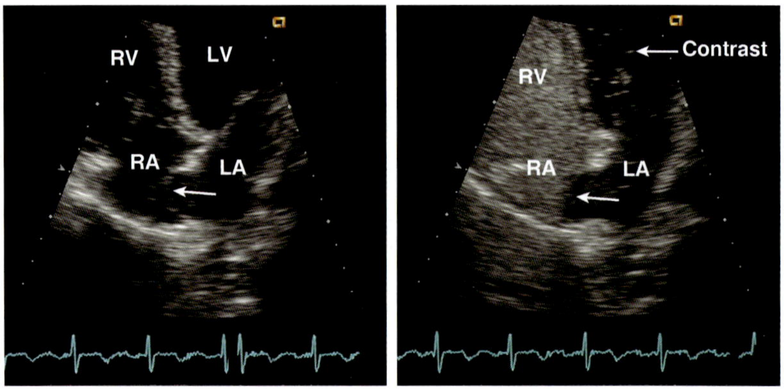

图15-27 在一老年患者进行超声心动图检查，心尖四腔心切面偶然显示房间隔瘤（箭头）（左）。振荡生理盐水自外周静脉注射提供右心系统显影（右），伴有左心内少数微气泡出现，符合房间隔膨出瘤伴有卵圆孔未闭或房间隔有穿孔。

（耿　斌　译　郑春华　校）

推荐阅读

总论

1. Chen EW, Redberg RF: Echocardiographic evaluation of the patient with a systemic embolic event. In Otto CM (ed): The Practice of Clinical Echocardiography, 3rd ed. Philadelphia: Elsevier/Saunders, 2007, pp 806–828.
Review of role of echocardiography in management of patients with systemic embolic events. Topics include LA thrombus, spontaneous echo contrast, atrial septal aneurysm, PFO, mitral valve strands, Lambl's excrescences, and aortic atheroma. Includes systematic review of the literature, examples of TTE and TEE findings, and 301 references.
2. McManus BM: Atlas of Cardiovascular Pathology for the Clinician, 2nd ed. Philadelphia: Current Medicine Group, 2008
Useful pathology atlas with comprehensive coverage of cardiovascular disease, including coverage of cardiovascular disease, including cardiac tumors.
3. Chaowalit N, Somers VK, Pellikka PA, et al: Adipose tissue of atrial septum as a marker of coronary artery disease. Chest 132:817–822, 2007.
Lipomatous hypertrophy of the interatrial septum is typically considered a benign incidental finding. However, this study suggests that atrial septal thickening is associated with increased severity of coronary artery disease, even after correction for the effects of age, gender, and body mass index.
4. Dujardin KS, Click RL, Oh JK: The role of intraoperative transesophageal echocardiography in patients undergoing cardiac mass removal. J Am Soc Echocardiogr 13:1080–1083, 2000.
In 75 consecutive patients undergoing surgery for cardiac mass removal, masses were most often seen in the LA (46%), followed by the RA/inferior vena cava/superior vena cava (27%), LV (8%), and RV (7%), plus 12% that were attached to a valve. The most common causes of masses requiring excision were myxomas (41%), thrombi (16%), fibroelastoma (13%), and hypernephroma (9%). The baseline or post-procedure intraoperative TEE altered management in 16% of cases.

心脏肿瘤

5. Bruce CJ: Cardiac Tumors. In Otto CM (ed): The Practice of Clinical Echocardiography, 3rd ed. Philadelphia: Elsevier/Saunders, 2007, pp 1108–1138.
This comprehensive textbook chapter includes sections on cardiac myxomas, papillary fibroelastoma, other benign cardiac tumors, malignant primary and secondary cardiac tumors, and the differential diagnosis of a cardiac mass. There are 27 illustrations and 197 references.
6. Shapiro LM, Shapiro LM: Cardiac tumours: Diagnosis and management.

Heart 85:218–222, 2001.
In adults, benign tumors of the heart in order of prevalence are myxoma (45%), lipoma (20%), and papillary fibroelastoma (15%), with fewer cases of angioma, fibroma, hemangioma, rhabdomyoma, or teratoma. However, in children the most common benign cardiac tumor is rhabdomyoma (45%), followed by myxoma, fibroma, and teratoma (15% each).

7. Sun JP, Asher CR, Yang XS, et al: Clinical and echocardiographic characteristics of papillary fibroelastomas: A retrospective and prospective study in 162 patients. Circulation 103:2687, 2001.
In this series, the average diameter of a cardiac papillary fibroelastoma as 9 ± 4.6 mm; 83% occurred on valves and 44% were mobile.
8. Gowda RM, Khan IA, Nair CK, et al: Cardiac papillary fibroelastoma: A comprehensive analysis of 725 cases. Am Heart J 146:404–410, 2003.
A comprehensive literature review was used to gather data on clinical and echocardiographic features of papillary fibroelastoma. The attachment site was described in 611 cases: 36% aortic valve, 29% mitral valve, 11% tricuspid valve, and 7% pulmonic valve. The most common attachment site for the 16% nonvalvular papillary fibroelastomas was the LV. The highest prevalence was in adults over age 70 years, with 55% of reported cases in men.
9. Acebo E, Val-Bernal JF, Gómez-Román JJ, Revuelta JM: Clinicopathologic study and DNA analysis of 37 cardiac myxomas: A 28-year experience. Chest 123:1379–1385, 2003.
The risk of embolization (present in 27%) with a cardiac myxoma was higher with a villous surface. The likelihood of atrial fibrillation (present in 19%) is higher with larger LA tumors.
10. Abraham KP, Reddy V, Gattuso P: Neoplasms metastatic to the heart: Review of 3314 consecutive autopsies. Am J Cardiovasc Pathol 3:195–198, 1990.
Autopsy study (n = 3314) with malignant disease in 24% (n = 806) and cardiac involvement in 12% of these cases (n = 95). The analysis of frequency of primary tumors was used the as the source of data for Table 15–2.
11. Silvestri F, Bussani R, Pavletic N, Mannone T: Metastases of the heart and pericardium. G Ital Cardiol 27:1252–1255, 1997.
In a large autopsy series of patients with a malignancy (n = 1928), the rate of cardiac involvement was 8.4%. In men, the highest frequency of cardiac involvement was seen with mesothelioma, melanoma, and lung cancer. In women, melanoma, lung, and renal neoplasms had the highest rates of cardiac involvement.

左心室血栓

12. Stratton JR, Lighty GW Jr, Pearlman AS, Ritchie JL: Detection of left ventricular thrombus by two-dimensional echocardiography: Sensitivity, specificity, and causes of uncertainty. Circulation 66:156–165, 1982.
In 78 patients with surgical, autopsy, or indium-111 platelet imaging evidence of LV thrombus, the two-dimensional TTE result was positive or equivocal in 21 of the 22 patients with a thrombus (sensitivity 95%) and was negative in 48 of 56 without a thrombus (specificity 86%). A definitely positive echo study had a positive predictive value of only 29%.
13. Srichai MB, Junor C, Rodriguez LL, et al: Clinical, imaging, and pathological characteristics of left ventricular thrombus: A comparison of contrast-enhanced magnetic resonance imaging, transthoracic echocardiography, and transesophageal echocardiography with surgical or pathological validation. Am Heart J 152:75–84, 2006.
In 361 ischemic heart disease patients with surgical or pathologic confirmation in an LV thrombus was present in 29%. Sensitivity and specificity for contrast-enhanced CMR, TTE, and TEE were evaluated in 160 of these patients who had all three studies.

Imaging modality	*Sensitivity*	*Specificity*
CMR	*88 ± 9%*	*99 ± 2%*
TTE	*23 ± 12%*	*96 ± 3.6%*
TEE	*40 ± 14%*	*96 ± 3.6%*

Compared with earlier echocardiographic studies (see Table 15–3), the sensitivity of TTE for detection of LV thrombus was low in this study.

左心房血栓

14. Manning WJ, Weintraub RM, Waksmonski CA, et al: Accuracy of transesophageal echocardiography for identifying left atrial thrombi. A prospective, intraoperative study. Ann Intern Med 123:817–822, 1995.
In 231 consecutive patients undergoing intraoperative TEE before elective mitral valve surgery or excision of an LA tumor, the sensitivity (100%) and specificity (99%) of TEE detection of LA thrombus was determined compared to direct visualization by the surgeon.
15. Hwang JJ, Chen JJ, Lin SC, et al: Diagnostic accuracy of transesophageal echocardiography for detecting left atrial thrombi in patients with rheumatic heart disease having undergone mitral valve operations. Am J Cardiol 72:677–681, 1993.
In 213 consecutive patients with rheumatic heart disease undergoing surgery, atrial thrombi were present in 30 of 147 (20%) with predominant mitral stenosis, with 28 of these 30 patients in atrial fibrillation. The specificity of TEE detection of LA thrombus was 100%, with a sensitivity of 93% (two atrial thrombi were missed by imaging). Positive predictive value was 100%, negative predictive value was 99%, and diagnostic accuracy was 99%.
16. Ren JF, Marchlinski FE, Callans DJ: Left atrial thrombus associated with ablation for atrial fibrillation: Identification with intracardiac echocardiography. J Am Coll Cardiol 43:1861–1867, 2004.
Intracardiac echocardiography during ablation procedures allows prompt recognition of atrial thrombus formation, often in association with the ablation catheters. Risk factors for procedural thrombus formation include LA enlargement, persistent atrial fibrillation, and spontaneous echo contrast.

房颤的处理

17. Manning WJ: The role of echocardiography in atrial fibrillation and flutter. In Otto CM (ed): The Practice of Clinical Echocardiography, 3rd ed. Philadelphia: Elsevier/Saunders, 2007, pp 999–1018.
Review of the literature on LA thrombus formation and the risk of embolic events with cardioversion. Summarizes the clinical approach to the use of echocardiography in management of patients with atrial fibrillation of prolonged or unknown duration. 139 references.
18. Manning WJ, Silberman DI, Gordon SPF, et al: Cardioversion from atrial fibrillation without prolonged anticoagulation with the use of transesophageal echocardiography to exclude the presence of atrial thrombi. N Engl J Med 328:750–755, 1993.
TEE imaging was performed in 119 patients with atrial fibrillation longer than 2 days in duration, who were not receiving long-term anticoagulant therapy and had no contraindications to the TEE procedure. LA thrombi were identified in 12 (13%) patients. In the 78 patients without detectable atrial thrombi and successful conversion to sinus rhythm, none had an embolic event. Most of these patients received short-term heparin therapy before cardioversion and warfarin for 1 month after cardioversion.
19. Goldman ME, Pearce LA, Hart RG, et al: Pathophysiologic correlates of thromboembolism in nonvalvular atrial fibrillation: I. Reduced flow velocity in the left atrial appendage (The Stroke Prevention in Atrial Fibrillation [SPAF-III] study). J Am Soc Echocardiogr 12:1080–1087, 1999.
In 721 patients with nonvalvular atrial

fibrillation, an atrial appendage emptying flow velocity less than 20 cm/s was associated with dense spontaneous LA contrast, atrial appendage thrombus, and subsequent embolic events. Clinical predictors of a low atrial appendage emptying velocity include age, blood pressure, sustained atrial fibrillation, ischemic heart disease, and LA size.

20. Asinger RW, Koehler J, Pearce LA, et al: Pathophysiologic correlates of thromboembolism in nonvalvular atrial fibrillation: II. Dense spontaneous echocardiographic contrast (The Stroke Prevention in Atrial Fibrillation [SPAF-III] study). J Am Soc Echocardiogr 12:1088–1096, 1999.
    Spontaneous LA echo contrast was present on TEE imaging in 55% of 772 patients with nonvalvular atrial fibrillation, and was dense in 13%. Multivariate predictors of dense spontaneous contrast were age, atrial appendage flow velocity, LA size, aortic atheroma, and a plasma fibrinogen level greater than 350 mg/dL.
21. Hart RG, Halperin JL, Pearce LA, et al, for the Stroke Prevention in Atrial Fibrillation Investigators: Lessons from the Stroke Prevention in Atrial Fibrillation Trials. Ann Intern Med 138:831–838, 2003.
    Summary of the three Stroke Prevention in Atrial Fibrillation trials with treatment recommendations. The risk of stroke with aspirin therapy depends on clinical risk factors: about 7% per year in high-risk patients (previous embolic event, systolic blood pressure >160 mm Hg, heart failure, and women >75 years), 2% to 4% per year in moderate-risk patients (hypertension but no high-risk features), and in less than 2% per year low-risk patients (no hypertension or high-risk features).
22. Klein AL, Grimm RA, Jasper SE, et al; ACUTE Steering and Publications Committee for the ACUTE Investigators. Efficacy of transesophageal echocardiography-guided cardioversion of patients with atrial fibrillation at 6 months: A randomized controlled trial. Am Heart J 151:380–389, 2006.
    TEE-guided cardioversion was compared to a conventional cardioversion strategy in a multicenter randomized trial of 1222 patients with atrial fibrillation longer than 2 days in duration. With the TEE-guided approach anticoagulation was started at the time of cardioversion and continued for 4 weeks after cardioversion. With the conventional strategy, patients received 3 weeks of therapeutic anticoagulation before and after cardioversion (with no TEE). At 6 months' follow-up there was no difference between groups in overall mortality (3% to 4%) or embolic events (1% to 2%). However, in the TEE-guided group there was a lower risk of hemorrhagic complications (4.4% vs. 7.5%) and a higher prevalence of sinus rhythm at 6 months (63% vs. 54%, p = 0.03).

心源性栓塞

23. de Bruijn SF, Agema WR, Lammers GJ, et al: Transesophageal echocardiography is superior to transthoracic echocardiography in management of patients of any age with transient ischemic attack or stroke. Stroke 37:2531–2534, 2006.
    In 231 consecutive patients with recent cryptogenic stroke or transient ischemic attack, a potential cardiac source of embolus was identified in 55%; 90 of these 127 findings (71%) were seen on TEE but not TTE. The most common major risk factors for embolic events was atrial appendage thrombus in 38/231(16%), with other major risk factors including dilated cardiomyopathy in 5 patients (2%) and LV thrombus in 2 patients(1%). Minor risk factors for embolic events were aortic atherosclerosis in 69 (30%), PFO in 15 (6%), spontaneous echo contrast in 7 (3%), and atrial septal aneurysm in 13 (5%). Cardiac sources were detected in both younger and older patients at equal rates.
24. Fatkin D, Kelly RP, Feneley MP: Relations between left atrial appendage blood flow velocity, spontaneous echocardiography contrast and thromboembolic risk in vivo. J Am Coll Cardiol 23:961–969, 1994.
    In 140 patients with atrial fibrillation, LA spontaneous contrast was present in 78 (56%) patients and LA thrombus was present in 15 (11%) patients. On multivariate analysis, spontaneous echo contrast was the only significant predictor for the presence of thrombus. LA appendage velocity was negatively associated with the degree of spontaneous contrast, and an appendage velocity less than 35 cm/s was associated with a 30 times higher risk of spontaneous contrast.
25. Homma S, Sacco RL, Di Tullio MR, et al, for the PFO in Cryptogenic Stroke Study (PICSS) Investigators: Effect of medical treatment in stroke patients with patent foramen ovale: Patent foramen ovale in cryptogenic stroke study. Circulation 105:2625–2631, 2002.
    In a multicenter randomized trial, 630 stroke patients were randomized to treatment with aspirin or warfarin after evaluation by TEE. A PFO was present in 34%, but there was no difference in clinical events comparing those with and without a PFO, in those with large versus small PFOs, or PFOs associated with an atrial septal aneurysm. In patients with PFO there was no difference in clinical outcomes in those treated with aspirin versus warfarin.
26. Natanzon A, Goldman ME: Patent foramen ovale: Anatomy versus pathophysiology–which determines stroke risk? J Am Soc Echocardiogr 16:71–76, 2003.
    In a retrospective study of 78 patients with a PFO detected on TEE, patients with a clinical embolic event (compared with those without) had greater contrast shunting from right to left and had less overlap between the septum primum and septum secundum (7.5 ± 3.4 mm vs. 9.9 ± 6.0 mm, p = 0.26). There was no difference in the size of the separation between the septum primum and secundum or in the presence of atrial septal aneurysm. Evidence for elevation of LA pressure was more common in with an odds ratio of 3.7 (95% confidence interval [CI] 1.42–9.65) in younger and 3.00 (95% CI 1.73–5.23) in older adults.
30. Roldan CA, Shively BK, Crawford MH: Valve excrescences: Prevalence, evolution and risk for cardioembolism. J Am Coll Cardiol 30:1308–1314, 1997.
    Valve excrescences (thin, elongated, mobile structures attached near the leaflet closure line) are seen in approximately 40% of normal individuals on TEE and do not appear to be associated with an increased risk of thromboembolism.
31. Ward RP, Don CW, Furlong KT, et al: Predictors of long-term mortality in patients with ischemic stroke referred for transesophageal echocardiography. Stroke 37:204–208, 2006.
    The only TEE finding predictive of long-term mortality (19% after about 3 years) after an ischemic stroke in 245 consecutive patients was the severity of aortic atherosclerosis. Other TEE findings were common, with a PFO in 19%, thrombus in 2.4%, spontaneous echo contrast in 3.7%, atrial septal aneurysm in 3.3%, valve masses in 7.8%; but none of these predicted long-term outcome. Complex aortic atheroma, present in 14.7%, was associated with a hazard ratio of 2.7 (95% CI 1.4–5.3) for long-term mortality. The definition of complex aortic atheroma was protrusion ≥4 mm into the aortic lumen, or plaque with evidence of ulceration or mobility.
32. Kronzon I, Tunick PA: Aortic atherosclerotic disease and stroke. Circulation 114:63–75, 2006.
    This review article summarizes the literature on the association between aortic atheroma and stroke. Aortic atheroma also is associated with atherosclerosis in other vascular beds (carotid, coronary, renal, abdominal aorta), aortic stenosis, mitral annular calcification, and atrial fibrillation. The role of imaging with different modalities is summarized including TTE and TEE, epiaortic scanning, CMR, and CT.

16 大动脉疾病

标准的超声心动图检查常规包括了主动脉和肺动脉的评估。出于描述的目的，将主动脉从主动脉瓣开始分为若干段，包括：

- 主动脉瓣环
- 主动脉窦（Valsalva 窦）
- 窦管交界处
- 升主动脉
- 主动脉弓
- 胸降主动脉
- 腹主动脉近端

主动脉自左心室（LV）发出的部分称为“主动脉根”。由于“主动脉根”有不同的定义，因此这个称呼可能导致沟通上的不便。在大血管遗传疾病的研究中，主动脉根部通常指主动脉窦——从瓣膜水平到窦管交界处。然而，在外科主动脉根部置换术中，主动脉根部通常是指从主动脉瓣环至升主动脉中部的一段。因此，当主动脉异常时，应选用更加特异的术语描述其解剖位置。

对主动脉环和主动脉窦的评价属于超声心动图的常规检查。此外，当临床怀疑主动脉疾病时，可进行升主动脉、主动脉弓、降主动脉的进一步评估。由于肺气干扰，经胸超声心动图（TTE）的图像往往不是最理想的，经食管超声心动图（TEE）可以获得满意的主动脉疾病图像，从而提高诊断的准确性。

基本原理

主动脉异常包括：

- 动脉扩张
- 动脉瘤
- 主动脉夹层
- 主动脉窦瘤
- 动脉粥样硬化。

主动脉最常见的异常是扩张，即主动脉直径的增加大于相应的年龄和身高比例。很多疾病都会引起升主动脉扩张。当主动脉严重扩张时，就演变为主动脉瘤。主动脉瘤可累及主动脉的一个或多个节段（升主动脉、主动脉弓、降主动脉），可以呈管状或囊状。

高血压或动脉粥样硬化引起的主动脉扩张的特点是：主动脉窦正常而窦管交界处缩小，病变主要是升主动脉的扩张。二叶主动脉瓣（bicuspid aortic valve，BAV）常伴有主动脉窦或升主动脉的扩张，但通常在窦管交界处是狭窄的。导致升主动脉瘤的遗传性结缔组织病，例如马方综合征和 Loeys-Dietz 综合征，其特点是窦管交界处消失和主动脉窦扩大，以及升主动脉扩张，造成近端主动脉的“水气球”样外观（图 16-1）。系统性炎症性疾病（如类风湿关节炎和强直性脊柱炎）也与主动脉瘤相关，往往也影响瓣膜组织。动脉瘤在三期梅毒（伴随钙化的特点）、主动脉动脉炎（如大动脉炎）以及作为胸部钝伤或穿通伤的结果也很常见。大的主动脉瘤容易破裂，所以建议预防性治疗。

主动脉夹层 是危及生命的病变，指主动脉壁内膜撕裂，血流通过破裂处进入内膜和中层之间的“假”腔，而原有的管腔为真腔（图 16-2）。假腔可为局限性，或由于血流的压力而波及下游管腔，通常呈螺旋状。假腔的并发症包括：

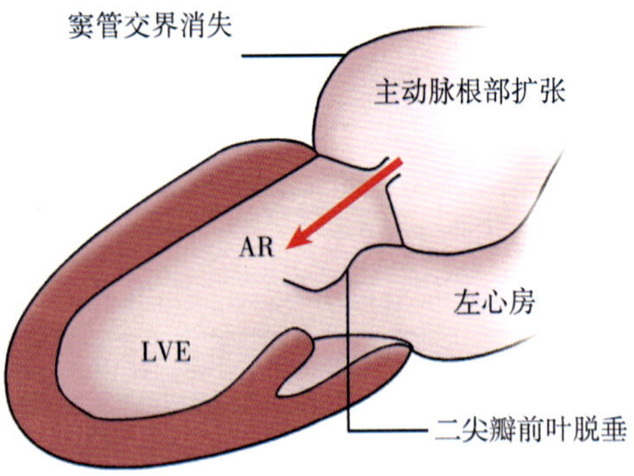

图16-1 马方综合征胸骨旁左室长轴标准二维超声心动图示意图。主动脉近心段明显扩张，窦管交界处消失。主动脉瓣环扩张导致主动脉瓣中央型反流（AR）和左心室扩大（LVE），左心室容量负荷过重。常有二尖瓣前叶脱垂征象（二尖瓣冗长）。

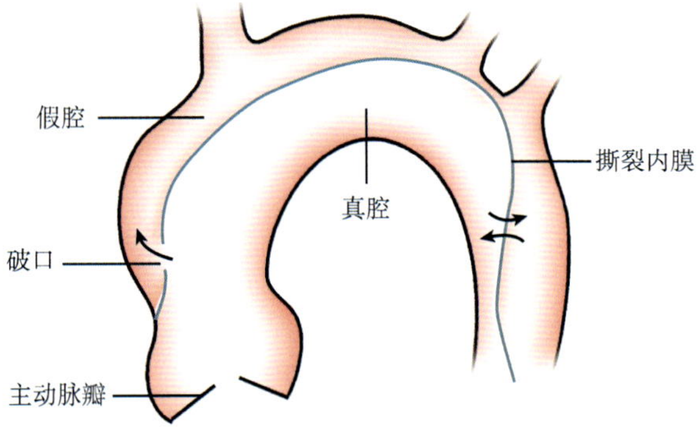

图16-2 主动脉夹层动脉瘤的示意图，显示破口位于窦管交界处以上。破口处的内膜随血流在管腔内飘动，独立于心动周期。如箭头所示，在降主动脉的真腔和假腔内可显示彩色血流信号，以及血流进出破口的情况。

- ❒ 主动脉真腔的压缩（供应主要的分支血管）
- ❒ 夹层累及主动脉的主要分支血管
- ❒ 血栓形成
- ❒ 破裂

准确、及时诊断主动脉夹层，明确是否存在夹层和内膜破口位置，对可疑主动脉夹层患者的治疗至关重要。

主动脉夹层最常见的危险因素是高血压和动脉粥样硬化。然而，主动脉夹层风险最高的患者群体包括马方综合征和其他遗传性结缔组织疾病、Turner 综合征、主动脉炎和血管型 Ehlers-Danlos 综合征。先天性二叶主动脉瓣或单叶主动脉瓣患者主动脉夹层的危险增加 5 倍。主动脉瘤更易并发主动脉夹层，有研究表明马方综合征患者在主动脉扩张情况下易引起主动脉夹层。

主动脉窦瘤（图 16-3）可能是先天性的，也可能是由于感染、马方综合征或既往外科手术导致。主动脉窦瘤凸入或破入邻近的腔室。右冠窦瘤破入右心室流出道（RVOT）；无冠窦瘤破入右心房（RA）；左冠窦瘤破入左心房（LA）。

主动脉的动脉粥样硬化可能导致扩张、动脉瘤或夹层。此外，动脉粥样硬化的存在可作为共存冠状动脉疾病的一个重要标志，并作为栓塞性脑血管事件的潜在风险。

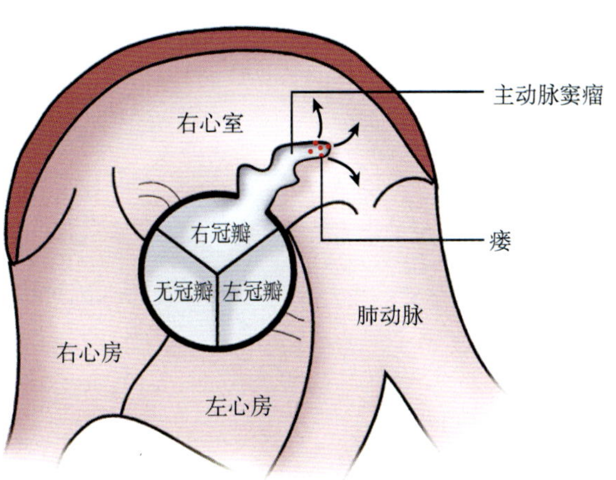

图16-3 先天性主动脉窦瘤的示意图。一个长的“风向袋”——像右冠瓣（RCC）的膜状外翻，突出进入右心室流出道。如果动脉瘤有破口，即可看到主动脉至右心室的瘘。注意，左冠瓣（LCC）的动脉瘤将突入左心房，而右冠瓣的动脉瘤将突入右心房。

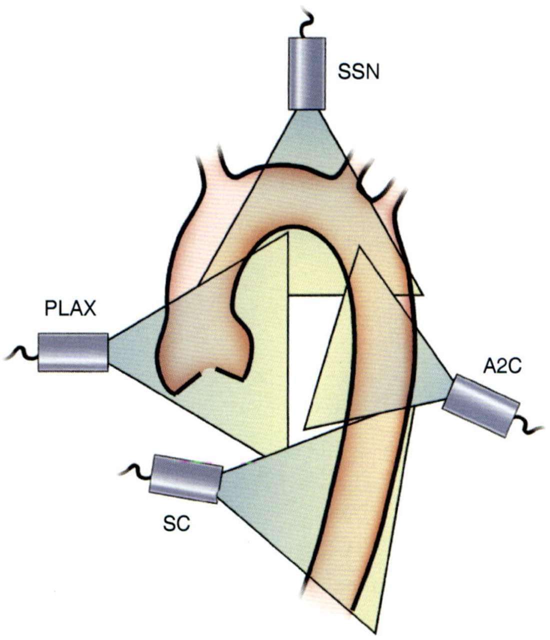

图 16-4 经胸超声心动图通过一些声窗对主动脉完全评估的示意图。从胸骨旁长轴（PLAX）声窗，显示升主动脉的一段和主动脉窦。从胸骨上窝（SSN）声窗，可以观察主动脉弓和胸降主动脉近端；从向后成角的心尖两腔心切面(A2C)，可以观察胸降主动脉的中段；从剑下切面(SC)，可以观察胸主动脉远端和腹主动脉近端。部分个体，在标准 PLAX 和 SSN 切面之间的升主脉段图像可以从高胸骨旁位置探查获得。然而，在大部分患者，该段主动脉在 TTE 成像上难以显示。

超声心动图方法

经胸主动脉成像

二维和多普勒超声心动图

经胸超声心动图在胸骨旁左室长轴及短轴可以很好地显示近端升主动脉（图 16-4）。由于超声波的穿透性，升主动脉的各个节段可以通过肋间隙、探头朝向头侧来获得。患者左侧卧位主动脉接近前胸壁即可提高图像质量（图 16-5 和 16-6）。胸骨旁声窗对近端升主动脉血流和主动脉瓣反流严重性的评估是有局限性的。原因是在此位置，血流与声束不是平行的。升主动脉也可在心尖五腔心切面显示，虽然二维（2D）图像质量可能被从心尖途径获得的升主动脉的深度所影响，但此切面的多普勒声束和血流方向之间是平行的。一些患者，升主动脉的图像可以通过肋弓下声窗获得。

主动脉弓图像通过胸骨上和锁骨上声窗显示，患者仰卧位颈部伸展。几乎所有人的主动脉弓的长轴和短轴都是可以显示的（图 16-7）。通常从胸骨上窝声窗仅能显示一小段升主动脉，但也因患者而异。并且应该注意到，由于降主动脉的曲度，在一倾斜的成像平面内它显示为渐细的（即降主动脉只部分显示在图像平面中）。

经胸骨上窝显示降主动脉的脉冲或连续波多普勒显示，收缩期血流远离探头，流速大约为 1 m/s。降主动脉内正常血流显示为：

- 短暂、低速的舒张早期血流逆流
- 舒张中期的低速前向血流
- 舒张末期的低速血流逆流

需要使用低壁滤波器设置以鉴别正常血流模式（图 16-8）。

虽然从胸骨上窝获得的升主动脉二维图像欠佳，但由于多普勒取样束平行于血流，可以获得高质量的多普勒血流信号。收缩期显示朝向探头的前向血流，升主动脉血流信号从最高点记录。

胸骨旁长轴切面左房后方的横断面可显示胸降主动脉。该段降主动脉的纵切面可以通过顺时针旋转探头并侧向成角获得。通过胸骨上窝声窗，可以显示胸降主动脉的一小部分。从心尖二腔心切面，通过侧向成角并顺时针旋转探头（图 16-9），可以

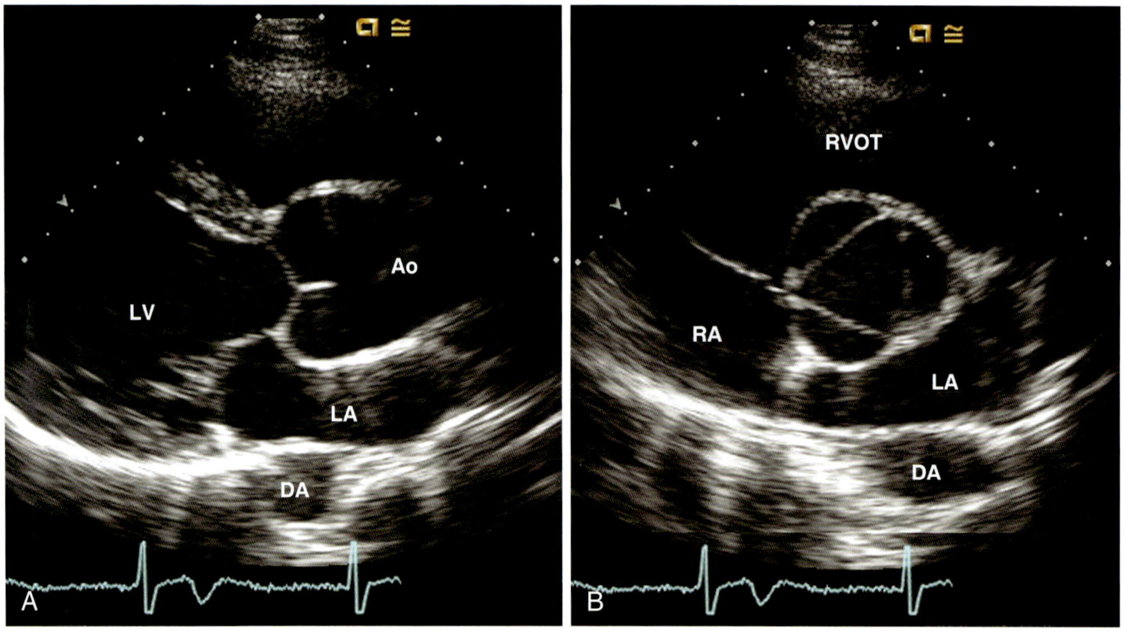

图 16-5 A. 马方综合征患者胸骨旁长轴切面显示扩张的主动脉窦伴窦管交界处消失。在短轴切面（B），心脏收缩期主动脉瓣三叶被牵拉，因此瓣口呈三角形，代替了正常的圆形开口。DA：降主动脉；RVOT：右心室流出道。

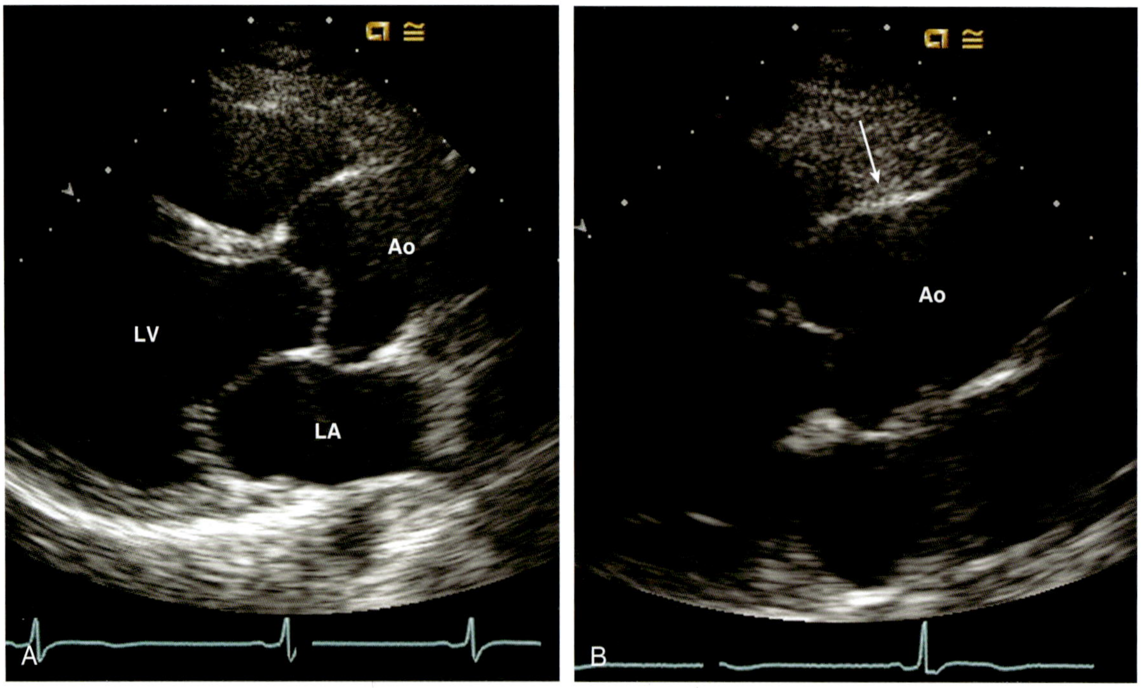

图16-6 A. 马方综合征患者标准的胸骨旁长轴切面仅显示主动脉窦。B. 探头向上移一个肋间隙，可见窦管交界的正常轮廓消失（箭头），并显示较多的升主动脉。

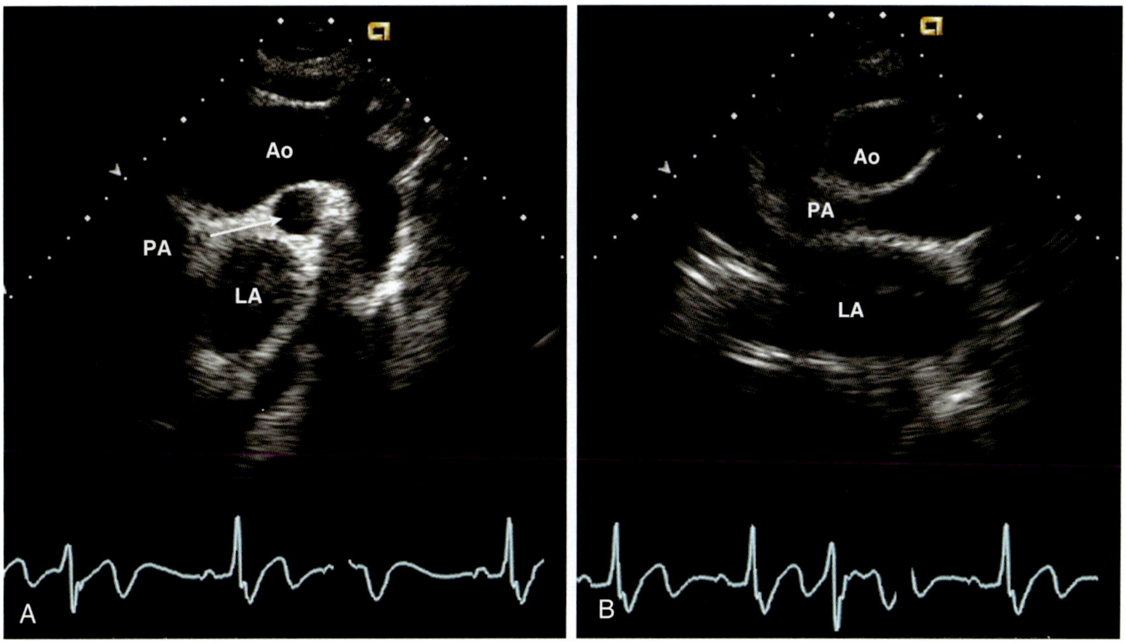

图16-7 正常个体胸骨上窝主动脉长轴切面（左）显示升主动脉、主动脉弓、降主动脉及右肺动脉（PA，箭头）横断面和下方的左心房（LA）。胸骨上窝主动脉短轴切面（右）显示主动脉弓、肺动脉和左心房。

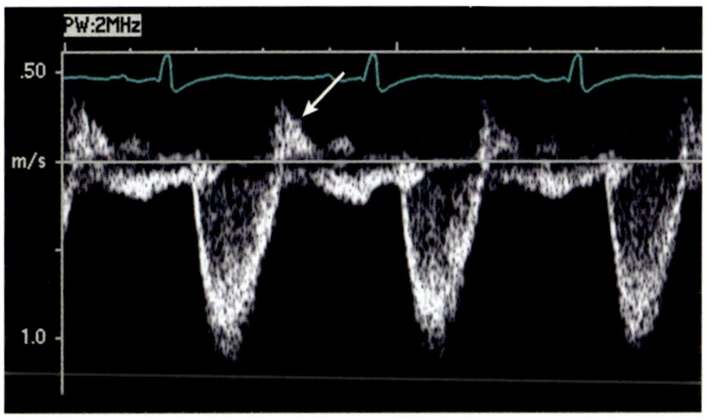

图 16-8 胸骨上窝长轴切面胸降主动脉血流的正常脉冲多普勒记录。在收缩期前向血流的最大流速为1.1m/s，并有正常的收缩期射血曲线。在舒张期，有短暂的舒张早期血流逆流（箭头），继之以舒张中期低速前向血流和舒张末期血流消失（或低速反向血流信号）。

显示降主动脉一段的纵切面。胸降主动脉血流的多普勒信号通过胸骨上窝长轴切面极易获得。血流异常可能与主动脉疾病（如主动脉缩窄）、分流（如动脉导管未闭）或主动脉瓣疾病（如主动脉瓣反流）有关。

通过剑下声窗，可以探查胸主动脉远端和腹主动脉近端及主动脉过膈肌处。探头和主动脉之间的夹角越小，测量前向血流的准确性越高（图 16-10）。

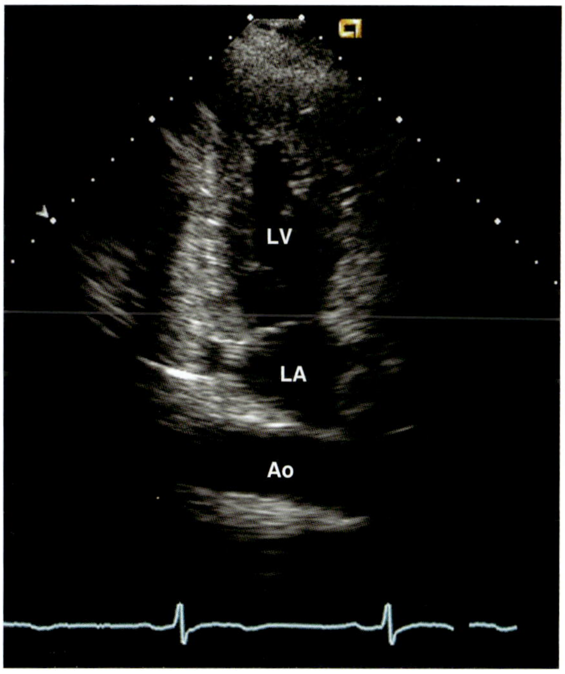

图16-9 一例马方综合征以及曾因A型主动脉夹层行主动脉根部置换的患者，向后成角的心尖两腔心切面沿长轴显示胸降主动脉（Ao）。

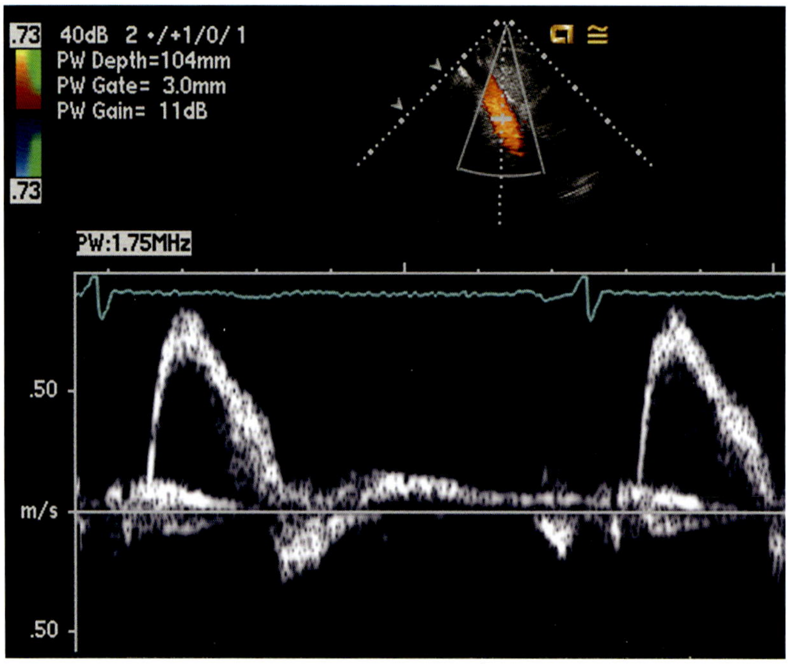

图16-10 腹主动脉近端剑下切面的彩色多普勒显像（*上图*）。脉冲多普勒信号（*下图*）显示收缩期朝向探头的正常前向血流，继之以短暂的舒张早期血流逆流和舒张中期低速前向血流。

经胸超声心动图（TTE）通过结合多方位的声窗扫查，可以显示升主动脉、主动脉弓和胸降主动脉。左侧胸腔积液的患者，嘱患者右侧卧位，自左后胸（脊柱旁）通过液体成像，可以获得主动脉的图像。

经胸主动脉成像的局限性

经胸超声心动图对于评估主动脉的主要局限性是声窗和成像质量。选择合适的多方位声窗是为了主动脉的完全评估。即使多方位的声窗扫查，有时也难获得高质量的主动脉图像。原因主要在于主动脉的位置较深，造成声束宽度伪影、噪声以及差的侧向分辨力，尤其在心尖和胸骨旁声窗探查胸降主动脉时。由于这些局限性，经食管超声心动图（TEE）成为疑似主动脉疾病患者的更好的检查方法。

经食管成像

二维超声心动图

探头在高位食管位置（旋转角度为 0°）获得的倾斜成像平面可以显示主动脉瓣、主动脉窦和升主动脉。将成像平面旋转大约 45° 可以获得主动脉瓣水平的短轴切面，将探头在食管内稍稍回退可以获得升主动脉近端几厘米的短轴切面。在短轴平面，由于在食管（和探头）与升主动脉之间有含气的气管，而使升主动脉远端节段的评估受到影响。然而，通过旋转成像平面大约 120°，可在大多数患者获得主动脉瓣、主动脉窦和升主动脉的长轴切面（图 16-11）。通过慢慢将探头移到更高的食管位置，可以看到更远端的升主动脉节段。

从高位食管位置可获得主动脉弓的最好图像。自胸降主动脉的短轴切面开始，探头退至主动脉弓水平，然后整个探头转向患者右侧并向下成角以获得主动脉弓的长轴切面。在一些患者，由于气管和支气管的干扰，主动脉弓成像欠佳。在许多病例，经胸骨上窝探查可得到高质量的主动脉弓图像。

TEE 可清楚显示胸降主动脉和腹主动脉近端。胸降主动脉紧邻食管侧方并稍偏后，因此探头向后旋转可以获得主动脉横断面（0°）或长轴（90° ~ 120°）的优良图像（图 16-12 和 16-13）。TEE 探头在不同水平需要轻微转动，因为主动脉相对于食管是弯曲的。探头在胃的后部可探及腹主动脉的近端。当探头从胃和食管慢慢退回时，多数检查者更喜欢在连续的横断面水平检查主动脉全程，并在探头即将退出前对主动脉弓显像。对异常的区域再通过长轴切面进一步检查。

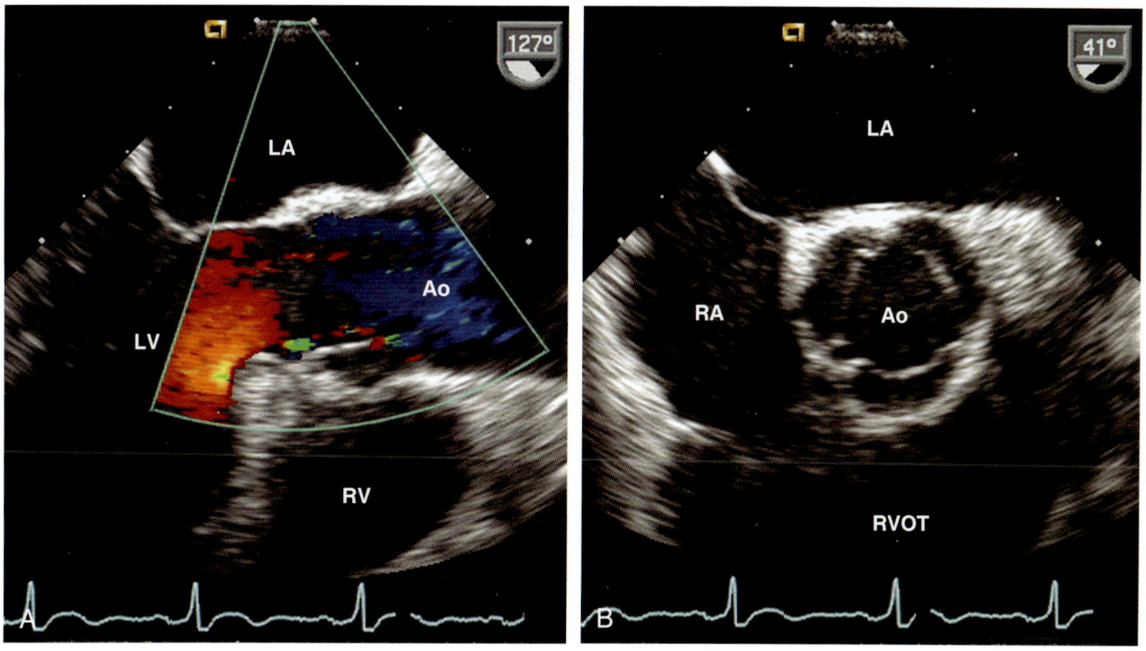

图16-11 TEE成像在旋转大约120°的长轴切面（**A**）和在旋转大约30°～40°的短轴切面（**B**）可见正常的升主动脉。两个切面对应心脏的标志性结构，与TTE观类似，具体旋转的角度因人而异。

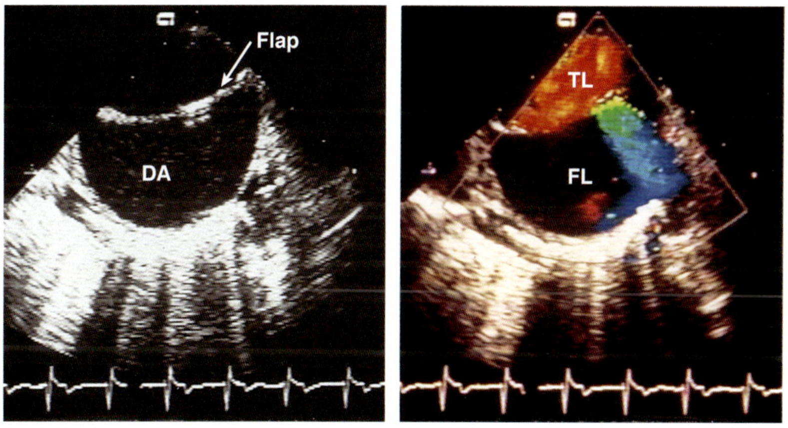

图16-12 TEE成像上，胸降主动脉（DA）的二维图像（左）显示内膜破口（箭头），彩色多普勒血流成像（右）可见血流在真腔（TL）和假腔（FL）之间流动。

多普勒血流

主动脉的彩色血流显像可显示正常的升主动脉和主动脉弓的前向血流。虽然在 TEE 方法中，降主动脉的血流方向几乎垂直于超声束方向，但通过使多普勒声束对准主动脉远端而可以自长轴平面记录血流信号。由于不是平行于血流方向而可能低估流速，但是对于评价血流动力学是有效的，例如主动脉瓣反流造成的主动脉内全舒张期血流逆流。

在短轴切面，正常的主动脉血流显示为半圆柱状涡流，降主动脉的横断面为一半红色和一半蓝色。升主动脉血流有时可通过经胃“心尖”切面记录，但是由于血流与探头不平行，血流速度的低估应该被考虑。或者，TEE 探头可以在很高食管位记录到升主动脉血流。

临床应用

慢性主动脉扩张

由于其他原因进行胸片或超声心动图检查，常可发现主动脉扩张。特殊情况下，例如马方综合征，

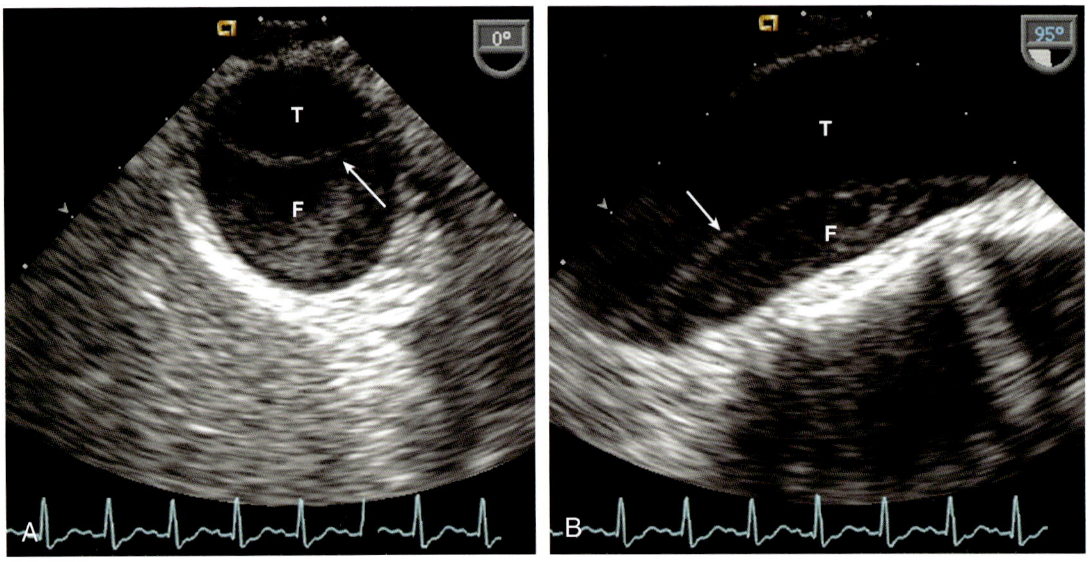

图16-13 降主动脉的TEE成像在短轴（**A**）和长轴（**B**）切面均显示夹层内膜片（箭头），以及假腔（F）内由于低速血流而造成的自发显影。T：真腔。

主动脉扩张是全身性疾病的表现之一。在这些病例中，需要超声心动图评价主动脉异常存在与否及其程度。对于二叶主动脉瓣患者，要常规测量主动脉内径（图 16-14）。

当增益设置恰当、按照二维图像标准测量，并获得真正的主动脉短轴（非斜切面）时，主动脉的直径是可以被准确、重复测量的。对于主动脉扩张的患者，在多个点测量主动脉直径、并指定测量位置和心动周期中的测量时机是很重要的。从舒张末期到收缩末期主动脉直径的变化程度取决于主动脉的顺应性。主动脉的顺应性在不同的疾病状态可能有明显改变，但是正常主动脉直径的变化在整个心脏周期中为 2 ~ 3mm。儿童一般在收缩末期测量。成年人则在舒张末期（QRS 波的起点）测量主动脉直径，因为在心动周期中时间是可重复的，而且舒张末期的测量受主动脉顺应性或负荷状态影响最小。

应该在舒张末期测量的指标包括：

- 主动脉瓣环（左心室流出道直径的测量）
- 主动脉窦及主动脉瓣水平（M 型超声测量主动脉瓣的标准位置）
- 主动脉窦管交界处
- 升主动脉
- 主动脉弓
- 胸降主动脉（图 16-15）

虽然不是每个患者都需要这些测量，但定量测量主动脉扩张的范围和严重程度对于慢性主动脉扩张的治疗和病情预测是非常有意义的。二维超声舒张末期冻结主动脉图像，多次、连续测量取平均值确保测量的一致性。在左心室长轴测量主动脉瓣环的直径。主动脉窦的最大直径通常是在左心室长轴测量，主动脉短轴在解剖结构不对称时应用。需要注意的是，M 型超声心动图主动脉窦的测量选择主动脉瓣顶点，用前缘 - 前缘的测量方法。主动脉窦管交界处的测量是在主动脉窦与管状升主动脉的结合点。升主动脉最大直径的测量是主动脉瓣上最宽的位置。主动脉弓在中段测量，降主动脉在胸部中段测量。

主动脉最大测量值与预测的主动脉内径($Ao\ D_{预测}$)使用经验性回归方程（见推荐阅读 19）做对比来校正年龄和体表面积（BSA，单位是 m^2）对正常主动脉内径的影响：

儿童 (< 18 岁):

$$Ao\ D_{预测} = 1.02 + (0.98\ BSA)$$

成人 (18 ~ 40 岁):

$$Ao\ D_{预测} = 0.97 + (1.12\ BSA)$$

成人 (> 40 岁):

$$Ao\ D_{预测} = 1.92 + (0.74\ BSA)$$

超声报告包括实际和预测的数值（单位为 mm）；实际和预测的直径比值（1.0 为正常）也包含在内。对于儿童，根据从正常平均值得到的标准差，测量值使用 Z 分数按照年龄和身高被标准化。

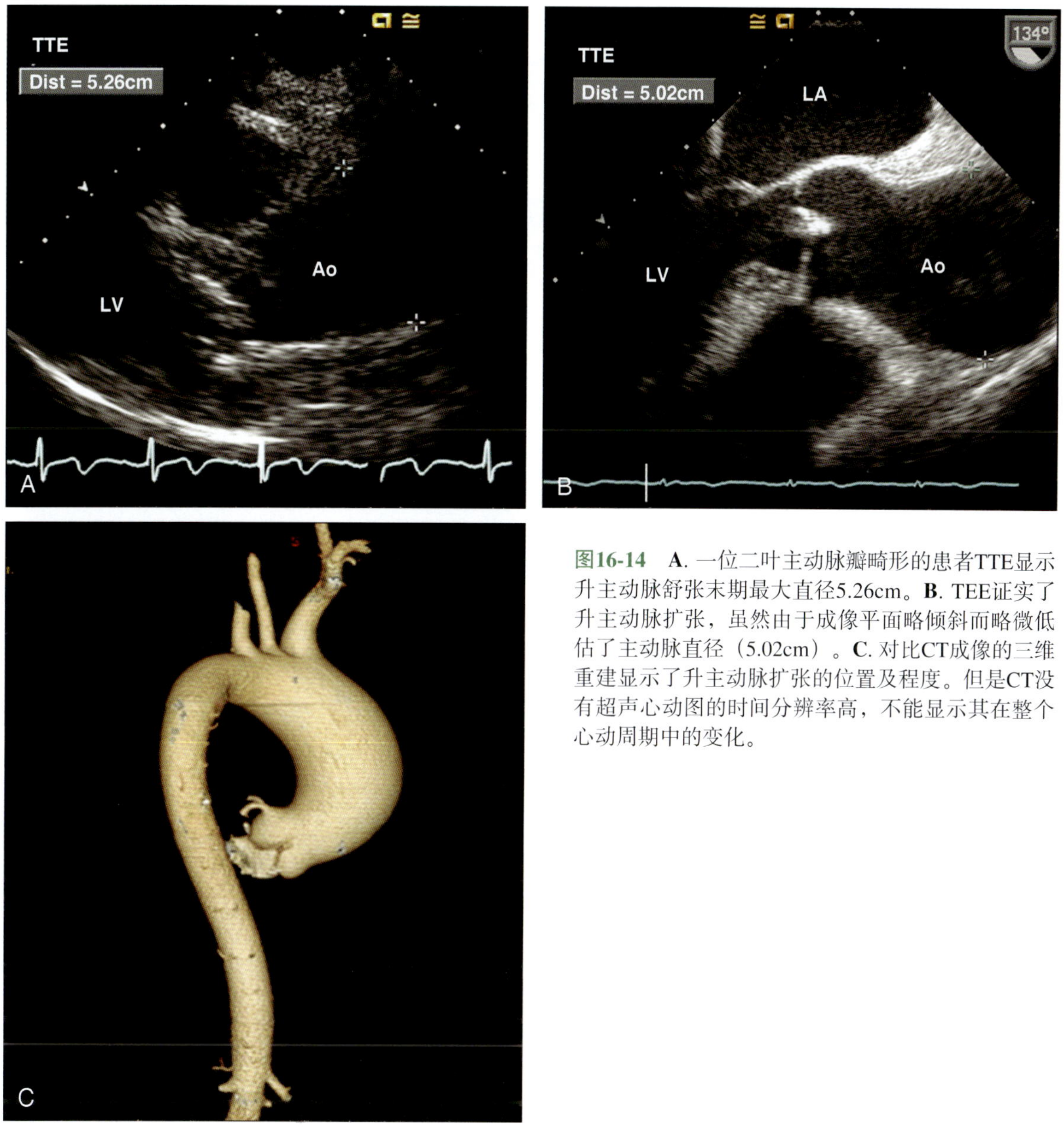

图16-14 **A**. 一位二叶主动脉瓣畸形的患者TTE显示升主动脉舒张末期最大直径5.26cm。**B**. TEE证实了升主动脉扩张，虽然由于成像平面略倾斜而略微低估了主动脉直径（5.02cm）。**C**. 对比CT成像的三维重建显示了升主动脉扩张的位置及程度。但是CT没有超声心动图的时间分辨率高，不能显示其在整个心动周期中的变化。

经胸多普勒超声心动图用来观察马方综合征或者其他原因导致的主动脉扩张。当主动脉扩张达到一个阈值时，将建议进行预防性升主动脉及心脏瓣膜置换术。标准是在主动脉瓣二叶畸形时主动脉扩张一般为 5.0cm；马方综合征为 4.5cm；对一些遗传性疾病，例如 Loeys-Dietz 综合征，内径的标准甚至更低。因此，评估扩张是稳定的还是进展的，以此决定手术介入的最佳时机，仔细测量是必需的。TTE 适用于非急症的主动脉评估，CT 和 CMR 成像也可以用于主动脉的评估。

主动脉夹层

经胸成像

主动脉评价。经胸多普勒超声对主动脉夹层的检查应包括：

- 从标准胸骨旁声窗到高胸骨旁声窗的升主动脉
- 胸骨上窝声窗的主动脉弓
- 胸骨旁和心尖切面观察降主动脉
- 肋弓下缘的腹主动脉近端

当出现左侧胸腔积液的时候，胸降主动脉可以

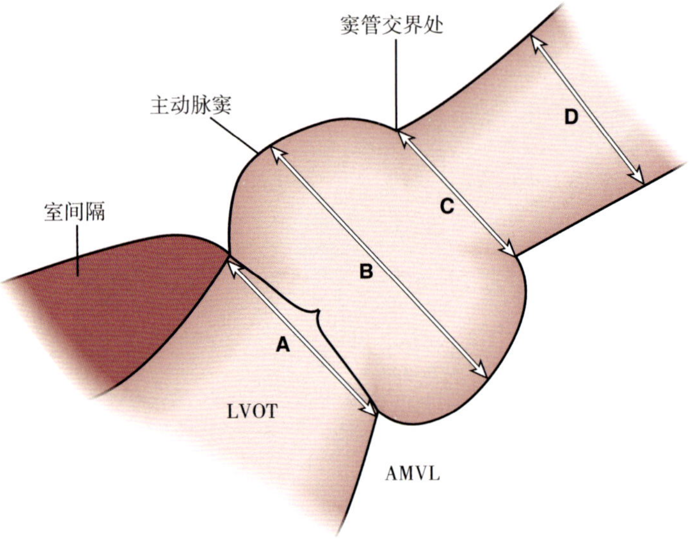

图 16-15 主动脉窦和升主动脉示意图，显示主动脉直径的测量位置。左心室流出道（LVOT）的测量应该选择在收缩期（**A**），用于计算左心室跨瓣每搏量或在连续性方程中计算主动脉瓣口面积。主动脉窦（**B**）、窦管交界处（**C**）和升主动脉中段（**D**）的测量应选择在舒张末期。测量的位置在超声心动图报告中应详细说明。二维灰度超声成像应用于标准的主动脉内径的测量。主动脉窦直径的测量通常应用 M 型超声心动图。术语*主动脉根部*是指主动脉窦或者从主动脉瓣水平至主动脉弓的一段主动脉。AMVL：二尖瓣前叶。

通过左后部胸腔积液来衬托成像。

当存在以下情况时，超声心动图可确诊主动脉夹层（图 16-16）：

- 主动脉管腔扩张
- 主动脉内线性、飘动的与动脉壁搏动不一致的内膜回声
- 真腔和假腔在彩色多普勒图像上的不同颜色。

TTE 观察到一个明确的、飘动的内膜片即可诊断主动脉夹层，特异性较高（表 16-1）。然而，当图像不“典型”时或者图像质量不理想时，没有经验的检查者会将波束宽度伪影和反射伪影误认为是内膜片。

相反，TTE 诊断主动脉夹层的敏感性相当低（即没有办法去证明内膜片是否是真实的）。这样的低敏感性是由于图像质量差，特别是在窦管交界处和主动脉弓之间的升主动脉部分，经胸方法胸降主动脉的远场分辨率也不高。

即使在 TTE 不显示夹层内膜片的时候，主动脉夹层的间接表现也可提示诊断。间接征象包括主动脉扩张、主动脉瓣关闭不全、心包积液或节段性室壁运动异常。但不能通过间接征象诊断主动脉夹层，因为许多其他疾病也可能引起这些病理性改变。然而，这些间接征象可以提示主动脉夹层，并可通过进一步检查证实主动脉夹层。

主动脉夹层动脉瘤的并发症。超声心动图诊断主动脉夹层动脉瘤的并发症，对主动脉夹层的诊断和治疗都具有重要的临床意义。这些并发症包括(图 16-17)：

- 急性主动脉瓣关闭不全
- 冠状动脉开口阻塞
- 主动脉主要分支的远端血管阻塞

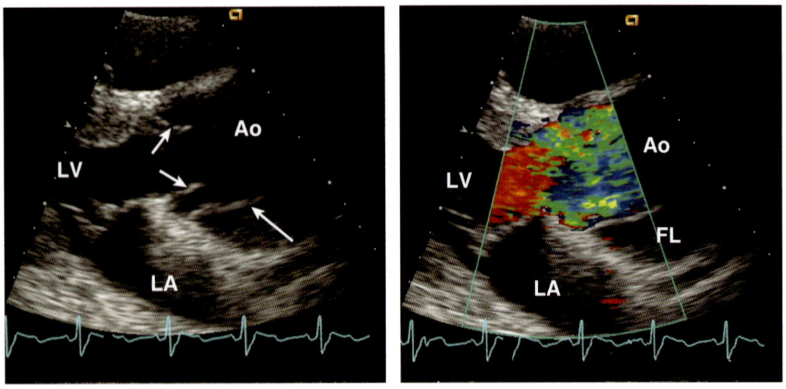

图 16-16 经胸超声心动胸骨旁长轴切面（左）显示扩张的升主动脉以及在主动脉瓣膜（小箭头）后方的线性回声（长箭头），其显示独立于主动脉壁的运动，符合主动脉夹层膜片。彩色多普勒（右）显示真腔的血流信号，假腔内没有彩色血流信号显示。

表 16-1 主动脉夹层的诊断

第一作者及发表时间	*n*	方法	敏感度	特异性	参考标准
Victor 1981	42	TTE	80%(12/15)	96%(26/27)	血管造影
Erbel 1987	21	TTE	29%(6/21)	确诊的病例均有夹层	手术或血管造影
		TEE	100%(21/21)		
Hashimoto 1989	22	TTE	71%(15/21)	确诊的病例均有夹层	血管造影（17）
		TEE	100%(22/22)		手术（12）
		CT	100%(8/8)		
Ballal 1991	61	TEE	97%(33/34)	100%(22/27)	血管造影、手术或尸检
		CT	67%(16/24)	100%(7/7)	
Nienaber 1992	53	TTE	83%(26/31)	63%(14/22)	血管造影、手术或尸检
		TEE	100%(31/31)	66%(15/22)	
		CMR	100%(31/31)	100%(22/22)	
Nienaber 1993	110	TTE	59%(37/62)	83%(39/48)	手术 (62)、尸检 (7) 和 / 或血管造影 (64)
		TEE	98%（43/44）	98%(25/26)	
		CMR	98%(58/59)	87%(27/31)	
		CT	94%(45/48)	83%(38/46)	

CMR：心脏磁共振；CT：计算机断层扫描；TTE：经胸超声心动图；TEE：经食管超声心动图。

Data from Victor et al: Am J Cardiol 48:1155–1159, 1981; Erbel et al: Br Heart J 58:45–51, 1987; Hashimoto et al: J Am Coll Cardiol 14:1253–1262,1989; Ballal et al: Circulation 84:1903–1914, 1991; Nienaber et al: Circulation 85:434–447, 1992; Nienaber et al: N Engl J Med 328:1–9, 1993.

- 心包积液
- 主动脉破裂（胸腔积液、纵隔血肿）

常见的并发症是主动脉瓣关闭不全，无论是由于主动脉扩张引起的慢性关闭不全，还是夹层导致的瓣叶支持不良引起的急性关闭不全。严重时，可见主动脉瓣叶脱垂。

主动脉夹层内膜片阻碍了冠状动脉正常的血流或者导致冠状动脉开口闭塞。超声心动图较容易诊断冠状动脉血流减少导致的室壁运动异常或梗死——下壁受累多为右冠状动脉阻塞所致，前外侧壁受累多为冠状动脉左主干阻塞所致。在这种情况下诊断的困难是认识到室壁运动异常是主动脉夹层的继发事件，而不是主要事件（如由于冠状动脉血栓导致的急性心肌梗死）。

主动脉分支血管的阻塞在心脏超声中很少能检查出来。然而，主动脉分支血管阻塞的患者，在行超声心动图检查排除心源性血栓时，主动脉夹层病变应该考虑在内。主动脉夹层累及分支的诊断是在管腔内看到夹层内膜片的存在。

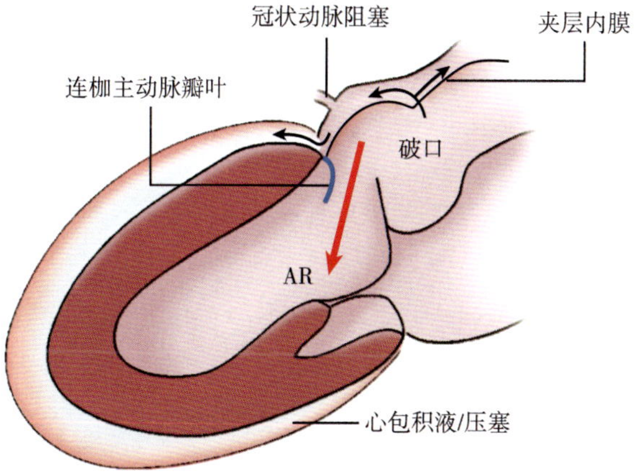

图16-17 升主动脉夹层的潜在并发症：假腔累及冠状动脉导致室壁运动异常或梗死；内膜片使主动脉瓣失去支撑导致主动脉瓣反流（AR）；破入心包腔导致心包积液。

主动脉夹层动脉瘤易破裂。主动脉外壁破裂进入纵隔或胸腔往往导致急性大出血。破裂形成血栓的患者会出现纵隔血肿和/或胸腔积液（左边比右边更常见）。另外，夹层可在主动脉瓣环处破裂进入心包腔。同样，可导致急性心包积液、压塞和急性心力衰竭。然而，部分小破裂或泄漏可能导致少量的心包积液。显然，主动脉夹层的患者无论出现多少心包积液，都是一个警告信号，应该迅速地进行干预。

超声心动图对主动脉夹层的鉴别诊断。在大多数情况下，使用 TTE 来排除和诊断主动脉夹层动脉瘤是困难的。如果超声心动图显示主动脉内径正常，对于引起胸痛的其他病因进行超声心动图检查是必要的，包括：

- 冠状动脉疾病（如室壁运动异常）
- 瓣膜病（如主动脉瓣狭窄）
- 肺栓塞
- 心包炎

当临床低至中度怀疑主动脉夹层时，超声心动图显示正常的主动脉进一步降低了该病的可能性，因此应寻求其他诊断。然而，当临床中至高度怀疑时，TTE“阴性”并不能降低该病的可能性，需要进一步进行其他评估。事实上，当临床高度怀疑主动脉夹层时，应进一步选择 TEE、CMR 或者 CT 检查。

经食管成像

对于大部分患者，TEE 对主动脉的成像质量远高于 TTE。因为：(1) 探头和主动脉之间的距离更短；(2) 探头的频率更高；(3) 更好的超声组织穿透性（更高的信噪比）。从膈肌到主动脉弓的胸降主动脉均可以在长轴和短轴切面得到完整检查。

TEE 诊断主动脉夹层的直接征象包括：

- 主动脉管腔内显示线性的、明亮的随主动脉收缩搏动而飘动的内膜片（图 16-18）
- 彩色多普勒血流可显示真腔（以内膜为界）和假腔（以中膜为界）。
- 进入假腔的内膜破口
- 真假两腔的其他破口
- 假腔内的血栓形成
- 主动脉壁血肿（代替最初的内膜片）

主动脉壁血肿与典型的内膜片有相似的临床症状，因此有必要进行鉴别。当邻近主动脉腔有团块回声并且以明亮的动脉外膜回声信号为界时，则提示血肿形成（图 16-19 和 16-20）

TEE 观察升主动脉的根部要选择主动脉瓣层面的短轴。然而，评价升主动脉更要依赖于长轴切面。评价升主动脉尤为重要，因为是选择紧急手术治疗还是药物保守治疗取决于升主动脉是否存在夹层动脉瘤。请注意，即使是升主动脉局部的夹层动脉瘤预后也不好，需要进行手术治疗。同样，彩色血流图像或许能进一步确定内膜破口位置，并显示血流是在真腔还是在假腔内。

TEE 诊断主动脉夹层的敏感性很高（> 97%；

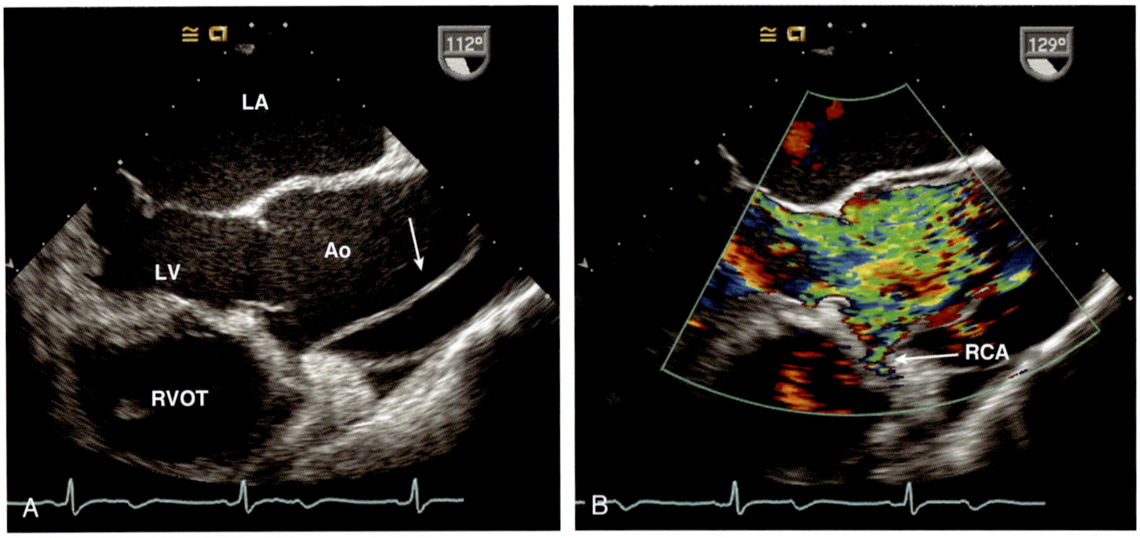

图 16-18 **A.** TEE 在长轴切面显示典型的升主动脉夹层，在邻近右冠状动脉（RCA）口处可见线性的夹层内膜片（箭头）。**B.** 彩色多普勒显示真腔内收缩期血流紊乱，并提示夹层内膜片可能累及右冠状动脉。

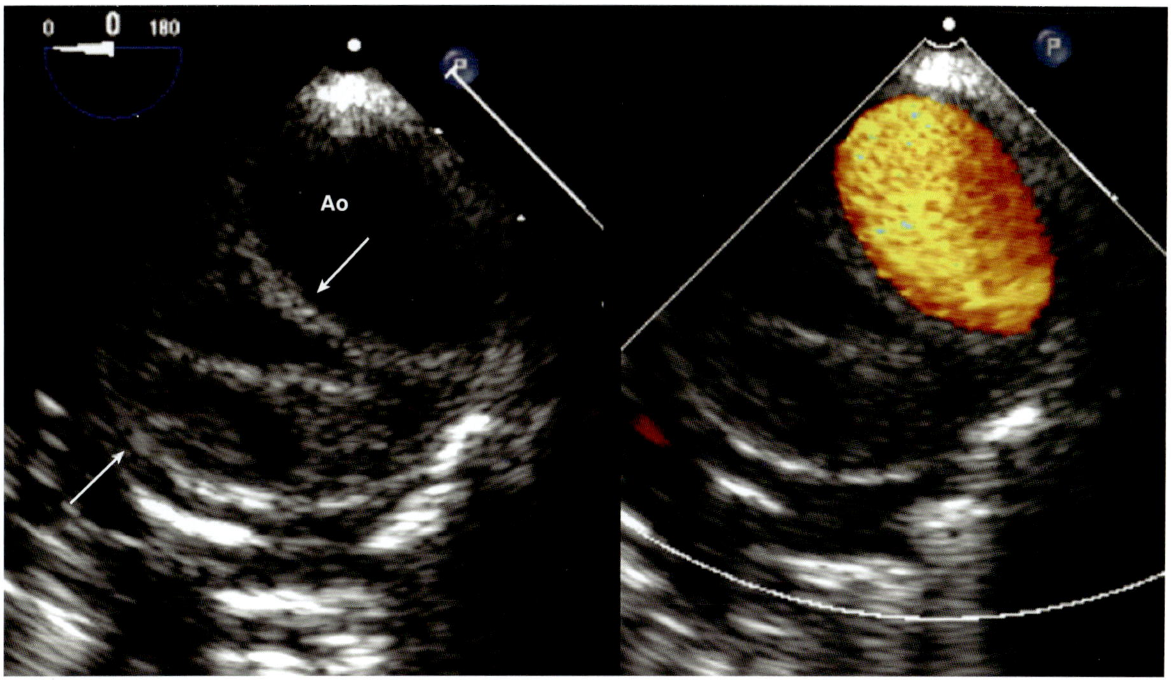

图 16-19 主动脉壁内血肿：在胸降主动脉的经食管短轴切面，管腔小，并可见一个同时具有回声密度区和无回声区的大的半月形血肿（箭头之间）。彩色多普勒显示血流在真腔内。

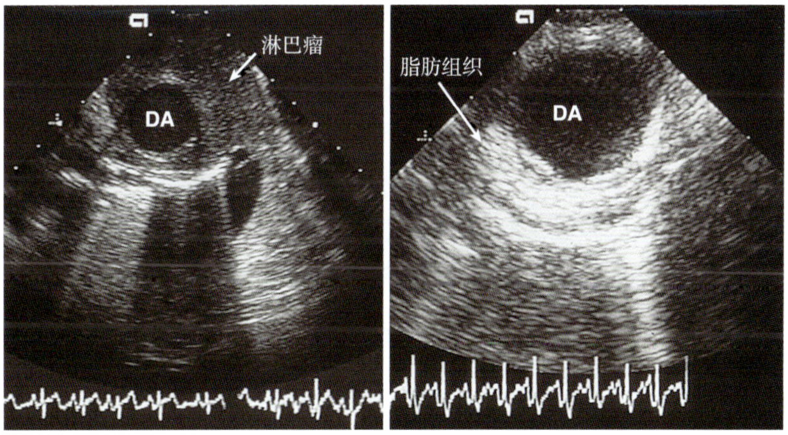

图16-20 在无主动脉疾病临床证据的两位患者，TEE成像显示潜在假阳性的超声心动图表现。*左图*是包绕胸降主动脉（DA）的淋巴瘤。*右图*是显著的主动脉旁脂肪组织。

见表 16-1）。虽然特异性也很高，但之所以小于 100% 是由于超声伪像的误读，如混响、波束宽度伪像以及倾斜的成像平面等。通过不断调整仪器的设置，并进行仔细评估，可以避免假阳性诊断的发生。

替代方法

几个研究中心曾建议，TEE 图像是急性主动脉夹层诊断的必要选择，它具有高的灵敏度和特异性，可以在患者的床边进行快速监测（见表 16-2）。然而，还有一些精确的检查技术（图 16-21 和 16-22）可用来评估急性主动脉夹层，包括：

- CT
- CMR
- 对比血管造影

选择哪种检查方法，不仅取决于这些方法的实用性，也取决于不同患者的病情。当急性心肌梗死的诊断非常有可能时，对比血管造影最适合，因为即使不存在夹层动脉瘤，冠状动脉阻塞的评估（和治疗）也可以很快执行。广角断层成像扫描（CT、CMR）在鉴别诊断包括纵隔肿瘤在内的病例更为适合。CT 和 CRM 都能获得主动脉的三维（3D）重建图像，这对临床决策有重要意义。超声心动图的优点是可以评估主动脉瓣的解剖和功能、整体和局部左心室收缩功能以及诊断心包积液。

总之，影像学技术的选择取决于不同患者的特殊病情。例如，显示远端血管解剖需要血管造影；评估邻近纵隔疾病需要做 CT 或 CMR；评估瓣膜功能需要做超声心动图检查。

主动脉窦瘤

主动脉窦瘤的病因为：

- 先天性疾病
- 急性感染（如心内膜炎），或
- 炎症过程

TTE 或 TEE 超声心动图在主动脉瓣水平的长轴和短轴切面，主动脉窦瘤均显示为主动脉窦扩张和扭曲。先天性主动脉窦瘤主动脉窦呈‘风向袋’样凸向邻近心腔（图 16-23）。如果主动脉窦瘤没有

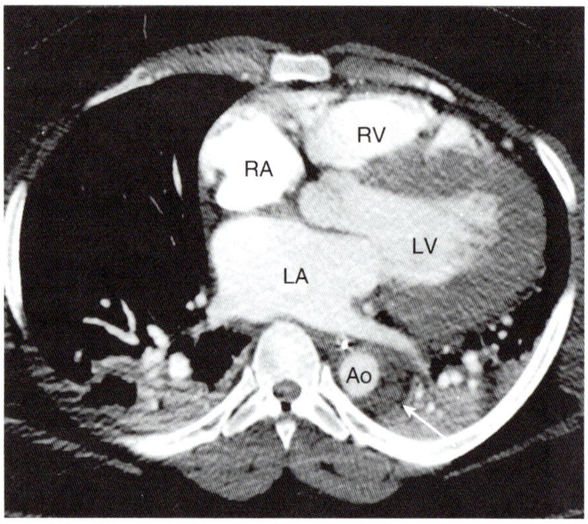

图 16-21 与图 16-19 为同一患者，胸部增强 CT 显示管腔周围有明显增厚，符合主动脉壁内血肿。

表 16-2 诊断主动脉疾病的影像学方法比较

诊断方法	优点	缺点
经胸超声心动图	便携，快捷 价格便宜 可评价左心室功能 可评价主动脉瓣功能 可估测 PE	由于声窗及图像质量不理想，为中度敏感性及特异性
经食管超声心动图	高度敏感性及特异性 便携，快捷 可评价左心室功能、瓣膜功能及 PE 可评估近端冠状动脉	有一些危险（尤其是如果存在食管疾病时） 不能评估远端冠状动脉
计算机断层扫描	高度敏感性及特异性 视野宽阔	不易确定内膜破裂位置 非便携 辐射 很少能评价左心室及主动脉瓣
心脏磁共振	高度敏感性及特异性 视野宽阔 可估测 PE	价格昂贵，非便携，应用受限 评价瓣膜及心室功能方面作用有限
对比血管造影	高度敏感性及特异性 清楚显示周围血管解剖 评价主动脉瓣反流 可评价及干预冠状动脉疾病	昂贵，侵入性 辐射 应用受限 非便携 不能估测 PE

PE：心包积液。

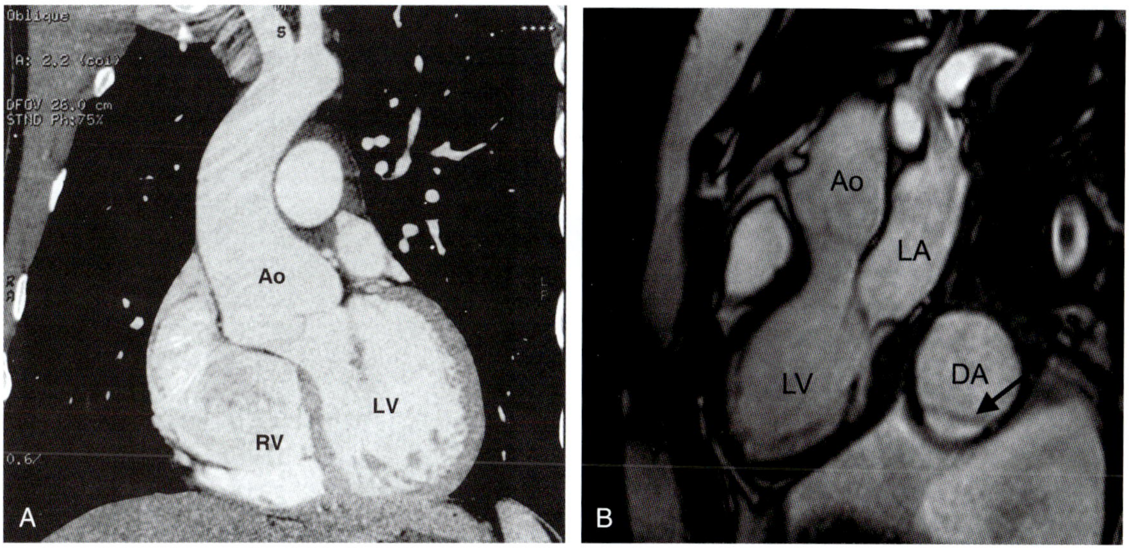

图 16-22 一例 24 岁马方综合征的男性患者，胸部 CT（**A**）显示升主动脉扩张，窦管交界的轮廓消失。另一例 32 岁马方综合征女性患者，CMR 成像（**B**）显示在长轴切面，升主动脉轻度扩张，降主动脉（DA）显著扩张并伴有夹层内膜片（箭头）。与超声心动图狭窄的成像视野相比，这两种检查方法能提供更为全面的主动脉评估信息。在临床上常几种检查方法共同使用。

破裂，多普勒超声心动图不会有显著表现。一旦出现主动脉窦瘤破裂，采用连续多普勒、脉冲多普勒和彩色血流多普勒技术均可探查到高速湍流血流信号从高压的主动脉破入低压的邻近心腔。先天性主动脉窦瘤发生感染可导致感染部位的坏死。

获得性主动脉窦瘤形态不规则。马方综合征常导致主动脉窦扩张，三个主动脉窦呈均匀对称的扩张。马方综合征主动脉窦进行性扩张时，可采取人工升主动脉血管置换术治疗（冠状动脉重新移植），还要行主动脉瓣人工瓣膜置换。心内膜炎导致的主动脉窦瘤可导致主动脉窦呈球形扩张，或主动脉窦不规则扩张。主动脉窦瘤凸出并可破入邻近的心腔，破入位置取决于受累的主动脉窦。

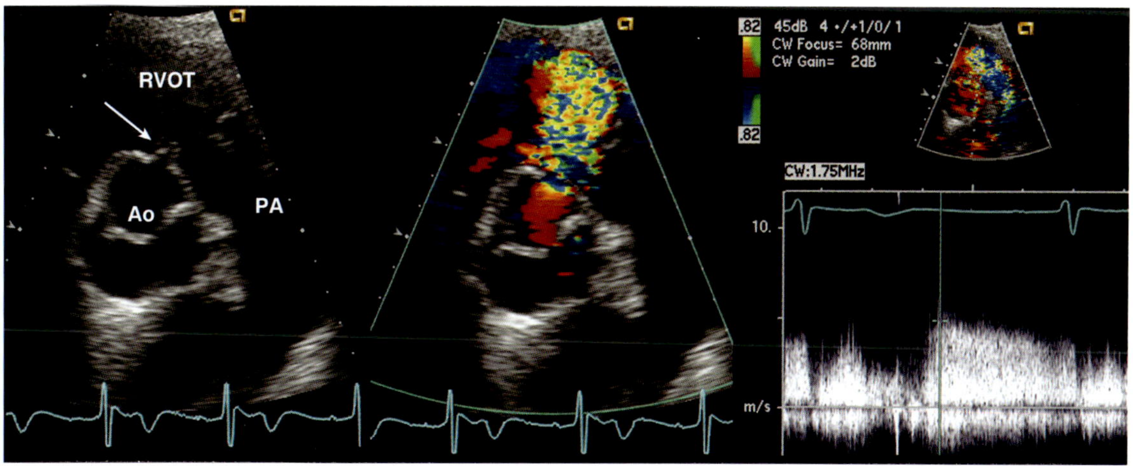

图 16-23 42 岁男性患者的经食管短轴切面显示右冠瓣处一个小的先天性主动脉窦瘤（*左*），窦瘤破入右心室流出道（ROVT）（*中*）。连续多普勒（*右*）显示由主动脉（Ao）流向右心室（RV）的高速（> 4 m/s）舒张期及收缩期血流信号，证实由主动脉破入而不是左心室。

主动脉疾病的术前和术后评估

术前评估

在一些情况下，高度怀疑主动脉夹层准备手术的患者，会在手术室麻醉状态下进行经食管超声心动图的检查。进行超声心动图检查的目的是为了尽快确诊或排除可疑诊断。如果发现主动脉夹层，评估内膜破口的部位和夹层的范围对手术径路的设计非常有价值。同时识别并发症，如主动脉瓣反流、冠状动脉口闭塞或心包积液，也会影响急性患者的治疗。

残留的夹层内膜

经食管超声心动图通常被用来在术中评估外科修补术后残留的主动脉夹层。急性主动脉夹层的急诊手术后大多数患者（大约 70% ~ 80%）持续存在残留的夹层内膜和假腔内血流。通常手术是通过人工血管替换夹层累及的病变主动脉，内膜通常会修补闭合。在人工血管远端的吻合部位，还存在内膜片，这种保留是有目的的，因为一些分支血管可能被假腔供应，而其他分支血管可能被真腔供应。因此，在患者主动脉弓或降主动脉发现夹层内膜，可能代表升主动脉夹层和置换术稳定的后遗症或第二次急性发作。临床鉴别主要通过既往病变的影像诊断及并发症的仔细评估。一些研究已经提出残存的内膜和假腔内血流提示预后差。

超声心动图用于随访检查升主动脉人工血管置换术后的晚期并发症。伴有主动脉瓣膜病变的患者，同时行人工瓣膜置换术，并在术后进行基线水平的检查，以便与远期检查进行比较从而评估人工瓣膜的功能（见第 13 章）。人工主动脉血管呈高回声、圆柱形结构，管腔内径均匀（图 16-24）。虽然大多数外科医生现在切除病变的主动脉，但在过去常将病变的主动脉用人工材料包裹外膜，导致超声心动图显示主动脉壁不规则变厚。即使切除了病变的主动脉段，术后由于主动脉周围的瘢痕组织显著可显示主动脉壁增厚。如果保存主动脉窦，意味着保存了冠状动脉的开口。在这种情况下，应该仔细检查主动脉其他节段及主动脉窦有无扩张。当移植延伸至主动脉瓣水平，左、右冠状动脉开口被重新移植到人工血管的相应位置处。主动脉壁的扩张或夹层，或者冠状动脉移植缝合口的裂开，均会导致冠状动脉血流中断而导致心肌梗死。此外，该并发症可导致主动脉破裂或假性动脉瘤的形成。

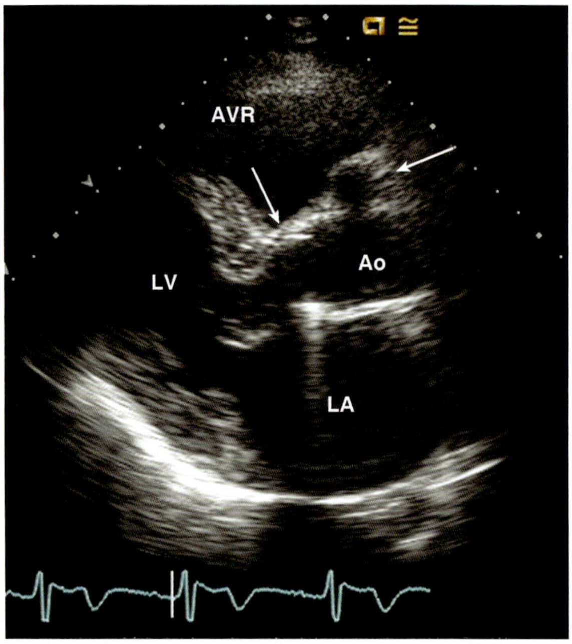

图 16-24 67 岁马方综合征男性患者，30 年前行升主动脉人工血管置换及二叶式机械瓣主动脉瓣置换术（AVR），附着于人工血管的右冠状动脉慢性、稳定地扩张（箭头）。

主动脉假性动脉瘤

假性动脉瘤指主动脉壁破裂，血液自此破口流出而被主动脉周围的组织包裹，可发生在主动脉近端或远端移植吻合处，或者发生在冠状动脉移植部位。移植材料本身发生断裂的情况还是很少见的。假性动脉瘤表现为邻近主动脉移植血管的一无回声区（图 16-25）。TEE 可以获得高质量的二维图像，假性动脉瘤还可以通过彩色多普勒血流探查。假性动脉瘤可能破裂进入纵隔或胸腔（这两者都可能是致命的）或跨主动脉瓣环进入左心室。这种假性主动脉反流的特点是：舒张期血流从假性动脉瘤流入左心室，收缩期血流从左心室流入假性动脉瘤内。该血流信号在脉冲和连续多普勒的特点与主动脉瓣反流相似。彩色多普勒血流成像显示血流信号在人工主动脉瓣周围而非穿过人工主动脉瓣。

主动脉粥样硬化

主动脉粥样硬化作为栓塞的潜在来源

通过经食管超声心动图（TEE）获得的高质量图像中，许多患者存在广泛的动脉粥样硬化斑块，一些斑块上附着有活动的血栓。这些观察结果产生了一

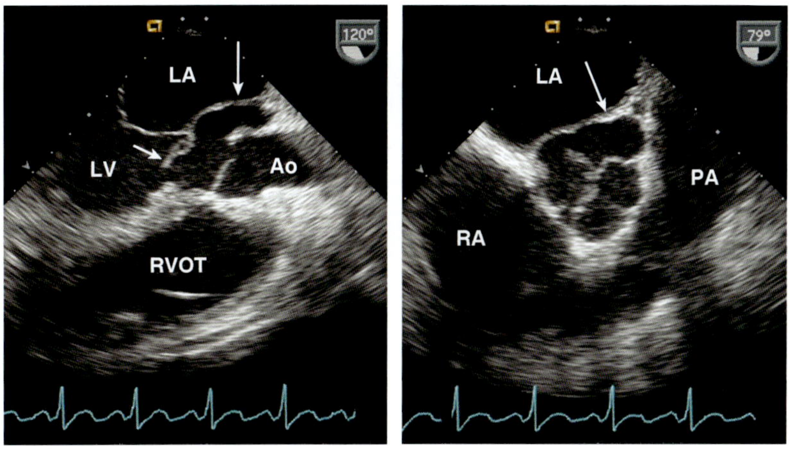

图 16-25 假单胞菌心内膜炎的 32 岁男性患者因心源性休克行超声心动图检查。TEE 成像在长轴切面（左）显示主动脉瓣无冠瓣连枷样改变（小箭头）伴后主动脉窦破裂，导致在主动脉和左心房之间形成假性动脉瘤（大箭头）。主动脉瓣闭合时可看到正常的右冠瓣。在彩色多普勒，可见血流从主动脉流进和流出假性动脉瘤，并可见严重的主动脉瓣反流。在短轴切面（右）可见主动脉和假性动脉瘤之间的交通（箭头），同时显示扭曲的主动脉瓣和窦部。ROVT：右心室流出道。

种假说，即升主动脉和主动脉弓的动脉粥样硬化可能成为潜在的栓子来源，最终会导致脑血管事件（见第 15 章的推荐阅读 28 和 29）。由于受声窗、经胸途径时主动脉深度以及低率探头的限制，导致了图像的低质量，因此经胸超声心动图（TTE）对主动脉的动脉粥样硬化很难观察到。由于 TEE 评价主动脉粥样硬化的程度和范围与组织学检查相关性好，因此，TEE 对于检查粥样斑块相关的血栓形成是敏感和特异的。

主动脉粥样硬化作为冠状动脉疾病的标志

通过 TEE 检查出降主动脉的动脉粥样硬化斑块（图 16-26）可以预测冠状动脉疾病，敏感性可达 90%。反之，胸降主动脉没有动脉粥样硬化病变，表明冠状动脉不存在严重疾病的特异性达 90%。

肺动脉异常

大部分的肺动脉异常是先天性的，包括狭窄后扩张、肺动脉分支狭窄、肺动脉位置异常（如大血管错位）。然而，肺动脉可能受主动脉的全身性疾病影响，例如大动脉炎。肺动脉夹层极为罕见，但已有报道发生于慢性肺动脉高压的患者。

以下病变能够导致肺动脉扩张：

- 右心容量超负荷（如房间隔缺损），
- 肺动脉高压，或
- 特发性肺动脉扩张。

主肺动脉扩张需要仔细评估右心压力或右心容量超负荷。特发性肺动脉扩张是很难被诊断的，只有当确定没有其他原因导致肺动脉扩张时才能诊断为特发性肺动脉扩张。

肺动脉可以通过 TTE 在胸骨旁短轴切面主动脉瓣水平或右心室流出道切面来检测。成人中，由于肺组织的覆盖，肺动脉前壁不容易探查到。在一些年轻的患者中，肺动脉主干可以通过角度前倾的心尖四腔切面观察。在大多数患者中，还可以通过剑下短轴切面观察肺动脉。从胸骨上切迹观察，可以在主动脉弓长轴切面观察右肺动脉横断面，在正交垂直切面观察右肺动脉长轴（图 16-7）。左肺动脉成像可以从胸骨上切迹的标准长轴通过轻微侧向成角和后旋探头来观察。

TEE 探头在食管内退至左心房上方在 0° 成像平面可获得肺动脉图像。该平面可显示肺动脉长轴及其分叉部位，但由于含气支气管的干扰并不是所有

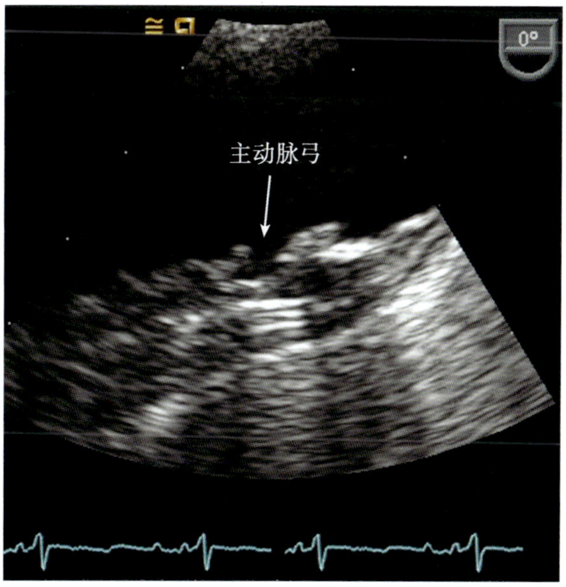

图16-26 有短暂心肌缺血史的女性患者，TEE 显示主动脉弓溃疡性斑块（箭头）。斑块凸向管腔内并存在独立运动，提示血栓。也可见到钙化斑块形成的阴影。

的患者都能获得（图 16-27）。肺动脉也可以由左心室长轴切面旋转探头 90° 至患者的右侧获得，类似于经胸右心室流出道切面。可是，在此切面由于探头至肺动脉的距离较远，图像可能不是特别清晰。

评估肺动脉的替代方法还有 CT 或 CMR 扫描，很少用血管造影方法。

局限性 / 替代方法

超声心动图评估大血管疾病的主要局限性是声窗和图像质量。从经胸超声心动图，主动脉每个节段的图像都可以获得，但图像质量取决于患者身体条件、超声医师技能和图像采集的技术细节程度。因此解释图像时，必须考虑由波束宽度伪影、混响和倾斜成像平面造成的假阳性结果，以及由于声窗限制和分辨率差造成的假阴性结果。

TEE 由于最佳的声窗和高分辨率使局限性减少。然而，混响、波束宽度伪影以及倾斜平面图像仍然会导致明显的腔内“异常”，特别是在升主动脉，实际上代表了超声伪像。使用双平面或多平面探头是必要的，因为升主动脉采用横向成像平面（单平面探头）仅能看见其基底部。即使使用多平面探头，由于含气支气管的干扰，升主动脉在与主动脉弓交界处的几厘米仍无法充分显示。怀疑主动脉夹层时升主动脉成像特别重要，因为确定内膜破口的位置（升主动脉或降主动脉），比起简单的疾病存在与否，对治疗方案的制订意义重大。三维成像可提高诊断的准确性，但尚未得到证实。

诊断主动脉夹层的其他方法也能与 TEE 的敏感性和特异性相媲美。胸部 CT 可以用来评价主动脉疾病，它具有扫描范围大、准确性高和应用广的优势。缺点包括对比剂的使用、X 线辐射和非便携性装置等。胸部 CT 可以诊断心包积液，但在评价左心室功能或主动脉瓣功能上价值有限。CT 扫描的三维重建可以反映其他解剖部位的病变。

CMR 对主动脉病变的诊断具有高分辨率、高诊断准确率、视野广以及能显示主动脉长轴全程图像的优点。CMR 设备与胸部 CT 比较，虽然也有便携性差的缺点，但不需要对比剂，也没有电离辐射。CMR 还可以评估主动脉瓣关闭不全、心包积液和左心室功能。胸部 CT 和 CMR 都能够提供分支血管受累的信息，而这些信息很少能够从超声心动图上获得。

主动脉造影可以准确地诊断主动脉疾病，包括主动脉夹层，如果可能合并冠状动脉疾病时是首选检查。主动脉造影可以评价主动脉瓣反流程度、分支血管受累情况和（左心室造影）左心室收缩功能。心导管检查是诊断金标准，可以提供详细的冠状动脉解剖，如果冠状动脉阻塞存在可以紧急干预。主动脉造影的缺点是它不是便携式的，有电离辐射，为侵入性检查，且价格昂贵。

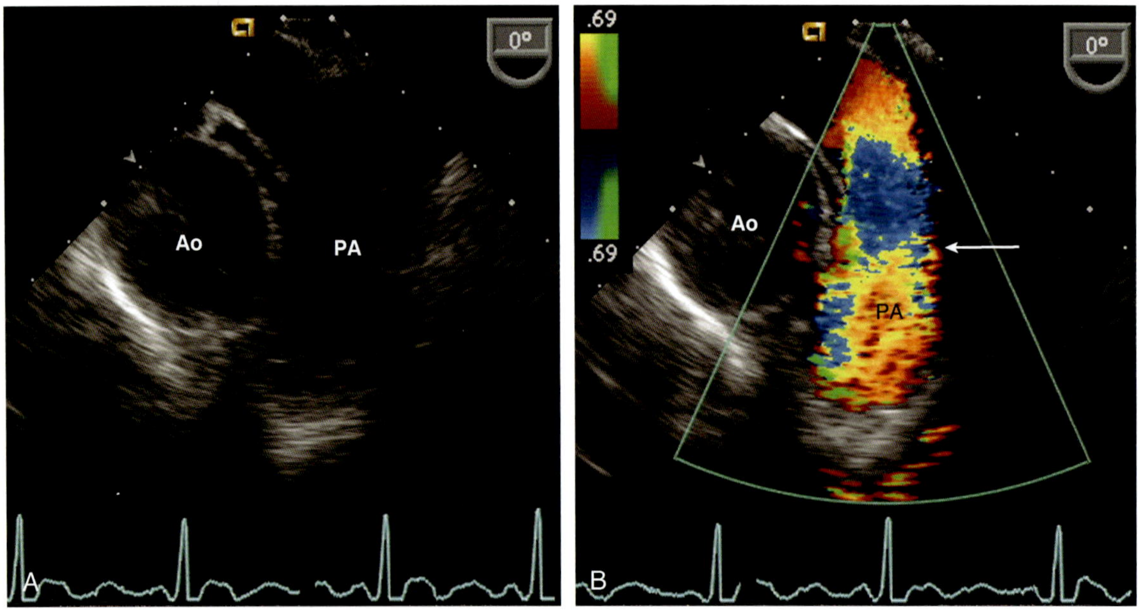

图16-27 A. TEE食管高位0°平面显示的肺动脉（PA），由于含气支气管的干扰，并不是所有患者都能显示。B. 彩色多普勒显示PA内血流方向朝向探头。从红至蓝色的图像失真（箭头）是由于前向血流超过尼奎斯特极限69cm/s。

（李 靖 译 汪 芳 校）

推荐阅读

主动脉扩张和夹层

1. Farah HH, Bolger AF: Aortic dissection and trauma: Value and limitations of echocardiography. In Otto CM (ed): The Practice of Clinical Echocardiography, 3rd ed. Philadelphia: Elsevier/Saunders, 2007, pp 793–815.
   Review of the pathophysiologic and clinical presentation of aortic dissection and the role of echocardiography both for the initial diagnosis, management at the time of surgery, and long-term follow-up. 132 references.
2. Bossone E, Evangelista A, Isselbacher E, et al; International Registry of Acute Aortic Dissection Investigators: Prognostic role of transesophageal echocardiography in acute type A aortic dissection. Am Heart J 153:1013–1020, 2007.
   In 522 patients with ascending aortic dissection, in-hospital mortality was 29%. Multivariate predictors of mortality were age > 70 years, pulse deficit, renal failure, and hypotension/shock. TEE findings of a dissection flap limited to the ascending aorta and thrombosis of the false lumen predicted a better survival rate.
3. Tsai TT, Nienaber CA, Eagle EA: Acute aortic syndromes. Circulation 112:3802–3813, 2005.
   Review of pathophysiology, classification, natural history, diagnosis, and medical and surgical management of aortic dissection.
4. Fedak PW, Verma S, David TE, et al: Clinical and pathophysiological implications of a bicuspid aortic valve. Circulation 106:900–904, 2002.
   A bicuspid aortic valve (BAV) is associated with aortic dilation in over 50% of patients and is associated with an increased risk of aortic dissection.
5. Schaefer BM, Lewin MB, Stout KK, et al: The bicuspid aortic valve: An integrated phenotypic classification of leaflet morphology and aortic root shape. Heart 94:1634–1638, 2008.
   A phenotypic classification of BAV disease is proposed that incorporates both leaflet morphology and aortic root shape. With fusion of the right and left coronary cusps (type I BAV) the aortic sinuses are larger than in those with fusion of the right and non-coronary cusps (type II BAV). Conversely, type II BAV is associated with dilation of the ascending aorta distal to the sinotubular junction and a higher prevalence (13% vs. 2.6%) of mitral valve prolapse.
6. Sachdev V, Matura LA, Sidenko S, et al: Aortic valve disease in Turner syndrome. Am Coll Cardiol 51:1904–1909, 2008.
   In women and girls with Turner syndrome (single X chromosome) a BAV is present in 30%, almost always with fusion of the right and left coronary cusps. Aortic dilation is present in 25% of those with a BAV.
7. Pape LA, Tsai TT, Isselbacher EM, et al; International Registry of Acute Aortic Dissection (IRAD) Investigators: Aortic diameter > or = 5.5 cm is not a good predictor of type A aortic dissection: Observations from the International Registry of Acute Aortic Dissection (IRAD). Circulation 116:1120–1127, 2007.
   In 591 patients with a type A aortic dissection, aortic diameter at the time of dissection was <5.5 cm in 59% and <5.0 cm in 40%. Only 5% of these patients had Marfan syndrome, 4% had a BAV, and 12% had a history of aortic valve disease. Predictors of dissection with a smaller aortic diameter were a history of hypertension, radiating pain, and increasing age. With an aortic diameter >60 mm, annual risk of rupture or dissection is 15%.
8. Moore AG, Eagle KA, Bruckman D, et al: Choice of computed tomography, TEE echocardiography, magnetic resonance imaging, and aortography in acute aortic dissection: International Registry of Acute Aortic Dissection (IRAD). Am J Cardiol 89:1235–1238, 2002.
   In a registry of 628 patients with acute aortic dissection, the first choice of imaging test was chest CT in 63%, echocardiography in 32%, aortography in 4%, and MRI in 1%. However, two thirds of patients had more than one imaging study, with TEE performed in 58% of those with a second study. Sensitivity of TEE for the diagnosis of ascending dissection was 90%, compared to 93% for CT.
9. Movsowitz HD, Levine RA, Hilgenberg AD, et al: TEE echocardiographic description of the mechanisms of aortic regurgitation in acute type A aortic dissection: Implications for aortic valve repair. J Am Coll Cardiol 36:884–890, 2000.
   In 50 consecutive patients undergoing ascending aortic dissection repair, significant aortic regurgitation was present in 44%. Mechanisms of aortic regurgitation in patients with intrinsically normal leaflets included proximal aortic dilation with leaflet tethering, leaflet prolapse, and dissection flap prolapse through the aortic orifice. Identification of the mechanism of aortic regurgitation can assist the surgeon in optimizing the surgical procedure.
10. Dohmen G, Kuroczynski W, Dahm M, et al: Value of echocardiography in patient follow-up after surgically corrected type A aortic dissection. Thorac Cardiovasc Surg 49:343–348, 2001.
   Residual abnormalities and complications were common after aortic dissection repair, with more than mild aortic regurgitation in 25%, a distal aneurysm greater than 5 cm in diameter in 33%, a residual distal dissection flap in 81%, and a new proximal aortic dissection in 10%. TEE imaging was optimal for evaluation of flow patterns and entry sites, whereas CT and MRI were better for visualization of aortic arch pathology.

主动脉壁内出血

11. Evangelista A, Mukherjee D, Mehta RH, et al; International Registry of Aortic Dissection (IRAD) Investigators. Acute intramural hematoma of the aorta: A mystery in evolution. Circulation 111:1063–1070, 2005.
   In a series of 1010 patients with an acute aortic syndrome, an intramural hematoma (IMH) was present in only 5.7%. Patients with IMH tended to be older, were more likely to have distal aortic involvement, and often had a delay in diagnosis compared to those with aortic dissection. However, mortality was similar for patients with aortic dissection and those with IMH, and 16% of those with IMH progress to classic dissection on serial imaging studies.
12. Keren A, Kim CB, Hu BS, et al: Accuracy of biplane and multiplane TEE echocardiography in diagnosis of typical acute aortic dissection and intramural hematoma. J Am Coll Cardiol 28:627–636, 1996.
   In a consecutive series of 112 patients undergoing TEE imaging for suspected aortic dissection, echocardiographic findings were compared to findings at surgery or autopsy. The sensitivity of TEE for the presence of aortic dissection was 98% with a specificity of 95%. The sensitivity of TEE for detection of intramural hematoma was 90% with a specificity of 99%. Echocardiography also was highly accurate for detection of associated aortic regurgitation and pericardial tamponade.
13. Pepi M, Campodonico J, Galli C, et al; Rapid diagnosis and management of thoracic aortic dissection and intramural haematoma: A prospective study of advantages of multiplane vs. biplane transoesophageal echocardiography. Eur J Echocardiogr 1:72–79, 2000.
   The accuracy of multiplane TEE for detection of aortic dissection or intramural hematoma is high, and this approach also allows evaluation of the entry site, coronary artery involvement, aortic regurgitation, and pericardial effusion.
14. Pelzel JM, Braverman AC, Hirsch AT, Harris KM: International heterogeneity in diagnostic frequency and clinical outcomes of ascending aortic intramural hematoma. J Am Soc Echocardiogr 20:1260–1268, 2007.

IMH is reported in 32% of patients with an acute aortic syndrome in studies from Japan or Korea, compared with 11% in studies from North America or Europe. Early medical therapy is used in 78% of Japanese/Korean studies as compared with only 49% of North American/European studies. Overall mortality with IMH is lower (9.4%) in studies from Japan and Korea as compared with mortality (20.6%) in studies from North America and Europe.

主动脉假性动脉瘤

15. Zoghbi WA: Echocardiographic recognition of unusual complications after surgery on the great vessels and cardiac valves. In Otto CM (ed): The Practice of Clinical Echocardiography, 3rd ed. Philadelphia: Elsevier/Saunders, 2007, pp 605–626.
Review and discussion of complications after aortic surgery including pseudoaneurysms of composite aortic grafts and complications after composite valve and proximal aortic replacement. Excellent illustrations of the surgical techniques and echocardiographic findings.
16. Barbetseas J, Crawford ES, Sail HJ, et al: Doppler echocardiographic evaluation of pseudoaneurysms complicating composite grafts of the ascending aorta. Circulation 85:212–222, 1992.
Description of the echocardiographic appearance of pseudoaneurysm formation after ascending aortic graft surgery in eight cases. Periannular and coronary artery dehiscences were detected by echocardiography using both 2D imaging (TTE or TEE or both) and Doppler flow studies.

遗传性结缔组织病

17. Keane MG, Pyeritz RE: Medical management of Marfan syndrome. Circulation 117:2802–2813, 2008.
The concept that aortic dilation in Marfan syndrome is due to structural weakness of microfibrils due to the fibrillin gene defect has been replaced by the concept that fibrillin affects transforming growth factor beta (TGFβ) signaling, leading to inflammation, fibrosis, and altered matrix metalloproteinase activity. In the future, this ongoing disease process may be amenable to therapy that interrupts these molecular pathways. This comprehensive review also summarizes clinical criteria for the diagnosis, cardiovascular features, pathophysiology, medical management, and recommendation for surgical intervention.
18. Judge DP, Dietz HC: Marfan's syndrome. Lancet 366:1965–1976, 2005.
Concise review article on the genetics, differential diagnosis, and clinical manifestations of Marfan syndrome. Nearly all patients with Marfan syndrome have (or develop) proximal aortic dilation as seen on echocardiography. Echocardiographic screening of first-degree relatives and periodic echocardiography to monitor aortic root size are recommended.
19. Roman MJ, Devereux RB, Kramer-Fox R, O'Loughin J: Two-dimensional echocardiographic aortic root dimensions in normal children and adults. Am J Cardiol 64:507–512, 1989.
Original article providing the data justifying the regression equations used to normalize aortic dimensions for body size and age.
20. Loeys BL, Schwarze U, Holm T, et al: Aneurysm syndromes caused by mutations in the TGF-beta receptor. N Engl J Med 355:788–798, 2006.
The Loeys-Dietz syndrome is an autosomal dominantly inherited aortic aneurysm syndrome due to mutations in the genes encoding TGFβ receptors. Characteristic clinical features are arterial tortuosity and aneurysms, hypertelorism, and a bifid uvula or cleft palate. Clinical outcomes are similar to vascular Ehlers-Danlos syndrome, including aortic dissection at a young age and a high rate of pregnancy-related complications; however operative mortality is much lower with Loeys-Dietz syndrome as compared with vascular Ehlers-Danlos syndrome. Most of these patients have aneurysms of the ascending aorta so may first be diagnosed by echocardiography.
21. Alizad A, Seward JB: Echocardiographic features of genetic diseases: Part 4. Connective tissue. J Am Soc Echocardiogr 13:325–330, 2000.
Review with illustrations of echocardiographic and clinical findings in Ehlers-Danlos and Marfan syndromes.

主动脉粥样硬化

22. Thenappan T, Ali Raza J, Movahed A: Aortic atheromas: current concepts and controversies—a review of the literature. Echocardiography 25:198–207, 2008.
This review of the literature suggests that aortic atheromas seen on TEE reflect total atherosclerotic burden, but the relationship of specific aortic atheroma to cerebrovascular events remains unclear.
23. Sen S, Hinderliter A, Sen PK, et al: Aortic arch atheroma progression and recurrent vascular events in patients with stroke or transient ischemic attack. Circulation 116:928–935, 2007.
In 125 adults with a cerebrovascular event and evidence of aortic atheroma on TEE, progression of atheroma at 1 year was seen in 28%. Freedom from recurrent cardiac and vascular events was only 49% in those with atheroma progression compared with 89% in the no-progression group. The hazard ratio of atheroma progression for prediction of cardiac and vascular events was 5.8 (confidence interval 2.3–14.5).
24. Weber A, Jones EF, Zavala JA, et al: Intraobserver and interobserver variability of transesophageal echocardiography in aortic arch atheroma measurement. J Am Soc Echocardiogr 21:129–133, 2008.
The reproducibility of echocardiographic measurements of aortic arch atheroma thickness was evaluated in 160 TEE images recorded as part of a study of antithrombotic therapy to prevent cerebral events. The intraobserver mean measurement difference was 0.01 mm with an interobserver mean difference of 0.13 to 0.48 mm. Agreement for detection of a plaque thickness greater or less than 4 mm was 84% to 88%.

创伤性主动脉破裂

25. Smith MD, Cassidy JM, Souther S, et al: TEE echocardiography in the diagnosis of traumatic rupture of the aorta. N Engl J Med 332:356–362, 1995.
TEE imaging was attempted in 101 patients with possible aortic trauma and was successful in 93 patients. Aortic rupture was diagnosed on TEE images in 11 (12%) studies with confirmation by aortography, surgery, or autopsy showing a sensitivity of 100% and a specificity of 98% (one false-positive result). The typical appearance of aortic trauma on TEE is a mobile 2- to 3-cm intraluminal flap or mass just distal to the junction of the aortic arch and descending thoracic aorta.
26. Vignon P, Boncoeur MP, Francois B, et al: Comparison of multiplane transesophageal echocardiography and contrast-enhanced helical CT in the diagnosis of blunt traumatic cardiovascular injuries. Anesthesiology 94:615–622, 2001.
In a series of 110 consecutive patients with severe blunt chest trauma, TEE and chest CT were prospectively performed at presentation. Both TEE and CT identified the 11 subadventitial disruptions (10 at the isthmus just beyond the left subclavian artery, 1 in the ascending aorta) that required surgical repair. TEE missed a disruption of the innominate artery that was seen on CT. TEE (but not CT) also identified 11 cardiac lesions including acute aortic regurgitation, hemopericardium, and cardioc contusion.
27. Agostinelli A, Saccani S, Borrello B, et al: Immediate endovascular treatment of blunt aortic injury: Our therapeutic strategy. J Thorac Cardiovasc Surg 131:1053–1057, 2006.
Endovascular approaches to acute and chronic aortic disease are increasingly utilized. These approaches are often monitored by intraoperative TEE to guide positioning of the stent grafts, to ensure appropriate deployment, and to facilitate early detection of complications.

17 成人先天性心脏病

成人的先天性心脏病基本有两种类型：

- 近期出现临床表现，而以前未诊断和未经手术的先天性心脏病。
- 已知的和以前经过手术治疗的先天性心脏病患者存活至成人阶段。

以前未经诊断的成人先天性心脏病患者，往往不是由于其心脏病变出现的症状而确诊，最初的诊断要依靠超声心动图检查。在这类患者中，正确认识及评价先天性畸形是一种挑战。在已知的和以前经过手术治疗的成人先天性心脏病患者中，确定术后心脏的解剖结构改变和评价残留缺损对心脏血流动力学的影响，是超声心动图检查者的主要任务。对于曾行“矫正的”手术（又称“减症的”手术）患者，许多人仍存在显著残留的或仍在进展的畸形。

本节从方法学及原理上详细描述了如何运用超声心动图评价这些改变。全面地评价先天性心脏病需要应用一些非常规的超声切面和仔细完整的图像、多普勒资料。另外，诊断医生及超声检查操作者必须对每一种先天性心脏的三维（3D）解剖结构全面了解。

显然，对成人先天性心脏病的超声心动图表现进行全面的讨论超出了本节的范围。本节的主要内容是全面了解超声心动图的检查步骤和常见病例的展示。读者如需详细信息，建议阅读本节文后列出的参考文献。

超声心动图方法

成人先天性心脏病可分为数个类型（表 17-1）：

- 梗阻型心脏病
- 反流型心脏病
- 异常的心内分流
- 连接异常
- 联合的或复杂的先天性心脏病

表 17-1　未行手术的成人先天性心脏病

先天性心脏病	解剖学表现	多普勒表现
主动脉瓣二叶畸形	主动脉瓣收缩期开放呈二叶（舒张期关闭呈线样）	轻微狭窄和 / 或反流
主动脉瓣单叶畸形	异常变形的主动脉瓣，收缩期其形态为圆顶样；有时会显示为单瓣	主动脉瓣狭窄（可能严重）和 / 或反流
主动脉瓣下隔膜	自二尖瓣前叶至室间隔存在隔膜样组织；有时需用 TEE 进一步明确	邻近主动脉瓣存在高速的湍流频谱；由于主动脉瓣环无支撑或“射流”引起主动脉瓣反流
肺动脉瓣狭窄	肺动脉瓣增厚，收缩期呈圆顶样	轻度狭窄（严重狭窄在儿童期即被发现且已治疗）
主动脉缩窄	主动脉缩窄不易看到，因为胸降主动脉超出了自 SSN 的成像平面；常合并主动脉二叶畸形；主动脉根部搏动增强，而腹主动脉搏动减弱	降主动脉可见高速收缩期血流频谱，严重狭窄时舒张期亦可出现；多普勒的取样线与血流方向不平行可影响估测狭窄的程度
马方综合征	主动脉根部明显扩张，窦管交界消失；二尖瓣前叶瓣体延长、增厚；升主动脉扩张，弓部及降主动脉也可能出现扩张	主动脉瓣反流
主动脉窦瘤	主动脉窦部扩张，窦壁变薄，呈囊袋状突向相邻心脏结构	根据不同窦形成的窦瘤表现不一，可有瘘与 RA、LA、RV 或 LV 相通
冠状动静脉瘘	瘘口可能显示不清，冠状静脉窦可能扩张；冠状动脉近端可出现扩张	冠状动静脉窦或异常心外膜组织回声中存在紊乱的血流
三尖瓣下移畸形	三尖瓣隔叶附着于右心室壁，“下移到心尖”；RA 明显增大（部分解剖右心室形成房化右心室）；合并 WPW 和房水平右向左分流	三尖瓣反流
二尖瓣黏液样变性	二尖瓣瓣叶增厚、冗长、脱垂；根据 MR 的程度，LV 和 LA 增大；三尖瓣及主动脉瓣亦可能有病变	二尖瓣反流

表 17-1 未行手术的成人先天性心脏病（续）

先天性心脏病	解剖学表现	多普勒表现
房间隔缺损	右心房和右心室容量负荷增加伴 RVE 和 RAE，室间隔呈矛盾运动	用多普勒每搏输出量法通过 LVOT(或 AO) 及 PA 计算 QP : QS
	继发孔 ASD：剑下或胸骨旁四腔心切面显示卵圆窝附近回声缺失	彩色血流显像：房间隔水平左向右分流，IV 的造影剂可显示少量的右向左分流
	原发孔 ASD：房间隔近中心纤维体部分缺失；合并房室瓣异常（二尖瓣前叶裂）	彩色血流显像：房间隔水平左向右分流，可合并二尖瓣反流
	静脉窦型 ASD：SVC-RA 连接部缺失（可合并部分型 PVR）；TEE 可清楚显示缺损；无明显示原发或继发 ASD，而 QP:QS 升高应可疑此诊断	TEE 可显示缺损部位；彩色显像显示房间隔水平左向右分流
部分型肺静脉异位引流	RVE、RAE、室间隔呈矛盾运动，反映右心容量负荷增加（可能合并 ASD）	当 QP : QS > 1，而房间隔水平无明显左向右分流时，应考虑此诊断
室间隔缺损	小型 VSD：膜部、肌部或流出道缺损可能显示比较困难；由于三尖瓣隔叶与 VSD 粘连，形成室间隔膜部瘤，膜部缺损可部分或完全自行闭合	脉冲或 CW 多普勒测得收缩期左向右分流的高速射流；彩色血流显像显示右心室缺损处高速的花色血流；PA 阻力正常
	Eisenmenger 型 VSD：膜部或主动脉瓣下大型缺损，LV 与 RV 的大小及室壁厚度相等	缺损处低速的双向分流；重度肺动脉高压
动脉导管未闭	LV 和 LA 轻度扩大，在成人很少能清楚显示导管	在肺动脉可见舒张期反向血流频谱（一般沿肺动脉前壁）；降主动脉舒张期反向血流频谱
纠正型大动脉转位（L-TGA）	解剖心室换位；血流动力学改变与生理性相同：RA-LV-PA；LA-RV-AO	正常生理改变，未合并相关畸形；多普勒可证实肺动脉狭窄、VSD、房室瓣反流
	通常合并其他畸形，包括肺动脉狭窄、VSD、传导阻滞、换位的右心室合并三尖瓣下移畸形，三尖瓣作为负担体循环的瓣膜时出现反流	
永存左上腔静脉	冠状静脉窦扩张；SSN 切面示无名静脉缺失；右侧 SVC 内径变细	造影剂自左上肢注入后，显影顺序为：冠状静脉窦→右心房
肥厚型心肌病	左心室非对称性肥厚，可有不同部分病变；二维和 M 型示 LVOT 梗阻	LVOT 梗阻；二尖瓣反流；LV 舒张功能不全
法洛四联症	增宽、骑跨的主动脉，VSD，肺动脉瓣下或瓣狭窄	RVOT 和 / 或经肺动脉瓣可见高速血流频谱；VSD 处可见双向分流

AR：主动脉瓣反流；ASD：房间隔缺损；IAS：房间隔水平；LA：左心房；LVOT：左心室流出道；LV：左心室；MV：二尖瓣；PA：肺动脉；PDA：动脉导管未闭；PVR：肺静脉异位引流；RA：右心房；RAE：右心房扩大；RV：右心室；RVE：右心室扩大；RVOT：右心室流出道；SSN：胸骨上凹；SVC：上腔静脉；TEE：经食管超声；TGA：大动脉转位；TOF：法洛四联症；VSD：室间隔缺损；WPW：W-P-W 综合征（预激综合征）。

先天性梗阻型心脏病

先天性梗阻型心脏病十分常见，包括左和右心室流出道梗阻（瓣下、瓣膜或瓣上）、左心室流入道梗阻（先天性二尖瓣狭窄、三房心）和大血管的狭窄 [主动脉缩窄、肺动脉 (PA) 分支狭窄]。

每一种先天性梗阻型心脏病的解剖都是特异性的，但在成人，狭窄部位的显像并非最佳的。先天性梗阻型心脏病的生理及血流动力学与后天性的改变是相同的。在狭窄部位有层流、正常速度的涡流和高速的湍流。在狭窄的区域存在高速射流，根据简化的伯努利方程，其流速（V，米 / 秒）与狭窄前后的压差（ΔP，mmHg）有关：

$$\Delta P = 4V^2$$

当获得声波的方向与射流方向的夹角后，可推算出狭窄的严重程度和心腔内的血流动力学改变。例如，经肺动脉瓣下狭窄处最大流速为 4.5m/s，那么右心室至肺动脉之间最大收缩压差大约为 80mmHg。与后天性相同，定量评估先天性梗阻型心脏病的狭窄程度需要计算最大和平均压差。如有可能，可用连续方程法（主动脉瓣）或压力减半时间法（二尖瓣）推算瓣膜的面积。

先天性梗阻与后天性在一些方面有显著的不同。第一，先天性心室流出道狭窄（包括左和右心室）不但存在瓣膜本身狭窄，还可能累及瓣下或瓣上（图 17-1）。运用多普勒或彩色多普勒区别狭窄后血流的紊乱对于确定狭窄的部位有一定帮助。第二，当存在系列狭窄时，用多普勒定量分析每处狭窄的程度是非常困难的。第三，在先天性狭窄中，由于狭窄近端流入道部分解剖性变窄，狭窄近端的流速会相应增加（如主动脉缩窄或先天性肺动脉瓣狭窄）。在此情况下，运用伯努利方程准确计算压差应考虑近端的流速（V_{prox}）和射流速（V_{jet}）。

$$\Delta P = 4(V^2_{jet} - V^2_{prox})$$

在其他方面，评估成人先天性狭窄的方法与后天性相似，在第 11 章中详细叙述的方法可用于此类患者中。

先天性反流型心脏病

仔细扫查先天性反流性瓣膜可能会解释这类患者瓣膜反流的特殊机制。对于房室瓣，应特别注意乳头肌的数目及位置；腱索的附着点（异常的腱索）；瓣叶的大小、形态、冗长程度和运动幅度；以及瓣环的大小和形态。存在的畸形包括瓣叶的黏液样变性、异常的瓣叶位置（三尖瓣下移畸形）及腱索的异常附着（完全型心内膜垫缺损）（图 17-2）。半月瓣的反流也可能由于大血管的扩张或瓣叶穿孔引起。

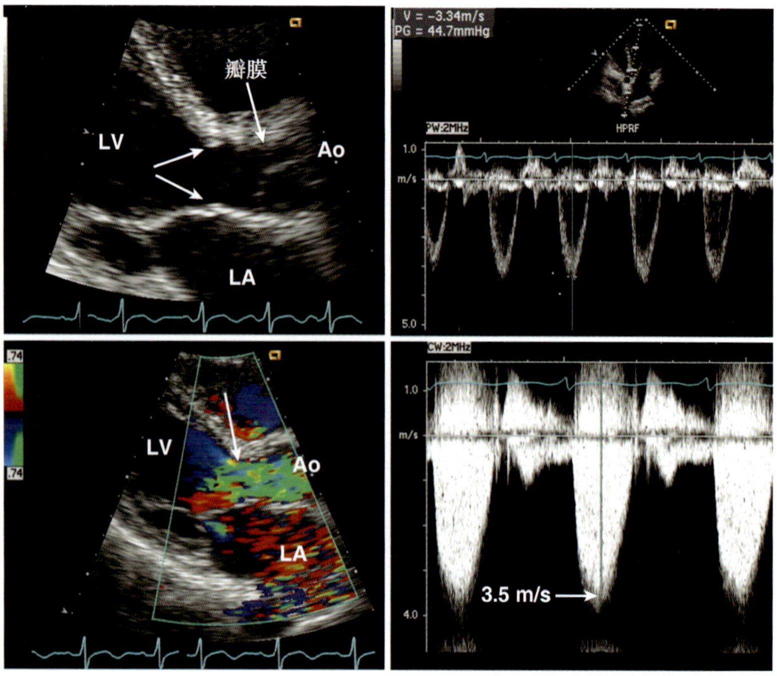

图 17-1 一个存在收缩期杂音的患者胸骨旁长轴切面二维图像：（左上）左心室流出道内主动脉瓣下隔膜（箭头示隔膜）；彩色多普勒（左下）显示此处血流速度加快，提示可能存在主动脉瓣下隔膜（箭头）；高频重复脉冲多普勒（右上）显示此处流速加快，速度至少 3.3m/s；连续多普勒（右下）测量流出道最大流速为 3.5m/s。

先天性反流型心脏病与后天性的生理改变是一样的。心腔内存在紊乱性反流使心腔容量负荷增加，引起心腔的持续增大（甚至功能不全）。评价先天性反流型心脏病的方法与后天性相同，在第 12 章中有详细的叙述。

异常的心内交通（分流）

异常的心内交通主要是血流通过缺损的分流，具有方向性和时间性，分流量与缺损的大小、压差及两侧的血管床阻力有关。如左心的压力超过右心（肺血管阻力低），在缺损处主要是左向右分流。在心动周期中，由于右心的压力可暂时超过左心，可出现少量的右向左分流。

用常规的脉冲多普勒或彩色多普勒可显示缺损处的紊乱湍流：部位如室间隔缺损在右心室面；房间隔缺损在右心房；动脉导管未闭在肺动脉。

与狭窄的或反流的瓣膜相似，经过缺损的血流速度与两侧的压差有关，可用伯努力方程计算。因左心室的收缩压远大于右心室的收缩压（约 100mmHg）（图 17-3），小型的室间隔缺损穿隔流速表现为高速血流频谱（约 5 m/s）。相反，由于左心房与右心房的压差较小，房间隔缺损的穿隔流速较低。

左向右分流使接受分流的心腔慢性容量负荷增加，导致心腔扩张。房间隔缺损的右心房和右心室均扩大，室间隔呈矛盾运动。动脉导管未闭的左心房和左心室容量负荷明显增加。尽管在室间隔缺损中可能会引起右心室容量负荷增加，但由于在收缩期自左心室分流到右心室的血流直接射入肺动脉，右心室大小往往在正常范围内。相反因接受自肺静脉回流增加的肺血，左心房及左心室内径增大。

经过心腔内分流的血流量（Q），即肺循环血流量：体循环血流量（$Q_P : Q_S$），可用多普勒计算左、右心每搏输出量的方法计算（图 17-4）。例如房间隔缺损，经肺动脉瓣的肺循环血量（Q_P）可通过计算肺动脉的横截面积（CSA）和速度时间积分（VTI）所得到，而体循环血量（Q_S）需计算左心室流出道的 CSA 和 VTI：

$$Q_p = CSA_{PA} \times VTI_{PA}$$
$$Q_s = CSA_{LVOT} \times VTI_{LVOT}$$

得出

$$Q_p : Q_s = \frac{CSA_{PA} \times VTI_{PA}}{CSA_{LVOT} \times VTI_{LVOT}}$$

当二维图像清晰能保证准确测量内径（计算圆

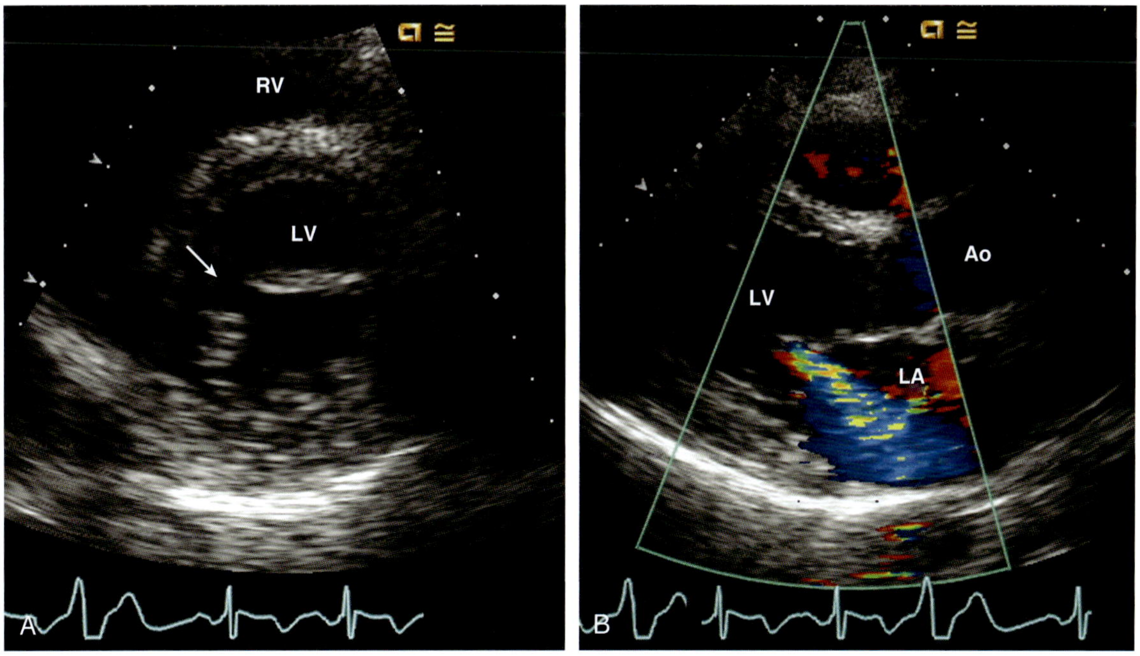

图17-2 胸骨旁短轴切面显示二尖瓣前叶裂（左），可见前叶连续性中断（箭头）。胸骨旁长轴切面叠加彩色（右）显示存在偏心性反流伴近端加速。

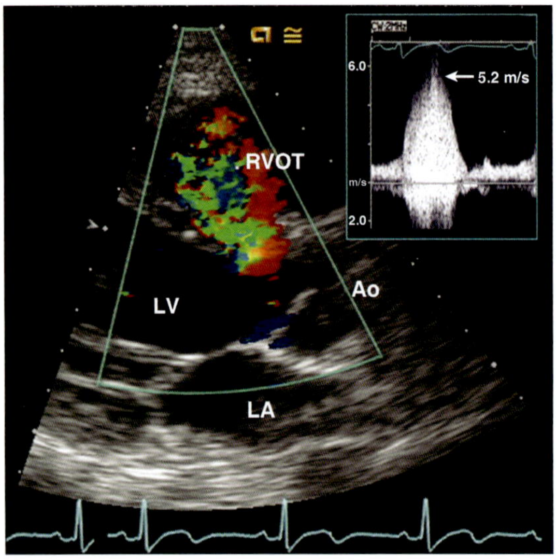

图17-3 胸骨旁长轴切面叠加彩色显示小型膜部室间隔缺损，右心室流出道（RVOT）可见收缩期高速花色频谱.连续多普勒证实朝向探头的高速（5.2m/s）血流信号,提示LV与RV在收缩期存在很高压差。舒张期LV压力稍高于RV，亦可见到低速的左向右分流。

形的截面积）和当声波与血流方向平行以确保准确记录多普勒速度时，计算的结果是准确的。$Q_P:Q_S$的结果不准确可能由于多普勒测量每搏输出量的误差所致（见第 6 章）。

伴随大量左向右分流的进展，肺动脉压力升高，甚至可以发展到不可逆的肺动脉高压。当肺血管阻力等于或超过体循环阻力时，分流的方向发生逆转，导致动脉的血氧饱和度下降及青紫。由于心内分流而导致肺循环阻力与体循环阻力相等，伴不可逆性肺动脉高压的状态，又称 Eisenmenger 综合征。这种情况可发生于婴儿，特别是大型室间隔缺损的患儿，但也经常发生于长时间 $Q_P:Q_S$ 超过 2∶1 的患者。

心腔及大血管的连接异常

超声心动图诊断成人心房与心室和 / 或心室与大血管的连接异常是比较困难的。在成人，较差的超声透声条件会影响诊断结果。然而只要遵循系统的步骤，可能会得到正确结果。

因为心脏位于胸腔的位置可能异常，超声心动图不能依靠心脏在胸腔的位置来确定心脏解剖结构。右位心时心脏位于胸腔右侧。因为右肺容量减少或纤维化，透声窗要向右侧移动，但切面与正常相似。右旋心时心尖指向右侧，左、右心腔位置仍正常。心脏长轴切面和左肩与右髋连线平行，心尖的声窗在中线或胸骨柄的右侧获得。相反镜像右位心时，心脏解剖是正常的镜像改变（右心腔位于左心腔的左侧），心脏位于右侧胸腔，心尖位于右锁骨中线上。透声窗在右侧胸部，切面图像与正常呈镜像改变。术语 Situs inversus 是指胸腔和内脏的器官左右反位。

Atrial situs（心房位置）是指解剖左右心房在胸腔的位置。下腔静脉几乎总是与右心房连接。确定右心房应从剑下切面开始，先确定下腔静脉，然后沿下腔静脉的走向扫查，连接的心腔就是右心房。剑下的透声窗对于复杂型先天性心脏病的起始检查非常有用。左心房是接受肺静脉回流的心房，但并不总是这样（如部分型或完全型肺静脉异位引

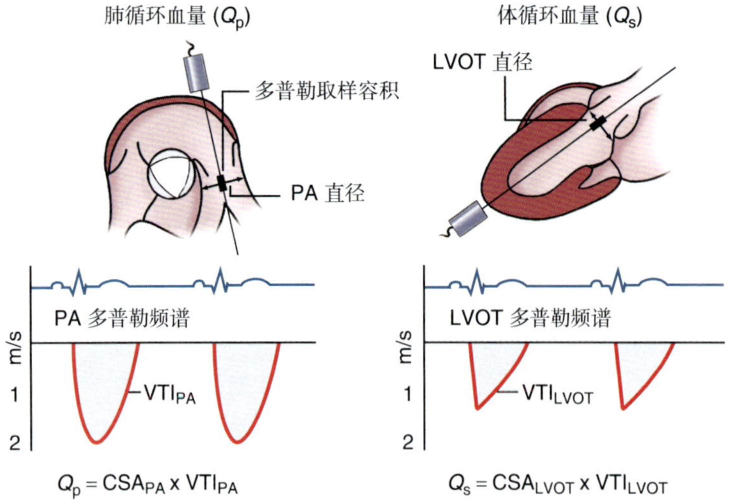

图17-4 多普勒超声计算分流率的示意图。肺循环血量（QP）通过计算经肺动脉的每搏输出量的方法，计算多普勒取样处肺动脉（PA）直径和速度时间积分（VTI）。假设肺动脉的横截面（CSA）为圆形。同样的方法，体循环血量（QS）需计算左心室流出道（LVOT）的直径和速度时间积分。

流）。

右心室与左心室的解剖结构有许多不同（图 17-5）。解剖右心室的特点为：

- 存在粗大的小梁结构
- 有调节束
- 存在漏斗部结构
- 瓣环位置较左心室接近心尖
- 房室瓣三叶结构

只有左心室与主动脉正常连接时，二尖瓣前叶与主动脉根部才会有纤维连接结构。当解剖右心室与主动脉连接时，房室瓣与大血管之间可见一肌性圆锥结构。当解剖心室存在异常连接时，将血泵入肺血管床的心室称为肺循环心室；而将血泵入主动脉的心室称为体循环心室。

房室瓣随各自的解剖心室存在，所以确定二尖瓣结构是区别左右心室的另外一个标志。如存在二尖瓣前叶裂时应注意，可能会误认为三尖瓣。除房室瓣叶的数目不同之外，房室瓣环的位置对区别二、三尖瓣也有帮助。三尖瓣环较二尖瓣环更靠近心尖。因为先天性心脏病都可能导致心室的扩张与肥厚，故心室的大小、形态或室壁的厚度都不能区别左、右心室。

当确定心房与心室之后，下一步应辨别大血管。辨别主动脉时，应从主动脉根部沿血流方向向上探查，进一步显示弓部及发出的头颈血管分支。有时可能会看到冠状动脉的起源，但应考虑到冠状动脉起源异常于肺动脉。辨别肺动脉主要需看到肺动脉分叉为左、右肺动脉。

在先天性心脏病中，大血管在胸腔的位置及相邻关系都可能改变。在正常情况下，肺动脉的起始部位于主动脉根部的前方及偏内侧，然后向后方及侧位走行。右肺动脉位于降主动脉的后方。主动脉瓣环位于右心室流出道后方，在向后侧扭转形成主动脉弓之前，主动脉根部向内侧及前方延伸。主动脉瓣水平面与肺动脉瓣水平面在正常情况下几乎成垂直关系，肺动脉瓣位置稍高于主动脉瓣。在大动脉转位时，半月瓣的位置关系改变为在同一个平面，主动脉与肺动脉呈平行关系而不是正常的“交叉”关系（图 17-6)。如主动脉位于左前，称 L（左型）大动脉转位。主动脉位于右前，称 D（右型）大动脉转位。

许多患者除房室及大血管的连接异常之外，还存在许多其他畸形。这些畸形包括心内分流、狭窄或反流性损害、肺动脉高压和心室功能不全。这些患者的超声检查应遵循以下原则：

- 应知的病史，包括先前已行的心脏手术和已做的检查结果
- 应知需超声心动图解释的有关临床特殊问题

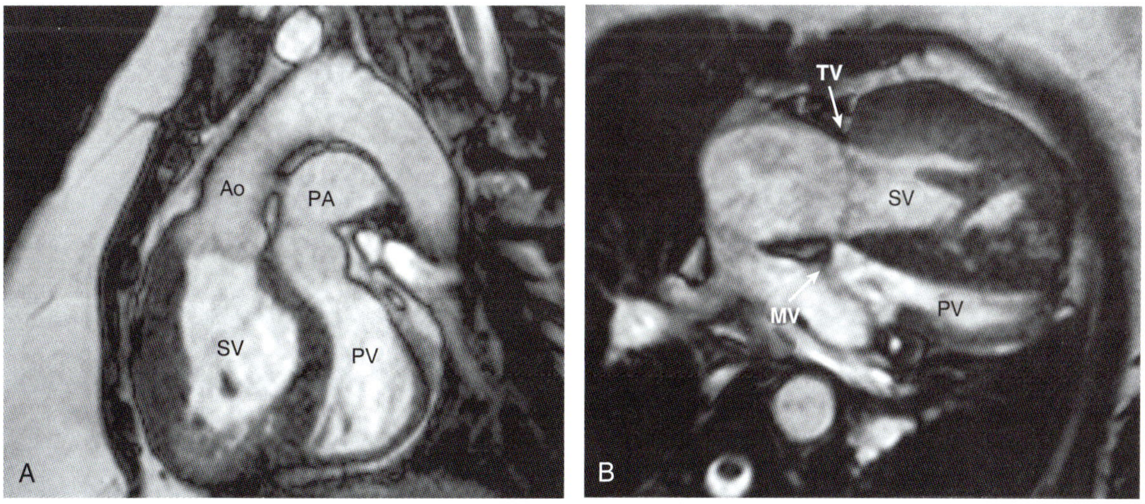

图 17-5 心脏磁共振显示一大动脉转位患者心室与大动脉解剖连接关系。**A.** 长轴观显示大动脉的并列关系和体循环心室（SV）、肺循环心室（PV），主动脉（Ao）位于肺动脉（PA）前方。**B.** 在四腔观，体循环心室（SV）为解剖右心室（RV）：存在调节束、粗大的小梁结构、三尖瓣（TV）附着处较二尖瓣（MV）更靠近心尖。SV 较肥厚，肺循环心室（PV）为解剖左心室（LV）。

在检查中，医生和超声检查操作者应共同工作，要解决以下问题：

- ❒ 确定心房、心室、大血管及其连接情况
- ❒ 确定伴随的其他畸形，评估每种畸形造成的血流动力学改变
- ❒ 确定超声检查后依然没能够解释的问题，并建议进一步检查以解决这些问题

既往曾行或未行心脏手术的成人先天性心脏病

先天性主动脉瓣畸形

虽然先天性主动脉瓣二叶畸形是最常见的先天性心脏病（据报道在一般人群中发病率为 1% ~ 2%），但在 50 ~ 60 岁之前二叶的主动脉瓣功能良好，在此之后瓣会发生纤维钙化，而致主动脉瓣狭窄。有显著反流的先天性主动脉瓣二叶畸形在年轻人中偶有出现，但并不多见，表现为有舒张期杂音及活动耐力下降。

在年轻人中表现为显著左心室流出道梗阻的疾病应进一步考虑为主动脉单叶畸形、主动脉瓣下隔膜或肥厚型心肌病，而不是主动脉瓣二叶畸形。主动脉单叶畸形在超声的表现为：瓣膜增厚、变形，收缩期开放时呈圆顶样。高位的大动脉短轴切面可能显示收缩期离心的单叶开放时的形态，并可用于测量瓣口的面积。多普勒超声心动图可确定任何类型主动脉瓣狭窄的压差和瓣的面积。在儿童或青少年时期行过主动脉瓣切开术的患者，主动脉瓣再次狭窄十分常见，主动脉瓣切开术后 13 年的瓣膜再次狭窄率约 40%。

先天性主动脉瓣下狭窄的解剖类型可从肌性的嵴突到薄的隔膜样结构（图 17-7）。典型狭窄的位置距主动脉瓣水平 1 ~ 1.5cm，但也有隔膜紧邻主动脉瓣。在成人由于透声条件差，显示每一个病例都很困难。当多普勒在左心室流出道记录到高速湍流频谱，而主动脉瓣叶无明显异常时，应高度怀疑主动脉瓣下隔膜的诊断。经食管超声特别是多平面可清楚显示主动脉瓣下隔膜。经胸及经食管超声心动图检查中，脉冲、连续及彩色多普勒可证实与主动脉瓣狭窄不同之处，主动脉瓣左心室侧存在高速湍流频谱和花色血流。由于主动脉瓣长期受高速射流的冲击，可造成主动脉瓣的“射流”损害，或（很少见）主动脉瓣下隔膜有纤维组织牵拉主动脉瓣，主动脉瓣出现反流。

先天性右心室流出道梗阻

先天性右心室流出道梗阻可分为肺动脉瓣下（肌性的流出道）、瓣及瓣上（主肺动脉及其主要分支）。肺动脉狭窄可单独存在，但也常作为复杂畸形的一部分（如法洛四联症）或合并其他畸形（如心室换位）。根据狭窄处出现花色血流及高速的湍流频谱，应用脉冲多普勒和彩色多普勒可证实狭窄的部位。狭窄的本身可用二维超声心动图描述为：肺动脉瓣下肌性的嵴突；变形、圆顶样的肺动脉瓣叶；或肺动脉管腔的局限性狭窄。如狭窄严重，右心室可出现肥厚。

评估狭窄的程度可用多普勒，应用伯努利方程计算（图 17-8）。但如存在多处狭窄，应用此方法只能评估总的狭窄程度。在肺动脉狭窄时，三尖瓣的高速反流速度可准确反映右心室 - 右心房的收缩期压差，但不能提示肺动脉的收缩压。肺动脉的收缩压（PAP）可用以下方法评估：

（1）计算右心室收缩压（RVSP）主要根据三尖瓣

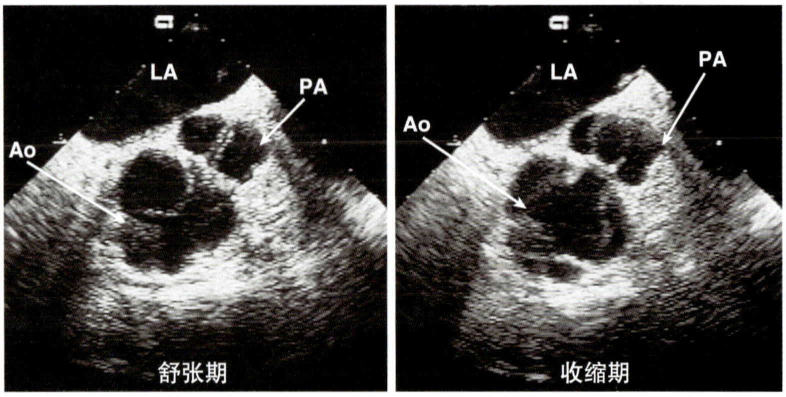

图17-6 一例42岁大动脉转位、肺动脉狭窄和室间隔缺损患者的经食管超声显示，主动脉（Ao）位于肺动脉前方，肺动脉（PA）较细，肺动脉瓣二叶。

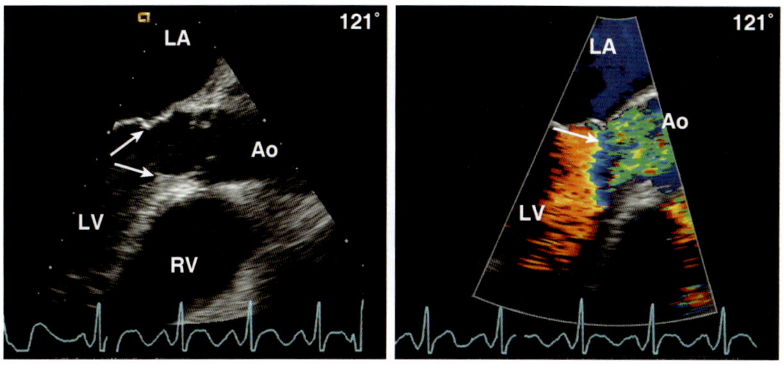

图17-7 与图17-1为同一患者的经食管超声显示，在长轴切面（左）主动脉瓣下隔膜（箭头）；叠加彩色多普勒（右）示主动脉瓣近端出现湍流频谱（箭头）。

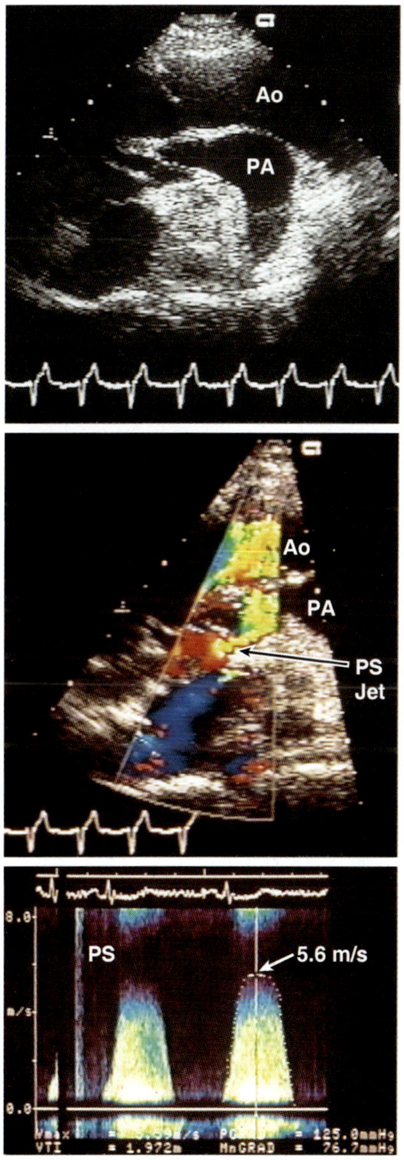

图17-8 与图17-6为同一患者的胸骨旁长轴切面（上）显示大动脉转位；彩色多普勒（中）显示经过狭窄的肺动脉二叶瓣出现一束偏心性射流，标记示速度相同区域；连续多普勒在高位右侧胸骨旁（下）测得最大流速5.6m/s，提示肺动脉狭窄的最大压差为125mmHg。PS Jet：肺动脉狭窄射流。

反流速度（V_{TR}）和右心房压（RAP）（根据下腔静脉内径和随呼吸变化估测）

$$RVSP = 4V_{TR}^2 + RAP$$

（2）根据肺动脉狭窄的射流速（V_{PS}）计算右心室（RV）与肺动脉（PA）的压差（$\Delta P_{RV\text{-}PA}$）

$$\Delta P_{RV-PA} = 4V_{PS}^2$$

（3）然后，自估测的右心室收缩压中减去跨肺动脉瓣压

$$PAP = (\Delta P_{RV-RA} + P_{RA}) - \Delta P_{RV-PA}$$

肺动脉瓣反流的舒张末期流速是评价肺动脉压力十分有用的指标，因为它反映了肺动脉与右心室舒张期的压差（在肺动脉高压时升高，肺动脉狭窄时降低及正常的肺动脉舒张压）。

先天性主动脉异常

主动脉缩窄

主动脉弓降部近端缩窄最常见的部位是动脉导管的起始区域。导管后缩窄比较少见。缩窄的部位可以局限或存在长的管状缩窄，缩窄的程度不一。在成人经胸或胸骨上凹的切面显示缩窄比较困难。自胸骨上凹切面显示，部分的缩窄主动脉弓降部有锥形改变。但由于成人降主动脉不易显示清楚，故影响检查结果。根据手术方式、治疗时机的不同，先前经手术治疗的成人主动脉缩窄可出现再狭窄。对于已手术或未经手术治疗的主动脉缩窄，经食管超声的降主动脉长轴可能会对病变位置的显示有帮助。

多普勒检查显示经过缩窄处的血流速度增加，

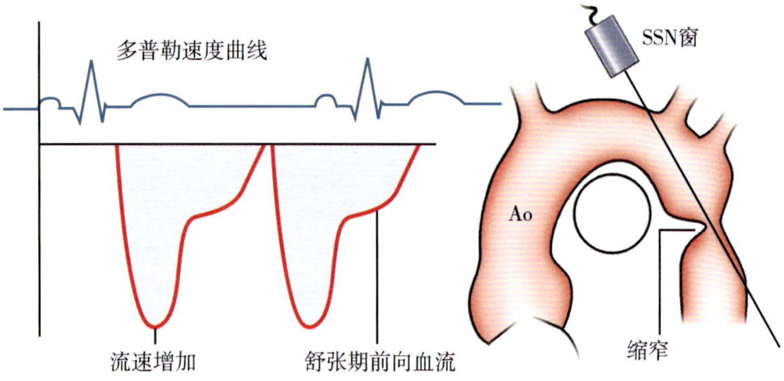

图17-9 主动脉缩窄，自胸骨上窝切面（SSN）在缩窄处取样显示连续多普勒频谱，收缩期流速增快并持续至舒张期。在成人显示缩窄常不理想。

如缩窄严重时舒张期亦出现前向频谱（图 17-9）。如升高，缩窄近端的流速应包括在应用伯努利方程计算出的压差中。在未经手术治疗的缩窄患者中，缩窄处的射流方向很难辨别，声波的取样与射流的方向往往不平行，导致较难准确评估缩窄的严重程度。在经手术治疗后再狭窄的患者中，射流的方向相对固定，声波的取样与射流的方向可平行，评估狭窄程度较可靠。在每个病例中，临床评价缩窄严重程度的方法也是可行的（如上肢血压与下肢血压、心导管检查以及其他影像资料）。

马方综合征

马方综合征是常染色体显性遗传性疾病，以特异但多变的原纤维蛋白（fibrillin）基因编码缺陷为特征［fibrillin 是微纤维（弹性纤维的重要组分）的组成成分——译者注］，导致骨骼、眼部及心血管系统病变。马方综合征的心血管异常包括外周动脉扩张、动脉瘤形成和破裂、二尖瓣前叶变性冗长，以及最严重的主动脉扩张和夹层形成。超声心动图可能确诊或除外马方综合征的诊断。应建议患者的一级亲属也做相应的检查。

超声心动图的特异性改变为：主动脉瓣环、根部、Valsalva 窦部及升主动脉明显扩张，窦管交界消失（见第 16 章）。主动脉瓣环扩张引起主动脉瓣反流，增加左心室的容量负荷。主动脉扩张并不严重时也常有主动脉夹层形成。当成人主动脉根部内径超过 50cm 时，自行破裂的危险性加大。医生应建议患者定期超声复查，当超过此内径时，建议行主动脉根部人工血管置换术。

主动脉窦瘤

先天性主动脉窦瘤的Valsalva窦部变薄、扩张、突向相邻心脏结构，并有瘘口与这些心脏结构相通。其超声心动图表现为主动脉窦部呈可运动的长囊袋突入相邻组织（图 16-3）。这种改变与由于心内膜炎而致的窦瘤有所不同，后者常呈更对称性的扩张。无冠窦瘤突向右心房，左冠窦瘤突向左心房，而右冠窦瘤突向右心室流出道。如存在瘘口（又称窦瘤破裂），脉冲及彩色多普勒表现左向右连续分流信号并在接受心腔内可见紊乱血流信号。连续多普勒显示高速的收缩期及舒张期血流频谱。

冠状动脉异常

冠状动静脉瘘

冠状动静脉瘘是一种罕见的畸形，可能存在于年轻人中，表现有连续性杂音存在。在先前已描述为冠状动脉至冠状静脉窦或右心房的异常交通。冠状动静脉瘘的超声心动图表现为：异常扩张结构内存在连续血流频谱，并在接受心腔内的瘘口处有湍流信号（图 17-10）。

冠状动脉起源异常

当透声条件好能够显示近端冠状动脉时，其他冠状动脉异常也能够诊断：如冠状动脉回旋支起源

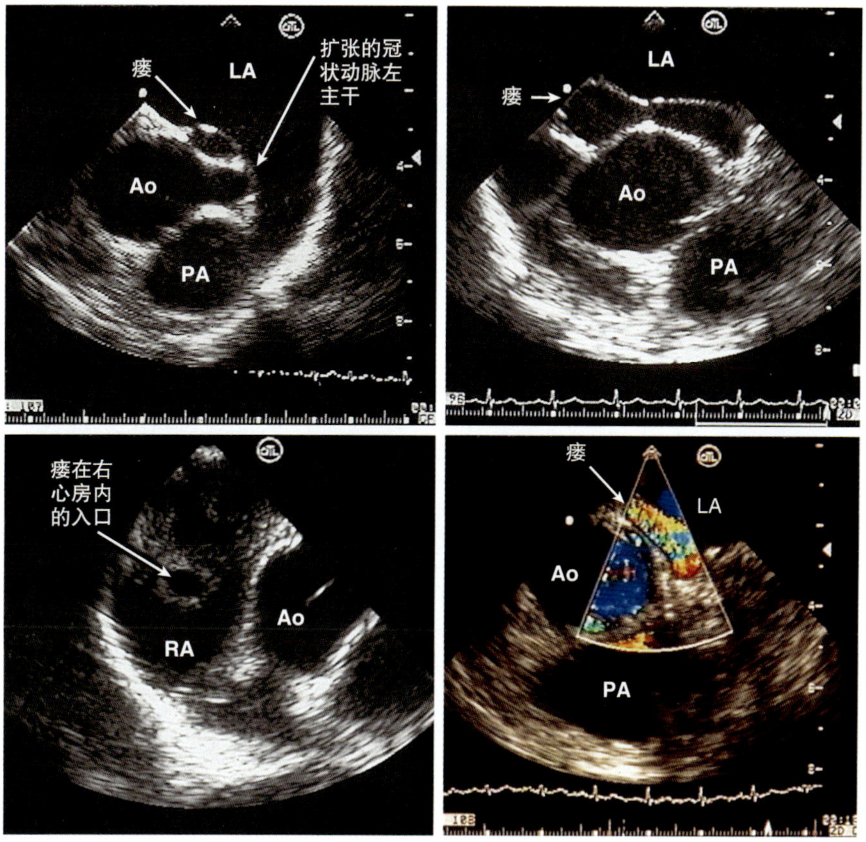

图17-10 冠状动脉左主干-右心房（RA）冠状动静脉瘘。一个20岁女孩，能听到连续性杂音。经胸超声图像显示右心房内存在异常回流频谱。经食管超声显示，冠状动脉左主干扩张（*左上*），并可见一曲折的管道（*右上*）通向右心房内开口（*左下*）。彩色多普勒显示瘘口处有收缩期及舒张期紊乱频谱（*右下*）。

于右冠窦、右冠状动脉起源于左冠窦或左冠状动脉起源于右冠窦。冠状动脉起源于肺动脉很少在成人时期诊断，因在幼年期就可以因心肌缺血而出现显著的临床症状。

先天性反流性心脏病

三尖瓣下移畸形

三尖瓣下移畸形（也称 Ebstein 畸形）的特征为三尖瓣的一个瓣叶（大多数为隔叶）或多个瓣叶附着于远离瓣环之下的右心室心内膜上（图 17-11）。在三尖瓣下移畸形中，三尖瓣环与二尖瓣环的距离超过正常的 10mm 范围。严重的病例，三尖瓣可能附着于右心室心尖部位。另外，可出现三尖瓣叶增厚、发育不良。三尖瓣在功能上总是存在反流，甚至为严重的反流。一般右心室的舒张期充盈尤前向梗阻（图 17-12）。

由于三尖瓣瓣叶下移，一部分解剖右心室在生理上成为右心房。房化的右心室加上由于三尖瓣反流造成容量负荷增大的右心房，使右心房异常增大。三尖瓣下移畸形可单独存在，或也可合并异常的房室传导旁路（预激综合征）、房间隔缺损及其他的先天性畸形（如心室换位）。在三尖瓣下移畸形合并心室转位的病例中，负担体循环的房室瓣反流，使体循环心室容量负荷增加。

二尖瓣黏液样变性

二尖瓣黏液样变性和主动脉瓣二叶畸形一样，在早年没有症状。当瓣叶病变进展导致二尖瓣明显反流时，临床症状开始出现（见第 12 章）。黏液样

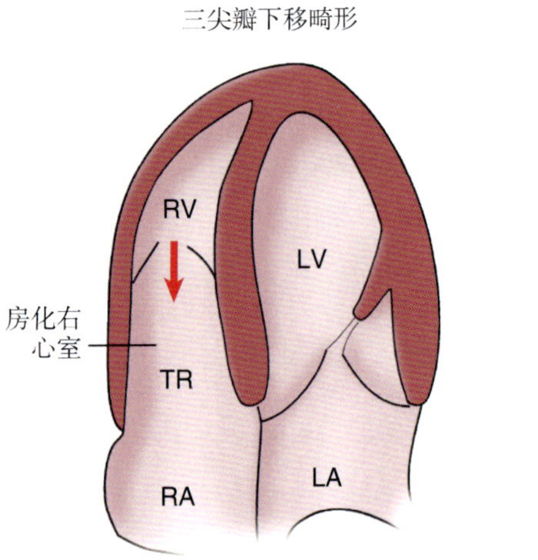

图 17-11　三尖瓣下移畸形显示，三尖瓣位置近乎心尖化，房化的右心室基部，三尖瓣反流（TR）合并右心房和右心室扩大。

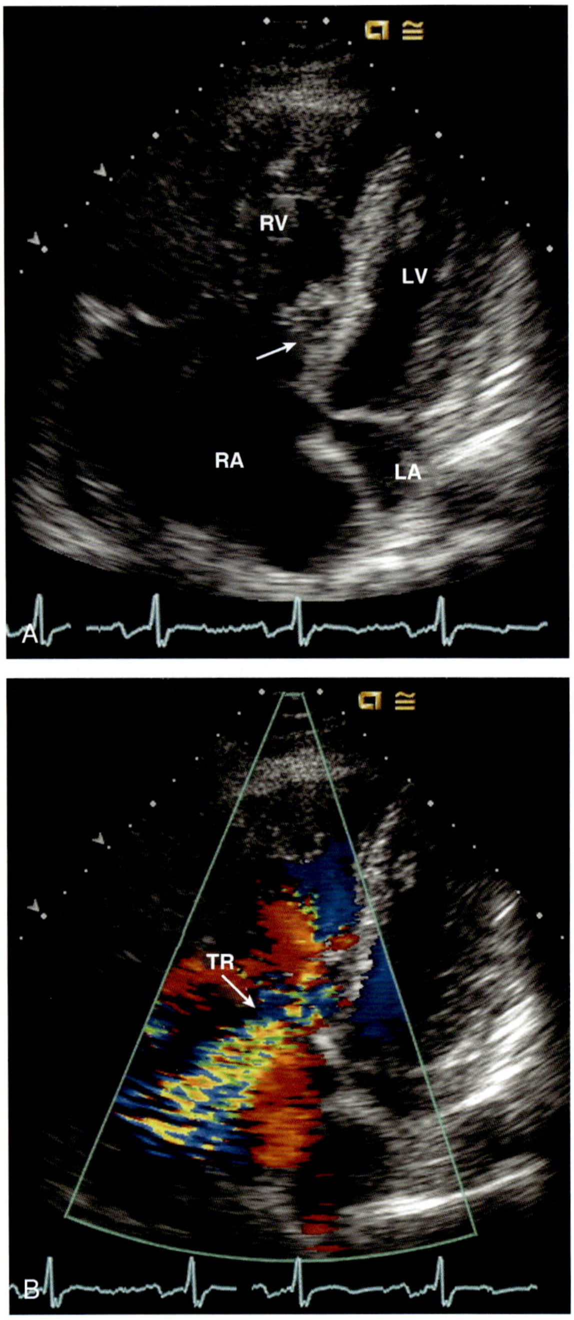

图17-12　A. 成人三尖瓣下移畸形心尖四腔心切面显示，相对于三尖瓣瓣环（虚线）瓣叶位置下移（箭头），右心房和右心室扩大。B. 彩色多普勒显示：三尖瓣重度反流（TR）

变性的二尖瓣叶增厚、冗长，导致二尖瓣反流程度、左心室及左心房的容量负荷逐渐加重。应除外由于腱索断裂引起的二尖瓣反流，所造成突然起病的症状。三尖瓣也可出现黏液样变性，而主动脉瓣的黏液样变性比较少见。

房间隔缺损

解剖

房间隔缺损的解剖类型分 3 类（图 17-13）。最常见的类型为继发孔房缺，即房间隔中部（卵圆窝部分）的缺失，是由于继发隔没有覆盖继发房间孔所造成。

原发孔房间隔缺损是房间隔与心内膜垫交界处的缺损。由于房间隔形成过程中，原发房间隔未能覆盖原发房间孔所致。原发孔房缺常合并房室瓣的异常，特别是二尖瓣前叶裂。二尖瓣前叶裂可在胸骨旁短轴和长轴切面显示，前叶的内侧及外侧端运动不同（见图 17-2）。如二尖瓣前叶裂缺的两瓣叶并置边缘对合可，可能无反流；也可能由于对合不良，造成反流。如畸形进一步严重，也就是整个心内膜垫缺损，变成另一诊断——完全性房室通道缺损，即存在原发孔房缺、高位的室间隔缺损和房室瓣的异常。

房缺的第三型为静脉窦型。房间隔缺失的位置接近上腔静脉或下腔静脉。它是由于胚胎发育时期腔静脉窦与右心房的异常融合形成。静脉窦型房缺可能合并部分性肺静脉异位引流。部分性肺静脉异位引流可单独存在，也可能并不在成人时期表现出症状。异位的肺静脉直接与右心房连接或与上、下

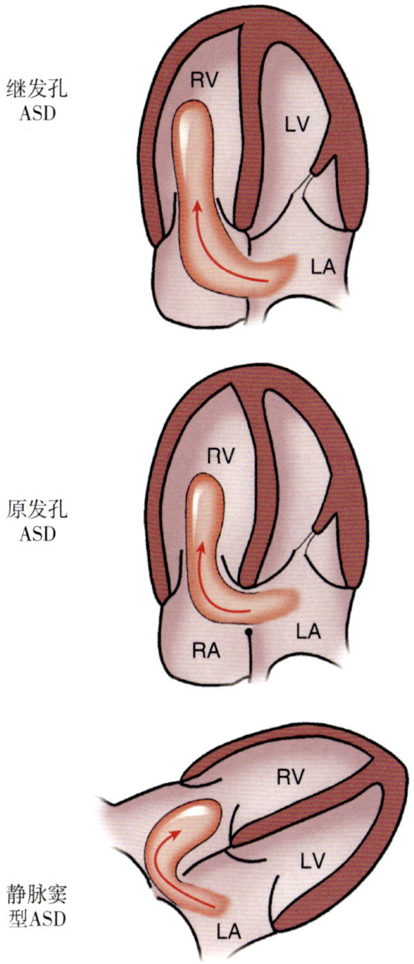

图17-13 原发孔、继发孔及静脉窦型房间隔缺损（ASD）的示意图。继发孔房间隔缺损（secundum ASD）在房间隔的中部可见到中断，彩色多普勒显示左向右分流（彩条部分）。如分流量大，会出现室间隔矛盾运动，右心室、右心房扩大。原发孔房间隔缺损位于近房室交界处，可伴有房室瓣异常。静脉窦型房间隔缺损位于基部，常规经胸超声显示较困难，有时剑下切面可以证实。

腔静脉连接。

成像

超声显示房间隔缺损最可靠的切面为剑下，因为这时声波的方向与房间隔垂直。从心尖或胸骨旁切面显示的房间隔缺失也可能由于声波与房间隔平行造成（例如无超声波折射回探头）。

房间隔中部的缺失为继发孔房缺（图 17-14），紧邻房室瓣环处的房间隔回声缺失为原发孔房缺（图 17-15 和图 17-16）。经胸超声检查可能看不到静脉窦型房缺。因为这类房缺接近上下腔静脉，在有些患者剑下切面可显示这些缺损。经胸的剑下切面显示继发孔房缺的敏感率为 89%，显示原发孔房缺的敏感率为 100%，显示静脉窦型房缺只有 44%。经食管超声可清楚地显示静脉窦型房缺（图 17-17 至 17-19）。

如房间隔缺损处存在大量的左向右分流，右心房、右心室扩大，右心容量负荷增加表现为室间隔矛盾运动（图 17-20 和 17-21）。实际上，在超声心动图检查中首先看到的征象为右心负荷增大。当看到右心负荷增大的征象时，未见明显的房缺或其他确定的原因（如三尖瓣反流），建议行经食管超声检查，以除外静脉窦型房间隔缺损或部分性肺静脉异位引流。

多普勒检查

彩色多普勒可根据房间隔水平明确的自左心房到右心房的分流，确定房间隔缺损的诊断。但仍需要多切面确定分流信号的来源。在一些病例中，经房间隔缺损处的舒张期 / 收缩期低速血流信号很难与右心房内其他静脉回流的信号区别。应特别注意不要把沿房间隔回流的上腔静脉血流当作房间隔缺损的分流。这种现象可出现在高容量状态，如妊娠期。偶尔沿房间隔走行的三尖瓣反流束也可能被混淆。

剑下切面能很好地显示彩色多普勒血流信号穿过房间隔缺损，因为这时血流的方向与声波的方向平行。彩色多普勒在其他切面（包括胸骨旁和心尖）也对显示缺损的分流很有帮助。在房间隔缺损中，彩色多普勒显示分流广泛的左向右的层流信号包括舒张期及收缩期，但以舒张期为主。分流量大时，在舒张期经房间隔的分流束可经三尖瓣延续到右心室。分流束在左心房侧有明显的起始部。

如经胸检查结果不理想，经食管超声对房缺的位置和大小会有很好的显示，对于经皮介入治疗选用封堵伞的大小很有帮助。另外，如怀疑静脉窦型房缺或合并部分性肺静脉异位引流，则应行经食管超声检查。使用双平面或多平面经食管超声，二维和多普勒检查能辨别位于房间隔后间隔上部的异常缺失和分流。大多数小的继发孔房缺是经食管超声发现的。计算经房间隔左向右分流量已在先前介绍（图 17-22）。

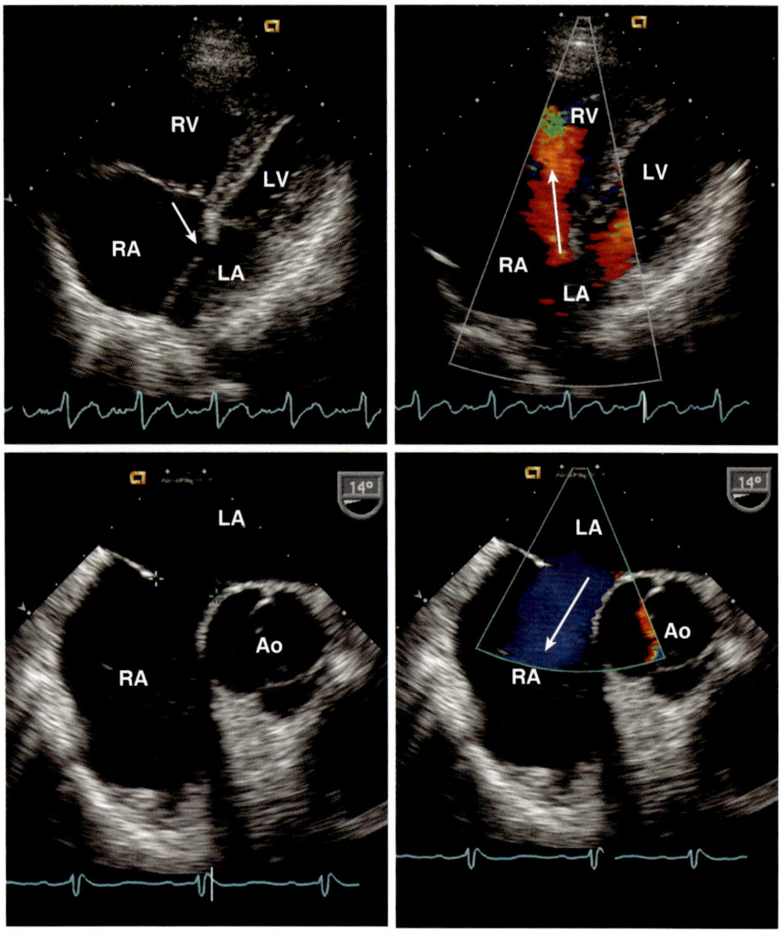

图 17-14 *上图*：经胸的心尖四腔心切面显示，继发孔房间隔缺损（*箭头*）伴右心房（RA）、右心室（RV）显著扩大；*右上图*：彩色多普勒显示房水平左向右分流；*下图*：经食管超声显示缺损的准确位置及测量。由于压差很小，左向右为低速分流，故彩色分流信号颜色均匀。

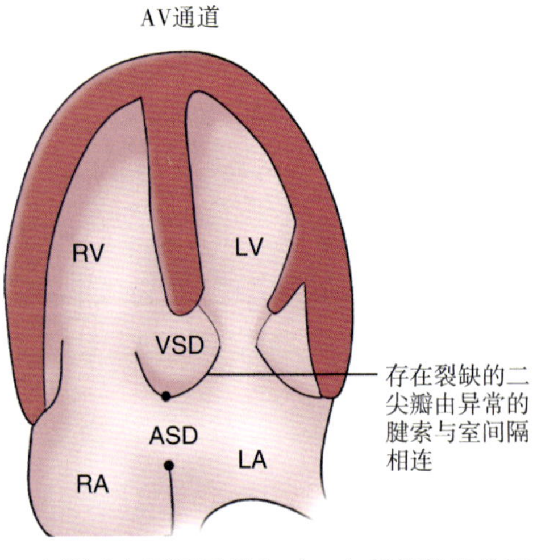

图17-15 四腔心切面显示房室（AV）通道缺损的示意图。

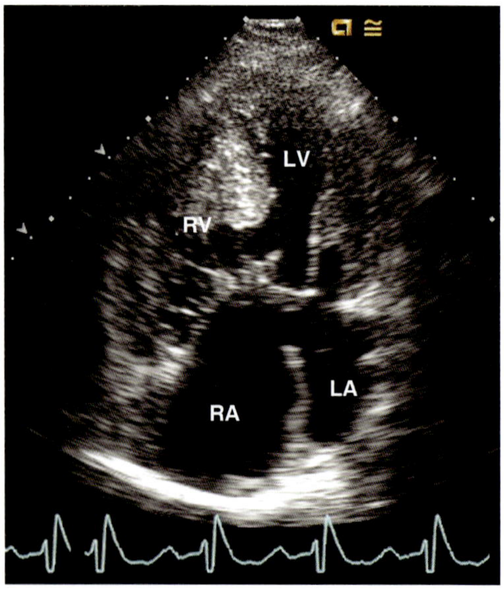

图17-16 一名患21-三体综合征的青年女性，收缩期四腔心切面显示房间隔缺损（ASD）、室间隔缺损（VSD）及共同房室瓣。右心室和左心室在收缩期压力相同，四个心腔在舒张期压力相同。这些发现符合Eisenmenger综合征的血流动力学改变，除非存在重度的肺动脉狭窄。原发性房间隔缺损伴室间隔缺损也称为房室通道。

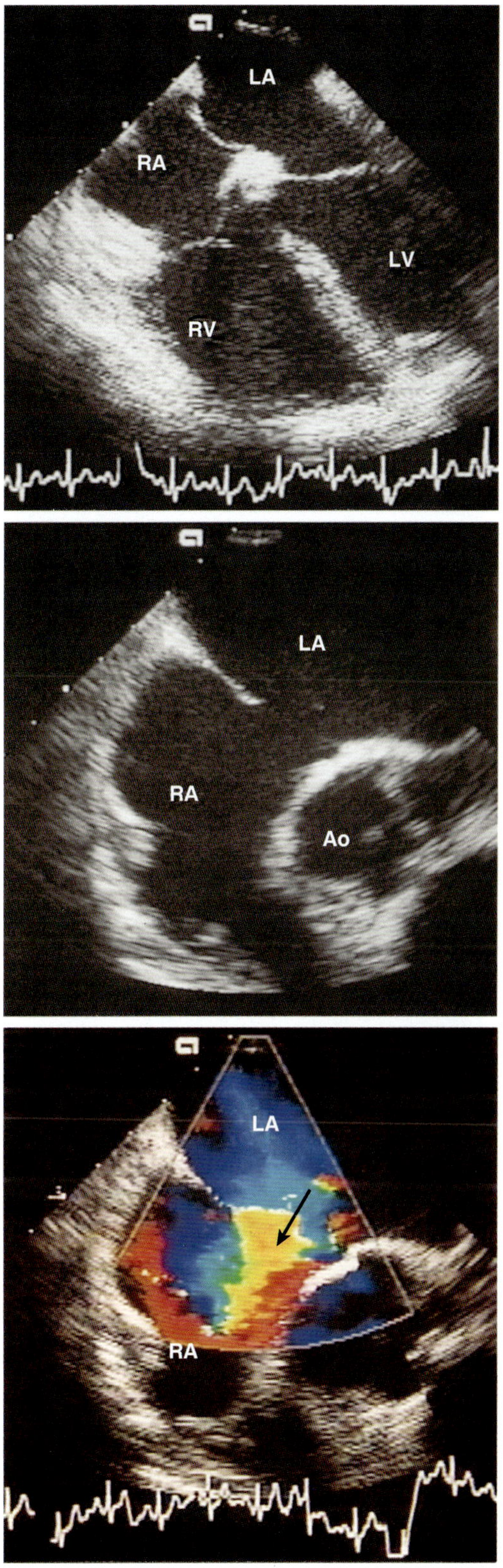

图17-17 一名53岁女性的经食管超声证实房间隔缺损，*上图*：在标准的四腔心切面房间隔显示完整；*中图*：切面稍向前转，显示邻近主动脉根部可见一缺损；*下图*：彩色多普勒显示缺损处左向右分流。

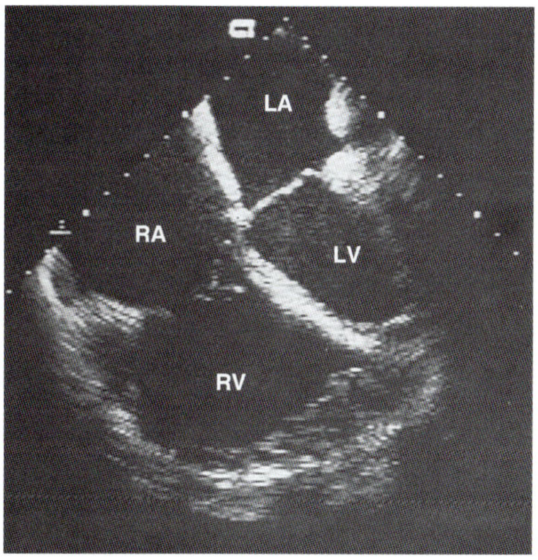

图17-18 一名74岁男性静脉窦型房间隔缺损患者，经食管超声四腔心切面显示：尽管存在右心容量负荷明显增加的表现，但房间隔在此切面看起来依然完整。

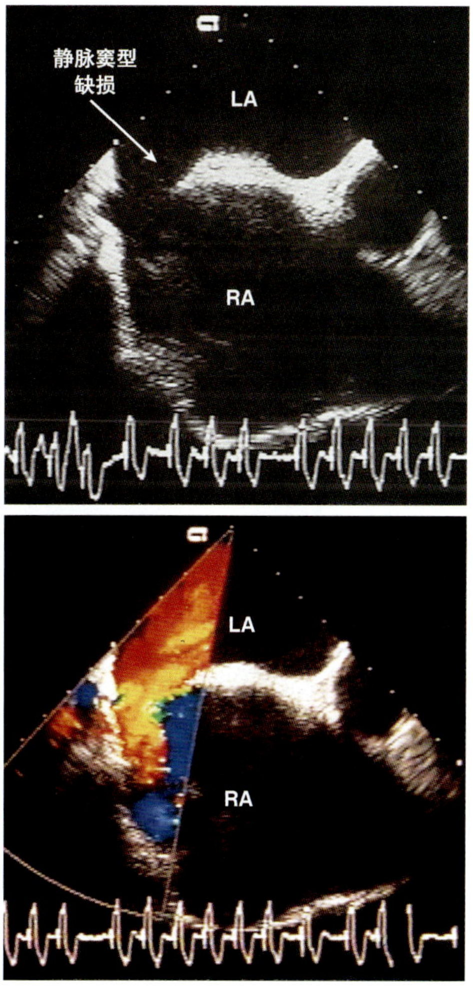

图17-19 与图17-18同一患者。*上图*：房间隔缺失部位在上腔静脉的下方。*下图*：彩色多普勒证实此缺失部位存在左向右分流。

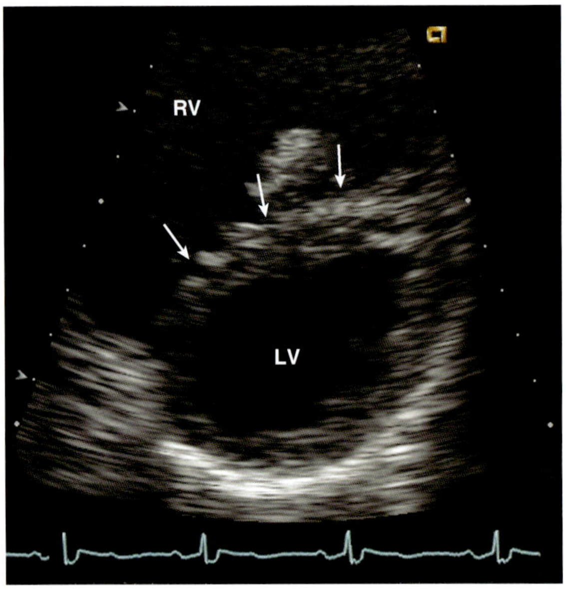

图17-20　一例继发孔房间隔缺损的右心室（RV）扩大。舒张期胸骨旁短轴切面显示：由于右心室容量负荷增加，室间隔运动平坦（箭头）。

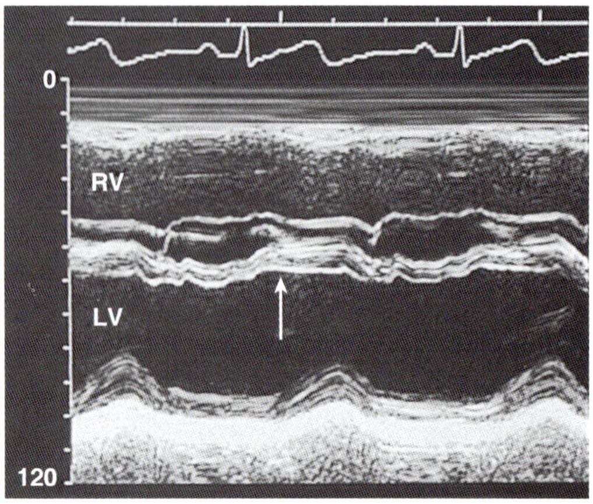

图17-21　一例21岁女性继发孔房间隔缺损。M型超声显示：室间隔的矛盾运动（箭头示在收缩期前向移动），右心室扩大。

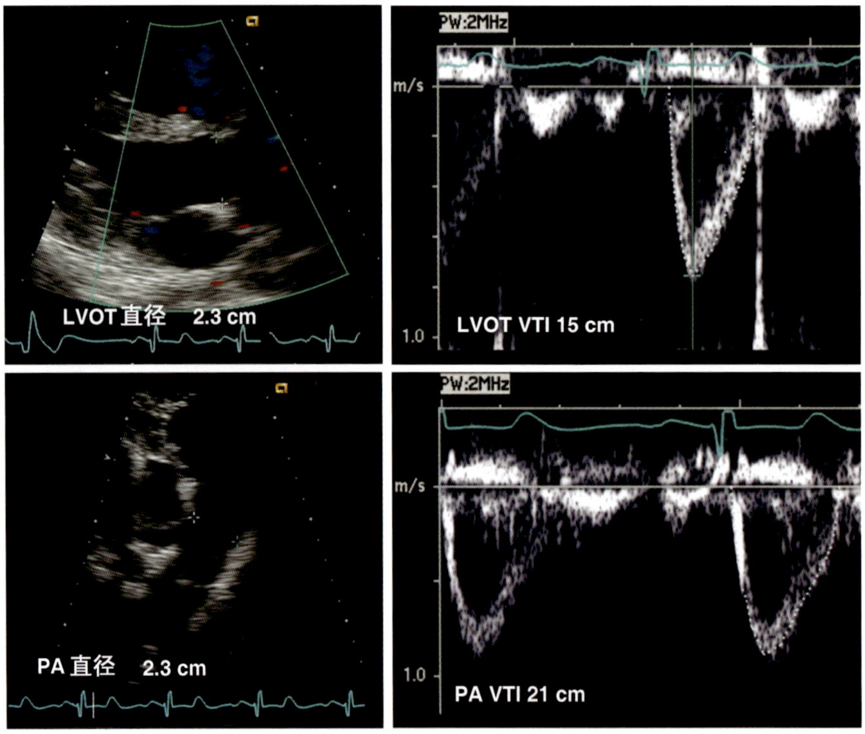

图 17-22　计算一名房间隔缺损患者的分流率。*上图*：通过测量左心室（LV）流出道直径（2.2cm）及多普勒流速时间积分（VTI）（15cm），计算体循环量（Q_S）。*下图*：测量肺动脉（PA）直径（2.3cm）及流速时间积分（21cm），计算肺循环量（Q_P）。在此患者中，Q_P 为 87ml，Q_S 为 57ml，所以 Q_P/Q_S 为 1.5，分流量为临界值。

声学造影检查

在一名原发孔或继发孔房间隔缺损的患者中，即使存在明显的左向右分流，经周围静脉注入声学造影剂后，仍可显示造影剂的微泡可穿过房间隔进入左心。解释这种现象的可能原因是右心房的压力可一过性超过左心房，产生少量的右向左分流。这可解释右心房显影后，左心房顺序显影。当右心房显影后，可见房间隔右心房面缺损附近存在负性充盈区。因为左心房分流入右心房的血流不含造影剂。

当二维、多普勒及彩色多普勒显像均发现有房缺存在时，很少需要做声学造影检查。当卵圆孔未闭患者有潜在体循环栓塞的危险时，可行声学造影检查，用以观察是否存在小的右向左分流（见第 15 章）。

房间隔缺损修补术后

先前行过房间隔缺损修补术或伞堵术的患者，可能仍存在右心室及右心房的轻微扩大。对此类患者应重点查看是否存在补片周边或封堵伞残余分流。

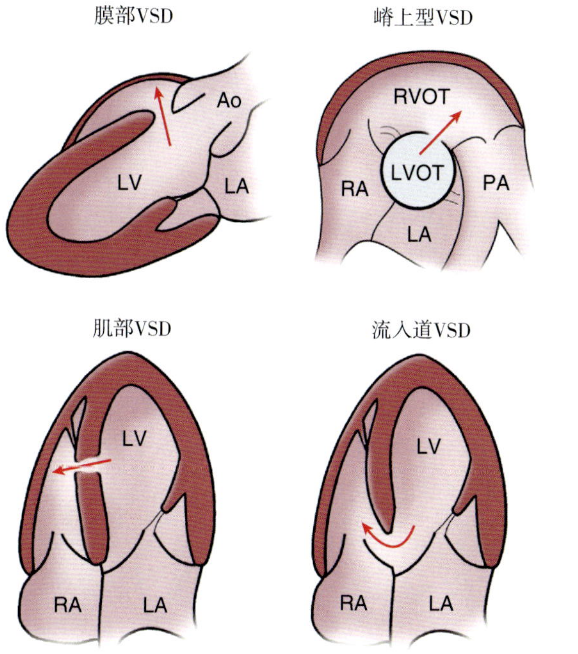

图17-23 各类室间隔缺损（VSD）的示意图。稍偏中位的胸骨旁长轴切面显示膜部室间隔缺损，紧邻主动脉瓣。低于主动脉瓣水平的动脉短轴切面显示嵴上型室间隔缺损，左心室流出道→右心室流出道分流。肌部室间隔缺损可能位于室间隔肌部的任何位置，并可为多发。心尖四腔心切面显示流入道室间隔缺损，可伴有房室通道缺损。

室间隔缺损

解剖

室间隔缺损可分为四种解剖类型（图 17-23）。最常见的类型为膜部室间隔缺损，位于主动脉瓣的下内侧、三尖瓣隔叶外侧的室间隔膜部。小型的膜部室间隔缺损由于三尖瓣隔叶的粘连，可在儿童时期自行闭合。在成人能发现完全闭合的室间隔缺损，有室间隔膜部瘤存在，无分流。小型的膜部室间隔缺损未完全闭合时，在二维图像上可能很难与膜部瘤区分。但当小型室间隔缺损存在时，彩色多普勒和连续多普勒可证实左心室与右心室之间的异常分流。

肌部的室间隔缺损可能位于室间隔肌部的任何位置，并可为多发。如肌部的室间隔缺损比较小时，即使多切面探查二维图像仍可能显示不清，但使用多普勒可证实诊断。

流入道的室间隔缺损是由于心内膜垫没有完全形成所致。这种类型的缺损位于主动脉瓣水平面的下方，邻近二、三尖瓣环。流入道的室间隔缺损常合并心内膜垫部的其他畸形，如原发孔房间隔缺损、房室瓣的异常或完全性房室通道缺损。

嵴上型室间隔缺损位于右心室流出道间隔（室上嵴的上面），主动脉瓣的侧面及下方。这种类型的缺损很少在成人时期最初诊断。

成像

在二维超声心动图上，明显的大缺损很容易显示，但小缺损显示比较困难。显示膜部室间隔缺损的最佳切面为稍偏中位的胸骨旁长轴切面（图 17-3）。在低于主动脉瓣水平的大动脉短轴切面上，膜部室缺位于 10 点的位置，在主动脉右冠瓣的下方及紧邻三尖瓣隔叶。在此切面上，嵴上型缺损位于 2 点的位置，主动脉左冠瓣下方且紧邻肺动脉瓣。嵴上型缺损还可以在胸骨旁右心室流出道切面上显示。肌部的室间隔缺损可在心底到心尖部连续的左心室短轴切面或心尖四腔心切面上显示。流入道缺损最好在心尖四腔心切面观察，或二尖瓣水平的左心室短轴切面观察。

在成人期见到的大多数室间隔缺损由于分流量较小，心腔大小和心室功能大都正常。当室间隔缺损的左向右分流明显时，可导致左心的容量负荷增加，左心室及左心房扩大。由于在收缩期通过缺损的分流直接射入肺动脉，故右心室内径大小通常正常。左心室射出血流进入低阻力的肺血管床，故左心室的收缩功能通常良好。随分流量的增加，肺动脉压力逐渐增高，最后可导致 Eisenmenger 综合征的血流动力学改变，引起右心室肥厚及扩张（图 17-24）。

多普勒表现

彩色多普勒显示室间隔右心室侧出现紊乱的湍流频谱(左向右分流)。即使二维图像没有显示缺损，如出现紊乱的湍流频谱也可诊断。这种湍流频谱在接近缺损的左心室面被发现，在缺损处突然很明显。多普勒超声诊断室间隔缺损的敏感性为 90%，特异性为 98%。

连续多普勒显示的缺损处分流与二尖瓣反流的血流频谱相似，为左向右分流的高速血流信号，主要由左心室与右心室的瞬间压差所致。在舒张期，左向右分流依然存在（舒张期，左心室与右心室之间存在均衡压差），表现为类似二尖瓣狭窄的低速血流频谱。反方向的血流也可能出现，但并不常见，出现在等容舒张期和收缩期。由于舒张期分流和等容舒张期反流都是低速血流，多普勒频谱往往难以记录。因为这些相反的血流可能不会出现，故声学造影证实室间隔水平的分流不如房间隔缺损敏感。

成人的室间隔缺损很少计算肺循环与体循环分流之比。这是由于：(1) 缺损很小，左向右分流量很少，或 (2) 在小儿时期分流量比较大的缺损已造成 Eisenmenger 综合征的生理状态，右心室与左心室的压力相等。如需计算，可通过主动脉计算体循环血流量；肺循环血流量可通过肺动脉（如没有缺损处血流的影响）或经二尖瓣(肺静脉回流)计算。

动脉导管未闭

由于成人的透声条件差，故动脉导管未闭的显示通常比较困难。因为左心容量负荷增加，左心室、左心房可扩大。在胸骨旁短轴和右心室流出道切面的肺动脉侧，使用常规的脉冲或彩色多普勒可探及左向右分流信号（图 17-25 和 17-26)。肺动脉内探及的舒张期血流频谱（特别是沿肺动脉侧壁），对于诊断动脉导管未闭的敏感性为 96%，特异性 100%。自胸骨上凹记录到降主动脉血流频谱显示存在舒张期的反向信号，这是因为舒张期降主动脉向导管分流所致。这种舒张期的反向血流频谱应与主动脉瓣反流鉴别，因成人中这两种情况可同时存在。

纠正型大动脉转位

先天性纠正型大动脉转位（L-TGA）有时称为“心室换位”，解剖右心室为负担体循环的心室；解剖左心室成为负担肺循环的心室。如不合并其他畸形的心室换位，生理上动静脉的连接是一致的（图 17-27)。体循环的静脉血回流入右心房，通过二尖瓣流入解剖左心室，然后血流射入肺动脉。肺静脉血回流入左心房，通过三尖瓣流入解剖右心室，然后血流射入主动脉。如不合并其他畸形，在成人可能是偶然诊断（图 17-28)。然而，大多数病例合并畸形，包括室间隔缺损、肺动脉狭窄、完全性房室

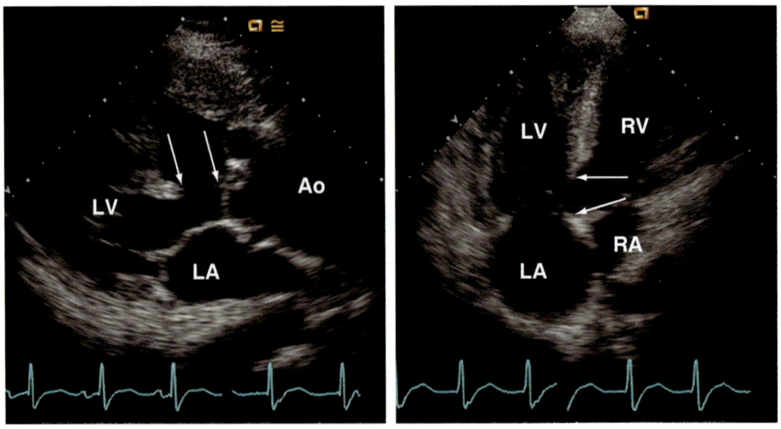

图 17-24 一名 26 岁女性患者，大型室间隔缺损发展到 Eisenmenger 综合征的生理状态。胸骨旁长轴切面(左)及心尖四腔心切面(右)显示：右心室明显肥厚，由于左心室和右心室压力相等，多普勒在缺损处探及低速的双向分流。

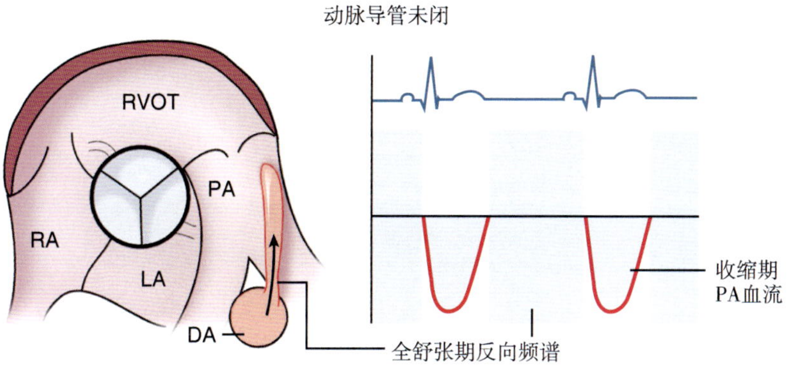

图 17-25 动脉导管未闭示意图。彩色多普勒显示自降主动脉（DA）向肺动脉（PA）的分流束（箭头）通常沿肺动脉侧壁走行。脉冲或连续多普勒频谱显示在肺动脉内出现全舒张期反向频谱。收缩期频谱也异常，因为在心脏循环周期，主动脉压力一直大于肺动脉（可解释听诊的杂音为连续性）。RVOT：右心室流出道。

传导阻滞和换位的三尖瓣下移畸形。负担体循环的心室常出现扩大，甚至收缩功能不全。造成这种改变的原因仍不清楚，推测有右心室的解剖结构不适合作为负担体循环的心室、通过右冠状动脉的供血不足或三尖瓣反流。

在超声心动图检查方面，诊断纠正型大动脉转位应确定解剖心室呈并列方向，并证实其连接关系。合并畸形的二维和多普勒表现在每种畸形中已描述。另外，大血管的位置发生改变，两半月瓣处于同一水平面（在胸骨旁短轴切面显示最好）以及两大动脉呈平行关系（胸骨旁长轴切面显示最好）。在典型的病例中，主动脉瓣位于肺动脉瓣的左前方（提示“L”在 L-TGA 的意思）。纠正型大动脉转位也常合并右位心（心尖向右），这使超声心动图检查从技术上来说更加困难，因为心脏结构在胸骨的后面，使透声窗受到限制。

“偶见”的先天性心脏畸形

一些少见的先天性畸形对患者无不利影响，但也很重要。如不认识，可能当为病理性状态而建议做一些其他检查（可能是有害的）。永存左上腔静脉在正常人群中发生率为 0.3% ~ 0.5%，而在合并其他先天性心脏畸形中的发生率为 3% ~ 10%。因永存左上腔静脉回流入冠状静脉窦，故冠状静脉窦明显扩大。在胸骨旁长轴、短轴及四腔心偏后的切面，均能显示增大的冠状静脉窦（见图 15-5）。四腔心偏后的切面是证实扩张的冠状静脉窦入右心房的良好切面。（如有问题）可做声学造影检查：左上肢静脉注入声学造影剂，冠状静脉窦先显影，然后为右心房，即可证实诊断。右上肢注入声学造影剂，只有右心房会显影。胸骨旁长轴切面显示的增大冠状静脉窦可突入左心房，有时会被误认为左心房的肿块。

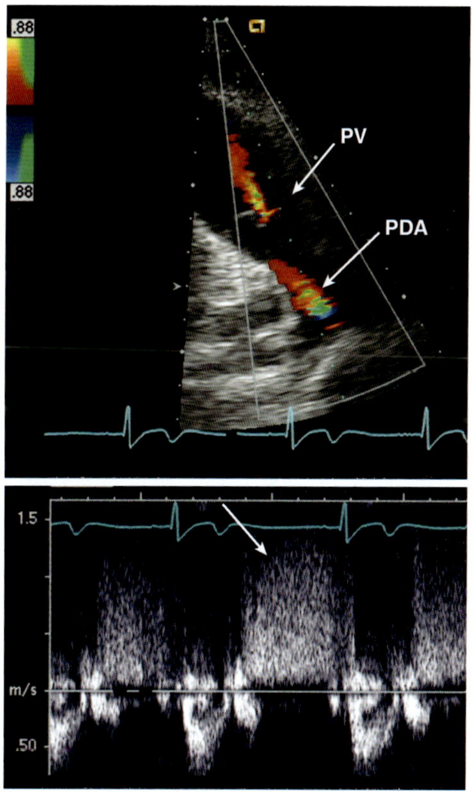

图 17-26 一名 22 岁的动脉导管未闭（PDA）患者，存在无症状性心脏杂音。右心室流出道切面显示：肺动脉瓣（PV）处可见一彩色反流束，为肺动脉瓣反流，肺动脉内另有一舒张期彩色反流束；脉冲多普勒频谱显示在导管处分流为舒张期反向频谱（箭头），延续至收缩早期。肺动脉瓣反流信号为短促的低速频谱。

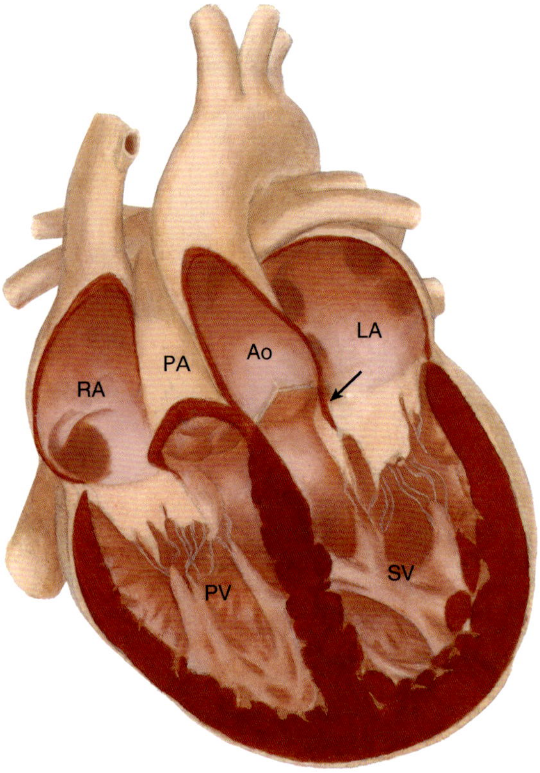

图 17-27 纠正型大动脉转位（L-TGA）的示意图。体循环的静脉血回流入右心房（RA），通过二尖瓣流入解剖左心室（LV）[肺循环心室(PV)]，然后血流射入肺动脉（PA）。肺静脉血回流入左心房（LA），通过三尖瓣流入解剖右心室（RV）[体循环心室(SV)]，然后血流射入主动脉（Ao）。常见合并畸形包括三尖瓣下移畸形样改变的三尖瓣，导致负担体循环的房室瓣反流；肺动脉狭窄、室间隔缺损及完全性房室传导阻滞。主动脉位于肺动脉的左前，且主动脉与肺动脉平行。(From Gurvitz M: General echocardiographic approach to the adult with suspected congenital heart disease. In Otto CM [ed]: The Practice of Clinical Echocardiography, 3rd ed. Philadelphia: Elsevier/Saunders 2007.)

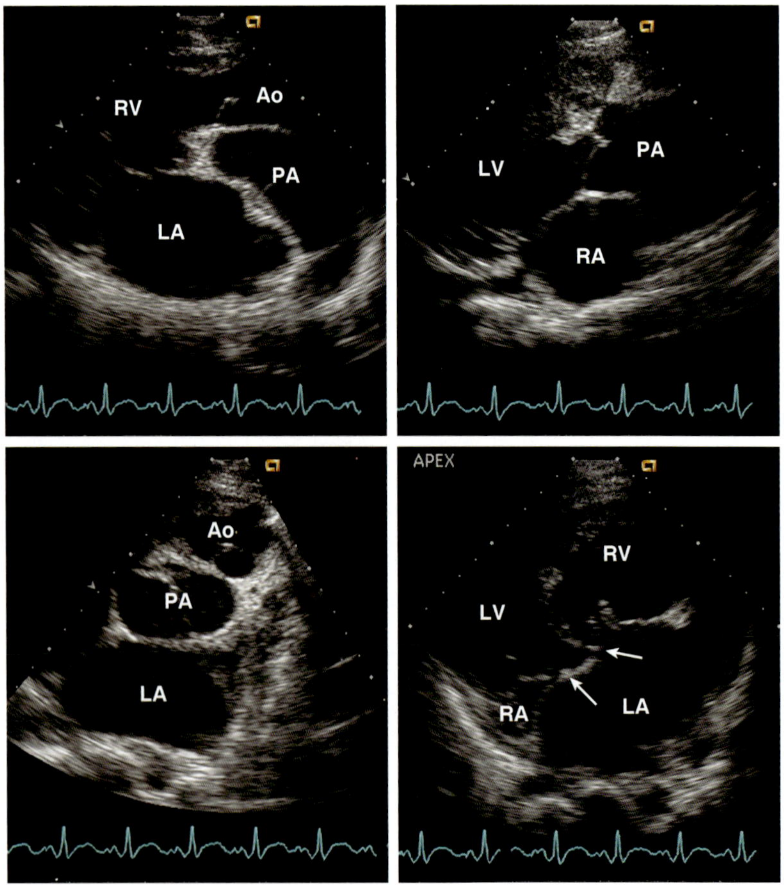

图 17-28 一名先天性纠正型大动脉转位（L-TGA）患者。*左上图*：胸骨旁长轴切面显示，主动脉（Ao）与肺动脉（PA）呈并列关系。负担体循环的解剖右心室与位置前移的主动脉相连，房室瓣与半月瓣之间存在肌性结构。前位的大血管通过追踪其走向，向上到弓部、头部及颈部，证实为主动脉。*右上图*：探头稍转向侧面，可显示负担肺循环的解剖左心室与位置靠后的肺动脉相连，房室瓣与半月瓣由纤维组织相连。*左下图*：短轴切面显示主动脉瓣与肺动脉瓣在同一水平面，主动脉瓣位于肺动脉瓣前方。*右下图*：标准的心尖四腔心切面显示解剖右心室在患者的左侧，成为负担体循环的心室。强调三尖瓣隔叶较二尖瓣叶附着部位更靠近心尖（箭头）。这名患者负担体循环的房室瓣（解剖三尖瓣）存在明显反流，导致左心房（LA）扩大。

特发性肺动脉扩张是另一种比较罕见的良性畸形。诊断依据肺动脉明显扩张，而无肺动脉瓣狭窄（可造成狭窄后扩张）或其他先天性畸形。

Chiari 网是由于存在显著的下腔静脉瓣，伴有纤维组织延续至界嵴和 / 或冠状窦瓣，经食管超声的检出率约 2%。这些纤维组织延续呈筛孔状，形成一个“网”，随心动周期快速紊乱运动。在二维图像上，如右心房内存在细小、快速颤动的回声，则提示诊断。虽然 Chiari 网是良性的，但经常合并房间隔瘤或卵圆孔未闭。

其他在成人出现症状的先天性心脏病

除考虑先天性心脏畸形外，许多心脏病的起病是先天性的（或遗传性），但在成人时期表现。例如，肥厚型心肌病和马方综合征是遗传性疾病（详见第 9 和 16 章）。其他类型的心肌病也表现为家族性。当分子生物学进一步发展后，会发现更多的“获得性”疾病为遗传性。

先前经手术治疗的成人先天性心脏病

手术的分类

自从 1938 年缝扎第一例动脉导管未闭后，许多先天性心脏病的姑息及根治手术都有了很大的进展。这些手术方式列于表 17-2。

- 解除狭窄
- 闭合
- 分流
- 肺动脉环缩
- 心房内转流
- 动脉调转
- 使用管道

表中也说明了手术应用的起始年限，提示特定年代的患者最常施行的手术。现代的外科手术及介入治疗手段相对早期的手术在完全解剖及生理矫治方面有了更大的改进。然而，在成人可见到许多经过旧式手术矫治的患者。

解除先天性狭窄性心脏病的手术包括：主动脉缩窄解除术；肺动脉瓣、主动脉瓣及二尖瓣的瓣膜切开术或经皮的球囊扩张术；解除左心室流出道狭窄的 Konno 手术。手术后可能仍残存压差，也可出现瓣膜反流。

闭合先天性心内分流，如房间隔缺损、室间隔缺损及动脉导管未闭，一般可直接缝扎缺损的边缘（最初的关闭）或用心包片、人工合成的补片缝合，或者经皮采用封堵器封堵。修补缺损最常见的并发症为残余分流。

在低肺循环血流（肺缺血）的病例，如法洛四联症、大动脉转位、肺动脉闭锁及三尖瓣闭锁，建立一新的心内分流增加肺血流量。分流的方向可从体循环的动脉到肺动脉（B-T 分流术、Potts、Waterston），也可从体循环的静脉到肺动脉（Glenn 术），或心房水平的分流（Blalock-Hanlon 或房间隔球囊撕裂）。有一些病例，在进行下一步手术治疗时要除去分流。分流术的并发症包括：

- 由于分流的管道扭曲或闭合使肺血流量减少
- 肺血流量过多导致肺动脉高压
- 血栓形成

肺动脉环缩术是一种姑息性手术，它可形成功能性的肺动脉狭窄，使肺血流量减少，保护肺血管床，避免不可逆的肺动脉高压。这种手术主要应用于存在大的左向右分流的患者，而不可能进行确定的修补或手术必需推迟。如环缩的程度不足，仍然会发生肺动脉高压。由于环缩的环带移位，可造成左右肺动脉不同程度的狭窄。

其他心腔内修补术包括 Fontan 类手术（可使体静脉不经右心室而直接回流入肺动脉）、右心缺如（如三尖瓣闭锁）以及如表 17-2 列出的复杂修补手术。当先前经手术治疗后的患者做超声心动图检查时，需要知道许多详细的资料，如手术前的诊断、手术类型及方式等。这些资料对于超声心动图检查的准备、实施和结果解释会有很大的帮助。

法洛四联症

法洛四联症（图 17-29 和图 17-30）有三种最初的特征：

- 膜周部室间隔缺损
- 主动脉内径增宽，位置前移，骑跨在室间隔上
- 右心室流出道狭窄，狭窄位置可在瓣下、瓣上或瓣

表 17-2 在成人时期存活的先天性心脏病患者所行的常见手术方式

手术类型	手术名称	手术适应证	手术方法	应用的时间年限
分流	B-T 分流术	肺血流量减少（如 TOF、TGA、肺动脉闭锁、三尖瓣闭锁）	经典型：将锁骨下动脉连接到 PA（改良或无改良）	1945—20 世纪 90 年代
			应用人工管道（锁骨下动脉保持完整）	1945—至今
	Potts	同上	降主动脉与左 PA 吻合	1946—20 世纪 60 年代中期
	Waterston	同上	升主动脉与右 PA 吻合	1962—20 世纪 80 年代
	Glenn	三尖瓣闭锁，肺动脉闭锁	SVC 与横断后的右 PA 吻合	1959—20 世纪 80 年代
			双向 Glenn = SVC 与不横断的右 PA 吻合，仍与左 PA 相连	1985—20 世纪 90 年代
心房混合	房间隔外科切除术	TGA（早期的姑息术），二尖瓣闭锁，复杂先天性心脏病	亦称 Blalock-Hanlon 手术	1950—20 世纪 80 年代早期
	房间隔球囊撕裂术	TGA，三尖瓣闭锁	经皮房间隔球囊撕裂，也称 Rashkind 球囊房间隔撕裂术	1966—至今
闭合	房间隔缺损（ASD）闭合术	ASD 伴明显分流	直接缝合；补片修补	1954—至今
			经皮的封堵器封堵	1990—至今
	室间隔缺损（VSD）闭合术	单独的 VSD 或合并其他畸形（TOF）	直接缝合或补片修补	1954—至今
	动脉导管未闭（PDA）缝扎术	动脉导管未闭	PDA 的结扎或切断术	1938—至今
			经心导管的封堵术	1981—至今
	心内膜垫缺损修补	心内膜垫缺损（也称房室通道缺损）	闭合 ASD 和 VSD，修补房室瓣畸形（如二尖瓣裂）	1955—至今
肺动脉环缩	手术减少 PA 流量的面积	大量的左向右分流畸形	肺动脉环缩，减少肺血流量和压力	1952—至今
心房内转流	Mustard	TGA（在许多中心已被动脉调转术取代）	涤纶或心包片做成板障，将体静脉血流经 LV 回流到 PA，肺静脉血流经 RV 回流 AO	1964—20 世纪 90 年代
	Senning	TGA（在许多中心已被动脉调转术取代），可作为“double switch”（双调转术）的一部分治疗 L-TGA	用右心房流离壁和房间隔组织做成心房内的板障，与 Mustard 相似	1959—1964 1980—至今

表 17-2 在成人时期存活的先天性心脏病患者所行的常见手术方式（续）

手术类型	手术名称	手术适应证	手术方法	应用的时间年限
解除狭窄	主动脉缩窄解除术	主动脉缩窄	多种手术方式包括：主动脉端-端吻合，补片扩大，Gore-Tex 人工血管置换；再狭窄的球囊扩张术	1944—至今 球囊扩张术 1983—至今
	肺动脉瓣切开术	TOF，肺动脉狭窄	经 RV 疏通 直接切开 球囊扩张	1948—20 世纪 60 年代 20 世纪 60 年代—至今 1982—至今
	主动脉瓣切开术	先天性主动脉狭窄	直接手术切开或经皮的球囊扩张术	1954—至今
	二尖瓣修补	先天性二尖瓣狭窄	外科瓣膜连合部切开术——起始时为封闭手术方式，不用体外循环	1949—20 世纪 90 年代（封闭） 1960—至今（开放）
	Konno 手术	切开主动脉瓣并不能解除的 LV 流出道狭窄，左心室流出道太窄，不能放入合适人工瓣	剪开室间隔，造成一 VSD，再补片修补，使 LVOT 扩大，再行主动脉瓣置换	1976—至今
复杂修补	大血管调转术	TGA	调转主动脉根部及肺动脉主干，再移植冠状动脉到新主动脉的根部（也称 Jatene 术）	1988—至今
	Fontan 类手术	三尖瓣闭锁，心室双入口合并肺动脉狭窄，	不经右心室直接体静脉回流入 PA，可经（1）右心房与 PA 吻合，（2）心腔内管道或（3）外管道。见图 17-34	1971—至今
	Rastelli 术	TGA+VSD+ 肺动脉瓣下狭窄，动脉共干，右心室双出口	带瓣膜的外管道连接 RV 到横断的 PA，LV 通过 VSD →心室内隧道补片→ AO	1968—至今
	Double switch 术	L-TGA	心房内转流（Mustard 或 Senning）加大血管调转	2000—至今
	TOF 修补术	TOF	室间隔补片修补，解除肺动脉狭窄，通常跨环补片	1954—至今

ASD：房间隔缺损；L-TGA：先天性纠正型大动脉转位；LVOT：左心室流出道；LV：左心室；PA：肺动脉；PDA：动脉导管未闭；RA：右心房；RV：右心室；RVOT：右心室流出道；SVC：上腔静脉；TGA：大动脉转位；TOF：法洛四联症；VSD：室间隔缺损。

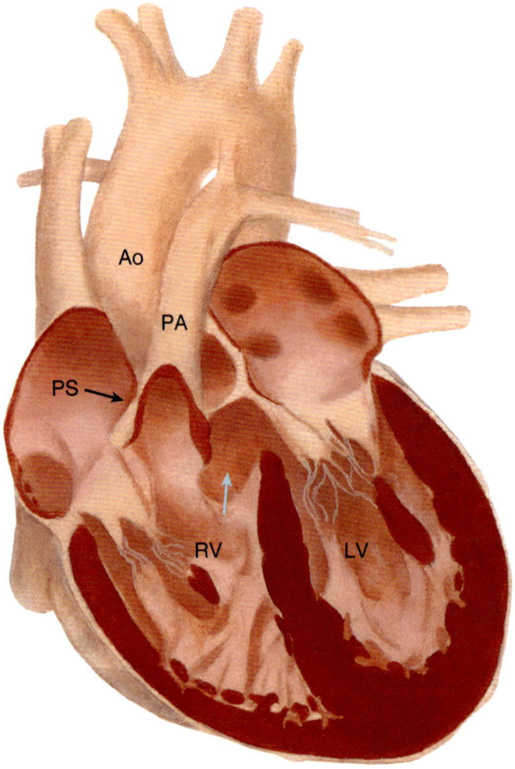

图17-29 法洛四联症的特征改变：巨大的室间隔缺损（青色箭头），扩张的主动脉（Ao）骑跨在缺损上，肺动脉狭窄（PS，可以为瓣下或瓣），代偿性右心室（RV）肥厚。（From King ME: Echocardiographic evaluation of the adult with unoperated congenital heart disease. In Otto CM[ed]: The Practice of Clinical Echocardiography, 3rd ed. Philadelphia: Elsevier/Saunders 2007.）

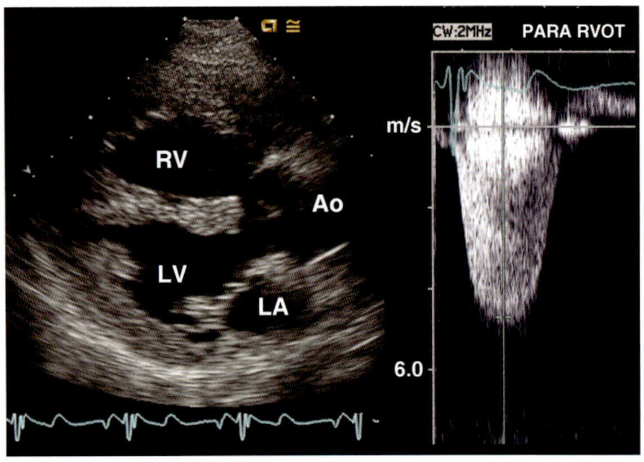

图17-30 一23岁男性，患法洛四联症未经治疗。左图：胸骨旁长轴切面显示，主动脉（Ao）骑跨及室间隔缺损。右图：跨狭窄肺动脉瓣的连续多普勒信号最大流速5m/s，符合肺动脉重度狭窄及低的肺动脉压力。

法洛四联症第四种的特征右心室肥厚继发于流出道狭窄。由于未经手术治疗的法洛四联症死亡率很高，故成人未经治疗的法洛四联症很少见。成人已经手术的法洛四联症主要表现：明显的室间隔补片、主动脉根部增宽和一些残存的不同程度右心室流出道狭窄。然而，在经手术后的法洛四联症患者存在的长期问题为肺动脉瓣的反流（见图 17-31）。即使存在严重的肺动脉瓣反流，因舒张期反向血流为层流及低速，彩色多普勒显示可能并不明显。脉冲或连续多普勒信号具有诊断价值，与前向相同的舒张期反向信号在舒张末期之前回到零点，因肺动脉与右心室舒张压相同。关于评价右心室大小及收缩功能的系列研究非常重要，可能是应用磁共振测量右心室容积和射血分数的重要补充。

完全型大动脉转位

由于动脉调转术近期才开始实行，故成人大动脉转位患者绝大多数实行的是心房内转流（图 17-32）。心房内转流术（Mustard 或 Senning）治疗大动脉转位，就是将体静脉血回流入肺动脉（经过解剖二尖瓣和左心室），肺静脉血回流入主动脉（经过解剖三尖瓣和右心室）。这些板障的三维解剖结构

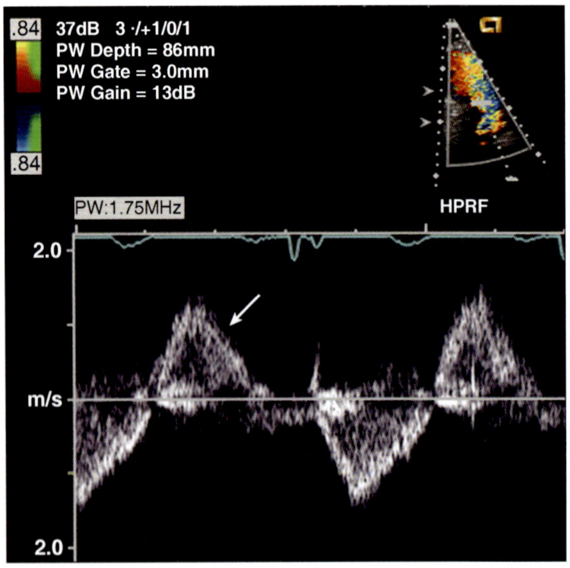

图17-31 一名34岁女性，法洛四联症修补术后，右心室进行性扩大。跨肺动脉瓣的连续多普勒信号显示前向的层流及反向的低速频谱，符合肺动脉瓣重度反流。因流速较低，实时观察容易遗漏，故当怀疑此诊断时，应逐帧图像观察。

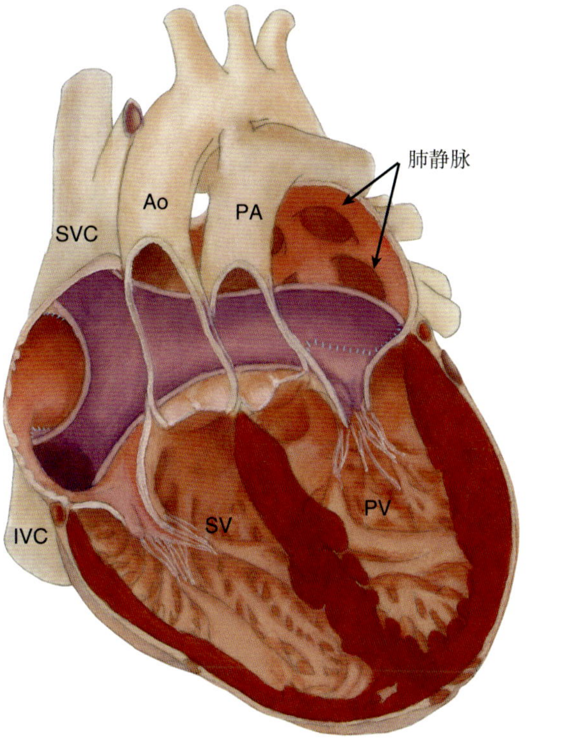

图17-32 心房内转流术治疗大动脉转位的示意图。心房内的板障使体静脉血回流入肺动脉(PA)[经过解剖左心室(LV)，又称PV]，肺静脉血回流入主动脉（Ao）[经过解剖右心室(RV)，又称SV]。在成人常需经食管超声心动图显示这些心房结构。SVC：上腔静脉，IVC：下腔静脉。（From Child J: Echocardiographic evaluation of the adult with postoperative congenital heart disease. In Otto CM[ed]: The Practice of Clinical Echocardiography, 3rd ed. Philadelphia: Elsevier/Saunders 2007.）

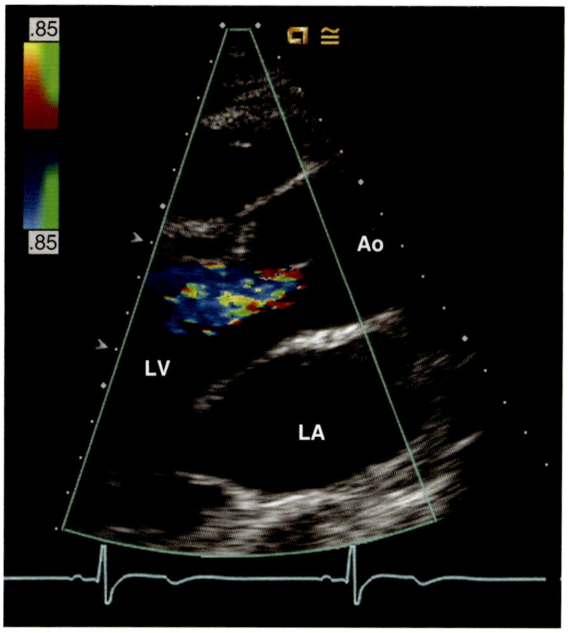

图17-33 一名24岁男性，幼年行过大动脉转位动脉调转术后。胸骨旁长轴切面显示主动脉（Ao）瓣（原为肺动脉瓣），主动脉瓣中度反流，主动脉根部扩张。

十分复杂，经胸超声由于声波的穿透力有限，显示这些结构十分困难。经食管超声心动图对图像质量会有很大的改善，但需要操作者十分有经验，需多个切面充分显示心房内的板障。晚期的并发症包括板障梗阻、板障残余漏、体循环心室（解剖右心室）收缩功能不全以及心律失常。

目前，动脉调转术已大部分取代心房内板障修补治疗大动脉转位。主动脉及肺动脉分别横断，重新接回对应的心室，使血流动力学回到正常生理状态。手术的并发症包括重新接植的冠状动脉扭曲和大血管瓣上吻合处狭窄。长期随访，可见到“主动脉窦”扩张伴主动脉瓣反流（解剖的肺动脉根部及瓣）（图 17-33）。在超声心动图上应区分位置变化的主动脉及肺动脉、大动脉转位的其他影像特征以及经过动脉调转术或心房转流术后改变。

Fontan类手术后生理学

Fontan 类手术是将体静脉血不经右心室而直接回流入肺动脉。这种连接可能是右心房与肺动脉，或目前十分常见的下腔静脉直接与肺动脉连接（通过内隧道或外管道），而上腔静脉与肺动脉连接（又称双向 Glenn）（图 17-34）。评价经 Fontan 类手术的患者十分复杂，因为由一系列的外科手术方式可将体静脉血回流入肺血管床。显示这种手术后的心脏结构改变常需经食管超声检查（图 17-35）。Fontan 类手术的术后并发症包括连接管道梗阻、心房内残余分流以及栓塞。

超声心动图的局限性 / 替代方法

测量右心室容量和射血分数

准确测量右心室的大小和功能对于成人先天性心脏病患者进一步治疗非常重要，比如手术后的法洛四联症伴肺动脉瓣反流。超声心动图可将右心室归类分为正常、轻度、中度及重度扩张，同时也将右心室的收缩压如此分类。目前磁共振可准确测量右心室的大小和容积，经常与超声心动图结合应用

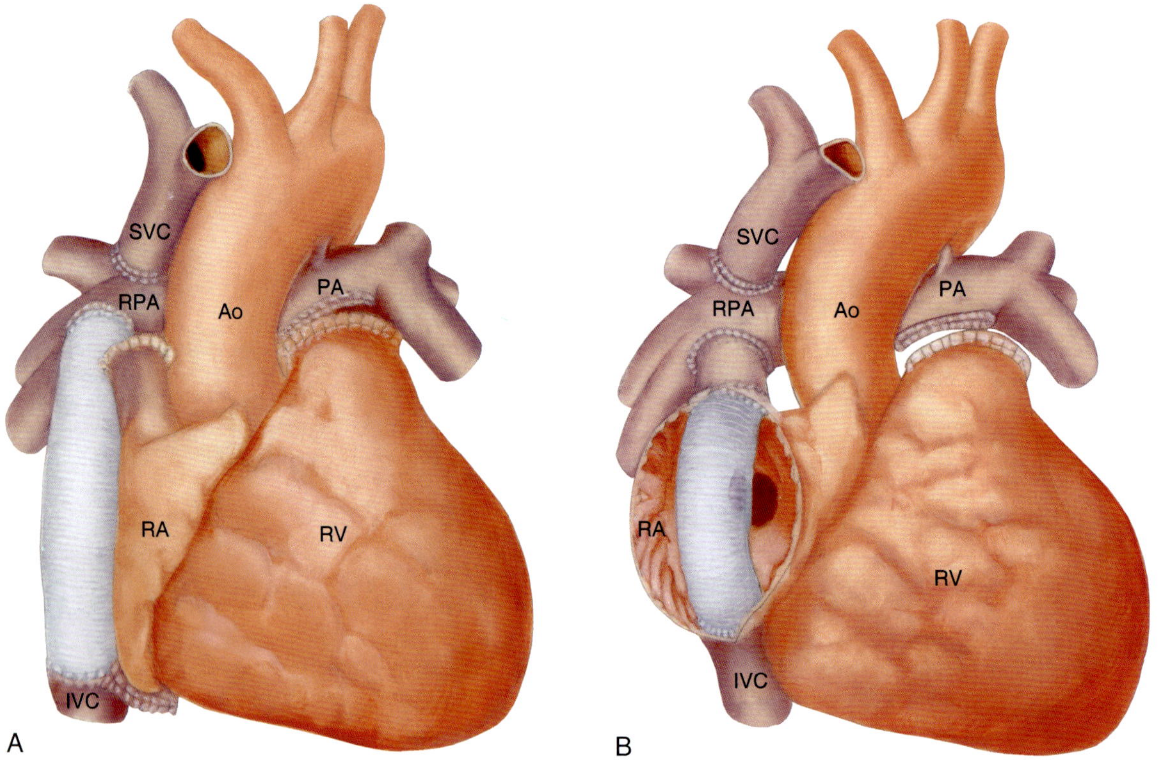

图 17-34 Fontan 通道使体静脉的血回流入肺动脉（PA）示意图。**A.** 在一三尖瓣闭锁的患者，使用外管道连接下腔静脉（IVC）与肺动脉，上腔静脉（SVC）与右肺动脉（RPA）吻合。**B.** 心房内侧壁管道连接下腔静脉，又连接上腔静脉。早期 Fontan 类手术将右心房（RA）直接与肺动脉吻合，这类患者长期随访会有右心房明显扩大。（From Child J: Echocardiographic evaluation of the adult with postoperative congenital heart disease. In Otto CM[ed]: The Practice of Clinical Echocardiography, 3rd ed. Philadelphia: Elsevier/Saunders 2007.）

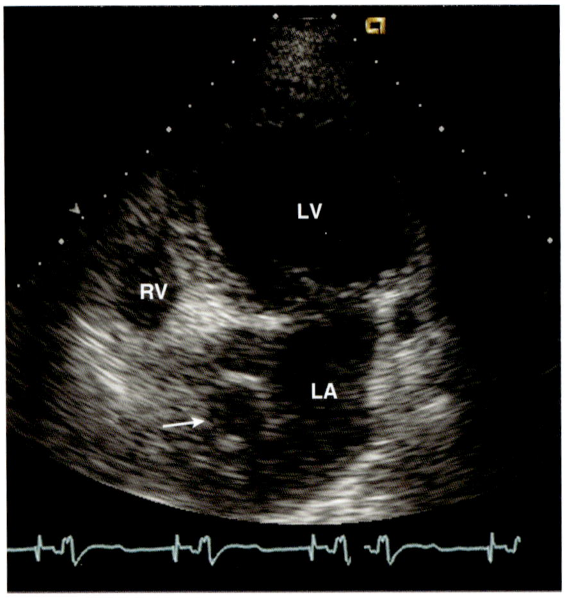

图 17-35 在一名三尖瓣闭锁行过 Fontan 类手术的患者，心尖四腔切面显示 Fontan 通道呈圆形结构（箭头），邻近左心房（LA）。如要更清楚地显示 Fontan 通道，常需做经食管超声心动图检查。

（图 17-36）。

计算分流率

使用多普勒准确计算分流率主要依靠计算两侧心腔的每搏容量。影响计算每侧心腔的每搏容量的因素已在第 6 章讨论。值得强调的是，必须准确测量血流的平均空间流速和流经的横截面积。流经的每处都假设为速度均匀的层流。另外，计算的准确性还取决于血流的方向与声波的方向平行。血流经的横截面一般假设为圆形，通过二维测量直径的方法计算横截面积。直径测量中小的错误（在计算中要平方），在计算每搏量中就会误差很大。在成人中显示肺动脉的直径常比较困难，这是使用多普勒计算分流率的主要误差所在。

其他计算肺循环与体循环比率的方法包括：(1) 心导管检查，测量各心腔内血氧饱和度及总耗氧量；(2) 放射性核素检查。

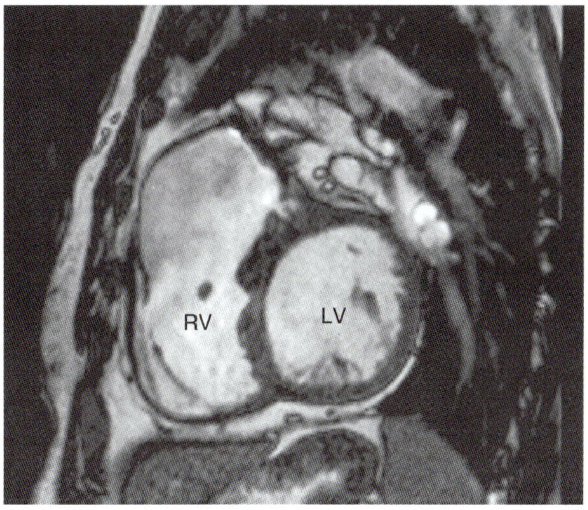

图17-36 在一幼年行过法洛四联症矫治术后伴重度肺动脉瓣反流的患者，心脏磁共振显像显示右心室（RV）重度扩张。右心室容量和射血分数可通过右心室心腔一系列切面，勾画舒张末期及收缩末期边界的方法计算。

成像

在成人先天性心脏病，因透声条件不好，经胸超声心动图的二维图像质量可能较差（表 17-3）。当图像质量尚可时，受分辨率的影响，显示心脏后方的结构比较困难。这使评价后方的管道连接、心房水平的板障补片、静脉窦型房间隔缺损或肺静脉异位回流困难很大。经食管超声可使图像质量明显改善，特别是显示心脏后方的结构，是这类患者经胸超声很好的补充（图 17-37）。

评价心外的解剖结构也很困难，包括肺动脉分支、体动脉或静脉到肺动脉的分流和升主动脉及主动脉弓的异常。其他断层扫描技术对于评价心脏结构在胸腔的位置、超声不能显示的中纵隔畸形很有帮助。许多胸部的计算机断层扫描和磁共振成像的新技术都可广泛地应用。磁共振成像的数据可以再组合，使用以左心室长轴为基准的基础数据，可再合成标准的长轴及短轴切面，使异常结构容易辨别。

超声心动图其他的局限性为断层切面的显示。例如，冠状动脉解剖不能用断层切面的评价。评价冠状动脉的病变需要冠状动脉造影。另外一个例子是超声心动图诊断多发的室间隔缺损，即使每个切面都应用，也可能遗漏。左心室造影对诊断很有帮助。造影术的缺点包括注射造影剂的危险、费用高及有创伤性。三维超声技术的进展，可为评价复杂型先心病提供更多的帮助。

心腔内血流动力学

准确地评价心腔内血流动力学的方法仍然是心

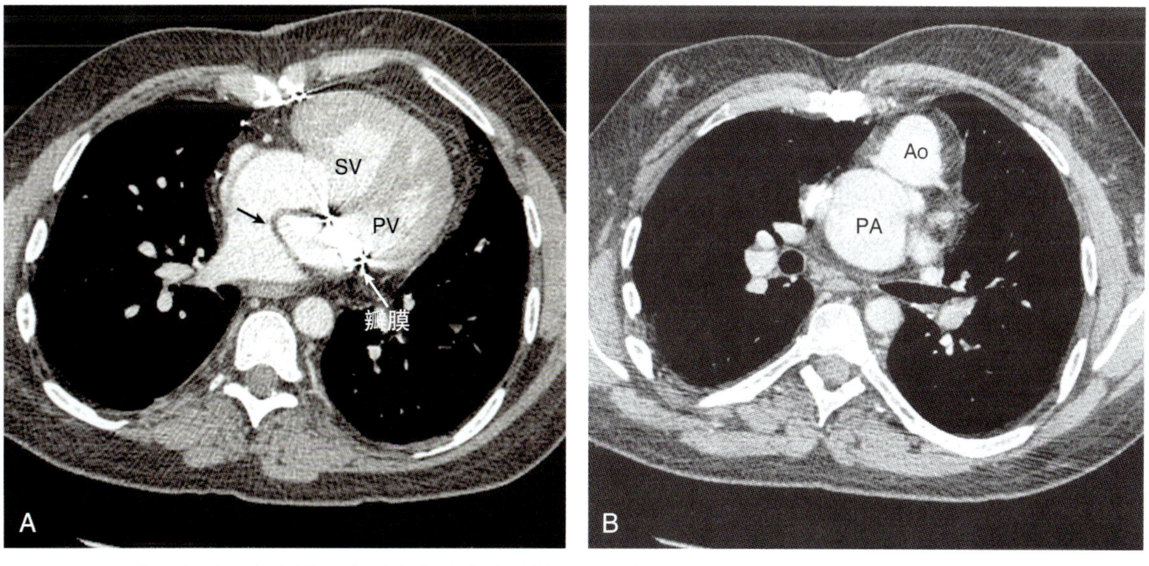

图17-37 A. 在一行过心房内转流术后完全性大动脉转位的患者，注射造影剂的心脏CT图像显示心房内板障（黑色箭头）将肺静脉血引流入体循环心室（SV），此患者做过肺循环心室房室瓣机械瓣置换术。B. 在大动脉水平，主动脉（Ao）位于肺动脉（PA）前方、偏左。PV：肺循环心室。

表 17-3 先天性心脏病影像诊断方式的比较

检查	优点	弱点
超声心动图（经胸，包括多普勒）	二维可确定详细的解剖结构，可辨别：解剖腔室、瓣膜和大血管；血流通道；结构异常 多普勒评估狭窄和反流损害 发现心内分流 测定心室的大小和收缩功能 Qp : Qs 的计算 估测肺动脉压力 非创伤性的，无不适感	在一些人中由于透声条件差影响图像质量 确定心脏后方的结构不理想 Qp : Qs 的计算需要准确的内径测量 不能直接测量心脏内压力 测定右心室大小及功能方面不足
经食管超声心动图	良好的图像质量，特别显示心脏后方的结构 多普勒可详细评估肺静脉、心房水平、房室瓣	在超声的远场、心脏前方的结构及心尖显示比较差 心尖部可能显示不清 倾斜的切面限制心腔的定量测量 操作有一定危险性，患者感觉不适
计算机断层扫描	能显示心脏各断层详细解剖结构 良好显示主动脉解剖及内径、冠状动脉解剖结构、心脏外异常和心脏结构在胸腔确切的位置	需要静脉注射造影剂 接触放射线 很少的生理数据
心脏磁共振成像（CMR）	能显示心脏各断层详细的解剖结构 良好显示心脏后结构、心外血管异常和心脏结构在胸腔确切的位置 使用不同 CMR 序列，血流存在内在的对比性 图像可依照心脏的各轴线重新排列 动态 -CMR 可评估心室功能以及右心室的大小和收缩功能 测量瓣膜的狭窄和反流	昂贵，不能便携 装有起搏器及除颤器不能做检查 有些患者做检查时有幽闭恐怖感
心导管检查	直接测定心腔内压力 发现和定量分析心内分流 测量心室的内径和收缩功能 评价冠状动脉 计算肺血管阻力	创伤性的（危险和不舒服） 比较昂贵 需要注射造影剂显示心脏结构

Qp:Qs：肺循环量 / 体循环量。

导管检查，能直接测定压力。但也可从测定连续多普勒频谱来推算心腔内血流动力学的改变。评价肺动脉反流和 / 或三尖瓣反流的频谱能推算肺动脉的压力。多普勒超声技术能准确估测狭窄瓣膜的跨瓣最大压差和平均压差。从反流的速度曲线可推断慢性的瓣膜反流和有无 v 波存在。根据主动脉瓣舒张末期的反流速度、左心室的舒张充盈及肺静脉血流频谱，可估测左心室舒张末期的压力。然而在成人先天性心脏病中，有时仍需要侵入性的压力测定，以进一步决定临床治疗。特别是通过心导管检查评估肺血管的阻力，对患者的治疗十分必要。

规范诊断的步骤

诊断每一个患者的步骤顺序首先为超声心动图检查，然后心导管检查或磁共振成像。下一步要综合考虑解剖及生理的诊断资料后，作出明确的诊断。要提出依然存在的重要临床问题以及最合适的解决办法。沿这种诊断思路，超声心动图是最初评价心脏解剖和生理的检查，也可能是回答特殊临床问题的唯一工具。

（郑春华　译　汪　芳　校）

推荐阅读

1. Gurvitz M: General echocardiographic approach to the adult with suspected congenital heart disease. In Otto CM (ed): The Practice of Clinical Echocardiography, 3rd ed. Philadelphia: Elsevier/Saunders, 2007, pp 1021–1041.
   A detailed discussion of the echocardiographic approach to segmental analysis of the heart and a review of the echocardiographic features of frequently encountered complex congenital cardiac defects.
2. King ME: Echocardiographic evaluation of the adult with unoperated congenital heart disease. In Otto CM (ed): The Practice of Clinical Echocardiography, 3rd ed. Philadelphia: Elsevier/Saunders, 2007, pp 1042–1080.
   Advanced discussion of the echocardiographic evaluation of adults with congenital valvular abnormalities, obstructive outflow lesions, septal defects and shunt lesions, coronary fistulas, and complex congenital heart disease.
3. Child JS: Echocardiographic evaluation of the adult with postoperative congenital heart disease. In Otto CM (ed): The Practice of Clinical Echocardiography, 3rd ed. Philadelphia: Elsevier/Saunders, 2007, pp 1081–1107.
   Review of echocardiographic findings in adults with previous surgical procedures for congenital heart disease with an emphasis on expected findings and common complications. Topics include general postoperative issues, palliative procedures, corrective procedures for simple lesions (e.g., septal defects), and repair of complex malformations.
4. Li W, Henein M, Gatzoulis MG: Echocardiography in Adult Congenital Heart Disease. London: Springer, 2007.
   This 185-page book reviews the pathology, physiology, and echocardiographic findings in adult congenital heart disease.
5. Perloff JD, Child JS, Aboulhosn J: Congenital Heart Disease in Adults. Philadelphia: WB Saunders, 2008.
   This comprehensive 504-page textbook covers all aspects of adult congenital heart disease including diagnosis, pathophysiology, natural history, and medical and surgical management.
6. Popelova J, Oechslin E, Kaemmere H et al: Congenital Heart Disease in Adults. London: Informa Healthcare, 2008.
   This 192-page textbook provides numerous echocardiographic images in adults with congenital heart disease and drawings illustrating the anatomic findings.
7. Allen HD, Driscoll DJ, Shaddy RE et al (eds): Moss and Adams, Heart Disease in Infants, Children and Adolescents (Including the Fetus and Young Adult), 7th ed. Philadelphia: Lippincott Williams & Wilkins, 2007.
   Comprehensive (1680 pages) detailed textbook of pediatric cardiology. Useful reference for descriptions of congenital abnormalities, clinical presentation and management, and surgical procedures.
8. Sommer RJ, Hijazi ZM, Rhodes JF Jr: Pathophysiology of congenital heart disease in the adult. Part I: Shunt lesions. Circulation 117:1090–1094, 2008.
   Review of the anatomy, pathophysiology, natural history, and indications for intervention for ASDs, patent foramen ovale, VSDs, and patent ductus arteriosus. In addition, pulmonary arteriovenous malformations and coronary fistulas are discussed. 84 references.
9. Rhodes JF, Hijazi ZM, Sommer RF: Pathophysiology of congenital heart disease in the adult. Part II: Simple obstructive lesions. Circulation 117:1228–1237, 2008.
   Review of the pathophysiology, natural history, and indications for intervention for valvular, subvalvular, and supravalvular pulmonary stenosis, branch PA stenosis, subaortic stenosis, congenital aortic valve stenosis, supravalvular aortic stenosis, and aortic coarctation. Figures show examples of angiographic and hemodynamic findings. 89 references.
10. Sommer RJ, Hijazi ZM, Rhodes JF: Pathophysiology of congenital heart disease in the adult. Part III: Complex congenital heart disease. Circulation 117:1340–1350, 2008.
    Discussion of the pathophysiology, clinical presentation, natural history, and indications for intervention in adults with unoperated complex congenital disease including Ebstein anomaly of the tricuspid valve, corrected transposition (L-TGA), and unrepaired tetralogy of Fallot. Patients with prior surgery are also discussed including atrial or arterial switch procedures for complete transposition of the great arteries, surgical correction for tetralogy of Fallot, and patients with a Fontan circulation. Schematic diagrams illustrate the anatomy.
11. Attenhofer Jost CH, Connolly HM, Dearani JA, et al: Ebstein's anomaly. Circulation 115:277–285, 2007.
    Excellent illustrations of the anatomy of Ebstein anomaly with examples of pathology, echocardiographic imaging, and approaches to surgical repair.
12. Warnes CA: Transposition of the great arteries. Circulation 114:2699–2709, 2006.
    Detailed discussion of the anatomy and surgical repair for complete TGA (or D-TGA) and congenitally corrected TGA (or L-TGA).
13. Skinner J, Hornung T, Rumball E: Transposition of the great arteries: from fetus to adult. Heart 94:1227–1235, 2008.
    Long-term complications after great vessel switch surgery for TGA include coronary ischemia due to anatomic issues with the reimplanted coronary ostium or to inadequate coronary flow reserve, dilation of the neo-aortic root, and progressive aortic regurgitation.
14. Aboulhosn J, Child JS: Left ventricular outflow obstruction: Subaortic stenosis, bicuspid aortic valve, supravalvar aortic stenosis, and coarctation of the aorta. Circulation 114:2412–2422, 2006.
    In addition to obstruction at the aortic valve level, young adults may present with obstruction at the subaortic or supravalvular level. A bicuspid aortic valve is present in 20% to 40% of patients with an aortic coarctation.
15. Paranon S, Acar P: Ebstein's anomaly of the tricuspid valve: from fetus to adult: Congenital heart disease. Heart 94:237–243, 2008.
    Detailed review of the anatomy, clinical features, diagnostic imaging, and clinical outcomes with Ebstein anomaly. Management of arrhythmias and surgical options are discussed. 20 annotated references.
16. Bashore TM: Adult congenital heart disease: right ventricular outflow tract lesions. Circulation 115:1933–1947, 2007.
    Review of congenital lesions that result in RV outflow obstruction including pulmonary valve stenosis, tetralogy of Fallot, double-chambered RV, double-outlet RV, and truncus arteriosus. For each lesion the anatomy is described and

stenosis, tetralogy of Fallot, double-chambered RV, double-outlet RV, and truncus arteriosus. For each lesion the anatomy is described and illustrated, in addition to a discussion of clinical presentation, diagnostic imaging, and options for intervention. 140 references.

17. Khairy P, Fernandes SM, Mayer JE Jr, et al: Long-term survival, modes of death, and predictors of mortality in patients with Fontan surgery. Circulation 117:85–92, 2008.
Long-term follow-up (median 12.2 years) of 261 patients with prior Fontan surgery found that perioperative mortality declined over time and that those who survived surgery had a 20-year actuarial survival of about 83%. Late deaths were due to thromboembolic events, heart failure, or sudden death.
18. Gersony WM: Fontan operation after 3 decades: What we have learned. Circulation 117:13–15, 2008.
Concise editorial that outlines the long-term outcome in patients with a Fontan correction and current areas of controversy including the type of repair, timing of intervention, role of fenestration, protein-losing enteropathy, arrhythmias, and long-term anticoagulation.
19. Huehnergarth KV, Gurvitz M, Stout KK, Otto CM: Repaired tetralogy of Fallot in the adult: Monitoring and management. Heart 94:1663–1669, 2008.
This article summarizes the anatomic features, clinical presentation, and imaging approach to tetralogy of Fallot. A practical approach to patient evaluation, follow-up, and management is proposed.
20. Schwerzmann M, Samman AM, Salehian O, et al: Comparison of echocardiographic and cardiac magnetic resonance imaging for assessing right ventricular function in adults with repaired tetralogy of Fallot. Am J Cardiol 99:1593–1597, 2007.
The accuracy of the myocardial performance index (MPI) for evaluation of RV systolic function was compared to CMR measurement of ejection fraction in 57 adults with repaired tetralogy of Fallot. MPI was calculated from spectral Doppler measurement of the duration of tricuspid regurgitation (TR) and the pulmonary valve (PV) ejection time:
$$RV\ MPI = (TR_{duration} - PV_{ejection\ time})/PV_{ejection\ time}$$
An RV MPI ≥ 0.40 had a sensitivity of 81% and a specificity of 85% for detection of an RV ejection fraction < 35%. A MPI < 0.25 indicated normal RV systolic function (ejection fraction ≥ 50%) with a specificity of 89% but a sensitivity of only 70%.
21. Niemann PS, Pinho L, Balbach T, et al: Anatomically oriented right ventricular volume measurements with dynamic three-dimensional echocardiography validated by 3-Tesla magnetic resonance imaging. J Am Coll Cardiol 50:1668–1676, 2007.
RV volumes calculated from 3D echocardiographic images acquired using a matrix array transducer correlated well (r = 0.99) with CMR imaging volumes. The measurement variability for ejection fraction was 4% for ultrasound and 5% for CMR. This may provide a useful clinical approach in the adult with RV volume overload due to congenital heart disease.
22. Pettersen MD, Du W, Skeens ME, et al: Regression equations for calculation of z scores of cardiac structures in a large cohort of healthy infants, children, and adolescents: An echocardiographic study. J Am Soc Echocardiogr 21:922–934, 2008.
Measurements of 21 structures in 782 patients (age 1 day to 18 years) were used to develop regression equations for cardiac structure normalized to body surface area. Both graphical displays and regression equations are provided for LV and RV dimensions, wall thickness, aortic size (at multiple sites), PA, LA, and atrioventricular valve annulus dimensions. These equations allow calculation of Z-scores for echocardiographic measurements in children and adolescents.
23. Crean A: Cardiovascular MR and CT in congenital heart disease. Heart 93:1637–1647, 2008.
A concise review, with excellent illustrations, of the utility of cardiac CT and CMR in evaluation of congenital heart disease. This information is useful to the echocardiographer in recommending additional studies, depending on the findings of the echocardiographic examination. CMR is particularly useful for quantitation of RV volumes and ejection fraction, detection of myocardial scar, and evaluation of PA anatomy. Both CT and CMR can visualize anomalous coronary arteries and are useful for examination of the full length of the aorta.
24. Bharucha T, Roman KS, Anderson RH, et al: Impact of multiplanar review of three-dimensional echocardiographic data on management of congenital heart disease. Ann Thorac Surg 86:875–881, 2008.
Three-dimensional echocardiographic imaging with multiplanar review in 300 patients with congenital heart disease provided additional information, compared to 2D imaging, which changed management or altered the diagnosis in 11% of cases. The authors recommend multiplane 3D images for evaluation of patients with congenital heart disease.

18 术中经食管超声心动图

对在手术室、心导管室及杂交技术中进行心脏操作的患者，经食管超声心动图（TEE）是其处理的重要组成部分。术中TEE一般由经过适当培训的心血管麻醉医生或心脏专科医生完成。就图像平面定向、解剖学发现和多普勒血流模式方面而言，诊断性TEE与术中TEE原理相似（见第3章）。而且，用于评价心室收缩和舒张功能、瓣膜功能障碍和先天性心脏病等情况的标准方法，如前面的章节所述，也适用于术中TEE。

在诱导麻醉后但开始心肺转流术前，通常记录基线TEE资料。外科干预后并撤除心肺转流术后再次记录TEE资料。与诊断性TEE一样，术中TEE可提供高清晰的图像和诊断价值。但是，术中TEE在以下几个方面不同于标准的诊断性TEE：

- 因时间限制可能要求进行针对性的检查
- 负荷状态的改变可能影响瓣膜和心室功能障碍的评价
- 基线和干预后的评价必须要有相匹配的负荷状态
- 根据成像信息做出紧急决定可能是必需的
- 必须迅速识别TEE信息中的任何不足
- 超声心动操作者和外科医生之间清楚的沟通是非常重要的

本章简要介绍术中TEE的基本原理和主要临床应用。从事术中TEE的超声心动操作者应当复习培训指南，并查阅额外列于本章之后的建议阅读资料中的书籍和文章（表18-1）。

表 18-1 基本及高级围手术期超声心动图的培训推荐[*]

资格	基本	高级	能力维持
TEE 检查判读和报告（监护下）	150	300	50 例 / 年（25 例亲自操作）
TEE 检查操作(监护下)	50	150	每 3 年 I 类 CME15 小时
项目负责人	高级围手术期培训	高级培训加 150 例额外检查	参加 CQI 项目
病例	广泛多样	全部疾病谱	
培训文件	NBE 证书或培训负责人认证		

[*]本表显示了获取或维持能力所推荐的最低检查数量。总结自 Mathew JP,Glas K, Troianos CA, et al; Council for Intraoperative Echocardiography of the American Society of Echocardiography: ASE/SCA recommendations and guidelines for continuous quality improvement in perioperative echocardiography. Anesth Analg 103：1416-1425, 2006.

能力所需要的特殊的识别和技术技巧列于参考文献。

CME：超声心动图继续医学教育；NBE：美国国家超声心动图学会。

基本原理

适应证

术中 TEE 的适应证范围包括从基本的心血管功能监测到复杂的心内外科修补术后的功能评价(表 18-2)。除用于手术室中完全心肺转流术下传统的外科手术外，术中（或操作中）TEE 现在也用于其他外科和经皮技术中。由于成像取代直视心脏结构和功能，TEE 的作用已变得更加重要。下面详细讨论具体的临床适应证。

术前诊断

对于择期外科手术，在手术日前应当确定诊断和手术方案（图 18-1)。除了其他诊断性影像检查如冠状动脉造影、心脏磁共振或 CT 成像外，通常要做诊断性 TEE 作为外科手术计划的一部分，以保证获得最佳外科手术方法。这样做能留出时间复习和讨论诊断资料，解析任何明显的不一致之处，并获取需要的额外资料。而且可回顾并与患者讨论外科治疗方法的选择。

对于心脏瓣膜病和先天性心脏病，无论是从技术原因还是生理原因，术前评价尤其重要。从技术角度看，经胸超声心动图（TTE）是评价瓣膜狭窄的最佳方法，因为可从多个角度成像以保证记录到最大血流速度。TEE 时，探头位置受限通常导致狭窄程度的低估。从生理角度看，麻醉期间负荷状态的改变，例如后负荷减少，可能导致反流严重程度的低估。

即便术前诊断评估已完成，基线术中 TEE 对下列情况也是很重要的：

- 确定诊断
- 为瓣膜可修复性提供额外信息
- 为术后研究提供基线比较
- 检查其他异常
- 监测左心室（LV）功能

择期患者在基线术中 TEE 有意外发现时，应根据具体发现和手术紧急程度进行个体化治疗。通常，外科手术操作可以根据需要进行调整，例如在二尖瓣修补术关闭时偶然发现的卵圆孔未闭(PFO)。但是重大的意外发现可能需要咨询患者的主要心脏医生或重新安排手术。

急诊情况下，开始心肺转流术前记录的术中 TEE 可能是最初的诊断检查。例如，对于急性主动脉夹层，立即把患者转运至手术室并在诱导麻醉后迅速获取 TEE 图像可能是最理想的。在这些情况下，超声心动图操作者应当确保诊断正确，评估并发症，并立即把情况告知外科医生。

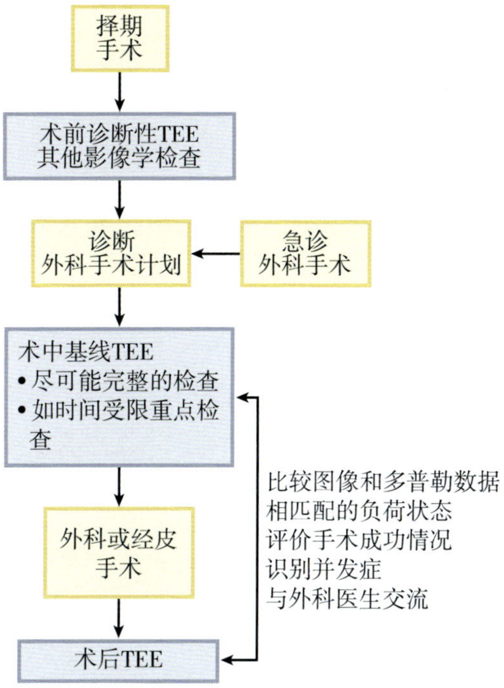

图18-1 术中TEE与临床决策流程图。

表 18-2 术中经食管超声心动图的适应证

- 监测心室功能
  - 高危患者 CPB 前及后
  - 高危患者非心脏手术期间
- 外科手术评价
  - 二尖瓣反流
    - 反流机制
    - 反流严重程度
    - 二尖瓣修补术后功能评价
    - 二尖瓣修补术后并发症
  - 复杂瓣膜手术
    - 主动脉瓣再悬术和主动脉根部修补
    - 冠状动脉再植入
  - 心内膜炎
    - 瓣膜受累及功能异常
    - 瓣膜修补或置换术后评价
  - 人工瓣
    - 瓣膜植入术后评价
    - 检查并发症
  - 肥厚型心肌病
    - 心肌切除术前、术后评价
  - 主动脉疾病
    - 主动脉夹层
    - 主动脉粥样硬化斑块
  - 先天性心脏病 - 外科修补术前术后
- 心内装置放置
  - 插管放置
  - 心室辅助装置
- 心包疾病，包括局限性积液
- 一般外科手术并发症
  - 心脏内空气

CPB：心肺转流术。

血流动力学

在手术室评价心脏血流动力学和心室功能受下列因素影响：

- 正压机械通气
- 容量状态
- 继发于主动脉横断钳闭术的心肌“顿抑”
- 心肺转流术的影响
- 药物治疗

全身麻醉通常由吸入剂追加阿片类和肌松剂准备，上述所有药物均可能改变前负荷和后负荷。许多药物使心肌收缩力受损和 / 或降低全身血管阻力。撤除心肺转流术期间，血管扩张剂或血管加压药可能会被用于维持正常的全身血管阻力，心室收缩功能受损时可能会使用正性肌力药。基线和心肺转流术后正压通气时，由于胸腔内压升高，可能会减少全身静脉回流，当心室充盈量低时可能这种影响最显著。前负荷、后负荷加上心肌收缩力的改变可能导致瓣膜返流严重程度的变化（图 18-2）。前向血流速度和压力梯度也会随容积流率的变化而变化。

TEE 图像和多普勒数据在与患者基线状态类似的负荷状况下记录最佳，使基线和心肺转流术后检查有相匹配的负荷状态。基本参数（如心率和血压）应当记录在超声心动图像上以保证类似的负荷状况，测量全身血管阻力和充盈压，可能的话也要注意心输出量。心肺转流术撤除后，术后检查时前负荷可由输液来优化，通常用 TEE 左心室大小的图像来测量左心室充盈状态。后负荷可根据需要通过药物调整以与基线检查匹配。

外科操作与仪器

开胸外科手术期间，TEE 图像上可直接观察到外科操作的影响（图 18-3）。例如，如果在二尖瓣修补术时左心房（LA）心耳被反转，则反转的左心耳可表现为 LA“占位”，当左心耳恢复其正常形状时该“占位”消失。心肺转流术插管可被看到，但也会产生遮挡和反射而使心脏功能评价受限。心脏停搏液输注可产生对比剂效应，即可看到灌注心肌的回声增强。与开胸外科手术相关的心脏内空气有特征性的光亮表现，可被用于确保手术结束时无心脏内空气（图 18-4）。电烙术中的电子干扰可在 TEE 图像中产生伪影，使彩色多普勒信号中断。

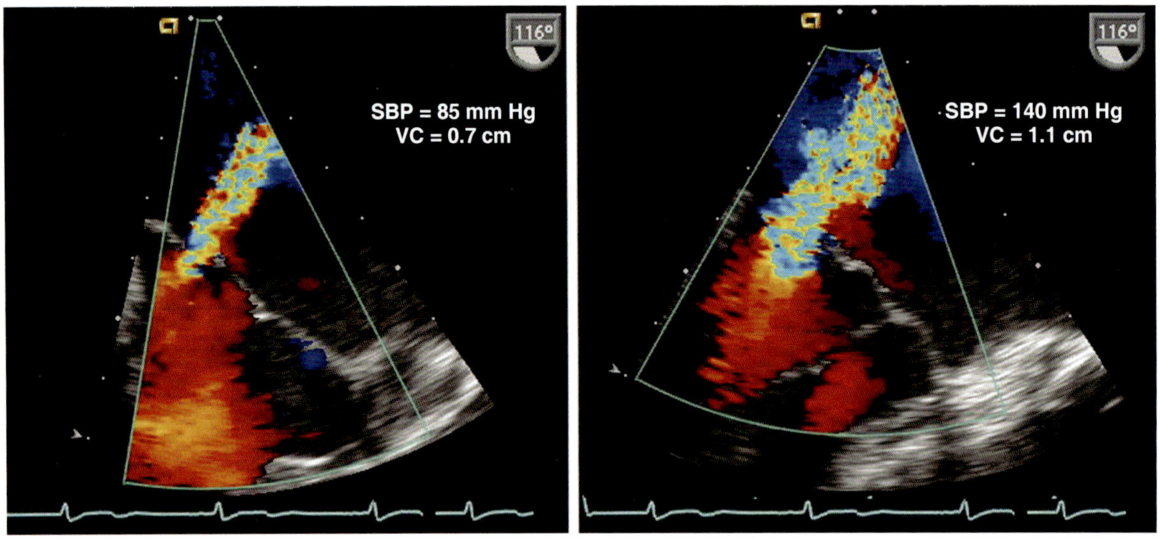

图18-2 以流颈（VC）图示负荷状况对彩色多普勒血流评价的二尖瓣反流严重程度的影响，当收缩压(SBP)是85mmHg时，流颈宽度为0.7cm，而当没有其他干预间隔数分钟后SBP是140mmHg时，流颈宽度为1.1cm。（Courtesy of Donald C. Oxorn, MD.）

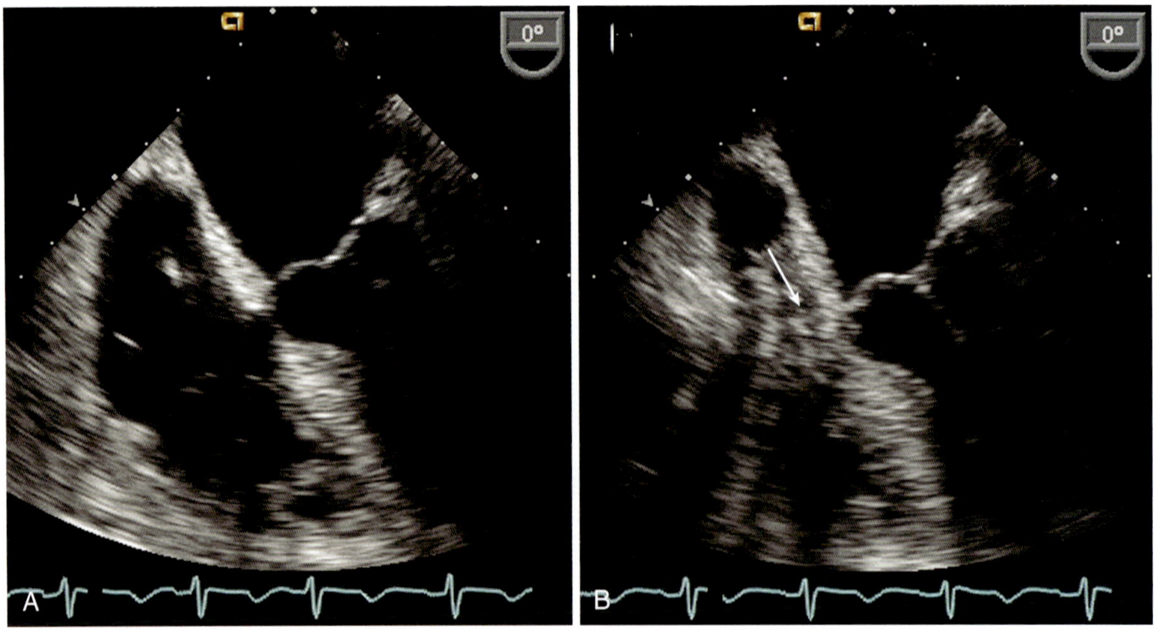

图 18-3 比较正常基线 TEE 四腔心切面（左）及同一切面（右）当外科医生的手压迫右心时（箭头）。（Courtesy of Donald C. Oxorn, MD.）

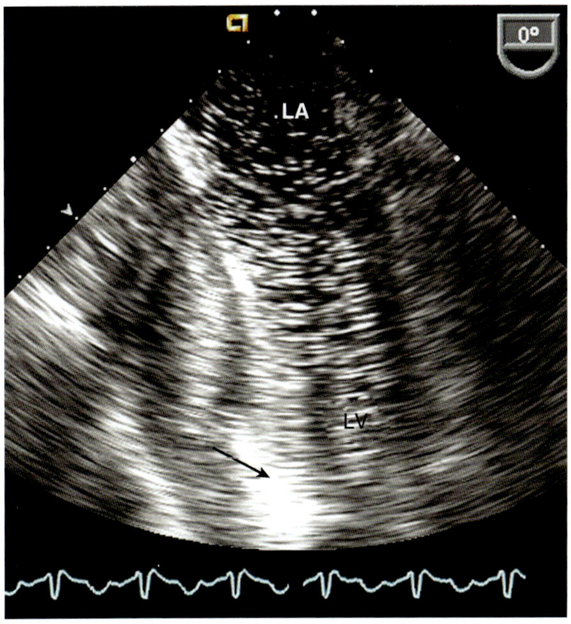

图18-4 心脏内空气在TEE四腔切面上表现为多个光亮的活动回声。心脏内空气在右心室聚集处表现为非常光亮的团块影（箭头）。（Courtesy of Donald C. Oxorn, MD.）

时间限制

推荐在术中评价时只要有可能应做完整系统的 TEE 检查。但当临床急诊限制显像时间时，应优先考虑检查需要的资料，首先记录最重要的图像和多普勒数据，注意保证记录充足的资料以便于任何临床决策。大多数患者在进入手术室前已经做过完整的诊断性检查，所以基线术中 TEE 主要关注那些需要与术后图像进行对比的切面。

可能的话，优先考虑简单快速的定量方法而不是更复杂的方法。例如，瓣膜反流可通过测量流颈宽度来定量，而不是优化近端等速信号或者比较通过反流和正常瓣膜的容积流率。LV 射血分数最常用目测估计，而不是描记舒张末期和收缩末期边界用双平面法计算射血分数。但超声心动图操作者也需要知道数据中的任何不足，并将这些情况告知外科医生。如果超声心动资料对决策至关重要，就需要提供没有电子干扰进行检查的充足时间。

超声心动图检查方法

切面

术中 TEE 和诊断性 TEE 的探头位置和图像平面相似。术中 TEE 的主要目标是设法解决患者的特殊临床问题，所以在很多情况下宜有重点地进行检查。但完整的检查仅需数分钟，所以只要有可能还是推荐做完整的检查。美国超声心动图学会和心血管麻醉师学会推荐做标准的 20 切面系列（图 18-5）。每一切面记录 2 秒电影序列，以便使有经验的操作者能在 10 分钟内记录完所有这些图像，甚至假定获取每一切面平均用 30 秒。评价异常发现、记录彩色和多普勒频谱以及麻醉师、外科医生和心脏科医生之间的讨论需要额外的时间。

除了图像资料，推荐对大多数患者进行多普勒筛查。基本的术中 TEE 包括至少在 2 个相互垂直的切面上评价主动脉瓣、二尖瓣和三尖瓣反流的彩色多普勒。肺动脉瓣的评价更为困难，仅在特殊情况下才需要，如先天性肺动脉瓣疾病、心脏移植后，或者右心室（RV）辅助装置植入术后。额外的多普勒数据记录仅限于特殊的临床适应证。例如，当存在明显反流时，记录额外的彩色多普勒数据（如流颈）。彩色多普勒也可检测心内分流，包括 PFO。如果没有放置肺动脉导管，连续多普勒（CW）记录可能有助于评价瓣膜狭窄和关闭不全以及估测肺动脉压。脉冲多普勒记录可用于评价经肺静脉的 LA 充盈、LV 舒张期充盈以及心耳功能。

顺序

有几种可能的图像采集顺序，只要能获取需要的诊断性图像，所有的采集顺序都是合适的。有些超声心动操作者更喜欢在每一个探头位置都获取所有图像。

- 食管中段
- 经胃
- 食管上段

这种方法采集图像耗时最少且易于记忆。

这样的顺序（图 18-5）从食管中段四腔切面开始，调节深度显示整个 LV，图像平面朝向两腔，然后长轴切面旋转（图 18-6）。“二尖瓣交界”切面描绘两腔平面，在此切面内侧和外侧瓣叶交界均被显示，可以等同于旋转 60° 时标准的两腔切面。旋转大约 90° 时，另一“两腔”切面可以显示额外的二尖瓣节段和 LA 心耳。这些切面也可以依次评价节段性室壁运动：四腔切面（下间隔和侧壁）、两

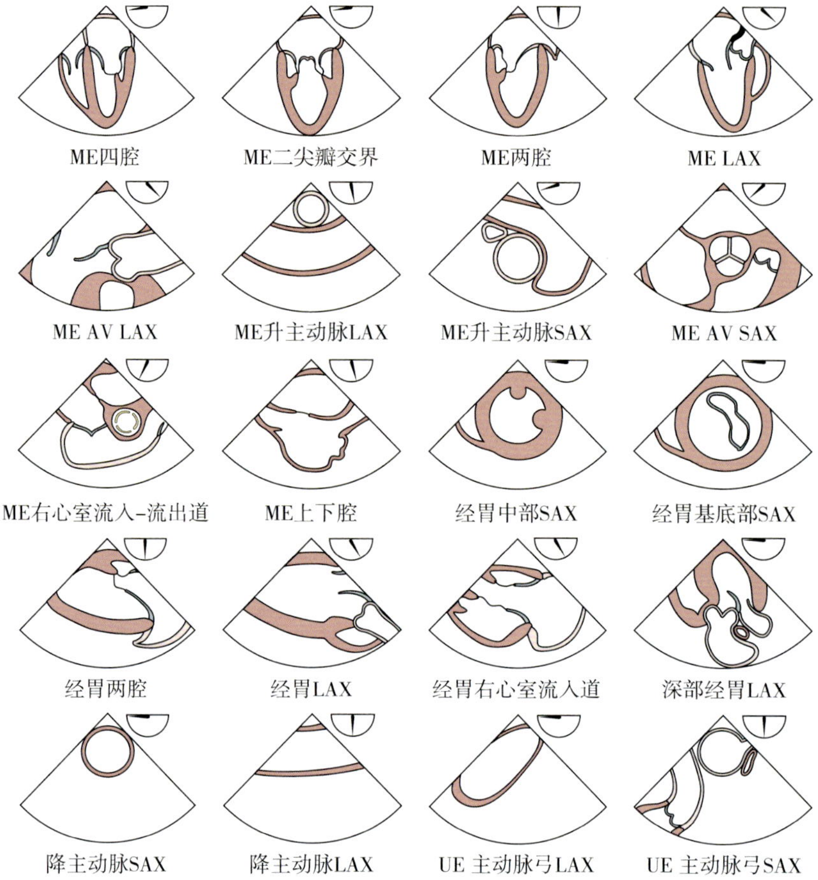

图 18-5 美国超声心动图学会和心血管麻醉学学会推荐用于完整的术中检查的 20 个经食管切面。详见正文。AV：主动脉瓣；LAX：长轴；ME：食管中部；SAX：短轴；UE：食管上部。(Modifed from Shanewise JS, Cheung AT, Aronson S, et al: ASE/SCA guidelines for performing a comprehensive intraoperative multiplane transesophageal echocardiography examination: recommendations of the American Society of Echocardiography Council for Intraoperative Echocardiography and the Society of Cardiovascular Anesthesiologists Task Force for Certification in Perioperative Transesophageal Echocardiography. Anesth Analg 89:870–884, 1999.)

腔切面（下壁和前壁）和长轴切面（后壁和前间隔）。

自长轴切面减小深度，以集中于主动脉瓣和二尖瓣。然后在食管内向上移动探头以显示升主动脉，先是长轴，然后旋转图像平面至升主动脉短轴，同时可显示肺动脉长轴。探头前进到主动脉瓣短轴，然后是三尖瓣和肺动脉瓣。向右旋转探头并进一步旋转图像平面，可得到右心房（RA）上下腔切面（图 18-7）。

经胃标准切面包括 LV 中部和二尖瓣水平短轴切面，接着旋转图像平面至约 90° 显示两腔切面。然后向右旋转探头，获取主动脉的长轴以及右心室流入切面。有些患者可获得深部经胃前向成角四腔切面。当在食管内缓慢后撤探头时，可通过从膈肌到主动脉弓的系列短轴切面，检查胸部降主动脉。当有异常发现时，可补充这些短轴切面的 90° 旋转的长轴切面。在食管上段位置，利用旋转图像平面获得的短轴切面，通过向右转动图像平面，可看到主动脉弓。

另一种方法是至少用相互垂直的两个切面评价任一感兴趣的结构，将图像、彩色和频谱多普勒结合起来评价每一个结构。采用这种方法时，完整的检查包括：

- 所有四个心脏腔室（LV、RV、LA、RA）
- 所有四个瓣膜（主动脉瓣、二尖瓣、三尖瓣、肺动脉瓣）
- 两个大动脉（主动脉、肺动脉）
- 体静脉和肺静脉回流（下腔静脉、上腔静脉、四条肺静脉）
- 房间隔和 LA 心耳

这种方法对于重点检查有用，以主要感兴趣的结构开始，如果时间允许，则继续对其他结构进行评价。即便当采用不同的检查顺序时，解剖步骤也会提供快速检查清单，以保证在检查完成前每个结构均被评价。

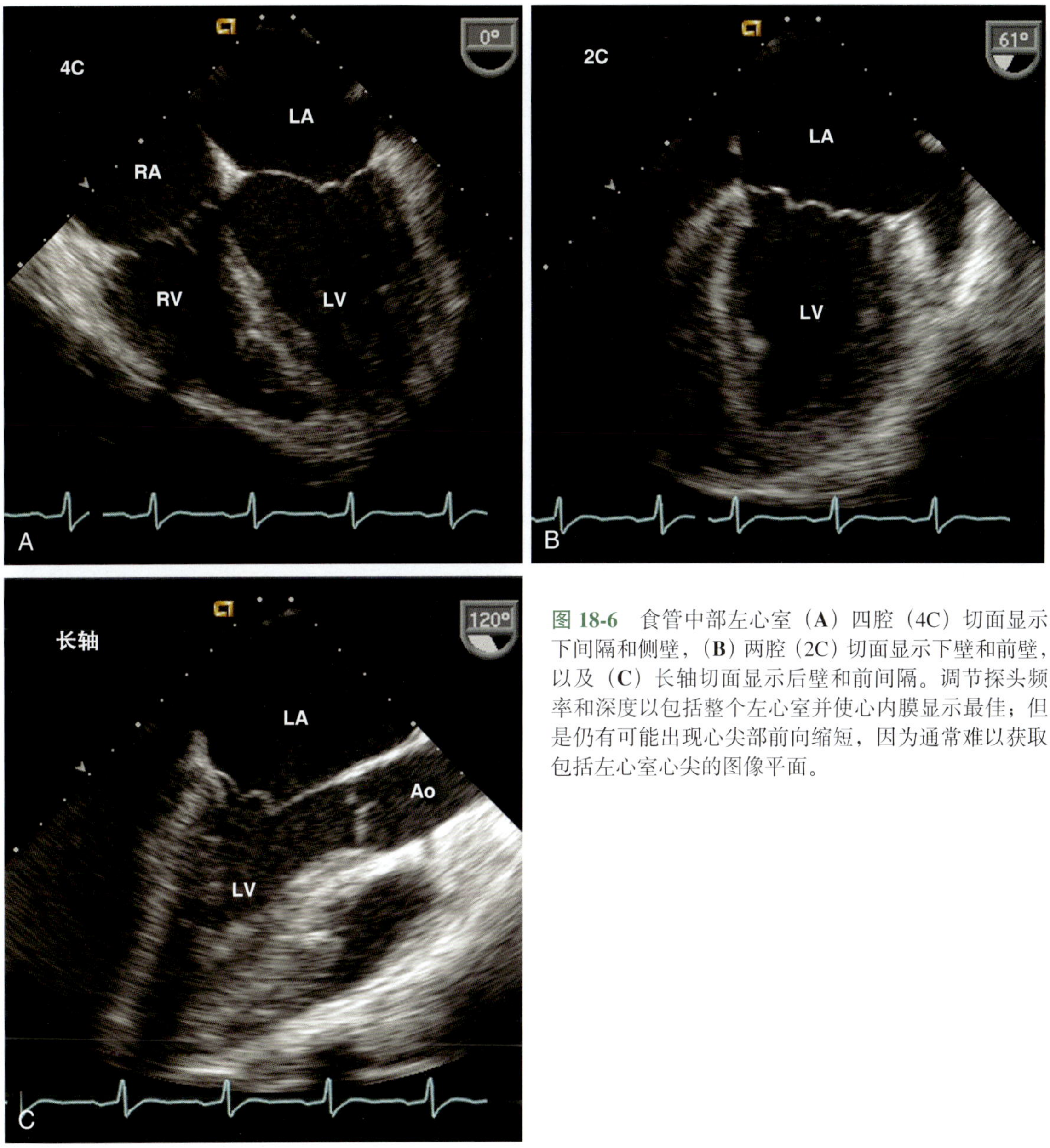

图 18-6 食管中部左心室（A）四腔（4C）切面显示下间隔和侧壁，（B）两腔（2C）切面显示下壁和前壁，以及（C）长轴切面显示后壁和前间隔。调节探头频率和深度以包括整个左心室并使心内膜显示最佳；但是仍有可能出现心尖部前向缩短，因为通常难以获取包括左心室心尖的图像平面。

报告和图像存储

在图像采集时，将术中 TEE 结果直接告知外科医生以帮助迅速决策。在整个外科手术期间，术中 TEE 结果都应当是现成可用的，可以是口头的或是书面形式。而且，病历中应该包括一个永久的书面或电子报告，内容包括适应证、对手术操作的描述以及在诊断上有价值的发现。报告应当说明是否做了全面的综合检查（20 个推荐切面的大多数），或者说明是否是一个针对某一特殊临床情况的重点或限制性检查。术中 TEE 图像应当用每个医学中心的超声心动图像存储，优先考虑以数字格式存储，以备以后复习和与后续检查对比。

局限性 / 技术因素

图像平面定向

像任何超声心动检查一样，术中 TEE 图像应当按照相应的长轴、短轴、四腔和两腔切面的标准图像平面，在标准图像平面之间进行扫描，以确保得到全面检查。例如，长轴切面包括主动脉、主动

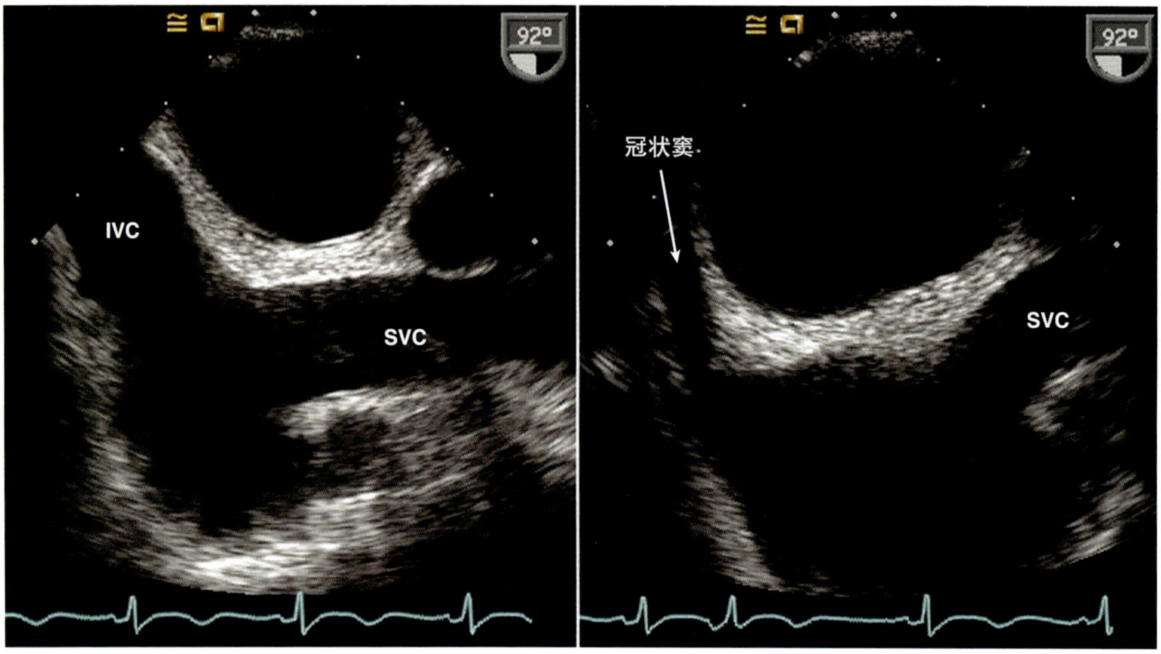

图 18-7 从中部 TEE 探头位置旋转约 90° 的上下腔切面可以看到上腔静脉（SVC）和下腔静脉（IVC）进入右心房（RA）。向左旋转探头（和图像平面）显示冠状窦进入右心房的入口。（Courtesy of Donald C. Oxorn, MD.）

脉瓣和二尖瓣的长轴切面，以及显示 LV 心尖长轴。内部的解剖标志可用于定义正确的图像水准；表中提供的旋转角度仅作为获取指定切面所需要的典型角度的指导；实际旋转角度随患者的不同而异。而且，食管和心脏解剖关系的个体变异会导致图像平面定向的变异，所以并不总能获取正确的标准切面。

多普勒角度问题

在 TEE 图像上多普勒声束和感兴趣区的血流并不总是平行的。探头位置受食管和心脏解剖关系限制，所以即便仔细调整探头位置并旋转图像平面，角度可能仍然是不平行的，可能低估血流速度。截角对彩色多普勒的诊断价值影响有限，因为彩色多普勒血流图像与血流紊乱的空间模式相对应，即便无法准确测量精确的速度时亦如此。对频谱多普勒记录，TEE 检查时跨二尖瓣 LV 流入血流、LA 心耳和肺静脉血流接近平行易于获得（图 18-8）。在高位食管水平，肺动脉血流也能够以接近平行的截角记录到。但是，多普勒声束和左心室流出道血流以及跨主动脉血流的一致性是成问题的。在食管中段切面，平行一致是不大可能的。有时，通过经胃长轴切面或深部经胃前向成角四腔切面可以获得更好的一致性。但是应当考虑到有可能低估血流速度，特别是用 TEE 评价主动脉瓣狭窄程度时。

手术室技术问题

术中或操作中 TEE 期间，超声心动操作者需要对外界或技术干扰保持警惕。插管、导管和其他装置可能产生声影或反射，使感兴趣区的结构或血流显示不清（图 18-9）。电烙术或其他操作的电子干扰妨碍诊断图像和多普勒数据（图 18-10）。如果反射和声影不能通过重新调整探头位置避免，则可能需要考虑其他方法，如用无菌探头行心外膜扫描。电子装置应尽可能暂停，以便在没有人工干扰的情况下记录超声心动资料。

仪器设置的优化

通过预设仪器参数、优化图像记录并使检查期间额外的参数调整最少，使术中 TEE 操作便利。采用由 QRS 信号触发的采集 1 个或 2 个心动周期电影序列的方式记录图像，或设置固定的记录时间（如果心电图信号不足以进行连续触发）。其他仪器设

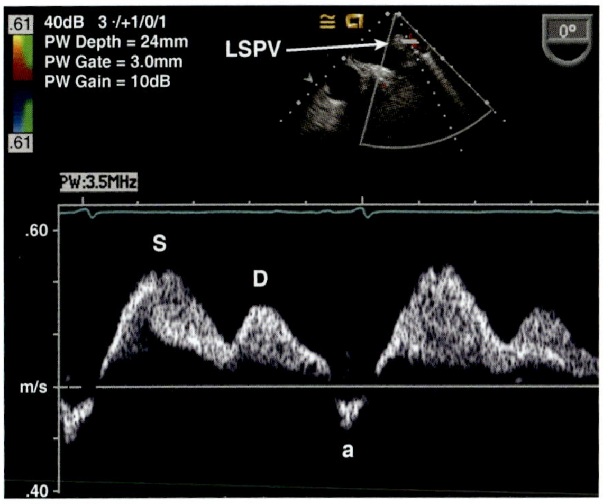

图 18-8 脉冲多普勒取样容积置于左上肺静脉（LSPV）内约 1cm，记录一个窦性心律患者正常收缩（S）和舒张（D）期肺静脉进入左心房（LA）的血流频谱，以及心房收缩产生的轻微逆流（a）。

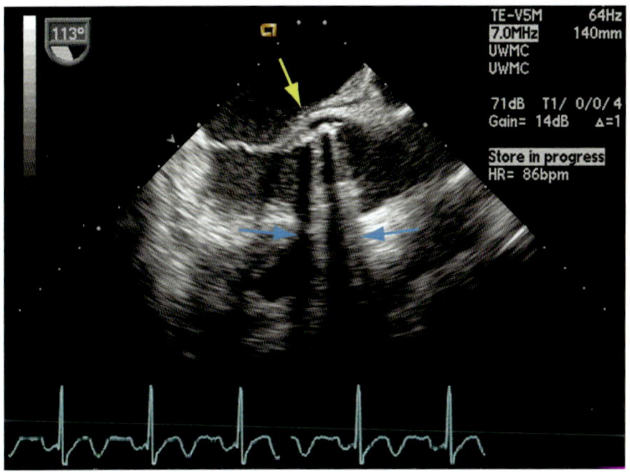

图 18-9 一例主动脉瓣人工机械瓣心内膜炎患者长轴 TEE 切面显示起源于人工瓣后面的遮蔽和反射（黄色箭头），延伸为黑色（遮蔽）和白色（反射）条带交替，使更远方的结构（包括瓣膜前面和左心室流出道）显示不清。

置包括起始标准探头频率、深度、增益、制程和扇面宽度设置。

然而，上述每一个参数在 TEE 检查过程中都可能需要调整以获取最佳的图像记录。应当采用较高的探头频率（7 MHz）优化近距离结构例如 LA 心耳的分辨率，而为了有理想的穿透力，可能需要较低的探头频率（5 或 3.5 MHz）以在四腔切面或经胃切面观察 LV 心尖。应当调节深度以显示感兴趣的结构；例如，在四腔切面起始深度 15~16 cm

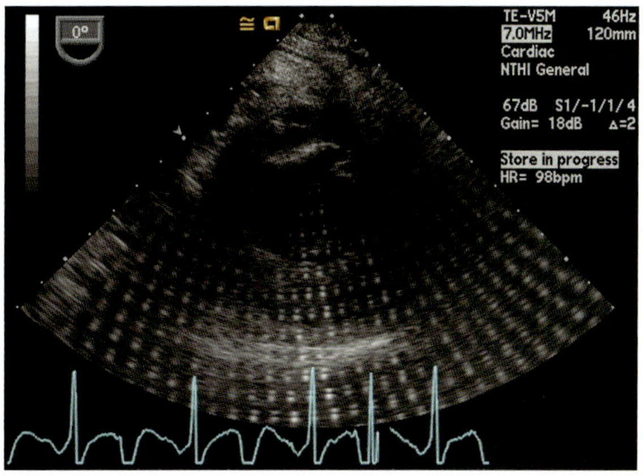

图18-10 在经胃短轴切面，源于外科电灼系统的电子干扰不仅产生几何学伪影，而且使二维图像模糊不清。当存在电子干扰时，多普勒血流数据不可靠。

观察心室功能，然后减小深度至刚好超过二尖瓣检查瓣膜功能（图 18-11）。当检查心耳、主动脉瓣或二尖瓣时，缩放模式可改进图像分辨率和帧频。根据图像质量，当需要时应调节增益。

彩色多普勒成像时，调整彩色扇面以使深度刚好包括感兴趣血流，这样能获得较高的帧频，因为深度较大时脉冲重复频率较短。但彩色扇面应该总是延伸到图像顶部，因为去除图像的这一部分并不能改善帧频。通常在开始时采用相对宽的扇面宽度记录彩色血流数据，以确保观察到血流紊乱的空间范围，然后将扇面宽度变窄，以获得较高的帧频。为计算流颈或近端等速表面积，需调节彩色标尺基线和尼奎斯特极限以提供血流束宽度和近端加速区的清晰界定（图 18-12）。

频谱多普勒采用与任何多普勒记录同样的原则来记录。调节灰阶增益和低通（“屏障”）滤波器以优化血流信号，调节速度标尺，使血流信号落在速度范围内但又接近充满，依据感兴趣血流可将零基线上下调整，以 50~100 mm/s 的时间标尺记录数据。

临床应用

随着新的外科和经皮方法的发展，术中和操作中 TEE 的临床应用也不断发展演变。在此简要讨论目前已确定的适应证中的一些作为这种方法临床应用的范例。在外科手术或经皮操作期间进行 TEE 检查的超声心动操作者应当接受额外的训练并酌情查

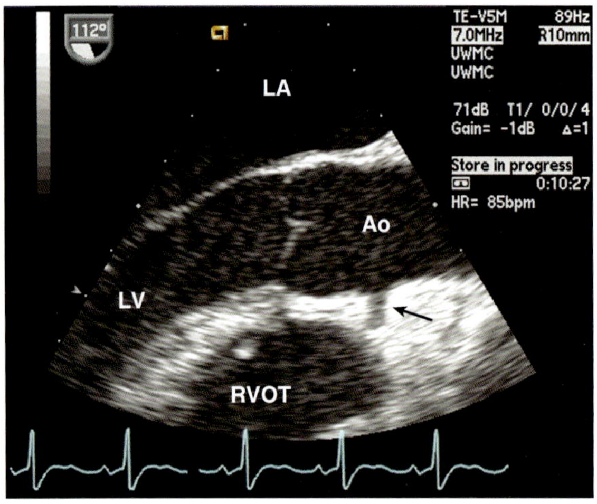

图 18-11 以高探头频率优化图像分辨率采用浅深度和放大模式在长轴切面评价主动脉瓣和主动脉窦。可看到右冠状动脉（箭头）。RVOT：右心室流出道。

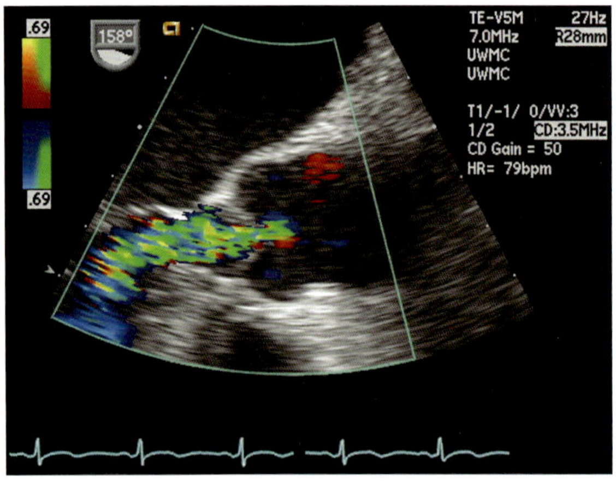

图 18-12 用放大模式使感兴趣区放大后测量流颈宽度最为准确。调整图像平面和彩色参数显示近端血流加速、窄的流颈（箭头）以及远端的血流束扩展。采用不加方差的彩色标尺可能也有帮助。本例流颈宽度为 3mm。

阅额外的参考源。

监测心室功能

术中 TEE 对行心脏或非心脏外科手术的高危患者是有用的。LV 图像可连续监测下列内容：

- 心室前负荷（LV 容积）
- LV 整体收缩功能
- 节段性 LV 功能
- RV 功能

总的来说，心室腔大小是充盈容积的直接反映，可用于优化前负荷。尽管基线快速测量舒张末期和收缩末期内径可提供有用的比例因子，但通常在手术期间对心室大小进行定性评价。大部分患者充盈容积和压力的增加与心室容积的增加相关。相反，对限制型心肌病、心包受限、严重右心功能不全或在高收缩力状态的患者，尽管有足够的充盈压，心室大小仍可能是小的。

整体收缩功能通常在经胃短轴切面目测估计。心室大小的面积变化可提供快速准确的射血分数目测相关性（见第 6 章）。尽管从四腔和两腔切面测量的定量射血分数价值肯定，但是考虑到手术室里血流动力学变化的快速时间过程，这种方法很少使用。同样，尽管在主动脉和肺动脉可以可靠地测量多普勒心输出量，但是由于时间因素，使这些方法并不理想。而且，心输出量通常通过右心导管技术持续监测。在手术室用于评价心室功能的更新的方法（如组织多普勒或斑点追踪）尚在评价之中。

经胃短轴切面对于监测局部心室功能也有用，因为其包括了所有三支主要冠状动脉供血的心肌（图 18-13）。局部心室功能的急性改变提示冠状动脉缺血，尽管局部室壁运动的改变并不总是由心外膜的冠状动脉引起。局部功能不良的其他原因包括低血容量、传导异常以及心肺转流术后心肌顿抑。逆转缺血的介入治疗期间 TEE 监测心室功能可评价治疗效果。RV 收缩功能的评价很重要，因为由于心脏停搏不充分或空气栓塞，当撤除心肺转流术时，将首先影响右冠状动脉而可能出现功能不良。冠状动脉旁路移植桥血管分布区域的冠状动脉缺血也可能由于机械闭塞或静脉桥血管内的弯曲扭结或乳内动脉桥血管的痉挛所致。

心脏瓣膜病

二尖瓣修补术

拟行择期二尖瓣修补术的患者，基线术中 TEE 可提供关于二尖瓣解剖和反流机制及严重程度的额外详细信息。在四腔和长轴切面也可以测量瓣环大小。

即便已经做过全面的术前检查，手术室中的超声心动操作者也需要熟悉并记录显示基线病理学特征的图像，以与修补术后的检查比较。标准的二尖瓣解剖术语有助于超声心动操作者与外科医生的交

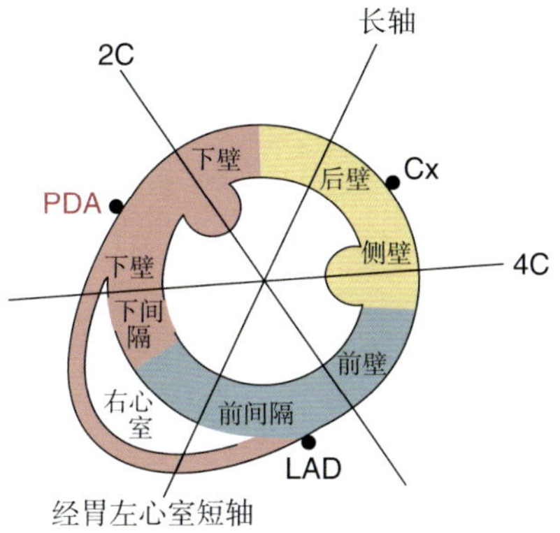

图 18-13 经胃短轴切面显示局部室壁运动与冠状动脉解剖关系示意图。相交线显示在食管中部四腔（4C）、两腔（2C）和长轴切面可以看到的心肌节段。通常，下间隔和下壁由冠状动脉后降支（PDA）灌注；前（ant）间隔和前壁由冠状动脉左前降支（LAD）灌注；侧壁和后壁由冠状动脉回旋支（Cx）的分支灌注。

流沟通（图 18-14）。前叶和后叶在内侧和外侧瓣膜接合部对合，后叶比前叶伸展环绕更多二尖瓣环。二尖瓣后叶通常有三个不同的扇贝，以外科医生从 LA 侧看瓣膜的透视图来做标记。这样，后叶扇贝从侧面（P1）到内侧（P3）依次标号，中间是中部（P2），前叶用相应的术语。探头位置在食管中部做旋转扫描，四腔和长轴切面均显示两个瓣叶的中部扇贝（A2 和 P2）。图像平面从 0° ～ 45° 旋转时，首先显示 A3 和 P1，然后再进一步旋转，通常旋转角度 60° ～ 90° 时，可在“双接合部切面”同时看到 P3 和 P1（图 18-15）。该切面可同时显示内侧和外侧接合部，后叶 P3 和 P1 扇贝位于其与二尖瓣环的连接处。前叶中部（A2）扇贝居于瓣环的中部，随心动周期进出图像。

另一种观察二尖瓣瓣叶扇贝的方法是从四腔切面开始，然后要么向上倾斜图像平面，要么稍微后撤探头，以显示更靠前 / 外侧的扇贝（A1 和 P1），接下来向后倾斜或推进探头，以显示后 / 内侧的扇贝（A3 和 P3）（图 18-16）。从两腔或双接合部平面，将图像平面转向患者右侧可显示前叶全部三个扇贝，转向患者左侧可显示后叶全部三个扇贝。二尖瓣水平经胃短轴切面也有帮助。

因二尖瓣反流行外科手术修补的患者，三维（3D）超声心动图可很好地显示二尖瓣的解剖（图 18-17）。TEE 探头的位置在二尖瓣之后，超声显像声束与关闭的瓣膜平面相对垂直，因此图像质量优

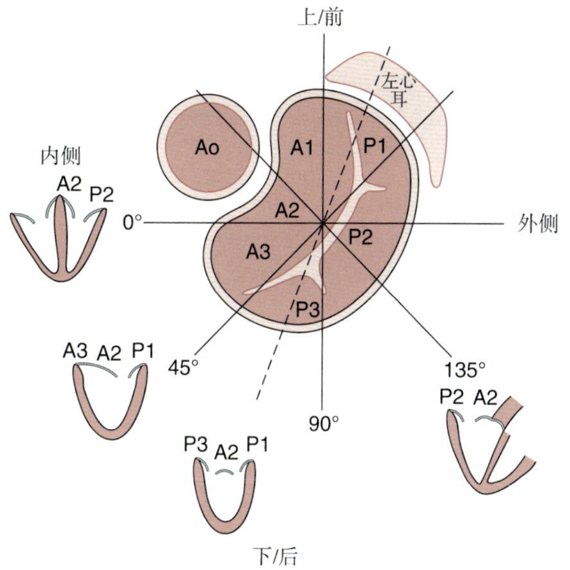

图 18-14 将探头放置于标准的食管中部时显示经食管超声旋转成像平面与二尖瓣关系的参考切面。（A1、A2、A3 = 前叶扇区；P1、P2、P3 = 后叶扇区。）(From Foster GP, Isselbacher EM, Rose GA, et al: Accurate localization of mitral regurgitant defects using multiplane transesophageal echocardiography. Ann Thorac Surg 65:1025–1031, 1998.)

异并能在图像范围内包括全部瓣膜。因为 3D 成像变得愈加普及，格式上允许实时或快速图像重建，所以二尖瓣的 3D 成像可能会成为手术室中评价的标准方法。

进行二尖瓣修补的患者其反流机制可以是原发性瓣叶疾病，最常见的是黏液性疾病，风湿性瓣膜病病例较少。对原发性瓣叶疾病，要依据厚度、冗

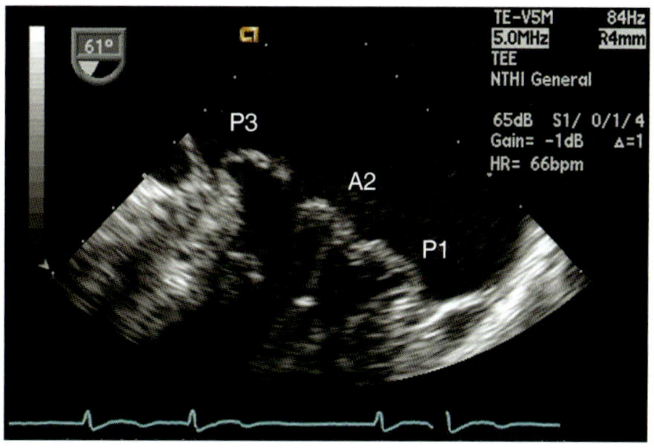

图 18-15 一例黏液性二尖瓣病变及双叶脱垂患者 TEE 放大模式收缩期的两腔或双交界部切面。可见后叶内侧（P3）和外侧（P1）节段及前叶中部（A2）节段。

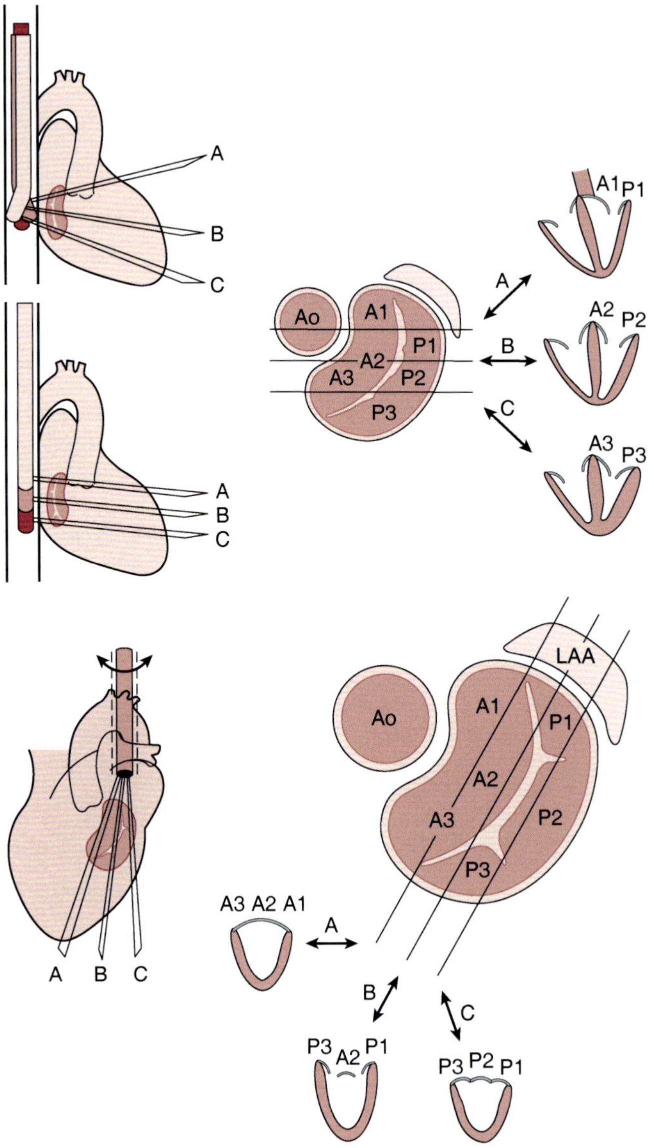

图 18-16 **A**. 探头旋转角度为 0° 时，弯曲或后撤和反曲或前进经食管探头顶端对与二尖瓣有关的成像平面的影响。**B**. 探头旋转角度调整为二尖瓣开口长轴（通常 45° ~ 90°）时顺时针和逆时针旋转探头对与二尖瓣有关的成像平面的影响。（A1、A2、A3= 前叶扇区；LAA= 左心耳；P1、P2、P3= 后叶扇区。）（From Foster GP, Isselbacher EM, Rose GA, et al: Accurate localization of mitral regurgitant defects using multiplane transesophageal echocardiography. Ann Thorac Surg 65:1025-1031, 1998.）

长和活动度描述每一瓣叶扇贝的解剖，并描述任何范围的钙化或腱索融合和缩短。脱垂是指瓣叶在收缩期脱入 LA，由于腱索连接未受损伤，故收缩期呈弧形(图 18-18A)。连枷样节段是指腱索断裂，破裂的节段顶部在收缩期直接进入 LA。继发性二尖瓣反流通常是由缺血性疾病所致。由于 LV 扩大和局部室壁运动产生的牵拉效应，继发性二尖瓣反流瓣叶活动通常受限，导致收缩期瓣叶对合不充分。风湿性瓣膜病或扩张型心肌病也会出现瓣叶活动受限。

彩色多普勒成像有助于确定二尖瓣反流的机制。跨瓣反流束的起源位置表示对合不全的区域。心房内反流束的方向往往在后叶功能不全时朝前，前叶功能不良时朝后，功能性反流时为中心性（图 18-18B）。反流机制超过一个时，可能看到复杂的或多个反流束。

由于负荷情况改变的潜在影响，在手术室中评价反流严重程度最好在患者麻醉前进行。但是，需要测量反流严重程度的基线水平以与修补后的图像比较。反流束的大小和形状不是反流严重程度的可靠指标，因为它们受很多其他因素的影响，包括驱动压、腔室大小和顺应性以及心脏节律。在手术室中推荐的反映反流严重程度的基本测量指标包括：

- 流颈宽度
- 相对于前向血流的 CW 多普勒信号强度
- 肺静脉收缩期逆向血流

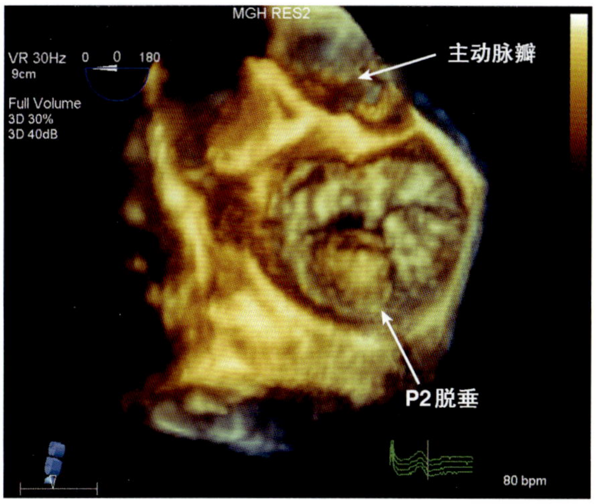

图 18-17 三维经食管二尖瓣切面，从左心房透视图看，一例二尖瓣后叶 P2 节段脱垂的患者。(Image courtesy of Judy W. Hung, MD, Boston, MA.)

一个简单可靠的测量反流严重程度的方法是流颈宽度，注意测量反流束在瓣膜心室面加速近端和在 LA 扩展区域之间最窄处的直径。采用图像放大、快速帧频和仔细校准图像可使准确性增加（见第 12 章）。与前向血流相比的 CW 多普勒信号强度也可以提供反流严重程度的快速定性测量（图 18-19）。尽管对于偏心性反流有需要全部四条肺静脉的问题，在窦性心律患者，肺静脉收缩期逆向血流提示重度反流。非窦性心律时，肺静脉血流模式因节律而发生改变，不能准确反映反流的严重程度。如果需要进一步定量，可在手术室中采用近端等速表面积法。由于截角限制与时间约束，测量通过两个瓣膜的容积流率很少采用。

外科瓣膜修补并撤除心肺转流术后，重复进行二尖瓣成像和多普勒检查。应尽可能调整负荷状态使之与基线检查水平相匹配，采用相同的成像平面，并用相同的仪器设置记录多普勒血流。最常用的二尖瓣修补是后叶扇贝（通常是 P2）矩形切除、重新对接及缝合切除边缘并放置一个瓣环成形术的环。精确的修补因患者而异；更复杂的修补包括前叶改良、人工腱索应用以及腱索转移或缩短。泵后的 TEE 评价需要知晓确切的修补情况，以保证将预期术后改变与异常发现区别开来。术中 TEE 的应用使学院和社区的医学中心的二尖瓣修补术均有更高的成功率。

TEE 可探查到的二尖瓣修补术的并发症包括：

- 持续的二尖瓣反流
- 二尖瓣前叶收缩期前向运动
- 二尖瓣狭窄
- 心室收缩功能异常
- 旋支动脉损伤
- 三尖瓣反流

成功的二尖瓣修补术后没有或仅有极微量的残余二尖瓣反流。优化负荷状况后超过微量的二尖瓣反流可能提示要考虑额外修补或瓣膜置换。过度缩小二尖瓣环可能产生二尖瓣收缩期前向运动，进而导致 LV 流出道梗阻和二尖瓣反流，但在目前的外

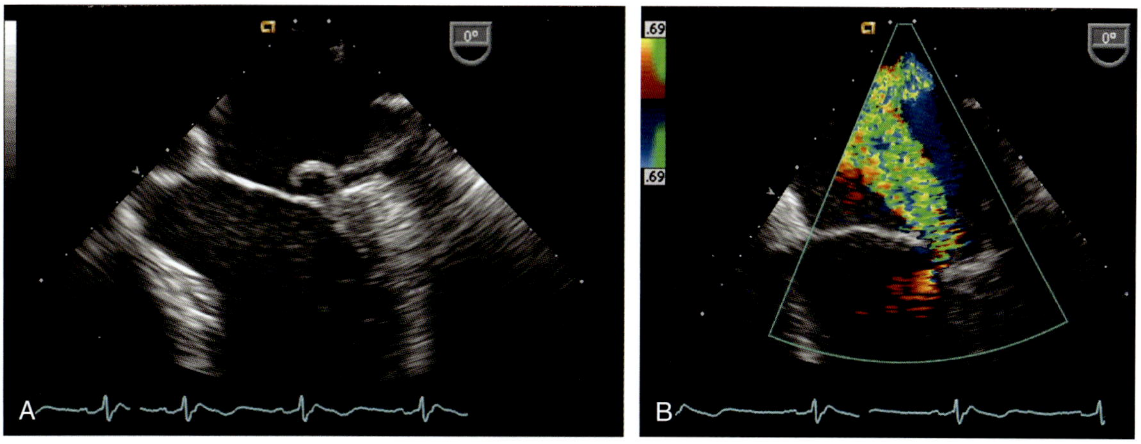

图 18-18 A. 一例二尖瓣后叶脱垂患者的 TEE 四腔切面。后叶脱入左心房（箭头），但是尖端形成曲线指向左心室心尖。部分连枷样节段，尖端将指向左心房顶。B. 同一切面彩色多普勒血流成像显示指向前方的反流束，与后叶脱垂是瓣膜功能障碍的主要机制相一致。

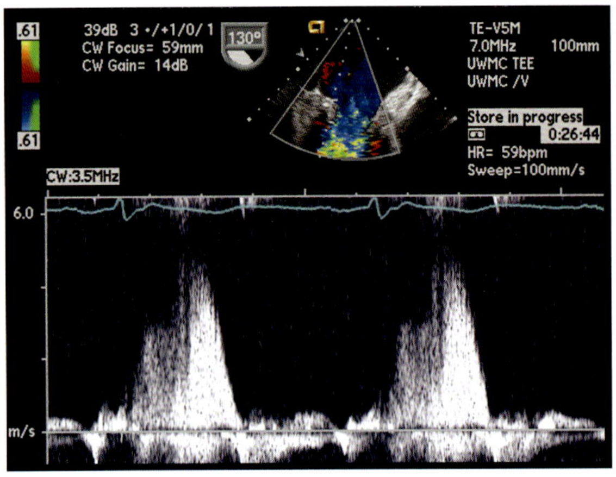

图 18-19　二尖瓣反流的连续波多普勒记录显示收缩期朝向探头的高速血流（约 5 m/s），与左心室到左心房收缩期压差相一致。由于因二尖瓣脱垂产生的显著的收缩晚期二尖瓣反流，收缩晚期信号比收缩早期更致密。

科技术条件下这种并发症并不常见。有些修补会出现功能性二尖瓣狭窄，通过检测瓣膜修补术后二尖瓣前向血流速度易于发现。因心脏停搏产生的心室功能异常可能是短暂的；持续的功能异常提示术前功能异常在二尖瓣功能改善后更加明显，或因手术并发症如冠状动脉空气栓塞所致。二尖瓣疾病通常伴有三尖瓣反流，基线和修补术后检查均应对其进行评价。

瓣膜狭窄

在任何可能的情况下，主动脉瓣狭窄均应在患者进入手术室前进行充分评估（见第 11 章）。如果经胃长轴切面能记录到左心室流出道和主动脉血流速度，在某些患者用 TEE 连续方程法测量瓣膜面积是可能的。遗憾的是，这种方法可能严重低估狭窄程度，因为不能使多普勒声束与 TEE 检查的血流方向平行，导致速度测量数据不准确。TEE 瓣膜短轴切面对于查明瓣膜解剖是准确的，用平面描记法测量瓣膜面积在许多患者是可能的（图 18-20）。在另外一些患者，瓣口复杂的 3D 几何学和瓣膜解剖变形使测量具有挑战性；用 3D 成像有助于确保在最小的瓣口处测量。不管用二维或是三维方法，瓣膜钙化产生的反射和遮蔽可能影响平面描记法的准确性。

一些采用术中 TEE 评价时尤其有帮助的特殊情况包括：

- 二叶瓣的检测
- 瓣膜钙化的程度
- 主动脉窦和升主动脉扩张

例如，接受冠状动脉旁路移植术的患者，有中度或重度无症状性主动脉瓣狭窄时主动脉瓣置换是合适的。对于有争议的患者，TEE 发现主动脉瓣二叶瓣或广泛的钙化可能会使平衡向瓣膜置换倾斜。反之，一个轻微钙化且仅有轻至中度狭窄的三叶主动脉瓣可能不需要干预。二叶主动脉瓣疾病常伴有主动脉扩张。术中 TEE 可提供更佳的图像并更好地测量主动脉窦和升主动脉。如果存在术前没有发现的明显的主动脉扩张，外科手术方法可能会被修改以包括主动脉根部置换。经皮或杂交方法进行主动脉瓣置换时，操作中 TEE 用于监测操作过程，确保瓣膜放置正确，并可对瓣膜功能进行即时评价。

二尖瓣狭窄的操作最常经皮进行，对这些操作常规行心内或 TEE 评价狭窄或关闭不全的严重程度。对于风湿性二尖瓣狭窄行外科瓣膜修补的患者，TEE 可用于测量跨二尖瓣压力阶差和压力减半时间，因为在食管中部四腔切面多普勒声束易于与血流方向一致。在急性调整期，平均压差比压力减半时间瓣膜面积更有用，因为 LA 和 LV 容积和顺应性同时发生快速变化。任何二尖瓣操作均应评价反流的严重程度。

心内膜炎

术中 TEE 对因心内膜炎行瓣膜手术的患者是必需的（见第 14 章）。TEE 检查应包括对下列内容

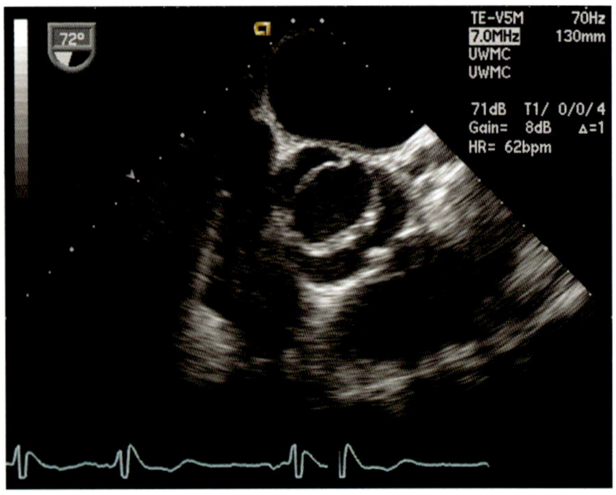

图18-20　经食管主动脉瓣短轴切面确定为二叶瓣，收缩期瓣膜开放。由于左冠瓣和右冠瓣先天性融合，前叶有一中缝。

的评价：

- ❐ 赘生物的存在及定位
- ❐ 瓣膜功能障碍的机制
- ❐ 反流的严重程度
- ❐ 瓣周脓肿
- ❐ 其他并发症——瘘管，假性动脉瘤

鉴于心内膜炎瓣膜破坏的复杂形式，与外科医生仔细复习图像对计划手术修补是必需的。即使已有全面的术前评价，在那次检查和外科手术之间的时间内仍有可能发生额外的变化，所以超声心动操作者应当做一个完整的检查。基线术中检查也可提供与术后图像的对比。

人工瓣功能障碍

人工瓣植入术后，TEE 评价有助于确定其功能正常。人工瓣除了正常的轻度反流形式外，植入术后马上出现少量的瓣周反流并不少见（图 18-21）。但是，显著的瓣周漏提示缝线开裂并可能需要立即干预。偶尔，过多保留的二尖瓣叶组织或其他解剖因素会使机械碟瓣运动受损。人工瓣前向血流速度和跨瓣压力阶差将与已经发表的该种类型和大小的人工瓣膜的正常值对比。通常，因为肾上腺素能张力增加以及高输出量状态，术后早期条件下的速度和压力阶差要高于预期。在这种情况下，区别人工瓣狭窄或患者 - 人工瓣不匹配与正常的瓣膜功能很具有挑战性（见第 13 章）。

主动脉疾病

主动脉夹层

术中 TEE 对诊断主动脉夹层的存在及程度是很准确的。通常，在计算机断层扫描发现升主动脉夹层后这些患者被迅速转到手术室，没有先前的 TEE 检查。术中 TEE 检查确定夹层皮瓣的存在和起源，并评价主动脉瓣的功能（图 18-22）。确定夹层是否累及升主动脉（A 型）或仅影响降主动脉（B 型）尤其重要，前者需要外科手术干预，后者通常采用药物治疗。

完整的主动脉检查包括食管中部主动脉窦和升主动脉长轴及短轴切面，确保从瓣环水平缓慢后撤并探头向上，尽可能远地检查主动脉（见第 16 章）。于舒张末期， 从黑 / 白界面的内缘到内缘，在瓣环、窦、窦管接合处及升主动脉中部测量主动脉内径。在食管内缓慢后撤探头，从经胃到高位食管切面可对胸部降主动脉成像。序列短轴切面确保观察到整个心内膜面。宜在每一水平增加长轴切面，尤其是当存在异常发现时，但是采用这种方

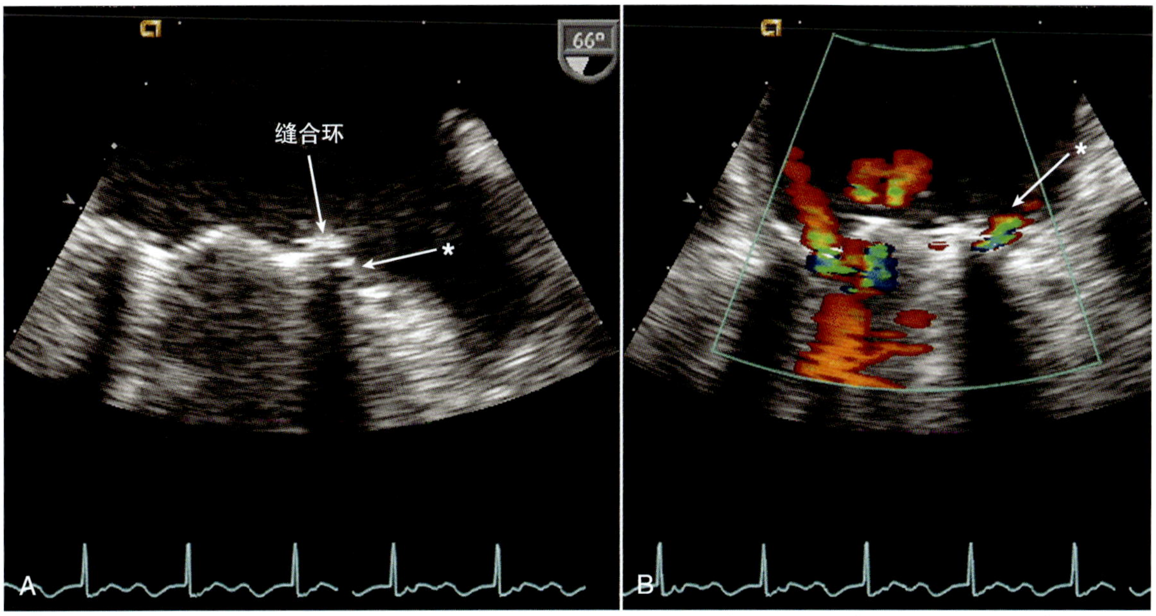

图 18-21 二尖瓣双叶机械瓣置换植入后即刻，二维图像（**A**）显示缝合环和缝线（箭头），此处在缝合环外侧彩色多普勒显示微量反流（**B**）。此反流在患者离开手术室前抗凝逆转后消失。（Courtesy of Donald C. Oxorn, MD.）

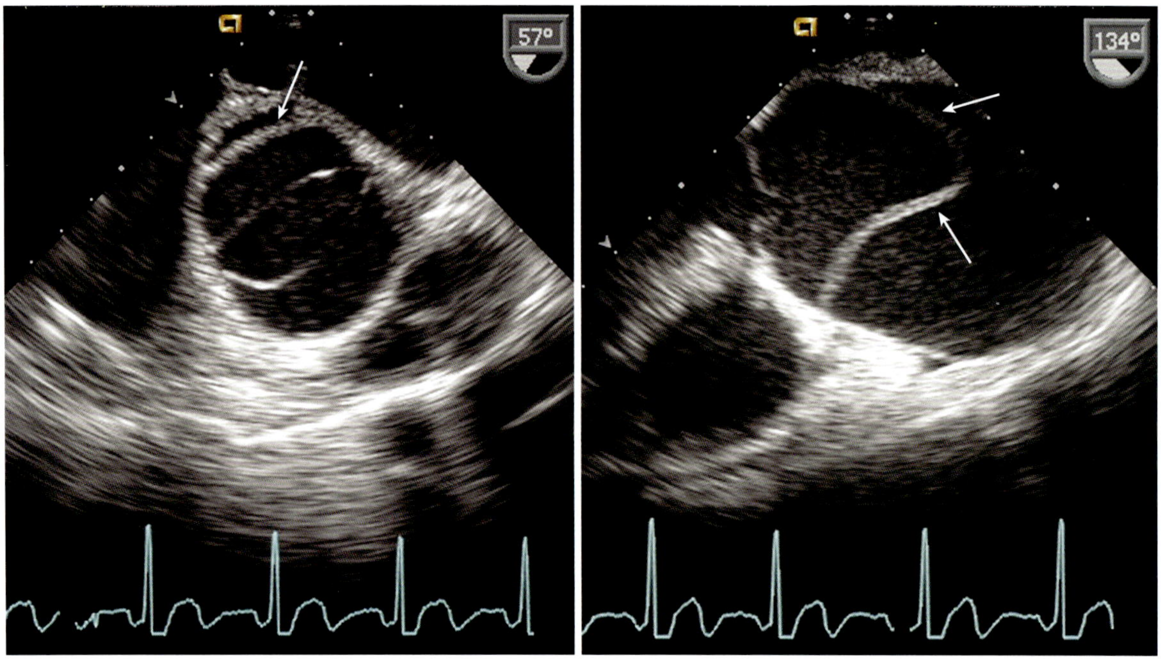

图 18-22 一例主动脉瓣二叶瓣患者的主动脉夹层。在短轴切面（左）夹层破片延伸到瓣叶水平，在长轴切面（右）可见其穿越升主动脉。实时状态夹层破片有独立于主动脉壁的运动模式。（Courtesy of Donald C. Oxorn, MD.）

法时长轴平面内侧或侧面的异常可能漏诊。在降主动脉近段、中段和远段测量降主动脉内径。高位 TEE 可看到主动脉弓，旋转并倾斜成像平面以显示主动脉弓的长度。在每个切面，调整深度和增益以使夹层皮瓣、黏膜内血肿或动脉粥样硬化斑块显示最佳。当存在夹层时，彩色多普勒有助于显示真腔和假腔内的血流模式。当存在重度主动脉瓣反流时，在降主动脉长轴记录到的频谱多普勒模式显示全舒张期血流逆流。

其他重要发现有：(1) 因累及右冠状动脉出现节段性室壁运动异常，或 (2) 因即将发生的主动脉破裂而出现的心包积液。修复后，夹层皮瓣通常持续存在于降主动脉，修复后的 TEE 图像可作为以后随访研究的基线资料。如果主动脉瓣被再悬浮，则修复术后对瓣叶开放和反流进行多普勒评估是必不可少的。

主动脉粥样硬化

心脏外科手术通常牵涉到插管和主动脉的处理，这与主动脉粥样硬化斑块栓塞所致不良神经病学事件相关。检测到突出的、活动的或者大的（>3mm）动脉粥样硬化斑块是风险增加的标志物。尽管主动脉周扫描可提供更高的准确性，因为可获得升主动脉全部内皮表面更完整的图像，但是 TEE 也可检测到动脉粥样硬化斑块（图 18-23）。推荐的最少的主动脉周检查包括三个升主动脉短轴切面（近段、中段和远段）和两个长轴切面（近段和远段）。任何斑块的位置都应描述，测量斑块厚度并标记任何活动组分。

主动脉瓣再悬术与冠状动脉再植入

当急性主动脉夹层行升主动脉人工血管置换时，主动脉瓣可被在人工血管吻合部位近端的三个接合部“再悬浮”。对这些患者，泵后 TEE 评价主动脉瓣解剖和多普勒血流对确保瓣膜功能正常是很重要的。对于结缔组织疾病患者（如马方综合征），人工血管吻合部位近端在主动脉瓣环，置换主动脉窦以及升主动脉，并用自体主动脉组织的小“按钮”将冠状动脉开口重新植入到人工血管。自体主动脉瓣可被再悬浮于管状人工血管移植物，或者可以使用组合人工瓣和管道。这些患者的泵后 TEE 评价包括看到冠状动脉开口，如果可能的话，确定开口通畅并且没有扭曲，并评价瓣膜功能。

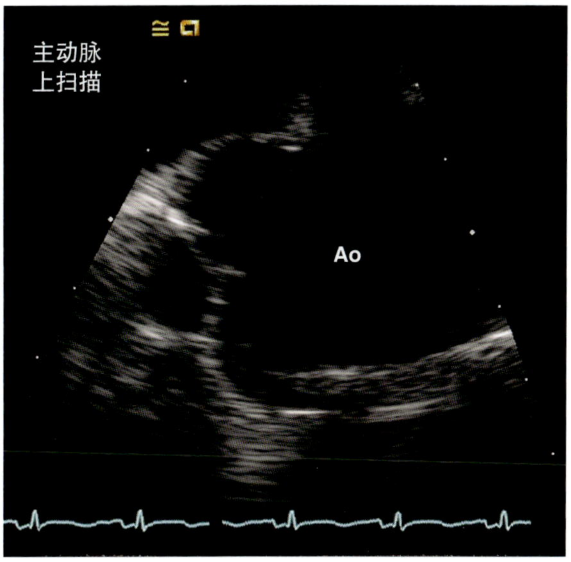

图18-23　在心脏外科手术期间将探头放于无菌袖套中，直接放于心脏前的主动脉上扫描，主动脉瓣长轴切面可看到主动脉窦和近端升主动脉。该切面没有看到明显的动脉粥样硬化斑块。

心肌病

肥厚型心肌病

术中 TEE 用于指导因肥厚型心肌病有 LV 流出道梗阻的患者心肌切除的程度，评价：

- 间隔肥厚的程度和部位
- 即时血流动力学结果
- 手术并发症

根据距主动脉瓣的距离和心肌节段仔细评价肥厚的程度和部位，可以调整心肌切开 - 心肌切除的深度、宽度和长度（见第 9 章）。探头从食管中部和经胃两个部位进行显像，应用多成像平面全面评价室间隔解剖。彩色多普勒在 LV 流出道血流加速部位定位梗阻水平，并用于检测和评估相关的二尖瓣反流。可用 CW 多普勒从深部经胃切面或经胃长轴切面记录 LV 流出道血流压力阶差，但由于非平行截角而可能被低估。

术后，TEE 可评价残余流出道梗阻并检测并发症，例如室间隔缺损。由于二尖瓣收缩期前向运动导致的 LV 流出道梗阻通常伴有显著的二尖瓣反流，当二尖瓣运动恢复正常时这一问题也得到解决。术后 TEE 结果会使大约 4% 的患者进行额外的外科手术。操作中 TEE 或 TTE 显像也用于监测经皮导管室间隔消融术。

心室辅助装置

当考虑植入心室辅助装置时，术中 TEE 可以确保先前无可能影响泵功能的情况。例如，显著的主动脉瓣反流将产生的后果是 LV 不能去负荷。另一个例子是 PFO，当左侧压力下降时，可能产生右向左分流，导致动脉氧去饱和或矛盾栓塞。主动脉粥样硬化斑块的存在可能影响主动脉流入导管的放置。还应当除外 LV 或 LA 血栓。

而且，术中 TEE 通过评价下列情况可帮助植入心室辅助装置：

- 流入和流出导管的植入
- 心室容积和收缩功能
- 多普勒流入和流出血流速度
- 泵使用前排气

LV 辅助装置包括应用插管的体外装置和驱使血液从心尖流入主动脉的外部泵。泵可提供脉冲血流或轴（连续性）流。有些装置可以经皮植入，驱使血液从 LA（通过经间隔插管）流入主动脉。也有嵌入心脏内的体内装置。因为这些装置目前仍在发展中，技术上经常有变化，所以超声心动操作者需要了解每一种特定装置的信息，包括插管的使用、装置或插管的最佳放置部位，以及预期的血流模式（图 18-24）。心室辅助装置的并发症包括心内血栓形成、由于位置调整或血栓形成导致的流入或流出导管阻塞、泵瓣膜反流以及流量不足。非脉冲式装置用 TEE 评价有挑战性，对这些装置心室大小可能是调整流率的一个因素。对连续血流装置，过度 LV 引流可产生心室腔塌陷，导致流入导管阻塞以及流率下降。

心脏移植

心脏移植后，术中 TEE 用于评价主动脉和肺动脉吻合。也要评价 RA 和 LA 吻合，以确保没有体静脉或肺静脉回流阻塞，并作为以后诊断性检查的心房解剖的基线资料。对肺移植，要对全部四条肺静脉显像并记录多普勒血流以确保血流模式正常。心脏或肺移植术后评价 RV 大小和收缩功能尤其重要。

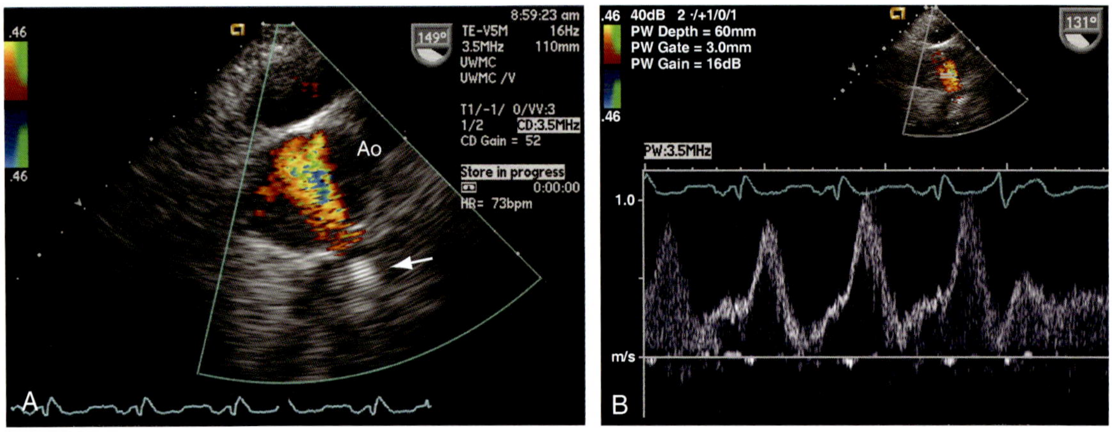

图 18-24 A. 一例植入左心室辅助装置（LVAD）的患者，TEE 显示从装置（箭头）进入升主动脉（Ao）的彩色多普勒血流信号。B. 脉冲多普勒探查此血流显示明显的收缩期血流速度约 1m/s，并有持续的舒张期前向血流。入口导管（此处未显示）放置于左心室心尖。

先天性心脏病

术中 TEE 对外科或经皮治疗先天性心脏病患者是必不可少的（见第 17 章）。术后评价可以确保完全关闭室间隔和房间隔缺损，修补或置换瓣膜的功能状态，以及管道的畅通。除了简单的缺损，如孤立的房间隔缺损的关闭，术中 TEE 应由在儿童或成人先心病方面经过额外培训和拥有经验的超声心动操作者来进行。

替代方法

在手术室条件下，TEE 比其他影像技术有很多优势：显像探头在手术野之外，图像可以在不打断操作、不将患者或工作人员暴露于电离辐射的情况下连续采集，以及适合放入其他监护设备空隙的相对小的超声系统。而且，术中 TEE 目前是心血管麻醉医师应用的标准的监测手段，以致不需要额外的人员，并且数据由进行血流动力学监测和药物治疗的同一医师采集。

当 TEE 图像质量因遮蔽、反射或结构离探头的距离而受到限制时，可以选用无菌探头进行心外膜显像。这种方法对评价动脉粥样硬化斑块是有用的，对肥厚型心肌病也常是有用的。理论上，心外膜探头可以更好地调整探头角度，以测量主动脉瓣狭窄血流速度；在实际操作中，探头放置仍受开胸手术的限制，心尖放置探头的可能性很小，而且时间限制也基本排除了这种方法。

当血流动力学信息为决策所需要而 TEE 资料可能不准确的情况下，可考虑直接测量。手术室常规测量右心压力，但 LV、LA 和主动脉压力也可以通过让外科医生在每一个腔室内放置一个合适的导管来测量。对任何血流动力学测量，准确的数据要求注意导管和探头位置、衰减、频率应答和心动周期时相。

（张瑞生 译 齐 欣 校）

推荐阅读

总论

1. Oxorn DC, Otto CM: Atlas of Intraoperative Echocardiography: Surgical and Radiologic Correlations. Philadelphia: Elsevier/Saunders, 2007.
This combination DVD and printed atlas uses a case-based format to show cine and still-frame echocardiographic and Doppler images with correlation with the clinical presentation and outcome, radiologic studies, and surgical findings. Suggested readings are provided for each case. Over 145 cases are included spanning the full range of intraoperative TEE studies including coronary disease, mitral and aortic valve disease, endocarditis, prosthetic valves, right-sided valve disease, adult congenital heart disease, hypertrophic cardiomyopathy, pericardial disease, disease of the great vessels, and cardiac masses.
2. Sidebotham D, Merry A, Legget M: Practical Perioperative Transesophageal Echocardiography. Philadelphia: Butterworth-Heinemann, 2003.
A useful concise book summarizing the use of intraoperative echocardiography. A nice handbook for quick reference by cardiologists and anesthesiologists. Includes a CD with video clips of intraoperative studies.
3. Oxorn DC: Intraoperative echocardiography. Heart 94: 1236–1243, 2008.
A brief review that provides an overview of intraoperative TEE for the general cardiologist including a list of evidence-based indications and illustrations of typical

findings. There are 32 key references with annotations.

心室功能监测与非心脏外科手术

4. Oxorn DC: Monitoring ventricular function in the operating room: impact on clinical outcomes. In Otto CM (ed): The Practice of Clinical Echocardiography, 3rd ed. Philadelphia: Elsevier/Saunders, 2007, p 31–61.
Review of the use of TEE by a cardiac anesthesiologist for monitoring ventricular function in the operating room. This chapter also has detailed sections on special situations including separation from cardiopulmonary bypass, off-pump coronary bypass surgery, positioning of intravascular devices, and transplant surgery. 139 references.
5. Denault AY, Couture P, McKenty S, et al: Perioperative use of transesophageal echocardiography by anesthesiologists: impact in noncardiac surgery and in the intensive care unit. Can J Anaesth 49: 287–293, 2002.
In 214 patients undergoing TEE by anesthesiologists in the noncardiac operating room or recovery room (74%), or in the intensive care unit (26%), TEE findings resulted in a change in therapy in 60% of those with a definite indication for TEE. Most often these were changes in medical therapy. Findings leading to a new or modified surgical procedure included cardiac tamponade in eight patients, aortic dissection in two patients, and RV dysfunction in two patients. In a table summarizing 22 previous studies, TEE during noncardiac surgery changed clinical management in between 11% and 80% of patients, depending on the study group, and resulted in changes in surgical management in 3% to 24% of patients overall.
6. Memtsoudis SG, Rosenberger P, Loffler M, et al: The usefulness of transesophageal echocardiography during intraoperative cardiac arrest in noncardiac surgery. Anesth Analg 102: 1653–1657, 2006.
In 22 patients with unexpected intraoperative hemodynamic collapse during noncardiac surgery, intraoperative TEE provided an etiologic diagnosis in 19 (84%), including thromboembolic events in 9, acute myocardial ischemia in 6, hypovolemia in 2, and pericardial tamponade in 2 patients. In 12 of these patients (55%), the TEE diagnosis led to additional surgical procedures.
7. Norrild K, Pedersen TF, Sloth E: Transesophageal tissue Doppler echocardiography for evaluation of myocardial function during aortic valve replacement. J Cardiothorac Vasc Anesth 21: 367–370, 2007.
This pilot study showed that accurate tissue Doppler velocity data can be acquired by intraoperative TEE at baseline and after cardiopulmonary bypass. However, strain and strain rate measurements were often unreliable during and after cardiopulmonary bypass.

二尖瓣修补术

8. Stewart WJ, Griffin BF: Intraoperative echocardiography in mitral valve repair. In Otto CM (ed): The Practice of Clinical Echocardiography, 3rd ed. Philadelphia: Elsevier/Saunders, 2007, p 459–480.
This chapter provides details on intraoperative echocardiography for decision making and assessing the results of mitral valve repair procedures. The pre-pump and post-pump findings and clinical significance are reviewed and complications of mitral valve repair are illustrated. 102 references.
9. Shah P: Intraoperative echocardiography for mitral valve disease. In Otto CM, Bonow R: Valvular Heart Disease, A Braunwald Companion. 3rd ed. Philadelphia: Elsevier/Saunders, 2009, Chapter 20.
This chapter includes a comprehensive discussion of the indications, approach, and findings of intraoperative TEE for mitral valve repair. Clear explanations of terminology for leaflet anatomy and motion with examples of TEE views used to examine the valve. Other topics include quantitation of regurgitant severity and impact of TEE findings on surgical management and long-term clinical outcome. More than 20 illustrations.
10. Foster GP, Isselbacher EM, Rose GA, et al: Accurate localization of mitral regurgitant defects using multiplane transesophageal echocardiography. Ann Thorac Surg 65: 1025–1031, 1998.
Clear description and diagrams of the TEE approach to evaluation of the segmental anatomy of the mitral valve. Source of Figures 18–14 and 18–16 are redrawn from this article.
11. Fedak PW, McCarthy PM, Bonow RO: Evolving concepts and technologies in mitral valve repair. Circulation 117: 963–974, 2008.
Excellent review article discussing the most common mitral valve pathologies leading to valve surgery—myxomatous, functional, and ischemic—followed by descriptions and illustrations of current and emerging approaches to mitral valve repair. 120 references.

肥厚型心肌病

12. Ommen SR, Park SH, Click RL, et al: Impact of intraoperative transesophageal echocardiography in the surgical management of hypertrophic cardiomyopathy. Am J Cardiol 90: 1022–1024, 2002.
The findings with intraoperative monitoring of surgical myectomy in 256 consecutive patients are reported. In addition to monitoring the procedure, baseline evaluation is important for detection of other structural abnormalities. After the procedure, unexpected severe mitral regurgitation was seen in 8 patients and a ventricular septal defect was found in 2 patients.
13. Woo A, Wigle ED, Rakowski H: Echocardiography in the evaluation and management of patients with hypertrophic cardiomyopathy. In Otto CM (ed): The Practice of Clinical Echocardiography, 3rd ed. Philadelphia: Elsevier/Saunders, 2007, p 459–480.
This chapter on all aspects of echocardiography in patients with hypertrophic cardiomyopathy includes a section on intraoperative echocardiography and on outcomes following myectomy. There are several figures on intraoperative evaluation and more than 20 references in this section.

心室辅助装置

14. Chumnanvej S, Wood MJ, MacGillivray TE, et al: Perioperative echocardiographic examination for ventricular assist device implantation. Anesth Analg 105: 583–601, 2007.
A well-written and detailed review of ventricular assist device function, echocardiography before implantation, evaluation of assist device function, and detection of device complications. Includes excellent illustrations and over 150 references.
15. Wu AH: End-stage heart failure: ventricular assist devices and the post-transplant patient. In Otto CM (ed): The Practice of Clinical Echocardiography, 3rd ed. Philadelphia: Elsevier/Saunders, 2007, p 735–752.
About half of this chapter details echocardiographic evaluation of ventricular assist devices. The types of devices and changes in cardiac structure after device implantation are also summarized. Approaches to diagnosing assist device malfunction and assessing myocardial recovery are reviewed.
16. Sukernik MR, Bennett-Guerrero E: The incidental finding of a patent foramen ovale during cardiac surgery: Should it always be repaired? A core review. Anesth Analg 105: 602–610, 2007.
A PFO is a common finding on intraoperative TEE given the normal prevalence of 20% to 30% in the general population. PFO closure is considered when there is a high risk of hypoxemia and after placement of a left ventricular assist device or when closure can be performed easily, for example at the time of mitral valve surgery. If PFO closure is deferred at the time of surgery but then needed later, percutaneous closure is an option.

17. Shanewise JS, Cheung AT, Aronson S, et al: ASE/SCA guidelines for performing a comprehensive intraoperative multiplane transesophageal echocardiography examination: Recommendations of the American Society of Echocardiography Council for Intraoperative Echocardiography and the Society of Cardiovascular Anesthesiologists Task Force for Certification in Perioperative Transesophageal Echocardiography. Anesth Analg 89: 870–884, 1999.
The article defines the standard intraoperative TEE examination as summarized in Figure 18–5. The probe positions and rotation angle for image acquisition are detailed, and technical aspects of data acquisition are addressed.
18. Cahalan MK, Stewart W, Pearlman A, et al; American Society of Echocardiography and Society for Cardiovascular Anesthesiologists Task Force. Guidelines for Training in Per-ioperative Echocardiography. J Am Soc Echocardiogr 15: 647–652, 2002.
Training guidelines for anesthesiologists using echocardiography are proposed with a distinction between Basic Training (use of echocardiography for monitoring and screening) and Advanced Training (use of echocardiography for diagnosis and quantitation of cardiac disease).
19. Mathew JP, Glas K, Troianos CA, et al; Council for Intraoperative Echocardiography of the American Society of Echocardiography: ASE/SCA recommendations and guidelines for continuous quality improvement in perioperative echocardiography. Anesth Analg 103: 1416–1425, 2006.
These guidelines provide detailed tables of the cognitive and technical skills needed to perform basic and advanced intraoperative TEE. Training guidelines and recommendations for maintenance of competence are summarized. In addition to training guidelines, specific recommendations for continuous quality improvement are provided, including equipment standards, periodic review, continuing medical education, utilization review, and continuous quality improvement documentation.
20. Glas KE, Swaminathan M, Reeves ST, et al; Council for Intraoperative Echocardiography of the American Society of Echocardiography; Society of Cardiovascular Anesthesiologists; Society of Thoracic Surgeons. Guidelines for the performance of a comprehensive intraoperative epiaortic ultrasonographic examination: Recommendations of the American Society of Echocardiography and the Society of Cardiovascular Anesthesiologists; endorsed by the Society of Thoracic Surgeons. Anesth Analg 106:1376–1384, 2008.
Epiaortic scanning is more sensitive than TEE for detection of ascending aortic atheroma and is recommended in patients undergoing open-heart surgery who are at increased risk of embolic stroke. A comprehensive study includes three short-axis views of the ascending aorta (proximal, mid-, and distal) and two long-axis views (proximal and distal). The location of any plaques should be described, with measurement of plaque thickness and notation of any mobile components. There is an increased risk of adverse neurologic outcomes with plaques >3 mm thick or with mobile components, which should be discussed with the surgeon before manipulation of the aorta.

超声检查：快速查阅指导

基本原理

超声心动图像的优化		
仪器控制	数据优化	临床问题
探头	• 特定临床应用需要不同的探头和传播频率 • 根据每一患者组织穿透性以及超声特性（多普勒 *vs.* 图像）调节频率	• 高频探头改善组织分辨率但是减低穿透程度 • 较大的口径提供了更为聚焦的超声束
功率输出	• 功率输出反映了传递到组织的超声能量总和 • 较高的功率输出产生更大的组织穿透	• 必须考虑潜在的生物学效应 • 监测检查时间、机械指数和热指数
图像模式	• 二维图像是具有大多数指征的临床标准 • M 型超声提供了在一条扫描线上高时间分辨率 • 三维图像提供了空间关系的解读	• 心腔和血管的最佳测量需要多种图像模式的综合
探头位置	• 声窗允许超声穿透组织而不被肺或者骨组织干扰 • 经胸声窗包括胸骨旁、心尖、剑下和胸骨上窝 • TEE 经食管声窗包括食管上段和经胃	• 患者的最佳位置对于声窗穿过心脏检查非常关键 • 当超声束垂直于组织界面反射时，图像分辨率最佳 • 当超声束调节平行于血流时，多普勒信号最佳
深度	• 调整深度以显示目标结构 • 脉冲重复频率（PRF）取决于最大图像深度	• 深度浅，PRF 则高，其将改善图像分辨率 • 轴向分辨率与超声束整个长轴一样 • 侧向和纵向分辨率取决于每一深度超声束的三维效果
扇面宽度	• 通常扇面宽度为 60°，更窄的扇面允许更密集的扫描线和更快的帧频	• 根据需要调整扇面宽度以使图像最优 • 过窄的扇角可能会错过重要的解剖或者多普勒发现
增益	• 总体增益影响反射回来超声信号的显示	• 过大增益会使边缘模糊 • 增益不足不能显示组织界面反射回的信号
时间增益补偿（TGC）	• TGC 沿着超声束的长轴而有所调整，以补偿衰减	• 合适的 TGC 曲线会使扇形图像平面内近、远场具有相似的辉度
灰阶刻度（动态范围）	• 超声振幅采用分贝刻度以灰阶显示	• 采用动态范围或者压缩控制调整显示振幅的范围以优化图像
谐波成像	• 谐波频率与基础频率强度成比例，但随传播深度增加而增加	• 谐波成像改善了心内膜的界限显示，并且减少了近场和侧瓣伪像 • 平坦的结构，例如瓣膜，在谐波成像下显得较基础频率下更厚一些 • 轴向分辨率降低
聚焦深度	• 影响聚焦深度的探头设计参数包括排列模式、口径大小、声窗聚焦	• 超声束在声束近远场交界的地方最为聚焦 • 探头设计允许较长的聚焦区域。某些情况下，检查过程中可以调整聚焦区域

超声心动图像的优化（续）		
仪器控制	数据优化	临床问题
放大模式	• 超声图像局限于较小的深度范围和较窄的扇面。最大深度仍决定 PRF，但是感兴趣区域的扫描线密度和帧频可进行优化	• 放大模式可以用于观察标准切面上确认的感兴趣区域
ECG	• ECG 对于激发数字图像回放和识别非常重要	• 噪音大的信号或者低振幅的 QRS 将导致不正确激发或者疏忽记录一个不完整的心脏周期

多普勒记录优化		
特性	数据优化	共同伪像
脉冲	• 二维“冻结”图像引导 • 与血流平行 • 取样容积小 • 速度范围为尼奎斯特极限 • 调整基线减少混淆 • 使用低滤波器 • 调整增益和动态范围	• 非平行角度会造成速度低估 • 信号混淆：尼奎斯特极限 =1/2 PRF • 信号强度 / 噪音
连续（CW）多普勒	• 专一非成像探头 • 与血流平行 • 调整速度范围使血流速度适合并充填显示范围 • 使用高滤波器 • 调整增益和动态范围	• 非平行角度会造成速度低估 • 轮廓模糊 • 声束宽度 • 切换时间效应
彩色血流	• 对于目标血流采用最低深度和最窄扇面（最佳帧频） • 调整增益，恰低于随意噪音范围 • 彩色血流范围为尼奎斯特极限 • 降低二维增益以优化多普勒信号	• 声影 • 重影 • 电信号干扰

经胸超声心动图：核心要素

完整的经胸超声心动图检查包括核心要素和其他部分

特性	声窗	切面 / 信号	基本测量
临床数据		超声检查指征	超声检查时的血压
		关键病史以及体格检查发现	
		既往超声检查图像数据	
二维图像	胸骨旁	长轴	LV 舒张末和收缩末内径
		短轴主动脉瓣	主动脉瓣舒张末窦部内径
		短轴二尖瓣	LV 舒张末室壁厚度
		短轴 LV（乳头肌水平）	LV 内径
		右心室流入道	
	心尖	四腔心	目测或双平面法测 EF
		四腔心前翘	
		两腔心	
		长轴	
	剑下	四腔心	
		呼吸时 IVC 变化	
		近段腹主动脉	
	胸骨上窝	主动脉弓	
脉冲多普勒	胸骨旁	肺动脉血流	肺动脉流速
	心尖	左心室流入道	*E* 峰速度
			A 峰速度
		左心室流出道	左心室流出道速度
彩色血流	胸骨旁	长轴：主动脉瓣和二尖瓣	彩色血流确认四个瓣膜是否有反流。如果反流程度超过轻度，需测量流颈
		短轴：主动脉瓣和肺动脉瓣	
		右心室流入道：三尖瓣	
	心尖	四腔心：二尖瓣和三尖瓣	
		长轴：主动脉瓣和二尖瓣	
连续多普勒	胸骨旁	三尖瓣	三尖瓣反流速度
		肺动脉瓣	
	心尖	主动脉瓣	主动脉瓣速度
		二尖瓣	
		三尖瓣	三尖瓣反流（肺动脉压）

A：心房；ED：舒张末期；EF：射血分数；ES：收缩末期；IVC：下腔静脉；LV：左心室；PA：肺动脉；RV：右心室；TR：三尖瓣反流

经胸超声心动图：其他部分

经胸超声心动图：其他部分	
核心要素检查异常	**其他超声检查部分（章节）**
超声检查指征	强调特定临床问题的其他部分 *
左心室	
EF 减低	见收缩功能（6）
左心房充盈血流异常	见舒张功能（7）
局部室壁运动异常	见缺血性心脏病（8）
室壁厚度增加	见肥厚型心肌病、限制型心肌病和高血压性心脏病（9）
瓣膜	
图像示意狭窄或者前向跨瓣流速增加	见瓣膜狭窄（11）
彩色血流或者连续多普勒显示轻度以上反流	见瓣膜反流（12）
人工瓣	见人工瓣（13）
瓣膜团块回声或者可疑心内膜炎	见心内膜炎和心脏占位性病变（14、15）
右心	
右心室增大	见肺心病和先天性心脏病（9、17）
三尖瓣反流速度增快	见肺动脉压（6）
心包	
心包积液	见心包积液（10）
心包增厚	见缩窄性心包炎（10）
大血管	
主动脉增宽	见主动脉疾病（16）

* 超声检查应当包括其他部分以对应临床指征。例如，如果检查指征为“心力衰竭”，即使核心要素检查没有显示明显异常，也需要其他超声检查部分评价收缩和舒张功能。如果指征为“心源性血栓”，则需要对应 这一诊断的其他部分检查。

多普勒定量原则

方法	假设 / 特点	临床应用示例
容量流量 SV = CSA × VTI	• 层流 • 平坦血流轮廓 • 同一位置测量截面积（CSA）和速度时间积分（VTI）	• 心输出量 • 连续方程计算瓣膜面积 • 反流容积计算 • 心内分流，体肺血流比例
速度 - 压力关系 $\Delta P = 4v^2$	• 流速口径 • 平行于血流方向采集多普勒信号	• 狭窄瓣膜压差 • 计算肺动脉压力 • 左心室 dP/dt
空间血流模式	• 近端血流汇聚区域 • 口径的细窄血流束（流颈） • 下游血流湍流	• 检测瓣膜反流和心内分流 • 梗阻程度 • 反流程度定量

基础经食管超声心动图检查

基础经食管超声心动图检查			
探头位置	旋转角度	切面	焦点
食管上段 深度调整以包含心尖	0° 60° 120°	四腔心 两腔心 长轴	• 左心室大小、总体和局部功能 • 右心室大小和收缩功能 • 左、右心房大小
食管上段 ↓深度调整以最佳显示瓣膜	120° 120 → 0°	长轴 两腔心 四腔心	• 二尖瓣
	120° 30 ~ 50°	长轴 短轴	• 主动脉瓣 • 主动脉
	0° 60° 90°	↓深度	• 左心耳（分辨模式，7MHz） • 肺静脉
	0° → 90°	旋转扫描	• 房间隔
	0° 90°	四腔心 上、下腔静脉	• 右心室 • 右心房 • 上、下腔静脉
	0° 60° 90°	四腔心 短轴 右心室流出道	• 三尖瓣 • 肺动脉瓣和肺动脉
经胃（TG）	0°	短轴	• 左室壁运动、室壁厚度、心腔大小 • 右心室大小和功能
	90°	长轴	• 左心室和二尖瓣 • 向内侧旋转显示右心室和三尖瓣
经胃心尖	0°	四腔心	• 对于主动脉瓣前向血流有一定帮助，但有角度的影响
经胃到食管上段	0°	降主动脉短轴	• 从横膈处直到主动脉弓成像

先进的超声心动图技术

先进的超声心动图技术			
技术名称	技术说明	临床用途	特殊训练
三维超声心动图	容积或者二维的图像采集 多种显示方式	• 快速采集图像用于左心室节段功能分析 • 二尖瓣解剖 • 房间隔缺损（ASD）	• 图像采集和分析
组织多普勒应变率和应变	利用组织多普勒和二维图像来测量应变率 $SR = (V_2 - V_1)/D$	• 应变率是衡量心室收缩性的尺度 • 应变是应变率的积分，是衡量节段心肌功能的尺度	• 数据采集和分析 • 数据的临床解释
心肌斑点追踪	应变直接由心肌斑点的运动计算得出，公式为： $[(L - L_0)/ L_0] \times 100\%$	• 心肌斑点追踪无角度依赖性 • 可以先采集图像然后进行分析	• 数据采集和分析 • 数据的临床解释
心肌不同步成像	多个二维平面，脉冲多普勒，组织多普勒方法	• 不同步的程度可以预测患者对双腔起搏治疗的反应性	• 数据采集和分析 • 数据的临床解释
对比超声心动图	利用微泡对右心或左心进行造影成像	• 检测卵圆孔未闭； • 确定左心室心内膜	• 静脉注射声学造影剂的技术 • 对潜在风险的认识
心腔内超声心动图	5 ~ 10 MHz 的导管形心腔内探头	• 介入手术（如 ASD 封堵） • 电生理手术	• 侵入性心脏学检查技术的培训和经验
血管内超声	30 ~ 50 MHz 冠状动脉内导管	• 冠状动脉狭窄程度和斑块形态学	• 介入心脏病学培训
手持式超声	体积小、较廉价的超声设备	• 内科医生用来评价心包积液、 • 左心室整体和局部功能	• 至少需要 1 级超声培训

超声心动图培训等级示意图。所有内科医生都要求具备体格检查的技能。手持式超声和体格检查之间有重叠部分，但是必须经过基本培训具备一定经验才能保证准确的临床使用。之后是TTE和TEE。负荷超声心动图、对比超声心动图和三维超声心动图需要除超声之外的其他方面技能，例如：负荷试验的安全操作。血管内超声除了需要基本超声培训之外，尤其需要介入心脏医生的技能培训。ICE需要高级的侵入性心脏检查技能，与2级超声心动图培训相结合则更好。

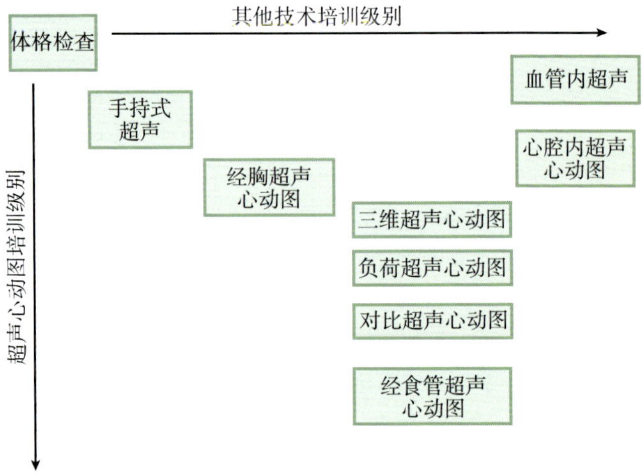

超声心动图检查指征

临床诊断	主要超声发现	超声的限制性	可选择的其他检查手段
瓣膜性心脏病			
瓣膜狭窄	狭窄的病因，瓣膜解剖 跨瓣压差、瓣口面积 心腔扩大及肥厚 双侧心室收缩功能 合并的瓣膜关闭不全	可能低估狭窄程度 可能合并冠心病	心导管 心脏磁共振成像
瓣膜关闭不全	关闭不全的机制及病因 关闭不全的严重程度 心腔扩大 双心室收缩功能 肺动脉压评估	对二尖瓣反流程度及解剖的评估可能需要 TEE 检查（比如，二尖瓣修复术前）	心导管 心脏磁共振成像
人工瓣功能	狭窄的证据 识别反流 心腔扩大 心室功能 肺动脉压评估	人工瓣成像受超声声影及混响干扰 因 TTE 检查时左心房侧受到遮盖，可疑人工二尖瓣反流者需要 TEE 检查	心导管 X 线透视检查
心内膜炎	识别赘生物（TTE 敏感性 70% ~ 85%） 瓣膜功能异常的存在及程度 心腔扩大及功能 识别脓肿 可能的预后评估	TEE 检测赘生物更敏感（> 90%） 心内膜炎确诊同时依赖细菌学标准 TEE 检测脓肿更敏感	血培养及临床发现也是确诊心内膜炎的标准
冠心病			
急性心肌梗死	节段性室壁运动异常反映“危险心肌” 左心室整体功能（射血分数） 并发症：急性乳头肌功能不全致二尖瓣反流、室间隔穿孔、心包炎、左心室血栓、室壁瘤、右心室梗死	冠状动脉解剖本身不能直接显示	冠状动脉造影（导管或 CT） 核素或 PET 灌注成像

超声心动图检查指征（续）

临床诊断	主要超声发现	超声的限制性	可选择的其他检查手段
冠心病			
心绞痛	整体及局部左心室收缩功能 除外其他原因所致心绞痛（如 AS、HOCM）	虽有明显冠心病，静息时室壁运动可正常 需负荷超声诱发心肌缺血及室壁运动异常	冠状动脉造影（导管或 CT） 核素或 PET 灌注成像 ECG 运动负荷试验
血运重建前后	评价基础状态室壁厚度及心肌运动 重建后心肌节段功能的改善	需要多巴酚丁胺负荷和 / 或超声造影检测存活但无功能的心肌	心脏磁共振成像 冠状动脉造影（导管或 CT） 核素或 PET 灌注成像 声学造影超声心动图
终末期缺血性心肌病	左心室整体收缩功能（EF） 肺动脉压 合并的二尖瓣反流 左心室血栓 右心室收缩功能		冠状动脉造影（导管或 CT） 核素或 PET 灌注成像 心脏磁共振成像评价存活心肌
心肌病			
扩张性	心腔扩大（4 个心腔） 左右心室收缩功能（定性及 EF） 合并的二尖瓣反流 肺动脉压 左心室血栓	左心室舒张末压的间接测量 若声像图质量差则 EF 测量困难	核素测量 EF 左、右心室造影
限制性	左心室壁厚度 左心室收缩功能 左心室舒张功能 肺动脉收缩压	需与缩窄性心包炎鉴别	容量增加后心导管直接、实时测量双侧心室压力
肥厚性	左心室肥厚的方式及范围 动力性左心室流出道梗阻（图像和多普勒） 合并的二尖瓣反流 左心室舒张功能不全		

超声心动图检查指征（续）

临床诊断	主要超声发现	超声的限制性	可选择的其他检查手段
高血压			
	左心室壁厚度和心腔大小 左心室质量 左心室收缩功能 主动脉根部扩张 主动脉瓣反流		
心包疾病			
	心包增厚 心脏压塞的 2D 征象 心包积液的检出、量及位置 心脏压塞的多普勒征象	心脏压塞是一个血流动力学和临床结合的诊断 缩窄性心包炎是一项较为困难的诊断 不是所有的心包炎患者都有心包积液	心脏压塞或缩窄时心内测压 心脏磁共振成像或 CT 检测心包增厚
主动脉疾病			
主动脉扩张	主动脉扩张的原因 精确的主动脉内径测量 主动脉窦部的解剖（如马方综合征） 合并的主动脉瓣反流		CT、心脏磁共振成像、主动脉造影
主动脉夹层	2D 超声显示升主动脉（PLAX、PSAX）、主动脉弓（SSN）、胸降主动脉（A2C）及腹主动脉近段（SC） 夹层时剥脱的内膜片显像 合并的主动脉瓣反流 心室功能	TEE 敏感性及特异性更高（97% 及 100%） 不能评估远端的血管床	主动脉造影 CT 心脏磁共振成像 TEE
心脏占位性病变			
左心室血栓	诊断左心室血栓有高敏感性及特异性 心尖部室壁运动异常或弥漫性左心室收缩功能不全时可疑	伪像可误导 需要 5MHz 或更高频的探头及倾斜心尖成像	核素及血管造影时可能会漏诊左心室血栓

超声心动图检查指征（续）

临床诊断	主要超声发现	超声的限制性	可选择的其他检查手段
心脏占位性病变			
左心房血栓	检测左心房血栓敏感性低，特异性高 左心房增大并二尖瓣狭窄时可疑	左心房血栓的可靠性需 TEE 证实	TEE
心脏肿瘤	肿瘤的大小、位置及生理学影响	心外受累显示欠佳 不能明确区分良恶性，或区分血栓与肿瘤	TEE CT 心脏磁共振成像 心腔内超声
肺动脉高压			
	评价肺动脉压 左心疾病导致肺动脉压升高的证据 右心室大小及收缩功能（肺心病） 合并的三尖瓣反流	间接肺动脉压测量 不能准确测定肺血管阻力	心导管
先天性心脏病			
	解剖异常的发现及评估 生理异常的定量评价 心腔扩大 心室功能	非直接心内压力测量 如果图像质量不佳，复杂解剖难以评估 (TEE 有助)	3D 重建心脏磁共振成像 心导管 TEE 3D 超声心动图

2D：二维；TEE：经食管超声心动图；TTE：经胸超声心动图；3D：三维；AS：主动脉瓣狭窄；HOCM：肥厚梗阻性心肌病。

心室收缩功能

超声检查：心室收缩功能

	TTE	TEE
应用指征	标准的超声检查要同时测量 LV、RV 的大小及整体与局部的收缩功能	TTE 检查结果没有诊断意义 术中监测 其他需要 TEE 检查的适应证
LV 大小和室壁厚度	2D 或 M 型超声测量线性内径和室壁厚度 用心尖双平面法测量 LV 容量	从经胃短轴切面测量径线 可以用双平面法测量 LV 容量
LV EF	用四腔和两腔切面进行双平面法测量，注意从 LV 心尖帽开始获取图像	双平面法用 TEE 四腔和两腔切面，注意调整角度使心尖包括在图像中
LV 局部室壁运动	从心尖四腔、心尖两腔和长轴切面及胸骨旁长轴和短轴切面观察	TEE- 四腔、两腔、长轴切面和经胃短轴切面。评价心尖室壁运动可能比较困难
多普勒测量心输出量	从心尖切面测量 LVOT 和跨二尖瓣血流，从胸骨旁切面测量肺动脉血流	在四腔切面测量跨二尖瓣血流。肺动脉血流从高位 TEE 切面观察。有时可以从经胃长轴切面获得 LVOT 的血流，但是此时声束与血流的角度可能不能保持平行
LV *dP/dt*	连续波多普勒 MR 反流束	连续波多普勒测量 MR
RV 大小和收缩功能	心尖和剑下四腔切面及胸骨旁长轴和短轴切面	TEE 四腔切面和经胃短轴及 RV 流入道切面
估计 PA 压力	从胸骨旁和心尖切面用连续波多普勒测量 TR	可以从 TEE 四腔或短轴切面记录到 TR，但是由于角度不平行，可能会低估反流速度

LVOT：左室流出道；MR：二尖瓣反流；TR：三尖瓣反流。

技术要点

参数	方法	切面	记录	测量
射血分数	2D	A4C 和 A2C	调整深度，使心内膜显影清晰，应用谐波成像，必要时应用造影剂	在两个切面分别于 ED 和 ES 时仔细描记心内膜边缘
dP/dt	连续波多普勒	MR 反流束，通常从心尖切面观察	调整患者体位和探头角度以得到最大的 MR 速度，减小速度灰度，增加扫描速度	从多普勒 MR 速度曲线上测量从 1m/s 升至 3m/s 的时间间期
PA 压力	连续波多普勒	胸骨旁和心尖	调整患者体位和探头角度以得到最大的 TR 速度	根据 IVC 的大小和外观估计右心房压
心输出量	2D 和脉冲波多普勒	胸骨旁 LVOT 直径	保证超声声束与 LVOT 垂直，同时减小深度，调整增益，测量收缩中期直径	在收缩中期测量 LVOT 直径，从内缘至内缘，接近并平行于主动脉瓣时测量。
		心尖 LVOT VTI	将 A4C 切面的角度轻度前翘后测量 LVOT 速度，将取样容积置于主动脉瓣 LV 侧	描记 LVOT 频谱多普勒的速度包络线

A2C：心尖两腔切面；A4C：心尖四腔切面；CW：连续波多普勒；ED：舒张末；ES：收缩末；IVC：下腔静脉；LVOT：左心室流出道；MR：二尖瓣反流；VTI：速度 - 时间积分。

范例

一位 68 岁老年男性，近期出现下壁 MI，目前出现低血压。超声心动图检查显示：

LV 室壁厚度（舒张期）	8mm
LV 舒张末内径	50mm
LV 收缩末内径	33mm
心尖双平面法	
舒张末容量（EDV）	106mL
收缩末容量（ESV）	62mL
MR 反流束从 1m/s 升至 3m/s 的时间间隔	34ms
LV 节段性室壁运动	左室下壁和下侧壁中部及基底部室壁无运动
RV 大小	中度扩大
RV 收缩功能	重度减低
TR 速度（V_{TR}）	2.7m/s
下腔静脉	
直径	2.0cm
随呼吸变化	<50%
LVOT 直径（$LVOT_D$）	2.3cm
LVOT 速度 - 时间积分（VTI_{LVOT}）	11cm
心率	88 次 / 分

解读

根据舒张期测量的径线和容量值可以观察到该患者的 LV 大小正常或偏小，射血分数（EF 值）和局部室壁运动异常与近期的下壁心肌梗死变化一致。EF 值用心尖双平面法测量：

$$\begin{aligned}EF &= (EDV - ESV)/EDV \times 100\% \\ &= (106\text{ mL} - 62\text{ mL})/106\text{ mL} \times 100\% \\ &= 42\%\end{aligned}$$

仅在心内膜边界描记不清晰时才定性评估 EF。

LV *dP/dt* 用 MR 反流速度从 1m/s 升至 3m/s 的时间间期（dt）内压力下降大小计算：

$$\begin{aligned}dP/dt &= \left[4(V_2)^2 - 4(V_1)^2\right]/dt \\ &= [4(3)^2 - 4(1)^2/dt = [36 - 4\text{ mm Hg}]/.036\text{ s} \\ &= 941\text{ mm Hg/s}\end{aligned}$$

结果提示该患者的 dP/dt 轻度减低（正常值＞1000 mmHg/s）。

对 RV 大小和收缩功能进行定性分级。患者右心室中度扩大伴严重收缩功能不全提示 RV 梗死伴发 LV 下壁梗死，因为供应 LV 下壁的冠状动脉同时供应 RV 游离壁。

患者下腔静脉扩张，同时随呼吸运动变化的幅度小于 50%，提示 RA 压力中度升高（大约 10 ~ 15 mmHg）（见表 6-7）。

肺动脉收缩压（PAP）用 TR 速度（V_{TR}）和估计的 RA 压力值计算：

$$\begin{aligned}PAP &= 4(V_{TR})^2 + RAP = 4(2.7)^2 + 10 = 29 + 10 \\ &= 39\text{ mm Hg}\end{aligned}$$

结果提示肺动脉压轻度升高。

用 LVOT 的直径计算血流圆形断面的截面积（CSA）：

$$CSA_{LVOT} = \pi(LVOT_D/2)^2 = 3.14(2.3/2)^2 = 4.2\text{ cm}^2$$

跨主动脉瓣的每搏量（SV）（cm^3=mL）即为：

$$\begin{aligned}SV_{LVOT} &= (CSA_{LVOT} \times VTI_{LVOT}) \\ &= 4.2\text{ cm}^2 \times 11\text{ cm} = 46\text{ cm}^2\end{aligned}$$

CO 等于：

$$\begin{aligned}CO &= SV \times HR = 46\text{ mL} \times 88\text{ beats/min} \\ &= 4020\text{ mL/min or } 4.02\text{ L/min}\end{aligned}$$

心脏指数（CI）为：

$$\begin{aligned}CI &= CO/BSA = 4.02\text{ L/min}/1.8\text{ m}^2 \\ &= 2.23\text{ L/min/m}^2\end{aligned}$$

患者 CI 减低 [正常时＞ 2.5 L/(min · m^2)] 是由于 RV 心肌梗死导致 LV 前负荷减低同时 LV 收缩功能轻度减低。

作为检查内部一致性的超声数据，也可以用 2D 心尖双平面法测量的容积计算 SV 和 CO：

$$\begin{aligned}SV &= EDV - ESV = 106\text{ mL} - 62\text{ mL} = 44\text{ mL} \\ CO &= SV \times HR = 44\text{ mL} \times 88\text{ beats/min} \\ &= 3872\text{ mL/min or } 3.87\text{ L/min}\end{aligned}$$

两种方法测量的每搏量和心输出量的差别（多普勒频谱和 2D）在正常测量允许的误差内。如果存在严重的二尖瓣反流，跨主动脉瓣多普勒测量的 SV 将会小于 2D 心尖双平面法的测量结果（见第 12 章）。

舒张功能的定量

参数	方式	经胸切面	经食管切面	记录方式	测量值
LV 流入道瓣尖处	脉冲多普勒	心尖四腔切面（A4C），取样容积 2 ～ 3 mm 置于二尖瓣瓣尖处	高位四腔切面，取样容积置于瓣尖处	平行于血流 正常呼吸 低壁滤波	*E* 峰：舒张早期充盈速度（m/s） *A* 峰：心房收缩后充盈速度（m/s） *E/A* 比值 *DT*：减速时间（ms）
LV 流入道瓣环处	脉冲多普勒	A4C，取样容积 2 mm 置于二尖瓣瓣环处	高位四腔切面，取样容积置于瓣环处	平行于血流 正常呼吸 低壁滤波	A_{dur}：心房充盈速度的持续时间（ms）
心肌组织多普勒	脉冲多普勒	A4C，取样容积 2 ～ 3 mm 置于间隔的基底段	高位四腔切面，取样容积 2 ～ 3 mm 置于间隔的基底段	低增益 低壁滤波	*E′* 峰：舒张早期组织多普勒速度（m/s） *A′* 峰：心房收缩后舒张期组织多普勒速度（m/s） *E/E′* 比值：左室流入道 *E* 峰与组织多普勒 *E′* 的比值
IVRT	脉冲多普勒	心尖五腔切面，取样容积 3 ～ 5 mm 置于二尖瓣和主动脉瓣的中间位置	高位五腔切面（朝向主动脉瓣），取样容积 3 ～ 5 mm 置于二尖瓣和主动脉瓣的中间位置	清晰显示主动脉瓣关闭和跨二尖瓣血流 低壁滤波	IVRT：等容舒张时间（ms）
肺静脉（PV）	脉冲多普勒（彩色引导定位）	A4C，彩色血流引导下，显示右上肺静脉	高位切面显示左上肺静脉（可显示所有肺静脉）	取样容积 2mm，置于肺静脉内 1 ～ 2cm	PV_S：收缩期峰值速度 PV_D：舒张期峰值速度 PV_a：心房逆向波峰值速度 a_{dur}：肺静脉心房逆向波持续时间（ms）

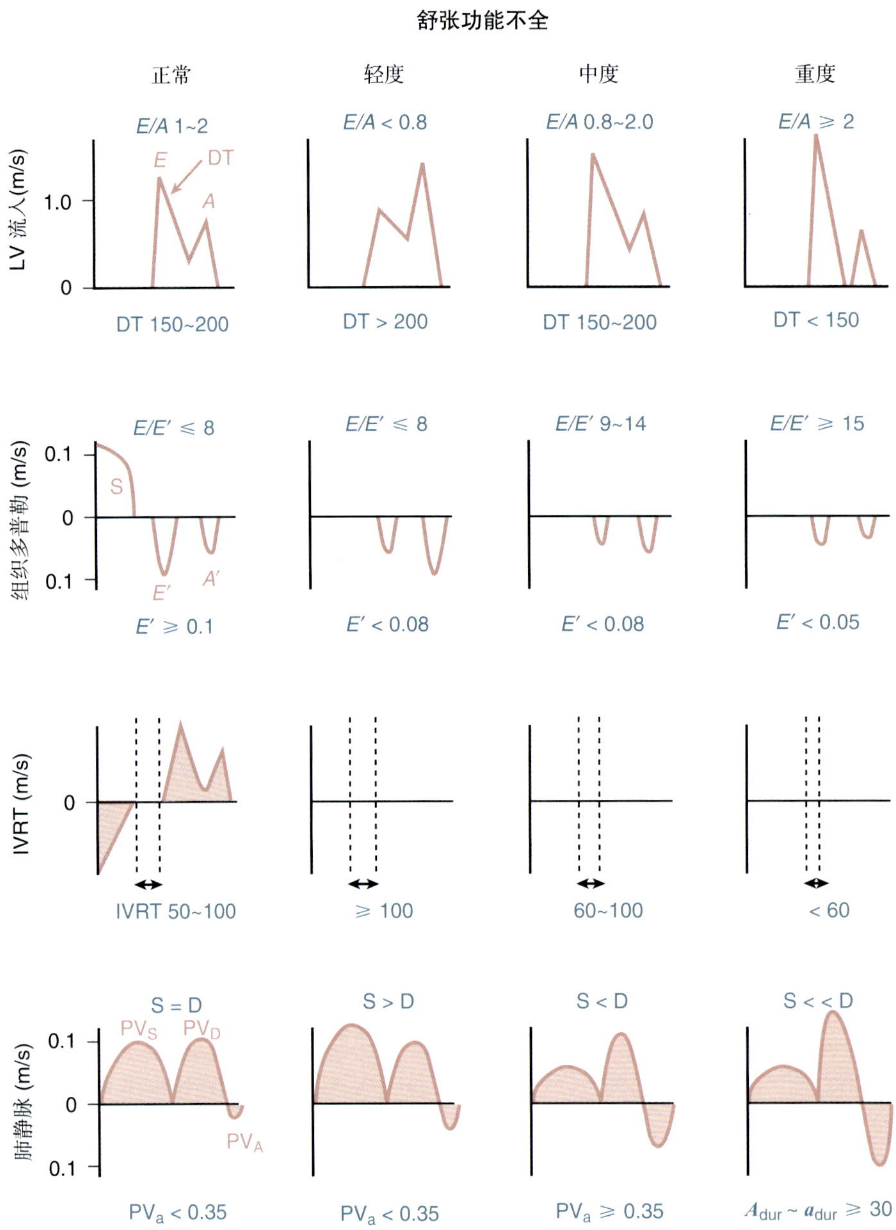

正常、轻度、中度、重度舒张功能不全患者典型的多普勒波形示意图。最上一行显示左心室流入血流舒张充盈的 *E* 峰和 *A* 峰，第二行显示组织多普勒在二尖瓣环室间隔侧记录的心肌舒张早期 *E′* 峰和心房收缩的 *A′* 峰和预计的 *E/E′* 值，第三行显示的等容舒张时间（IVRT），最下一行显示肺静脉血流波形，前向血流的收缩波（S）和舒张波（D）以及肺静脉血流的心房逆向波（PV_a）

舒张功能不全的分类				
病理生理学	正常	轻度 松弛↓	中度 松弛↓，LV EDP↑	重度* 顺应性↓，LV EDP↑↑
E/A 比值	1 ~ 2	< 0.8	0.8 ~ 2.0‡	≥ 2.0
DT(ms)	150 ~ 200	> 200	150 ~ 200	< 140
E′ (cm/s)	≥ 10	< 8	< 8	< 5
E/E′ 值	≤ 8	< 8	9 ~ 14	≥ 15
IVRT(ms)	50 ~ 100	≥ 100	60 ~ 100	≤ 60
PV S/D	≌ 1	S > D	S < D	S << D
PV_a(m/s)	< 0.35	< 0.35†	≥ 0.35	≥ 0.35
a_{dur}-A_{dur}(ms)	< 20	< 20†	≥ 30	≥ 30

DT：减速时间；LV EDP：左心室舒张末期压力。

* 不可逆的严重功能不全的另一个特点是 Valsalva 动作时 *E* 峰下降消失。

† 如果充盈压增加 PV_a 持续时间和速度可能增加

‡ Valsalva 动作时 *E/A* < 1.0

Modified from Canadian Consensus Guidelines (Rakowki et al: J Am Soc Echocardiogr 9:736–760, 1996; Yamada et al: J Am Soc Echocardiogr 15:1238–1244, 2002; Redfield, JAMA 289:194–202, 2003; Lester et al: J Am Coll Cardiol 51:679–689, 2008.

范例

62 岁男性，超声心动图显示淀粉样变性，心室壁均匀增厚，EF 为 52%。舒张功能参数如下所示：

E 速度	1.0 m/s
A 速度	0.6 m/s
DT	160 ms
A_{dur}	130 ms
E′	0.07 m/s
E′ /*A′*	< 1
IVRT	40 ms
PV_S/PV_D	< 1
PV_a	0.4 m/s
a_{dur}	155 ms

此患者 *E/A* 比值> 1, 但是 *E′*/A′ > 1，提示 *E/A* 比值为假性正常化，为中度舒张功能不全，顺应性下降。等容舒张时间（IVRT）缩短以及相对短的减速时间（DT）均进一步证实中度舒张功能不全。

E/E′ 比值为 14，PV_a > 0.35m/s，以及肺静脉心房血流持续时间减去二尖瓣环心房血流持续时间 > 20ms，提示左心室充盈压升高。

缺血性心脏病

心肌缺血
负荷超声方法
平板运动试验
仰卧蹬车试验
多巴酚丁胺药物负荷试验
数字化动态图像观察
短轴中段切面（乳头肌水平）
心尖四腔心切面
心尖两腔心切面
心尖（或胸骨旁）长轴切面
解读
运动持续时间
心率和血压
症状
静息和负荷状态下室壁运动情况
静息和负荷状态下射血分数
应用
冠状动脉疾病的诊断
病变的严重程度
病变血管的数量
危险心肌的范围
左心室整体收缩功能
左心室舒张功能
临床预后

终末期缺血性心脏病
LV 收缩功能障碍
射血分数下降
dP/dt 下降
可能显示局部室壁运动形式
RV 收缩功能障碍
如果 RV 心肌梗死或肺动脉压力升高，可能会存在
二尖瓣反流（MR）
缺血性 MR 的多种机制
LV 扩张和收缩功能障碍
局部室壁运动异常
乳头肌功能障碍或断裂
定量评价反流的严重程度（见第 12 章）
LV 室壁瘤
舒张期室壁运动异常伴运动减弱
血栓形成

终末期缺血性心脏病和扩张型心肌病或慢性心脏瓣膜病所造成的左心室收缩功能障碍的鉴别诊断

超声表现	终末期缺血性心脏病	扩张型心肌病	慢性心脏瓣膜病
LV 射血分数	中到重度降低	中到重度降低	中到重度降低
节段性室壁运动异常	可能存在	无	无
RV 收缩功能	正常	降低	不确定
肺动脉压	升高	升高	升高
二尖瓣反流	中度	中度	中到重度
主动脉瓣反流	不明显	不明显	中到重度

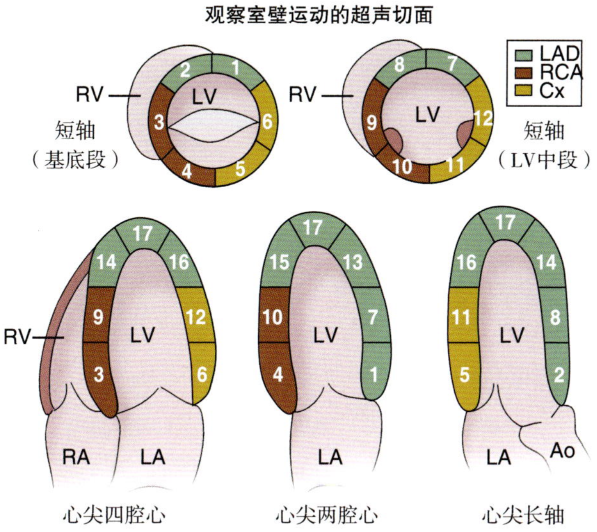

超声心动图评价室壁运动的切面图。在短轴切面的基底段和心室中段水平，左心室被划分成前壁（1、7）、前间隔（2、8）、下间隔（3、9）、下壁（4、10）、下外侧壁（5、11）和前外侧壁（6、12）6个节段。在心尖段，左心室被划分成4个节段：前壁（13）、间隔（14）、下壁（15）和侧壁（16），此外还有心尖（17）。图中，左前降支（LAD）供血的分布区域显示为绿色，右冠状动脉（RCA）显示为红色，左回旋支（Cx）显示为黄色。

负荷超声心动图

参数	模式	切面	记录	解读
静息下局部室壁运动	二维	PSAX 心腔中段水平 心尖四腔心 心尖两腔心 心尖长轴	图像的深度应仅包含左室，清晰显示心内膜边界，必要时运用声学造影剂	从数字化动态模式下储存的一系列图像中选择最佳图像用以分析
负荷局部室壁运动	二维	PSAX 心腔中段水平 心尖四腔心 心尖两腔心 心尖长轴	同静息状态图像深度，清晰显示心内膜边界，必要时运用声学造影剂	在相同切面及最佳图像下对比基线和负荷状态室壁运动情况
临床和血流动力学数据		症状 心率和心律 血压	试验中应连续采集图像，关注每一个负荷水平的信息价值	达到最大运动量的水平会影响负荷超声检测缺血的结果准确性
LV 收缩功能	二维和多普勒超声	射血分数 *dP/dt*	心尖双平面 EP 法 连续多普勒 MR 反流束	

PSAX：胸骨旁短轴；MR：二尖瓣反流。

急性心肌梗死

室壁运动异常的检测

反复胸痛患者的评价

再灌注治疗效果的判定

急性心肌梗死并发症的检测

- LV 收缩功能障碍
- LV 血栓
- 室壁瘤的形成
- 急性二尖瓣反流
- 室间隔缺损
- LV 破裂（假性室壁瘤）
- 心包积液

心肌病、高血压性心脏病和肺心病

心力衰竭的超声心动图鉴别诊断

缺血性疾病
瓣膜病
高血压性心脏病
心肌病
　扩张型
　肥厚型
　限制型
　其他
心包疾病
　缩窄性
　心脏压塞
肺心病

心肌病：典型特征

	扩张型	肥厚型	限制型	运动员心脏
LV 收缩功能	中 - 重度↓	正常	正常	正常
LV 舒张功能	可能异常	异常	异常	正常
LV 肥厚	左室质量增加，是由于 LV 扩张而室壁厚度正常	非对称的 LV 肥厚	向心性 LV 肥厚	正常室壁厚度
心腔扩大	所有四个心腔	如果存在 MR 则有双房扩张	LA 和 RA 均扩张	LV 扩张
流出道梗阻	无	可能有动力性 LV 流出道梗阻	无	无
LV 舒张末压	升高	升高	升高	正常
肺动脉压	升高	升高	升高	正常

MR：二尖瓣反流。

鉴别室壁厚度增加的原因

	高血压性心脏病	肥厚型心肌病	限制型心肌病
左室肥厚	有	有	有
肥厚的模式	向心性	不对称	向心性
高血压的临床病史	有	无	无
流出道梗阻	左室中部梗阻	动力性主动脉瓣下梗阻	无
RV 肥厚	无	可能有	有
肺动脉高压	轻度	轻度	中度
LV 收缩功能	疾病初期正常，但晚期可能下降	正常	疾病初期正常，但晚期可能下降
LV 舒张功能	异常	异常	异常

超声心动图研究心肌病的方法

模式	超声切面和血流	测量
图像	LV 大小和收缩功能	LV EDV、LV ESV 心尖双平面射血分数
	LV 肥厚的模式及程度	左室质量
	动力性 LV 流出道梗阻的证据	二尖瓣的 SAM 征
	RV 大小和收缩功能	主动脉瓣收缩中期关闭
	LA 的大小	
多普勒超声	评价瓣膜反流	如果反流程度大于轻度，测量流颈宽度
	LV 舒张功能	评估左室舒张功能不全，并对严重程度分类，估计 LV EDP
	LV 收缩功能	通过二尖瓣反流测量 dP / dt 计算心输出量
	肺动脉压	通过三尖瓣反流和 IVC 测量 PA 收缩压 肺动脉反流估计 PA 舒张压 估计肺阻力
	彩色、脉冲和连续波多普勒定量流出道梗阻	最大流出道压力梯度

LV：左心室；EDV：舒张末容积；ESV：收缩末容积；EDP：舒张末压力；IVC：下腔静脉；PA：肺动脉。

心包疾病

心包积液

切面

- 胸骨旁
- 心尖
- 剑突下

与胸腔积液鉴别

量

- 小量（< 0.5cm）
- 中量（0.5 ~ 2.0cm）
- 大量（> 2.0cm）

弥漫性与局限性比较

中至大量时评价压塞的生理改变

需要时 TEE，尤其在术后患者

心脏压塞

临床表现

低心输出量

静脉压升高

奇脉

低血压

2D 超声

中至大量积液

RA 收缩期塌陷（持续时间超过收缩期的 1/3）

RV 舒张期塌陷

RV 和 LV 容量相反的呼吸变化

下腔静脉淤血

多普勒

RV 和 LV 舒张期充盈的呼吸变化

在吸气后第一次心搏 RV 充盈增加

在吸气后第一次心搏 LV 充盈减少

缩窄性心包炎

M 型 /2D

心包增厚

正常的 LV 大小和收缩功能

LA 增大

舒张期室壁运动平直

室间隔在舒张早期突然的后向运动

扩张的下腔静脉和肝静脉

多普勒

肝静脉或上腔静脉血流形态 *y* 降支明显

LV 流入道显示 *E* 峰增高伴快速的舒张早期减速斜率和减小的或缺失的 *A* 峰

在吸气后第一次心搏 LV IVRT 增加 > 20%

RV/LV 舒张期充盈的呼吸变化率（> 25%）伴吸气时 RV 充盈 ↑ 和 LV 充盈 ↓

组织多普勒 *E′* ↑

肺静脉血流显示

- 明显的 *a* 波
- 收缩期顿挫

LV 假性室壁瘤

正常心肌突然移行为瘤

心肌和瘤呈锐角

瘤颈狭小

瘤颈和瘤体的直径比 < 0.5

可能有血栓附着

主动脉瓣狭窄

主动脉瓣狭窄：超声方法	
瓣膜解剖	钙化
	二叶化（收缩期 2 个瓣叶）
	风湿性
狭窄程度	射流速度（V_{max}）
	平均压力阶差（ΔP_{mean}）
	LVOT/AS 流速比
	主动脉瓣面积
合并 AR	严重程度的定性评估
LV 反应	LV 肥厚
	LV 内径或容积
	LV 射血分数
其他检查	肺动脉压
	二尖瓣反流

AR：主动脉瓣反流。

范例

老年女性，82 岁，临床表现为劳力性呼吸困难，查体发现心底部 3/6 级收缩期杂音，向颈部放射，伴单一第二心音（S2）及颈动脉搏动减弱。

超声心动图显示主动脉瓣钙化伴随：

主动脉射流速度（V_{max}）	4.2 m/s
流速 - 时间积分 (VTI_{AS})	68 cm
平均压差	45 mm Hg
LV 流出道直径（$LVOT_D$）	2.1 cm
LV 流出道速度（V_{LVOT}）	0.9 m/s
流速时间积分（VTI_{LVOT}）	14cm

最大射流速度 达 4.2 m/s 表明严重狭窄，该数值通过对平均压力阶差和最大压力阶差的计算而确定。

最大压力阶差 是通过对主动脉瓣最大射流速度（V_{max}）的如下计算而得：

$$\Delta P_{max} = 4(V_{max})^2 = 4(4.2)^2 = 71\,\text{mm Hg}$$

平均压力阶差 是在整个收缩射血期通过描记连续多普勒流速曲线的外缘，应用超声仪器计算并均化整个收缩期瞬时压力阶差而计算得出。估算平均阶差的简化方法为：

$$\Delta P = 2.4(V_{max})^2 = 2.4(4.2)^2 = 42\,\text{mm Hg}$$

为了校正跨瓣容量流量率，速度比与瓣膜面积的计算方法如下：

速度比：

$$V_{LVOT}/V_{max} = 0.9/4.2 = 0.21$$

（无量纲指数）

主动脉瓣面积：

$$AVA = (CSA_{LVOT} \times VTI_{LVOT})/VTI_{AS\text{-}jet}$$

此处左室流出道（LVOT）的横断面积（CSA）为：

$$CSA_{LVOT} = \pi(LVOT_D/2)^2 = 3.14(2.1/2)^2 = 3.46\,\text{cm}^2$$

因此：

$$AVA = (3.46\,\text{cm}^2 \times 14\,\text{cm})/68\,\text{cm} = 0.71\,\text{cm}^2$$

瓣膜面积简化公式为：

$$AVA = (CSA_{LVOT} \times V_{LVOT})/V_{max}$$

因此：

$$AVA = (3.46\,\text{cm}^2 \times 0.9\,\text{cm/s})/4.2\,\text{cm/s} - 0.74\,\text{cm}^2$$

平均阶差（> 40 mmHg）、速度比（< 0.25）以及瓣膜面积（< 1.0 cm^2）符合严重瓣膜狭窄。

主动脉瓣狭窄的严重程度分级	轻度	重度
射流速度（m/s）	< 3.0	> 4.0
平均阶差（mmHg）	< 20	> 40
速度比	> 0.50	< 0.25
瓣膜面积 (cm^2)	> 1.5	< 1.0

主动脉瓣狭窄严重程度的定量				
组成	模式	切面	记录	测量
LVOT 内径（$LVOT_D$）	2D	胸骨旁长轴	调整成像深度，优化内膜界限，变焦模式	收缩中期心内缘至 LVOT 内缘，平行并邻近主动脉瓣
LVOT 血流 V_{LVOT} VTI_{LVOT}	脉冲多普勒	心尖四腔心（向前成角）	取样容积 2 ~ 3mm，有确定流速峰值的包络，由瓣膜处的取样容积开始向心尖移动	沿边界描记速度曲线
AS 射流 V_{max} $VTI_{AS\text{-}jet}$	CW 多普勒	心尖、SSN、其他	从多个窗口检查，谨慎进行定位及传感器成角以获得最高流速信号	在密集流速曲线的边缘测定流速最大值 $\Delta P_{max}=4(V_{max})^2$
连续方程主动脉瓣面积（AVA）			$AVA(cm^2)=[\pi(LVOT_D/2)^2\times VTI_{LVOT}]/VTI_{AS\text{-}jet}$	
简化连续方程			$AVA(cm^2)=[\pi(LVOT_D/2)^2\times V_{LVOT}]/V_{AS\text{-}jet}$	
速度比			速度比 = $V_{LVOT}/V_{AS\text{-}jet}$	

AS：主动脉瓣狭窄；CW：连续波；LVOT：左心室流出道；SSN：胸骨上切迹；V_{LVOT}：左心室流出道速度；V_{max}：最大流速；VTI：速度 - 时间积分。

二尖瓣狭窄

二尖瓣狭窄：超声方法	
瓣膜解剖	瓣膜增厚及活动度 钙化 交界处融合 瓣下受累
狭窄程度	2D 法瓣膜面积 平均压力阶差 压力减半法瓣膜面积
左心房（LA）	大小 瓣膜成形术前 TEE 评估血栓
合并 MR	严重程度的定性评估
肺血管情况	肺动脉收缩压，RV 大小及功能
其他检查	主动脉瓣受累情况 LV 大小和收缩功能

2D：二维；MR：二尖瓣反流；TEE：经食管超声心动图。

范例

一例 26 岁妊娠妇女，临床表现为呼吸困难，查体发现心尖区舒张期杂音。超声心动图显示风湿性二尖瓣狭窄伴随：

2D 法二尖瓣口面积（MVA_{2D}）	0.8 cm^2
平均 ΔP	5 mmHg
T½	260 ms
二尖瓣（MV）形态学评分：	
瓣叶厚度	2
活动度	1
钙化	1
瓣下结构	2
总分	6
三尖瓣反流束速度	3.1 m/s
估测右房 (RA) 压	10mmHg
二尖瓣反流	轻度

平均压力阶差 是在整个收缩射血期通过描记连

续波多普勒流速曲线的外缘，应用超声仪器计算并均化瞬时压力阶差而计算得出。

多普勒二尖瓣口面积（MVA $_{多普勒}$）计算如下：

$$MVA_{多普勒} = 220/T½ = 220/260 = 0.85\,cm^2$$

2D 法二尖瓣口面积及压力减半时间法瓣口面积测定显示出合理的一致性，且两种测定结果均与严重二尖瓣狭窄相一致。

肺动脉压 (PAP) 为：

$$PAP = 4(V_{TR})^2 + RAP = 4(3.1)^2 + 10\ mm\ Hg = 48\ mm\ Hg$$

肺动脉压的中等程度升高符合严重二尖瓣狭窄的继发性改变。

二尖瓣形态学评分偏低且仅存在轻度二尖瓣反流，表明该患者进行球囊二尖瓣瓣膜成形术的术后即刻及长期的成功可能性高。需要 TEE 在进行二尖瓣瓣膜成形术前评估左心房（LA）血栓。

二尖瓣狭窄严重程度分级

	轻度	重度
平均阶差（mmHg）	< 5	> 15
肺动脉压（mmHg）	< 30	> 60
瓣膜面积（cm^2）	> 1.5	< 1.0

二尖瓣狭窄严重程度的定量

参数	模式	切面	记录	测量
2D 瓣膜面积	2D	胸骨旁短轴	从心尖到心底扫描以确定最小瓣膜面积	面积法应测量暗 / 亮交界的内侧缘
平均 ΔP	HPRF 多普勒	心尖四腔心或长轴	校准多普勒声束与狭窄射流平行。调整角度以获得具有清晰峰及线性减速斜面的平滑包络线	描记流速曲线频谱的最大值
压力减半时间	HPRF 多普勒	心尖四腔心或长轴观	与平均阶差相同。调整尺度以便流速曲线填充屏幕。HPRF 通常较 CW 多普勒信号的杂音小。	从流速最大值沿舒张中期线性斜面做一划线 MVA – 220/T½

2D：二维；CW：连续波；HPRF：高脉冲重复频率；MVA：二尖瓣口面积。

主动脉瓣反流

主动脉瓣反流：超声方法	
病因	瓣膜异常 主动脉扩张
反流的严重程度	流颈宽度 降主动脉全舒张期血流逆流（*原文为全收缩期——译者注*） CW 频谱速度降低坡度 RSV、RF 和 ROA 的计算
合并主动脉瓣狭窄	主动脉瓣血流速度
LV 反应	LV 大小和容量 LV 射血分数 *dP/dt*
其他发现	主动脉窦或升主动脉扩张 主动脉缩窄（伴二叶式主动脉瓣）

CW：连续波；RF：反流分数；ROA：反流口面积；RSV：每搏反流容量。

范例

一名 37 岁男子因无症状性舒张期杂音来做检查。超声心动图显示为二叶式主动脉瓣，伴有轻度以上的主动脉瓣反流（AR）：

流颈宽度	5mm
降主动脉	降主动脉胸段全舒张期血流逆流，但在腹主动脉近段未见到
CW 多普勒	AR 信号密度不如前向血流密度强，$VTI_{AR}=150\,cm$
LVOT 直径（$LVOT_D$）	2.8cm
VTI_{LVOT}	24cm
二尖瓣环（MA）直径	3.1cm
VTI_{MA}	12cm

流颈宽度 提示轻度以上 AR，可能是中度或重度。

腹主动脉近段的 *全舒张期血流逆流* 符合重度 AR。降主动脉胸段舒张期血流逆流提示至少中度 AR，但对诊断重度 AR 无特异性。

CW 多普勒信号密度 提示至少中度 AR，降速斜率 $> 3m/s^2$，但 $< 5m/s^2$ 也符合中或重度 AR。

接下来，计算每搏反流容积（RSV）、反流分数（RF）和反流口面积（ROA）。

用左心室流出道（LVOT）和二尖瓣环（MA）直径，可计算出血流的圆形截面积：

$$CSA_{LVOT} = \pi(LVOT_D/2)^2 = 3.14(2.7/2)^2 = 6.2\,cm^2$$
$$CSA_{MA} = \pi(MA_D/2)^2 = 3.14(3.1/2)^2 = 7.5\,cm^2$$

跨过每个瓣膜的 *每搏量*（SV）（cm^3= mL），即为：

$$\begin{aligned} SV_{LVOT} &= (CSA_{LVOT} \times VTI_{LVOT}) \\ &= 6.2\,cm^2 \times 24\,cm \\ &= 149\,cm^3 \\ SV_{MA} &= (CSA_{MA} \times VTI_{MA}) \\ &= 7.5\,cm^2 \times 12\,cm = 91\,cm^3 \end{aligned}$$

每搏反流量（RSV）是从跨主动脉瓣的总每搏量（TSV）和跨二尖瓣的前向每搏量（FSV）计算得出：

$$RSV = TSV - FSV = 149\,mL - 91\,mL = 58\,mL$$

反流分数（RF）为：

$$RF = RSV/TSV \times 100\% = 58\,mL/149\,mL \times 100\% = 39\%$$

反流口面积（ROA）为：

$$ROA = RSV/VTI_{AR} = 58\,cm^3/204\,cm = 0.28\,cm^2$$

RSV、RF 和 ROA 均符合中度（但接近重度）AR。

主动脉瓣反流严重程度的定量评估				
参数	方法	切面	记录	测量和计算
流颈宽度	彩色血流显像	胸骨旁长轴	调整角度、减少探测深度、窄扇角、局部放大	在近端血流汇聚与远端流束扩散之间反流束最窄段
降主动脉舒张期血流逆流	脉冲多普勒	剑突下和 SSN	取样容积 2 ~ 3mm，减少壁滤波，调整尺度	全舒张期血流逆流的证据
CW 多普勒信号（密度、斜率、VTI）	CW 多普勒	心尖	仔细放置探头位置并调整角度来获取清楚的信号	比较前向和逆向血流的信号密度，测定沿致密信号边缘的斜率
两处的容量流量（RSV、RF、ROA）	2D 和脉冲多普勒	胸骨旁（2D）和心尖	LVOT 直径和 VTI 二尖瓣环直径和 VTI	$TSV= SV_{LVOT} = (CSA_{LVOT} \times VTI_{LVOT})$ $FSV= SV_{MA} = (CSA_{MA} \times VTI_{MA})$ $RSV= TSV - FSV$ $ROA= RSV/VTI_{AR}$

2D：二维；CSA：横截面积；CW：连续波；FSV：前向每搏量，RF：反流分数；ROA：反流口面积；RSV：每搏反流量；SSN：胸骨上窝；TSV：总每搏量；VTI：速度 - 时间积分。

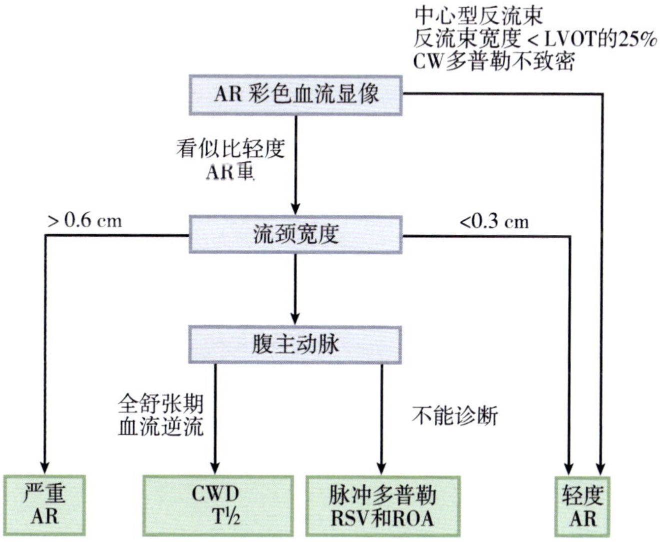

二尖瓣反流

二尖瓣反流：超声方法	
病因	原发性瓣膜疾病 继发性（功能性）
反流的严重程度	流颈宽度 反流束方向（中心性、偏心性） CW 多普勒信号 RSV、RF 和 ROA 的计算 中心性反流束：PISA 法 偏心性反流束： 两处容量流量 肺静脉血流逆流
LV 反应	LV 大小或容量 LV 射血分数 *dP/dt*
肺血管	肺动脉收缩压 RV 大小和收缩功能
其他发现	LA 大小

CW：连续波；RF：反流分数；ROA：反流口面积；RSV：每搏反流量；PISA：近端等速表面积。

范例

一名 52 岁扩张型心肌病男性患者，因心力衰竭症状恶化来就诊。

超声心动图显示左心室扩大，EF 32%，伴中心性二尖瓣反流（MR）：

流颈宽度	8 mm
CW 多普勒	MR 信号密度与前向血流密度相似，无 *v* 波证据。
	dP/dt = 840 mmHg/s
	最大 MR 速度 = 4.6m/s
	VTI_{MR} = 130 cm
PISA 半径	1.2 cm（此处应为 1.0cm——译者注）
混叠偏移速度	30 cm/s
右上肺静脉	收缩期血流逆流

流颈宽度 提示为重度 MR。

CW 多普勒信号 密度提示为中度至重度 AR，未见到 v 波提示疾病为慢性过程。*dP/dt* < 1000 mmHg/s 符合左心室收缩功能下降。

彩色血流 提示为中心性反流束，故近端等速表面积法（PISA）可用来对反流严重程度进行定量评估。

PISA 可通过测量半径来计算：

$$PISA = 2\pi r^2 = 2\pi(1.0\ cm)^2 = 6.3\ cm^2$$

最大瞬时血流反流率（R_{FR}）由 PISA 和混叠偏移速度（$V_{aliasing}$）计算得出：

$$R_{FR} = PISA \times V_{aliasing} = 6.3\ cm^2 \times 30\ cm/s = 189\,cm^3/s$$

最大反流口面积（ROA）（瞬时的）则可通过 R_{FR} 和 MR 反流束速度（式中 4.6 m/s = 460 cm/s）计算得出：

$$ROA_{max} = R_{FR}/V_{MR} = (189\ cm^3/s)/460\ cm/s = 0.41\,cm^2$$

该 ROA 符合重度 MR。

收缩期的 *每搏反流量*（RSV）可被计算出：

$$RSV = ROA \times VTI_{MR} = 0.41\ cm^2 \times 130\ cm = 53\ cm^3 \text{ 或 } mL$$

该 RSV 符合中度 MR。

如果反流束是偏心性的，定量评估时，正如上述主动脉瓣反流的评估方法，应采用跨主动脉瓣（前向）每搏量和跨二尖瓣（总的）每搏量进行计算。

二尖瓣反流严重程度的定量评估				
参数	方法	切面	记录	测量和计算
流颈宽度	彩色血流显像	胸骨旁长轴	调整角度、减小探测深度、窄扇角、局部放大	在近端血流汇聚与远端流束扩散之间反流束最窄段
彩色血流显像	彩色血流显像	胸骨旁和心尖	窄扇角、减小探测深度	中心性或是偏心性、血流朝向前或是朝向后
CW 多普勒信号	CW 多普勒	心尖	仔细放置探头位置并调整角度，来获取清楚的信号	比较前向和逆向血流的信号密度
PISA	彩色血流显像	A4C 或心长轴	减小探测深度、窄扇角、局部放大 调整混叠偏移速度使 PISA 呈半球状，测定从混叠边缘至反流口的距离	$PISA = 2\pi r^2$ $R_{FR} = PISA \times V_{aliasing}$ $ROA_{max}=R_{FR}/V_{MR}$ $RSV = ROA \times VTI_{MR}$
两处的容量流量	2D 和脉冲多普勒	胸骨旁和心尖	LVOT 直径和 VTI 二尖瓣环（MA）直径和 VTI	$TSV=SV_{MA}=(CSA_{MA}\times VTI_{MA})$ $FSV=SV_{LVOT}=(CSA_{LVOT}\times VTI_{LVOT})$ $RSV=TSV - FSV$ $ROA=RSV/VTI_{MR}$
2D LV 总每搏量和多普勒 LVOT FSV	2D 和脉冲多普勒	胸骨旁和心尖	LVOT 直径和 VTI 心尖双平面 LV 容量	TSV= EDV − ESV (用 2D LV 容量) $FSV= SV_{LVOT}= (CSA_{LVOT}\times VTI_{LVOT})$ $RSV= TSV - FSV$ $ROA= RSV/VTI_{MR}$
肺静脉血流	脉冲多普勒	TTE 上 A4C，但常需 TEE	全部四支肺静脉的血流	定性的、收缩期血流逆流

A4C：心尖四腔切面；CW：连续波；CSA：横截面积；EDV：舒张末期容量；ESV：收缩末期容量；FSV：前向每搏量；LVOT：左心室流出道；PISA：近端等速表面积；R_{FR}：瞬时血流反流率；ROA：反流口面积；RSV：每搏反流量；TSV：总每搏量；VTI：速度 - 时间积分。

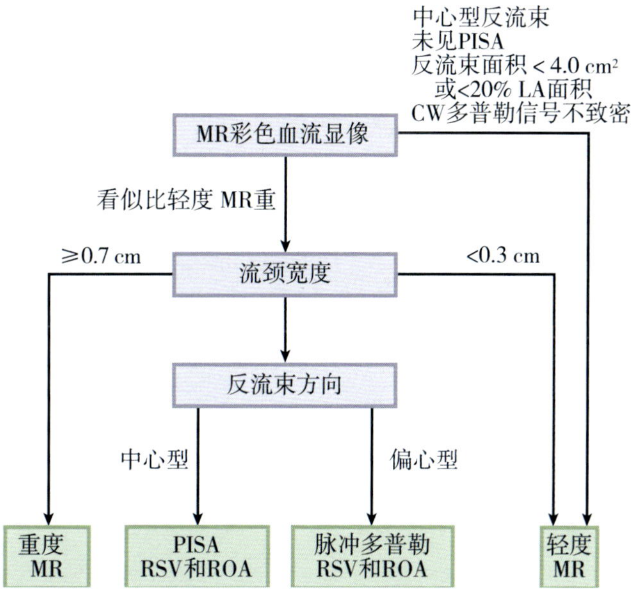

人工瓣膜

经胸检查

成像	瓣叶厚度和运动
	LV 大小、室壁厚度和收缩功能
多普勒	人工瓣前向流速
	评估狭窄
	仔细探查反流
	肺动脉压

经食管检查

成像	瓣叶厚度和运动
	探查二尖瓣人工瓣心房侧
	LV 大小、室壁厚度和收缩功能
多普勒	人工瓣前向流速
	评估狭窄
	仔细探查反流
	肺动脉压

人工瓣膜的经胸多普勒评估

组成	模式	切面	记录	测量
前向流速	脉冲或 CW 多普勒	心尖	跨二尖瓣或跨主动脉瓣前向速度	峰值速度（与相应瓣膜类型和大小的正常值相比）
测量瓣膜狭窄	脉冲或 CW 多普勒	心尖	仔细寻找获得最高流速信号的位置	平均压差 主动脉瓣：LVOT 和主动脉流速之比 二尖瓣：压力降半时间
瓣膜反流	彩色成像和 CW 多普勒	胸骨旁心尖、SSN	彩色多普勒上射流的起源、方向和大小 每个瓣的 CW 多普勒 肺静脉血流 降主动脉血流	流颈宽度 CW 多普勒信号强度 肺静脉收缩期血流逆流（MR） 降主动脉血流逆流（AR）
肺动脉压	CW 多普勒	RV 流入道和心尖	三尖瓣反流速度 IVC 大小和变化度	用 TR 反流束的 $4v^2$ 加估计的 RA 压计算 PA 收缩压

AR：主动脉瓣反流；CW：连续波；IVC：下腔静脉；LVOT：左心室流出道；MR：二尖瓣反流；PA：肺动脉；SSN：胸骨上窝；TR：三尖瓣反流。

人工瓣功能障碍的超声心动图征象

- 跨瓣前向流速增加
- 瓣口面积减小（连续方程或 *T*½）
- 彩色血流图上反流增加
- CW 多普勒信号强度增加
- 进行性心腔扩大
- 左心室肥厚持续存在
- 重新出现的肺动脉高压

范例

62 岁男性患者，2 年前因为二尖瓣黏液瘤置换了二尖瓣机械瓣，现在心力衰竭症状加重并有收缩期杂音。还有慢性房颤。

经胸超声心动图显示：

LA 前后径	5.7cm
LV 内径（舒张期 / 收缩期）	6.2/3.8cm
射血分数	56%
跨二尖瓣 *E* 峰流速	1.8m/s

人工瓣膜的 TEE 评价

组成	模式	切面	记录	局限性
瓣膜成像	2D 超声	食管上段	二尖瓣在食管上段四腔切面 主动脉瓣在食管上段长轴和短轴切面	主动脉瓣人工瓣可能遮蔽主动脉瓣的前部 当二尖瓣和主动脉瓣均为人工瓣时，主动脉瓣声影可能遮蔽二尖瓣人工瓣
前向流速	脉冲或 CW 多普勒	食管上段或经胃心尖切面	跨二尖瓣或跨主动脉瓣的前向流速	调整多普勒声束与跨主动脉瓣的血流平行有困难；比较 TTE 数据
测量瓣膜狭窄	脉冲或 CW 多普勒	食管上段或经胃心尖切面	仔细寻找获得最高流速信号的位置	平均压差 主动脉瓣：LVOT 和主动脉流速之比（也许并非最佳平行角度） 二尖瓣：压力降半时间
瓣膜反流	彩色成像和 CW 多普勒	食管上段旋转扫描	证实反流束的起源和近端血流加速、反流束的大小和方向	测量流颈，记录肺静脉血流频谱，仔细探查异常射流
肺动脉压	CW 多普勒	RV 流入道和心尖	TR 反流束速度 IVC 大小和变化度	用 TR 反流束的 $4v^2$ 加估计的右房压计算 PAP。 很难将多普勒声束调整为与三尖瓣反流束平行，可参考 TTE 数据

2D：二维；CW：连续波；IVC：下腔静脉；LVOT：左心室流出道；TR：三尖瓣反流；TTE：经胸超声心动图。

二尖瓣压力减半时间	100ms
TR 反流速度	3.2m/s
IVC 大小和变化度	正常

彩色血流成像显示左心房部位的重影和混响，但没有发现明确的反流束。CW 多普勒显示二尖瓣反流信号，但时程显示不完整，而且没有前向血流强度高。

由于没有以前的研究结果作对比，这一经胸检查难以作出解释。LA 和 LV 的扩大和临界射血分数可能是残余的，即在换瓣手术前就一直有，也可能代表了瓣叶置换术后的进行性变化。肺动脉压力（PAP）中度升高，即：

$$PAP = 4(V_{TR})^2 + RAP = 4(3.2)^2 + 10 = 41 + 10 = 51\ mm\ Hg$$

同样，肺动脉高压可能是残余的，也可能是在换瓣术后重新出现，但是肺动脉高压的存在提示了严重人工二尖瓣反流的可能性。尽管由于来自人工瓣的声影和混响没有显示清晰的反流束，但前向血流的高流速伴压力减半时间缩短以及连续波多普勒检出了反流，都表明需要进一步的评价。

TEE 显示了见于瓣环侧面、流颈宽 7mm 的瓣周二尖瓣反流束，并有近端血流加速区，偏心射流束沿左心房后侧壁走行。左肺静脉显示明确的收缩期反流，右肺静脉显示正常收缩期血流低钝。这些发现与重度瓣周反流一致。

在 TEE 成像中由于二尖瓣人工瓣的声影和混响而不能很好地观察 LV；尽管可以获得经胃短轴切面，也无法计算射血分数。在 TEE 中获得的最大三尖瓣反流速度是 2.9m/s。由于在 TTE 成像中获得了更高的反流速度，TEE 很可能低估了肺动脉压。

总之，这名患者有重度人工瓣瓣周 MR，伴 LA 和 LV 扩大、中度肺动脉高压和临界射血分数。作为典型的人工瓣，需要联合应用 TTE 和 TEE 成像做出诊断。

心内膜炎

Duke 标准

确诊心内膜炎：2 项主要标准，或
1 项主要标准加 3 项次要标准，或
5 项次要标准

主要标准：典型的菌血症
超声发现心内膜炎的证据

次要标准：易患因素
发热
血管表现
免疫系统表现
其他微生物学证据

超声心动图方法

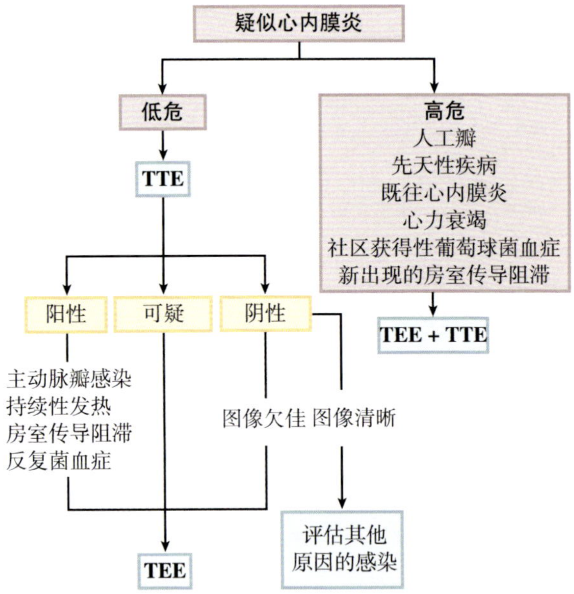

有助于诊断心内膜炎的超声表现

	定义	检查要点	诊断标准	局限性
瓣膜赘生物	靠近瓣叶独立运动的团块	应用多个声窗和影像平面 在标准切面之间变化角度 应用高频探头及图像放大模式	赘生物是诊断心内膜炎的特异性指标 经食管超声较经胸超声对赘生物的探查更敏感	非感染性团块，治愈的赘生物，伪像易被误诊为赘生物
瓣叶破坏	新近或加重的瓣叶反流	应用标准多普勒技术测量和定量评估瓣膜功能不全情况	由瓣膜赘生物所致的瓣膜功能不全是诊断心内膜炎的依据	不能排除其他原因导致的瓣膜功能障碍 对于人工二尖瓣，如果怀疑心内膜炎，食管超声检查是必需的
脓肿	好发于邻近瓣膜的部位，通常是主动脉瓣和二尖瓣瓣环处	应用多个声窗和影像平面 在标准切面之间变化角度 应用图像放大模式	经食管超声较经胸超声对于瓣周脓肿的检查更加敏感	心脏脓肿回声可表现为无回声或强回声
动脉瘤或假性动脉瘤	瓣叶、主动脉窦部或主动脉瓣二尖瓣间的纤维组织局限性扩张(动脉瘤)或破裂后形成包裹(假性动脉瘤)	寻找瓣叶、主动脉窦部的异常轮廓，或者二尖瓣前叶及主动脉根部之间的空隙。 检查主动脉区域局部膨出的回声密度。 应用彩色多普勒检查这些区域的血流	超声心动图对动脉瘤或假性动脉瘤诊断很准确，并可帮助制订临床决策	明确诊断通常需行 TEE 检查
瘘管	连接心腔和大血管的异常通道	主动脉瓣瓣周脓肿可直接破裂至 LV、LA 或 RA 或 RVOT。	彩色多普勒联合脉冲或连续多普勒技术检测异常血流，并通过测定血流动力指标做出诊断	组织破坏的程度很难通过影像学评估
人工瓣缝合环开裂	人工瓣从瓣环组织上部分分离	观察人工瓣的过度摆动（“摇滚征”），角度＞20°	人工瓣缝合环开裂，通常伴有严重的瓣周反流	出现瓣膜“摇滚征”就可以诊断，但通常罕见

RVOT：右心室流出道；TEE：经食管超声心动图。

范例

一名主动脉瓣二叶畸形的 28 岁男性患者，主诉发热和乏力 2 周，体格检查示血压 120/40mmHg，并在胸骨左缘可闻及一粗糙的舒张期杂音。血培养（3 个时间点采集）结果均阳性，为草绿色链球菌感染。根据患者的易患因素、发热及典型微生物的阳性血培养结果，可以预测患者患心内膜炎的风险高于 90%。

TTE 检查显示主动脉瓣二叶化，并于瓣叶心室面可见一团块独立摆动。患者左心室大小及收缩功能均正常。彩色多普勒显示主动脉瓣反流（AR），为一偏心反流束，流颈宽度 7mm。连续多普勒显示高密度信号，减速斜率为 120ms，并且在腹主动脉近段可见全舒张期逆向血流。

TTE 检查可以诊断心内膜炎，因为这位患者目前符合两项主要标准，诊断心内膜炎是明确的。由于其患有主动脉瓣二叶畸形，因此会有不同程度的主动脉瓣反流。鉴于患者左心室内径正常，而连续多普勒测得的主动脉瓣反流频谱有陡峭的减速斜率，考虑在原来反流的基础上并发急性 AR。AR 比较严重，因为流颈较宽，并在主动脉有全舒张期逆向血流。

第二天心电图记录到了延长的 P-R 间期（一度房室传导阻滞），并进行了 TEE 检查。TEE 显示在主动脉瓣瓣环周围可见一类似脓肿表现的无回声区，据此患者立刻进行了外科手术治疗。

心脏占位及栓子来源

可误认为异常心脏占位的心脏结构	
左心房	扩张的冠状静脉窦（永存左上腔静脉） 左上肺静脉与左心耳之间的嵴 心脏移植后心房缝合线 来自主动脉瓣钙化、人工主动脉瓣或其他邻近心房的声影造成的伪像 房间隔瘤
右心房	终末嵴 Chiari 网（欧氏瓣残留） 房间隔内脂肪瘤样增生 右心耳小梁 心脏移植后心房内缝合线 起搏导线、Swan-Ganz 导管或中心静脉管
左心室	乳头肌 LV 网状结构（异常腱索） 显著的心尖肌小梁 显著的二尖瓣环钙化
右心室	调节束 圆锥乳头肌 起搏导线、Swan-Ganz 导管
主动脉瓣	阿郎希乌斯结节 Lambl 赘生物 舒张期瓣膜基底部正面观
二尖瓣	冗长的腱索 黏液样变性的二尖瓣组织
肺动脉	左心耳（恰好位于肺动脉足侧）
心包	心外膜脂肪组织（尤其是前部） 慢性心包积液时纤维素沉积

心内占位的鉴别特征			
特征	血栓	肿物	赘生物
部位	LA（尤其是增大或伴有 MV 病变） LV（收缩功能减低或室壁节段运动异常）	LA（黏液瘤） 心肌 心包 瓣膜	通常在瓣膜上 偶尔在室壁或 Chiari 网上
形状	通常孤立，形状椭圆，或呈层状附着于 LV 心尖或 LA 壁	多变：可以是局限的或呈不规则形	不规则形，附着于瓣膜的近侧端（上游），并有独立于瓣膜的运动
相关发现	基本病因通常明显 LV 收缩功能障碍或室壁节段运动异常（例外：嗜酸性细胞心脏病） MV 病变伴 LA 扩大	根据肿瘤部位的不同可导致心内梗阻 临床上：发热、心内膜炎的全身征象、血培养阳性	通常存在瓣膜反流

MV：二尖瓣

大血管疾病

主动脉夹层

夹层内膜
- 在主动脉腔内
- 独立运动
- 真腔和假腔
- 进入位点
- 假腔内血栓形成

壁内血肿

间接征象
- 主动脉扩张
- 主动脉瓣反流
- 冠状动脉口受累
- 心包积液

主动脉窦动脉瘤

先天性
- 复杂的形状
- 突出到 RVOT
- 窦瘤破口

后天获得性
- 感染或炎症
- 形状对称
- 与主动脉相通
- 有破裂可能性

胸主动脉夹层并发症

主动脉瓣反流
- 由于主动脉根部扩张
- 由于连枷瓣叶

冠状动脉闭塞
- 心室颤动
- 急性心肌梗死

远端血管阻塞或闭塞
- 颈动脉（卒中）
- 锁骨下动脉（上肢缺血）

主动脉破裂
- 进入心包
  - 心包积液
  - 心脏压塞
- 进入纵隔
- 进入胸膜腔
  - 胸腔积液
  - 血胸

主动脉粥样硬化

限定值（≥ 4mm 或活动的）

与以下相关：
- 冠状动脉疾病
- 脑血管事件

主动脉检查

主动脉节段	方法	切面	记录	局限性
主动脉根部	TTE	PLAX	主动脉窦、主动脉环和 STJ 成像	主动脉根部后方阴影
	TEE	食管上段长轴	旋转大约 120° ～ 130° 的标准长轴平面	
升主动脉	TTE	PLAX	向上移动探头以观察 STJ 和升主动脉	只能观察到有限的节段，患者间的变异较大
	TTE 多普勒	心尖	在五腔心切面用脉冲或连续多普勒记录 LVOT 和升主动脉血流	如果多普勒声束和血流之间的角度不平行，可能造成速度低估
	TEE	食管上段长轴	从长轴切面，向上移动探头以观察升主动脉	远端的升主动脉可能不会被观察到
主动脉弓	TTE	胸骨上窝	主动脉弓的长轴和短轴切面	降主动脉在离开成像平面时看起来渐细
	TEE	食管上段	从胸降主动脉起始段的短轴切面，转动探头朝向患者的右侧并向下成角	并非适用于所有患者。在升主动脉和主动弓交界处的主动脉段可能观察不到
胸降主动脉	TTE	胸骨旁和改良的心尖切面	从长轴切面旋转至 LV 后方长轴以使胸主动脉成像。从心尖两腔切面，使探头侧向成角并逆时针旋转以成像主动脉。	在 TTE 胸主动脉的深度限制了成像质量。通常需要 TEE 进行诊断。
	TTE 多普勒	胸骨上窝	脉冲多普勒从 SSN 切面记录降主动脉血流。	需要低壁滤波以评估全舒张期血流逆流
	TEE	主动脉短轴	探头向后转并缓慢退出食管时，可显示从膈肌水平至主动脉弓的序列主动脉短轴切面	长轴切面可对异常表现进行进一步评估
近端腹主动脉	TTE	剑下	近端腹主动脉长轴	只能观察近端节段
	TTE 多普勒	经胃	由脉冲多普勒记录近端腹主动脉血流	需要低壁滤波以评估全舒张期血流逆流
	TEE	经胃	从经胃位置，可以观察腹主动脉后部	不能观察整个腹主动脉

Ao：主动脉；PLAX：胸骨旁长轴；SSN：胸骨上窝切面；STJ：窦管交界；TEE：经食管超声心动图；TTE：经胸超声心动图。

成人先天性心脏病

先天性心脏病的分类
先天性梗阻型心脏病
瓣下
瓣
瓣上
外周大血管（主动脉缩窄）
先天性反流性心脏病
二尖瓣黏液样变性
三尖瓣下移畸形
异常的心内分流
房间隔缺损
室间隔缺损
动脉导管未闭
心腔及大血管的连接异常
大动脉转位
心室换位（先天性纠正型大动脉转位）
法洛四联症
三尖瓣闭锁
动脉共干

成人先天性心脏病的超声心动图检查方法
检查之前
回顾临床病史
获得既往外科手术的细节
查看先前诊断检查的结果
准备关于检查的特殊问题
检查的结果
确定心腔、大血管和它们的连接关系
确定并发的缺损，评价每个缺损产生的血流动力学改变
反流和 / 或狭窄（定量分析按照第 11 和 12 章）
分流（计算 Q_P : Q_S）
肺动脉高压（计算肺动脉压力）
心室功能不全（如解剖位置允许，测量射血分数）
检查之后
将超声和多普勒检查结果与临床表现相结合
总结检查结果
确定哪些临床疑问依然没有解释，提出解决问题的进一步检查办法

成人先天性心脏病心脏结构的辨别线索

结构	解剖特点	超声检查方法
右心房	下腔静脉回流入右心房	检查自剑下切面开始，确定右心房
右心室	粗大的小梁结构 调节束 漏斗部 三尖瓣 瓣环位置近心尖	心尖四腔心切面可比较两心室瓣环的附着部位，胸骨旁切面可显示瓣膜解剖结构和漏斗部
肺动脉	存在分叉	胸骨旁长轴切面或在心尖四腔心切面探头前倾
左心房	肺静脉一般回流入左心房	TEE 成像可显示肺静脉解剖结构
左心室	二尖瓣 瓣环位置近心底 二尖瓣前叶与半月瓣之间存在纤维连接	心尖四腔心切面和胸骨旁长轴和短轴切面
主动脉	延伸为主动脉弓和发出动脉分支	自胸骨旁长轴切面开始检查，沿血管向上移动探头并探察分支

范例

1. 一名 24 岁患者，有心脏杂音的病史，超声心动图结果显示：

RV 流出道流速	1.6 m/s
肺动脉（PA）流速	3.1 m/s
三尖瓣反流（TR）速度	3.4 m/s
估测 RA 压力	5 mmHg（IVC 内径正常，随呼吸变化正常）

因为 RV 流出道流速增快，最大肺动脉瓣压差的计算使用伯努利方程时应包括近端的流速：

$$\Delta P = 4(V_{jet}^2 - V_{prox}^2)$$

$$\Delta P = 4[(3.1)^2 - (1.6)^2] = 4[9.6 - 2.6] = 28 \text{ mm Hg}$$

如果不包括近端的流速，压差将过高估测为 38mmHg。

在肺动脉瓣狭窄时，肺动脉收缩压（PAP）通过估测的 RV 收缩压减去肺动脉瓣压差得出：

$$\text{PAP} = (\Delta P_{RV-RA} + P_{RA}) - \Delta P_{RV-PA}$$

$$\text{PAP} = (4V_{TR}^2 + P_{RA}) - \Delta P_{RV-PA} = [4(3.4)^2 + 5] - 28 = 23 \text{ mm Hg}$$

因此，尽管通过 TR 的反流速度提示 RV 收缩压为 51mmHg，而 PA 收缩压是正常的。

2. 一名 26 岁女性患者，因活动耐力下降前来行超声心动图检查。超声检查提示 RA 和 RV 增大，室间隔呈矛盾运动；以下是多普勒检查结果：

RV 流出道流速	1.8 m/s
速度 - 时间积分（VTI_{RVOT}）	32 cm
直径	2.6 cm
LV 流出道流速	1.1 m/s
速度 - 时间积分（VTI_{LVOT}）	16 cm
直径	2.4 cm

右心增大提示可能存在房间隔缺损。分流比率可通过 Q_P:Q_S 得出。通过 RV 流出道计算肺循环血量（Q_p），而体循环血量（Q_S）通过 LV 流出道计算。在每一处，要假设截面积（CSA）为圆形来计算：

$$CSA_{RVOT} = \pi(D/2)^2 = 3.14(2.6/2)^2 = 5.3 \text{ cm}^2$$

$$CSA_{LVOT} = \pi(D/2)^2 = 3.14(2.4/2)^2 = 4.5 \text{ cm}^2$$

然后，计算每处的流量（每搏量）：

$$Q_p = CSA_{RVOT} \times VTI_{RVOT} = 5.3 \text{ cm}^2 \times 32 \text{ cm} = 170 \text{ cm}^3$$

$$Q_s = CSA_{LVOT} \times VTI_{LVOT} = 4.5 \text{ cm}^2 \times 16 \text{ cm} = 72 \text{ cm}^3$$

得出 Q_P: Q_S = 170/72= 2.4

计算结果符合显著分流的表现，为防止进一步的右心功能不全，需要关闭缺损。

术中经食管超声心动图

术中经食管超声心动图的基本原理

- 在可能的情况下术前确立诊断
- 基线 TEE 的目标是：
  - 确定诊断
  - 提供可修复性的额外信息
  - 作为术后研究的对照
  - 评价 LV 和 RV 功能
  - 检查有无其他异常
- 应做完整的检查，除非有临床或时间限制
- 在与基线相似的负荷状态下记录术后图像
- 在检查时就所见进行沟通和讨论
- 在病历中报告 TEE 发现，并存储 TEE 图像

术中 TEE 推荐的图像采集

声窗	图像平面	旋转角度（大概）	所见结构
食管中段	四腔	0°	LV、RV、LA、RA、MV、TV
	双交界部	45° ～ 60°	LV、LA、MV
	两腔	60° ～ 90°	LV、LA、LAA、MV
	长轴	120° ～ 140°	LV、LA、MV、AV、Ao
	长轴，深度减少	120° ～ 140°	AV 和窦、MV
	长轴，食管上段	120° ～ 140°	升主动脉
	升主动脉短轴	0° ～ 30°	升主动脉、PA
	AV 短轴	30° ～ 60°	AV
	RV 流入 - 流出道	60° ～ 90°	RA、TV、RVOT、PV
	上下腔（双腔）	80° ～ 110°	SVC、RA、IVC
经胃	LV 短轴	0° ～ 20°	LV、RV
	MV 短轴	0° ～ 20°	MV
	两腔	80° ～ 100°	LV、MV、LA
	长轴	80° ～ 100°	LV、MV、AV
	RV 流入道	80° ～ 100°	RA、TV、RV
深部经胃	四腔（及主动脉）	0° ～ 20°（前屈）	LV、LA、Ao、RV
降主动脉	短轴	0°	降主动脉
	长轴	90° ～ 110°	降主动脉
主动脉弓	长轴	0°	主动脉弓、左头臂静脉
	短轴	90°	主动脉弓、PA

AV：主动脉瓣；IVC：下腔静脉；LAA：左心耳；MV：二尖瓣；PA：肺动脉；PV：肺动脉瓣；SVC：上腔静脉；TV：三尖瓣；TEE：经食管超声心动图。

Modified from Shanewise JS, Cheung AT, Aronson S, et al: ASE/SCA guidelines for performing a comprehensive intraoperative multiplane transesophageal echocardiography examination: Recommendations of the American Society of Echocardiography Council for Intraoperative Echocardiography and the Society of Cardiovascular Anesthesiologists Task Force for Certification in Perioperative Transesophageal Echocardiography. Anesth Analg 89:870–884, 1999.